国家科学技术学术著作出版基金资助出版

# 儿童呼吸系统
# 疑难及少见疾病

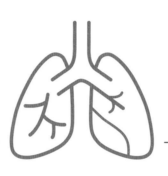

主　　编　**赵顺英　江载芳**

副 主 编　**彭　芸　周春菊**

编　　委（按姓氏笔画排序）：

　　　　**王　维　申月琳　刘　辉　刘金荣　江载芳**

　　　　**李　智　李惠民　杨海明　张　翔　张　越**

　　　　**张晓艳　周春菊　赵宇红　赵顺英　郝婵娟**

　　　　**徐　慧　徐玮涵　唐晓蕾　彭　芸　温潇慧**

编写秘书　**吴小会　马　铮　王　亨**

人民卫生出版社
·北 京·

**图书在版编目（CIP）数据**

儿童呼吸系统疑难及少见疾病 / 赵顺英，江载芳主编 . —北京：人民卫生出版社，2024.3
ISBN 978-7-117-36108-8

I.①儿… II.①赵…②江… III.①小儿疾病－呼吸系统疾病－诊疗 IV.①R725.6

中国国家版本馆 CIP 数据核字（2024）第 058983 号

| 人卫智网 | www.ipmph.com | 医学教育、学术、考试、健康，购书智慧智能综合服务平台 |
| 人卫官网 | www.pmph.com | 人卫官方资讯发布平台 |

儿童呼吸系统疑难及少见疾病
Ertong Huxi Xitong Yi'nan ji Shaojian Jibing

主　　编：赵顺英　江载芳
出版发行：人民卫生出版社（中继线 010-59780011）
地　　址：北京市朝阳区潘家园南里 19 号
邮　　编：100021
E - mail：pmph @ pmph.com
购书热线：010-59787592　010-59787584　010-65264830
印　　刷：北京顶佳世纪印刷有限公司
经　　销：新华书店
开　　本：889×1194　1/16　印张：26.5　插页：8
字　　数：821 千字
版　　次：2024 年 3 月第 1 版
印　　次：2024 年 5 月第 1 次印刷
标准书号：ISBN 978-7-117-36108-8
定　　价：129.00 元

打击盗版举报电话：010-59787491　E-mail：WQ @ pmph.com
质量问题联系电话：010-59787234　E-mail：zhiliang @ pmph.com
数字融合服务电话：4001118166　E-mail：zengzhi @ pmph.com

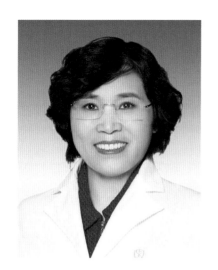

　　主任医师,二级教授,博士研究生导师及博士后导师,1984年毕业于承德医学院,1987年获河北医科大学硕士学位,1999年获首都医科大学博士学位,同年分配至首都医科大学附属北京儿童医院工作至今,师从著名的儿科专家江载芳教授。2010年和2013年分别在美国霍普金斯总医院儿童呼吸科和费城儿童医院呼吸科进修学习。

　　任国家儿童医学中心-首都医科大学附属北京儿童医院呼吸二科主任,国家呼吸系统疾病临床医学研究中心(儿童)副主任,国家儿童医学中心呼吸专科联盟联合主任,福棠儿童医学发展研究中心呼吸专家委员会主任委员,中国罕见病联盟第一届呼吸病学分会常委,中华医学会呼吸病学分会罕见病学组委员。担任《中华儿科杂志》等多家杂志编委或常务编委。

　　擅长儿童呼吸系统疑难和罕见疾病的诊治,也致力于罕见病发病机制和精准医学治疗研究,在国内首次确诊并成功治疗多种呼吸罕见疾病,并进行系列研究,对常见病如哮喘和肺炎的诊治以及发病机制也有深入研究,作为课题负责人主持国家自然科学基金、北京市自然科学基金等多项基金项目,以第一作者及通信作者于核心期刊及SCI杂志发表文章120余篇。执笔或参与儿童呼吸疾病诊治的多项专家共识或指南,以主要执笔者制定国家卫生健康委员会《儿童社区获得性肺炎的诊治规范(2019年版)》《儿童腺病毒肺炎诊治规范(2019年版)》,以及《儿童肺炎支原体肺炎诊治指南》。参与多部教材撰写。

# 主编简介

江载芳　教授

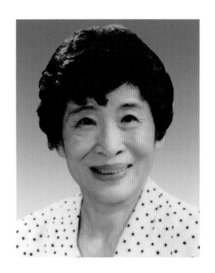

主任医师,二级教授,博士研究生导师及博士后导师。1949年毕业于北京大学医学院,1959年获苏联莫斯科第一医院及医科院副博士学位,1980年在美国贝勒医学院附属德州儿童医院做访问学者。历任国家儿童医学中心首都医科大学附属北京儿童医院内科副主任和主任,儿科研究所副所长、所长,结核病控制研究所儿科研究室主任等职务。毕业后一直从事小儿内科医疗、教学和科研工作,重点是小儿呼吸系统疾病、结核和感染免疫专业。1978年任硕士研究生导师,1985年任博士研究生导师,培养硕士研究生24名、博士研究生16名、博士后1名,其中6人已成为博士研究生导师。在国内外杂志发表论文200余篇。20年来应邀会诊、讲学、学术会议交流,出访过30多个国家和地区。1989—1997年曾任中华医学会儿科学分会主任委员、《中华儿科杂志》总编辑。1992—2001年任国际儿科协会常委,1998—2001年任国际儿科协会执行委员。

为北京市劳动模范、北京市及全国三八红旗手、首都五一劳动奖章获得者、北京市有突出贡献科技人员。曾获卫生部(现称为国家卫生健康委员会)和北京市科学技术进步奖多项。曾任"卫生部全国小儿呼吸道感染防治领导小组"成员,及"中国维持无脊灰证实专家委员会"五成员之一。2001年作为大会主席,在北京成功举办了第23届国际儿科大会。2000年获亚洲突出贡献儿科医师奖,2001年获国际儿科学会道格拉马奇奖。还先后获得了中国医师协会呼吸医师分会、中华医学会儿科学分会授予的"终身成就奖"。

1995年获诸福棠奖,作为三主编之一编写的《诸福棠实用儿科学》(第6版)获1996年卫生部科学技术进步奖一等奖和国家科学技术进步奖二等奖,还主编了《诸福棠实用儿科学》(第8版)、《实用小儿结核病学》《实用儿童间质性肺疾病学》等权威书籍。

# 目 录

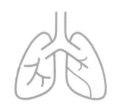

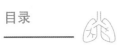

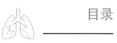

扫描二维码观看
配套增值服务

1. 首次观看需要激活,方法如下:①用手机微信扫描封底蓝色贴标上的二维码(特别提示:贴标有两层,揭开第一层,扫描第二层二维码),按界面提示输入手机号及验证码登录,或点击"微信用户一键登录";②登录后点击"立即领取",再点击"查看",即可观看配套增值服务。

2. 激活后再次观看的方法有两种:①手机微信扫描书中任一二维码;②关注"人卫助手"微信公众号,选择"知识服务",进入"我的图书",即可查看已激活的配套增值服务。

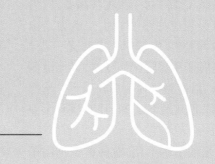

第一章

儿童呼吸系统疾病诊断技术

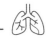
# 第一节　肺部影像学对疑难罕见病的诊断

## 一、胸部影像学检查方法

肺部影像学检查包括普通 X 线、胸部 CT 以及胸部磁共振检查,每项检查的适应范围分述如下[1,2]:

### (一)普通 X 线检查

**1. 胸部 X 线片**　由于含气的肺组织具有良好的自然对比,传统胸部 X 线片对于渗出性病变,应为首选检查方法,常规摄正位片,3 岁以上一般为立位摄片,婴幼儿常采取仰卧位,平静吸气末曝光。若 5 岁以上,需观察纵隔病变和肺门区病变时,可加摄侧位片。由于 CT 普及,目前侧位片应用较少[1]。胸部 X 线片要求脊柱显露,能观察到心影后肺纹理,无偏斜或旋转。

**2. 胸部透视**　目前基本不用,有些单位仍用于排除和诊断异物。

### (二)胸部 CT 检查

**1. 常规螺旋 CT 扫描**　对胸部进行逐层横断层扫描,经检测器将不同组织吸收 X 线系数的差异通过信号转换和计算机处理,重建图像,由显像器显示为二维图像。目前常规 CT 扫描已由非螺旋 CT、单层 CT 发展到 64 层、256 层以及 320 层的多层螺旋 CT(multi-slice spiral CT,MSCT)。MSCT 扫描速度快,不仅更精细显示病变,也实现了三维重建成像,能减少呼吸运动引起的伪影,特别适合于儿童。

**2. 三维表面重建(3D surface reconstruction)**　又称表面遮盖法(shadow surface display SSD,3D),是采用像素 CT 阈值对器官组织的表面轮廓进行重建。重建出的三维图像能显示器官或病变的外表面形态及轮廓,使病变与周围结构的空间关系更直观。作为轴位图像的补充,应用支气管的仿真内镜三维成像,对气道内病变如异物和肿瘤等诊断率较高,从不同角度或阻塞的远端观察病灶,通过各种重建技术可充分显示病变的解剖细节和血供、病变与周围组织器官和血管的关系,进一步提高定性、定位诊断的正确性。通过改变透明度,可透过管腔壁观察腔外情况,可了解气管内肿瘤对管外的浸润情况。

**3. 高分辨率 CT 扫描(high resolution CT,HRCT)**　指在较短的时间内,取得良好空间分辨率 CT 图像的扫描技术。这种技术可提高 CT 图像的空间分辨率,是常规 CT 检查的一种补充。主要作用于显示肺内细微结构,如肺间质、小气道、血管、淋巴管、小叶间隔等,并能观察到小病灶,病灶内和周围的轻微变化。临床用于间质性肺疾病、细支气管病变以及支气管扩张等气道疾病的早期辅助诊断[2]。

**4. 增强 CT 扫描**　经血管注入水溶性有机碘剂后再行扫描,目的是增加体内不同组织之间对射线吸收的差别,提高病变组织与正常组织间的密度差,以显示平扫上未被显示或显示不清的病变,适用于显示肺部炎症,尤其是并发症和复杂感染性病变、先天性肺实质畸形、肺血管畸形、纵隔占位和纵隔肺门淋巴结以及大血管和心脏、心包病变。可任意选择不同时期,行动静脉双期或多期扫描,分析所采集到对比剂的高峰期数据,有助于病灶的检出和定性。

**5. 螺旋 CT 血管成像(spiral CT angiography,SCTA)**　经周围静脉注射对比剂强化靶血管的螺旋 CT 扫描,其操作简单、安全、无创,能有效地显示局部血管。根据临床需要进行动脉成像或静脉成像,可显示管径在 1mm 以上的血管分支,主要用于血管性疾病尤其是肺栓塞的诊断,也用于血管畸形和肺高压的病因诊断。目前该技术基本替代了 DSA 血管造影[3]。

**6. 胸部磁共振检查**　主要用于纵隔疾病、心脏、血管异常,区别肺门淋巴结和血管结构,显示膈肌、胸壁异常,对碘过敏小儿尤为适宜。

## 二、渗出性病变

渗出性病变(exudation)是一个病理生理名词,是指炎症局部组织血管内的液体和细胞成分,通过血管壁进入组织间质、体腔、黏膜表面的过程。弥漫性渗出性病变可表现为两肺多发实变影、多发结节和肿块、多发空洞性病灶等。

### (一)双侧多发实变影

双侧多发实变影为多发的肺密度增高,不像结节那么圆。双侧多发实变影见于许多疾病,包括感染性疾病和非感染性病变,前者包括细菌性肺炎和真菌性肺炎等,后者包括各种原因所致的肺泡出血、隐源性机化性肺炎(COP)、肺肿瘤、肺泡蛋白沉积症、慢性嗜酸性粒细胞性肺炎(CEP),结合文献[4,5]以及我们收治的病例,总结儿童常见疾病如下:

**1. 感染**　双侧多发实变影常见于各种感染,包括细菌和真菌等,可根据临床、影像学的其他特点如侵袭性肺部曲霉菌病的晕轮征和新月征以及病原学检查鉴别。脓毒性栓塞表现为多发肺实变,可散在有不同程度的空洞结节,胸膜下楔形影。

**2. 肺泡出血**　各种原因尤其是血管炎所致的严重肺泡出血,可表现为多发实变影,相对感染性肺炎吸收快,可伴有不同时期出血的表现如铺路石征,临床有贫血表现可助于鉴别。

**3. 隐源性机化性肺炎**　最常见的 HRCT 表现是实变或磨玻璃影,通常位于双侧胸膜下或支气管血管周围,下肺分布为主,实变周围偶见晕征。

**4. 血管炎**　典型表现以双侧多发实变影为主的肺部血管炎,包括肉芽肿性多血管炎(granulomatous polyvasculitis,GPA)、嗜酸性肉芽肿型多血管炎(eosinophilic granulomatous polyvasculitis,EGPA)和显微镜下多血管炎(microscopic polyvasculitis,MPA),也可表现为弥漫性肺出血。GPA 典型表现为双侧多发、大小不等的结节影,呈随机分布,病程中常见有虫蚀样厚壁空洞,可伴有气道狭窄。EGPA 可见实变影,多伴有支气管壁增厚、扩张以及细支气管受累等表现。MPA 典型表现为双肺多发实变,为肺泡出血表现。

**5. 淋巴增殖性疾病**　淋巴瘤和结节样淋巴增殖等可以出现双侧多发实变影,淋巴瘤可伴有周围晕轮征和支气管充气征,可与侵袭性真菌鉴别。

**6. 肺泡蛋白沉积症**　典型为双肺磨玻璃影,严重患者或者合并感染可出现双肺多发实变,与正常肺组织分解较清楚,呈地图样分布。

**7. 结缔组织疾病肺损害**　多见于多发性肌炎和皮肌炎引起的肺损害,也见于系统性红斑狼疮引起的弥漫性肺泡损伤。

**8. 肺水肿**　典型表现为肺门周围的蝶羽样改变,吸收快,伴有 B、A 线,小叶间隔增厚等。

**9. 药物性肺损伤**　药物性肺损伤可引起双侧多发实变影,多以斑片状分布,可伴有间质性受累表现如小叶间隔增厚、磨玻璃阴影等。

**10. 慢性嗜酸性粒细胞肺炎**　典型 CEP 的表现为外周分布的斑片状实变影,伴或不伴支气管充气征,可呈游走性,也可伴磨玻璃影、胸膜下线状影或带状影。由于 COP 和 CEP 均为外周分布的实变影,两者的鉴别有时困难,病史和外周血嗜酸性粒细胞升高有助于鉴别。

**(二)多发结节和肿块影**

影像学表现为多发圆形或类圆形结节,大小不等。病因分为感染性和非感染性两类。常见的感染性病因是慢性病原体感染,这些病原体在病理上形成肉芽肿改变,包括真菌感染,如曲霉菌、隐球菌、马尔尼菲青霉菌、组织胞浆菌等,诺卡菌、寄生虫感染等。急性感染最常见于金黄色葡萄球菌血源性感染引起的脓毒性栓塞。常见非感染性病因包括肉芽肿性多血管炎、动静脉畸形、淋巴瘤以及转移瘤等。非朗格汉斯细胞组织细胞增生症如黄色肉芽肿病也可表现多发结节,少数朗格汉斯细胞组织细胞增生症早期也以多发结节为表现。

**(三)多发空洞性病灶**

影像学表现为肺实质内多发空洞阴影,可合并实变影或结节影。常见感染性病变包括金黄色葡萄球菌引起的脓毒性栓塞,其他细菌,如铜绿假单胞菌、克雷伯菌、诺卡菌,真菌,如马尔尼菲青霉菌,结核,寄生虫,如肺吸虫病。常见非感染性病变包括肉芽肿性多血管炎、肺梗死、囊性支气管扩张并感染,少数朗格汉斯细胞组织细胞增生症中后期以多发空洞性病灶为表现[6]。

## 三、晕轮征和反晕轮征

### (一)晕轮征

晕轮征(halo sign)指在肺结节、肿块或实变周围绕有磨玻璃样阴影(ground-glass opacity,GGO)。晕轮中心的实质成分(结节、实变、血管增粗等)可代表肉芽肿病变、梗死、原发或转移性肿瘤组织、坏死性血管炎症,晕轮可代表出血、水肿、肿瘤的浸润状态,晕轮征见于病毒、真菌、细菌、肿瘤、转移瘤、寄生虫、血管炎、机化性肺炎、嗜酸性肺炎等多种疾病。在儿童,根据我们收治的病例以及文献[7],总结主要病因如下:

**1. 感染性疾病**

(1)血管侵袭性肺曲霉菌病:特征性表现为单一或多个结节,典型者周围见"晕征",结节代表真菌侵犯血管引起肺梗死,周围的 GGO 代表结节周围的肺泡出血。病情好转时,梗死肺组织的残骸与相邻的肺组织分离,肺内空洞或空腔内的球形病灶与洞壁之间形成"新月征"。

(2)侵袭性毛霉菌病:相对曲霉菌病,侵袭性毛霉菌病少见晕轮征。

(3)肺隐球菌病:少数可出现晕轮征,尤其是中性粒细胞缺乏感染者。

(4)病毒性肺炎:有报道新型冠状病毒肺炎有多发晕轮征表现,中心的高密度可能为血管炎或梗死。其他病毒感染如水痘-带状疱疹肺炎,晕轮征代表周围的炎症浸润。

(5)寄生虫肺炎:肺吸虫病、肺弓首线虫等早期肺结节和实变周围可以出现晕轮征,随着病情进展可出现隧道样空洞表现。

**2. 非感染性疾病**

（1）淋巴瘤：尤其是肺内原发性淋巴瘤，通常表现为实性多发或者单发结节，有晕轮征，对本病有提示性。晕轮征意义不明，多代表大量淋巴细胞的浸润。

（2）其他肿瘤：一些侵犯血管的转移瘤可出现晕轮征，常代表肿瘤周围出血。血管源性肿瘤如血管内皮细胞肉瘤和上皮样血管内皮瘤多出现晕轮征。

（3）肉芽肿性多血管炎：肉芽肿性多血管炎的组织病理学改变为坏死、血管炎和肉芽肿性炎，炎症细胞浸润由中性粒细胞、淋巴细胞、浆细胞、巨噬细胞组成。典型的影像学表现为肺结节，周围常见晕轮征，为肺泡出血。

（4）隐源性机化性肺炎：肺实变可出现晕轮征。

**（二）反晕征**

反晕征（reversed halo sign，RHS）是 HRCT 的一种特征性征象，其定义为局灶性磨玻璃影，外周环绕完整或不完整的肺实变。RHS 是一种非特异性影像学表现，广泛存在于感染性疾病与非感染性疾病。在儿童，感染性疾病最常见的病因为真菌性肺炎，以毛霉菌、曲霉病等多见；非感染性疾病可见于隐源性机化性肺炎（COP）、肉芽肿性多血管炎、淋巴瘤样肉芽肿和结节病等[8]。

**1. 感染性疾病**

（1）侵袭性肺曲霉病：特征性表现为"晕轮征"和"新月征"。一些病例出现 RHS。

（2）侵袭性毛霉菌病：相对曲霉菌病，侵袭性毛霉菌病更易出现反晕征，有认为是本病的特征性表现，坏死呈不规则状，多伴有叶段血管破坏和支气管截断和破坏[9]。

（3）其他：肺结核、新型冠状病毒肺炎等感染可出现反晕征。

**2. 非感染性肺疾病**

（1）隐源性机化性肺炎：因病理特征为肺泡腔、肺泡管和细支气管被肉芽组织息肉充填，因此最常见的 HRCT 表现是实变或磨玻璃影，通常位于双侧胸膜下或支气管血管周围，实变内有支气管充气征，下肺分布优势。若出现结节或肿块病变，周围偶见晕征，为 COP 的特异性但少见的表现。

（2）肉芽肿性多血管炎：病理特征是坏死性肉芽肿性血管炎，HRCT 表现包括肺结节或肿块，磨玻璃影或实变，空洞常见，实变和 GGO 通常与肺出血有关，少数患儿有 RHS。

（3）肺水肿：主要表现为磨玻璃影、小叶间隔增厚、铺路石征、胸腔积液和支气管血管周围间质增厚。较少见的表现包括肺血管增粗、实变、气腔结节和 RHS。

## 四、间质性肺疾病的影像表现

肺间质是指肺的纤维结缔组织构成的框架结构，包括：各级支气管和血管周围、小叶间隔、胸膜下和沿肺泡壁分布的纤维结缔组织。肺间质分为三部分：①中轴纤维系统：支气管血管周围间质和小叶中心间质；②周围纤维系统：胸膜下间质和小叶间隔；③间隔纤维间质：小叶内间质。但目前发现间质性肺疾病不仅侵犯肺间质，有些疾病还累及肺泡。在间质性肺疾病的影像诊断中，应了解次级肺小叶，它是构成肺的基本单位，由终末细支气管及其腺泡构成的多边形结构。根据次级肺小叶的大小不同，其内的腺泡数目从 3 个到 20 个以上不等，小叶间隔为次级肺小叶的边界。支气管、动脉和支气管血管束经次级肺小叶中心进出。分析次级肺小叶受累的结构是定位肺间质疾病和缩小鉴别诊断范围的关键步骤。考虑间质性肺疾病诊断时，应进行 HRCT 检查，能更清晰提示。

**（一）胸膜下线**

胸膜下线（subpleural line）系周围肺不张致支气管和细支气管阻塞所引起。CT 表现为距离胸膜 1cm 以内，与胸膜平行的细曲线状结构。胸膜下线缺乏特异性，如支气管扩张、纤维化、感染均可有此表现。

**（二）网格影**

为线样影交织在一起，形成网状表现，进一步分为小叶间隔增厚和小叶内线状影两种类型。

**1. 小叶间隔增厚**　小叶间隔增厚为间质液体和/或细胞浸润、纤维化所致，为儿童非常重要的影像学表现之一，熟悉其表现有助于对于缩小疾病的诊断范围。

正常的小叶间隔厚度仅 0.1mm，在 HRCT 的分辨能力以下，因此在 HRCT 上并不能显示正常的小叶间隔，只有当小叶间隔增厚时才能显示。HRCT 外周肺区小叶间隔呈外周线状影，可直达胸膜面，多与胸膜垂直，中央肺区相邻小叶间隔增厚可连接成多边形结构，广泛的小叶间隔增厚形成粗网状影。在 HRCT 上小叶间隔厚可表现为光滑型、结节状或不规则状三种类型。肺内出现广泛的光滑小叶间隔增厚：通常提示为间质性肺水肿、肿瘤的淋巴道播散或者先天性淋巴管异常以及原发或者继发肺静脉闭塞。间质性肺水肿患儿小叶间隔增厚通常呈对称性分布,主要见于两肺尖和两肺的外侧带,常伴胸腔积液。先天性淋巴管异常表现为粗大的小叶间隔增厚,为粗网状影,为诊断先天性淋巴管异常的重要依据。儿童原发性肺静脉闭塞见于肺静脉阻塞性疾病(pulmonary veno-occlusive disease,PVOD),是引起肺动脉高压的一种疾病,因此当肺动脉高压患儿肺内显示小叶间隔增厚时,提示有 PVOD 的可能,但本病早期小叶间隔增厚可不明显。继发肺静脉闭塞主要见于甲基丙二酸并同型半胱氨酸血症,临床有肺动脉高压,除小叶间隔增厚,可伴有沿着血管分布的模糊结节影和磨玻璃影。HRCT 显示肺内结节状小叶间隔增厚时,可见于结节病、淀粉样变,也见于癌性或淋巴瘤的淋巴道播散。不规则增厚主要见于各种原因引起的早期肺纤维化阶段,通常伴有原发病的其他表现如过敏性肺泡炎的小叶中心结节和空气潴留,肺泡蛋白沉积症的铺路石征等[10]。

**2. 小叶内间质增厚**　为终末支气管血管旁间质组织和小叶内间质的细胞浸润、纤维化所致。HRCT表现:小叶内线样或者细网络状改变,这种网状影明显小于小叶间隔形成的网状影,一般仅几毫米,可引起胸膜、支气管血管束表面毛糙。弥漫性细网状影可见于多种间质性疾病,如结缔组织病肺损害、慢性过敏性肺炎以及非特异性间质性肺炎。细网状影的分布有助于病因诊断,如非特异性间质性肺炎(nonspecific interstitial pneumonia,NSIP)以两下肺分布为主,慢性过敏性肺炎的细网状影可能以中上肺分布为主,慢性过敏性肺炎的细网状影常伴有空气潴留征象[10]。

**(三) 结节阴影**

按照大小把结节分为小结节(≤3mm)和大结节(>3mm)。大结节的主要疾病有转移瘤、淋巴瘤,肺结核和真菌感染等,见上述。小结节的主要疾病有粟粒性肺结核、转移瘤、播散性真菌感染[11]。

**1. 随机分布结节**　当分布和次级肺小叶没有相关性时,称之为随机分布,常见于粟粒性肺结核、血液传播疾病和播散性真菌感染。

**2. 小叶中心结节**　小叶中心结节常常沿支气管血管束分布,提示疾病沿气道进展,多见于感染或炎症。小叶中心性分布的特点是小叶间隔不受累,应与淋巴系统疾病鉴别,后者有小叶间隔增厚。除了淋巴瘤这类沿气道播散的肿瘤外,小叶中心结节多为良性,包括累及小叶中心细支气管的疾病,如过敏性肺泡炎。小叶中心结节有时可见树芽征,提示小叶中心细支气管内有黏液栓。这种征象提示累及气

道的感染或炎症,包括沿支气管内膜播散的结核、非典型分枝杆菌感染、支原体感染性细支气管炎或弥漫性细支气管炎。

**3. 沿淋巴管分布的结节**　肺淋巴系统在沿支气管血管束和小叶间隔内均有分布,因此淋巴系统疾病会使支气管血管束和小叶间隔受累。叶间裂是胸膜的延伸部分,属于相同的结构。沿淋巴分布的结节主要见于结节病、沿淋巴扩散的肿瘤和淋巴瘤。

**(四) 网结节影**

由网状影和结节影混合而成,可由许多线状影及其交叉点聚集在一起形成,产生有许多小结节与网状影重叠在一起的效果,这些结节的大小与线状影的数量和粗细相关,也可由真正的结节病变和线状病变组成。HRCT 能直接显示网状影和微结节影,这些微结节可位于网状结构的中央即小叶中心性结节,也可以是位于线状影上,即与线状影重叠,如微结节的淋巴道分布。儿童多见于过敏性肺泡炎。诊断间质性肺疾病之前,应除外隐球菌感染、粟粒性肺结核早期等感染性疾病。

**(五) 磨玻璃影**

磨玻璃影(ground-glass opacity,GGO)在 HRCT 上表现为密度轻度增高影,其内支气管血管束仍可显示,为云雾状影。由于炎症细胞浸润、血液和淋巴液渗出、纤维化等导致,常见病因如下[12]:

**1. 过敏性肺炎**　病理上特征表现为肺间质的单核细胞浸润、细胞性细支气管炎和非坏死性上皮样肉芽肿。过敏性肺炎分为急性、亚急性和慢性三类。急性期为磨玻璃影以及弥漫边界模糊的小叶中心结节。亚急性 HP 在 CT 上可见磨玻璃影,可有小叶中心分布的结节阴影,可见呼气相气体潴留。慢性期,CT 上可见纤维化征象,如线状影或肺实质破坏等征象。在分析 CT 时,结合病史有特异性抗原的暴露史、呼吸道症状即可考虑本病。

**2. 肺部感染**　如孢子菌肺炎、巨细胞病毒肺炎、新型冠状病毒等是引起磨玻璃影的主要感染性疾病,尤其是免疫功能缺陷患儿。

**3. 肺水肿**　以中央型磨玻璃影为主要表现,或弥漫性分布,伴小叶间隔增厚。其他支持肺水肿的CT 征象有磨玻璃影、胸腔积液以及心影增大。肺水肿的病因包括心源性疾病和非心源性疾病。

**4. 弥漫性肺泡出血**　主要特征是斑片状或弥漫性磨玻璃影,有时可伴有实变或边界不清的小叶中心结节影。

**5. 肺泡蛋白沉积症**　特征是肺泡腔中充满了

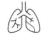

Schiff 染色阳性的富含脂质的黏蛋白。主要表现为双侧斑片状或呈地图样分布的磨玻璃影,少数为实变影,可伴小叶间隔光滑增厚,典型表现为铺路石征。

**6. 淋巴系统和静脉闭塞性疾病** 多为先天性疾病,引起肺间质淋巴和血浆渗出性水肿,受累部位可有小叶间隔、叶间裂、胸膜和支气管血管束,这些结构常有明显的增厚。

**7. 非特异性间质性肺炎等间质性肺炎** 可以表现为双肺磨玻璃影。

**(六) 铺石路征**

铺石路征(crazy paving appearance)为小叶间隔增厚及小叶内线状影重叠在磨玻璃影的背景上所致,通常与正常肺相邻产生锐利边界而呈地图状分布,由于好似由石头或水泥块铺成的小路,故得名。常见病因如下[13]:

**1. 肺泡蛋白沉积症** 是引起铺石路征的最常见疾病,铺石路征为本病的特征性表现,对诊断有提示性。铺路石征相应的病理改变多为肺泡腔内富含磷脂的蛋白物质充盈,肺泡间隔淋巴细胞浸润和成纤维细胞增生及胶原沉积形成小叶内间隔和小叶间隔增厚所致。

**2. 肺泡出血综合征** 在亚急性期吸收期可表现为铺石路征。

**3. 肺孢子菌肺炎** 虽然也可表现为铺石路征,但在儿科临床上很少见。主要分布于中上肺,中央带相对较明显。

**4. 隐源性机化性肺炎** 有报道少数病例或在某一阶段表现为铺路石征,可与其他征象同存,主要于外周散在分布。

**5. 外源性类脂性肺炎** 一些病例存在铺路石征,主要见于慢性小量吸入或者吸收期,主要分布于肺下垂部位,患儿有吸入病史。

**6. 其他** 非特异性间质性疾病、慢性嗜酸性粒细胞性肺炎等疾病可存在铺路石征,前者多分布于两下肺外周带,后者多分布于胸膜下。

**(七) 囊状影**

为具有清楚囊壁的含气腔,这些囊壁在病理上可以由各种不同细胞成分中的一种所构成,通常为纤维性细胞或上皮细胞。HRCT上呈肺内薄壁(通常 <2mm),有清楚锐利边缘的含气腔,多不伴肺内纤维化。囊状影和网状影最主要的区别是囊状影内为气体密度,而网状影中为肺实质密度。囊性病变的病因较多,详见第7章弥漫性囊性肺疾病。

**(八) 蜂窝状改变**

蜂窝状改变(honeycombing opacity)为间质进展和肺泡纤维化导致肺泡破裂和细支气管扩张,肺组织失去正常结构的不可逆过程。HRCT下表现为成簇的囊样含气腔隙和厚壁纤维,有清楚的囊壁,相邻囊腔有共壁,正常肺结构消失,伴牵拉性支气管扩张。

## 五、马赛克衰减征

马赛克衰减征(mosaic attenuation pattern,MAP)指HRCT上表现肺密度不均质,由斑片状高密度与低密度区组成,形如"马赛克"征象,其低密度区可因空气潴留和/或肺血流减少所致,也可为正常肺区域;而高密度区可为代偿性血流增多或间质性肺病(多为磨玻璃影)所致。在儿童,MAP 最常见疾病为小气道疾病以及血管性疾病,也见于肺泡和间质的疾病,病因可单独或并存发生。

马赛克灌注(mosaic perfusion,MP)是由于小气道阻塞和/或肺小血管闭塞,导致相应肺区域血管灌注减少,其周围区域肺血流代偿性增多,形成由斑片状高、低密度影构成的影像学表现。一般认为,如病因诊断明确,称为 MP。若诊断不明确,则统称 MAP。

在正常人存在一定程度的肺密度的异质性,类似于极轻微的马赛克衰减。最重力的部分透光度更低,衰减更明显,在裂隙水平上,上叶的后段比下叶的上段具有更高的衰减度。此外,灌注梯度存在轴向差异,中心灌注程度比周围灌注程度高,也是正常人存在轻微马赛克衰减的原因。在分析马赛克衰减征象时,应注意这些正常变化,尤其是儿童,常将这些正常存在的马赛克衰减误认为疾病[13]。

根据文献[13,14]以及我们的经验,儿童马赛克衰减征常见于以下疾病:

**(一) 小气道疾病**

小气道从大约第八级气道到终末细支气管和呼吸细支气管。在正常患儿中,这些小气道由于体积小,在 CT 上不可见。小气道疾病包括原发性和继发性疾病,详见第二章第十节细支气管炎。原发性小气道疾病在儿童最常见为感染后闭塞性细支气管炎引起的阻塞性小气道疾病,伴有呼气相气体潴留和气体陷闭(air trapping)。另外,细支气管受累也可为过敏性肺炎等肺实质疾病的一部分,或大气道疾病如支气管扩张伴发。近年来,随着基因诊断技术提高,我们发现一些疾病在早期,可表现为小气道阻塞性疾病,尤其是病程初期,如原发纤毛功能障碍、囊性纤维化等,病初可表现轻度马赛克衰减模式。

### (二) 血管性疾病

成人最常见于慢性血栓栓塞性肺高压和原发性肺动脉高压,但儿童最常见于肺血管发育异常性疾病,常并存先天性心脏疾病,但不像小气道阻塞性疾病,不存在气体潴留和陷闭。肺静脉闭塞性疾病(PVOD)和肺毛细血管瘤病(PCH)也可导致马赛克衰减。血管炎也可导致马赛克样衰减,通常是由于肺出血导致磨玻璃影所致。

### (三) 间质性肺疾病

在间质性肺疾病(interstitial lung disease,ILD)中,马赛克衰减征代表肺不均质的间质性炎症,其低密度区为正常肺区域或者病变较轻的区域;而高密度区为间质性肺病的病变,常见于肺泡出血综合征、肺泡蛋白沉积症、代谢性疾病肺部表现、结缔组织病肺累及、淋巴细胞间质性肺炎等。

过敏性肺泡炎等肺间质炎症及小气道阻塞性疾病时,影像学特征表现称为"肉冻征"(headcheese sign,HCS),即高密度区域代表肺实变或肺间质炎症,低密度区域代表小气道阻塞性疾病。

## 六、树芽征

树芽征(tree in bud)是 HRCT 可观察到的一个肺部征象,是小叶中心性细支气管被黏液、脓液等液体填充并扩张,形成类似春天里挂满枝芽的树,即"树芽征",通常与结节影有些相似,最常见于肺外周,并与大气道异常改变相关。树芽征中的"树"指因阻塞而扩张的细支气管,"芽"指呼吸性细支气管和肺泡管内填充的黏液等物质。也需要与周围肺血管来源的树芽征(多见于血管炎、血管肿瘤转移)鉴别。

树芽征需与其他边缘模糊的小叶中央结节鉴别,常为磨玻璃密度,邻近小叶中央动脉或掩盖小叶中央动脉。如见于外源性过敏性肺泡炎或呼吸性支气管炎合并间质性肺疾病(respiratory bronchiolitis-interstitial lung disease,RB-ILD)[15]。

**1. 感染性细支气管炎** 常见感染病原为肺炎支原体,其次为腺病毒、呼吸道合胞病毒,细菌如肺炎链球菌、金黄色葡萄球菌和流感嗜血杆菌少见[16]。

**2. 吸入性细支气管炎** 常见于环境吸入或者吸入咽部分泌物和胃肠内容物等。

**3. 继发性肺结核** 常见于支气管内播散性肺结核患儿,高度提示活动性肺结核。树芽征的组织学特点包括细支气管内或周围干酪样物质。少见于非结核分枝杆菌感染[17]。

**4. 气道侵袭性真菌病** 常见于曲霉、毛霉菌以及念珠菌气道侵袭性感染。临床表现包括急性气管支气管炎、细支气管炎、支气管肺炎。

**5. 病毒感染** 常见于巨细胞病毒感染等。

**6. 支气管扩张累及小气道** 常见于囊性纤维化、原发纤毛功能障碍、变应性支气管肺曲霉病等伴发局部或者弥漫性细支气管受累。

(赵顺英)

## 参考文献

[1] 王天有,申昆玲,沈颖. 诸福棠实用儿科学. 9 版. 北京:人民卫生出版社,2022.

[2] 彭芸. 儿童间质性肺疾病临床影像病理图谱. 北京:北京科学技术出版社,2019.

[3] SEMPLE T,OWENS CM. The radiology of diffuse interstitial pulmonary disease in children:pearls,pitfalls and new kids on the block in 2015. Radiol Med,2016,121(5):352-361.

[4] BLACK AD. Non-infectious mimics of community-acquired pneumonia. Pneumonia(Nathan),2016,8(2):2-6.

[5] RAJU S,GHOSH S,MEHTA AC. Chest CT Signs in Pulmonary Disease:A Pictorial Review. Chest,2017,151(6):1356-1374.

[6] ODEV K,GULER I,ALTINOK T,et al. Cystic and cavitary lung lesions in children:radiologic findings with pathologic correlation. J Clin Imaging Sci,2013,3:60.

[7] RAY A,MITTAL A,VYAS S. CT Halo sign:A systematic review. Eur J Radiol,2020,124:108843.

[8] MARCHIORI E,ZANETTI G,MEIRELLES GS,et al. The reversed halo sign on high-resolution CT in infectious and noninfectious pulmonary diseases. AJR Am J Roentgenol,2011,197(1):W69-75.

[9] MARCHIORI E,HOCHHEGGER B,ZANETTI G. Importance of the reversed halo sign for diagnosis of mucormycosis. Lancet Infect Dis,2020,20(5):538.

[10] KOH DM,HANSELL DM. Computed tomography of diffuse interstitial lung disease in children. Clin Radiol,2000,55(9):659-667.

[11] HENDA N,MONIA A,MARIEM A,et al. Interstitial lung diseases:Imaging contribution to diagnosis and elementary radiological lesions. Semin Diagn Pathol,2018,35(5):297-303.

[12] ALGIN O,GÖKALP G,TOPAL U. Signs in chest imaging. Diagn Interv Radiol,2011,17(1):18-29.

[13] CHIARENZA A,ULTIMO LE,FALSAPERLA D,et al. Chest imaging using signs,symbols,and naturalistic images:a practical guide for radiologists and non-radiologists. Insights Imaging,2019,10(1):114-119.

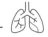

[14] KLIGERMAN SJ,HENRY T,LIN CT,et al. Mosaic Attenuation：Etiology,Methods of Differentiation,and Pitfalls. Radiographics,2015,35(5):1360-1380.

[15] SWAMINATHAN AC,CARNEY JM,TAILOR TD,et al. Overview and Challenges of Bronchiolar Disorders. Ann Am Thorac Soc,2020,17(3):253-263.

[16] WEN XH,LIU JR,LI HM,et al. Clinicoradiologic features of Mycoplasma pneumoniae bronchiolitis in children. Pediatr Investig,2019,2(4):248-252.

[17] IM JG,ITOH H. Tree-in-Bud Pattern of Pulmonary Tuberculosis on Thin-Section CT:Pathological Implications. Korean J Radiol,2018,19(5):859-865.

# 第二节　遗传病分子诊断技术

遗传病主要包括染色体病、基因组病、多基因病、单基因病和线粒体病等。呼吸系统与体外环境相通,受环境致病因素影响较大,但对于病因不明、不能除外遗传倾向的呼吸系统疾病,可以使用适合的遗传学检测手段帮助明确诊断,为遗传咨询和可能的特定治疗方案提供依据。即使在无法得到特殊治疗的情况下,确定遗传致病基因也可以为患儿和其家属提供准确的预后和复发风险信息。

针对不同的遗传病,所使用的分子诊断技术有所不同。

## 一、核型分析和显带技术

染色体数量或结构的异常是由细胞分裂过程中的错误分裂导致,进而影响整条或部分染色体,通常被称为染色体病,在各种畸形综合征和肿瘤的发生发展中较为常见。这些染色体异常的诊断对于遗传咨询中的疾病预后和再发风险等问题具有指导意义。经典的细胞遗传学核型分析(karyotyping)是较早应用于遗传病诊断的手段,是诊断染色体病的"金标准"。骨髓细胞遗传学研究在肿瘤监测中有重要作用。

核型分析的标本通常来源于外周血淋巴细胞、皮肤活检中获得的培养成纤维细胞、羊水(脱落细胞)、绒毛或胎儿脐带血等组织,或者在植入前诊断时,通过卵裂期活检、极体活检或囊胚活检对染色体进行分析。根据对染色体处理方法和染料的不同,核型分析显带技术分为 10 余种,包括 G 显带(吉姆萨溶液染色)、Q 显带(氮芥喹吖因等染色,带型与 G 显带相同)、R 显带(用荧光、加热或其他处理获得与 G 显带深浅相反的带型)、T 显带(显示端粒)、C 显带(显示着丝粒)、N 显带(显示核仁组织区)以及限制性内切酶显带等。其中最基本最常用的是 G 显带技术,即制备有丝分裂中期或前中期染色体标本,用胰酶处理后用吉姆萨溶液染色,经显微镜下观察后,染色体图像被摄像机拍摄或捕获并存储在计算机上以供分析。

人类有 23 对共 46 条染色体,1~22 号染色体被归类为常染色体,性染色体女性为 XX,男性为 XY。中期染色体分散后通常呈 450~550 条带。采用甲氨蝶呤、过量胸腺嘧啶核苷等将有丝分裂的细胞阻断在 S 期的同步培养方法,制备出有丝分裂前期和前中期的染色体标本,所获得染色体条纹较常规制片更加丰富、精细,此为高分辨染色体制备技术,可在每个细胞的单套染色体上显示 550~850 条带,从而可以检测到更微小的染色体异常。

与呼吸系统相关的核型分析临床适应证包括:某些恶性肿瘤、染色体断裂综合征以及其他有呼吸系统受累的染色体微重复/微缺失综合征等。

## 二、荧光检测技术

### (一)荧光原位杂交(FISH)技术

常规的核型分析技术无法检测到 <5Mb 的染色体结构变异,荧光原位杂交(fluorescence in situ hybridization,FISH)技术使用基因序列或位点特异性 DNA 探针进行检测,用于识别特定 DNA 片段的位置、缺失或重排,可以检测到低于核型分析分辨率的微小异常(50~200kb)。FISH 可以快速分析大量细胞样品,不同的荧光染料可显示不同的颜色,无需细胞培养就能分析间期细胞,具有快速、经济、安全、灵敏度高和特异性强的优点。对于 FISH 技术检测,操作人员必须预先知道异常发生部位,并且在该部位有针对性地选择特异性探针。尽管有这些局限性,FISH 技术仍是经典的染色体分析方法的有力补充。

通过荧光显微镜,可以检测到用标签(如荧光染料)标记的位点特异性或序列特异性的 DNA 探针。显微镜的载玻片上的中期分裂相或间期核(不分裂)的染色体中包含目的 DNA 的序列。探针和目的 DNA 经变性生成单链 DNA,将探针加入染色体样本中,孵育足够长的时间,如果存在目的序列,可以与探针杂交,探针只和它的互补链杂交而不会与基因组上其他 DNA 序列反应,杂交结果可以通过荧光显微镜观察到。

FISH 技术可从中期分裂象和间期核中发现染色体的异常，以及识别与已知疾病（表型）相关联的特定 DNA 序列，目前 FISH 技术广泛应用于细胞遗传学、分子细胞遗传学、肿瘤遗传学、基因定位和基因制图等领域中。该技术的应用有利于诊断临床症状不典型的综合征，尤其是婴儿期诊断依据还不是很明显的时候，同时也有利于尽早诊断延迟显性的遗传病。但在疾病的基因检测方面，FISH 不再是一线检测，FISH 技术的临床适应证包括：染色体微阵列（chromosomal microarray，CMA）异常检测结果的验证等。

### （二）实时定量 PCR（real-time PCR）技术

除了传统的 FISH 技术，临床常用的荧光检测技术还有实时荧光定量 PCR（real-time PCR），实时荧光定量 PCR 属于定量 PCR 的一种，该技术是在反应体系中加入荧光基团，利用荧光信号的积累实时监测整个 PCR 进程，最后通过标准曲线对未知模板进行定量分析。该技术具有灵敏度高、特异性强、重复性好、结果稳定可靠、可避免普通 PCR 污染问题等优点。目前实时荧光定量 PCR 技术已广泛应用于基因诊断、肿瘤分子诊断等领域中。

实时荧光定量 PCR 技术按照荧光化学原理可分为荧光染料法（非饱和染料 SYBR Green I 法/饱和染料 LC Green 法）和荧光探针法（寡核苷酸探针法如 Taqman 探针法/杂交探针如分子信标和双杂交探针法）。

实时荧光定量 PCR 技术的临床适应证包括：染色体微阵列（CMA）异常检测结果的验证，呼吸系统相关病原体（如结核分枝杆菌、肺炎支原体等）检测，肿瘤诊断等项目的 SNP（single nucleotide polymorphism）基因分型/甲基化检测，药物代谢酶的基因分型等。

## 三、多重连接探针扩增（MLPA）技术

多重连接探针扩增（multiplex ligation-dependent probe amplification，MLPA）技术是一种针对待检 DNA 序列进行定性和半定量分析的技术，可用于判断靶序列是否有拷贝数的异常。该技术高效、特异，已经应用于遗传病诊断、肿瘤诊断等领域。

MLPA 的基本原理是利用探针和靶序列 DNA 进行杂交，之后通过连接、PCR 扩增，产物毛细管电泳分离，对收集的数据进行软件分析最后得出结论。每对 MLPA 探针包括两个荧光标记的寡核苷酸片段，一个由化学合成，一个由 M13 噬菌体衍生法制备，每个探针都包括一段引物序列和一段与待检样品互补的特异性序列。在 MLPA 反应中，两个寡核苷酸片段都与靶序列进行杂交，之后使用连接酶连接两部分探针。连接反应高度特异，只有当两个探针与靶序列完全杂交，即靶序列与探针特异性序列完全互补，连接酶才能将两段探针连接成一条完整的核酸单链；反之，如果靶序列与探针序列不完全互补，即使只有一个碱基的差别，都会导致杂交不完全，使连接反应无法进行。连接反应完成后，用一对通用引物扩增连接好的探针，每对探针的扩增产物的长度都是唯一的，范围在 130~480bp。最后，通过毛细管电泳分离扩增产物，软件分析，得出结论。只有当连接反应完成，才能进行随后的 PCR 扩增并收集到相应探针的扩增峰，如果检测的靶序列发生点突变、甲基化或缺失/重复突变，那么相应探针的扩增峰便会缺失、降低或增加，因此，根据扩增峰的改变就可判断靶序列是否有拷贝数的异常，甲基化或点突变存在。以 MECP2 试剂盒为例，示 MLPA 分析正常个体、重复型的结果。

MLPA 技术在临床中的主要应用范围是突变检测、微小缺失/重复综合征检测、甲基化检测、染色体亚端粒基因重排检测、染色体非整倍体检测及肿瘤诊断等。

## 四、染色体芯片分析（CMA）技术

染色体芯片分析（chromosomal microarray analysis，CMA）技术又被称为"分子核型分析"，能够在全基因组水平进行扫描，可检测染色体拷贝数变异（copy number variation，CNV），尤其是对于检测基因组微缺失、微重复等基因组拷贝数异常等方面具有突出优势。

根据芯片设计与检测原理的不同，染色体芯片分析技术可分为两大类：基于微阵列的比较基因组杂交（array-based comparative genomic hybridization，aCGH）技术和单核苷酸多态性微阵列（single nucleotide polymorphism array，SNP array）技术。通过 aCGH 芯片能够很好地检出 CNV，而 SNP 芯片除了能够检出 CNV 外，还能够检测出大多数的单亲二倍体（uniparental disomy，UPD）和多倍体，并且可以检测到一定水平的嵌合体（mosaicism）。而设计涵盖了 SNP 探针的 aCGH 芯片，可同时具有传统 aCGH 芯片和 SNP 芯片的特点。

aCGH 是分别用绿色荧光染料标记患者的 DNA，用红色荧光染料标记正常参考 DNA 的分子技

术,包含整个基因组的寡核苷酸(短 DNA 片段)被固定在基片或微阵列网格上。将等量的 2 份 DNA 样本混合,并在每个检测区域测量绿红荧光比。患者 DNA 的重复区域显示出过量的绿色荧光,而缺失区域则显示过量的红色荧光。如果患者的 DNA 和对照组的 DNA 是相等的,那么绿色荧光:红色荧光的比例是 1:1,被检测的区域显示为黄色。目前 aCGH 可以在单个外显子的分辨率水平上进行检测,但局限性是它不能检测染色体平衡易位或倒位,也不能检测到低水平的染色体嵌合体。在不同类型的 aCGH 中,一些具有更强的针对性。靶向 aCGH 可以有效地检测临床上已知的隐匿性染色体变异,这些染色体变异通常与已知的疾病表型相关。

SNP array 技术在临床中更为常用,只需将待测样本 DNA 与一整套正常基因组对照数据进行对比即可获得检测结果。单核苷酸多态(single nucleotide polymorphism,SNP)是两个核苷酸之间的多态变异,当大量平行分析时,它们可以提供有价值的临床信息。在人类基因组中通常存在几百万个 SNP。SNP 阵列可以帮助检测单亲二倍体(即遗传信息只来自父母一方)以及家庭中的血缘关系。

在人类基因组中,有许多拷贝数变异导致缺失或重复。因此,除已知的明确致病变异,大多数检测到的拷贝数变异都需要对父母进行检测,因为其可能是良性的或偶然的多态性变异。新发异常(即只出现在孩子身上而未出现在父母身上)如果与只发生在孩子身上的异常表型相关,并且包含了具有重要功能的基因,那么它往往更为重要。

CMA 检测的优点包括:能够同时检测基因组中所有关键致病区域,非复发性致病区域的重复和缺失,以及单基因和相邻基因缺失综合征,且并不总是需要细胞培养来获得足够的 DNA,大大缩短了检测时间。其缺点是,如果缺失或重复涉及非疾病相关区域,则对检测结果临床意义的解释将变得困难。呼吸系统疑难病的 CMA 检测临床适应证包括:微缺失/微重复综合征导致的呼吸系统疾病等。

## 五、Sanger 测序技术(一代测序技术)

Sanger 测序法即双脱氧链末端合成终止法(chain termination method),是经典的 DNA 测序方法(也称为一代测序技术),测序结果直观可视,是目前基因检测方法中的金标准。

Sanger 测序法中,特异性的寡核苷酸引物定位于 DNA 模板并与之结合后,在 DNA 聚合酶的作用下,模板上引物延伸,直到掺入一种链终止核苷酸为止。每一次序列测定由一套四个单独的反应构成,每个反应含有所有四种脱氧核苷酸三磷酸(dNTP),并混入限量的一种不同的双脱氧核苷三磷酸(ddNTP)。由于 ddNTP 缺乏延伸所需要的 3-OH 基团,使延长的寡聚核苷酸选择性地在 G、A、T 或 C 处终止。终止点由反应中相应的双脱氧而定。每一种 dNTPs 和 ddNTPs 的相对浓度可以调整,使反应得到一组长几百至几千碱基的链终止产物。它们具有共同的起始点,但终止在不同的核苷酸上,可通过高分辨率变性凝胶电泳分离大小不同的片段,凝胶处理后可用 X 线胶片放射自显影或非放射性核素标记进行检测。根据待测序列区的长度、所要求的测序精确度,采用四种荧光染料标记终止物 ddNTP 或引物,经 Sanger 测序反应后,产物 3' 端(标记终止物 ddNTP 法)或 5' 端(标记引物法)带有不同荧光标记,通过毛细管电泳对突变进行定位和鉴定,或证实所构建的重组 DNA 的方向与结构等。

Sanger 测序针对单核苷酸改变以及小片段的缺失和重复突变,结果准确,通常稳定读长可以达到 700bp 甚至 900bp。但 Sanger 测序无法检测结构变异(structural variation,SV)及大片段的重复突变;对杂合性缺失(loss of heterozygosity,LOH)也无法检出。同时,该测序法只能逐段测序,通量小,因此其测序速度比较慢,耗时长,成本高,单个测序反应中只能检测有限长度的基因序列。

适用于 Sanger 测序法的呼吸系统临床适应证包括:呼吸系统单基因病致病突变的检测、靶向药物相关位点检测,以及针对特定突变的产前诊断等。

## 六、高通量测序技术(二代测序技术)

高通量测序技术又称二代测序(next-generation sequencing,NGS)技术,是遗传病检测领域的一项革新性技术,近年来在遗传病检测领域得到了广泛应用。

高通量测序技术的基本流程分为文库制备、上机测序和生物信息学分析。文库制备对于后续的工作流程极为重要,通常会先对 DNA 进行片段化处理,然后再向两端添加特定的接头来构建测序文库。上机测序步骤是将文库样品加入流动槽然后置于测序仪中,通过扩增从而生成数百万个单链 DNA 拷贝,然后采用边合成边测序的方法向反应体系内添加 DNA 聚合酶、接头引物和带有特异荧光标记的 dNTP,最后通过激光激发荧光信号,计算机再将记录下来的光学信号转换为碱基。根据测序平台的性质和应用,有不同的测序读长(35~150bp)和测序模式(双端和单端模式)。生物信息学分析是从获得测序仪测得的短片段 DNA(read)开始,然后对这些原始数据进行过滤,数据比对、变异检测以及相关的质控分析。过滤原始数据是为了切除测序接头序列和 read 的低质量序列。数据比对是核心步骤,因为经过文库制备和上机测序之后,read 的顺序关系就已丢失,需要通过参考基因组(hg19 或者 hg38)找到每一条 read 的位置,并按顺序排列好。然后就可以对不同的变异类型(如单核苷酸变异,碱基插入/缺失,拷贝数变异等)进行检测。最后,为了提供可供变异致病性进行解读的信息,还要对变异进行注释。注释内容包括有变异的基本信息、正常人群频率、软件预测结果、已知基因的致病情况等。

该技术目前应用于人类基因组、动植物基因组、微生物基因组;此外,除了 DNA 序列分析以外,还有针对 mRNA 的转录组以及蛋白质组、表观组学的研究,都在高通量测序技术的推动下实现了飞速发展。

高通量测序技术目前在医学领域的研究主要集中在针对人的基因组测序、转录组测序以及针对微生物的宏基因组测序。这里重点介绍目前在临床工作中较为常见的几种高通量测序技术。根据高通量测序目的序列的差异,应用于临床的高通量测序又可以分为以下几类:①目标区域捕获测序;②全外显子组测序;③全基因组测序;④转录组测序。目前以目标区域捕获测序及全外显子组测序为代表的技术已成为遗传病诊断的重要工具,这两种检测技术尽管有效,但仍然存在一些技术限制,特别是在检测结构变异(structural variation,SV)等方面。全基因组测序(whole genome sequencing,WGS)可以同时检测单核苷酸变异、结构变异(含拷贝数变异)等,转录组测序可以检测基因的转录本结构和表达水平,有望进一步提升临床遗传检测的效能。

呼吸系统受累的遗传病,其临床异质性和遗传异质性较大,因此极大增加了寻找导致疾病遗传变异的挑战。遗传工具包括完整的人类基因组序列、基因变异的公共数据库和人类单体型图谱等。随着公共基因数据库的不断丰富,DNA 测序成本的大幅降低,使得大量患儿中的海量遗传变异检出效率得到有效提高。

对于高通量测序技术检测到的基因变异,目前通过人群频率、家系共分离、等位基因数据、生物信息学预测、功能实验、新发变异等因素综合评价,采用下述特定标准五级术语来对其进行描述:"致病的""可能致病的""临床意义不明的""可能良性的"和"良性的"[1]。医生在采用分子检测信息进行临床决策时,应尽力避免使用此类信息作为孟德尔疾病的唯一证据,在可能的情况下应与其他临床资料(如超声/影像检测、酶检测、体格检查、家系信息等)结合进行综合判断。

**(一)目标区域捕获测序**

目标区域捕获测序(panel region sequencing)也称为 panel 测序,其检测范围是根据不同诊断或治疗需要而选择出的部分基因序列。临床异质性(clinical heterogeneity)给医生的诊断和鉴别诊断带来困难;遗传异质性(genetic heterogeneity)即同一疾病的多种分子基础,使得医生即使作出诊断,也很难根据患儿的临床表现而选择到准确的候选致病基因。这时采用一次性检测多个基因或序列的目标区域捕获测序技术,可以更快捷地找到致病突变。

捕获测序技术通过特异性基因捕获探针对多个相关基因目标区域 DNA 片段进行片段捕获、富集后,采用二代测序技术对目标区域 DNA 序列进行检测,从而找出致病基因及突变位点。

目标基因捕获测序的通量远较 Sanger 测序覆盖基因多,检测速度快;且针对性强、费用适中、性价比高,是临床遗传学诊断工作中的重要方法之一。目前针对各系统遗传病均有特定的捕获测序,呼吸系统也有专门的针对性捕获测序系统;此外还可以针对一组靶向用药进行定制捕获。此项技术也广泛应用于针对特定研究方向的科研工作中。

**(二)全外显子测序(WES)**

从本质上来说,全外显子组测序(whole exome sequencing,WES)也是一种"目标区域捕获测序",其捕获范围为目前已知的约 2 万个基因的外显子编码区。目前认为对表型产生影响的序列,以外显子编码区为主,目前已发现的致病突变 85% 均位于外显子编码区[2],因此成为医学遗传学重点关注区域。在实验方法上,对外显子序列的捕获试剂最早实现了商业化,捕获探针的优化使得效率稳定,从而能较好地保证数据质量。

WES 主要用于识别和研究与疾病、种群进化相关的编码区及 UTR 区域内的变异,结合大量的公共数据库提供的外显子数据,有利于更好地解释所得变异与疾病的关系。WES 目前应用的领域包括孟德尔疾病研究与诊断、肿瘤基因组研究、复杂疾病研究、药物基因组学研究和人群队列研究等。

WES 结果的解读除依靠基因组工具及基因数据库之外，详细的临床表型信息对于提高诊断效率尤为重要。收集和提供的临床信息越多，基因诊断报告就越有价值。与目标区域捕获测序相比，WES 提高了诊断率，覆盖到了全基因组范围内的大多数编码基因；但其检测周期相对较长，费用较高，且可能发现更多变异，为结果解读及变异致病性分类带来更大挑战。

WES 在呼吸系统疾病的临床适应证为有家族遗传史、临床怀疑的单基因遗传病、遗传异质性较大的疾病亚型分类或原因不明的某些特发疾病的辅助诊断等，医生可以考虑在临床基础上通过 WES 对所有基因的蛋白质编码区进行筛选，用于病因学诊断。

### （三）全基因组测序（WGS）

全基因组测序（whole genome sequencing，WGS）是对整个基因组所有碱基进行测序。理论上，WGS 可以获得整个基因组包括编码区和非编码区的单核苷酸变异以及结构变异的信息。由于 WGS 对整个基因组序列进行检测，并可检出多种类型的变异，同时有效避免了靶向富集时产生的偏差，临床适用范围广，因此被越来越多地应用到临床实践中。

然而，由于基因组序列相当复杂，WGS 也面临了一定的局限：首先 WGS 产生的数据量较大，对数据存储等硬件要求较高，增加了数据分析难度和分析周期；其次高度同源和重复序列、鸟嘌呤和胞嘧啶（GC）含量高的部分可能存在检测结果不可靠，对于个别复杂的结构变异，推荐使用其他方法验证。

WGS 临床适用于以下几种情况[3]：①高度怀疑患儿有遗传病的可能（如临床症状、体征和其他检测结果提示，家族史阳性或近亲结婚家系），但先前经过如染色体核型、微阵列芯片或全外显子组测序等一种或多种遗传学检测未获得明确的分子诊断；②患儿表型为非特异性不明原因的智力落后和/或发育迟缓、非已知综合征的多发畸形等或临床诊断明确但目标疾病遗传异质性高（先天性白内障、腓骨肌萎缩症、脑白质病等），为获得时间或经济效益而寻求一次性、全面性的遗传学检测（新生儿重症患儿等）；③目标疾病遗传异质性低，虽已有公认的靶向检测方法，但有可能部分致病变异（非编码区变异等）不在靶向检测的范围（神经纤维瘤 1 型等），此时应结合具体情况选择优先的检测方法。

除上述遗传诊断领域外，全基因组测序技术的临床应用还包括：①基于高通量测序的低深度全基因组测序（copy number variation sequencing，CNV-seq）的技术，分析基因组水平的拷贝数变异（copy number variation，CNV）。与 CMA 技术相比，CNV-seq 技术检测通量高、成本低、操作简单、对低比例嵌合体检测准确，弥补了核型分析与芯片检测的不足，因此对于染色体病高风险胎儿，可以作为一线产前诊断方法以供选择。但该技术的局限性在于无法检测异倍体以及杂合性缺失（含 UPD，即单亲二倍体），需要结合其他检测技术进行检测。②除了针对 CNV 的遗传病进行分析诊断外，该技术衍生出的无创产前 DNA 检测（non-invasive prenatal testing，NIPT）技术还广泛应用于产前筛查。该技术仅需采取孕妇静脉血，利用高通量测序技术对母体外周血浆中的游离 DNA 片段（包含胎儿游离 DNA）进行测序，并将测序结果进行生物信息分析，可以从中得到胎儿的遗传信息，精准检测胎儿染色体异常情况，具有精度高、风险低、无流产风险等优势。

WGS 的检测局限性包括以下情况[4]：①目标疾病致病基因的相当一部分变异类型不在 WGS 检测范围，例如 Beckwith-Wiedemann 综合征等基因印迹疾病。②目标疾病致病基因存在高度重复或同源区域等情况，如先天性肾上腺皮质增生（CYP21A2 基因相关）等。③由于线粒体基因组变异有杂质性的特点，对于线粒体 DNA 变异识别存在局限性，需用特异性高的线粒体 DNA 检测方法进行验证。④人类基因组参考序列仅来源于有限个体，部分基因组区域还存在参考序列的误差和空白间隙，变异识别可能出现假阳性和假阴性。⑤鸟嘌呤和胞嘧啶（guanine and cytosine，GC）占比高区域的覆盖可能不完全。WGS 的覆盖均一性虽较捕获测序有显著改善，但由于基因组构型的复杂性，高 GC 含量区域的变异评估应谨慎。⑥部分变异类型，如环状染色体等复杂结构变异，WGS 的检出率及准确性仍有待进一步确认。

### （四）转录组测序（RNA-Seq）

转录组测序（RNA-sequencing，RNA-seq）的研究对象为特定组织或细胞在某一发育阶段或功能状态下所能转录出来的所有 RNA 的总和，主要包括信使 RNA（mRNA）和非编码 RNA（non-coding RNA，ncRNA）。转录组研究是基因功能及结构研究的基础和出发点，通过新一代高通量测序，能够全面快速地获得某一物种特定组织或器官在某一状态下的几乎所有转录本序列信息，在分析转录本的结构和表达水平的同时，还可以发现未知转录本和稀有转录本，从而弥补唯一遗传信息的局限性，准确地分析基因表达差异、基因结构变异、筛选分子标记等生命科学的重要问题,目前已广泛应用于基础研究、临床诊断和药物研发等领域。

RNA-seq 技术利用新一代高通量测序平台对互补 DNA(complementary DNA,cDNA)测序,通过统计相关 reads(用于测序的 cDNA 小片段)数计算出不同 mRNA 的表达量,分析转录本的结构和表达水平,同时发现插入、缺失、可变剪接导致的未知转录本和稀有转录本,鉴定 UTR,精确地识别可变剪切位点以及编码序列单核苷酸多态性,比较样本间的表达水平差异,提供最全面的转录组信息。该技术流程主要包括样品制备、文库构建、DNA 成簇扩增、高通量测序和数据分析。转录组测序无需预先针对已知序列设计探针,即可对任意物种的整体转录活动进行检测,提供更精确的数字化信号、更高的检测通量以及更广泛的检测范围,是目前深入研究转录组的主要工具之一。

在临床实践中,转录组测序的适应证[5-9]包括:①罕见遗传疾病候选致病基因的辅助筛选与诊断;②经目标区域捕获测序/全外显子测序/全基因组测序遗传分析未确诊罕见遗传病患儿的进一步诊断。

## 七、长读测序技术(三代测序技术)

与二代测序相比,第三代测序或长读测序对基因序列的读取长度可延长到超过 10kb。二代测序具有成本效益低,准确性高,并支持多种分析工具的优点,然而,进行核酸序列短片段扩增测序使重建和计算原始分子的任务变得复杂。因此,对更长的读长进行测序可以提高对染色体重组、断裂点确定、转录本亚型识别和结构变异检测的效率。此外,对 DNA和 RNA 进行三代测序,可以消除扩增偏倚,同时保留碱基修饰信息。除上述优势外,检测准确性、通量不断提高,检测成本的逐步降低,使三代测序在模型和非模型生物的基因组学中广泛应用。

目前有两种技术主导三代测序领域:单分子实时测序(SMRT)和纳米孔测序,我们将其简单地称为SMRT 和纳米孔测序。这两种技术依赖于截然不同的原理:SMRT 测序仪检测荧光反应,该荧光反应的特异性由连接在小孔底部的聚合酶所添加的特定核苷酸决定,其读取长度受聚合酶寿命的限制。纳米孔测序仪测量单链核酸通过生物纳米孔时的离子电流波动,不同的核苷酸对孔内核酸的延伸具有不同的抗性,因此,碱基序列可以从特定的电流变化模式推断,其读取长度主要受到将高分子量的 DNA 输送

到孔中的能力的限制,以及对运行效率的负面影响。对于检测误差方面,SMRT 测序试剂盒的原始碱基误差率降低到 <1%,纳米孔测序试剂盒的原始碱基误差率降低到 <5%。SMRT 和纳米孔测序被认为是真正的长读测序技术,但也有合成的长读测序方法。这些方法包括链接读取、邻近连接策略和光学映射等,它们可以与真正的长读测序技术协同使用。

目前三代测序技术仍处于应用的初期,具体的适应范围[10,11]包括:①明确断裂点及染色体重组;②碱基修饰检测(如甲基化);③串联重复序列检测;④结构变异检测;⑤假基因检测;⑥鉴定亚型、单体型或生物物种等;⑦经目标区域捕获测序/全外显子测序/全基因组测序/转录组测序等遗传分析未确诊罕见遗传病患儿的进一步诊断。

## 八、单细胞测序技术

单细胞测序是指在单个细胞水平上对转录组或基因组进行扩增并测序,以检测单细胞在基因组(结构变异,拷贝数变异,单核苷酸变异等),转录组学(RNA 表达水平,转录本的选择性剪接),表观组学(DNA 甲基化等)等多个组学的数据。该技术的优点是可以从细胞图谱的角度,探测细胞特异性以及细胞间的差异,探索细胞间的协同运作方式,研究组织异质性问题,根据细胞层面的特征对疾病进行深度刻画,在发育与生殖、免疫、干细胞分化、肿瘤异质性、神经系统发育以及脑发育等研究领域中有着广泛的应用,为免疫学、肿瘤学、遗传学的研究带来巨大影响;缺点是捕获效率低和高脱液的局限性。与常规转录组测序相比,单细胞 RNA 测序产生的数据更繁杂、更多变。技术噪声和生物变异(如随机转录)给单细胞 RNA 测序数据的计算分析提出了重大挑战[12]。

目前单细胞测序处于研究阶段,可用于:①肿瘤细胞的分型,治疗评估,预后判断及标志物筛查等;②分析稀有细胞,特别是特定时空环境下的细胞(如从环境中取样的微生物等);③对体外受精胚胎进行植入前的筛查;④发展推进新型循环细胞检测技术,疾病预防及检测技术的开发和研究。

(郝婵娟)

## 参考文献

[1] RICHARDS S,AZIZ N,BALE S,et al. Standards and guidelines for the interpretation of sequence variants:a joint consensus recommendation of the American College of Medical Genetics and Genomics and the Association for

Molecular Pathology. Genet Med,2015,17(5):405-424.

［2］CHOI M,SCHOLL UI,JI W,et al. Genetic diagnosis by whole exome capture and massively parallel DNA sequencing. Proc Natl Acad Sci USA,2009,106(45):19096-19101.

［3］中华医学会医学遗传学分会临床遗传学组,中国医师协会医学遗传医师分会遗传病产前诊断专业委员会,中华预防医学会出生缺陷预防与控制专业委员会遗传病防控学组.低深度全基因组测序技术在产前诊断中的应用专家共识[J].中华医学遗传学杂志,2019,36(4):4.

［4］中国医师协会医学遗传医师分会,中华医学会儿科学分会内分泌遗传代谢学组,中国医师协会青春期医学专业委员会临床遗传学组,等.全基因组测序在遗传病检测中的临床应用专家共识[J]. 中华儿科杂志,2019,57(6):419-423.

［5］CUMMINGS BB,MARSHALL JL,TUKIAINEN T,et al. Improving genetic diagnosis in Mendelian disease with transcriptome sequencing. Sci Transl Med,2017,9(386):eaal5209.

［6］FRÉSARD L,SMAIL C,FERRARO NM,et al. Identification of rare-disease genes using blood transcriptome sequencing and large control cohorts. Nat Med,2019,25(6):911-919.

［7］KREMER LS,BADER DM,MERTES C,et al. Genetic diagnosis of Mendelian disorders via RNA sequencing. Nat Commun,2017,8:15824.

［8］GONORAZKY HD,NAUMENKO S,RAMANI AK, et al. Expanding the Boundaries of RNA Sequencing as a Diagnostic Tool for Rare Mendelian Disease. Am J Hum Genet,2019,104(3):466-483.

［9］WAI HA,LORD J,LYON M,et al. Blood RNA analysis can increase clinical diagnostic rate and resolve variants of uncertain significance. Genet Med,2020,22(6):1005-1014.

［10］AMARASINGHE SL,SU S,DONG X,et al. Opportunities and challenges in long-read sequencing data analysis. Genome Biol,2020,21(1):30.

［11］MANTERE T,KERSTEN S,HOISCHEN A. Long-Read Sequencing Emerging in Medical Genetics. Front Genet,2019,10:426.

［12］HAQUE A,ENGEL J,TEICHMANN SA,et al. A practical guide to single-cell RNA-sequencing for biomedical research and clinical applications. Genome Med,2017,9(1):75.

# 第三节　鼻一氧化氮测定技术

鼻一氧化氮(nasal nitric oxide,nNO)测定是国际推荐的 5 岁及以上儿童及成人原发性纤毛运动障碍(primary ciliary dyskinesia,PCD)的筛查和诊断方法,具有无创、便捷、结果立取、高灵敏度与特异度等优点。

## 一、一氧化氮的产生机制和作用

一氧化氮(nitric oxide,NO)可由多种细胞产生,包括上皮细胞、内皮细胞、成纤维细胞、活化的巨噬细胞、神经细胞、平滑肌细胞等,在神经传导、支气管舒张、血管舒张、血小板聚集和免疫功能的调节等方面发挥作用[1]。细胞内的 NO 生成依赖 NO 合成酶,分为 3 种:内皮 NO 合酶(endothelial NO synthase,eNOS)、神经元 NO 合酶(neuronal NO synthase,nNOS)和诱导型 NO 合酶(inductive NO synthase,iNOS)。前两种酶型在生理条件下保持稳定的活性,持续产生 NO;而 iNOS 可在外界刺激下(如炎症),活性明显增强,产生更多的 NO[2]。下气道 NO 即为 iNOS 产生,在哮喘等Ⅱ型炎症反应的刺激下产生更多的 NO,表现为 FeNO 明显升高。

在上呼吸道中,NO 主要分布于鼻和鼻窦中,主要由鼻腔、鼻窦黏膜上皮细胞持续产生。鼻腔、鼻窦腔内 NO 浓度约 20~25ppm[3]。其作用包括调节鼻黏膜上皮细胞纤毛运动及局部抗微生物、抗肿瘤等[4]。

PCD 患儿 nNO 显著降低,但其确切机制尚不清楚,有研究认为可能由于 NO 的生物合成减少/分解增加[5-8],或由于鼻窦发育不全[9],或鼻内一氧化氮的生物合成或一氧化氮储存能力受限等导致[10-12]。

除 PCD 外,其他疾病也可导致 nNO 下降,包括 CF、急性病毒性上呼吸道感染及所有可能导致鼻腔、鼻窦阻塞的疾病(如鼻息肉、急慢性鼻炎、腺样体肥大、鼻出血等)。因此 nNO 测定不应在患儿急性上呼吸道感染期或存在鼻部症状、鼻部症状未控制时进行。

## 二、nNO 发育及范围

正常儿童 nNO 值与鼻窦发育相关,儿童鼻窦发育自 2~5 岁至 6 岁为高峰,后缓慢发育直至 12~13 岁后与成人鼻窦相当。nNO 发育亦如此:5 岁时接近成人值,至 12 岁左右与成人相当[13,14]。因此,nNO 被推荐应用于 5 岁及以上 PCD 的诊断与筛查,因 5 岁以上 nNO 相对稳定,低值切点与成人相同。指南推荐 nNO 诊断 PCD 的低值切点为 77nl/min[15]。

由于来自下呼吸道的呼出气 NO 浓度比鼻 NO 浓度低得多,因此,5 岁以上儿童测量时须通过呼气阻力闭合软腭,以阻止下气道的气体进入鼻腔。但由于 5 岁以下年龄较小的儿童及婴幼儿不能配合呼气，因此国际指南建议使用潮式呼吸 nNO 检测对不能配合的患儿进行 nNO 测量[16]。但由于潮式呼吸时鼻腔与下气道相通，故潮式呼吸 nNO 值较软腭闭合方式明显降低，约为软腭闭合方式的 2/3[17]。目前尚无国际统一 5 岁以下潮式呼吸 nNO 正常值范围，亦无诊断 PCD 的切点值推荐。

### 三、nNO 测试的适用人群

nNO 测定适用于临床怀疑 PCD 的患儿，在普遍人群中筛选，假阳性率高。国外指南建议使用预测 PCD 的工具表 PICADAR（Primary Ciliary Dyskinesia Rule，简称 PCD 规则），用于识别 PCD 儿童（表 1-1），分数范围从 0 到 14，评分问题是基于出生史、新生儿史以及先天性心脏疾病、慢性鼻炎和耳部疾病等。得分 >5 时，建议行 PCD 诊断的一系列检测，灵敏度为 0.9，特异度为 0.75[18]。

表 1-1　PICADAR

| 患儿是否从儿童早期即每日湿性咳嗽？ | 是——完成否——不必进行检测 | |
| --- | --- | --- |
| 1. 患儿是早产儿还是足月儿？ | 足月儿 | 2 分 |
| 2. 患儿在新生儿期是否出现肺部疾病（如呼吸窘迫、肺炎）？ | 是 | 2 分 |
| 3. 患儿是否就诊过新生儿科？ | 是 | 2 分 |
| 4. 患儿是否有器官位置反转或局部器官异位？ | 是 | 4 分 |
| 5. 患儿是否患有先天性心脏病？ | 是 | 2 分 |
| 6. 患儿是否有反复性持续性鼻炎？ | 是 | 1 分 |
| 7. 患儿是否患有慢性耳部疾病（例如分泌性中耳炎、听力下降、鼓膜穿孔、咽鼓管堵塞）？ | 是 | 1 分 |
| 总分 | | |

注：PICADAR 即 Primary Ciliary Dyskinesia Rule，简称 PCD 规则。是一个预测性评分，包含 7 个简单问题来预测患儿患有原发性纤毛运动障碍（PCD）的可能性，正常分数范围为 0~14。得分 >5 时，建议行 PCD 诊断的一系列检测。用于儿童早期开始的任何患有慢性呼吸系统症状的患儿。

在笔者中心临床工作中，对于有慢性湿性咳嗽、鼻窦支气管综合征、支气管扩张、BO 的患儿都会行 nNO 检测以排查 PCD。

### 四、nNO 的测试方法

国际指南建议应用化学发光分析仪进行 nNO 测定，在线测量 nNO。目前有 liangzhong 仪器可

供选择：瑞士 EcoPhycics-Duernten、CLD88 及美国 Zyzense-Frederick、Colorado、Sievers 280i device。在 FeNO 检测中常用的电化学 NO 分析仪暂不推荐应用于 nNO 的检测，需待更多大规模临床试验进一步验证电化学 NO 分析仪在 PCD 诊断中的准确性。

#### （一）检测前准备

**1. 检测环境 NO 浓度**　如空气 NO 浓度 >50ppb，将对检测结果有较大影响，需采取如放置空气净化器、通风设备等降低环境 NO 浓度。

**2. 检查患儿鼻部情况**　可分别堵塞一侧鼻孔，嘱患儿用单侧鼻孔呼吸，检查鼻腔通畅程度，如有明显鼻堵、鼻涕、鼻出血等则不适合进行 nNO 检测。

**3. 询问病史**　近期是否存在急性上呼吸道感染，如近 2 周有急性上呼吸道感染症状，则不适合进行 nNO 检测。

#### （二）检测方法

儿童舒适地坐在椅子上，将连接到 NO 分析仪的中心取样管的鼻导管通过鼻塞放置于患儿鼻孔内，通过嘴呼吸约 5 分钟以适应鼻导管，然后通过二通阀从一次性细菌过滤器吸入无 NO 空气（<5ppb）到总肺容量，然后通过口腔压力为 $10cmH_2O$ 的呼气阻力呼气，之后通过实时视觉辅助，以 50ml/s 的恒定流速呼气持续 >4 秒。在呼气期间，借助抽吸泵以 0.25~3L/min 的恒定流量通过鼻导管被动对鼻腔空气进行采样。当在呼气期间可以识别 >2 秒的 nNO 值平台时，仪器将自动测量平台平均 nNO 浓度（ppb）。更换另一侧鼻孔进行测量。每侧鼻孔测量至少 2 次，2 次结果差异不超过 10% 为可信。双侧鼻孔 nNO 值亦应相近。nNO 值为浓度（ppb）× 采样速率（L/min），单位为 nl/min。

对于首次测量 nNO 值低的患儿，在控制了可能影响 nNO 的因素后（如急性上呼吸道感染、鼻部疾病等），至少间隔 2 周以上需复查 nNO，如复查结果仍低，需考虑 PCD 诊断；如至少有一次 nNO 在正常范围，则认为其 nNO 值正常，如临床仍怀疑 PCD，需行其他检查进一步协助诊断。

### 五、nNO 测定的影响因素

nNO 在所有可能影响鼻部气体循环及 nNO 的疾病（如鼻窦炎、鼻息肉、鼻塞、腺样体肥大、鼻出血等）及急性病毒性上呼吸道感染的患儿中，也可能降低，且可能降低至 PCD 切点值以下。因此 nNO 检测前需对鼻部状态进行简单评估，如鼻部症状明显，可在鼻部症状控制后再行检测；如此时进行 nNO 检测

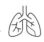

发现 nNO 降低,须待鼻部状态稳定后复查;如 nNO 正常,则不需复查。

CF 患儿 nNO 值较正常儿童低,但其 nNO 平均值仍高于 PCD 患儿。因此,如果 nNO 值偏低,需排除 CF 可能性,临床可通过汗液试验或 CFTR 遗传学基因检测来排查。慢性鼻窦炎患儿在鼻窦炎临床稳定或痊愈持续 4 周以上的情况下进行 nNO 检测。药物如鼻减充血剂或糖皮质激素或抗组胺药可能会改变 nNO 水平,检查前应仔细记录患儿正在服用的药物。

所有 nNO 值较低的患儿,都需在至少 2 周之后复查 nNO,以排除假阳性可能。如果复查时鼻部状态仍不理想,可 2 周后再次复查。只要有 1 次 nNO 在正常范围,即可认为此患儿 nNO 正常,不需进行复查。

### 六、nNO 测定结果的应用价值

欧洲及美国指南推荐,对于 5 岁以上患儿,在软腭闭合动作下测得的 nNO<77nl/min 时需考虑 PCD 诊断(强烈推荐),其敏感性和特异性分别为 0.9~1.0 和 0.75~0.97。我国尚无 nNO 诊断 PCD 切点值,笔者中心既往研究结果诊断 PCD 切点为 76nl/min,其诊断 PCD 的灵敏度、特异度分别为 86.1%、91.4%[18]。

对于 5 岁以下患儿,潮式呼吸 nNO 诊断 PCD 的切点值尚无标准。由于 5 岁以下儿童 nNO 处于发育阶段,因此其正常值范围应与年龄有关,诊断 PCD 的切点值亦应与年龄相关。需更多临床研究探索。

少部分 PCD 病例 nNO 水平在正常范围内,可能与突变基因类型有关,如 *RSPH1* 基因突变等。因此,nNO 检测可能出现假阴性结果,当患儿存在典型的 PCD 病史时,即使其 nNO 水平是正常的,亦需要进行其他的诊断技术排查。

（张　翔）

## 参考文献

[1] RICCIARDOLO FL,DI STEFANO A,SABATINI F,et al. Reactive nitrogen species in the respiratory tract. Eur J Pharmacol,2006,533(1-3):240-252.

[2] ANTOSOVA M,STRAPKOVA A,MIKOLKA P,et al. The influence of L-NAME on iNOS expression and markers of oxidative stress in allergen-induced airway hyperreactivity. Adv Exp Med Biol,2015,838:1-10.

[3] SCADDING G. NITRIC OXIDE IN THE AIRWAYS. Curr Opin Otolaryngol Head Neck Surg,2007,15(4):258-263.

[4] STRUBEN VM,WIERINGA MH,FEENSTRA L,et al. Nasal nitric oxide and nasal allergy. Allergy,2006,61(6):665-670.

[5] NARANG I,ERSU R,WILSON NM,et al. Nitric oxide in chronic airway inflammation in children:diagnostic use and pathophysiological significance. Thorax,2002,57(7):586-589.

[6] CSOMA Z,BUSH A,WILSON NM,et al. Nitric oxide metabolites are not reduced in exhaled breath condensate of patients with primary ciliary dyskinesia. Chest,2003,124(2):633-638.

[7] ELPHICK HE,DEMONCHEAUX EA,RITSON S,et al. Exhaled nitric oxide is reduced in infants with cystic fibrosis. Thorax,2001,56(2):151-152.

[8] KELLEY TJ,DRUMM ML. Inducible nitric oxide synthase expression is reduced in cystic fibrosis murine and human airway epithelial cells. J Clin Invest,1998,102(6):1200-1207.

[9] PIFFERI M,BUSH A,CARAMELLA D,et al. Agenesis of paranasal sinuses and nasal nitric oxide in primary ciliary dyskinesia. Eur Respir J,2011,37(3):566-571.

[10] SANTAMARIA F,DE STEFANO S,MONTELLA S,et al. Nasal nitric oxide assessment in primary ciliary dyskinesia using aspiration,exhalation,and humming. Med Sci Monit,2008,14(2):R80-R85.

[11] LUNDBERG JO,RINDER J,WEITZBERG E,et al. Nasally exhaled nitric oxide in humans originates mainly in the paranasal sinuses. Acta Physiol Scand,1994,152(4):431-432.

[12] LEIGH MW,HAZUCHA MJ,CHAWLA KK,et al. Standardizing nasal nitric oxide measurement as a test for primary ciliary dyskinesia. Ann Am Thorac Soc,2013,10(6):574-581.

[13] STRUBEN VM,WIERINGA MH,MANTINGH CJ,et al. Nasal NO:normal values in children age 6 through to 17 years. Eur Respir J,2005,26(3):453-457.

[14] SHAPIRO AJ,DELL SD,GASTON B,et al. Nasal Nitric Oxide Measurement in Primary Ciliary Dyskinesia. A Technical Paper on Standardized Testing Protocols. Ann Am Thorac Soc,2020,17(2):e1-e12.

[15] LUCAS JS,BARBATO A,COLLINS SA,et al. European Respiratory Society guidelines for the diagnosis of primary ciliary dyskinesia. European Respiratory Journal,2017,49(1):1601090.

[16] MARTHIN JK,NIELSEN KG. Choice of nasal nitric oxide technique as first-line test for primary ciliary dyskinesia. Eur Respir J,2011,37(3):559-565.

[17] BEHAN L,DIMITROV BD,KUEHNI CE,et al. PICADAR:a diagnostic predictive tool for primary ciliary dyskinesia. Eur Respir J,2016,47(4):1103-1112.

[18] ZHANG X,WANG X,LI H,et al. The value of nasal nitric oxide measurement in the diagnosis of primary ciliary dyskinesia. Pediatr Investig,2019,3(4):209-213.

# 第四节 汗液电导率检测技术

汗液电导率(sweat conductivity testing)是美国囊性纤维化基金会和临床实验室标准协会推荐的CF筛查检测[1,2],自20世纪50年代以来逐渐发展成熟,具有无创、操作便捷、快速精确、经济等优点。

## 一、汗液电导率检测的机制

正常情况下汗液自汗腺分泌部形成,经汗液导管排出时,$Na^+$和$Cl^-$被重吸收。CF患儿因编码CFTR蛋白的基因变异,导致$Cl^-$通道障碍,无法有效回收$Cl^-$,因此排出的汗液中$Cl^-$浓度和汗液的整体电解质浓度都高于正常人群,故其电导率也高于正常人群。汗液电导率正是基于这种机制,以等价NaCl溶液的摩尔浓度(单位为mmol/L)表示所测量的CF汗液电解质的电导率。

## 二、汗液电导率的诊断价值

已有一系列的研究均证实,汗液电导率与诊断金标准汗液氯离子结果之间存在良好的一致性[3-7],具有很高的诊断准确性。囊性纤维化基金会的专家共识推荐,对于新生儿筛查阳性、临床特征与CF一致或家族史阳性的个体,汗液$Cl^-$的浓度值≥60mmol/L可诊断为CF[8]。由于除了$Na^+$和$Cl^-$,汗液中还含有钾离子、碳酸氢盐和乳酸等离子,因此同一份样本汗液电导率值大约高于汗液氯离子值15mmol/L。目前国际上尚无统一的汗液电导率诊断值,相关研究[4-6]显示70~90mmol/L的电导率值具有很高的诊断特异性和敏感性,电导率的上限为170mmol/L[9]。

由于亚洲CFTR基因变异谱和临床表现与欧美CF人群不同,笔者科室人员前期检测了45例CF患儿和200例患肺部疾病的非CF患儿,发现当中国儿童诊断CF的汗液电导率最佳临界值为83.5mmol/L时,灵敏度可达93.3%,特异度达100%;当排除CF的最佳临界值为63.5mmol/L时,灵敏度达97.80%,特异度达90.5%,研究结论认为汗液电导率检测适合用于中国儿童CF的筛查,当其值超过80mmol/L时应考虑CF可能,其值低于60mmol/L可排除CF的可能[10]。

## 三、汗液电导率的影响因素

实践发现,汗液电导率结果存在假阳性或假阴性的现象。目前并没有研究直接分析影响汗液电导率结果的因素,但由于汗液电导率和汗液氯离子在关键环节汗液刺激和收集环节一致,且鉴于两者在诊断CF方面良好的一致性,因此影响汗液氯离子结果的因素可能与汗液电导率也有关。表1-2总结了一些可能影响汗液氯离子检测结果的因素[11,12],供汗液电导率检测参考。值得注意的是,当电导率值出现假阳性结果(≥80mmol/L)时,通常会经过重复检测、基因检测的方法确认。而假阴性结果(≤60mmol/L),往往更容易被忽略,延误诊断。当出现阴性结果时,还需结合临床表征,做进一步的判断。还有一类CF基因携带者,其汗液氯离子检测结果介于30~60mmol/L之间,包括Arg117His(5T)、Arg334Trp、Ala55Glu、Class Ⅳ-Ⅵ mutations[13],在汗液电导率检测结果介于(60~80mmol/L)之间时,也需引起关注。

表1-2 汗液氯离子检测假阳性与假阴性的可能因素

| 假阳性 | 假阴性 |
| --- | --- |
| 汗液收集区域局部使用丁卡因 | 技术因素:汗液采集前未能充分干燥皮肤 |
| 特应性皮炎 | |
| 砷毒害 | |
| 做作性障碍 | 少汗性外胚层发育不良 |
| 托吡酯治疗 | |
| 神经性厌食症 | 汗液量不足 |
| 营养不良 | 盐皮质激素治疗 |
| 碳酸酐酶Ⅻ突变 | 特定的基因型: |
| Shwachman-Diamond综合征 | 3849 +10kb C > T |
| 低丙球蛋白血症 | R117H |
| 假性醛固酮减少症 | G551S |
| 外胚层发育不良 | A455E |
| Ⅰ型岩藻糖苷贮积症 | D1152H |
| 家族性肝内胆汁淤积症 | IVS8(5T) |
| Ⅰ型糖原贮积病 | L206W |
| 葡萄糖-6-磷酸-脱氢酶缺乏症 | 2789+5 G > A |
| 未治疗的甲状腺功能减退 | |
| 甲状旁腺功能减退 | |
| 乳糜泻 | |

## 四、汗液电导率的指南推荐建议

鉴于汗液电导率检测对CF诊断的重要性,美国囊性纤维化基金会、临床实验室标准协会、汗液测试委员会、英国多学科汗液测试工作组等机构发布的指南中有关于汗液电导率检测的推荐建议[9,14-16],见表1-3。

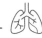

表 1-3 汗液电导率的指南建议

| 项目 | 指南建议 |
| --- | --- |
| 1. 适用患儿 | (1) 患儿应大于校正年龄 2 周且体重 >2kg |
| | (2) 如有以下情况时,检测应延迟:患儿有严重不适、脱水、水肿、营养不良、盐皮质激素治疗、适合收集汗液的部位皮肤存在严重湿疹或炎症等 |
| 2. 汗液刺激和收集 | (1) 仪器:Wescor Macroduct 是一种可靠的汗液刺激和收集系统 |
| | (2) 在获得更多的研究、同行比较和产品开发信息之前,不建议使用 Wescor Nanoduct |
| | (3) 刺激部位:任一前臂的屈肌表面是收集汗液的首选部位。如前臂无法使用,上臂、大腿或小腿也可使用,电极应放置在腿部内侧 |
| | (4) 建议双边刺激收集和分析 |
| | (5) 汗液诱导器必须使用自动防故障电路电池供电并定期检测,刺激电流为 1.5~4mA |
| | (6) 刺激时间:5min |
| | (7) 电极必须定期清洗、检查,如出现点蚀或不规则现象应更换 |
| | (8) 整个刺激期都必须严密监护患儿 |
| | (9) 收集部位:汗液刺激后的正极部位 |
| | (10) 收集时间:不超过 30min |
| | (11) 收集的汗液量:平均出汗率 $\geqslant 1g/(m^2 \cdot min)$;或最小体积 $\geqslant 15\mu l$ |
| | (12) 当汗液样本收集不足时不应分析;也不可多次收集样本集中使用 |
| | (13) 汗液保存:无一致指南意见;CLSI 及英国指南认为可在 4℃稳定状态下 Macroduct 汗圈内保存 72h |
| | (14) 运输:收集的汗液如需运输到另一个实验室分析,需确保样品在运输过程中保持稳定 |
| 3. 汗液电导率分析 | (1) 除需运输的样本外,应在汗液收集完成后尽快分析 |
| | (2) 报告形式:应以标准 "等价氯化钠(mmol/L)" 为单位写明测量汗液电导率的值 |
| | (3) 汗液电导率结果仅可作为筛查试验 |
| | (4) 所有汗液电导率 >50mmol/L 的患儿都应进行汗液氯离子检测 |
| 4. 质量控制 | (1) 汗液诱导器应每年进行质量检测,确保电路安全 |
| | (2) 汗液收集:3 个月以上的患儿,汗液样本收集不足达到年检测例数的 5% 以上,说明收集技术有问题,需调查原因,采取重新培训等措施改进 |
| | (3) 年检测量:每个接受过培训的人员每年应至少进行 10 次汗液收集和测试,详细的培训记录必须形成文件,以供质检审计 |

## 五、汗液电导率的检测操作流程

汗液电导率检测包括三个步骤:汗液刺激、汗液收集和电导率分析。

### (一)汗液刺激

笔者科室使用的汗液刺激设备为汗液诱导器,其采用毛果芸香碱电离子导入法,通过 Pilogel 微盘在 5 分钟内导入 1.5mA 的电流,刺激皮肤汗腺产生汗液。

### (二)汗液收集

收集器为一个圆盘形塑料装置,圆盘内置微孔螺旋管,汗腺刺激后分泌的汗液流入收集器中心孔,进入微孔螺旋管,收集器内的微量染色物质与汗液结合显出蓝色。

### (三)汗液电导率分析

用物准备:电导率分析仪、收集完毕的汗液收集器、剪刀、1ml 钝头注射器、微孔塑料管、灭菌注射用水。

(李 智)

## 参考文献

[ 1 ] FARRELL PM, WHITE TB, REN CL, et al. Diagnosis of cystic fibrosis:Consensus guidelines from the Cystic Fibrosis Foundation. J Pediatr, 2017, 181S:S4-S15.

[ 2 ] MASSIE J, GREAVES R, METZ M, et al. Australasian Guideline (2nd Edition):an annex to the CLSI and UK guidelines for the performance of the sweat test for the diagnosis of cystic fibrosis. Clin Biochem Rev, 2017, 38(3):115-130.

[ 3 ] CINEL G, DOĞRU D, YALÇIN E, et al. Sweat conductivity test:can it replace chloride titration for cystic fibrosis diagnosis?. Turk J Pediatr, 2012, 54(6):576-582.

[ 4 ] LEZANA JL, VARGAS MH, KARAM-BECHARA J, et al. Sweat conductivity and chloride titration for cystic fibrosis diagnosis in 3 834 subjects. J Cyst Fibros, 2003, 2(1):1-7.

[ 5 ] MATTAR AC, LEONE C, RODRIGUES JC, et al. Sweat conductivity:an accurate diagnostic test for cystic fibrosis?. J Cyst Fibros, 2014, 13(5):528-533.

[ 6 ] DOMINGOS MT, MAGDALENA NI, CAT MN, et al. Sweat conductivity and coulometric quantitative test in neonatal cystic fibrosis screening. J Pediatr (Rio J), 2015,

91(6):590-595.

[ 7 ] RUEEGG CS,KUEHNI CE,GALLATI S,et al. Swiss cystic fibrosis screening group. Comparison of two sweat test systems for the diagnosis of cystic fibrosis in newborns. Pediatr Pulmonol,2019,54(3):264-272.

[ 8 ] CASTELLANI C,DUFF AJA,BELL SC,et al. ECFS best practice guidelines:the 2018 revision. J Cyst Fibros, 2018,17(2):153-178.

[ 9 ] Guidelines for the performance of the sweat test for the investigation of cystic fibrosis in the UK(Version 2)An Evidence Based Guideline.2014.

[ 10 ] 王兴兰,尹子福,申月琳,等. 汗液电导率检测对儿童囊性纤维化的诊断价值分析. 中华儿科杂志,2019,57(7): 548-552.

[ 11 ] GUGLANI L,STABEL D,WEINER DJ. False-positive and false-negative sweat tests:systematic review of the evidence. Pediatr llergy Immunol Pulmonol,2015,28:

198-211.

[ 12 ] RAMOS AT,FIGUEIRÊDO MM,AGUIAR AP,et al. Celiac Disease and Cystic Fibrosis:Challenges to Differential Diagnosis. Folia Med(Plovdiv),2016,58(2):141-147.

[ 13 ] ELBORN JS. Cystic fibrosis. Lancet,2016,388(10059): 2519-2531.

[ 14 ] SERMET-GAUDELUS I,BROUARD J,AUDRÉZET MP,et al. Guidelines for the clinical management and follow-up of infants with inconclusive cystic fibrosis diagnosis through newborn screening. Arch Pediatr,2017, 24(12):e1-e14.

[ 15 ] GREEN A,KIRK J. Guidelines Development Group. Guidelines for the performance of the sweat test for the diagnosis of cystic fibrosis. Ann Clin Biochem,2007,44 (Pt 1):25-34.

[ 16 ] LEGRYS VA. Sweat Testing:Specimen collection and quantitative chloride analysis,C34,4th ed. Clinical and Laboratory Standards Institute:Wayne,PA,USA,2019.

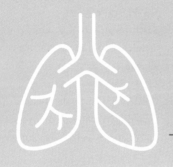

第二章

气 道 疾 病

# 第一节 气道疾病分类和诊治概述

## 一、气道疾病的分类

气道包括气管、支气管以及细支气管。临床上将大气道疾病分为狭窄性和扩张性两种类型,两者均包括先天性和后天性疾病,可单独发生于气道,也可为其他疾病在气道的表现,可为局限性,也可为弥漫性病变。

大气道狭窄性疾病病因复杂,为有的放矢地缩小气道疾病的病因谱,以便尽早发现具体病因和及时治疗,根据我们的临床研究,结合文献,将大气道狭窄性疾病分为:①异常物质沉积性疾病:先天性疾病主要见于基因突变如黏多糖贮积症等引起的异常物质沉积,后天性疾病主要见于气道淀粉样变;②淋巴组织增殖性疾病:见于免疫缺陷病,尤其是活化 PIK3-δ 综合征引起的黏膜淋巴组织增生和恶性淋巴瘤气道侵犯等;③黏膜坏死物、炎性分泌物或者淋巴渗出堵塞管腔:如多发性大动脉炎和淋巴瘤等引起气道黏膜坏死,各种原因引起的塑型性支气管炎;④气道肉芽肿性疾病:除感染性疾病,如结核分枝杆菌、毛霉菌、曲霉菌等感染外,罕见于支气管中心性肉芽肿病、幼年黄色肉芽肿病、结节病以及慢性肉芽肿病患儿发生于气道的自身免疫性肉芽肿等;⑤气道肿瘤:包括黏液表皮癌、腺样囊性癌、淋巴瘤、平滑肌肿瘤、乳头状瘤、错构瘤、血管瘤以及炎性肌成纤维细胞瘤等恶性、良性以及交界性肿瘤;⑥软骨异常:包括先天性和后天性,先天性疾病主要见于基因突变引起的某些综合征,后天性疾病包括复发性软骨炎和肉芽肿性多血管炎等;⑦其他疾病:如神经纤维瘤、结节性硬化病气道受累等。

根据我们的临床研究,结合文献,将大气道扩张性疾病分为先天性发育异常和获得性支气管扩张,后者包括吸入、免疫缺陷病、囊性纤维化等引起的支气管扩张。

文献可将大气道疾病分为局灶性病变和弥漫性病变两类。局灶性狭窄性病变包括先天性、良性肿瘤(乳头状瘤、错构瘤等)、恶性肿瘤(黏液表皮样癌、淋巴瘤等)以及非肿瘤性疾病,如各种原因引起的声门下狭窄;局灶性扩张性病变包括吸入后和感染后。弥漫性病变可分为扩张性疾病和狭窄性疾病,扩张性疾病包括 Mounier-Kuhn 综合征和各种原因引起的获得性支气管扩张,狭窄性疾病包括复发性多软骨炎、肉芽肿性多血管炎、淀粉样变、结节病等。

小气道疾病一般分为原发性和继发性,详见本章第十节细支气管炎。

## 二、气道疾病的诊断

气道疾病的临床表现类似,主要表现为咳嗽、呼吸困难、喘息、咯血,咳嗽声高亢,类似百日咳,对气道狭窄有提示性。肺部查体可闻及固定或不固定的哮鸣音,可有湿啰音。若狭窄段位于胸腔外,可有双相喘鸣音以及胸骨上凹陷。

诊断性检查包括胸部影像学和三维图像重建以及支气管镜检查,必要时取病变活检行病理检查,也可以通过检查血清抗体确诊(如肉芽肿性多血管炎)。

一些气管疾病在胸部 X 线片上即有异常表现,气道 CT 重建和支气管镜能发现病变的性质、特征、分布范围以及气道受累的严重程度,CT 检查还可发现其他肺部相关的异常如结节病变、肺泡出血、淋巴结肿大、阻塞性肺不张或气肿等,对于病因诊断非常重要。

肺功能检查如果存在阻塞模式或流速容量环变扁,提示胸外/胸内阻塞或固定气道阻塞。

## 三、气道疾病的治疗

气道疾病的治疗取决于病变类型、严重程度以及是否存在相关的全身性疾病。在气管受累的全身性疾病患儿中,需要治疗潜在的疾病。无论何种病因,除外压外,多数气管狭窄和软化的患儿可考虑支气管镜介入治疗,包括激光治疗、冷冻治疗、球囊扩张、支气管镜扩张以及支架置入等。

气道狭窄的介入治疗:

**1. 球囊扩张成形术** 是反复利用较高的扩张压力将狭窄的气管扩张,扩张使气道狭窄部位产生多处纵向小裂伤,裂伤处逐渐由纤维组织修复,以达到使狭窄气道扩张的目的。球囊扩张操作方法如下:局麻或者全麻充分后,选择适合的球囊导管,经支气管镜操作孔带入狭窄段,调整球囊两端正好位于狭窄段的两端,用枪泵向球囊内注水,注水压力可为 3~5 个大气压,由低向高依次递增压力,保持球囊每次膨胀状态的时间为 1~3 分钟,一般第一次注水充压时间短一些,1 分钟为宜,第一次扩张后确定无明显出血,再重复充填球囊,一般每次操作重复充填球囊 3~4 次,若术后气道直径明显增大,提示球囊扩张有效,1~2 次复查观察扩张后的气道有无回缩,是否需要再反复扩张。

球囊气道扩张术具有气道黏膜损伤小、肉芽组织增生少的优点，属于微创手术，具有安全、有效、操作简便等特点，较多应用于后天性气道狭窄。主要并发症为气道破裂，可导致气胸、纵隔气肿、纵隔炎和出血。

**2. 激光消融**　当激光照射活体组织时，光能可转化为热能，引起一系列的组织变化，如细胞死亡、蛋白凝固、脱水组织燃烧等变化，因此激光消融一般用于治疗气道内阻塞性损伤引起的气道狭窄，如淀粉样变性等，绝对不用于外压性狭窄，相对禁忌证包括低氧血症、气道食管瘘、凝血障碍。此方法相对安全性较差，可引起支气管穿孔，另外止血困难，治疗中产生烟雾烧伤支气管镜等。

**3. 冷冻治疗**　利用 -40℃ 以下超低温对组织进行反复冷冻、溶解的过程，导致组织崩解死亡，再通过冻切或冻融的方式去除增生的肉芽组织等。冷冻治疗气道狭窄是一种安全、操作简便、微创的治疗方法，引起气道损伤，甚至穿孔的概率很小，其不足之处是作用延迟，故不适宜急性狭窄和严重阻塞的患者。冷冻治疗后，可出现局部水肿，给予抗生素预防感染雾化或者静脉糖皮质激素 3~5 天，减轻继发的组织水肿和呼吸困难加重。另外，冷冻后在气道内出现坏死组织，可用抗生素预防感染，应鼓励患者轻轻咳嗽，有利于坏死物咳出，如果坏死组织过多，可阻塞气道，引起呼吸困难，甚至生命危险，应密切观察，必要时紧急进行气管插管，支气管镜检查去除坏死组织。对于术后、呼吸困难患者，可予以氧气持续吸入，遵医嘱予以地塞米松治疗，若症状无缓解反而

加重，需请麻醉科。

**4. 高频电**　高频电治疗原理是指利用高频电流通过组织时产生热效应，能够使组织凝固和气化，以达到清除气道内病变的作用。优势是具有多种探头及治疗选择，包括电切、电凝和圈套器，圈套器最常使用，可快速切除整体组织，主要为肿瘤组织。高频电的适应证和禁忌证与激光消融基本相同。

**5. 氩等离子体凝固技术（APC）**　APC 是一种新型的高频电刀，氩气是一种惰性气体，在高频电流的作用下氩气流发生电离并产生导电性，通过单级技术，将高频电流输送到靶组织，避免了电极与组织的直接接触，因此是一种非接触式的高频电流技术。APC 仅适用于浅表病灶，用于浅表组织的止血，而不适用于气管、支气管严重狭窄病变及管腔外压性病变，因此主要作为联合治疗的辅助手段。氩气刀治疗时一般吸氧浓度不能太高，以免遇到高频电流致气道内燃烧而烧伤气道。

**6. 支架植入术**　我们在临床上主要用于：①中央气道的器质性狭窄的管腔重建；②先天性单纯气管以及支气管软化症的支撑治疗；③肺动脉吊带等大血管畸形手术后支气管软化的短期支撑治疗。

因支架植入可能有一定并发症和可能造成在一些情况下取出困难，支架植入应非常慎重。支架植入最常见并发症：①肉芽组织增生导致支架内再狭窄；②支架移位或支架穿透损伤气管壁，堵塞气道；③支架本身的机械性损伤（支架断裂、变形）；④反复感染。

本章重点介绍以气道受累为突出表现的疾病，其他疾病引起的气道表现详见相关章节。

（杨海明）

# 第二节　全身疾病与先天性气管-支气管狭窄和软化

## 一、全身疾病与先天性气管-支气管狭窄

先天性气管狭窄包括气道发育不全、完全性气管环以及血管环的外源性压迫等，大多数狭窄位于声门下或气管上 1/3 区域。我们在临床中发现，多数先天性气管-支气管狭窄和软化的患儿具有全身性疾病，为基因突变或者染色体异常引起某综合征或者为遗传代谢性疾病的表现之一，如黏多糖贮积症、*FRAS1* 突变引起的 Fraser 综合征、*SNRPB* 基因引起的大脑-肋-下颌综合征、*FLNB* 引起的拉森综合征等。

### （一）临床表现

气管狭窄最常见的临床表现是劳力性呼吸困

难[1]，多发生于吃奶和活动时，其他临床症状有喘息、咳嗽以及喘鸣。常合并反复气道感染，感染期间喘息和呼吸困难加重，甚至出现呼吸衰竭。基因突变或者染色体异常引起者往往气道狭窄更重，症状更明显，可伴有运动和语言发育落后，喂养困难，反复呛奶，营养不良，面容和胸廓或者其他发育异常等。

近年来，我们发现自身炎症性疾病患儿咽喉感染后病情较重，出现声门下气道狭窄，可有或无气管插管病史，既往有反复呼吸道感染史，可以反复感染出现气道梗阻。

### （二）影像学检查

胸部 X 线片可发现气管狭窄，胸部 CT 三维重

建可明确气管狭窄的具体位置和范围,并发现有无其他气道外异常。

### (三) 支气管镜检查

支气管镜检查可确诊气管狭窄,但对于多段气管狭窄者,支气管镜检查较为局限,仅能看到病变以上的气道。此时应结合 CT 评估狭窄的范围、远端气道以及相关肺内病变。

### (四) 原发病诊断

对于年长儿或有严重气道狭窄或者伴有气道外表现者如特殊面容或发育落后等,应进行染色体或基因检测。

### (五) 鉴别诊断

一些综合征如拉森综合征引起的气管狭窄多伴有鼻梁凹陷,在年长儿容易误诊为复发性多软骨炎,应注意鉴别。

### (六) 治疗

手术治疗方法包括狭窄部位的切除以及初步的解剖重建。对于复杂的狭窄病变,可以使用软骨移植的手术方案。非手术方法根据狭窄程度和范围,利用支气管镜、球囊和激光扩张狭窄部位,扩张后可置入支架。有观点认为,在介入治疗后,病变局部注射或涂抹丝裂霉素可预防再狭窄。存在原发病者,需要对原发病进行治疗,如黏多糖病的骨髓移植治疗。我们对于自身炎症性疾病患儿,给予气道介入联合糖皮质激素或西罗莫司治疗,2 例患儿声门下狭窄得到了良好的控制。

## 二、全身疾病与先天性气管软化

气管软化表现为呼气时气道过度塌陷,由于软骨支撑改变或气管后壁膜部冗余致气道壁软弱所致。气管软化可分为局限性或弥漫性、先天性(原发性)或获得性(继发性)[2]。儿童获得性气管软化多发生于长期气管插管或气管切开、长期外源性压迫(如双主动脉弓),吸入性损伤,慢性或反复感染后,较先天性更为常见。先天性气管软化系气管支气管的软骨缺如或严重不足引起,可单独存在或与气管狭窄并存。同气管狭窄类似,较为严重的气管软化多为基因突变或染色体异常引起,属某症候群的表现之一,常在生后不久起病,如黏多糖贮积症。上述基因异常引起气管狭窄的疾病也可在早期表现为气管软化。

### (一) 临床表现

同气道狭窄表现。部分严重气管软化的患儿在感染后喘息和呼吸困难明显,需要气管插管机械通气治疗,并可出现撤机困难。先天性气管软化可引起反复感染以及胃食管反流吸入,加重气管软化,进而形成恶性循环。基因或染色体异常者气管狭窄往往更严重,症状更明显,可伴有运动和语言发育落后,喂养困难,反复呛奶,营养不良,面容和胸廓或者其他发育异常。

### (二) 影像学检查

胸部 X 线片多不能反映出明显异常。胸部 CT 于吸气末时可观察到正常的气管,呼气相时于横截面上可观察到新月形的气管管腔(严重气道萎陷),称为"皱眉征"。在诊断气管软化方面,多排螺旋 CT 动态呼气显像的准确度可与气管镜相媲美,但一般医院难于进行动态检测。如扫描恰在呼气末则可观察到"皱眉征"。

### (三) 支气管镜检查

可动态观察气道萎陷的情况,一般认为呼气时 50% 的管腔狭窄即考虑诊断气管软化。但目前儿科标准尚未统一。应注意在镇静状态下,部分患儿的气道形态可随呼吸运动而变化,从而可能导致误诊。

### (四) 原发病的诊断

对于有特殊面容、发育落后或严重气管软化的患儿,建议进行染色体检查或基因检测。

### (五) 治疗

对于气管软化不影响呼吸、无明显反流症状、无反复肺炎的患儿,多无需治疗。我们通过长期随访发现,即使与基因突变或染色体异常有关,儿童的气管软骨多能逐渐发育成熟,即儿童气管软化可以随着年龄的增长而好转。治疗上对原发病的治疗较为重要。同时,持续气道正压通气(continuous positive airway pressure,CPAP)有助于减少气管软化患儿的气道萎陷程度和相关气流阻塞,减少反复肺炎的发生,有条件的患儿可应用家庭 CPAP 治疗,但应注意胃食管反流病。对于严重气管软化、影响呼吸造成低氧血症的患儿,或者肺炎后需要机械通气、气管插管不易拔除者可以考虑植入气道支架[3]。我们对于重度气管软化者,实施气道支架置入术取得了很好疗效。此外,针对气管软化的手术治疗方案为气管成形术。若气管软化较为局限,可切除病变段气管,然后给予气道重建。

(杨海明)

## 参考文献

[ 1 ]　HOFFERBERTH SC,WATTERS K,RAHBAR R,et al.

Management of Congenital Tracheal Stenosis. Pediatrics, 2015,136(3):e660-e669.

[2] HYSINGER EB,PANITCH HB. Paediatric Tracheomalacia. Paediatric Respiratory Reviews,2016,17(1):9-15.

[3] WALLIS C,ALEXOPOULOU E,ANTÓN-PACHECO JL, et al. ERS Statement on Tracheomalacia and Bronchomalacia in Children. European Respiratory Journal,2019,54(3): 1900382.

# 第三节 复发性多软骨炎

复发性多软骨炎(relapsing polychondritis,RP)是一种罕见的自身免疫性疾病,1923年由Jaksch首次报道,并命名为多发性软骨病(polychondropathia)。1960年Pearson报道了12例患儿,强调了该病间断发作的特征,并重新命名为复发性多软骨炎。RP是一种免疫介导的全身性炎症疾病,特征是软骨和富含蛋白多糖的组织反复炎症发作,主要影响耳和鼻的弹性软骨、周围关节的透明软骨、轴向部位的纤维软骨和气管支气管树的软骨,导致软骨进行性炎症破坏和功能损害,出现疼痛、畸形以及气道狭窄等[1]。儿童病例低于成人,整个儿童期均可发病,报道病例从1.7个月到17岁不等[2],儿童患儿主气道受累更为常见和严重。一些病例合并自身免疫性疾病,如类风湿关节炎、系统性血管炎、系统性红斑狼疮、系统性硬化等。本病是慢性疾病,急性加重和缓解反复交替发生。

## 一、发病机制

RP的确切病因尚不清楚,有观点认为其主要是一种免疫介导疾病,与其他风湿性和自身免疫性疾病有重叠。1/3活动性RP患儿的血中存在Ⅱ型胶原的自身抗体,而Ⅱ型胶原占软骨总胶原含量的95%,可能是自身抗体攻击的主要靶点。该类抗体通过介导细胞和体液免疫作用于软骨成分,从而在RP发病中发挥作用[3]。抗体的血清滴度与疾病的严重程度呈正相关。其他胶原的自身抗体,如Ⅸ型、Ⅺ型胶原在RP患儿中也可发现。但应注意,这些抗体不为RP所特有[4],在类风湿关节炎和系统性红斑狼疮中也可出现,但自身抗体的表位特异性是不同的。其他针对RP的自身抗原是matrilin-1和软骨低聚基质蛋白(COMP)。matrilin-1是一种细胞间的基质蛋白,高度表达于气管、鼻、耳和软骨-胸骨,而COMP主要见于软骨、韧带和肌腱的细胞外基质[5,6]。另外,MMP-3和组织蛋白酶K、L在已受损软骨的细胞中表达,并在细胞凋亡后释放出来,可降解多种结缔组织和细胞质蛋白,如蛋白多糖、各种类型的胶原(Ⅳ、Ⅴ、Ⅶ、Ⅸ和变性Ⅰ型)、层粘连蛋白、纤维连接蛋白等[7]。

此外,遗传研究发现RP的发病与人类白细胞抗原(HLA)的等位基因DR4密切相关,HLA-DR4是本病主要的高危位点,而RP患儿的器官受累程度与HLA-DR6水平呈负相关[8]。

## 二、病理表现

RP的病理表现为软骨和软骨周围炎症。在早期阶段,软骨基质变疏松,软骨和软骨周围交界处可见各种急性和慢性炎症细胞浸润,主要是CD4[+]T细胞、巨噬细胞、浆细胞、多核细胞、成纤维细胞、血管内皮细胞等以及免疫沉积物。后期软骨结构溶解、碎裂,被纤维组织替代,瘢痕收缩,组织塌陷变形[9]。

## 三、临床表现

儿童RP通常表现为关节炎、耳软骨炎和呼吸道软骨炎,而耳郭软骨炎、关节炎和鼻软骨炎是成人RP最常见的表现。RP患儿呼吸道软骨炎的发病率高于成人且更严重。RP相关的自身免疫性疾病在儿童发病较少,但RP患儿可合并过敏性紫癜、多发性大动脉炎、古德帕斯丘综合征(Goodpasture syndrome)、普通变异型低丙种球蛋白血症、腹膜后纤维化、白癜风和干燥综合征。此外,患儿可有自身免疫性疾病的家族史[10-14]。

### (一)耳软骨炎

耳软骨炎最常见,几乎见于所有RP患儿,可累及外耳、中耳和内耳。典型特征为局部发热、肿胀和压痛,可累及单侧或双侧耳朵,通常持续数日,症状可能自行缓解,反复发作易致外耳郭柔软、塌陷。病变侵犯外耳道或咽鼓管时可导致狭窄或闭塞,从而引起听力下降。病变侵犯中耳和内耳时可出现听觉及/或前庭功能损伤。

### (二)鼻软骨炎

鼻软骨炎可突然发作,以鼻中隔远端肿胀和压痛为特征。患儿可表现为鼻腔硬结、鼻腔分泌物增多或轻度鼻出血。反复持续发作可导致鼻软骨塌陷,出现鞍鼻畸形。

### (三)喉、气管-支气管软骨炎

喉、气管-支气管软骨炎是RP的严重表现。喉软骨炎患儿通常表现为失声或声音嘶哑,可导致喉软化或永久性声门下狭窄,必要时需气管切开。应注意的是声带麻痹也可造成吸气性呼吸困难。气管-支气管软骨炎主要表现为局灶性或弥漫性气管-支气管软化或狭窄,预后不良,是死亡的最常见原因。另外,由于气道上皮的损伤,气道纤毛清除分泌物的能力下降,也可造成气道阻塞和感染。临床表现包括呼吸困难、咳嗽、喘息、喘鸣、声音嘶哑和失声。

### (四)心脏受累

包括主动脉瓣反流、二尖瓣反流或二尖瓣脱垂。瓣膜病通常在其他RP症状出现的几年后发生,传导阻滞等心律失常也可在本病发生。外周血管炎也可发生,包括大血管炎。

### (五)关节受累

关节炎可能是RP的首发症状。大多数患儿在发病期间均有关节受累,关节症状往往早于软骨炎,典型的表现为游走性、非对称性、非变形性关节炎,可累及周围或中轴的大小关节,常见掌指关节、近指间关节和膝关节,其次为踝关节、腕关节、跖趾关节和肘关节。

### (六)眼部受累

眼部受累通常较轻,可有结膜炎、巩膜炎、角膜炎、虹膜睫状体炎和色素膜炎。视网膜病变也常有发生,如视网膜出血和渗出、视网膜微小动脉瘤、静脉闭塞、动脉栓塞、视神经炎及视网膜剥离等。

### (七)皮肤受累

包括口腔溃疡、结节性红斑、斑丘疹和紫癜,也是小儿复发性多软骨炎的表现之一。

### (八)并存疾病

儿童RP病例较少并发自身炎症免疫性疾病,自身免疫性疾病包括干燥综合征、骶髂关节炎、过敏性紫癜、特应性皮炎、过敏性鼻炎均有过报道。其他并存疾病罕见,如腹膜后纤维化、口腔和生殖器溃疡伴发炎性软骨综合征和青少年单核细胞白血病。血管炎如肉芽肿性多血管炎、嗜酸性肉芽肿性多血管炎、多发性大动脉炎、白塞综合征(Behcet disease)等也可发生。血液系统疾病包括骨髓异常增生综合征、恶性贫血、胸腺瘤、自身免疫性溶血性贫血、淋巴瘤和急性白血病。自身炎症性疾病如家族性地中海热亦有报道。皮肤病包括白癜风、脂膜炎、银屑病、特应性皮炎、疱疹性皮炎和扁平苔藓。也有报道合并甲状腺疾病、溃疡性结肠炎、原发性胆汁性肝硬化和硬化性胆管炎的病例。我们有1例患者并存多发性大动脉炎。

## 四、胸部影像学检查

胸部X线片可显示气管狭窄、肺不张、气管或喉软骨钙化。CT可见气管支气管壁增厚伴或不伴钙化,后壁不受累(图2-1A、B),后期可出现纤维化导致管腔不规则狭窄,气道失去软骨结构支撑而出现

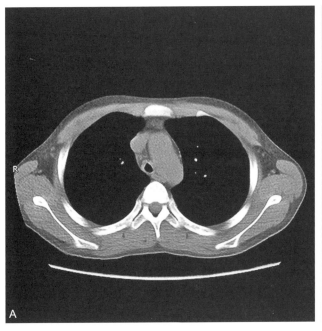
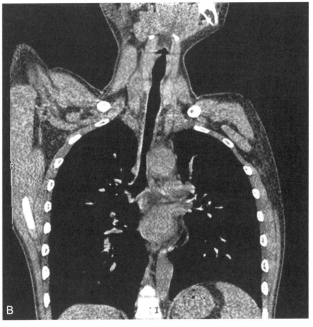

图 2-1 胸部 CT
A. 可见气管壁增厚,后壁不明显;B. 可见气管壁增厚伴钙化。

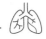

气管支气管软化,呼气相 CT 扫描可有气管支气管塌陷和空气潴留征,其中气管腔向心性塌陷虽不常见,但对本病有提示意义。增强磁共振成像(MRI)适用于评价 RP 患儿气管和喉部,即使存在亚临床疾病,MRI 也可将炎症与纤维化(与 CT 扫描相比)以及炎症与水肿区分开来。

## 五、实验室检查

红细胞沉降率(erythrocyte sedimentation rate,ESR)或 C 反应蛋白(C-reactive protein,CRP)升高、白细胞增多、嗜酸性粒细胞升高、血小板增多有助于评价疾病的活动性和严重性。还可有血白蛋白降低、补体降低、丙种球蛋白升高。一些 RP 患儿可能存在自身抗体阳性,但其意义尚不清楚。抗核抗体通常阳性,但抗 ds-DNA、Sm、SSA(Ro)或 SSB(La)通常阴性。抗中性粒细胞胞质抗体(antineutrophil cytoplasm antibodies,ANCA)、类风湿因子、抗磷脂抗体可阳性。一些潜在的疾病活动标志物,如抗 II 型胶原抗体、抗心房肌 I 抗体等可反映病情的严重程度。

## 六、其他检查

### (一)心脏评估

心脏受累包括心脏瓣膜和大动脉的活动性炎症。患儿可能完全没有症状,临床上很难发现。胸部 X 线片或 CT 扫描可显示心脏增大或主动脉弓增宽、升主动脉或降主动脉突出。多普勒超声心动图是评价心脏瓣膜状态、测量瓣膜反流程度、评价左室大小和功能的首选方法,应在所有 RP 患儿中进行。

### (二)肺功能检查

气道软骨软化引起气管支气管树塌陷,气管和支气管狭窄引起阻力升高,发生阻塞性通气功能障碍。

## 七、诊断

RP 的诊断基于临床特征、实验室检查和活检,但活检通常对诊断的意义不大,且可能加重软骨的受损。目前有三套诊断标准,1976 年 McAdam 提出的六项表现中符合三项即可诊断,见表 2-1,且无需进行活检。随后 Damiani(表 2-2)和 Michet(表 2-3)分别对 McAdam 标准进行了修改[15]。

诊断本病后,应进行疾病活动性、器官受累情况以及并存疾病的评估,包括耳鼻咽喉科和眼科检查,心脏瓣膜病和主动脉病变的心血管系统筛查,血液病,肺功能,肾功能检查,ANCA 检查等。

表 2-1　McAdam 诊断标准

| 符合以下 6 项标准中的 3 项即可诊断 |
| --- |
| 1. 双侧耳郭软骨炎 |
| 2. 非破坏性、血清阴性的炎性多关节炎 |
| 3. 鼻软骨炎 |
| 4. 眼部炎症(包括结膜炎、角膜炎、巩膜炎、葡萄膜炎等) |
| 5. 呼吸道软骨炎 |
| 6. 耳蜗或前庭功能障碍或两者兼而有之 |

表 2-2　Damiani 诊断标准

| 符合以下任意一条即可诊断 |
| --- |
| 1. 符合 McAdam 诊断标准中的 3 项临床表现 |
| 2. 符合 McAdam 诊断标准中的 1 项临床表现和组织学证据 |
| 3. 两个或多个不同解剖部位的软骨炎,对皮质类固醇和/或氨苯砜有反应 |

表 2-3　Michet 诊断标准

| 主要标准 | 次要标准 |
| --- | --- |
| 1. 耳软骨炎 | 1. 眼部炎症 |
| 2. 鼻软骨炎 | 2. 听力损失 |
| 3. 喉气管软骨炎 | 3. 前庭功能障碍 |
| | 4. 血清阴性关节炎 |

诊断:符合 2 项主要标准或者 1 项主要标准 + 2 项次要标准

## 八、鉴别诊断

气管支气管狭窄变形应与感染性肉芽肿病、气管外压性狭窄、结节病、慢性阻塞性肺疾病的剑鞘样支气管病、淀粉样变以及各种原因引起的先天性气管支气管软化鉴别。

## 九、治疗

由于该病少见,目前无统一标准治疗方案。轻微的鼻或耳软骨炎可能对非甾体抗炎药、糖皮质激素、秋水仙碱或氨苯砜敏感,其中糖皮质激素为首选,大剂量类固醇可阻止破坏性炎症过程。对于持续性或难治性患儿可加用免疫抑制剂,如环磷酰胺、环孢素 A、硫唑嘌呤、甲氨蝶呤、霉酚酸酯,但治疗效果不确切。糖皮质激素或其他免疫抑制剂对晚期病例无效[13,16]。

生物制剂,如肿瘤坏死因子(TNF)拮抗剂、IL-1 受体拮抗剂、抗 IL-6 受体抗体和抗 CD20 单克隆抗

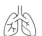

体,可以改善症状,不同药物具有不同程度的疗效。在儿童中使用生物制剂治疗的报道很少,但有使用依那西普、英夫利昔单抗、阿达木单抗的报道,有一定疗效[17-19]。另外据报道,托珠单抗、阿巴西普和赛托珠单抗在难治性成人 RP 中取得了一些成功。

也有报道自体干细胞移植或口服牛 II 型胶原后,本病完全缓解。

虽然早期的研究显示气道受累是复发性多软骨炎患儿最常见的死因,但随着当下儿童气道管理技术的进步,RP 患儿的死亡率已降低。呼吸道受累的处理取决于其表现和严重程度。CPAP 可用于气管软化,甚至是气道萎陷的患儿,且疗效尚可。对于气道软化和狭窄者可进行介入治疗,如气管切开、球囊扩张、气道支架或喉-气管-支气管重建术。气道支架治疗可维持气道通畅,防止气道塌陷。许多研究报告支架置入后患儿呼吸困难立即改善,部分患儿甚至可恢复到正常的积极生活。气道支架置入的并发症包括远端气道炎症、吸入性肺炎、气管支气管壁糜烂、肉芽组织形成。

(赵顺英)

# 参考文献

[ 1 ] BORGIA F,GIUFFRIDA R,GUARNERI F,et al. Relapsing Polychondritis:An Updated Review. Biomedicines,2018, 6(3):84.

[ 2 ] BELOT A,AGNÈS DUQUESNE,JOB-DESLANDRE C,et al. Pediatric-Onset Relapsing Polychondritis:Case Series and Systematic Review. Journal of Pediatrics, 2010,156(3):484-489.

[ 3 ] FOIDART JM,ABE S,MARTIN GR,et al. Antibodies to Type II Collagen in Relapsing Polychondritis. New England Journal of Medicine,1978,299(22):1203-1207.

[ 4 ] ALSALAMEH S,MOLLENHAUER J,SCHEUPLEIN F, et al. Preferential cellular and humoral immune reactivities to native and denatured collagen types IX and XI in a patient with fatal relapsing polychondritis. J Rheumatol, 1993,20(8):1419-1424.

[ 5 ] KEMTA LEKPA F,PIETTE J,BASTUJI-GARIN S,et al. Serum cartilage oligomeric matrix protein (COMP) level is a marker of disease activity in relapsing polychondritis. Clin Exp Rheumatol,2010,28(4):553-555.

[ 6 ] HANSSON AS,HEINEGARD D,PIETTE JC,et al. The occurrence of autoantibodies to matrilin 1 reflects a tissue-specific response to cartilage of the respiratory tract in patients with relapsing polychondritis. Arthritis Rheum,

2001,44(10):2402-2412.

[ 7 ] OUCHI N,UZUKI M,KAMATAKI A,et al. Cartilage destruction is partly induced by the internal proteolytic enzymes and apoptotic phenomenon of chondrocytes in relapsing polychondritis. J Rheumatol,2011,38(4): 730-737.

[ 8 ] ZEUNER M,STRAUB RH,RAUH G,et al. Relapsing polychondritis:Clinical and immunogenetic analysis of 62 patients. J Rheumatol,1997,24(1):96-101.

[ 9 ] SHARMA A,GNANAPANDITHAN K,SHARMA K. Sharma S Relapsing polychondritis:a review. Clin Rheumatol,2013,32(11):1575-1583.

[ 10 ] VITALE A,SOTA J,RIGANTE D,et al. Relapsing Polychondritis:an Update on Pathogenesis,Clinical Features,Diagnostic Tools,and Therapeutic Perspectives. Current Rheumatology Reports,2016,18(1):1-12.

[ 11 ] SCHUMACHER S,PIERINGER H. Relapsing polychondritis:a chameleon among orphan diseases. Wiener Medizinische Wochenschrift,2017,167(9-10):1-7.

[ 12 ] MONTMOLLIN N,DUSSER D,LORUT C,et al. Tracheobronchial involvement of relapsing polychondritis. Autoimmun Rev,2019,18(9):102353.

[ 13 ] ALQANATISH JT,ALSHANWANI JR. Relapsing polychondritis in children:A review. Mod Rheumatol, 2020,30(5):788-798.

[ 14 ] FONSECA AR,OLIVEIRA SKF,MARTA CF,et al. Relapsing polychondritis in childhood:three case reports, comparison with adulthood disease and literature review. Rheumatol Int,2013,33(7):1873-1878.

[ 15 ] VITALE A,BRIZI MG,CASO F,et al. Diagnosis and classification of relapsing polychondritis. J Autoimmun, 2014,48-49:53-59.

[ 16 ] MATHIAN A,MIYARA M,COHEN-AUBART F,et al. Relapsing polychondritis:A 2016 update on clinical features,diagnostic tools,treatment and biological drug use. Best Practice & Research Clinical Rheumatology, 2016,30(2):316.

[ 17 ] BIYA J,DURY S,PEROTIN JM,et al. Assessment of TNF-α inhibitors in airway involvement of relapsing polychondritis:A systematic review. Medicine,2019,98 (44):e17768.

[ 18 ] ABDWANI R,KOLETHEKKAT AA,ABRI RA. Refractory relapsing polychondritis in a child treated with antiCD20 monoclonal antibody (rituximab):first case report. International Journal of Pediatric Otorhinolaryngology, 2012,76(7):1061-1064.

[ 19 ] ALQANATISH JT,ALFARHAN BA,QUBAIBAN SM. Case Report:Limited auricular relapsing polychondritis in a child treated successfully with infliximab. BMJ Case Reports,2019,12(5):e227043.

# 第四节　气道淀粉样变

淀粉样变(amyloidosis, AL)是一种以纤丝状、淀粉样蛋白在血管外间隙沉积为特征,对组织和器官造成隐匿性、进行性损害的疾病。"淀粉样蛋白"(amyloid)一词来源于拉丁语"amylum",意指淀粉,首先由德国学者 Sehleiden 于 1838 年发现,1854 年著名病理学家 Virchow 注意到碘与脑淀粉样变性患儿的脑组织样本发生相互作用,发现其像淀粉呈紫蓝色,推测淀粉样蛋白与淀粉在结构上相关,命名为淀粉样物[1]。

## 一、发病机制

淀粉样蛋白含有各种各样的纤丝蛋白,表现出相似的着色、超微结构和 X 射线衍射特性,不溶性纤丝蛋白是由于可溶性的前体错误折叠形成,有些蛋白质含有正常氨基酸序列,当产生过量时,如免疫球蛋白轻链、血清淀粉样蛋白等容易发生错误折叠。错误折叠也可能是由于异常的氨基酸序列导致。淀粉样蛋白来源不太明确,考虑为抗原刺激下浆细胞的产物或成纤维细胞合成。目前已有 31 种人类纤丝蛋白符合淀粉样蛋白,包括 AL、AA 和 ATTR。AL、AA 和 ATTR 的前体蛋白分别是免疫球蛋白轻链、血清淀粉样蛋白 A 和 thyretin(野生型和变异体),免疫组化等方法可以鉴定出沉积的淀粉样物质种类[2]。

各种组织和器官存在细胞外基质淀粉样物质沉积称为淀粉样变,可以是后天或遗传性的,也可以为全身或局限性。淀粉样变的各种表现都与纤丝蛋白有关,因为治疗的选择和预后各不相同,国际淀粉样变性学会命名委员会不推荐原来分为原发和继发性淀粉样变的命名。

淀粉样变最常见的形式包括系统性 AL 淀粉样变(原为原发性淀粉样变)、系统性 AA 淀粉样变(原为继发性淀粉样变)、系统性遗传性 ATTR 淀粉样变(以前是家族性淀粉样变多神经病变)和局部性 AL 淀粉样变。肺部受累常见,但很少为系统性,表现为三种不同形式:弥漫性肺泡-间隔淀粉样变,结节性肺淀粉样变,气管支气管淀粉样变。

气管支气管淀粉样变的特征是淀粉样蛋白沉积于气管支气管树的各段,大多数病例表现为局限性淀粉样变。局限于气管支气管树。肺泡实质一般不累及,但可提示出现喉和气管淀粉样变性。罕见由系统性 AL 和 AA 淀粉样变引起。气道淀粉样变绝大多数病例组织学上为淀粉样蛋白轻链型。目前发现原发性孤立性气管支气管淀粉样变病例约有 200 多例,而孤立性弥漫性浸润性气管淀粉样变更为罕见[3,4]。

## 二、病理表现

病变处存在异常不溶解的蛋白质沉积,苏木精-伊红染色切片显示淀粉样蛋白包围着浆液腺体和软骨,呈无定型、均匀的嗜酸性沉积(图 2-2)(彩图见文末彩插),大多数病例累及黏膜下血管。常见浆细胞和异物型巨细胞浸润,钙化和骨化。在明亮的视野显微镜下,刚果红染色为橙黄色,在偏振光下显示为苹果绿双折射。在组织切片中,偏振光下的苹果绿双折射为鉴定淀粉样物质的金标准。电子显微镜扫描淀粉样蛋白的典型表现为杂乱排列的无分枝的小纤维,直径为 8~10nm。鉴定淀粉样蛋白亚型时,显示为单克隆免疫球蛋白轻链,Lambda 轻链更常见,可以发现 B 细胞的局部克隆扩张。

## 三、临床表现

气道受累分为:气道近端、中端和远端,可根据受累部位和程度,出现咳嗽、咯血、声音嘶哑、喘息以及呼吸困难,喉部和声门下沉积可导致严重呼吸困难。弥漫性病变可有呼吸困难表现,呈进行性加重[1,5]。

## 四、影像学表现

肺 CT 可见局限或者弥漫性气管支气管壁环形增厚(图 2-3)、伴有或不伴有钙化,可合并叶或段肺不张或肺气肿和反复肺炎。肺内表现者,为孤立或多发结节,常伴有钙化或者小叶间隔增厚、淋巴管周围结节和实变[6-9]。

## 五、支气管镜表现

气道内可见弥漫性融合性沉积病变或者结节性沉积,支气管壁增厚和管腔狭窄。由于黏膜下淀粉样物质渗出,可见白色、淡黄色或红色多灶性黏膜斑块,病变可隆起或呈鹅卵石样,通常累及后壁,容易出血[6,9]。

## 六、肺功能检查

主要表现为阻塞性通气功能障碍,在气管支气管淀粉样变范围较大时,肺功能检查可见固定的上气道梗阻征象,在流量-容积曲线上吸气相和呼气相

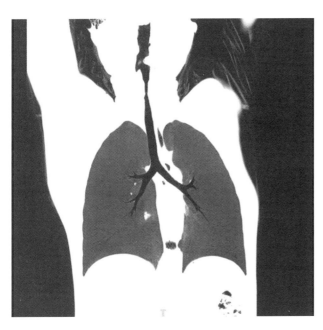

图 2-3　气道重建显示气管上中段环形增厚和狭窄

均可见平台期。远端病变不影响气流。弥散功能多正常。

### 七、诊断及鉴别诊断

经支气管镜活检组织病理检查是最有用的确定方法，手术时应考虑出血的风险。在极化光下刚果红染色可使淀粉样变形成特殊的苹果绿。

本病应与引起气管-支气管狭窄的其他病因鉴别。也应与引起黏膜沉积和增生的其他病因鉴别。

### 八、治疗

无特效药物治疗，有症状的孤立性气道淀粉样变的治疗方案包括反复支气管镜下激光治疗、支架植入、放射治疗、气管节段切除术、气管切开术或可能的气管移植。放射治疗疗效可，但需注意放射性肺炎、心包炎以及食管炎等副作用[10-14]。

气管支气管淀粉样变表现为慢性进展性病程，自然恢复的情况非常罕见。进展性气管支气管淀粉样变最终可导致呼吸衰竭，甚至死亡。

（杨海明）

## 参考文献

[1] THOMPSON PJ, CITRON KM. Amyloid and the lower respiratory tract. Thorax, 1983, 38(2): 84-87.

[2] PICKEN M. The Pathology of Amyloidosis in Classification: A Review. Acta Haematologica, 2020, 143(4): 1-13.

[3] MILANI P, BASSET M, RUSSO F, et al. The lung in amyloidosis. European Respiratory Review, 2017, 26(145): 170046.

[4] KHOOR A, COLBY TV. Amyloidosis of the Lung. Archives of pathology & laboratory medicine, 2017, 141(2): 247-254.

[5] CHU H, ZHAO L, ZHANG Z, et al. Clinical characteristics of amyloidosis with isolated respiratory system involvement: A review of 13 cases. Ann Thorac Med, 2012, 7(4): 243-249.

[6] SHARMA D, KATLIC MR. Localised tracheal amyloidosis. J Bronchology Interv Pulmonol, 2006, 13(1): 19-20.

[7] COSTA T, VITÓRIA M, MARTINS Y, et al. Amyloidosis and the respiratory tract. Acta Medica Portuguesa, 2009, 22(1): 105-112.

[8] LANG EE, PHELAN E, ROWLEY H. Tracheal amyloidosis-an unusual cause of stridor. Ear Nose & Throat Journal, 2009, 88(5): E27.

[9] BERK JL, O'REGAN A, SKINNER M. Pulmonary and Tracheobronchial Amyloidosis. Semin Respir Crit Care Med, 2002, 23(2): 155-166.

[10] SOMMER P, KUMAR G, LIPCHIK RJ, et al. Tracheobronchial amyloidosis managed with multimodality therapies. Therapeutic Advances in Respiratory Disease, 2014, 8(2): 48-52.

[11] PIAZZA C, CAVALIERE S, FOCCOLI P, et al. Endoscopic management of laryngo-tracheobronchial amyloidosis: a series of 32 patients. Eur Arch Otorhinolaryngol, 2003, 260 (7): 349-354.

[12] NEBEN-WITTICH MA, FOOTE RL, KALRA S. External Beam Radiation Therapy for Tracheobronchial Amyloidosis. Chest, 2007, 132(1): 262-267

[13] REN S, REN G. External beam radiation therapy is safe and effective in treating primary pulmonary amyloidosis. Respir Med, 2012, 106(1): 1063-1069.

[14] ALLOUBI I, THUMEREL M, BÉGUERET H, et al. Outcomes after bronchoscopic procedures for primary tracheobronchial amyloidosis: Retrospective study of 6 cases. Pulm Med, 2012, 2012: 352719.

# 第五节　气　道　肿　瘤

原发性气道肿瘤是指起源于气管-支气管的肿瘤，在儿童中非常罕见，总发病率为 0.004 9/100 000，仅占该年龄组所有肿瘤的 0.2%，包括良性和恶性肿瘤两类。

根据细胞类型和潜在的恶性程度对气道肿瘤进行分类[1]，见表 2-4。

表 2-4　气道肿瘤依据细胞类型及恶性程度分类

| 组织类型 | 肿瘤名称 |
| --- | --- |
| 涎腺来源 | |
| 良性 | 大嗜酸性粒细胞瘤 |
| | 黏液腺腺瘤 |
| 恶性 | 腺样囊性癌 |
| | 黏液表皮样癌 |
| | 肌上皮癌 |
| 上皮细胞来源 | |
| 良性 | 乳头状瘤 |
| 恶性 | 类癌 |
| 间充质细胞来源 | |
| 良性 | 平滑肌瘤 |
| | 神经鞘瘤 |
| | 错构瘤 |
| | 血管瘤 |
| | 软骨瘤 |
| | 血管球瘤 |
| | 颗粒细胞瘤 |
| 恶性 | 非霍奇金淋巴瘤 |
| | 纤维肉瘤 |
| | 软骨肉瘤 |
| 其他 | |
| 良性 | 炎性肌成纤维细胞瘤 |
| | 骨髓浆细胞瘤 |

## 一、黏液表皮样癌

黏液表皮样癌(mucoepidermoid carcinoma,MEC)起源于气管支气管树的黏膜下腺体,最常见于主支气管或叶支气管近端,属唾液腺型癌的一种,占原发性肺部恶性肿瘤的比例 <1%,发生在儿童者仅占原发性呼吸系统恶性肿瘤的 0.1%~0.2%,多见于学龄期儿童[2]。根据其成分及异型性不同分为 3 种类型:低度恶性、中度恶性及高度恶性。儿童气道黏液表皮样癌常为低度恶性,多在呼吸道内呈限局性生长,较少发生转移。在我们收治的气道肿瘤病例中,本病最常见。

### (一)病理表现

由分泌黏液的黏液样细胞和表皮样鳞状上皮细胞组成,p63、p40、CK7 和 CK5/6 免疫组化阳性,而CK20、甲状腺转录因子-1(TTF-1)和天冬氨酸蛋白酶 A(Napsin A)阴性[3]。低度恶性 MEC 主要由黏液细胞组成,排列在大的囊腔中,是儿童最常见的类型(图 2-4)(彩图见文末彩插)。中度恶性 MEC 主要由

中间细胞,偶有黏液细胞组成,形成一个实性结构,很少有囊肿和腺体。高度恶性 MEC 主要由表皮样细胞和不常见的中间细胞组成,呈实性层状排列,其特点是细胞多形性明显,有丝分裂活性增强。低度恶性肿瘤易有局部组织浸润,但转移少见。

### (二)临床表现

由于气道阻塞可引起反复肺炎,也表现为咳嗽或喘息,多误诊为哮喘。气道堵塞严重时可表现呼吸困难,一些患者以咯血就诊。

### (三)影像学表现

胸部 CT 可见支气管腔内病变,为边缘锐利的卵圆形或分叶状息肉样结节,增强 CT 血管减少而强化程度较低。

### (四)支气管镜下表现

表现为外生息肉样肿块,光滑、边界清楚,有光泽,无可见的血管病变。可经支气管镜进行病变活检(图 2-5)(彩图见文末彩插)。

### (五)诊断

根据临床、影像学表现和病理学表现诊断。

### (六)治疗

儿童预后较成人好,我们诊断的病例 5 年生存率达 100%。由于黏液表皮样癌为低度恶性,支气管镜介入治疗对未发生气道管腔外浸润或外科无法切除的大气道黏液表皮样癌患儿能够起到姑息性治疗的作用。对气管、隆突、左右主支气管严重狭窄、一侧支气管狭窄而对侧肺切除或肺功能明显障碍或肺不张等严重呼吸困难而随时危及生命的患儿,应选择急诊气道介入治疗。对于大气道含血量丰富的肿瘤,最好先行支气管动脉栓塞术,待切断肿瘤供血、瘤体缩小后,再行支气管镜介入治疗为宜。

## 二、气道炎性肌成纤维细胞瘤

本病过去称为炎性假瘤或浆细胞肉芽肿,为儿童较为常见肿瘤,在我们收治的儿童气道肿瘤病例中,本病仅次于黏液表皮样癌。大多数患有炎性肌成纤维细胞瘤的儿童年龄 >5 岁,但也有少数婴幼儿病例报道,性别分布相当,也参见第十五章肺部肿瘤。

### (一)病理表现

组织学特征为含大量嗜酸性细胞质的纺锤状和星状细胞增殖,并伴有散在的炎症细胞,包括淋巴细胞,偶尔有浆细胞和嗜酸性粒细胞浸润。波形蛋白和/或肌动蛋白免疫组化表达阳性,提示为成肌纤维细胞特性(图 2-5A、B)(彩图见文末彩插)。半数以

上 ALK 染色呈阳性[4,5]。

### （二）临床表现

本病可无症状,如有症状主要为咳嗽、喘息、呼吸困难,可有发热。

### （三）影像学表现

胸部 X 线片和 CT 典型表现为支气管内孤立性局限性结节,CT 增强后病灶有强化(图 2-6A、B)。

### （四）支气管镜下表现

表面光滑,分叶状肿块,可见血管,可有自发性出血。

### （五）诊断

根据临床、影像学以及病理表现确诊。

### （六）治疗

未侵犯支气管壁引起管外浸润者,首选经支气管镜下介入治疗,若增强 CT 提示肿瘤血管丰富,可先行血管栓塞,再介入治疗。若有管外浸润者,治疗以手术为主。病灶切除不彻底有局部复发的趋势,可行化疗。

## 三、乳头状瘤

乳头状瘤是呼吸道鳞状上皮细胞的异常增生,因发现 HPV-DNA 存在于鳞状上皮乳头状瘤,肿瘤表达 HPV 血清型 6 型和 11 型,确定本病继发于人乳头状瘤病毒(HPV)感染,通常在分娩过程由母亲阴道感染病毒。可有复发以及伴有低风险的恶性转化。

### （一）病理表现

分为三类:鳞状、腺状和混合型。

### （二）临床表现

多数肿瘤发生在喉和气管,一些患者特别是病程长者也累及远端支气管树和食管。临床主要表现为咳嗽、喉喘鸣、喘息、声音嘶哑以及呼吸困难,合并阻塞性肺炎时可以出现发热、咳痰、呼吸困难加重。

### （三）影像学表现

胸部 X 线表现为支气管狭窄和肺不张。胸部 CT 显示黏膜表面有结节,呈管腔内生长,可以单发或多发,常合并局灶性肺不张,伴有阻塞性肺炎表现。若合并肺内播散,CT 表现为多发性实性肺结节或囊性空腔。

### （四）支气管镜表现

息肉样或有蒂的黄褐色至红色肿块,质脆,有光泽,无可见血管,无自发性出血。

### （五）诊断

根据临床、影像学以及病理活检诊断。

### （六）治疗

手术切除、激光和/或辅助抗病毒或干扰素治疗[6]。

## 四、气道血管瘤

气道血管瘤可原发于气管或由纵隔的血管瘤延伸入气管,可弥漫性浸润气管黏膜导致管腔狭窄,亦可突入气管腔内引起气道梗阻,可能危及生命。

### （一）婴儿血管瘤

本病为一种小叶状的毛细血管增生性病变,通常出现在出生后的第一周,并在随后的几个月内出现一段退化期。婴儿血管瘤最常见于皮肤和软组织,但内脏也会受累,既可作为孤立性病变,也可作为疾病(血管瘤病)多灶性全身分布的组成部分,声门下和上段气管的血管瘤比远端气管或支气管内的病变更常见。

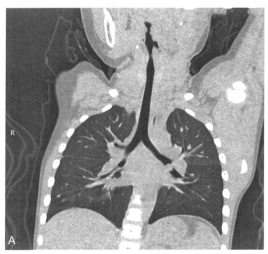
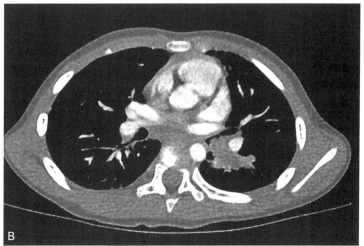

图 2-6　A. CT 气道重建提示左主支气管内孤立性局限性结节;B. 强化 CT 提示病灶有强化。

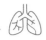

**1. 病理表现** 早期增生性病变时细胞增生和有丝分裂活性增强,而退化性病变的毛细血管密度较低,间隔较宽,壁厚扩张。增殖性和退化性病变的特点是阳性表达葡萄糖转运蛋白(Glut-1),可将婴儿血管瘤与大多数其他血管畸形区分开。

**2. 临床表现** 主要表现为气道阻塞或反复咯血,声门下血管瘤表现为声嘶和喉喘鸣,可能引起呼吸衰竭。上段气管血管瘤主要表现为喘息和呼吸困难,通常发生在生后6~12周婴儿,大约50%的患者伴有皮肤血管瘤。因此,在患有皮肤血管瘤的婴儿中,呼吸时有异常声音提示气道受累。婴儿皮肤血管瘤累及下颏、嘴唇、下颌骨和颈部时,约60%患者发生气道受累,故婴儿在面部和颈部有广泛的血管瘤("胡须"分布)者,应仔细监测有无气道血管瘤。

**3. 影像学表现** 表现为气道内息肉样突出病变,增强CT可明显强化。

**4. 支气管镜下表现** 为息肉样病变,可见血管,常有出血表现。

**5. 诊断** 根据临床表现、影像学表现以及内镜下表现诊断,典型表现者不依据病理诊断。

**6. 治疗**

(1) 药物治疗:普萘洛尔通常是症状性气道血管瘤儿童的一线治疗[7,8]。普萘洛尔可以抑制婴儿血管瘤生长并诱导其消退。文献报道普萘洛尔起始剂量为 1mg/(kg·d),分2次给予,1周后增加至 2mg/(kg·d),分2次给药,疗程根据病情决定,一般血管瘤消失后尚需维持一段时间。为了降低低血糖风险,应在喂食后立即给药。用药期间应监测心率、血压、血糖。我们1例小婴儿普萘洛尔起始剂量为 0.2mg/(kg·d),用药48小时后呼吸困难好转,最大量用至 0.5mg/(kg·d),1周呼吸困难基本控制,维持治疗6个月复查支气管镜下血管瘤消失,提示对于小婴儿普萘洛尔小剂量可能也有作用。

(2) 介入治疗:激光消融作为二线治疗[9]。

(3) 气管切开术:若患儿呼吸困难明显,可能需要气管切开术,但目前一般不需要,因普萘洛尔起效快,一般应用后第2、3天出现治疗效应,呼吸困难减轻。

**(二)叶状毛细血管瘤**

叶状毛细血管瘤(lobular capillary hemangiomas, LCHs)为典型的无痛性良性肿瘤,发生于皮肤和黏膜表面。既往称为化脓性肉芽肿,因为既不是细菌感染诱导,与感染无关,也不是真正肿瘤和肉芽肿,命名为叶状毛细血管瘤描述病变更正确,常见于儿童。

**1. 发病机制** 本病常由轻微损伤引起的黏膜毛细血管和小静脉分叶状增生而形成的息肉状损害。长期慢性刺激、创伤、病毒、致癌物质,可使组织发生反应,形成炎症性肉芽肿。当机体内分泌发生变化时,局部刺激因素可增强,使组织的增殖反应更明显。目前有个案报道存在 BRAF 基因突变。

**2. 病理表现** 特异性毛细血管增生,呈分叶状排列,围绕水肿性、成纤维性的基质,轻度炎症反应,有时形成溃疡(图 2-7)(彩图见文末彩插)。

**3. 临床表现** 通常位于皮肤和口腔黏膜,多个报道在鼻腔、舌、结膜、十二指肠和直肠。气道内叶状毛细血管瘤目前有7例报道病例,肿块小,直径 <2cm。咯血是最常见的气道 LCHs 表现,也可表现为慢性咳嗽,喘息少见[10]。

**4. 影像学检查** 胸部 CT 显示为息肉样高密度肿瘤,无钙化、无脂肪密度。强化后均匀明显强化,CT 值 >100Hu[11]。

**5. 支气管镜检查** 可见血管瘤样增生病变、息肉状,表面光滑或稍有分叶,有蒂或无蒂。颜色呈深红色或带黄白色小点,有时病变表面形成溃疡,易破溃、出血。

**6. 诊断** 诊断主要依靠病变活检病理诊断。

**7. 治疗** 主要为经支气管镜介入治疗,包括激光治疗、冷冻治疗等。我们病例经治疗后未再复发。

## 五、气道平滑肌肿瘤

原发性支气管肺间充质肿瘤很少见,其中最常见的是平滑肌肿瘤(smooth muscle tumor, SMTs),包括平滑肌瘤(leiomyoma)、平滑肌肉瘤(leiomyosarcomas, LMS)。两者起源于细支气管周围/间质平滑肌,少部分起源于小动脉壁平滑肌。

**(一)气道平滑肌瘤(intrabronchial leiomyoma)**

平滑肌瘤多位于肺实质,其次为气管内和支气管内。迄今为止,世界文献报道的支气管肺平滑肌瘤100多例,仅25例为儿童,最小患儿是3个月大的婴儿。平滑肌瘤根据其解剖位置进行分类,多见于气管支气管树的远端,16%发生于气管,33%发生于支气管,51%发生于实质。儿童平滑肌瘤几乎都发生于支气管内,可发生于免疫抑制和免疫正常患儿,原发性孤立性平滑肌瘤是良性平滑肌肿瘤,组织学上类似于其他部位的平滑肌瘤(图 2-8)(彩图见文末彩插),可能无症状或表现为支气管内肿块伴梗阻。发生于免疫缺陷病、移植后或伴有 EBV 感染者的肿瘤可为多灶性,而非转移。

### （二）支气管平滑肌肉瘤（bronchial leiomyosarcoma）

平滑肌肉瘤占原发性肺恶性肿瘤的比例极低，约占原发性肺肉瘤的1/3，可见于免疫抑制和免疫正常患儿，好发于儿童或年轻人[12]。研究表明，EBV在平滑肌肿瘤的发展中起直接作用，肿瘤组织内含有大量早期复制的EBV，Epstein-Barr核抗原-2（EBNA-2）蛋白在免疫缺陷个体的平滑肌细胞中持续表达，EBV受体在肿瘤细胞中表达增加，血浆中EBV水平升高都是导致发生SMTS的原因。免疫抑制使EBV感染的细胞逃避免疫监视和调节以及自我增殖。与EBV感染有关的平滑肌肉瘤称为EBV相关性平滑肌肉瘤（EBV-associated leiomyosarcoma），多见于免疫抑制的儿童，包括先天性免疫缺陷、获得性免疫抑制如器官移植后，肿瘤常多部位发生或者多中心发生，常发生于肿瘤不常见的部位。有报道一例先天性免疫缺陷患儿同时在甲状腺、肝脏和肺发生平滑肌肉瘤。我们有1例患者在气道、肝脏同时发生。免疫能力正常个体发生的平滑肌肉瘤与EBV感染无关，发病机制不明，多发生于一个部位，多位于腹腔或胸腔内或皮肤组织内，通常预后良好。

**1. 病理表现** 肿瘤大体上与平滑肌瘤类似，质地偏硬，切面呈灰白色，漩涡状。镜下由成束的梭形细胞组成，呈交织状排列，分化较差，可有数量不多的淋巴细胞浸润，平滑肌肌动蛋白、结蛋白和波形蛋白的表达呈强阳性[13]。

**2. 临床表现** 临床特征取决于肿瘤的位置、大小和肿块远端肺部的变化。气管病变通常表现为呼吸困难和喘息，类似哮喘。支气管内病变有与支气管阻塞有关的症状，如咳嗽，常伴有咯血，可有喘息、胸痛和发热。远端阻塞的表现，如复发性肺炎和支气管扩张，肺不张。

**3. 影像学表现** 常规胸部X线表现非特异性，如肺不张、肺浸润、局限性肺气肿、过度通气或纵隔移位，可有阻塞性肺炎，肺不张。胸部CT表现为光滑肿瘤，蒂广泛，可有轻度强化，有报道可发生钙化。

**4. 支气管镜下表现** 可见外形光滑、息肉样肿块，可呈粉红色、宽基底肿瘤，罕见自发性出血。

**5. 治疗** SMTs的预后取决于肿瘤的分级和分化程度，因SMTs为两性肿瘤，无论肿瘤级别如何，完全手术切除是治疗SMTs的首选方法。

## 六、气道淋巴瘤

虽然结外淋巴瘤较常见，但出现在大气道的淋巴瘤却非常罕见。原发性气管支气管非霍奇金淋巴瘤（NHL）是一种罕见的气管支气管肿瘤，仅占所有气管肿瘤病例的0.23%，仅占淋巴结外疾病患儿的3.6%，儿童文献报道的病例罕见，我们有2例病例首发于支气管。

**1. 病理表现** 病理类型多为惰性滤泡性和弥漫性大B细胞淋巴瘤，典型特征是具有丰富细胞质和多形细胞核（通常为马蹄形）的大型淋巴细胞，细胞核强阳性表达CD30[14]。

**2. 临床表现** 最常见的症状是发热、呼吸困难、咳嗽和喘息，可伴有乏力、食欲差和消瘦。患儿多有免疫缺陷病的其他表现如反复呼吸道感染和过敏性疾病。

**3. 影像学表现** 典型表现为支气管内肿块，支气管狭窄，可伴肺不张[15]（图2-9），晚期伴有肺门或者纵隔淋巴结肿大，与原发性肺结核类似。

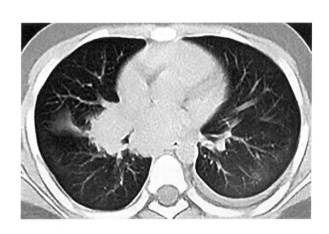

图2-9 胸部CT提示右肺门肿大，支气管狭窄变细，右中叶可见索条肺不张

**4. 支气管镜表现** 支气管内肿块和/或黏膜病变，有坏死或浸润表现，可行病变活检。

**5. 诊断** 根据临床和影像学表现以及病理诊断。

**6. 治疗** 文献报道病例以及我们病例均采用化疗方案，效果较好。与EBV感染有关者，可进行造血干细胞移植。

## 七、气道上皮样血管内皮细胞瘤

上皮样血管内皮细胞瘤（epithelioid hemangioendothelioma,EHE)是一种罕见的血管肿瘤,起源于血管内皮细胞。其发病率不足百万分之一,占所有血管肿瘤的不到1%。该病可发生于身体多个部位,以软组织(四肢)、骨骼、肝脏和肺为主。由于EHE目前较为少见,国内外文献报道均以个案和小样本病例为主。2015年,世界卫生组织肺部肿瘤分类明确将EHE归类为低级别至中等级别恶性血管肿瘤,具有潜在转移能力。肺上皮样血管内皮瘤(pulmonary epithelioid hemangioendothelioma,P-EHE)属于间叶性肿瘤。该病通常好发于中青年,儿童病例罕见[16],我院已收治2例。

**1. 病理表现** 呈多结节状,周围细胞丰富,中央区玻璃样变和黏液样变。肿瘤细胞呈上皮样,胞质丰富,胞质内见原始血管腔,常见坏死结节钙化和骨化中心。肿瘤细胞均表达CD34、CD31、Fli1和第Ⅷ因子相关抗原。

**2. 临床表现** P-EHE缺乏典型的临床表现,通常表现为呼吸道症状(咳嗽、咳痰、呼吸困难等)伴胸痛,少数会出现肺泡出血、咯血和贫血等不适,偶尔也会出现杵状指和体重减轻。若累及胸膜时,常伴有胸腔积液。而近50%患儿没有任何症状,大多数是在体检时偶然发现。

**3. 影像学表现** 胸部CT表现为支气管狭窄和堵塞,常伴有肺内多发结节灶,主要分布在双肺下叶,呈低密度,结节通常位于中小型血管和支气管附近,也可观察到肺门、纵隔淋巴结肿大,小叶间隔增厚和胸腔积液等。胸部增强CT检查可显示肿瘤全貌和血供之间的关系。虽然病理上可见钙化,但影像学上钙化并不常见。

**4. 支气管镜下表现** 气管镜可表现为气管腔肉芽和囊泡状赘生物阻塞。

**5. 诊断** 本病对放化疗敏感性差,一般手术治疗,但可复发或者远处转移。

### 八、错构瘤

支气管内错构瘤占所有肺错构瘤的3%~20%,儿童非常少见。最常见的类型是软骨瘤和类脂组织,还有一种极其罕见的骨软骨瘤病。

**1. 病理表现** 软骨、脂肪和纤维组织通常是最常见的组成部分,平滑肌、骨骼以及被包裹的气道上皮组织成分少见。单一成分特别突出的肿瘤可能被诊断为软骨瘤、纤维瘤或脂肪瘤,应注意寻找有无其他间充质成分。

**2. 临床表现** 可因支气管阻塞或出血表现为喘息、咳嗽和/或呼吸困难,咯血。

**3. 影像学表现** 胸部X线片通常表现为支气管内分叶状和包裹性肿块,可见钙化。错构瘤由软骨样软骨组织,在CT上表现为病灶内爆米花钙化,脂肪呈低密度区,纤维和上皮组织均呈软组织衰减[17]。脂肪低密度衰减区和爆米花钙化联合出现是诊断错构瘤的重要依据,爆米花钙化有助于将错构瘤与恶性肿瘤区分开来。

**4. 支气管镜表现** 可见圆形、粉红色肿块,无可见血管,无自发性出血。

**5. 诊断** 根据临床表现,影像学表现以及病理表现确诊,影像学典型者,可不进行病理检查。

**6. 治疗** 主要治疗方法为手术切除。

(杨海明)

## 参考文献

[1] SAOUD M,PATIL M,DHILLON SS,et al. Rare airway tumors:an update on current diagnostic and management strategies. Journal of Thoracic Disease,2016,8(8):1922-1934.

[2] MUSSI RK,TORO IFC,PEREIRA MC. Mucoepidermoid carcinoma of the trachea mimicking asthma. Jornal brasileiro de pneumologia:publicacao oficial da Sociedade Brasileira de Pneumologia e Tisilogia,2009,35(3):280-284.

[3] RODEN AC,GARCÍA,JOAQUÍN J,et al. Histopathologic, immunophenotypic and cytogenetic features of pulmonary mucoepidermoid carcinoma. Mod Pathol,2014,27(11):1479-1488.

[4] JOSHI KP,KAPHLE U,STELIGA MA. Inflammatory Myofibroblastic Tumor of the Lung. A Rare Primary Lung Cancer. J Respir Crit Care Med,2017,196(7):923-924.

[5] LICHTENBERGER JP,BIKO DM,CARTER BW,et al. Primary Lung Tumors in Children:Radiologic-Pathologic Correlation. RadioGraphics,2018,38(7):2151-2172.

[6] KALANJERI S,HOFFMAN S,FARVER C,et al. Diffuse Tracheal Papillomatosis. American Journal of Respiratory & Critical Care Medicine,2016,195(1):134-135.

[7] HOGELING M,ADAMS S,WARGON O. A randomized controlled trial of propranolol for infantile hemangiomas. Pediatrics,2011,128(2):e259.

[8] PERIDIS S,PILGRIM G,ATHANASOPOULOS I,et al. A meta-analysis on the effectiveness of propranolol for the treatment of infantile airway haemangiomas. International Journal of Pediatric Otorhinolaryngology,2011,75(4):455-460.

[9] RAHBAR R,NICOLLAS R,ROGER G,et al. The Biology and Management of Subglottic Hemangioma:Past, Present,Future. The Laryngoscope,2004,114(11):1880-

1891.

[10] FORD, TURNER, AMY, et al. Lobular capillary hemangioma in the posterior trachea: a rare cause of hemoptysis. Case Reports in Pulmonology, 2012, 2012: 592524.

[11] ÖZGÜL MA, TANRIVERDI E, GÜL Ş, et al. A Rare Cause of Hemoptysis in Childhood: Tracheal Capillary Hemangioma. Turk Thorac J, 2017, 18(4): 131-133.

[12] JOSÉ, CÁRDENAS-GARCÍA, ALFREDO, et al. Bronchial leiomyoma, a case report and review of literature. Respiratory Medicine Case Reports, 2014, 12(1): 59-62.

[13] NAKRA T, KAKKAR A, AGARWAL S, et al. Endobronchial Smooth Muscle Tumors: A Series of Five Cases Highlighting Pitfalls in Diagnosis. Journal of Pathology and Translational Medicine, 2018, 52(4): 219-225.

[14] CHAND T, BANSAL A, DUA H, et al. Endotracheobronchial lymphoma: Two unusual case reports and review of article. Lung India, 2016, 33(6): 653-656.

[15] SOLOMONOV A, ZUCKERMAN T, GORALNIK L, et al. Non-Hodgkin's lymphoma presenting as an endobronchial tumor: report of eight cases and literature review. Am J Hematol, 2008, 83(5): 416-419.

[16] PIO L, VARELA P, ELIOTT MJ, et al. Pediatric airway tumors: A report from the International Network of Pediatric Airway Teams (INPAT). Laryngoscope, 2020, 130(4): E243-E251.

[17] VARELA P, PIO L, TORRE M. Primary tracheobronchial tumors in children. Semin Pediatr Surg, 2016, 25(3): 150-155.

# 第六节　支气管中心性肉芽肿病

支气管中心性肉芽肿病是少见的免疫性疾病，是破坏性的肉芽肿性支气管和细支气管病变，需病理诊断。大多数患儿表现出支气管哮喘、嗜酸性粒细胞增多和过敏性支气管肺曲霉菌病的症状，其患儿可分为伴哮喘和不伴有哮喘。慢性肉芽肿病首次临床表现为支气管中心肉芽肿。

## 一、发病机制

尽管病因尚未完全阐明，但目前的发病机制被认为是对支气管内抗原的免疫反应。与哮喘有关者，被认为是ABPA的一种形式，是对呼吸道定植真菌的高免疫反应。然而，非哮喘患儿也可能发生支气管中心肉芽肿，支气管内无真菌感染迹象，但可能与其他肺部感染如甲型流感病毒感染、肺炎支原体感染有关[1]。

## 二、病理表现

特征为支气管和细支气管周围，即以气道为中心出现坏死性肉芽肿性炎症，可见栅栏状排列的上皮样多核组织细胞浸润形成的肉芽肿，可导致气道壁破坏，气道可能含有坏死组织碎片，伴发大量嗜酸性粒细胞浸润（图2-10）（彩图见文末彩插）。支气管黏液嵌塞常见于较近端较大的支气管。肺动脉和静脉有血管炎和非特异性扩张，但无血管中心破坏。特殊染色发现肉芽肿内可有真菌菌丝[2]。

## 三、临床表现

临床表现无特异性，可表现为咳嗽、喘息、呼吸急促，可有发热。发生于哮喘者，表现为喘息加重，气促，体格检查可有喘鸣音[3]。

## 四、影像学表现

主要表现支气管腔内阻塞病变（图2-11A、B），可伴有肺不张，肺内可出现单一或多发结节或大叶实变，为广泛的黏液嵌塞[4]。由于一些支气管中心性肉芽肿是对呼吸道真菌定植的复杂组织反应的一部分，还可以观察到其他相关的过敏性组织表现，包括嗜酸性细支气管炎和嗜酸性肺炎。也可发现肿块样病变、肺泡浸润和网织结节浸润，而肺门淋巴结肿大和空洞很少出现[5]。

## 五、支气管镜下表现

支气管腔内可见肿瘤样包块，但质地不硬，外观类似黏液栓。

## 六、实验室检查

若发生与哮喘或ABPA有关，典型的发现包括血液嗜酸性粒细胞增多，血清总IgE和曲霉菌特异性IgE抗体升高，痰培养有时可显示存在曲霉菌或念珠菌。

## 七、诊断和鉴别诊断

本病为病理诊断。应与广泛支气管高分泌性疾病如支气管哮喘、急性支气管炎、囊性纤维化鉴别，但主要鉴别诊断为ABPA。本病有支气管内阻塞和坏死性病变，不一定为曲霉感染[6]。

## 八、治疗

糖皮质激素对本病有效，在开始使用之前，应寻找与本病有关的潜在疾病，如ABPA。堵塞严重引起

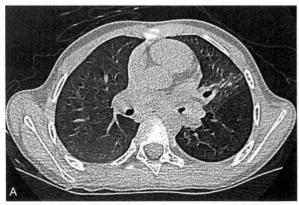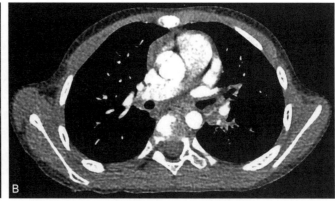

图 2-11　A. 胸部 CT 提示左下叶支气管起始段周围软组织增厚,局部管腔内软组织占位,有强化;B. 胸部增强 CT 提示病变强化。

肺不张者,可进行支气管镜介入手术。少数患者对激素治疗无效,可加用免疫抑制药物,如环磷酰胺。对于真菌感染的患儿,应联合激素和抗真菌药物。个别患儿复发性或呈慢性持续性,需要长期治疗。

(杨海明)

## 参考文献

[ 1 ]　VAN KJM,NURMOHAMED LAC,VAN KAAM NAL. Bronchocentric granulomatosis associated with influenza-A virus infection. Respiration,2004,71(4):412-416.

[ 2 ]　CLEE MD,LAMB D,CLARK RA. Bronchocentric granulomatosis:A review and thoughts on pathogenesis. British Journal of Diseases of the Chest,1983,77(none):227-234.

[ 3 ]　KEIJZER A,DANIELS JMA,SLIEKER WAT,et al. Bronchocentric granulomatosis and mycoplasmal pneumonia. Nederlands Tijdschrift Voor Geneeskunde,2004,148(7):332.

[ 4 ]　BARROT E,ORTEGA-CALVO M,BORDERAS F,et al. Bronchocentric granulomatosis as a first clinical manifestation in an adult patient with p67phox deficiency. Respiration,1900,66(6):547-550.

[ 5 ]　WARD S,HEYNEMAN LE,FLINT JDA,et al. Bronchocentric granulomatosis:computed tomographic findings in five patients. Clinical Radiology,2000,55(4):296-300.

[ 6 ]　SULAVIK SBS. Bronchocentric granulomatosis and allergic bronchopulmonary aspergillosis. Clinics in Chest Medicine,1988,9(4):609.

# 第七节　支气管扩张

　　支气管扩张传统定义为支气管树的永久不可逆扩大,目前发现少数病因引起的支气管扩张若早期诊断和治疗可以恢复。支气管扩张不是独立的疾病,而是各种原因导致炎症、细菌定植和感染形成的恶性循环引起最终的共同结果。为慢性化脓性肺部疾病,可以是局限性,也可以是弥漫性,后者可导致气道阻塞和毁损,最终导致呼吸衰竭,因此本病是慢性呼吸道疾病死亡的主要原因。在发达国家,最重要的原因是囊性纤维化(cystic fibrosis,CF),在其他国家非 CF 相关性的支气管扩张更多。

## 一、发病机制

　　支气管扩张发病的机制是 Cole 提出的支气管扩张发生的"恶性循环"(也称为周期)模型。这一模型主要是指炎症、细菌定植和感染形成的恶性循环,最终导致气道损伤以及反复或持续性气道感染和损毁。慢性或强烈的打击(如严重的病毒)等感染作为触发或初始因素,在敏感宿主中,损伤气道,引起黏液纤毛清除系统损害,导致气道分泌物潴留,不仅进一步加重气道损伤,致使纤毛上皮细胞变为立方和鳞状上皮细胞,细胞过度增生,使黏膜增厚,也进一步导致细菌定植[1]。

　　随着疾病的进展,病原体、以中性粒细胞为主的炎症细胞释放的炎性介质(弹性蛋白酶等)破坏平滑肌层和弹力纤维,导致支气管壁毁坏,软骨腐蚀,引起囊性支气管扩张。由于气道黏膜黏液纤毛功能受损引起持续的细菌定植,一旦继发感染,病原体和炎症进一步加重黏膜损伤和增生以及支气管壁的损害,形成恶性循环。总之,不适当的纤毛黏液清除、黏液高分泌和感染是支气管扩张发生的条件。其中纤毛清除功能受损和支撑结构破坏引起气道清除力下降,导致细菌定植和感染增加,气道中细菌负荷增高,来自中性粒细胞和细菌的弹性蛋白酶等释放增加,介导持续的气道损伤。另外,弹性蛋白酶也可以诱导黏液分泌过多,损害纤毛功能,也加重感染和气道炎症的"恶性循环",导致支气管扩张恶化。在成人和儿童支气管扩张患儿中都存在气道渗透性增加和凋亡细胞清除不良的表现,也是支气管扩张形成的原因之一。慢性支气管扩张发生时,相邻的支气管动脉增生、肥厚以及扩张,支气管动脉及肺动脉间的吻合支明显增多,吻合支形成和支气管动脉增生导致支气管血流量增加,可达心排血量的1/3,血液分流增加也导致肺动脉高压。同时,持续的气道阻塞和缺氧促使肺动脉和小动脉的血管重塑,进一步增加了肺动脉高压的风险,最后可并发肺源性心脏病甚至心力衰竭。

在支气管扩张发生中,免疫反应主要由中性粒细胞驱动,趋化因子、细胞因子、过氧化物释放增多引起气道细胞和周围组织损伤[2,3]。T细胞浸润、巨噬细胞吞噬功能的损害、气道上皮细胞功能改变以及甘露糖结合凝集素缺乏加重炎症反应。基质金属蛋白酶(matrix metalloproteinase,MMP)是一组超过20种锌依赖的蛋白水解酶,增加的MMP1、间质胶原酶活性与炎症后肺破坏和纤维化相关。在支气管扩张患者中,MMP1多态性的频率与疾病程度及肺损伤程度有很大相关性。

因为较大的支气管有完整的软骨环、呼吸道清除功能较好,且管径较大,肌层及弹力纤维也较厚,不容易发生阻塞及支气管壁的严重破坏,故气管和主支气管扩张较少见,而肺段和亚段以下的支气管管壁支撑组织薄弱,管径小,容易发生阻塞和破坏,而导致支气管扩张[4]。

## 二、病理表现

肉眼见支气管壁增厚,伴有不同程度的变形,管腔可呈囊、柱状扩张,扩张的管腔内常有黏液充塞。支气管壁有不同程度破坏及纤维组织增生,管壁有中性粒细胞浸润,同时伴有淋巴浸润,形成滤泡,弹力纤维、肌肉及软骨的破坏(由蛋白酶破坏肺组织),甚至不能见到正常结构,仅见若干肌肉及软骨碎片。

支气管黏膜存在炎症及溃疡,柱状上皮常呈鳞状上皮化生,也可见黏液腺肥大和气道平滑肌增加。血管的变化包括支气管动脉扩张和新生血管形成(发生于支气管远端的支气管吻合支)。周围肺组织常有纤维化、萎陷或肺炎等病理改变。小气道主要是细支气管,有致密的淋巴细胞浸润,形成淋巴滤泡。

## 三、病因

支气管扩张是各种气道受侵和宿主易感条件作用的终末结果,许多呼吸道和全身性疾病可以引起支气管扩张,根据文献以及我们的临床发现,总结儿童支气管扩张常见病因如下,见表2-5。

表2-5 支气管扩张病因

| 病因分类 | 常见疾病 |
| --- | --- |
| 大气道先天发育异常性疾病 | 气管-支气管巨大症<br>基因突变和染色体异常引起支气管软骨发育不全<br>马方综合征 |
| 阻塞性疾病 | 支气管异物<br>支气管结核<br>支气管肿瘤<br>神经和神经肌肉疾病等引起长期分泌物堵塞 |
| 吸入因素 | 气管支气管软化<br>气管食管瘘<br>食管功能异常<br>食物过敏引起胃食管反流<br>嗜酸细胞性胃肠炎等胃肠道疾病引起胃食管反流 |
| 严重的下呼吸道感染 | 过敏性支气管肺曲霉病<br>闭塞性细支气管炎<br>百日咳杆菌<br>肺炎支原体<br>病毒(腺病毒、麻疹病毒)<br>结核分枝杆菌<br>非结核分枝杆菌 |
| 原发性免疫缺陷病 | 普通变异性免疫缺陷病<br>X连锁无丙种球蛋白血症<br>选择性IgA缺乏症<br>高IgE综合征<br>STAT3基因缺陷<br>TYK2基因缺陷<br>中性粒细胞缺乏症<br>PIK3-综合征<br>自身免疫性淋巴细胞增生症<br>补体缺乏<br>裸细胞综合征 |

续表

| 病因分类 | 常见疾病 |
|---|---|
| 黏液清除障碍性疾病 | 原发性纤毛运动功能障碍<br>囊性纤维化 |
| 过敏性支气管肺曲霉病 | |
| 结缔组织疾病 | 类风湿关节炎<br>系统性红斑狼疮<br>硬皮病<br>血管炎<br>干燥综合征<br>克罗恩病<br>溃疡性结肠炎 |
| 药物性支气管扩张 | 化疗药物等 |
| 代谢性疾病 | 尼曼-皮克综合征等 |
| 临床综合征 | Young 综合征<br>黄甲淋巴水肿综合征<br>Usher 综合征 |
| 闭塞性细支气管炎 | 感染<br>移植物抗宿主病 |
| 特发性支气管扩张 | |

**（一）大气道先天发育异常性疾病**

见于气管-支气管巨大症（Mounier-Kuhn syndrome）、支气管软骨发育不全（Williams-Campbell syndrome）、马方综合征等。气管和主支气管平滑肌和弹性组织异常引起气管支气管扩张。也可能与气管和支气管憩室相关。

**（二）阻塞性疾病**

常见于支气管异物、支气管淋巴结结核压迫支气管、支气管结核阻塞以及支气管肿瘤阻塞。阻塞解除时，尤其是异物，支气管扩张可恢复。神经和神经肌肉疾病的患者由于不能有力咳嗽，导致分泌物长期潴留，也可发生支气管扩张。

**（三）吸入因素**

继发于神经肌肉疾病、胃肠道疾病、气管支气管软化、气管食管瘘、食管功能异常、胃食管反流的反复少量吸入刺激以及口咽部吸入细菌。

**（四）下呼吸道感染**

下呼吸道感染是儿童及成人支气管扩张最常见的病因，特别是婴幼儿时期呼吸道感染，尤其是百日咳杆菌、肺炎支原体及病毒（腺病毒、麻疹病毒等）感染，使支气管各层组织尤其是平滑肌和弹性纤维遭到破坏，黏液纤毛清除功能降低，削弱了管壁的支撑作用，吸气和咳嗽时管腔内压力增加，管腔扩张，而呼气时不能回缩，分泌物长期积存于管腔内，发展为支气管扩张。另外，我们非结核分枝杆菌感染也是引起儿童支气管扩张的病因，且支气管扩张患儿可合并非结核分枝杆菌定植和感染，加重支气管扩张。

**（五）原发性免疫缺陷病**

许多类型原发性免疫缺陷病均可引起儿童支气管扩张，常见以抗体缺陷为主的免疫缺陷病，包括各种免疫球蛋白缺乏、IgG 亚群以及针对某些抗原的特异性抗体生成及功能缺陷，最常见的疾病为普通变异性免疫缺陷病（common variable immunodeficiency，CVID）[5]、X 连锁无丙种球蛋白血症（X-linked agammaglobulinemia，XLA）及选择性 IgA 缺乏症以及高 IgE 综合征。除上述疾病外，我们发现 STAT3 缺陷、TYK2 基因缺陷、中性粒细胞缺乏症、PI3Kδ 综合征、自身免疫性淋巴细胞增生症、补体缺乏、裸细胞综合征等可引起支气管扩张。

**（六）黏液清除障碍性疾病**

包括原发性纤毛运动功能障碍（primary cilia dyskinesia，PCD）和囊性纤维化（CF）。两者由于不同原因导致气道分泌物增多、阻塞气道，进而并发细菌感染，气道壁发生炎症反应造成气道壁破坏，最终发展成支气管扩张。PCD 是由于气道中运动性纤毛结构或功能缺陷导致黏膜纤毛清除率降低，气道分泌物增多阻塞气道。CF 是由于黏液产生障碍所致呼吸道分泌物黏稠并黏附在气道细胞表面阻塞气道，使纤毛运动和咳嗽的清除作用下降。详见第 3 鼻窦支气管综合征。

**（七）变态反应性支气管肺曲霉病**

近年来发现变态反应性支气管肺曲霉病（allergic bronchopulmonary aspergillosis，ABPA）是引起儿童支气管扩张的常见原因，ABPA 可以是 CF 的首发表现。

**（八）结缔组织疾病**

结缔组织病患儿尤其是类风湿关节炎患儿可见支气管扩张，因此所有支气管扩张患儿均要询问有无类似风湿关节炎病史，合并支气管扩张的类风湿关节炎患儿预后差，可能与其死亡率增加有关。其他结缔组织病如系统性红斑狼疮、硬皮病、血管炎和干燥综合征也有相关报道与支气管扩张有关[6]。此外，克罗恩病和溃疡性结肠炎患儿支气管扩张风险增加[7]。

**（九）药物性支气管扩张**

许多药物可引起支气管扩张，尤其是化疗药物，首都医科大学附属北京儿童医院呼吸二科已诊断数例与化疗药物相关的支气管扩张。

### （十）临床综合征

**1. Young 综合征** 表现为阻塞性无精症,鼻窦炎,支气管炎或支气管扩张三联症,本病纤毛损伤被认为是继发于黏液分泌。

**2. 黄甲淋巴水肿综合征** 表现为指甲增厚,呈黄色,淋巴水肿和呼吸道感染。微循环受损淋巴引流减少可能延迟细菌清除并促进微生物增殖从而导致支气管扩张。本病可合并血管病变和 B 细胞缺乏。

**3. Usher 综合征** 是一种常染色体隐性遗传疾病,其特征为先天性感音神经性聋,累及前庭系统以及因色素性视网膜炎导致的进行性视力丧失。有报道 Usher 综合征可合并支气管扩张[8]。

### （十一）闭塞性细支气管炎

各种原因引起的闭塞性细支气管炎病变可合并支气管扩张,儿童最常见感染、移植物抗宿主病等引起。

### （十二）其他气道疾病

$\alpha_1$-抗胰蛋白酶缺乏除引起肺气肿外,还可引起支气管扩张。弥漫性泛细支气管炎可引起支气管扩张,但本病是否在儿童存在尚有争议。

### （十三）特发性支气管扩张

一些支气管扩张病例找不到病因,成人称特发性。但我们发现随着基因诊断技术的普及应用,越来越多的病因被发现,故特发性病例越来越少,应尽可能寻找病因。

## 四、临床表现

临床上表现为慢性化脓性或湿性痰液,可发生反复气道和肺部感染。一些患儿可伴有反复喘息,

少部分患儿可出现咯血。反复或持续肺炎是支气管扩张症的一个特征性的临床表现[9,10]。在支气管扩张症急性加重期,胸部查体可出现吸气性湿啰音,气道严重损毁时可闻及呼气性喘鸣音。中、重度支气管扩张患儿可出现杵状指。根据引起支气管扩张的原因不同可存在相应的阳性体征,如囊性纤维化患儿表现为消瘦、生长不良等。

## 五、影像学表现

胸部 X 线片诊断支气管扩张的敏感度及特异度均较差,较重病例可见肺纹理增多、过度通气、气道壁增厚、气道腔扩张。

HRCT 目前已成为确诊支气管扩张症的金标准。在急性加重期、治疗后以及临床稳定时,表现可不同,理想的是在非急性期进行 HRCT 检查。对轻度及早期支气管扩张需要仔细检查。诊断依据为支气管内径与其伴行的动脉直径比值增大(支气管腔直径除以伴随动脉的直径,测定范围从外壁至对侧外壁)。成年人中,支气管动脉比 >1.0 即可诊断,也有认为 <5 岁儿童的正常比值约 0.5,在较大儿童中比值上限为 0.8。推荐儿科应用 >0.8 标准[11]。气管腔内径大于相邻血管内径时,HRCT 可出现"印戒征"、双轨征[12](图 2-12A、B)。

CT 上还可见肺纹理或支气管达肺边缘、气道向肺边缘分布未逐渐减细、支气管壁增厚、黏液栓塞(分支样或圆形/结节阴影、管状或 Y 性结构)和小叶中心型阴影("树芽征"),马赛克灌注、局部气体潴留[13]。此外还可见到支气管呈柱状及囊状改变。HRCT 上支气管扩张的程度与气流阻塞程度相关。

支气管扩张发生的部位,对于病因具有一定提示作用,单侧支气管扩张多见于感染和阻塞性因

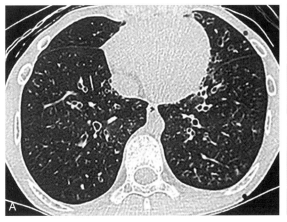

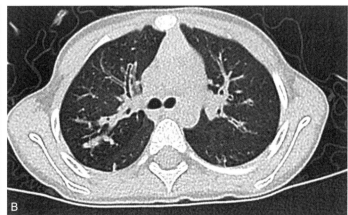

图 2-12　A.胸部 CT 提示双肺可见印戒征;B.胸部 CT 提示右肺可见轨道征。

素,双侧支气管扩张多见于 PCD、CF 及免疫缺陷病。但支气管扩张发生的部位与病因之间没有绝对的关联。

诊断时应注意排除假阳性影像干扰,如肺动脉生理性收缩、心脏波动和呼吸运动出现伪囊性模式、急性肺炎或肺不张引起的伪支气管扩张或暂时性支气管闭塞。也应注意假阴性,如运动产生不良图像、非高分辨率 CT。还应与间质性疾病引起的继发性支气管扩张,即牵拉性支气管扩张鉴别。

注意小血管或小气道疾病引起的血管收缩会导致动脉直径变小,而使支气管肺动脉管径比增加,类似于支气管扩张症的印戒征表现。肺动脉高压引起的肺动脉扩张会使得支气管扩张患儿的支气管肺动脉管径比处于正常范围。病史、中心肺动脉管径和小血管或小气道疾病的影像表现可能引起误诊。

## 六、支气管镜下表现

支气管镜下可见扩张管腔(鱼骨刺样改变)和移位。支气管扩张的间接征象为气道分泌物增加、纵行皱褶,黏膜红肿或萎缩、血管增加。

## 七、支气管扩张的诊断

当患儿出现以下几种情况时,需考虑到支气管扩张:①存在慢性、反复有痰咳嗽,伴或不伴喘息,或者反复下呼吸道感染,或者咯血,反复鼻窦感染,连续痰液培养出现金黄色葡萄球菌或铜绿假单胞菌应考虑本病;②喘息患者或哮喘患者出现痰多,肺功能异常不能用哮喘解释或者严重发作、频发加重或恢复时间很长,与反复感染有关时应考虑本病;③长期胸部 X 线片异常,长期胸部听诊异常,或者持续肺功能测定结果异常时应考虑本病。对这些患者进行影像学检查可以确诊,必要时进行支气管镜检查辅助诊断。

需与迁延性细菌性支气管炎相鉴别,迁延性细菌性支气管炎可表现支气管壁增厚以及支气管扩张,但支气管扩张为可逆性,细菌清除,分泌物消失后支气管扩张可恢复。有提出迁延性细菌性支气管炎可发展为支气管扩张,我们临床也发现迁延性细菌性支气管炎常为支气管扩张的早期表现,如果迁延性细菌性支气管炎控制,但支气管扩张仍存在,应考虑为真正的支气管扩张。

## 八、病因分析

一旦明确存在支气管扩张,应积极寻找病因。

若病史和体格检查提示存在某种特殊的原因,即可针对性地完善相关检查以明确诊断。临床上,通常根据支气管扩张的范围为单肺局限性还是双肺多发的支气管扩张缩小病因范围。单肺局限性支气管扩张常伴有肺不张,最常见原因为支气管异物、吸入性原因以及严重下呼吸道感染后,吸入性原因容易被误诊,若除外支气管异物和严重感染,应反复询问消化道疾病史,有无胃食管反流表现,吞咽协调性如何等,进行消化道超声、上消化道钡餐造影、食管 pH 测定,牛奶过敏、食物过敏检查等,必要时胃肠镜检查以确定吸入或者除外吸入性病因。

双肺多发支气管扩张主要见于原发性免疫缺陷病、变应性支气管肺曲霉病、黏液清除障碍性疾病等。对于双肺多发的支气管扩张,应进行免疫缺陷筛查,包括基础免疫功能如白细胞计数和分类、Ig 系列、IgG 亚类、总补体等测定,以及进一步免疫功能检查包括对免疫接种的反应评估,细胞介导的免疫力评估,以及中性粒细胞功能测定。怀疑 CF 时可行汗液检查和基因检测;PCD 可通过电子显微镜检查纤毛超微结构,鼻腔呼出一氧化氮测定和基因检测明确诊断;考虑过敏性支气管肺曲霉菌病患儿可行总 IgE、曲霉菌特异性 IgE、IgG 检测等确诊;结缔组织病通过相应的特异性免疫学试验确诊。

## 九、治疗

支气管扩张症的治疗目的包括:治疗潜在病因,控制感染从而阻止疾病进展,改善功能,减少急性加重,减轻症状,提高患儿生活质量。CF 相关支气管扩张已经有较为成熟的评估及治疗方法(详见第三章第二节囊性纤维化),但非 CF 性支气管扩张症则缺少前瞻性随机临床研究,目前的治疗方案也是从研究囊性纤维化患儿获得的数据推测而来的。主要包括抗菌药物治疗、物理治疗、咯血治疗及手术治疗等。确定支气管扩张后,应通过支气管镜收集气道分泌物以及支气管肺泡灌洗(bronchoalveolar lavage,BLA)液进行染色分析及培养,也可进行细胞计数分类及其他特殊染色来明确感染病原。

**(一)抗菌药物**

**1. 急性加重期治疗** 急性加重合并局部症状恶化(咳嗽、痰量增加或性质改变、脓痰增加和/或喘息、气急、咯血)和/或出现全身症状时应考虑应用抗菌药物。仅有黏液脓性痰液或仅痰培养阳性并非应用抗菌药物的指征。急性加重期开始抗菌药物治疗前应送痰培养,在等待痰培养结果时即应开始经验性抗菌药物治疗。肺炎链球菌、流感嗜血杆菌、卡他莫拉菌、金黄色葡萄球菌是从非 CF 性支气管扩张症分离出的最常见的细菌。CF 患儿比非 CF 性支气管扩张症患儿感染铜绿假单胞菌风险更大。抗菌药物的选择可参考既往痰细菌学检查结果,若无既往细菌学资料,一线治疗采用阿莫西林或克拉霉素(对青霉素过敏者),疗程 14 天。对于有流感嗜血杆菌慢性定植的重度支气管扩张患儿,需采用大剂量药物口服。有铜绿假单胞菌定植的患儿,可使用环丙沙星。临床疗效欠佳时,才考虑根据药敏结果调整抗菌药物。抗菌药物治疗失败者,需即刻重新痰培养。当患儿病情严重、有耐药病原体或口服治疗失败时可采用静脉治疗。最佳疗程尚不确定,专家建议所有急性加重治疗疗程均应为 14 天。对于流感嗜血杆菌、卡他莫拉菌、甲氧西林敏感的金黄色葡萄球菌(MSSA)、肺炎链球菌定植的患儿,无需联合治疗。若有一个以上的病原菌应尽可能选择可覆盖所有致病菌的一种抗菌药物。若因耐药无法仅使用一种药物,可联合使用。培养出铜绿假单胞菌的患儿,若对环丙沙星敏感,可单一口服环丙沙星作为一线治疗。口服环丙沙星无效时,采用抗假单胞菌抗菌药物单药静脉治疗。当铜绿假单胞菌菌株对一种或多种抗假单胞菌药物(包括环丙沙星)耐药时,或临床考虑患儿需要反复应用抗菌药物治疗时可联合用药以降低耐药风险。耐甲氧西林的金黄色葡萄球菌需要 2 种口服抗菌药物联用或单一静脉用药。慎用静脉用氨基糖苷类药物。

**2. 长期口服抗菌药物** 对于每年急性加重且需要抗菌药物治疗≥3 次的患儿,或急性加重次数较少,但病情严重的患儿,应考虑长期抗菌药物治疗。对于第一种情况,不宜使用大剂量,以减轻不良反应。可根据临床稳定期痰微生物学结果选择抗菌药物,不建议长期使用喹诺酮类药物。大环内酯类药物有助于缓解疾病,目前认为大环内酯可以通过抑制中性粒细胞迁移到呼吸道上皮,阻断促炎细胞因子和介质来减少气道炎症。口服大环内酯类药物对支气管扩张的治疗主要是抗炎而不是抗感染治疗,对成人非 CF 性支气管扩张症有效[14]。一项针对澳大利亚和新西兰支气管扩张儿童的随机对照研究,让这些患儿每周服用 1 次阿奇霉素,长达 2 年,病情恶化率下降了 50%,并且接受这种治疗的患儿体重也正常增长[15]。

**3. 长期雾化抗菌药物** 吸入抗生素对 CF 支气管扩张患儿有益,因其可直接作用于气道内微生物,故可能对非 CF 支气管扩张患儿也是有益的。对于每年急性加重且需要抗菌药物治疗≥3 次的患儿,或急性加重次数较少,但病情严重的患儿,应考虑长期雾化抗菌药物。应根据药敏结果选择用药,最佳用药及最佳剂量尚需研究。

**4. 下呼吸道微生物清除** 首次分离出铜绿假单胞菌者应口服环丙沙星 14 天以清除细菌,口服治疗失败者可采用静脉和/或雾化清除治疗。痰中分离出 MRSA 者应予以清除,具体剂量及疗程根据每个患者决定。

**5. 抗菌药物耐药** 长期使用抗菌药物可能导致耐药,此时需根据药敏结果选择其他抗菌药物。抗感染治疗应根据药敏结果进行,但通常只能依照既往痰细菌学结果经验性治疗。部分患儿在体外药敏显示耐药,但治疗仍然有效。因此只有当临床无效时才考虑更换抗菌药物。理论上采用抗菌药物轮换策略有助于减轻细菌耐药,但目前尚无临床证据支持其常规应用。

**(二)非抗生素类药物**

**1. 糖皮质激素** 吸入糖皮质激素可拮抗气道慢性炎症,少量随机对照试验研究结果显示应用吸入糖皮质激素可减少痰量,改善生活质量,铜绿假单胞菌定植者改善更为明显,但对肺功能及急性加重次数并无影响。目前证据不支持常规使用 ICS 治疗支气管扩张(合并哮喘者除外)[16]。

**2. 白三烯受体拮抗剂和其他抗炎药物** 没有证据支持在支气管扩张治疗中使用白三烯受体拮抗剂和其他抗炎药物有效。

**(三)物理治疗**

物理治疗主要目的是促进呼吸道分泌物排出、去除气道梗阻,包括体位引流、震动排痰、主动呼吸训练等。此外还包括雾化吸入高渗盐水、$\beta_2$-受体激动剂。

**(四)咯血的治疗**

咯血是支气管扩张的常见症状,且为威胁生命的主要原因,咯血常无明确的诱因,也不一定与其他症状如发热、咳脓痰等伴随。少量咯血经休息、镇静药、止血药,一般都能止住。大量咯血可行支气管动脉栓塞术。

**(五)手术治疗**

反复发作的大咯血,肺部感染经长期内科治疗效果不佳,病变不超过 2 个肺叶,无严重心、肺功能损害者,可考虑手术切除。手术适应证:①病变局限,

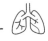

有明显症状或肺部反复感染,可以彻底切除病变肺组织,取得良好效果。②双侧均有病变,一侧严重,对侧很轻,可以切除该侧,术后如对侧病变仍有症状可药物治疗。③双侧都有局限较重病变,如有大咯血等症状,先切除重的一侧,此后如对侧病变稳定,观察及内科治疗,如病变进展,再切除。④大咯血的急症切除。现有支气管动脉栓塞术,大部分可先用此法止血后改为择期手术。如无特殊需要,最好不行急症肺切除,因麻醉技术要求高,开胸后有时见大部分肺内有血,呈紫红色,无法确定切除范围,甚至误切较多肺组织。肺切除后,余肺因有吸入血液,可能膨胀不佳或感染,因此急症手术的并发症及死亡率都较高。⑤双侧有广泛病变,患者一般情况及肺功能不断恶化,内科治疗无效,可以考虑双侧肺移植手术。

### (六)其他治疗

在急性感染时,注意休息、营养、支持疗法是不可缺少的。有慢性鼻窦炎、齿龈炎和扁桃体炎者,应同时给予积极治疗。

## 十、预后

对囊性纤维化肺疾病的深入理解和诊治进展使得平均生存期呈稳定上升趋势。非 CF 性支气管扩张症的病情进展及生存时间与潜在病因及治疗密切相关,预期生存时间显著长于 CF 性支气管扩张症患儿。长期铜绿假单胞菌感染可缩短囊性纤维化和非囊性纤维化性支气管扩张症患儿的生存时间。

(温潇慧　杨海明)

## 参考文献

［1］COLE PJ. Inflammation:a two-edged sword——the model of bronchiectasis. European Journal of Respiratory Diseases Supplement,1986,147(147):6.

［2］ELLER J,LAPA E SILVA JR,POULTER LW,et al. Cells and Cytokines in Chronic Bronchial Infection. Annals of the New York Academy of Sciences,1994,725(1):331-345.

［3］SIMPSON JL,GRISSELL TV,DOUWES J,et al. Innate immune activation in neutrophilic asthma and bronchiectasis. Thorax,2007,62(3):211.

［4］KING P. Pathogenesis of bronchiectasis. Paediatric Respiratory Reviews,2011,12(2):104-110.

［5］METZGER ML,MICHELFELDER I,GOLDACKER S,et al. Low ficolin-2 levels in common variable immunodeficiency patients with bronchiectasis. Clinical & Experimental Immunology,2015,179(2):256-264.

［6］ANTOINE NÉEL,ESPITIA-THIBAULT A,ARRIGONI PP,et al. Bronchiectasis is highly prevalent in anti-MPO ANCA-associated vasculitis and is associated with a distinct disease presentation. Semin Arthritis Rheum,2017,48(1):70-76.

［7］I TÜRKTAŞ,BOSTANCI I,B ALTUNTAŞ. Rapidly progressive bronchiectasis complicating ulcerative colitis in a child. Turk J Pediatr,2001,43(2):151-154.

［8］BONNEAU D,RAYMOND F,KREMER C,et al. Usher syndrome type I associated with bronchiectasis and immotile nasal cilia in two brothers. Journal of Medical Genetics,1993,30(3):253-254.

［9］PASTEUR M,HELLIWELL S,HOUGHTON S,et al. An investigation into causative factors in patients with bronchiectasis. Am J Respir Crit Care Med,2000,162(4):1277-1284.

［10］PAPPALETTERA M,ALIBERTI S,CASTELLOTTI P,et al. Bronchiectasis:an update. Clinical Respiratory Journal,2010,3(3):126-134.

［11］CHANG AB,BUSH A,GRIMWOOD K. Bronchiectasia in children:diagnosis and treatment. Lancet,2018,392(8):866-879.

［12］MILLIRON B,HENRY TS,VEERARAGHAVAN S,et al. Bronchiectasis:Mechanisms and Imaging Clues of Associated Common and Uncommon Diseases. Radiographics,2015,35(4):1011-1030.

［13］MILLER WT,PANOSIAN JS. Causes and Imaging Patterns of Tree-in-Bud Opacities. Chest,2013,144(6):1883-1892.

［14］SERISIER DJ,MARTIN ML,MCGUCKIN MA,et al. Effect of Long-term,low-dose erythromycin on pulmonary exacerbations among patients with non-cystic fibrosis bronchiectasis:the BLESS randomized controlled triallow-dose erythromycin for pulmonary exacerbations. JAMA,2013,309(12):1260-1267.

［15］HARE KM,GRIMWOOD K,CHANG AB,et al. Nasopharyngeal carriage and macrolide resistance in Indigenous children with bronchiectasis randomized to long-term azithromycin or placebo. European Journal of Clinical Microbiology & Infectious Diseases Official Publication of the European Society of Clinical Microbiology,2015,34(11):2275.

［16］KAPUR N,PETSKY HL,BELL S,et al. Inhaled corticosteroids for bronchiectasis. Cochrane Database of Systematic Reviews,2018,5(5):CD000996.

# 第八节　过敏性支气管肺曲霉病

曲霉病是曲霉侵袭组织的一种病症。影响呼吸道曲霉病可分为三种形式:过敏性曲霉病,腐生性定植和侵袭性曲霉病。过敏性曲霉病可以进一步分为三种不同的形式,包括过敏性支气管肺曲霉病(allergic bronchopulmonary aspergillosis,ABPA)、曲霉引起的哮喘(aspergillus-induced asthma,AIA)和过敏性曲霉性鼻窦炎(allergic aspergillus sinusitis,AAS)。

过敏性支气管肺曲霉病(ABPA)是由对曲霉抗原的超敏反应引起的病症,最常见于囊性纤维化(CF)或哮喘患儿。烟曲霉(Af)是导致 ABPA 的主要病原,但其他种类的曲霉(如黑曲霉、黄曲霉等)和其他真菌(如念珠菌属)偶尔也会被报道。由曲霉以外的真菌引起的疾病称为过敏性支气管肺真菌病(allergic bronchopulmonary mycosis,ABPM),白念珠菌是 ABPM 的最常见原因。在许多真菌中,只有少数部分(曲霉,念珠菌)可引起人类疾病,包括 ABPA 和 ABPM,它们是耐热真菌,可以在环境和体温下生长,而嗜温真菌(无法在体温下生长)和嗜热真菌(无法在环境中生长)均不能导致 ABPM。

ABPA 对烟曲霉过敏的发展取决于暴露的模式和频率,对烟曲霉过敏原的敏感性通常与其他吸入性过敏原一起发生,在特应性的人暴露于真菌孢子和菌丝片段导致产生特异性 IgE。烟曲霉定植于患儿的支气管树,ABPA 的特征是对烟曲霉抗原的多种临床和免疫应答,可表现为喘息,肺部浸润,支气管扩张和肺纤维化。免疫学特点是外周血嗜酸性粒细胞增多、烟曲霉速发皮肤试验阳性、血清 IgE 总水平升高、烟曲霉沉淀抗体阳性、烟曲霉特异性血清 IgE、IgG 抗体升高和 IL-2 受体(IL-2R)的血清浓度升高。定植于支气管腔的烟曲霉菌丝可导致持续的气道炎症,后期则导致支气管扩张,CT 检查中支气管扩张通常位于中央(近端)。

## 一、发病机制

ABPA 的发病机制尚不完全清楚。健康人存在支气管黏膜-上皮屏障功能、黏液纤毛清除功能和肺泡巨噬细胞的吞噬作用,曲霉孢子经呼吸道吸入后即被清除,不会引起 ABPA。仅特应体质者吸入曲霉孢子后才会导致 ABPA。ABPA 的发生也与宿主的基因表型有关。遗传学研究发现人白细胞抗原(HLA)-抗原 D 相关分子与 ABPA 易感性(DR2,DR5)和 ABPA 抗性(HLA-DQ2)之间的平衡决定了哮喘或囊性纤维化患儿的 ABPA 过程[1,2]。还发现了许多与 ABPA 相关的遗传因子,包括 CF 跨膜导体调节基因突变,SP-A2(编码表面活性蛋白-A 的基因),IL-4α 链受体多态性,IL-10 多态性,Toll 样受体多态性,整合素 β₃ 多态性,解聚素和金属蛋白酶 33 基因和甘露聚糖结合凝集素多态性。

## 二、病理生理[3]

机体固有免疫细胞(气道上皮细胞、树突状细胞、巨噬细胞等)通过模式识别受体(如 Toll 样受体)或补体受体途径识别真菌的产物(如 β-葡聚糖、半乳甘露聚糖等病原体相关分子模式)后,会引起一系列趋化因子和细胞因子的大量分泌,从而激活由机体 T 细胞介导的特异性免疫应答过程,正常情况下,该过程以 CD4⁺ 的 Th1 细胞应答为主,该应答最终将通过巨噬细胞和中性粒细胞介导的吞噬作用而清除曲霉菌,但在 ABPA 患儿中,特异性免疫应答过程则表现为 CD4⁺ 的 Th2 细胞应答为主。

ABPA 是由对 Af 抗原的超敏反应引起的,在易感宿主(如患有哮喘或囊性纤维化的宿主)中,这是由于反复吸入烟曲霉的孢子引起的,引起的超敏反应主要是Ⅰ型,Ⅲ型和Ⅳ型超敏反应也有参与,但较少见。曲霉孢子吸入后黏附在气道上皮细胞表面或细胞之间发育生长成为菌丝,在此过程中释放蛋白水解酶和其他毒性物质,破坏气道上皮并激活上皮细胞,激活的上皮细胞释放一系列炎症前细胞因子和细胞趋化因子启动炎症反应,同时被蛋白水解酶破坏的上皮层增强了对曲霉抗原和其他变应原转运和递呈,进而诱导 Th2 型免疫反应,产生 IL-4、IL-5、IL-13,其中 IL-4 和 IL-13 诱导 B 细胞产生 IgE 并激活肥大细胞,IL-5 促使嗜酸细胞脱颗粒。由特异性 IgE 介导的Ⅰ型变态反应引起气道壁和周围组织的损害,出现支气管痉挛,腺体分泌增多,临床上表现为喘息、咳痰,此外抗原持续存在气道诱发了局部炎症,与菌丝缠绕在一起,形成黏液栓,导致中心型支气管扩张,嗜酸细胞分泌多种致纤维化因子以及特异性 IgG 介导的Ⅲ型变态反应引起气道重构,最终致肺纤维化。

ABPA 的病理学检查不是诊断所必需,镜下可见节段性和亚节段性支气管扩张,管腔内充满黏液栓,黏液栓可呈棕色,黏液栓内可见嗜酸性粒细胞、巨噬细胞、Charcot-Leyden 晶体及偶尔可见菌丝[4]。

### 三、流行病学

由于缺乏统一的诊断标准和标化的诊断试验，关于 ABPA 的发病率文献报道各异。ABPA 发生在 1%~15% 的囊性纤维化患儿和约 2.5% 的哮喘患儿，全球约有 480 万人患 ABPA[5,6]。在难治性哮喘患者占的构成比可达 7%~14%，而入住 ICU 的重症支气管哮喘患儿中 ABPA 的患病率为 38.6%。

哮喘儿童 ABPA 的发生不如成人常见，可能是由于缺乏对儿童进行流行病学研究引起。首例儿童 ABPA 病例报道于 1970 年。一项针对印度贫困儿童流行病学研究表明，对于未控制的哮喘儿童，曲霉菌致敏（AS）和 ABPA 的发生率分别为 29% 和 26%[7]。哮喘儿童的 ABPA 早期诊断存在较大困难，甚至潜伏期可长达 10 年才最终被诊断。

与哮喘合并 ABPA 不同，CF 患儿在儿童期合并 ABPA 也并不少见。一项包含 64 项研究的系统回顾显示 ABPA 在 CF 中的患病率为 8.9%（95% 置信区间为 7.4%~0.7%），成人发病率更高（10.1% *vs.* 8.9%；*P*<0.000 1）。来自印度的儿童研究表明 CF 患儿 ABPA 发病率占 18.2%（95% 置信区间为 6.9%~35.4%）[8]。

在非哮喘非 CF 的患儿中很少发生 ABPA，但有学者报道过 11 岁活动性肺结核的患儿发生 ABPA 的病例[9]。

### 四、临床表现、分期与分类

ABPA 的恶化与外部环境真菌孢子的活跃时间有关，有季节性。ABPA 患儿常表现为难以控制的哮喘、持续的喘息，全身症状（发热、体重下降），黄棕色黏液栓样脓痰、呼吸困难、胸痛和咯血。在发展中国家，ABPA 最初经常被误诊为其他疾病，其中主要是结核病。对依从性良好但难以控制的哮喘患儿，应注意除外是否合并 ABPA。对于 CF 患儿，常表现为原有症状恶化、体重下降和咳痰量明显增加，因而对表现为反复喘息、游走性肺部浸润以及对抗生素治疗反应不佳的急性发作的 CF 儿童，应该怀疑 ABPA 的诊断。

Patterson[10]提出了对哮喘患儿合并 ABPA 进展的 5 个阶段：I 期（急性期），患儿被诊断为 ABPA，具备所有典型的临床表现，如曲霉特异性 IgE、影像学改变，外周血嗜酸性粒细胞增多和曲霉特异性血清沉淀素阳性。Ⅱ 期（缓解期），哮喘控制患儿，无新发

的肺部浸润影，总 IgE 稳定达至少 6 个月。Ⅲ 期（恶化期），X 线片上出现新的肺部浸润影，外周血嗜酸性粒细胞增多，IgE 水平达缓解期水平的 2 倍以上。Ⅳ 期（皮质类固醇依赖性哮喘），患儿依赖激素治疗，无法耐受激素减量。Ⅴ 期（肺纤维化期），胸部 X 线片和 CT 扫描显示不可逆的纤维化和慢性空洞，血清学指标通常是阴性的。没有特别针对儿童的 ABPA 分期，早期识别和治疗可能会阻止其从轻度发展为中度和重度。

满足诊断标准的哮喘患儿，根据是否伴有中心性支气管扩张，ABPA 可分为血清学 ABPA（ABPA-S）和中央型 ABPA（ABPA-CB）；对于伴有严重哮喘且对真菌具有高度过敏但不符合 ABPA 诊断标准的被归类为真菌致敏性重症哮喘（SAFS）。库马尔[11]将 ABPA 患儿分为三种形式：轻度（ABPA 血清学阳性；ABPA-S）、中度（ABPA 伴中央支气管扩张；ABPA-CB）和严重（ABPA 伴中央支气管扩张和其他放射学特征；ABPA-CB-ORF）。即使在儿童中，晚期的 ABPA 也可能并发肺心病和肺血栓栓塞。在儿童没有单独的 ABPA 分期。有人提出，早期识别和治疗可能会阻止 ABPA 从轻度形式发展为中度和重度形式。

### 五、影像学表现

**1. 胸部 X 线**　在疾病早期，胸部 X 线可正常，典型者可出现一过性斑片状实变影，可能是嗜酸性肺炎的表现，肺内游走性片影为本病的一个特征性表现。进展期逐渐出现支气管扩张，扩张的支气管内黏液嵌塞呈现团状、香肠状或分枝性阴影（手套状征象）、肺不张。

**2. 高分辨率计算机断层扫描（HRCT）**　是协助诊断 ABPA 肺部病变的重要手段。在 ABPA 中，中心性支气管扩张和一过性肺部阴影是儿童和成人中最常见的放射学表现。中心性支气管扩张（CB）仍然被公认是 ABPA 的特征性改变。黏液栓塞也是 ABPA 的另一重要影像学特征，高分辨率 CT 显示 28% 的 ABPA 患儿可见高衰减黏液栓塞。ABPA 的 CT 特征包括：小叶中心结节（细支气管炎）、轨道征、指套征、双轨征、牙膏征、Y、V 征及肺实变影，实变好发于上叶，可伴有空洞或团块样病变[12,13]（图 2-13、图 2-14）。

### 六、诊断标准

ABPA 于 1952 年首次被 Hinson 发现，1968 年

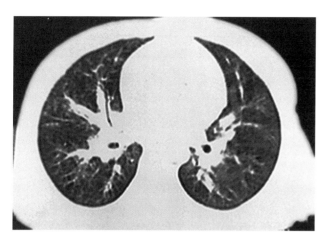

图 2-13　肺部 CT 显示中心性支气管扩张,表现为指套征

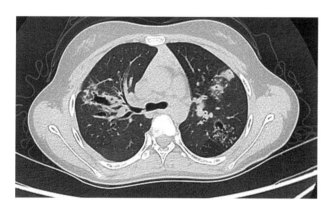

图 2-14　肺部 CT 显示右肺中心性支气管扩张,呈囊性,左肺黏液形成的不规则影和结节影,有囊形成

ABPA 在美国首次报道。这导致了 ABPA 在全球范围内的认识提高。多年来,关键的诊断标准已经基本标准化,但由于缺乏共识,不同学者提议了诊断标准,ABPA 无法通过单一的检测方法诊断。

在儿科中也使用相同的诊断标准,因为没有单独的儿童标准。皮肤点刺试验可能是一种有用的筛查试验,因为皮肤试验阴性的患儿往往不太可能发生 ABPA。诊断儿童 ABPA 的总 IgE 的临界值尚不明确,来自印度的一项儿科研究表明,儿童 ABPA 的总 IgE 为 1 200U/ml[7]。最近,囊性纤维化(CF)基金会共识[5]已经确定了 ABPA 在 CF 中的诊断标准以及 CF 患儿中 ABPA 筛查的标准,见表 2-6。由于临床特征重叠(肺部浸润和支气管扩张),CF 患儿的 ABPA 诊断往往很困难。

## 七、鉴别诊断

ABPA 的鉴别诊断包括哮喘、外周血嗜酸性粒细胞增多伴肺浸润的疾病以及真菌致敏性重症哮喘(SAFS)患儿。ABPA 可发生在哮喘患儿中,尤其是在病情恶化期间。外周血嗜酸性粒细胞增多伴肺浸润疾病包括慢性嗜酸性粒细胞性肺炎、嗜酸性粒细胞性多血管炎、药物引起的肺浸润、寄生虫感染和淋巴瘤等。黏液堵塞征需与非结核分枝杆菌感染鉴别。

## 八、治疗

治疗目标:①使用皮质类固醇抑制炎症反应;②使用抗真菌药物清除肺部烟曲霉的定植和/或增殖;③通过对可疑含曲霉环境的调查和回避环境避免 ABPA 急性发作;④防止终末期纤维化疾病。因此,皮质类固醇和抗真菌药物是治疗 ABPA 的主要途径。由于环境中曲霉普遍存在,ABPA 的治疗有时比较困难,必须去除环境因素,避免到发霉的地方,修复家庭或工作场所的真菌源,重点是漏水或湿度较大的场所。

### (一)皮质类固醇

研究表明对于急性 ABPA,全身性糖皮质激素是治疗的主要方法,但目前尚缺乏其有效性及最佳用药方案的大型临床研究。常用的治疗方案是[15]初始剂量泼尼松 0.5mg/(kg·d),14 天后改为每隔 1 天 0.5mg/kg,然后进一步减量,一般在 3 个月停药。我们对于症状严重,有呼吸困难和明显喘息,黏液栓堵塞严重,应用静脉甲泼尼龙,剂量 2~4mg/(kg·d),病情控制后迅速切换到泼尼松 0.5mg/(kg·d)。血清 IgE 水平是监测激素治疗效果的有效指标,治疗 1 个月后血清 IgE 水平应降低 25%,2 个月后降低约 60%;血清总 IgE 水平降低 35% 以上提示对激素治疗反应良好。建议治疗 4 周、8 周时分别测定血清总 IgE 浓度,以后每 8 周 1 次,连续 1 年。不建议对 ABPA 进行长期类固醇治疗,除了Ⅳ期(类固醇依赖性哮喘)患儿需要最小剂量的类固醇来稳定病情。

使用大剂量甲泼尼龙冲击疗法[10~15mg/(kg·d),每月 3 天]的案例也见有报道,效果可观,但不良反应较明显,目前缺乏大样本研究。

### (二)抗真菌药物

抗真菌药物的使用可减少肺部真菌定植、减少抗原刺激,从而减少炎症反应,从而缩短全身皮质类固醇的用药时间。伊曲康唑和伏立康唑主要用于治疗 ABPA,适用于无法耐受口服激素减量或 ABPA 急性加重的患儿。目前几乎没有研究评估伊曲康唑对哮喘儿童 ABPA 的疗效,因而抗真菌药物只能作为 ABPA 治疗的二线药物。目前儿童用药仍然是参考成年用量,儿童推荐的伊曲康唑用量为 5mg/(kg·d),最大 400mg/d(如每日量超过 200mg,则分 2 次给药),由

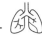

表 2-6 ABPA 的诊断标准

| 时间 | 诊断标准 |
|---|---|
| 1977 年 Rosenberg-Patterson 标准[14] | 主要标准：<br>① 哮喘<br>② 胸部 X 线片一过性或固定肺部阴影<br>③ Af 的速发皮肤试验阳性<br>④ 血清总 IgE>1 000ng/ml<br>⑤ 抗 Af 沉淀抗体阳性<br>⑥ 外周血嗜酸性粒细胞增多(>1×10⁹/L)<br>⑦ 中央或近端支气管扩张<br>符合其中 6 条主要标准为疑似病例,符合 7 条为确诊病例<br><br>次要标准：<br>① 胶冻样黄棕色痰栓<br>② 痰培养示曲霉菌阳性<br>③ 迟发期(arthus 型)皮肤对 Af 的反应 |
| 2002 年 Greenberger 最低诊断标准[15] | ① 哮喘<br>② Af 的速发皮肤试验阳性<br>③ 血清总 IgE>1 000U/ml(417kU/L)<br>④ Af 特异性的 IgE 或 IgG 抗体升高<br>⑤ 中心型支气管扩张 |
| 2003 年囊性纤维化共识协会标准[5] | 对象：囊性纤维化患儿<br>经典确诊标准：<br>① 急性或亚急性临床症状恶化(咳嗽、喘息、运动不耐受,肺功能下降、痰增多),不能用其他因素解释<br>② 血清总 IgE>1 000U/ml(使用激素前)<br>③ Af 的皮肤速发试验阳性(或未使用抗组胺药物前提下皮肤点刺试验风团 >3mm 伴有周围红斑)或血清 Af 特异性 IgE 抗体阳性<br>④ Af 特异性沉淀抗体阳性或血清特异性 IgG 抗体阳性<br>⑤ 新发的胸部浸润影(或黏液堵塞征象)或胸部 CT 异常(支气管扩张)(抗感染或物理排痰无效)<br><br>最低诊断标准：<br>① 急性或亚急性临床症状恶化(咳嗽、喘息、运动不耐受,肺功能下降、痰增多),不能用其他因素解释<br>② 血清总 IgE>500U/ml;对于高度怀疑且血清总 IgE 在 200~500U/ml,建议 1~3 个月内复查,复查前建议停用激素<br>③ Af 的皮肤速发试验阳性(或未使用抗组胺药物前提下皮肤点刺试验风团 >3mm 伴有周围红斑)或血清 Af 特异性 IgE 抗体阳性<br>④ 以下满足 1 条：<br>a)Af 特异性沉淀抗体阳性或血清特异性 IgG 抗体阳性<br>b)新发的胸部浸润影(或黏液堵塞征象)或胸部 CT 异常(支气管扩张)(抗感染或物理排痰无效) |
| 2013 年 Greenberger 真正的最低诊断标准[16] | ① 哮喘<br>② Af 的速发皮肤试验阳性<br>③ 血清总 IgE>1 000U/ml(417kU/L)<br>④ 中心型支气管扩张 |
| 2013 年 ISHAM 工作组等[17] | 易感条件：<br>① 哮喘<br>② CF |

续表

| 时间 | 诊断标准 |
|---|---|
| 2013 年 ISHAM 工作组等[17] | 强制性标准(两条均需符合):<br>① I 型曲霉菌皮肤试验阳性(Af 的速发皮肤试验)或 Af 的特异性 IgE 水平升高(>0.35kUA/L)<br>② 总 IgE 水平 >1 000U/ml(除非所有满足其他标准,则总 IgE 水平可低于 1 000U/ml)<br><br>其他标准(至少满足 2 条):<br>① Af 的特异性沉淀抗体或 IgG 抗体阳性<br>② 胸部 X 线片一过性或固定肺部阴影<br>③ 未开始激素治疗时外周血嗜酸性粒细胞计数 >500/μl |
| 2016 年 Agarwal 等[18] | 易感条件:<br>① 哮喘<br>② CF<br>③ COPD<br>④ 纤维空洞型肺结核<br><br>强制性标准(两条均需符合):<br>① Af 的特异性 IgE 水平升高(>0.35kUA/L),无法获得该结果时可考虑用 I 型曲霉菌皮肤试验阳性(Af 的速发皮肤试验)代替<br>② 总 IgE 水平 >1 000U/ml(除非所有满足其他标准,则总 IgE 水平可低于 1 000U/ml)<br>其他标准(至少满足 2 条):<br>① 血清 Af 特异性 IgG 抗体 >27mg/L<br>② 胸部 X 线片一过性或固定肺部阴影<br>③ 未开始激素治疗时外周血嗜酸性粒细胞计数 >500/μl |
| 2017 年中华医学会呼吸病学分会[19] | ① 相关疾病:<br>a) 哮喘<br>b) 其他:支气管扩张症、慢阻肺、肺囊性纤维化等<br>② 必需条件:<br>a) 烟曲霉特异性 IgE 水平增高或烟曲霉皮试速发反应阳性<br>b) 血清总 IgE 水平升高(>1 000U/ml)<br>③ 其他条件:<br>a) 血嗜酸细胞计数 >0.5 × 10^9/L<br>b) 影像学与 ABPA 一致的肺部阴影<br>c) 血清烟曲霉特异性 IgG 抗体或沉淀素阳性<br>诊断标准:具备第 1 项、第 2 项 |

于缺乏有效的实验数据,目前推荐 APBA 患儿联合使用抗真菌药物的最长有益时间建议 16 周,也有研究推荐 3~6 个月[5]。

伊曲康唑和伏立康唑通过降低真菌负荷减少抗原刺激,从而减少炎症反应。对于激素依赖型 ABPA,伊曲康唑还能减少皮质类固醇的代谢从而提高其血浆水平,甲泼尼龙与泼尼松龙相比,这种效应更明显。与伊曲康唑相比,伏立康唑具有更好的胃肠道耐受性和生物利用度,但长期应用可能与皮肤癌的发生有关。

近年来,已有研究表明泊沙康唑可用于 ABPA 的治疗,但样本量过小,临床有效性仍待大样本研究结果。

**(三)奥马珠单抗**

奥马珠单抗(omalizumab)是一种抗人 IgE 的单克隆抗体。在 Cochrane 数据评价中,已发现 omalizumab 在过敏性哮喘中是有效且安全的。过去的研究表明,omalizumab 可用于治疗 ABPA,但在患有囊性纤维化的 ABPA 患儿中使用 omalizumab 需要更明确的临床试验。几乎没有关于使用 ABPA 的哮

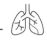

喘儿童使用 omalizumab 的研究。

### （四）其他辅助治疗

长期口服阿奇霉素，每周 3 次，可用于有中央支气管扩张和有症状的患儿，在 2~3 周后若不能改善咳嗽频率或减少痰的产生，应停用；此外，还需治疗并存的疾病，如过敏性鼻炎、胃食管反流和鼻-鼻窦炎。

### （五）囊性纤维化患儿 ABPA 的治疗[5]

囊性纤维化患儿的 ABPA 治疗方案与上述方案相似，但很少有对 CF 合并 ABPA 的大型研究。这些研究没有双盲或对照，皮质类固醇的剂量也有所不同。然而，有限的数据表明皮质类固醇在治疗 CF 中的 ABPA 是有益的。研究表明应用泼尼松治疗 14 例 ABPA 和 CF 患儿，初始剂量为 2mg/(kg·d)，持续 1 周，然后减为 1mg/(kg·d)，此后在几个月内逐渐减少至最低剂量，患儿的喘息表现、血 IgE 的升高和嗜酸性粒细胞的增多均得到了一定控制。糖皮质激素已被证明对合并 ABPA 和 CF 患儿有疗效，但尚无精确剂量的报道。CF 基金会共识建议泼尼松龙的初始口服剂量为 0.5~2mg/(kg·d)（最大剂量 60mg），持续 1~2 周，然后减为每隔一天 0.5~2mg/(kg·d)，1~2 周，后在 2~3 个月内逐渐减量。类固醇通常根据患儿临床反应和耐受性逐渐减量，但没有统一的减量方案。因为血清 IgE 水平与疾病活动相关，部分学者建议即使患儿没有临床症状，当血总 IgE 水平较基线升高 2 倍以上时，建议加用激素治疗。需要注意的是，血清总 IgE 水平并非仅为曲霉菌特异性的，不能单根据它的水平来决定是否开始激素治疗。对于长期或反复口服类固醇激素的患儿，需监测药物相关副作用，包括库欣面容、高血压、向心性肥胖、骨质疏松等。

已有较多的研究对 ABPA 患儿口服或吸入抗真菌药物的有效性进行了报道。然而，这些研究的患儿数量很少，CF 患儿的比例也很小，很少有研究是安慰剂对照、盲法或随机的，文献报告的剂量范围差别比较大。但一般来说，每天服用 200~400mg 伊曲康唑 1~2 周，然后在几个月内逐渐减停。结合有限的证据及 CF 基金会共识建议，对类固醇反应不良、ABPA 复发、皮质类固醇依赖性的 ABPA 患儿建议使用伊曲康唑治疗 CF 中的 ABPA。

Vanderent 等[20]首次描述了奥马珠单抗（omalizumab）在一名患有 ABPA 的 12 岁 CF 女孩中的应用，在使用单剂量药物后其呼吸系统症状及肺功能有显著的改善。Li 等人[21]回顾了已发表 102 例患儿（包括哮喘和 CF 的成人和儿童患儿）应用 omalizumab 的有效性。对于合并 ABPA 的 CF 患儿，omalizumab 治疗的有效性和安全性缺乏证据，需要进行大规模的前瞻性随机对照研究。

其他 CF 合并 ABPA 的综合治疗方法见表 2-7。

### （六）ABPA 的监测治疗

我们应该定期监测 ABPA 的临床表现、肺功能、血清总 IgE 水平和肺部影像学（X 线或 HRCT）。血清总 IgE 水平是监测 ABPA 疾病活动的有效标志物，它可用于预测患儿病情的恶化，应每隔 1~2 个月定期测量血清总 IgE 浓度，监测对糖皮质激素治疗的临床反应。胸部 X 线阴影的缓解或血清总 IgE 水平最低降低 35% 以上提示有效。如果血清总 IgE 水平

表 2-7　囊性纤维化合并 ABPA 的综合治疗[5,21]

| 治疗方法 | 证据 | 未来研究 |
| --- | --- | --- |
| 两性霉素 B | 两项研究分别有 7 名和 3 名儿童 CF 患儿雾化两性霉素 B 有效<br>另一项成人小型预试验表明，缓解期哮喘合并 ABPA，尽管雾化两性霉素 B 能减少 ABPA 恶化次数，但对试验最终主要评估结果无影响 | 需要更多研究证明其有效性 |
| 伏立康唑 | 两项 CF 合并 ABPA（包括儿童患儿）的研究证明伏立康唑治疗有效，但非 RCT 研究 | 需要更多研究证明，但可能作为伊曲康唑的替代药物 |
| 艾沙康唑 | 研究报道了艾沙康唑成功治疗一名无法耐受伊曲康唑、伏立康唑的女性哮喘合并 ABPA 患者 | 需要更多研究证明 |
| 维生素 D | 一项体外研究表明，维生素 $D_3$ 可抑制 ABPA 患儿对烟曲霉的 TH2 反应。然而，一项对印度成人研究表明对照组、哮喘组和哮喘伴 ABPA 组之间维生素 D 水平无差异，提示维生素 D 水平在 ABPA 中可能不起重要作用 | 儿童无相关报道 |
| 支气管镜 | 支气管镜可清除气道内的痰栓 | 部分患者效果有限 |
| 环境因素 | ABPA 的恶化与外部环境真菌孢子的活跃时间有关，因而具有一定的季节性，避免接触潮湿地区、地下室、腐烂的蔬菜等可能含有大量曲霉孢子的区域可能对 ABPA 患儿有益 | 需要更多研究证明，尤其对于儿童患者 |

在任何时候都达正常值 2 倍以上,则提示 ABPA 的恶化。但曲霉菌特异性 IgE 水平不能用于监测对治疗的反应,尽管儿童尚未有相关研究。其他治疗建议包括持续的门诊管理、及早对病情进行分期及定期监测胸部 X 线片。

## 九、ABPA 筛查

哮喘中 ABPA 的筛查建议:国外学者建议对哮喘患儿常规行皮肤点刺试验,对于曲霉菌点刺试验阳性的患儿,需定期监测血总 IgE 水平,>1 000U/ml 的患儿需筛查有无合并 ABPA 的可能。

囊性纤维化共识协会则制定在 CF 中筛查 ABPA 的建议如下:①对 6 岁以上患儿需警惕;②每年复查血清总 IgE 浓度,如血清总 IgE>500U/ml,建议进一步筛查 Af 的皮肤速发试验或血清 Af 特异性 IgE 抗体,如阳性,请参考最低诊断标准进行诊断;③如血清总 IgE 浓度在 200~500U/ml,临床提示 ABPA 可能(比如病情恶化),需反复复查,并进一步完善检查(如 Af 的皮肤速发试验、血清 Af 特异性 IgE 或 IgG 抗体、烟曲霉沉淀抗体、胸部 X 线)。

## 十、过敏性支气管肺真菌病简介

过敏性支气管肺真菌病(ABPM)是由环境真菌引起的下呼吸道超敏性介导的疾病,最常见的是烟曲霉(由烟曲霉介导的称为过敏性支气管肺曲霉菌病,ABPA),其他病原体包括[22]白念珠菌(约占 60%)、二极孢菌属(约占 13%)、裂殖酵母属、链格孢属、枝孢菌属、弯孢菌属、镰刀菌属、青霉菌属、假霉样真菌属、根霉菌属、酵母菌属和毛孢子菌属。

该病的临床表现同 ABPA 相似,ABPM 较 ABPA 诊断更为困难,哮喘和囊性纤维化仍然是 ABPM 发生的高危基础疾病,但仅占到 ABPM 病例的 35% 左右,一项全球的 ABPM 报告[22]中仅有 11%(16/143)的病例符合诊断标准,并且高达近 70% 的病例未合并哮喘,但 41% 的患儿往往合并过敏体质,如特异性皮炎、荨麻疹、结膜炎等;ABPM 的 IgE 水平平均可达 1 400U/ml,均值较 ABPA 更高。ABPM 患儿的沉淀素常呈现假阴性,血清沉淀素抗体多被认为是早期暴露真菌抗原的证据,但不一定代表会发展为 ABPM[23]。

ABPM 病理表现多样,可在不同个体有不同表现,即使在同一个体在肺的不同部位组织病理表现也可不同,典型病理表现同 ABPA,但研究表明肉芽肿的形成并不少见,包括支气管壁肉芽肿(支气管中

心肉芽肿)、渗出性细支气管炎、闭塞性细支气管炎或肉芽肿性细支气管炎[24,25]。

目前,全身应用糖皮质激素及抗真菌治疗也是 ABPM 的主要治疗方法,但迄今仍没有明确的指导方针药物、剂量和疗程,抗真菌药物可根据真菌类型及药敏结果参考用药。

(徐 慧)

## 参考文献

[1] CHAUHAN B,KNUTSEN A,HUTCHESON PS,et al. T cell subsets,epitope mapping,and HLA-restriction in patients with allergic bronchopulmonary aspergillosis. J CLIN INVEST,1996,97(10):2324-2331.

[2] CHAUHAN B,SANTIAGO L,KIRSCHMANN DA, et al. The association of HLA-DR alleles and T cell activation with allergic bronchopulmonary aspergillosis. J IMMUNOL,1997,159(8):4072-4076.

[3] MOSS RB. Pathophysiology and immunology of allergic bronchopulmonary aspergillosis. MED MYCOL,2005,43(s1):S203-206.

[4] TILLIE-LEBLOND I,TONNEL AB. Allergic bronchopulmonary aspergillosis. ALLERGY,2005,60(2):1004-1013.

[5] STEVENS DA,MOSS RB,KURUP VP,et al. Allergic bronchopulmonary aspergillosis in cystic fibrosis—state of the art:Cystic Fibrosis Foundation Consensus Conference. CLIN INFECT DIS,2003,37(s3):S225-264.

[6] DENNING DW,PLEUVRY A,COLE DC. Global burden of allergic bronchopulmonary aspergillosis with asthma and its complication chronic pulmonary aspergillosis in adults. MED MYCOL,2013,51(4):361-370.

[7] SINGH M,DAS S,CHAUHAN A,et al. The diagnostic criteria for allergic bronchopulmonary aspergillosis in children with poorly controlled asthma need to be re-evaluated. ACTA PAEDIATR,2015,104(5):e206-209.

[8] MATURU VN,AGARWAL R. Prevalence of Aspergillus sensitization and allergic bronchopulmonary aspergillosis in cystic fibrosis:systematic review and meta-analysis. CLIN EXP ALLERGY,2015,45(12):1765-1778.

[9] BOZ AB,CELMELI F,ARSLAN AG,et al. A case of allergic bronchopulmonary aspergillosis following active pulmonary tuberculosis. Pediatr Pulmonol,2009,44(1):86-89.

[10] PATTERSON R,GREENBERGER PA,RADIN RC,et al. Allergic bronchopulmonary aspergillosis:staging as an aid to management. ANN INTERN MED,1982,96(3):286-291.

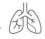

[11] KUMAR R. Mild,moderate,and severe forms of allergic bronchopulmonary aspergillosis:a clinical and serologic evaluation. CHEST,2003,124(3):890-892.

[12] PANCHAL N,BHAGAT R,PANT C,et al. Allergic bronchopulmonary aspergillosis:the spectrum of computed tomography appearances. Respir Med,1997,91(4):213-219.

[13] HUPPMANN MV,MONSON M. Allergic bronchopulmonary aspergillosis:a unique presentation in a pediatric patient. PEDIATR RADIOL,2008,38(8):879-883.

[14] ROSENBERG M,PATTERSON R,MINTZER R,et al. Clinical and immunologic criteria for the diagnosis of allergic bronchopulmonary aspergillosis. ANN INTERN MED,1977,86(4):405-414.

[15] GREENBERGER PA. Allergic bronchopulmonary aspergillosis. J Allergy Clin Immunol,2002,110(5):685-692.

[16] GREENBERGER PA. When to suspect and work up allergic bronchopulmonary aspergillosis. Ann Allergy Asthma Immunol,2013,111(1):1-4.

[17] AGARWAL R,CHAKRABARTI A,SHAH A,et al. Allergic bronchopulmonary aspergillosis:review of literature and proposal of new diagnostic and classification criteria. CLIN EXP ALLERGY,2013,43(8):850-873.

[18] AGARWAL R,SEHGAL IS,DHOORIA S,et al. Developments in the diagnosis and treatment of allergic bronchopulmonary aspergillosis. Expert Rev Respir Med,2016,10(12):1317-1334.

[19] 中华医学会呼吸病学分会哮喘学组. 过敏性支气管肺曲霉菌病诊治专家共识. 中华医学杂志,2017,97(34):2650-2656.

[20] VAN DER ENT CK,HOEKSTRA H,RIJKERS GT. Successful treatment of allergic bronchopulmonary aspergillosis with recombinant anti-IgE antibody. THORAX,2007,62(3):276-277.

[21] LI JX,FAN LC,LI MH,et al. Beneficial effects of Omalizumab therapy in allergic bronchopulmonary aspergillosis:A synthesis review of published literature. Respir Med,2017,122(1):33-42.

[22] CHOWDHARY A,AGARWAL K,KATHURIA S,et al. Allergic bronchopulmonary mycosis due to fungi other than Aspergillus:a global overview. CRIT REV MICROBIOL,2014,40(1):30-48.

[23] DARKE CS,KNOWELDEN J,LACEY J,et al. Respiratory disease of workers harvesting grain. THORAX,1976,31(3):294-302.

[24] CHOWDHARY A,AGARWAL K,RANDHAWA HS,et al. A rare case of allergic bronchopulmonary mycosis caused by Alternaria alternata. MED MYCOL,2012,50(8):890-896.

[25] TRAVIS WD,KWON-CHUNG KJ,KLEINER DE,et al. Unusual aspects of allergic bronchopulmonary fungal disease:report of two cases due to Curvularia organisms associated with allergic fungal sinusitis. HUM PATHOL,1991,22(12):1240-1248.

# 第九节　塑型性支气管炎

塑型性支气管炎(plastic bronchitis,PB)又称纤维素性支气管炎、纤维蛋白性支气管炎、假膜性支气管炎,是指内生性异物局部或广泛性堵塞支气管,类似气管支气管的模型一般,导致肺部分或全部通气功能障碍。疾病严重时,会堵塞整个气道,导致急性呼吸衰竭,危及患儿生命。国外20世纪初已有个例报道,认为是一种较罕见的疾病,近年发现不罕见,在儿童更常见。

## 一、病理表现

1997年M.Seer等根据塑型性支气管炎的病因将其分为两大方面。根据气道内生物的成分分型:Ⅰ型为炎症型,主要成分为大量纤维素和嗜酸性及中性粒细胞炎性浸润,有Charcot-Leiden晶体,发病应与炎症和过敏反应有关,常急性发病,与感染、过敏等有关;Ⅱ型为无细胞型(acellular)或者非炎症型,主要为黏液蛋白,有少量甚至完全没有炎症细胞浸润,镜下所见为一片均质伊红染色[1]。

## 二、病因

引起支气管分泌物的量或黏度增加的疾病可导致塑型性支气管炎,如流感病毒、腺病毒,肺炎支原体感染等,哮喘,囊性纤维化,吸入异物,过敏性支气管肺曲霉菌病等。支气管分泌物和静脉压力增加有关的疾病也可导致塑型性支气管炎,如心脏瓣膜异常、缩窄性心包炎、发绀性充血性心脏病、镰状细胞贫血、先天性心脏畸形Fontan手术后。此外,肺淋巴管引流紊乱的情况下,淋巴液中的蛋白质进入气道也可引起。个别病例病因不明,称特发性。有文献报道胆汁和胃液引起气道化学性炎症、光滑假丝酵母菌和屎肠球菌引起的支气管感染与塑型性支气管炎有关。持续机械通气造成的气管损伤,可引起气压伤和高浓度氧释放,导致纤毛上皮丧失和黏液排出受损也是支气管塑型形成的原因之一[2,3]。

总之,塑型性支气管炎的病因可分为淋巴源性、非淋巴源性及特发性纤维素性支气管炎[4]。

淋巴源性塑型性支气管炎是近来发现的PB的重要病因之一,是由于原发或继发淋巴管异常或受压,胸腔内淋巴回流障碍,淋巴管与支气管直接相通,乳糜液释放入支气管,出现乳糜痰或乳糜塑型,可合并乳糜胸[5]。引起淋巴循环障碍的多种疾病,包括淋巴管异常,如先天淋巴管畸形、淋巴管扩张、弥漫性淋巴管瘤病、黄指/趾甲综合征、淋巴瘤等。美国费城的 Maxim 等医生报道了 7 例纤维素性支气管炎,淋巴管造影和磁共振发现,6 例出现肺门及纵隔淋巴回流障碍,3 例远端胸导管完全闭塞,2 例患儿胸导管淋巴液漏出,1 名患儿远端胸导管硬化。

### 三、临床表现

PB 的临床表现主要为咳嗽,喘息或呼吸困难,可突然发生,甚至引起窒息,一些原发病或者继发感染时可以发热。查体可见缺氧征,呼吸费力,胸骨上和胸廓下凹陷,肺部听诊可有呼吸音减低或者消失,有沉默胸表现。

### 四、影像学表现

影像学表现根据原发病表现可有不同,共同表现为支气管阻塞和肺不张,可伴有纵隔气肿和皮下气肿。淋巴管发育异常和扩张表现为小叶间隔增厚,可伴有淋巴结增大[6]。

### 五、支气管镜下表现

支气管镜下见异常分泌物堵塞气管腔,分泌物沿支气管树分支。

淋巴源性塑型性支气管炎支气管镜下可见乳糜塑型,周围可见薄壁囊泡,挤压后有牛奶样液体流出,支气管灌洗液牛奶样,甘油三酯升高,脂质(Oil-Red O)染色阳性。

### 六、诊断

根据原发病、临床表现、影像学表现以及支气管镜下表现诊断。

### 七、治疗

支气管镜下介入治疗,钳取塑型分泌物。对于淋巴循环异常者,可行淋巴管手术及介入治疗,需低脂饮食,补充中链脂肪酸和淋巴管栓塞治疗[7,8],详见第十一章第四节淋巴循环异常与塑型性支气管炎。

(杨海明)

## 参考文献

[1] MIGLIORE M,CIANCIO N,GIULIANO R,et al. Bronchial cast hiding a lung cancer. Multidiscip Respir Med,2012,7(1):43.

[2] SOMANI SS,NAIK CS. Bronchial cast:a case report. Indian Journal of Otolaryngology & Head & Neck Surgery Official Publication of the Association of Otolaryngologists of India,2008,60(3):242-244.

[3] FERRERES-FRANCO J,BLANQUER-OLIVAS J,E PASTOR-ESPLÁ,et al. Intermittent Asphyxia Syndrome Caused by a Bronchial Cast in the Subglottic Region. Archivos De Bronconeumología,2005,41(11):638-640.

[4] MADSEN P,SHAH SA,RUBIN BK. Plastic bronchitis: new insights and a classification scheme. Paediatric Respiratory Reviews,2005,6(4):292-300.

[5] NADOLSKI,GREGORY. Nontraumatic Chylothorax: Diagnostic Algorithm and Treatment Options. Tech Vasc Interv Radiol,2016,19(4):286-290.

[6] DORI Y,ITKIN M. Etiology and new treatment options for patients with plastic bronchitis. J Thorac Cardiovasc Surg,2016,152(2):e49-e50.

[7] DOWNEY GP,ASCHNER Y. Chasing the Lymph:New Clues for the Management of Idiopathic Plastic Bronchitis. Ann Am Thorac Soc,2016,13(10):1671-1673.

[8] ITKIN MG,MCCORMACK FX,DORI Y. Diagnosis and Treatment of Lymphatic Plastic Bronchitis in Adults Using Advanced Lymphatic Imaging and Percutaneous Embolization. Annals of the American Thoracic Society,2016,13(10):1689-1696.

## 第十节 细支气管炎

成人细支气管的定义是指直径≤2mm 的小气道,主要由细支气管组成,因此两者互用。细支气管炎(bronchiolitis)通常指缺少软骨的细支气管和/或肺泡管存在炎症和/或纤维化,主要包括膜性细支气管和呼吸性细支气管[1]。

细支气管炎可为肺实质或大气道的病变累及细

支气管,也可主要位于细支气管,为原发性细支气管炎。病因较多,基于基础组织病理学模式,原发性细支气管炎在病理学上一般分两大类:细胞性和缩窄性(纤维性)。细胞性支气管炎以炎症细胞浸润为主要特征,而缩窄性细支气管炎指管周和黏膜下纤维化引起细支气管狭窄。细胞性细支气管炎主要包括急性感染性细支气管炎、吸入性细支气管炎、滤泡性细支气管炎、泛细支气管炎等。缩窄性细支气管炎又称闭塞性细支气管炎。有关儿童细支气管炎的分类见表2-8。

表2-8 儿童细支气管炎的分类

| 类别 | 组织病理学特征 |
| --- | --- |
| 原发性细支气管炎 | 急性感染性细支气管炎 |
| | 滤泡性细支气管炎 |
| | 弥漫性吸入性细支气管炎 |
| | 闭塞性细支气管炎 |
| | 弥漫性泛细支气管炎(存在争论,我们发现基本为囊性纤维化或原发纤毛运动障碍引起) |
| 与间质疾病相关的细支气管炎 | 间质性肺疾病-呼吸性细支气管炎 |
| | 过敏性肺炎 |
| 与大气道疾病相关的细支气管炎 | 支气管扩张累及细支气管 |

## 一、肺炎支原体感染性细支气管炎

急性感染性细支气管炎在细支气管炎中最常见,在婴幼儿中称为"毛细支气管炎",最常见的是由呼吸道合胞病毒引起。近年来,我们发现腺病毒和肺炎支原体可引起急性感染性细支气管炎,由于少见,临床认识不够,一些病例遗留闭塞性细支气管炎。鉴于腺病毒无论发病机制、临床和影像学表现等方面与肺炎支原体很类似,本节仅介绍肺炎支原体引起的细支气管炎。

肺炎支原体可引起肺炎,也可引起细支气管炎。国外早期文献分析了肺炎支原体感染类型,发现肺炎支原体感染引起的细支气管炎占总体感染类型的7%[2]。我们临床初步总结发现细支气管炎约占入院肺炎支原体肺炎的5%~10%。2019年冬季我国北方地区肺炎支原体细支气管炎明显增多。国外文献也有肺炎支原体细支气管炎的个例报道,主要见于成人,儿童报道很少。肺炎支原体细支气管炎可能为肺炎支原体感染大气道后向下蔓延到细支气管所致,故一些患者可伴有大气道炎症。也可由细支气管再向下蔓延到肺实质,一些患者随后出现气腔实变。

### (一)发病机制

肺炎支原体肺炎发病机制目前尚未完全清楚,日本学者通过动物实验发现,肺炎支原体细支气管炎发生可能与宿主细胞介导免疫(cell-mediate immunity,CMI)的水平增高有关[2]。我们从收治病例发现支原体感染细支气管炎易发生于有家族或个人过敏史或哮喘患儿[3]。

### (二)病理表现

急性期大气道黏膜损害严重,有纤毛破坏,急性炎症细胞浸润及分泌物渗出,膜性及呼吸性上皮细胞破坏。细支气管管腔充满碎片、黏液样物质、中性粒细胞和巨噬细胞浸润,支气管壁周围淋巴组织细胞和泡沫细胞呈套袖样浸润,并可扩散到肺泡间隔,主要由CD4+、CD8+淋巴细胞,也有一些散在的浆细胞和CD20+b淋巴细胞。后期支气管上皮被增殖的成纤维细胞替代[4],有细支气管管腔纤维化、气道扭曲及闭塞[5]。

### (三)临床表现

发热,咳嗽,双侧病变者常伴有喘息,重症患者有呼吸困难,甚至发生呼吸衰竭,需要无创通气或者机械通气治疗。呼吸困难与大小气道分泌物阻塞和平滑肌痉挛有关。大气道分泌物阻塞可形成塑型性支气管炎。

查体肺部可有湿啰音和喘鸣音,重者出现鼻翼扇动、三凹征等低氧血症表现,甚至沉默胸。单侧局限性病变临床表现相对轻,一般无喘息和呼吸困难。但无论双侧病变还是单侧局限或广泛病变,均可合并大气道堵塞和肺不张,出现呼吸困难,并可突然发生。

日本文献发现重症支原体肺炎患者早期60%为细支气管炎表现[6]。

### (四)影像学表现

轻者胸部X线片表现不明显,仅有磨玻璃阴影,典型者为局灶性或者弥漫性小叶中心性结节。

胸部CT在检测小气道异常方面优于胸部X线片,是诊断感染性细支气管炎的主要依据,表现为磨玻璃阴影,小叶中心结节,网结节状浸润,丛状的树芽征或出现V形或Y形的线条样分支、细支气管壁增厚、细支气管管径扩张,空气滞留和马赛克征(图2-15),病变可为双侧弥漫性,亦可为单侧局灶性或者弥漫性[7]。细支气管炎患儿病变蔓延波及肺泡,可出现小叶性肺炎或者大叶性肺炎表现,一些患儿可合并大气道炎症,表现为支气管血管束增厚,支气管壁增厚、气道周围渗出性阴影,黏液栓堵塞征,可伴有肺不张。

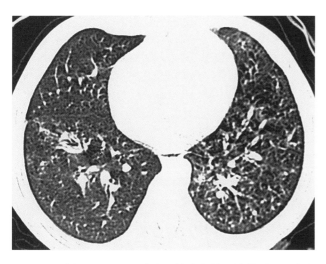

图 2-15 胸部 CT 显示双肺弥漫性中心性小结节影以及分支状线条征

### （五）诊断

根据临床和影像学表现以及支原体感染的病原学进行诊断。

### （六）易发生闭塞性细支气管炎的高危人群

包括发热时间超过 7 天，常规 2mg/（kg·d）甲泼尼龙治疗难以控制的持续喘息，低氧血症，双侧弥漫性病变，尤其有黏液阻塞或以分枝样病变为主者。治疗因素包括糖皮质激素治疗过晚、剂量不足、阿奇霉素应用过晚等。

### （七）治疗

**1. 抗肺炎支原体治疗** 应用大环内酯类抗生素，8 岁以上可使用米诺环素等。引起细支气管炎的肺炎支原体是否为耐药株感染，目前尚不明确。临床效果分析，目前耐药性不明显。

**2. 糖皮质激素** 双侧肺炎支原体细支气管炎大多数出现喘息，尤其是重症病例，喘息较重，一些病例既往有哮喘史，根据糖皮质激素的作用机制，从理论上有使用糖皮质激素的依据。我们初步根据预后观察，认为对于易发展为闭塞性细支气管炎的高危人群，适当时机和剂量治疗有助于阻止或者减轻闭塞性细支气管炎的发生，同肺炎一样，在病后 7 天左右应用，根据喘息程度和病情决定剂量[8,9]。

**3. 支气管镜治疗** 对于合并有大气道黏液堵塞者应及时清除黏液。

## 二、闭塞性细支气管炎

闭塞性细支气管炎（bronchiolitis obliterans，BO）是一种少见的慢性阻塞性肺疾病，多继发于严重的终末小气道（膜性细支气管和呼吸性细支气管）损伤，其后出现小气道的炎症和纤维化，最终出现管腔狭窄或完全闭塞，导致慢性气流受限。BO 由 Lange 在 1901 年依据病理学表现最先提出，其发病率低，但预后较差，影响患儿的生命质量。近年来随着 HRCT 技术水平的提高，对于本病的认识也随之深入。

### （一）病因

本病病因较多，包括感染后闭塞性细支气管炎（post-infectious bronchiolitis obliterans，PIBO）、移植（骨髓移植、器官移植，亦称为 BOS）、结缔组织病（类风湿关节炎、干燥综合征）、Stevens-Johnson 综合征（SJS）/中毒性大疱表皮松解症（toxic epidermal necrolysis，TEN）、毒物吸入（$NH_3$ 等）、胃食管反流、药物、肿瘤等。

在儿童中，以 PIBO 最为多见，即严重的急性细支气管炎和/或肺炎后出现持续的阻塞性呼吸道症状，3 岁以下者与严重的病毒感染密切相关，主要包括腺病毒、流感病毒、副流感病毒、麻疹病毒、呼吸道合胞病毒、水痘病毒[10]。Ebru 等人研究指出 PIBO 中的病原主要是腺病毒[11,12]；Jung-Yun Hong 等对 1990—1998 年下呼吸道感染患者进行统计学研究，发现腺病毒感染率 5.9%，但腺病毒 3、7 型感染者病情严重，多留有 BO、支气管扩张等后遗症[13]。1984 年发现的腺病毒 7 型是毒性最强的血清型，但是 3、5、21 型也可引起 BO[14]。另外，肺炎支原体感染亦可遗留 BO，部分病例可为上述病原混合感染。

SJS/TEN 直接导致气道上皮损伤，出现小气道炎症反应相关的慢性气流阻塞综合征，进而出现 BO[15]，若气道阻塞加重，可进展出现过度充气、肺不张、分泌物减少、支气管扩张及纤维化。Arzu Bakirtas 和 S. Dogra 报道诊断 SJS 与出现 BO 表现的间隔时间分别为 15 天，5 个月和 2 周后[16]。骨髓移植、肺移植等器官移植常并发 BOS[17]。有人认为，在 PIBO、移植后 BOS 的发生中，胃食管反流可能起到部分作用[10]。

### （二）高危因素

Colom 等人进行的病例对照研究显示，3 岁以下 BO 患儿的危险因素为腺病毒感染和机械通气[18]；另外，针对腺病毒感染与 BO 之间的关系，Patricia Murtagh 等对阿根廷 1988—2005 年住院的 415 名腺病毒相关的急性下呼吸道感染患儿进行回顾性研究，结果显示 BO 相关的危险因素是住院时间超过 30 天、多病灶肺炎及高碳酸血症[19]。我们发现肺炎支原体细支气管炎患儿容易遗留 BO，尤其是有喘息、低氧血症、肺叶受累数多者以及过敏体质者[8,20]。

发生 BOS 的影响因素则包括初级移植功能紊

乱、急性排异反应或淋巴细胞性细支气管炎、抗 HLA 抗体(体液免疫)、胃食管反流和少量误吸、感染(病毒、细菌、真菌)、支气管肺泡灌洗液中性粒细胞增多、自身免疫等。

### (三)病理学表现

BO 的病理学表现为膜性和呼吸性细支气管的炎症细胞浸润和纤维化所致的管腔部分或全部闭塞。初始小气道损伤后出现上皮功能紊乱或局部坏死,继而管腔内脓性纤维蛋白性渗出物累积、成纤维细胞分泌的胶原及黏多糖沉积,后期出现纤维化和瘢痕收缩造成管腔缩窄与扭曲,甚至完全闭塞[21]。

1993 年 Myers 等提出 BO 有两种病理分型:缩窄性细支气管炎(constrictive bronchiolitis),以结缔组织和/或炎症细胞造成气道壁增厚、气道扭曲等使得气道管腔最终狭窄或完全闭塞为特点;增殖性细支气管炎(proliferative bronchiolitis),以疏松结缔组织和多种巨噬细胞、炎症细胞形成的息肉最终导致气道管腔部分或完全堵塞[22]。Thais Mauad 等对 30 例开胸肺活检(open lung biopsy,OLB)的 BO 患儿进行病理学分析,结果提示缩窄性细支气管炎占 97%,而巨噬细胞聚集、支气管扩张、黏液分泌少、过度充气等闭塞的间接征象常出现[23]。

### (四)临床表现

虽然 BO 的病因有多种,但临床表现相似,既往健康者在急性感染或上述病因导致的肺损伤后出现持续咳嗽、喘息、运动耐受性差,重者可有气促、呼吸困难、三凹征,肺部呼气相喘鸣音和湿啰音是最常见的体征,一般无杵状指/趾,远期可出现胸廓畸形。症状可持续存在数月甚至数年。

### (五)影像学检查

胸部 X 线片无特异性,轻者可趋近于正常,重者可出现过度充气、肺不张、肺实变。肺部 HRCT 表现包括马赛克灌注、支气管壁增厚、支气管扩张、空气滞留征以及透明肺[23](图 2-16),空气滞留征对诊断更有特异性,呼气相肺部 HRCT 检查时更加明显,故主张进行呼气相胸部 HRCT 检查,但受年龄和技术水平限制。我们在临床发现吸入相 HRCT 对于多数患儿能够提供诊断,一些病情很轻微的患者,吸气相确实可以漏诊。透明肺对本病的诊断也很有价值。

V/Q 闪烁扫描术可呈现对应的肺部通气和灌注缺陷,由于肺部 HRCT 检查对诊断很有价值,此项检查目前基本不用。

### (六)其他检查

肺功能检查提示显著过度充气和阻塞性流速,

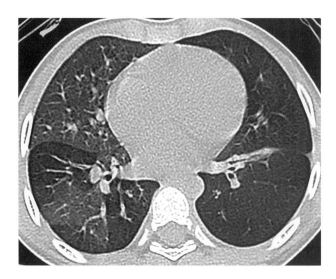

图 2-16　胸部 CT 显示右肺马赛克灌注,有空气潴留征,左肺透明肺以及支气管扩张

容积峰即 RV、TGV 升高和 $FEV_1$、$FEV_1/FVC$ 降低。随着病情进展,可表现为限制性或混合性通气功能障碍,具有一定可逆性[24]。另外,肺功能检查可用于评估治疗后疗效。

Thais Mauad 等对 BO 患儿进行气道细胞学分析,结果提示 $CD8^+T$ 淋巴细胞显著升高[25]。Young Yull Koh 等对 12 例麻疹后 BO 患儿进行支气管灌洗液细胞学及分子学分析,结果提示中性粒细胞比例、$CD8^+T$ 淋巴细胞计数及 IL-8 水平较对照组明显升高,可能在 BO 的发病机制中起重要作用[26]。我们的研究显示,肺炎支原体后 BO 者支气管肺泡灌洗中 $CD4^+$ 淋巴细胞、$CD8^+T$ 淋巴细胞细胞因子显著升高[27]。另外,有研究指出 PBO 患儿的支气管灌洗液氧化应激产物水平增加,可能在 BO 的发病中有重要作用[28]。

### (七)诊断

肺活检是诊断 BO 的金标准,但因 BO 的病变呈斑点样散在分布,肺活检很难取到病变部位,Siby 提出有近 1/3 的患者肺活检结果正常或无诊断意义[29],且增加了危重患儿的危险性,其实践性受到限制。

因此,我们提出 BO 的诊断主要依据病史、临床表现及影像学检查:①有严重的急性细支气管炎或肺炎或其他气道损害病史;②出现持续慢性气道阻塞症状和体征,气道阻塞对于支气管扩张剂及激素反应差;③肺部 CT 出现特征性影像学表现,如过度充气和空气潴留征、支气管壁增厚和支气管扩张、马赛克征象等;④排除其他有持续呼吸道症状的慢性肺疾病。

肺功能提示严重固定的支气管阻塞、肺扩张度减低及气道阻力增加等表现可能代表 BO 的组织病理学病变,评估肺功能可以指导 BO 的诊断。另外,Rita 等提出 BO 患儿早期肺部 CT 的 Bhalla 评分可预测近 10 年后的肺功能情况[30]。

针对婴幼儿肺功能检查的测定局限性,Colom 等对 125 例慢性肺疾病患儿进行队列研究并制定出感染后 BO 的临床预测模型进行 BO 评分,腺病毒感染 3 分、典型的临床病史 4 分、HRCT 可见马赛克灌注 4 分,若总分高于 7 分则可诊断[31]。

### (八) 治疗及预防

**1. 对症支持治疗**　目前 BO 的主要治疗方案是对症治疗。减少被动吸烟和刺激性气体吸入、清理呼吸道。肺部物理治疗可以促进呼吸道分泌物排出、改善肺通气,还可以减轻气道炎症,预防肺部并发症。气促、低氧血症者需氧疗,包括鼻导管吸氧、面罩吸氧、呼吸机辅助支持等。支气管舒张剂包括抗胆碱药物及 $\beta_2$-肾上腺素受体激动剂,如异丙托溴铵、沙丁胺醇,可减少气道阻塞症状,常与糖皮质激素配伍使用。研究表明,使用支气管舒张剂后,PIBO 患儿的肺功能有改善,提示气道阻塞部分可逆。如果合并感染,需应用抗生素抗感染治疗。

**2. 糖皮质激素**　可抑制炎症反应和纤维化,并能减少继发于病毒感染和过敏的气道高反应和支气管狭窄,全身及吸入激素是移植后 BOS 治疗的基石。吸入用于临床症状轻微、病情平稳者,或作为全身应用激素的维持治疗;口服甲泼尼龙片或泼尼松片 $1\sim2\text{mg/(kg·d)}$,1 个月后逐渐减量,疗程不超过 3 个月;对于 PIBO 早期可静脉滴注甲泼尼龙,症状控制改为口服;肺部 CT 提示支气管壁增厚、相对小的年龄组 PIBO 者,启用静脉激素脉冲(甲泼尼龙按每天 $20\sim30\text{mg/kg}$,最大量 1g,滴注 1 小时,连用 3 天,每月 1 次)治疗可能有效[32]。对于经支气管镜肺活检发生临床较低急性细胞排异反应(A1 级),如果临床症状明显,建议全身应用激素增加免疫抑制、预防 BOS 发生,$10\sim15\text{mg/(kg·d)}$(最大量 1g/d),3 天;对于出现 $\text{FEV}_1$ 降低的 BOS 患儿,不建议长期大剂量应用激素(甲泼尼龙 30mg/d 或等量计算的其他激素);对于应用环孢素的 BOS 患儿,建议改环孢素为他克莫司,同时暂时增加激素维持剂量,直到他克莫司血药浓度维持于靶范围。

**3. 大环内酯类抗生素**　Geert M. Verleden 等提出阿奇霉素可以减少 BOS 患儿的气道中性粒细胞及 IL-8 水平;ISHLT/ATS/ERS 指南建议 BOS 者应用阿奇霉素,疗程为至少 3 个月,可改善肺功能、降低病死率,但需警惕胃肠道反应、致死性心律失常、听力

下降、过敏反应等潜在副作用[17]。对于 PIBO 患儿,建议口服阿奇霉素 10mg/(kg·次),每周 3 次。

**4. 白三烯受体拮抗剂**　孟鲁司特是一种白三烯受体拮抗剂,有抗炎作用,影响气道重塑;动物模型研究显示对肺纤维化有治疗意义。目前治疗经验主要来自移植后 BOS,研究表明孟鲁司特可能减缓支气管肺泡灌洗液中低中性粒细胞(<15%)的移植后 BOS 患儿的 $\text{FEV}_1$ 下降,但进一步研究提示仅对于迟发性 1 级 BOS 患儿 FEV1 下降速度有减缓作用[33]。目前认为吸入激素、孟鲁司特联合阿奇霉素治疗可改善 PIBO 患儿的肺功能和呼吸道症状。

**5. 其他**　在激素治疗 PIBO 无效时,使用羟氯喹后一度显著改善,但后期随访效果欠佳[10]。异常的胃食管反流在晚期肺疾病和移植后患儿中普遍存在,移植后出现 $\text{FEV}_1$ 下降达到 BOS 标准且确诊胃食管反流,可行胃底折叠术以阻止反流和误吸。对于难治的终末期 BOS 的肺移植受者,药物治疗效果差,可进行肺移植评估。

### (九) 预后

BO 的预后较差,腺病毒感染或其他病原所致的 PIBO 相比,预后无显著差异[1]。Salvatore 等对 11 名高加索人 PIBO 患儿进行为期 3.2~12 年的肺功能检测,结果提示由于存在显著气道阻塞,患儿后期肺功能 $\text{FEV}_1$、$\text{PEF}_{25-75}$、$\text{FEV}_1/\text{FVC}\%$ 均较前减低,但程度不显著;因支气管灌洗液细胞分析结果显示中性粒细胞、淋巴细胞比例增加,提示持续炎症反应,可能与肺功能减低存在相关性[33]。而另一项研究,对 46 例 PIBO 患儿进行为期 12 年随访,结果显示 $\text{FEV}_1$、FVC 有缓慢改善,但仍有重度肺功能受损[34]。年长儿患 BO、有特应性疾病史(血 IgE 水平升高)的 BO 患儿预后相对更差。

(温潇慧)

## 参考文献

[1] COLLINS J,BLANKENBAKER D,STERN EJ. CT patterns of bronchiolar disease:what is "tree-in-bud"? AJR Am J Roentgenol,1998,171(2):365-370.

[2] WACHOWSKI O,DEMIRAKÇA S,MÜLLER KM,et al. Mycoplasma pneumoniae associated organising pneumonia in a 10 year old boy. Arch Dis Child,2003,88:270-272.

[3] WEN X,LIU J,LI H,et al. Clinicoradiologic features of Mycoplasma pneumoniae bronchiolitis in children. Pediatr Investig,2019,2(4):248-252.

[4] EBNÖTHER M,SCHOENENBERGER RA,

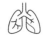

PERRUCHOUD AP, et al. Severe bronchiolitis in acute Mycoplasma pneumoniae infection. Virchows Arch, 2001, 439(6):818-822.

[5] TANAKA H. Correlation between Radiological and Pathological Findings in Patients with Mycoplasma pneumonia Pneumonia. *Front Microbiol*, 2016, 7:695.

[6] IZUMIKAWA K, IZUMIKA K, TAKAZONo T, et al. Clinical features, risk factors and treatment of fulminant Mycoplasma pneumoniae pneumonia: A review of the Japanese literature. Journal of Infection and Chemotherapy, 2014, 20(3):181-185.

[7] ROLLINS S, COLBY T, CLAYTON F. Open lung biopsy in Mycoplasma pneumoniae pneumonia. Archives of pathology & laboratory medicine, 1986, 110(1):34-41.

[8] 温潇慧, 徐慧, 唐晓蕾, 等. 儿童肺炎支原体细支气管炎临床特点及预后研究. 中国实用儿科杂志, 2020, 35(12):963-967.

[9] 赵顺英, 陆权. 浅谈肺炎支原体性细支气管炎. 中国实用儿科杂志, 2021, 36(3):202-204.

[10] YALCIN E, DOGRU D, HALILOGLU M, et al. Postinfectious bronchiolitis obliterans in children: clinical and radiological profile and prognostic factors. Respiration, 2003, 70(4):371-375.

[11] CHIU CY, WONG KS, HUANG YC, et al. Bronchiolitis obliterans in children: clinical presentation, therapy and long-term follow-up. J Paediatr Child Health, 2008, 44(3):129-133.

[12] HONG JY, LEE HJ, PIEDRA PA, et al. Lower respiratory tract infections due to adenovirus in hospitalized Korean children: epidemiology, clinical features, and prognosis. Clin Infect Dis, 2001, 32(10):1423-1429.

[13] KAJON AE, MISTCHENKO AS, VIDELA C, et al. Molecular epidemiology of adenovirus acute lower respiratory infections of children in the south cone of South America (1991-1994). J Med Virol, 1996, 48(2):151-156.

[14] BOTT L, SANTOS C, THUMERELLE C, et al. Severe Stevens-Johnson syndrome in 4 children. Arch Pediatr, 2007, 14(12):1435-1438.

[15] BAKIRTAS A, HARMANCI K, TOYRAN M, et al. Bronchiolitis obliterans: a rare chronic pulmonary complication associated with Stevens-Johnson syndrome. Pediatr Dermatol, 2007, 24(4):E22-25.

[16] DOGRA S, SURI D, SAINI AG, et al. Fatal bronchiolitis obliterans complicating Stevens-Johnson syndrome following treatment with nimesulide: a case report. Ann Trop Paediatr, 2011, 31(3):259-261.

[17] MEYER KC, RAGHU G, VERLEDEN GM, et al. An international ISHLT/ATS/ERS clinical practice guideline: diagnosis and management of bronchiolitis obliterans syndrome. Eur Respir J, 2014, 44(6):1479-1503.

[18] COLOM AJ, TEPER AM, VOLLMER WM, et al. Risk factors for the development of bronchiolitis obliterans in children with bronchiolitis. Thorax, 2006, 61(6):503-506.

[19] MURTAGH P, GIUBERGIA V, VIALE D, et al. Lower respiratory infections by adenovirus in children. Clinical features and risk factors for bronchiolitis obliterans and mortality. Pediatr Pulmonol, 2009, 44(5):450-456.

[20] WEN XH, LIU JR, LI HM, et al. Clinicoradiologic features of Mycoplasma pneumoniae bronchiolitis in children. Pediatr Investig, 2018, 2(4):248-252.

[21] MYERS JL, COLBY TV. Pathologic manifestations of bronchiolitis, constrictive bronchiolitis, cryptogenic organizing pneumonia, and diffuse panbronchiolitis. Clin Chest Med, 1993, 14(4):611-622.

[22] MAUAD T, DOLHNIKOFF M. Histology of childhood bronchiolitis obliterans. Pediatr Pulmonol, 2002, 33(6):466-474.

[23] LINO CA, BATISTA AK, SOARES MA, et al. Bronchiolitis obliterans: clinical and radiological profile of children followed-up in a reference outpatient clinic. Rev Paul Pediatr, 2013, 31(1):10-16.

[24] MATTIELLO R, VIDAL PC, SARRIA EE, et al. Evaluating bronchodilator response in pediatric patients with post-infectious bronchiolitis obliterans: use of different criteria for identifying airway reversibility. J Bras Pneumol, 2016, 42(3):174-178.

[25] MUAUD T, VAN SA, SCHRUMPF J, et al. Lymphocytic inflammation in childhood bronchiolitis obliterans. Pediatr Pulmonol, 2004, 38(3):233-239.

[26] KOH YY, JUNG DE, KOH JY, et al. Bronchoalveolar cellularity and interleukin-8 levels in measles bronchiolitis obliterans. Chest, 2007, 131(5):1454-1460.

[27] XU WH, YANG HM, LIU H, et al. Bronchoalveolar lavage T cell cytokine profiles and their association with lung function in children with Mycoplasma pneumoniae-associated bronchiolitis obliterans. Pediatr Pulmonol, 2020, 55(8):2033-2040.

[28] MALLOL J, AGUIRRE V, ESPINOSA V. Increased oxidative stress in children with post infectious Bronchiolitis Obliterans. Allergol Immunopathol (Madr), 2011, 39(5):253-258.

[29] FISCHER GB, SARRIA EE, MATTIELLO R, et al. Post infectious bronchiolitis obliterans in children. Paediatr Respir Rev, 2010, 11(4):233-239.

[30] MATTIELLO R, SARRIA EE, MALLOL J, et al. Post-infectious bronchiolitis obliterans: can CT scan findings at early age anticipate lung function? Pediatr Pulmonol, 2010, 45(4):315-319.

[31] COLOM AJ, TEPER AM. Clinical prediction rule to diagnose post-infectious bronchiolitis obliterans in children. Pediatr Pulmonol, 2009, 44(11):1065-1069.

［32］YOON HM,LEE JS,HWANG JY,et al. Post-infectious bronchiolitis obliterans in children：CT features that predict responsiveness to pulse methylprednisolone. Br J Radiol,2015,88(1049)：20140478.

［33］RUTTENS D,VERLEDEN SE,DEMEYER H,et al. Montelukast for bronchiolitis obliterans syndrome after lung transplantation：A randomized controlled trial. PLoS One,2018,13(4)：e0193564.

［34］COLOM AJ,MAFFEY A,GARCIA BF,et al. Pulmonary function of a paediatric cohort of patients with postinfectious bronchiolitis obliterans. A long term follow-up. Thorax, 2015,70(2)：169-174.

# 第十一节　先天性支气管胆管瘘

先天性支气管胆管瘘（congenital bronchobiliary fistula,CBBF）是一种罕见的发育异常,CBBF可表现为肝管与气管或支气管存在一个异常的瘘[1]。1952年,Neuhauser等人首次发现并报道了CBBF[2]。在隆突周围的不同部位,如右主支气管、右中叶、隆突和左主支气管可出现异常瘘口,瘘管通过食管裂孔进入腹腔,与肝内胆管（左肝管）相通。后天性主要见于感染和肿瘤引起。

## 一、发病机制

先天性支气管胆管瘘尚不清楚,被认为是前肠发育异常,导致支气管芽异常发育与胆管融合在一起导致。

## 二、病理表现

在大多数报告中,瘘的近端部分具有呼吸成分,由软骨、肺上皮、腺体和平滑肌组成,而远端部分类似于胃肠道,如胆管腺上皮[1,2]。

## 三、临床表现

从出生到成年可能在任何时候出现症状,症状的出现时间和严重程度与瘘管的直径有关,CBBF的主要临床特征是反复咳嗽、有胆汁染色痰等,痰呈胆汁颜色是最典型的征象[3],我院诊断的一例患儿鼻涕也为胆汁颜色。重症患儿在出生后几天内出现呼吸暂停、胆汁性唾液和窒息。一般来说,症状出现得越早,病情就越严重。CBBF常伴有胆道发育异常,如胆道闭锁、膈疝、食管闭锁和气管食管瘘。

## 四、影像学表现

常见反复肺炎和肺不张。可因吸入胆汁刺激气道,发生支气管扩张。磁共振成像和三维CT重建可发现瘘管,重建能准确地检测瘘管的存在,对诊断CBBF有重要意义[3,4]。

## 五、诊断及鉴别诊断

CBBF的诊断并不困难,磁共振成像、三维CT重建、支气管镜检查可提供有价值的线索。支气管镜检查是最常见的诊断方法,可发现瘘口的异常开口和反流到支气管的腔内胆汁。我院有一例患儿通过核素扫描发现瘘管存在。

CBBF需与食管气管瘘、胃食管反流、吸入性肺炎或高位肠梗阻相鉴别。

## 六、治疗

手术切除是最终的治疗选择,但必须根据不同的解剖结构,是否有胆道异常,考虑手术方法[4,5]。

（杨海明）

# 参考文献

［1］EGRARI S,KRISHNAMOORTHY M,YEE CA,et al. Congenital bronchobiliary fistula：diagnosis and postoperative surveillance with HIDA scan. J Pediatr Surg,1996,31(6)：785-786.

［2］GAUDERER MW,OITICICA C,BISHOP HC. Congenital bronchobiliary fistula：management of the involved hepatic segment. J Pediatr Surg,1993,28(3)：452-455.

［3］吴向铭,陈亚军,庞文博,等.先天性支气管胆管瘘1例报道及漏诊分析.临床小儿外科杂志,2019,18(5)：429-431.

［4］LI TY,ZHANG ZB. Congenital bronchobiliary fistula：A case report and review of the literature. World J Clin Cases,2019,7(7)：881-890.

［5］THUONG VUL,MINH DUC N,TRA MY TT,et al. Congenital bronchobiliary fistula：a case report and literature review. Respirol Case Rep,2021,9(4)：e00731.

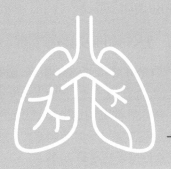

**第三章**

鼻窦支气管综合征

鼻窦支气管综合征（sinobronchial syndrome, SBS）指支气管慢性炎症如慢性支气管炎、支气管扩张和弥漫性泛细支气管炎与慢性鼻窦炎同时共存的疾病。1954 年 Anglesio 提出"鼻窦支气管综合征"的概念。SBS 主要表现为慢性有痰咳嗽和流黏液鼻涕。我们在临床发现，首次鼻窦支气管综合征一般与细菌感染同时导致鼻窦炎和急性支气管炎有关，慢性或反复鼻窦支气管综合征通常有潜在基础疾病。在

儿童，最常见的基础疾病为囊性纤维化和原发性纤毛运动障碍，由于气道清除机制缺陷，导致 SBS 发生。其次为原发免疫缺陷病，引起鼻窦和支气管反复感染或出现支气管扩张。因囊性纤维化和原发纤毛运动障碍最常见的初期表现为鼻窦支气管综合征，本章主要包括这两种疾病。原发免疫缺陷病的类型较多，除引起 SBS 外，还引起其他多种呼吸系统功能表现，故单独在第十九章阐述。

# 第一节　儿童原发性纤毛运动障碍

正常情况下，人体鼻后孔至整个终末呼吸道均分布有纤毛结构，与其上的黏液共同构成黏液纤毛系统。黏液纤毛清除作用（mucociliary clearance, MCC）是肺部最重要的固有防御系统，其中纤毛可清除传导性气道内的细菌和毒性物质，并参与细胞内的物质运输。

原发性纤毛运动障碍（primary ciliary dyskinesia, PCD）是由于基因突变导致纤毛结构和/或功能障碍的一种罕见遗传病。既往被认为是常染色体隐性遗传，目前发现有 X 染色体遗传者[1,2]，近年来发现亦有常染色体显性遗传者[3]。本病较为少见，新生儿发病率约为 1:（10 000~20 000），人群发病率尚不明确。临床表现可有新生儿呼吸窘迫、慢性耳-鼻-肺疾病、男性不育，约 50% 合并内脏异位。

1904 年，支气管扩张和内脏转位被 Siewert 报道。1933 年 Manes Kartagener 发现慢性鼻窦炎、支气管扩张以及内脏转位的患儿，命名为 Kartagener 综合征。1976 年，Afzelius 报道了纤毛运动障碍与纤毛超微结构缺陷有关[4]。后续的研究提示多数患者存在纤毛僵硬、运动不协调或者无效纤毛摆动。然而，目前研究发现多达 30% 的 PCD 患儿纤毛超微结构正常或存在轻微异常的纤毛运动波形变化。继发性纤毛运动障碍指由于感染等原因导致纤毛功能暂时障碍，纤毛本身结构无异常。

## 一、纤毛的结构和功能

纤毛是上皮细胞表面伸出的突起，其通过基粒体锚定于细胞表面，每根纤毛分为躯体部、基底部和冠部。躯体部为结构主要部分，由外侧细胞膜和轴丝构成。轴丝由 9 对外周微管和 1 对中心微管组成，中间靠放射辐连接，形成所谓的"9+2"型。一些纤毛无中心微管，形成"9+0"型。微管在纤毛弯曲时起支撑骨架的作用。每组外周微管上均有一对内外

动力臂（inner/out dynein arm, IDA/ODA），其中 ODA 沿轴突纵向间隔 24nm 重复出现，而 IDA 间隔 96nm 重复。动力臂含有 ATP 水解酶，可在纤毛摆动时提供能量，内外动力臂通过连接复合物与微管相连，利用 ATP 水解产生的能量，由顶端向微管方向滑行运动。向前摆动时，纤毛的尖端与呼吸黏液接触，接着恢复回到黏液层，为纤毛摆动循环，这个循环形成了第一道呼吸防御机制的一部分。

纤毛按功能分为运动型纤毛和非运动型纤毛，结合轴丝超微结构进一步分为：①"9+2"运动纤毛：分布于气道（呼吸道纤毛）、脑（室管膜纤毛）、生殖系统（男性精子鞭毛，女性输卵管伞），运动纤毛缺陷是引起 PCD 的原因；②"9+0"运动纤毛：出现于胚胎期，即节点纤毛（nodal cilia），无中心微管及放射辐，但有内外动力臂；③"9+2"非运动型纤毛：分布于内耳的感觉细胞；④"9+0"非运动型纤毛：无中心微管和相关结构，作为力学感受器、化学感受器，存在于肾脏、胆管（胆管上皮细胞纤毛）、胰腺（胰管上皮纤毛）、骨/软骨、眼睛（光感受器连接纤毛）。

## 二、发病机制

每个呼吸道上皮细胞表面约有 200 根纤毛，每个纤毛按照相同方向摆动，摆动频率 8~20Hz，推动呼吸道分泌物形成黏液毯，以一定速度向一个方向移动，维持气道清洁。纤毛轴丝含有 250 种多肽，任何引起一种多肽缺陷的基因突变均可引起纤毛超微结构或功能缺陷，引起纤毛摆动功能下降，导致黏液纤毛清除作用减弱或消失，分泌物及细菌潴留在气道内，最终导致反复呼吸道感染、支气管扩张及鼻窦炎。

胚胎时期的节点纤毛，以旋转运动为主，通过形成节点流及节点级联反应，使细胞外液向左引流，指引细胞信号传递，保障胚胎期内脏器官的正确定位。形成人体正常的内脏分布，节点纤毛结构异常，导致

胚胎期脏器形成过程中随机旋转,可出现右位心、全内脏转位和其他内脏异位。

目前发现与内脏异位相关的基因多为动力臂相关编码基因,而中央微管或放射辐相关编码基因如 *HYDIN*、*RSPH4A*、*RSPH9*、*RSHP1*、*RSPH3* 突变则无内脏异位。参与纤毛组装合成过程中不同的基因突变导致的纤毛结构和运动异常亦不同,如动力臂组装基因突变导致内外动力臂缺陷,外动力臂组成基因突变导致 ODA 缺陷,而中央装置相关基因突变则导致微管缺陷和/或排列异位(表 3-1)。

表 3-1 PCD 相关基因突变及相应的纤毛功能和电镜改变

| 基因名称 | 蛋白功能 | 电镜 | 纤毛功能 | 遗传方式 |
| --- | --- | --- | --- | --- |
| *ARMC4*(*ODAD2*) | ODA 对接复合体 | ODA | 不动 | AR |
| *CCDC39* | 动力蛋白调节复合体 | IDA+MTD | 僵硬 | AR |
| *CCDC40* | 动力蛋白调节复合体 | IDA+MTD | 僵硬 | AR |
| *CCDC65* | 动力蛋白微管连接因子 | IDA+N-DRC | 僵硬 | AR |
| *CCDC103* | 动力蛋白微管连接因子 | ODA | 不动 | AR |
| *CCDC114*(*ODAD1*) | ODA 对接复合体 | ODA | 不动 | AR |
| *CCDC151* | ODA 对接复合体 | ODA | 不动 | AD |
| *CCDC164*(*DRC1*) | 动力蛋白调节复合体 | N-DRC | 增快,僵硬 | AR |
| *CCNO* | 细胞周期蛋白 O | Oligocilia | 正常 | AR |
| *CFAP53*(*CCDC11*) | 卷曲螺旋结构域蛋白 11 | 正常 | 未报道 | AR |
| *CFAP57* | 纤毛鞭毛相关蛋白 57 | 正常 | 搏动频率减低 | AR |
| *CFAP221* | 纤毛鞭毛相关蛋白 221 | 正常 | 圆圈运动 | AR |
| *CFAP298*(*C21 or f59*) | 动力蛋白预组装因子 | ODA+IDA | 不动 | AR |
| *CFAP300*(*C11 or f70*) | 动力蛋白预组装因子 | ODA+IDA | 频率减低 | AR |
| *DNAH1* | IDA:动力蛋白重链 | 未报道 | 未报道 | AR |
| *DNAH8*\* | ODA:动力蛋白重链 | 未报道 | 未报道 | AR |
| *DNAH9* | ODA:轴丝远端动力蛋白重链(HCβ) | ODA | 僵硬 | AR |
| *DNAH11* | ODA:轴丝近端动力蛋白重链(HCβ) | 正常 | 僵硬 | AR |
| *DNAH5* | ODA:动力蛋白重链(HCγ) | ODA | 不动 | AR |
| *DNAH14* | IDA:动力蛋白重链 | IDA | 未报道 | AR |
| *DNAI1* | ODA:动力蛋白中间链(IC1) | ODA | 未报道 | AR |
| *DNAI2* | ODA:动力蛋白中间链(IC2) | ODA | 未报道 | AR |
| *DNAL1* | ODA:动力蛋白轻链 | ODA | 未报道 | AR |
| *DNAAF1*(*LRRC50*) | 动力蛋白预组装因子 | ODA+IDA | 不动 | AR |
| *DNAAF2*(*KTU*,*PF13*) | 动力蛋白预组装因子 | ODA+IDA | 不动 | AR |
| *DNAAF3*(*PF22*) | 动力蛋白预组装因子 | ODA+IDA | 不动 | AR |
| *DNAAF4*(*DYX1C1*) | 动力蛋白预组装因子 | ODA+IDA | 不动 | AR |
| *DNAAF5*(*HEATR2*) | 动力蛋白预组装因子 | ODA+IDA | 不动 | AR |
| *DNAAF6*(*PIH1D3*) | 动力蛋白预组装因子 | ODA+IDA | 不动 | XL |
| *DNAJB13* | 放射辐条蛋白 | CP | 减慢 | AR |
| *FOXJ1*(*CILD43*) | 转录调节蛋白(控制纤毛生成) | Oligocilia 正常 | 搏动减慢,僵硬 | AD |
| *GAS8*(*DRC4*) | 放射辐调节复合体 | MTD | 正常/振幅降低 | AR |

续表

| 基因名称 | 蛋白功能 | 电镜 | 纤毛功能 | 遗传方式 |
|---|---|---|---|---|
| *GAS2L2* | 动力蛋白微管调节蛋白 | 正常 | 搏动增快 | AR |
| *HYDIN* | 中心对结构蛋白 | CP | 不动 | AR |
| *LRRC6* | 动力蛋白预组装因子 | ODA+IDA | 不动 | AR |
| *LRRC56* | 动力蛋白运输调节蛋白 | 正常 | 正常 | AR |
| *MCIDAS* | 细胞周期蛋白 | Oligocilia | 未报道 | AR |
| *NME8*（*TXNDC3*） | 放射辐条蛋白 | ODA | 未报道 | AR |
| *NEK10* | NIMA 相关激酶 10 | 正常 | 整体运动减少 | AR |
| *OFD1* | 中心粒蛋白 | 正常 | 未报道 | XL |
| *RSPH1* | 放射辐条蛋白 | CP | 不动/减慢/异常搏动 | AR |
| *RSPH4A* | 放射辐条蛋白 | CP | 不动 | AR |
| *RSPH9* | 放射辐条蛋白 | CP | 不动 | AR |
| *RSPH3* | 放射辐条蛋白 | CP | 不动/振幅降低 | AR |
| *RSPH23*（*NME5*） | 放射辐条蛋白 | RS | 未报道 | AR |
| *RPGR* | 视网膜色素变性 GTP 酶调节因子 | 未报道 | 未报道 | XL |
| *SPAG1* | 动力蛋白预组装因子 | ODA+IDA | 不动 | AR |
| *SPEF2* | 中心对结构蛋白 | 正常/CP | 正常 | AR |
| *STK36* | 中心对结构蛋白 | CP | 未报道 | AR |
| *TTC12* | 动力蛋白组装或运输 | IDA | 未报道 | AR |
| *TTC25* | ODA 对接复合体 | ODA | 不动 | AR |
| *ZMYND10* | 动力蛋白预组装因子 | ODA+IDA | 不动 | AR |

## 三、临床表现

原发纤毛运动障碍主要表现为耳-鼻-喉疾病、下呼吸道感染以及内脏位置异常表现，分述如下。

### （一）耳-鼻-喉疾病

中耳、副鼻窦及鼻咽部上皮含有纤毛，因此 MCC 缺陷可导致慢性鼻炎、鼻窦炎和反复中耳炎。几乎各个年龄段患儿均有持续鼻塞、流黏液或脓涕，与季节变化可能无关，尤其是婴儿期出现持续鼻窦炎表现，应高度怀疑本病。鼻息肉也常常出现。多数有反复中耳炎（recurrent otitis media，ROM），伴有中耳积液病变约占 80%，ROM 的并发症包括传导性耳聋、言语迟缓或者需要助听器辅助，因慢性中耳疾病在儿童很常见，因此需要仔细鉴别[5]。

### （二）支气管-肺疾病

**1. 新生儿期**　足月 PCD 出现呼吸窘迫，表现为呼吸动度大、呼吸急促，胸部 X 线片可见上中叶肺不张。多数患儿出生时正常，生后 12~24 小时出现，

与新生儿暂时性呼吸急促（transient tachypnea of the newborn，TTN）不同。PCD 婴儿需要常规吸氧数天至数周。当新生儿期出现呼吸困难，存在肺不张、内脏异位，且需要氧疗时间长（>2 天），需要考虑 PCD。我们前期总结 72 例 PCD 病例研究显示，约 40%PCD 患儿在新生儿期诊断为新生儿肺炎或新生儿呼吸窘迫综合征，住院治疗疗程约 1~2 周[6]。

**2. 婴幼儿期**　几乎所有患儿在早期出现持续咳嗽，常咳痰，部分咳嗽经抗生素治疗后可好转，但是治疗或季节变化均无法根治。我们的患者可以在婴儿期出现反复喘息。3 岁以下起病的婴幼儿约 25% 表现有至少一次或反复喘息。以 PIBO 起病的 PCD 患儿几乎均发生于婴幼儿期。

**3. 学龄前期**　表现为发热、有痰咳嗽或者慢性有痰咳嗽，诊断反复肺炎或反复支气管炎以及支气管扩张，主要见于中下叶或左舌叶。也可以出现反复或严重喘息，或典型哮喘。

**4. 学龄期**　与学龄前期表现基本一致，但支气

管扩张表现更明显。

　　**（三）器官位置异常**

　　包括完全内脏转位（situs inversus totalis，SIT）和内脏异位（situs ambiguous，SA），主要是心脏、肝脾和胃肠、支气管树等，表现为全内脏转位或者右位心，全内脏转位除右位心外，还有胃、肝脾转位和支气管树转位。SA 指内脏位置介于正常和对侧之间，可伴有多脾、无脾，多伴有复杂的先天性心脏病，也可表现为轻微的心脏间隔缺损和轻微的其他脏器缺陷，如肠旋转不良，下腔静脉阻塞或多脾，容易被忽略。

　　**（四）其他表现或者并存疾病**

　　精子鞭毛和输卵管伞毛结构几乎与呼吸道纤毛相同。男性患儿是由于精子鞭毛的活动力减低而致不育，但并非所有呼吸道纤毛结构异常男性患儿均有不育，而女性由于输卵管伞功能异常致卵母细胞的不正常转运则容易发生异位妊娠、生育能力下降。

　　另外，少数 PCD 患儿可出现脑积水，可能是由于脑室管膜细胞纤毛减少、大脑导水管引流脑脊液受阻所致。*RPGR* 基因突变的 PCD 患儿可出现色素性视网膜炎[1]。部分患儿伴有胆囊炎等非特异表现。一些患儿可伴有漏斗胸、鸡胸、脊柱侧弯等。少数既往无反复呼吸道感染或者耳鼻部表现，但肺炎支原体或腺病毒肺炎后出现持续喘息和呼吸困难、咳嗽咳痰。

　　**四、临床早期识别线索**

　　Laura 等将 PICADAR 评分用于临床筛选 PCD，以 >5 分作为 PCD 临床诊断标准（表 3-2，满分 14 分）[7]，

表 3-2　PICADAR 评分表[7]

| 患儿是否自幼有慢性咳嗽、咳痰病史？ | 是——继续完成评分表<br>否——停止。该评分表不适用于无咳嗽咳痰症状的患儿 | |
| --- | --- | --- |
| 1. 患儿出生史是早产还是足月？ | 足月 | 2分 |
| 2. 患儿新生儿期是否有肺部症状（如呼吸急促、咳嗽、肺炎）？ | 是 | 2分 |
| 3. 患儿是否入住新生儿病房？ | 是 | 2分 |
| 4. 患儿是否有内脏异常（如内脏反位或异位）？ | 是 | 4分 |
| 5. 患儿是否有先天性心脏病？ | 是 | 2分 |
| 6. 患儿是否有持续性常年鼻炎？ | 是 | 1分 |
| 7. 患儿是否有慢性耳部或听力症状（如咽鼓管堵塞、浆液性中耳炎、听力下降、耳膜穿孔）？ | 是 | 1分 |
| | 总分 | |

敏感度为 90%，特异度为 75%。该评分仅仅适用于有慢性咳嗽、咳痰症状者。对于以喘息、PIBO 为主要或首次表现的患儿则不适用。我们根据病例分析认为新生儿期不明原因的呼吸窘迫，生后不久出现的反复湿咳、鼻塞，反复或持续性黏液鼻涕或黄鼻涕，反复喘息，中耳炎、复发性鼻息肉以及内脏异位等均应考虑本病。

　　**五、影像学表现**

　　几乎所有 PCD 患儿鼻窦 CT 均可见鼻窦炎。婴儿期或者学龄前期肺部 CT 表现为空气滞留征、支气管壁增厚或者扩张、黏液阻塞、磨玻璃影，可有肺不张，常见右肺中叶和左舌叶（图 3-1），随着疾病进展，支气管扩张明显，可伴有肺不张，急性感染期可伴有细支气管炎表现如小叶中心结节和黏液栓征，一些患者以双肺弥漫性细支气管炎表现为主，伴有散在支气管扩张（图 3-2）。此外，少数病例呈现为感染后闭塞性细支气管炎。

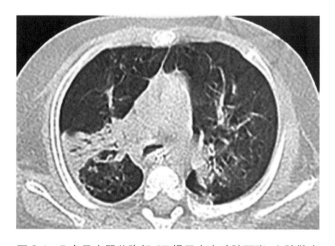

图 3-1　5 个月小婴儿胸部 CT 提示右中叶肺不张，左肺散在支气管扩张

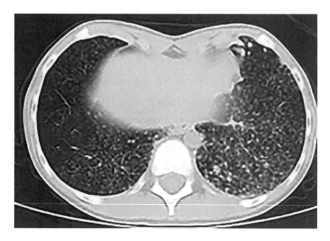

图 3-2　胸部 CT 提示双肺弥漫性细支气管炎

## 六、筛查和诊断方法

### (一) 鼻一氧化氮检测

NO 由呼吸道上皮细胞在 NO 合成酶的作用下合成,在气道炎症及多种气道疾病中发挥作用。气道 NO 测定分三部分:鼻一氧化氮(nasal nitric oxide, nNO)、FeNO(fraction exhaled nitric oxide)及 CaNO(alveolar nitric oxide)。与 PCD 相关的为 nNO,单位为 ppb(parts per billion, $1ppb=1 \times 10^{-9}mol/L$)。欧洲呼吸学会(European Respiratory Society, ERS)及美国胸科学会(American Thoracic Society, ATS)提出的 PCD 诊断流程中,ESR 将 nNO 作为 PCD 的筛查实验,而 ATS 则认为 5 岁以上儿童在排除 CF 后,nNO 减低可作诊断。nNO 检测方法有多种,国内外推荐使用化学发光法。该法测定 nNO 需要闭合软腭,>5 岁患儿基本配合检测,能够按标准吹气方法完成,而 <5 岁以下多数不能配合检测,同时 2~5 岁儿童缺乏正常值范围,此年龄段儿童随年龄增加,nNO 水平呈增加趋势,由于 <2 岁 PCD 患儿与正常儿童的 nNO 相差较小,其测定水平易受环境因素影响。因此,目前对于 <5 岁儿童不推荐将低 nNO 水平单独作为依据诊断 PCD。在 TEM 和基因检测不确定的情况下,持续的低 nNO 水平可确定诊断 PCD。nNO 诊断 PCD 的临界值尚未确定,在不同疾病如支气管哮喘、PID、CF、PIBO 及其他疾病所致支气管扩张中均有不同程度降低,但在 PCD 中下降最明显,目前多数研究推荐以 77nl/min 作为临界值诊断 PCD,其敏感性及特异性均可达 90% 以上[8,9]。

为排除急性上呼吸道病毒感染或囊性纤维化患者等其他引起 nNO 减低的暂时性因素,nNO 检测应在病毒感染痊愈后、其他诊断试验排除 CF 后进行,并建议间隔两周重复 nNO 检测。

少数 PCD 患儿 nNO 水平可正常,其机制尚不清楚,可能与特定基因类型有关。因此,对于 nNO 正常者不能排除 PCD 诊断。

### (二) 透射电子显微镜

标本多刷取下鼻甲处,或经气管镜取下呼吸道上皮活检,电镜检查纤毛轴内部超微结构可确诊 PCD,EM 将会检测出近 70% 的 PCD 患者,EM 至少需要 20~50 个清楚的纤毛横断面可以诊断。

透射电子显微镜(transmission electron microscopy, TEM)结果报告方法缺乏统一标准,故很难分析 TEM 对 PCD 诊断的敏感性和特异性。近期国际上关于 TEM 结果报告的指南共识对标本采集、制备及结果判读均做了详细说明,并将 PCD 缺陷分为两类:I 类包括 ODA 缺陷(≥5 个微管),ODA+IDA 缺陷(≥7 个微管),IDA+MTD 缺陷。I 类缺陷诊断 PCD 几乎无假阳性结果,特异性接近 100%。II 类包括中央装置缺陷(9+0,8+2,8+1,9+4,9+1),基粒异位导致纤毛数量减少或无纤毛,25%~50% 横截面显示 ODA 缺陷,25%~50% 横截面显示 ODA+IDA 缺陷,微管排列紊乱(MTD)。II 类缺陷需结合其他检查方能给予诊断。对于单独 IDA 缺陷,微管异位及动力臂短小是否作为 PCD 诊断,尚未达成共识,但超过 50% 专家学者认为,重复检测且结果一致则支持 PCD 诊断。另外有研究指出纤毛结构超微呈指状突起改变支持 PCD 诊断,但尚未得到大样本研究证实[10]。

由于呼吸道症状加重可出现继发的纤毛微管结构变化,患儿需在自身病情稳定时进行纤毛活检,因此活检应该在症状恢复后至少 2 周进行。对于 IDA 缺陷者,需要反复进行纤毛活检以判定病理变化持续存在,而不是继发性改变。

### (三) 免疫荧光试验

免疫荧光试验(immunofluorescence test, IF)是利用针对纤毛轴突蛋白的特异性抗体,采用免疫荧光抗体染色,在激光共聚焦显微镜下观察纤毛轴突结构。经过对于动力臂、辐轴很重要的特异性蛋白染色,IF 可检测多种 ODA、IDA 和辐轴缺陷。该技术不仅可以精确蛋白定位,还可以进行定量统计,与正常对照相比,有助于新基因功能验证研究。研究提示,免疫荧光试验检测特异性高,但灵敏度欠佳,不能作为单独的检测方法。我们已应用本方法,进行了 DNAH14 作为 PCD 相关基因的鉴定。

### (四) 高速视频显微分析

高速视频显微分析(high-speed video microscopy analysis, HSVMA)是将高频数字视频(120~500 帧/s)和显微镜联合,通过慢放(30~60 帧/s)观察纤毛运动,可以评价纤毛摆动频率(CBF)和纤毛摆动形式(CBP),用于 HSVMA 的标本需放置于缓冲液中,尽早检查。ERS 指南建议在气-液界面培养后,重复检测,可作为 PCD 诊断方法之一,但单一 CBF 指标不能作为诊断依据,CBF 评估应在 CBP 的基础上进行。HSVMA 对诊断 PCD 具有优良的敏感性和特异性(分别为 100% 和 93%)。其不足之处在于,该项检测需要丰富的操作经验,且细胞培养技术条件高(目前只有欧洲少数几个国家实验室具备条件),难度大,成功率低,缺乏标准操作流程,限制其临床应用,与 TEM 类似,HSVMA 结果正常,亦不能排除诊断,

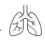

需结合其他检查综合评估。目前其应用价值似乎有被 nNO 检测取代的趋势。

**（五）基因检测**

多数 PCD 基因突变为常染色体隐性遗传，个别基因有常染色体显性（*FOXJ1*）及 X 染色体连锁遗传（*RPGR*、*PIH1D3* 及 *OFD1*）致病报道。目前与 PCD 相关的基因，其编码蛋白质涉及纤毛轴突结构（包括内外动力臂、放射幅、中央装置及连接复合物），组装或预组装调节复合体，控制纤毛生成的转录调节蛋白等。已报道的与 PCD 相关的基因主要包括以下几类（其他突变基因见表 3-1）：

**1. 动力臂蛋白**　附于运动纤毛外周微管上的内外动力臂，各自由几条重链、中间链和轻链组成，并分别以 96 和 24nm 的间隔重复排列。人类编码 ODA 重链蛋白的基因包括 *DANH5*、*DNAH8*、*DNAH9*、*DNAH11*、*DNAH17*，中间链 *DNAI1* 和 *DNAI2*，以及轻链 *DNAL1* 和 *NME8*。编码 IDA 重链蛋白的基因有 8 个（*DNAH1*、*DNAH2*、*DNAH3*、*DNAH6*、*DNAH7*、*DNAH10*、*DNAH12*、*DNAH14*），中间链 2 个（*IC140* 和 *IC138*）及至少 2 个轻链（*WDR78*、*WDR63*）。ODA 缺陷相关基因如 *DNAH5*、*DNAH9* 及 *DNAH11* 等最常见，而 IDA 相关基因突变所致 PCD 报道较少，可能与 IDA 缺陷不易被识别或需要重复检测确认有关。近年来，随着二代测序技术及免疫荧光技术的广泛应用，既往难以鉴定的基因逐渐得以证实，如 IDA 重链蛋白编码基因 *CFAP57*、*DNAH14*、*DNAH1* 及 *DNAH6* 等均被证实与 PCD 表型相关[11,12]。

**2. 放射辐（radio spoke，RS）蛋白**　放射辐呈 T 形结构连接外周微管与中央装置，其中辐条（T 形径向部）锚定于外周微管 A 管上，辐头蛋白（T 形水平头部）连接于中央装置。编码放射辐的蛋白达 23 种，目前报道与 PCD 相关的有 5 种，包括 RSPH1、RSPH4A、RSPH9、RSPH3 和 DNAJB13。研究显示在中央装置及放射辐缺陷患儿中，上述基因突变约占 50% 左右。同 IDA 缺陷类似，放射辐与中央装置缺陷在 TEM 中也不易被识别，因此，基因检测对于诊断此类缺陷患儿更为重要。

**3. 中央装置**　已有报道编码中央装置相关蛋白的基因遗传缺陷，如 HYDIN、SPEF2 和 STK36。其中 HYDIN 分子量较大，理论上突变率也大，但其在导致 PCD 的病因中属于罕见基因，这可能与 16 号染色体上存在与 HYDIN 高度同源的假基因 *HYDIN2* 有关。HYDIN 的大部分编码外显子也存在于假基因 *HYDIN2* 中，这种高度重复 DNA 序列的存在，使

得对 *HYDIN* 突变的分析异常困难[13]。常规二代测序或全外显子测序，无法确定变异是否位于真基因 *HYDIN* 上，Sanger 测序验证时往往能扩增出 4 个条带，这限制了 HYDIN 作为 PCD 病因的筛选。有学者提出，在生信分析筛选变异阶段，使用特殊软件（如基因数据处理工具 bcftools version 1.3.1）覆盖假基因序列，再进行后续验证。设计特异性引物，即在 3' 端真假基因的差异位点设计下游引物，在突变位点上游跨过差异位点设计上游引物，进行正常或巢式 PCR 扩增，这样获得相对特异性片段后再测序对比以确定其真正位置，但操作复杂，且只能区分出少数位于差异位点附近的变异。另外获取生物学样本进行 RT-PCR 及 Western blot 对基因及蛋白定量进行鉴定，也可辅助鉴定 *HYDIN* 突变效应。

**4. 对接复合体**　外动力臂与微管通过复杂的多点对接机制进行连接，该对接过程由外动力臂对接复合体（ODA-DCs）参与完成。编码不同 ODA-DC 组分的基因如 *CCDC114*、*ARMC4*、*CCDC151* 和 *TTC25* 突变可导致外动力蛋白臂对接异常，影响纤毛正常结构形成。此外，CCDC103 不是典型的 ODA-DC 蛋白，但参与外动力蛋白臂对接定位，LRRC56 参与外动力臂复合物在纤毛内的传递运输，这两个基因突变导致远端外动力臂对接障碍及细微结构缺陷。

**5. 细胞质动力蛋白预组装因子**　纤毛结构成分在细胞质内进行组装后再运输到细胞表面，此过程涉及几十甚至上百种蛋白。早期装配阶段，HEATR2、SPAG1 和 DNAAF2 发挥主要作用。除此之外，编码胞质预组装因子的基因还包括 *DNAAF1*、*DNAAF3*、*DNAAF4*（*DYX1C1*）、*LRRC6*、*ZMYND10*、*C21ORF59*、*DNAAF6*（*PIH1D3*）和 *CFAP300*（*C11orf70*）等，此类基因发生突变可导致 ODA 和 IDA 同时缺陷。

**6. 其他基因**　如微管连接蛋白（nexin-dynein regulatory complex，N-DRCs）编码基因 *CCDC164*、*CCDC65* 和 *GAS8*，分别编码微管连接复合物 DRC1、DRC2 及 DRC4。CCDC39 及 CCDC40 以二聚体形式，维持纤毛 96nm 重复排列结构，此两个基因突变导致 IDA 缺失及微管排列紊乱。MCIDAS 是多纤毛细胞中纤毛形成的主要调节因子，调节基粒生成，在 MCIDAS 的下游，CCNO 负责基体的氘核依赖扩增和基体对接的功能，因此，这两个基因突变可导致纤毛生成数量减少，而结构正常。

**7. 其他检测方法**

（1）鼻糖精试验：较为经济，正常值为 30 分钟以

内患儿可尝到糖精味道。如果时间超过 30 分钟,疑诊 PCD。本试验在一些情况下用于 PCD 筛查,但是其临床准确性欠佳,尤其是对于不配合的患儿。

(2) 放射性气溶胶黏膜清除试验:是一项无创的筛查性试验,可通过检测放射性标志物分布评估鼻黏膜纤毛转运功能。De Boeck 等将 $^{99m}$Tc 标记的人血白蛋白放于患儿下鼻甲处,患儿吸入后跟踪放射性物质分布,借此评估纤毛功能。结果显示诊断 PCD 敏感性为 100%,但特异性仅为 55%[14]。本方法无法分辨纤毛功能异常为原发或继发损伤,但结果正常有助于排除 PCD。

(3) 肺功能检查:PCD 患儿肺功能表现为随年龄增大而进行性加重的阻塞性通气功能障碍。但肺功能检查对于诊断 PCD 意义不大,但可作为基础值以评估疾病严重程度,进而评估治疗疗效。

## 七、诊断

目前尚无统一的 PCD 诊断标准,也无单一的检测手段可确诊 PCD。PCD 的诊断流程如下:有典型临床表现(耳鼻喉疾病、呼吸道疾病、器官位置异常、不孕不育等)疑诊 PCD 患儿,小于 5 岁者,无法配合完成鼻一氧化氮检测,主要依靠纤毛活检、高速视频显微镜检查、基因学检查;>5 岁者,可以配合完成鼻一氧化氮测定,其值降低且伴有适当的临床表现可临床诊断,需要时完善纤毛活检、视频显微镜、基因学检查。

如何确诊 PCD 在国际上尚无统一的标准。在欧洲,临床病史以及以下 2 条中的 1 条可诊断:①纤毛的电镜检查显示典型的结构缺陷;②双等位基因的致病突变[15]。在北美,临床病史包括以下 4 条中至少 2 条:①不明原因新生儿呼吸窘迫;②生后 6 个月以内起病的常年咳嗽;③生后 6 个月以内起病的常年鼻塞;④内脏转位。同时电镜观察到纤毛结构缺陷和/或基因检测发现双等位基因致病突变。另外,5 岁或 5 岁以上儿童建议首先进行 nNO 检测。低 nNO(化学发光法,<77nl/min)的患儿在排除 CF 后考虑诊断 PCD,并可完善电镜及基因检测进一步明确分型(图 3-3、图 3-4)[16]。在我国,鉴于 nNO 检测的无创、简便及快速的特点和基因检测技术的飞速发展,北美关于 PCD 的诊断流程更为实用。然而,我们临床研究及经验发现,临床病史中除 ATS 指南中提出的 4 条外,特异性较高,但灵敏度欠佳,易造成漏诊。对于以反复喘息、感染后闭塞性细支气管炎为主要表现或胸部 CT 发现有支气管扩张合并慢性鼻炎鼻窦炎的患儿,同样应进入 PCD 筛选流程。

## 八、治疗原则

本病严重程度不及囊性纤维化(cystic fibrosis,CF),但诊断常延迟,相对延误疾病治疗。PCD 的治疗原则是防止疾病加重和减少并发症发生,延缓疾病进程。

### (一) 气道清除功能改善

由于 PCD 患儿气道清除能力减低,日常胸部物理疗法和运动可改善气道清除功能,应该作为长期

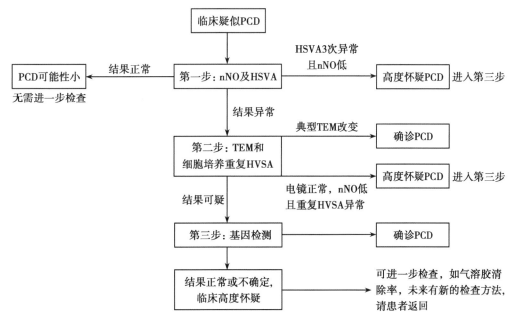

图 3-3　欧洲呼吸学会 2017 年 PCD 诊断流程

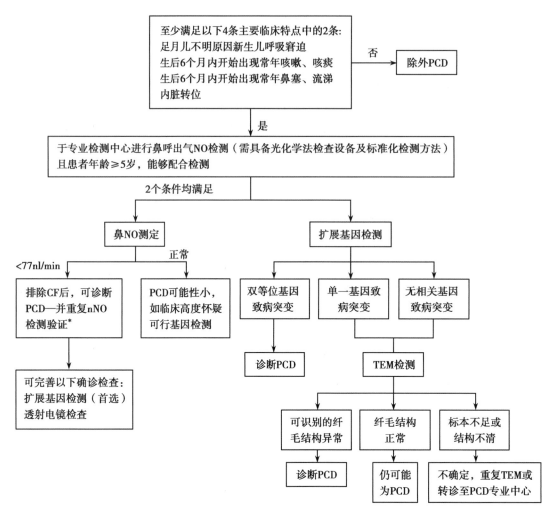

图 3-4　美国胸科学会 2018 年 PCD 诊断流程

注:* 在进行 nNO 检测前应排除 CF,因为约 1/3CF 患者的 nNO 值低于 PCD 诊断界限值。nNO 测定只能在具有 nNO 专业检测资质的中心按照标准化操作流程采用化学发光法进行检测。

治疗的基础。胸部物理疗法技术主要包括体位引流、肺部叩击、胸壁振动仪等仪器辅助,引发用力呼气和咳嗽以改善气道清除功能。

**(二)抗生素**

主要用于 PCD 急性呼吸道症状加重期,咳嗽、咳痰、呼吸频率、呼吸做功以及 $FEV_1$ 预计值下降的急性变化是 PCD 病情加重的可靠标志。轻度加重可用口服抗生素,更为严重的需要静脉用药。用药应参考既往呼吸道微生物学检测结果,PCD 下呼吸道微生物学表现有一定年龄依赖性。疾病初期,PCD 儿童肺部病原主要包括流感嗜血杆菌、金黄色葡萄球菌、肺炎链球菌、卡他莫拉菌;一旦形成支气管扩张,则以铜绿假单胞菌为主,少数存在非结核分枝杆菌(nontuberculous mycobacteria,NTM),多见于年长儿、成人。

多数医师使用口服广谱抗生素(阿莫西林克拉维酸钾,或等效头孢类抗生素),治疗 PCD 患儿的常见呼吸道病原,至少口服 2~3 周,与非 CF 性支气管扩张相似。

PCD 患儿首次气道培养出铜绿假单胞菌后,多数专家建议根治,这时参考 CF 治疗,可予以 28 天的雾化吸入妥布霉素(300mg/次,2 次/d)。一项非 CF 支气管扩张研究显示,根治疗法(静脉,静脉 + 口服,静脉 + 雾化用抗生素)初始根治的成功率 80%,但有 46% 再次感染,而疾病加重次数减少,患儿症状改善[17]。

大环内酯类药物,有抗感染及抗炎双重作用。其中最常用阿奇霉素,其通过抑制细菌蛋白的合成,破坏细菌生物膜的合成及干扰其他毒力因子的产生从而起到抗菌作用。同时阿奇霉素在气道内具有系统和局部抗炎作用,对中性粒细胞气道炎症有复杂的免疫调节作用。其通过抑制中性粒细胞启动、转运和趋化过程中细胞因子的产生来调节中性粒细胞的聚集和激活,并促进其凋亡和清除。诸多研究表明,对于 CF 及非 CF 支气管扩张,预防性服用阿奇霉素可使痰量减少，降低急性加重风险，并可有效改善肺功能及生活质量。新近一项多中心随机对照研究显示，对于 PCD 患儿，阿奇霉素持续 6 个月维持治疗可减少呼吸道感染的急性加重，预防不可逆的肺功能下降[18]。我们前期对 63 例 PCD 患儿的随访回顾性研究亦发现维持阿奇霉素治疗 3 个月以上，可减少呼吸道感染急性加重及住院的次数，并可预防多次感染加重导致的活动耐力下降(数据尚未发表)。故对于病情较重，尤其频繁感染的患儿，至少持续服用阿奇霉素 3 个月以上方可获益。阿奇霉素长疗程治疗相对安全，副作用偶见，最常见的为胃肠道不适，少数患儿会伴有心律失常或听力下降。故服用期间需监测上述不良反应[19]。

### (三) 高渗盐水雾化

鉴于其湿化和溶解黏痰可改善黏膜清除功能，雾化吸入高渗盐水可用于 PCD。成人的一项非 CF 性支气管扩张的 RCT 研究显示，7% 高渗盐水相比等渗盐水雾化，可增加排痰、减少抗生素使用、改善肺功能。但是，也有小样本成人 PCD 患儿研究结果显示高渗盐水雾化 12 周对于生活质量无显著改善[20]。也有吸入甘露醇粉用于治疗非 CF 支气管扩张的研究，但效果不确定。

### (四) DNA 酶吸入

气道感染时，中性粒细胞聚集、释放 DNA 增多，增加了痰液黏稠度；DNA 酶可裂解细胞外 DNA，降低痰液黏稠度，可用于治疗 PCD。DNA 酶雾化可改善 CF 患儿的 $FEV_1$ 预计值，有病例报道 DNA 酶长期治疗 PCD 安全有效。但需进行大规模的儿童及成人研究进而推广使用。

### (五) 支气管扩张剂、激素吸入

早期研究显示 PCD 患儿吸入短效支气管扩张剂，$FEV_1$ 可显著改善[21]；但另一项研究显示，短效支气管扩张剂与安慰剂持续治疗 PCD 达 6 周，$FEV_1$ 无明显改善[22]。当 PCD 患儿合并哮喘时，可联合使用吸入激素、长效支气管扩张剂。

### (六) 疫苗接种与免疫调节

PCD 患儿应该按当地要求进行疫苗接种。每年的流感和肺炎链球菌疫苗被推荐。确诊 PCD 的最初一年，每月或每个季节应该进行免疫预防，避免发生感染加重原发病及后续氧疗。口服激素可用于 PCD 合并哮喘或过敏性支气管肺曲霉菌病；当 PCD 合并免疫缺陷时，需输注免疫球蛋白。

### (七) 外科治疗

内镜下鼻窦手术可减少肺部感染次数、改善肺功能。虽然肺叶切除对于极少数的严重、局限性支气管扩张病例是有益的，但仍应该慎重，需要多学科共同商讨。另外，PCD 患儿肺部病变处于终末期时可考虑肺移植。

### (八) 其他

有研究收集 DNAH11 基因突变的 PCD 病例的纤毛细胞培养后，采用基因编辑技术对突变病例的纤毛细胞进行位点特异性重组，结果显示可以恢复突变细胞的功能[23]。

## 九、随访及预后

所有 PCD 患儿均应定期随访，呼吸科随访 2~4 次/年，耳鼻喉科随访至少 1~2 次/年。痰或咽拭子微生物学培养建议每年进行 2~4 次，以指导病情加重期用药；肺功能每年进行 4 次以了解 PCD 患儿的病情变化；病情稳定者，每隔 2~4 年复查一次胸部 X 线片以明确病情变化。

PCD 患儿的肺功能检查随年龄增长而进行性下降，但下降程度相对 CF 慢，多数患儿寿命接近正常人；早期发现和诊治，预防并发症的发生，一般可保持较好的生活质量。但也有部分患儿出现进行性加重的支气管扩张，导致严重肺部疾病和呼吸衰竭。

(关育红)

## 参考文献

[1] MOORE A, ESCUDIER E, ROGER G, et al. RPGR is mutated in patients with a complex X linked phenotype combining primary ciliary dyskinesia and retinitis pigmentosa. J Med Genet, 2006, 43(4): 326-333.

[2] BUDNY B, CHEN W, OMRAN H, et al. A novel X-linked recessive mental retardation syndrome comprising macrocephaly and ciliary dysfunction is allelic to oral-facial-digital type I syndrome. Hum Genet, 2006, 120(2): 171-178.

[3] WALLMEIER J, FRANK D, SHOEMARK A, et al. De Novo Mutations in FOXJ1 Result in a Motile Ciliopathy with Hydrocephalus and Randomization of Left/Right Body Asymmetry. Am J Hum Genet, 2019, 105(5): 1030-1039.

[4] AFZELIUS BA. A human syndrome caused by immotile cilia. Science, 1976, 193(4250): 317-319.

[5] WHITFIELD M, THOMAS L, BEQUIGNON E, et al. Mutations in DNAH17, Encoding a Sperm-Specific Axonemal Outer Dynein Arm Heavy Chain, Cause Isolated Male Infertility Due to Asthenozoospermia. Am J Hum Genet, 2019, 105(1): 198-212.

［6］ GUAN YH，YANG HM，YAO XF，et al. Clinical and Genetic Spectrum of Children with Primary Ciliary Dyskinesia in China. Chest，2021，159（5）：1768-1781.

［7］ BEHAN L，DIMITROV BD，KUEHNI CE，et al. PICADAR：a diagnostic predictive tool for primary ciliary dyskinesia. Eur Respir J，2016，47（4）：1103-1112.

［8］ SHAPIRO AJ，DELL SD，GASTON B，et al. Nasal Nitric Oxide Measurement in Primary Ciliary Dyskinesia. A Technical Paper on Standardized Testing Protocols. Ann Am Thorac Soc，2020，17（2）：e1-e12.

［9］ ZHANG X，WANG XL，LI HM，et al. The value of nasal nitric oxide measurement in the diagnosis of primary ciliary dyskinesia. Pediatr Investig，2019，3（4）：209-213.

［10］ SHOEMARK A，BOON M，BROCHHAUSEN C，et al. International consensus guideline for reporting transmission electron microscopy results in the diagnosis of primary ciliary dyskinesia（BEAT PCD TEM Criteria）. Eur Respir J，2020，55（4）：1900725.

［11］ BUSTAMANTE-MARIN XM，HORANI A，STOYANOVA M，et al. Mutation of CFAP57，a protein required for the asymmetric targeting of a subset of inner dynein arms in Chlamydomonas，causes primary ciliary dyskinesia. PLoS Genet，2020，16（8）：e1008691.

［12］ LI Y，YAGI H，ONUOHA EO，et al. DNAH6 and Its Interactions with PCD Genes in Heterotaxy and Primary Ciliary Dyskinesia. PLoS Genet，2016，12（2）：e1005821.

［13］ CINDRIĆ S，DOUGHERTY GW，OLBRICH H，et al. SPEF$_2$-and HYDIN-Mutant Cilia Lack the Central Pair-associated Protein SPEF$_2$，Aiding Primary Ciliary Dyskinesia Diagnostics. Am J Respir Cell Mol Biol，2020，62（3）：382-396.

［14］ HIRST RA，RUTMAN A，WILLIAMS G，et al. Ciliated air-liquid cultures as an aid to diagnostic testing of primary ciliary dyskinesia. Chest，2010，138（6）：1441-1447.

［15］ LUCAS JS，BARBATO A，COLLINS SA，et al. European Respiratory Society guidelines for the diagnosis of primary ciliary dyskinesia. Eur Respir J，2017，49（1）：1601090.

［16］ SHAPIRO AJ，DAVIS SD，POLINENI D，et al. American Thoracic Society Assembly on Pediatrics. Diagnosis of Primary Ciliary Dyskinesia. An Official American Thoracic Society Clinical Practice Guideline. Am J Respir Crit Care Med，2018，197（12）：e24-e39.

［17］ WHITE L，MIRRANI G，GROVER M，et al. Outcomes of Pseudomonas eradication therapy in patients with non-cystic fibrosis bronchiectasis. Respir Med，2012，106（3）：356-360.

［18］ KOBBERNAGEL HE，BUCHVALD FF，HAARMAN EG，et al. Efficacy and safety of azithromycin maintenance therapy in primary ciliary dyskinesia（BESTCILIA）：a multicentre，double-blind，randomised，placebo-controlled phase 3 trial. Lancet Respir Med，2020，8（5）：493-505.

［19］ KELLETT F，ROBERT NM. Nebulised 7% hypertonic saline improves lung function and quality of life in bronchiectasis. Respir Med，2011，105（12）：1831-1835.

［20］ PAFF T，DANIELS JM，WEERSINK EJ，et al. A randomised controlled trial on the effect of inhaled hypertonic saline on quality of life in primary ciliary dyskinesia. Eur Respir J，2017，49（2）：1601770.

［21］ HELLINCKX J，DEMEDTS M，DE BOECK K. Primary ciliary dyskinesia：evolution of pulmonary function. Eur J Pediatr，1998，157（5）：422-426.

［22］ KOH YY，PARK Y，JEONG JH，et al. The effect of regular salbutamol on lung function and bronchial responsiveness in patients with primary ciliary dyskinesia. Chest，2000，117（2）：427-433.

［23］ LAI M，PIFFERI M，BUSH A，et al. Gene editing of DNAH$_{11}$ restores normal cilia motility in primary ciliary dyskinesia. J Med Genet，2016，53（4）：242-249.

# 第二节　囊性纤维化

囊性纤维化（cystic fibrosis，CF）是由于编码囊性纤维化跨膜转录调节因子（cystic fibrosis transmembrane conductance regulator，CFTR）的基因突变引起的常染色体隐性遗传，可累及全身多系统，主要表现为支气管扩张、胰腺功能不全及汗液钠氯离子升高，其中肺部病变是最主要的致病及致死原因[1,2]。CF是欧洲和北美洲高加索人中最常见的遗传性疾病之一，发病率约为1/25 000~1/1 800[3]，既往认为本病在亚洲人群尤其是中国人中极为罕见，但我们发现，随着诊治水平的提高，CF在中国儿童并不少见，越来越多的病例被诊断[4]。

## 一、发病机制

CFTR基因位于7号常染色体，编码CFTR蛋白。CFTR蛋白是一种依赖cAMP-ATP门控性氯离子通道，促进外分泌腺导管上皮细胞内的氯离子外流。同时，促进钠离子和水分子的输出。CFTR基因表达于气道、消化道和生殖道等多部位上皮细胞的顶部质膜中。

基因突变可造成CFTR蛋白的合成、翻译、加工异常，成熟、转运受阻，以及氯通道开放受限，导致目前为止，已有2 000余个CFTR突变位点被美国囊性纤维化数据库所收录(www.genet.sickkids.on.ca/StatisticsPage.html),并持续更新中。根据突变对 CFTR 功能的影响可分为 6 型[5,6]:Ⅰ型,CFTR 蛋白合成受阻,多为无义突变或移码突变;Ⅱ型,影响 CFTR 正常加工或转运过程,使蛋白不能正常地折叠及成熟,在内质网中发生降解,如高加索人经典 F508del 突变;Ⅲ型,又称为"门控突变",CFTR 的调节区受到破坏,使之不能正常开启,进而丧失离子通道功能;Ⅳ型,改变通道的传导性或对离子的选择性,降低氯离子的转运;Ⅴ型,影响 RNA 剪接,阻碍 mRNA 合成,同时产生正常和异常的转录因子,使正常功能的 CFTR 蛋白质减少;Ⅵ型,细胞表面 CFTR 蛋白稳定性降低。

CFTR 发生基因突变时,由于 CFTR 蛋白不能合成、折叠异常导致运输障碍或通道功能减少或缺失,可导致呼吸系统、胃肠道、肝胆管以及生殖管道上皮的离子和水转运异常。有关 CF 患儿肺部病变的发生机制有多个假说,目前越来越多的证据支持由于钠离子过度吸收和氯离子分泌减少造成气道表面液体量减少,导致呼吸道分泌物黏稠,并附在气道细胞表面阻塞气道,使纤毛运动和咳嗽的清除作用下降,最终所造成的厌氧环境使得铜绿假单胞菌容易形成生物被膜并发生慢性持续感染。同时气道壁发生炎症反应,使大量的中性粒细胞聚集于病变部位,释放氧自由基和蛋白溶解酶,造成气道壁的破坏,最终发展为不可逆的支气管扩张。同样的病理生理变化也发生在胰腺和胆道,造成蛋白性分泌物干燥并阻塞管道,引起慢性胰腺炎症,胆汁淤积性肝硬化[7]。

## 二、临床表现

CF 可在新生儿、婴幼儿或青少年起病,男女比例大致相等,可致窦肺、胰腺、肝脏、肠道、生殖腺等多脏器功能障碍。其中进行性支气管扩张、肺部感染及肺功能下降是其主要的致死原因。CF 的临床表型在中国人及欧美高加索人之间存在很大差异,我们发现中国儿童最突出的临床特征是呼吸系统疾病的首发和高发[8]。

### (一)鼻窦炎

几乎所有患儿均有鼻窦炎,鼻腔分泌物黏稠、堵塞,鼻窦炎难治或者反复,常有鼻息肉。分泌物黏稠,影像学可表现高密度影。

### (二)支气管扩张

婴儿期即表现为持续或者反复咳嗽、痰多黏稠,

常诊断为反复肺炎、难治性肺炎或者持续性细菌性支气管炎。可伴有喘息,并合并哮喘。晚期患者,可以咯血。

病原学方面,铜绿假单胞菌、金黄色葡萄球菌是最常见的致病菌,早期也可有肺炎链球菌等感染,其他细菌如嗜麦芽窄食单胞菌、洋葱伯克霍尔德菌、耐甲氧西林金黄色葡萄球菌多见于严重和晚期患者,真菌如曲霉菌、白色念珠菌感染少见。

### (三)过敏性支气管肺曲霉菌病(ABPA)

一些患儿为本病的首发表现,尤其是中国患儿。与欧美国家相比较而言,CF 相关 ABPA 在我国的发病率高达 15%,而在欧洲的平均发病率仅 7.8%[4]。中国人高 CF-ABPA 发生率的原因分析如下:①确诊年龄大,确诊前不正规使用全身抗生素以及气道吸入激素时间更长,曲霉菌定植的机会越大,越可能发生曲霉菌超敏反应;②铜绿假单胞菌长期定植可形成生物膜,逃避宿主吞噬作用,抵抗机体固有免疫和适应性炎症防御反应,甚至产生耐药性,慢性持续感染,进一步损害黏液纤毛清除功能,增加窦肺曲霉定植的机会;③地域种族差异性。

### (四)消化系统表现

黏稠的肠液使 CF 患儿更易出现肠梗阻及直肠脱垂。胎粪性肠梗阻发生率约 10%~15%,表现为腹胀、呕吐和胎便排出延迟。婴儿早期可表现不全肠梗阻或肠闭锁,对于这些患儿,应注意本病的可能性。婴幼儿可发生淤胆性黄疸,年长儿可发生肝硬化、门静脉高压及脾功能亢进。胰腺外分泌功能不全(PI)可表现为脂肪吸收障碍、脂肪泻(肉眼观大便有油滴)、营养不良、生长发育停滞。高加索人中 PI 的发生率高达 85%~90%[9],而我国 CF 患儿的 PI 相对罕见。目前已经证实,PI 与 CFTR 基因的重型突变密切相关[10]。

### (五)汗腺异常表现

由于皮肤 CFTR 蛋白功能缺陷,导致大量盐分经汗液丢失,肉眼可看到盐粒。

### (六)内分泌系统表现

由于皮肤盐分丢失激活肾素-血管紧张素-醛固酮系统,引起氢离子及钾离子排泄增多,其表现与经典巴特综合征类似,即低钠、低氯、低钾,代谢性碱中毒,但容易纠正,且并无肾小管病变(假性巴特综合征),一般发生在小年龄婴幼儿,尤其是一岁以内[11],假性巴特综合征对 CF 有提示意义,目前我国一些 CF 患儿在婴儿早期出现假性巴特综合征,而呼吸道表现不明显,应注意早期识别。此外,胰腺内分泌功

能不全除引起慢性脂肪泻外,也可引起胰岛素依赖型糖尿病,但糖尿病在国内儿童发生率较低。

### (七) 生殖系统表现

可表现为性腺发育延迟。大约 95% 的男性因中肾管不发育而出现无精子症。腹股沟疝、鞘膜积液及隐睾的发生率也高于正常人。女性可出现停经、宫颈炎,宫颈黏液黏稠,生育率降低。

## 三、影像学表现

婴儿期早期表现为气管、支气管炎以及支气管壁增厚,可伴有细支气管炎如树芽征和小叶中心结节,也可出现支气管扩张(图 3-5),婴儿期也有类似先天性支气管肺发育不良表现。随着年龄增长,支气管扩张越发明显,典型者为双侧中心性支气管扩张(肺叶 2/3 以内存在)和黏液嵌塞征,可不对称,严重或者病程长者以囊状支气管扩张为主(图 3-6)。少数以局限性黏液嵌塞引起局部肺不张和支气管扩张表现,急性感染期偶可呈弥漫性泛细支气管表现。CF 者发生的 ABPA 者与无 CF 者差别不大。鼻窦 CT 可发现鼻息肉。

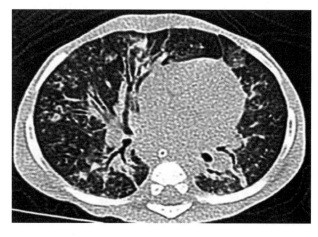

图 3-5　胸部 CT 提示右肺为主的中心性支气管扩张,伴有细气管炎

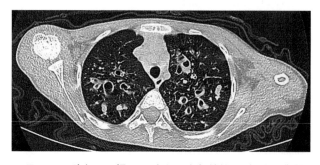

图 3-6　胸部 CT 提示双肺广泛支气管扩张,部分呈囊状

## 四、诊断

CF 的诊断标准根据 2017 年美国囊性纤维化基金会修订的诊断共识[12]:至少存在 1 个器官系统的临床症状符合 CF(如慢性阻塞性肺疾病、胰腺外分泌功能不全、胎粪性肠梗阻等),以及存在 CFTR 功能障碍的依据,包括 2 次以上汗液试验阳性(汗液氯离子浓度≥60mmol/L 或汗液电导率≥80mmol/L)和/或发现 CFTR 2 个致病突变(亲代等位基因各提供一个)。

因 CFTR 突变复杂,除点突变外,尚有大片段重复或者缺失,内含子突变等,受检测方法影响,若没有检测到 2 种引起 CF 的 CFTR 突变,也并不能完全排除 CF 的诊断。

CFTR 相关疾病[12]被定义为具有 0~1 个 CF 致病突变和可能提示 CF 的临床体征(先天性双侧输精管缺失/胰腺炎/支气管扩张,可能是多器官),与 CFTR 功能障碍相关,但不符合 CFTR 的诊断标准。这类患者最初似乎无症状,可能永远不会发展为 CF,但需要重复性汗液试验并随访,如果出现任何其他典型的 CF 症状,应再评估和诊断。

### (一) 汗液测定

汗液氯离子测定是筛查 CF 的金标准。但由于汗液氯离子测定操作复杂,耗时长,美国囊性纤维化基金会推荐汗液电导率测定钠离子浓度,我们发现,汗液电导率对 CF 有非常高的筛查价值,诊断 CF 的最佳临界值为 83.5mmol/L,灵敏度 93.3%,特异度 100%[13]。但汗液氯离子测定和汗液电导率均存在假阴性以及中介值可能,而且检测数据也受汗液采集量的影响,尤其对于小年龄婴幼儿,常因配合度差、汗液采集量不足,而致检测失败。表 3-3 总结了一些可能影响汗液氯离子检测结果的因素[14,15],供汗液电导率检测参考。当电导率值出现假阳性结果(≥80mmol/L)时,通常会经过重复检测、基因检测的方法确认。当出现阴性结果(≤60mmol/L)时,还需结合临床表征,做进一步的判断。还有一类 CF 基因携带者,其汗液氯离子检测结果介于 30~60mmol/L 之间,包括 Arg117His (5T)、Arg334Trp、Ala55Glu、Class IV~VI mutations[1],在汗液电导率检测结果介于(60~80mmol/L)之间时,也需引起关注。故汗液实验在诊断本病存在一定的局限性[16]。

### (二) CFTR 基因突变鉴定

是 CF 疾病确诊的关键。目前欧美国家利用 CFTR 突变筛查芯片(CFTR mutation screening panel,

表3-3 汗液氯离子检测假阳性与假阴性的可能因素

| 假阳性 | 假阴性 |
| --- | --- |
| 汗液收集区域局部使用丁卡因 | 技术因素:汗液采集前 |
| 特应性皮炎 | 未能充分干燥皮肤 |
| 砷毒害 | 少汗性外胚层发育不良 |
| 做作性障碍 | 汗液量不足 |
| 托吡酯治疗 | 盐皮质激素治疗 |
| 神经性厌食症 | 特定的基因型: |
| 营养不良 | 3849 +10kb C > T |
| 碳酸酐酶XII突变 | R117H |
| Shwachman-Diamond综合征 | G551S |
| 低丙球蛋白血症 | A455E |
| 假性醛固酮减少症 | D1152H |
| 外胚层发育不良 | IVS8(5T) |
| I型岩藻糖苷贮积症 | L206W |
| 家族性肝内胆汁淤积症 | 2789 + 5G > A |
| I型糖原贮积病 | |
| 葡萄糖-6-磷酸-脱氢酶缺乏症 | |
| 未治疗的甲状腺功能减退 | |
| 甲状旁腺功能减退 | |
| 乳糜泻 | |

包含 30 种高加索人热点突变)对本病进行筛查,欧美高加索人最常见的突变类型 F508del,其全球突变频率高达 70%[16],其诊断率高达 90%[17]。然而,CFTR 基因突变在不同种族、地理间的差异性极大,中国患儿的基因突变类型几乎均为欧美高加索人的罕见突变,少见 F508del 突变,首都医科大学附属北京儿童医院仅发现 3 例(3/90),北京协和医院 1 例成人患者(复合杂合突变)[18]。故欧美国家目前的筛查芯片并不适用于我国患儿[4,8]。CFTR 基因全外显子直接测序突变检测是我国 CF 患儿基因诊断的首选方法,目前全世界范围内对 CFTR 基因 27 个外显子编码区及其侧翼内含子区片段进行直接测序鉴定,大约有 2 000 个突变位点被陆续报道,中国人的 CFTR 基因突变类型多达 90 余种,其中我们发现 c.2909G>A 为中国人热点突变(突变频率高达 8.3%),其余高频突变包括:c.263T>G、c.1766+5G>T、c.3196C>T、c.293A>G(突变频率:3.3%~3.9%)。此外,拷贝数变异约占 CFTR 总突变的 2%[19],也可通过影响结构基因的表达水平,导致疾病的发生。

**(三)鼻黏膜电位差**

鼻黏膜电位差的产生是由于 CFTR 突变,鼻腔黏膜上皮的氯离子转运异常,导致 CF 患儿和正常人鼻黏膜上皮的电位差不同。操作较复杂,普及度不高。

**(四)囊性纤维化诊断的挑战**

CFTR 功能障碍的高度可变性,因此,人群发病年龄和症状严重程度有很大差异。大约 10%~15% 的 CF 患儿症状轻微,胰腺功能正常,营养良好,肺功能下降缓慢,家族史常不明显,汗液试验有时也正常,可能只能发现一个 CFTR 突变基因。因此,CF 诊断上有时较困难,尤其当突变基因为罕见基因时,诊断变得更加困难。根据之前的研究统计,中国儿童囊性纤维化诊断延迟达 5.7 年[8]。2017 年美国囊性纤维化基金会修订的诊断共识的诊断流程如图 3-7。

**(五)早期识别 CF 的线索**

由于 CF 的预后与早期诊断有密切关系,我国缺乏常规的新生儿筛查,加之部分患儿在婴儿期可能仅以单系统疾病起病,症状极不典型,根据我们的经验,总结早期识别 CF 的线索如下:①肠梗阻、肠闭锁起病,伴有喉中有痰鸣者;②小婴儿出现脱水及电解质紊乱(如低钠、低氯、低钾合并代谢性碱中毒),无明显消化道丢失时;③小患儿出现肺炎,痰液黏稠而多,伴有腹泻、营养不良或影像学出现支气管壁增厚或者肺不张而无明显肺实变或者分离出金黄色葡萄球菌、铜绿假单胞菌等少见菌;④婴幼儿发生反复、重症或者持续性喘息,影像学出现支气管壁增厚或者轻度支气管扩张;⑤所有年龄组出现支气管扩张、ABPA 者。

## 五、治疗

CF 患儿自确诊起需终生治疗,多学科联合治疗。包括患儿教育、物理治疗、营养支持、遗传咨询、心理干预、运动指导等多个方面。在临床中需要呼吸科、消化科、营养科医师、护士、呼吸治疗师、遗传咨询、心理医师以及运动学专业人士等共同干预指导。核心治疗目标在于:①预防或控制肺部感染、促进肺窦黏液清除;②预防或纠正营养不良,维持良好的生长发育曲线。治疗方案根据受累脏器的不同而采取个体化治疗。

**(一)气道分泌物清除治疗**

清除气道分泌物是 CF 患儿肺部治疗的主要方法之一,包括胸部物理治疗(叩拍、体位引流)、用力呼气技术、呼气末正压等气道清理技术,旨在清除气道分泌物。α-链道酶能够降解 CF 患儿气道黏液中大量的游离 DNA,从而降低黏液黏度,改善纤毛-黏液清除系统功能。2017 年指南强烈推荐长期吸入 α-链道酶来改善肺功能、提高生活质量及降低急性加重的发生率。吸入高渗盐水(3%~7%)可湿化改善

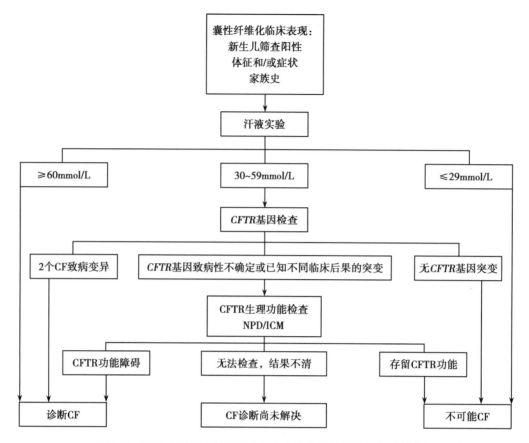

图 3-7　2017 年美国囊性纤维化基金会修订的诊断共识的诊断流程

当既有 CF 的临床表现，又有 CFTR 功能障碍的证据时，就诊断为 CF。CFTR 功能测试并不总是按此顺序进行，而是按层次进行，以确定 CF 的诊断，首先应考虑汗液实验，然后进行 CFTR 基因分析，然后进行 CFTR 生理学功能检查。所有确诊为 CF 的患儿都应进行汗液试验和 CFTR 基因分析。如果排除了备选方案，并且其他验证性试验（遗传、生理学试验）支持，那么汗氯浓度 <30mmol/L 的罕见个体可能被认为是 CF。如果在有限的分析中只鉴定出 1 个 CFTR 突变，则应进行进一步的（扩展的）CFRTR 检测。如果两个等位基因都具有引起、未定义或突变不同临床后果（MVCC）突变的 CF，则可能发生 CF；如果只发现非 CF 引起的突变，则不太可能发生 CF。如果不能解决 CF 诊断，应考虑 CRMS/CFSPID（NBS 后）或 CFTR 相关疾病。

CF 患儿气道表面的脱水状态，且可胸部物理疗法同时使用。雾化药物可遵循以下顺序：沙丁胺醇→高渗盐水→α- 链道酶→抗生素雾化。如果气道内广泛分泌物阻塞，可定期支气管肺泡灌洗治疗。CF 患儿的气道是脱水的，可以通过渗透剂，也被称为水合物，来增加气道表面液体。作用机制与 α- 链道酶不同，这两种方法互补。高渗盐水在欧洲可用作吸入剂。在系统综述中，高渗盐水（7%）已显示减少急性肺加重与系统性地改善肺功能。一些研究表明在婴幼儿中使用 7% 高渗盐水的安全性和耐受性[20]。高渗盐水目前应用于许多中度 - 重度肺部疾病的患儿，并得到指南支持[21]。高渗盐水作为刺激物，需要用支气管扩张剂进行预处理，并进行初始耐受性试验。

**（二）抗感染治疗**

CF 患儿由于黏液 - 纤毛清除系统受到破坏，会出现反复或持续性的呼吸道感染，尤以铜绿假单胞菌感染最为突出，因为铜绿假单胞菌可形成细菌生物被膜，很难被抗生素清除，而慢性细菌感染会造成肺部炎性反应进行性加重，形成不可逆的肺损伤。因此治疗铜绿假单胞菌感染是 CF 的重要方面。对于首次或早期感染铜绿假单胞菌的患儿，建议尽量清除感染。国外首选环丙沙星、妥布霉素、阿米卡星静脉滴注治疗。妥布霉素的用量对于 ≥6 岁儿童和成人，每次吸入 300mg，每天 2 次；使用 28 天，暂停 28 天，重复循环。虽然 6 岁以下儿童缺乏研究，但在这个年龄组也推荐同等剂量的其他药物治疗[22]。吸入性抗生素用于慢性感染铜绿假单胞菌的患儿，而慢性定植与肺功能进行性损害有关。吸入妥布霉素已被证明在各种假单胞菌根除方案中发挥作用。美国指南建议，不管肺部疾病的严重程度如何，对于 6 岁以上的慢性铜绿假单胞菌患儿，每隔一个月进行妥布霉素吸入治疗，并无限期持续。对于病情为中重度的患儿证据更有力[21,23]。吸入抗生素可以直接作用于气道感染部位，效果更好，而且相对于全身用药更为安全。目前不鼓励患儿长期口服抗生素来控制感染，因为可能导致抗生素耐药。推荐多数 CF 患儿长期使用阿奇霉素（每周口服 3 天），兼顾抗感染、抗炎作用，研究显示长期使用阿奇霉素能够改善患儿肺功能，尤其对于存在铜绿假单胞菌属定植的患儿。大环内酯类抗生素对 CF 患者有益，可能由于其在抗感染和抗炎的双重效益。不只主要对铜绿假单胞菌有效，有证据表明对生物定植在生物被膜均有效果。阿奇霉素的维持治疗已经成为慢性感染 CF 患儿推荐治疗的一部分，被证明可以提高肺功能和减轻肺损害。在未感染铜绿假单胞菌的年轻患儿中也观察到肺损害的减轻[24]，但关于效果的持久性以及诱导其他细菌耐药性的影响的担忧仍然存在。对于 6 岁以上且持续性铜绿假单胞菌感染的患者，建议常规使用阿奇霉素。没有足够的证据支持或反对在 CF 学龄前儿童中长期使用阿奇霉素。另外，建议 CF 患儿每年接种流感疫苗、肺炎球菌疫苗[18]。

### （三）肺移植治疗

CF 肺部病变的治疗在一定程度上延缓了疾病的进展，但大多数患儿仍然由于终末期呼吸衰竭而过早死亡。肺移植是 CF 终末期肺病的治疗选择，移植后的中位生存时间为 9.5 年[25]，但需要注意的是移植仍存在较大风险，如闭塞性细支气管炎、机会性感染和移植后的恶性肿瘤。

### （四）营养支持治疗

由于 CF 可引起胰腺、肝胆、肠道等消化系统功能受损，加之呼吸耗能增加，故营养不良甚至恶液质可成为 CF 较为常见的并发症，严重影响患儿的生存质量及预后。CF 患儿营养状况的目标是：婴儿和儿童应正常生长，婴儿在 2 岁的时候达到与非 CF 人口相似的正常体重和身高百分位。年龄较大儿童的生长目标为在正常人群的 BMI（体重指数）的第 50 百分位。对 CF 患儿提供足够的营养支持相当重要，能量摄入总量应适当提高至同龄人的 110%~200%，营养干预包括高热卡、高蛋白、高脂肪（以中链脂肪酸为主）喂养；早期补充脂溶性维生素 A、D、E，补充钙、镁、锌、铁等微量元素；早期补充盐分（<6 个月婴儿，每日补充 1/8 茶匙食盐；6~12 个月婴儿，每日补充 1/4 茶匙食盐）；针对胰腺外分泌功能不全，使用胰酶替代治疗，以减少胰腺功能不全所造成的吸收障碍

（剂量需个体化制定。如果生长不好，还需要评估出现胰腺功能不全或替代治疗不足的可能，一般 4 岁以下儿童的起始剂量为每餐 1 000U/kg，4 岁以上的儿童，起始剂量为每餐 500U/kg，注意总剂量不应超过 10 000U/(kg·d)，以免引起结肠狭窄等不良反应）；监测患儿体重指数；定期随访专科营养师等[26]。

### （五）其他对症治疗

包括鼻息肉、副鼻窦炎、气胸、大咯血、变应性支气管肺曲霉菌病、胎粪性肠梗阻、远端肠管梗阻综合征、胃食管反流病、直肠脱垂、肝胆疾病、胰腺炎、糖尿病等的治疗。

### （六）基因治疗

基因治疗一直是全世界 CF 疾病的研究热点和发展趋势。针对高加索人的热点突变，美国 FDA 分别于 2012 年及 2015 年批准 Ivacaftor 及 Orkambi 用于携带至少一个 G551D 突变以及 F508del 纯合突变的患儿治疗[27]，可特异性增强 CFTR 蛋白的功能，增加细胞表面离子通道的开放，促进氯化物、水和盐转运。然而，由于 CFTR 突变谱具有极大的种族差异性，欧美国家目前的基因治疗并不适用于我国患儿。因此认识中国人群特有的变异类型迫在眉睫，可为中国未来 CF 疾病的精准治疗提供可能。

（申月琳）

## 参考文献

［1］ ELBORN JS. Cystic fibrosis. Lancet, 2016, 388 (10059): 2519-2531.

［2］ PARANJAPE SM, MOGAYZEL PJ JR. Cystic fibrosis. Pediatr Rev, 2014, 35 (5): 194-205.

［3］ COLOMBO C, LITTLEWOOD J. The implementation of standards of care in Europe: state of the art. J Cyst Fibros, 2011, 10 (Suppl 2): S7-S15.

［4］ 申月琳，陈琼华，唐晓蕾，等. 儿童囊性纤维化相关变应性支气管肺曲霉菌病 22 例临床分析. 中华儿科杂志, 2020, 58 (8): 646-652.

［5］ JOSHI D, EHRHARDT A, HONG JS, et al. Cystic fibrosis precision therapeutics: Emerging considerations. Pediatr Pulmonol, 2019, 54 (Suppl 3): S13-S17.

［6］ DE BOECK K. Cystic fibrosis in the year 2020: A disease with a new face. Acta Paediatr, 2020, 109 (5): 893-899.

［7］ PANKOW S, BAMBERGER C, CALZOLARI D, et al. ΔF508 CFTR interactome remodelling promotes rescue of cystic fibrosis. Nature, 2015, 528 (7583): 510-516.

［8］ SHEN Y, LIU J, ZHONG L, et al. Clinical Phenotypes and Genotypic Spectrum of Cystic Fibrosis in Chinese Children. J Pediatr, 2016, 171: 269-276.e1.

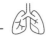

［9］HAACK A,ARAGÃO GG,NOVAES MR. Pathophysiology of cystic fibrosis and drugs used in associated digestive tract diseases. World J Gastroenterol,2013,19(46):8552-8561.

［10］MICKLE JE,CUTTING GR. Genotype-phenotype relationships in cystic fibrosis. Med Clin North Am,2000,84(3):597-607.

［11］SHEN Y,TANG X,LIU J,et al. Pseudo-Bartter syndrome in Chinese children with cystic fibrosis:Clinical features and genotypic findings. Pediatr Pulmonol,2020,55(11):3021-3029.

［12］FARRELL PM,WHITE TB,REN CL,et al. Diagnosis of Cystic Fibrosis:Consensus Guidelines from the Cystic Fibrosis Foundation. J Pediatr,2017,181S:S4-S15.e1.

［13］王兴兰,尹子福,申月琳,等. 汗液电导率检测对儿童囊性纤维化的诊断价值分析. 中华儿科杂志,2019,57(7):548-552.

［14］GUGLANI L,STABEL D,WEINER DJ. False-positive and false-negative sweat tests:systematic review of the evidence.Pediatr llergy Immunol Pulmonol,2015,28:198-211.

［15］RAMOS AT,FIGUEIRÊDO MM,AGUIAR AP,et al. Celiac Disease and Cystic Fibrosis:Challenges to Differential Diagnosis. Folia Med(Plovdiv),2016,58(2):141-147.

［16］BURGEL PR,MUNCK A,DURIEU I,et al. Real-Life Safety and Effectiveness of Lumacaftor-Ivacaftor in Patients with Cystic Fibrosis. Am J Respir Crit Care Med,2020,201(2):188-197.

［17］DE BOECK K,DERICHS N,FAJAC I,et al. New clinical diagnostic procedures for cystic fibrosis in Europe. J Cyst Fibros,2011,10(Suppl 2):S53-66.

［18］TIAN X,LIU Y,YANG J,et al. p.G970D is the most frequent CFTR mutation in Chinese patients with cystic fibrosis. Hum Genome Var,2016,3:15063.

［19］TANG S,MOONNUMAKAL SP,STEVENS B,et al. Characterization of a recurrent 3.8kb deletion involving exons 17a and 17b within the CFTR gene. J Cyst Fibros,2013,12(3):290-294.

［20］LAHIRI T,HEMPSTEAD SE,BRADY C,et al. Clinical Practice Guidelines From the Cystic Fibrosis Foundation for Preschoolers With Cystic Fibrosis. Pediatrics,2016,137(4):e20151784

［21］Mogayzel PJ,Naureckas ET,Robinson KA,et al. Cystic fibrosis pulmonary guidelines. Am J Respir Crit Care Med,2013,187:680-689.

［22］CASTELLANI CS,DUFF A,BELL SC,et al. ECFS best practice guidelines:the 2018 revision. J Cyst Fibros,2018,17(2):153-178.

［23］LANGTON HEWER SC,SMYTH AR. Antibiotic strategies for eradicating Pseudomonas aeruginosa in people with cystic fibrosis. Cochrane Database Syst Rev,2017,(4):CD004197.

［24］SAIMAN L,ANSTEAD M,MAYER-HAMBLETT N,et al. Effect of azithromycin on pulmonary function in patients with cystic fibrosis uninfected with Pseudomonas aeruginosa:a randomized controlled trial. JAMA,2010,303:1707-1715.

［25］TURCIOS NL. Cystic Fibrosis Lung Disease:An Overview. Respir Care,2020,65(2):233-251.

［26］SULLIVAN JS,MASCARENHAS MR. Nutrition:Prevention and management of nutritional failure in Cystic Fibrosis. J Cyst Fibros,2017,16(Suppl 2):S87-S93.

［27］MALL MA,GALIETTA LJ. Targeting ion channels in cystic fibrosis. J Cyst Fibros,2015,14(5):561-570.

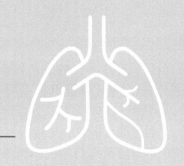

**第四章**

肺部少见感染性疾病

# 第一节　诺卡菌肺炎

诺卡菌肺炎（pulmonary nocardiosis）是由诺卡菌（nocardia）引起的一种少见而严重的肺部感染性疾病，主要见于细胞免疫功能低下及有潜在肺部疾病患者。可急性起病，亦可呈亚急性和慢性病程，病情有明显的缓解和急性加重交替。肺部以化脓性病变为主，主要表现为坏死性肺炎和肺脓肿，并可侵犯胸膜引起脓胸[1]。

## 一、发病机制

诺卡菌属于放线菌，广泛存在于自然界的土壤和淡水中，系需氧革兰阳性、过氧化氢酶阳性、部分耐酸的丝状分支细菌，菌丝细长呈90°分枝。因胞壁中含有分枝菌酸成分，呈弱抗酸。诺卡菌在1889年被正式命名，目前发现的诺卡菌属共119种，据报道只有54种感染人类。与临床相关的菌种主要有：星形诺卡菌、巴西诺卡菌、豚鼠诺卡菌、鼻疽诺卡菌和南非诺卡菌，其中星形诺卡菌致病力最强。

诺卡菌是存在于土壤、腐烂的植被和淡水、盐水的环境病原体，主要经吸入到下呼吸道引起感染，也可经皮肤和消化道入侵，尤其是引入污染水源感染，在局部形成感染灶，并可通过血行播散至其他器官，尤其是中枢神经系统。约80%诺卡菌病的初发部位在肺部。细胞介导的免疫反应在抵御诺卡菌感染中发挥了至关重要的作用[2]。

## 二、高危人群

主要见于严重细胞免疫受损者，如免疫缺陷病、血液恶性肿瘤以及骨髓造血干细胞移植后。严重和致死性感染少见于免疫功能正常者，尤其是热带和亚热带地区。免疫功能正常者，往往伴有慢性肺部基础疾病，如支气管扩张、囊性纤维化、既往曾患结核以及糖尿病等[2,3]，肺部结构异常可导致呼吸系统免疫防御功能障碍，有利于致病菌在气道的定植和下呼吸道感染的发生；此外，细菌的定植可导致气道纤毛运动障碍和上皮损伤，从而促进诺卡菌的感染，因此，有基础呼吸系统疾病认为是肺诺卡菌病的第二大常见诱因。根据我们收治的儿童病例，主要见于免疫缺陷者，如慢性肉芽肿患儿或者长期使用糖皮质激素和/或免疫抑制剂者。

## 三、病理改变

病理上多为化脓性炎症表现，结节病灶内多形核粒细胞浸润，亦有浆细胞和淋巴细胞集聚，可见干酪样坏死，但多核巨细胞罕见，可与结核病鉴别。HE染色不着色（阴性），革兰染色阳性，呈细丝状、串珠状和90°分枝菌丝，弱抗酸染色阳性，PAS染色着色不良，银染色阳性。

## 四、临床表现

肺部为诺卡菌最常见的感染部位，临床缺乏特异性。可急性、亚急性或慢性起病，临床以咳嗽、脓痰、发热为主要表现，可伴有胸痛、呼吸困难，少数患者出现咯血。与放线菌一样，引起胸壁软组织感染形成包块，也可以引起脓胸[4,5]。

其他部位感染：由肺部感染播散到全身其他部位时，可出现皮肤和软组织感染，表现为脓肿、坏死、脓疱和结节性脓疱等。皮肤软组织一般为原发感染。中枢神经系统：可出现脑脓肿、脑膜炎、脑室炎或脊髓受累。心脏受累可出现心包炎、心脏压塞、心内膜炎。骨骼受累可出现关节炎、骨髓炎、椎旁脓肿等。

## 五、影像学表现

尽管有报道免疫功能正常者和免疫功能缺陷者肺部影像表现存在差异[5]，但我们收治的患者肺部影像学主要表现为肺实变，单个或多个结节和团块影，以及空洞形成，结节伴空洞为最常见的表现（图4-1），结节可以短期内发生变化，增强CT后可显示强化。胸膜受累出现胸腔积液、脓胸，侵犯胸壁形成脓肿。纵隔及肺门淋巴结肿大不常见。伴有脑脓肿时，增强后磁共振和CT可出现环形强化。

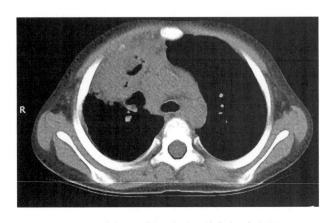

图4-1　胸部CT提示右肺团块实变，有空洞

## 六、病原学检查

### （一）直接涂片

痰液、肺泡灌洗液、胸腔积液标本直接涂片，革兰染色可见到细丝状、串珠状、90°分枝菌丝（直径<1mm），弱抗酸染色阳性。

### （二）培养

可在血琼脂和沙堡培养基上培养，但生长缓慢，一般为2~7天，但可需要数日至数周，菌落表面似粉末状，黄色或橘红色。诺卡菌非人体的正常定植菌，也非实验室常见污染菌，因此从下呼吸道标本中培养阳性，高度提示致病。

### （三）分子诊断

近年16sRNA和hsp65等基因扩增和测序的出现，使得诺卡菌的鉴定更加快速和准确，但注意诺卡菌不同菌种之间，以及与结核分枝杆菌、麻风分枝杆菌和其他放线菌之间存在交叉反应，应根据临床表现进一步鉴别。

目前我们病例经支气管肺泡灌洗液、肺组织培养以及病原体宏基因组测序（mNGS）明确诊断。

## 七、诊断及鉴别诊断

临床及影像学表现缺乏特异性，加之诺卡菌培养所需时间长，早期诊断困难，诊断往往延误，诊断的关键在于对本病的警觉，对于有明确原发或者继发免疫功能低下病史，发生肺部感染者；对于免疫缺陷病史不明确，但其他治疗效果不佳，尤其是肺内出现结节或者团块影者，应注意本病的可能，并积极联系细菌检查室，针对性进行痰液或支气管肺泡灌洗液涂片革兰染色和弱抗酸染色以及培养。因本菌涂片染色特殊以及培养特殊，生长慢，有报道若与细菌室进行沟通，有针对性地进行涂片和培养，早期诊断率极大提高。因慢性肉芽肿病患儿可患本病，应注意有无提示慢性肉芽肿病的线索如卡疤是否增大，有无皮肤瘢痕、腋窝淋巴结钙化、肛周脓肿病史等。

本病需要与肺结核、真菌性肺炎（曲霉菌）、ANCA相关血管炎、肺部肿瘤等相鉴别，病原学检查、抗体检查以及临床相对有特异性表现是鉴别的重要依据。

## 八、治疗

### （一）磺胺药物

为首选药物，优点是口服生物利用度高，组织分布好，可以透过血-脑屏障。推荐剂量甲氧苄啶（TMP）5~20mg/（kg·d），磺胺甲噁唑（SMZ）25~50mg/（kg·d），分2~4次口服，疗程3~6个月，以病情严重程度决定，过早停药可以复发。在严重免疫功能缺陷、合并脑部受累患者疗程更长。也有报道提倡短疗程12周，可取得良好效果[6,7]。近年磺胺类药物的耐药率有增加趋势。

### （二）其他药物

可能对诺卡菌具有活性的其他抗菌剂包括第三代和第四代头孢菌素，例如，头孢曲松、头孢噻肟和头孢吡肟，美罗培南等。阿米卡星、阿莫西林克拉维酸也有效。因一些菌种对磺胺类药物耐药，因此在重症感染及严重免疫功能缺陷者，主张联合使用阿米卡星、亚胺培南或三代头孢（头孢曲松、头孢噻肟）[8,9]。

### （三）利奈唑胺

几乎对所有诺卡菌种敏感，适用于免疫功能低下者，重症感染和播散性诺卡菌病。

本病治疗反应与免疫功能状态有很大关系[10]，治疗选择应根据免疫状态、病情严重程度、菌种等选择。

（赵顺英）

## 参考文献

[1] 宋秀杰,路聪哲,顾珏,等.84例肺诺卡菌病文献回顾性分析1979-2011.临床肺科,2013,18(12):2280-2282.

[2] LYNCH JP,REID G,CLARK NM. Nocardia spp.:A Rare Cause of Pneumonia Globally. Seminars in Respiratory Medicine,2020,41(04):538-554.

[3] STEINBRINK J,LEAVENS J,KAUFFMAN CA, et al. Manifestations and outcomes of nocardia infections:Comparison of immunocompromised and nonimmunocompromised adult patients. Medicine,2018, 97(40):e12436.

[4] FUJITA T,IKARI J,WATANABE A,et al. Clinical characteristics of pulmonary nocardiosis in immunocompetent patients. Journal of Infection & Chemotherapy,2016,22(11):738-743.

[5] HUANG L,CHEN X,XU H,et al. Clinical features, identification,antimicrobial resistance patterns of Nocardia species in China:2009-2017. Diagnostic Microbiology and Infectious Disease,2019,94(2):165-172.

[6] TASHIRO H,TAKAHASHI K,KUSABA K,et al. Relationship between the duration of trimethoprim/ sulfamethoxazole treatment and the clinical outcome of pulmonary nocardiosis. Respiratory Investigation,2018, 56(2):166-172.

[7] TRIPODI MF,DURANTE-MANGONI E,FORTUNATO R,et al. In vitro activity of multiple antibiotic combinations

against Nocardia：relationship with a short-term treatment strategy in heart transplant recipients with pulmonary nocardiosis. Transplant Infectious Disease，2011，13（4）：335-343.

［8］ 范洪伟. 桑德福抗微生物药物治疗指南［M］.48 版. 北京：中国协和医科大学出版社，2019：72.

［9］ WILSON JW. Nocardiosis：Updates and Clinical Overview. Mayo Clinic Proceedings，2012，87（4）：403-407.

［10］ YONG，KYUN，KIM，et al. Impact of immune status on the clinical characteristics and treatment outcomes of nocardiosis. Diagnostic Microbiology & Infectious Disease，2016，85（04）：482-487.

# 第二节　肺放线菌病

肺放线菌病（pulmonary actinomycosis）为放线菌属细菌引起的一种少见的慢性侵袭性感染性疾病，可单独发生，也可以合并其他部位如颜面部、中枢神经系统、心血管等感染。

## 一、病原学

放线菌属为厌氧菌，为一类具有丝状分枝细胞的革兰阳性细菌，由于菌落呈放射状而得名，形态介于细菌及真菌之间，曾归为真菌，但近代生物学技术证实为细菌，主要存在于含有机质丰富的中性或者偏碱性的土壤中，可正常定植于人口腔、上呼吸道、胃肠道和泌尿生殖道。

目前已知放线菌属超过 30 多种，其中 7 种通常被认为对人类具有致病性，分别为色列放线菌、牛放线菌、内氏放线菌、黏液放线菌以及龋齿放线菌[1]，色列放线菌最常见，*meyeri* 种容易侵犯肺部和血流播散。1997 年，Ramos 等人首次从呼吸道标本分离出 *graevenitzii* 放线菌。与其他放线菌相似，*graevenitzii* 是口咽菌群的一个组成部分，由牙种植体表面分离出来[2]。

## 二、发病机制

定植于口腔、上呼吸道、消化道、泌尿生殖道等的放线菌，在黏膜屏障被破坏后入侵可能是放线菌致病的重要环节，引起慢性感染性疾病，全身各部位均有可能发生，最常见的临床感染类型是颜面部感染，其次是肺部、腹部，也侵犯中枢神经系统和皮肤、心血管、泌尿生殖系统等其他部位[1]。

肺放线菌病少见，可能与口咽部及胃肠道反流物的误吸有关，口腔卫生不良和牙科疾病，我们收治的病例多为原发性免疫缺陷病、血液恶性肿瘤化疗后，偶见于抽搐发作和食管穿孔者，患慢性肺疾病如支气管扩张、肺结核后肺结构破坏、变应性支气管肺曲霉菌病以及支气管异物的患者，合并肺放线菌感染发病率明显增高。放线菌进入肺部后，与其他细菌一样，激活大量中性粒细胞，发生化脓性炎症，引起肺组织液化坏死和脓肿形成，病灶组织中菌丝、菌体、巨噬细胞、其他组织细胞、纤维蛋白形成硫黄颗粒，嗜酸性粒细胞和浆细胞可参与免疫反应。因为慢性炎症，可形成肉芽肿性炎症，出现上皮样细胞和巨细胞，以及纤维组织。本病也可引起支气管内感染。

## 三、病理表现

肺放线菌病病理表现为慢性化脓性和肉芽肿性炎症，多呈缓慢进展，特征为肺组织液化坏死、脓肿形成，菌丝碎片和菌体形成微小块状物，因其颜色为黄色，所以被称为"硫黄颗粒"，周围有大量中性粒细胞浸润，外围为上皮样细胞、巨细胞、嗜酸性粒细胞、淋巴细胞和浆细胞，最外层为纤维组织。硫黄颗粒直径约 0.1~1mm 是本病的特征性病理表现[1]。病理也有表现为机化性肺炎伴有微脓肿[2]。

## 四、临床表现

可发生于各个年龄组，放线菌是慢性肺或者支气管内感染的病原体，通常表现为缓慢进行性肺炎，早期症状体征不特异，可表现为低热或不规则热，也可高热，常见症状为咳嗽，咳黏液脓性痰，咯血，可伴有胸痛和体重减轻、乏力，夜间盗汗等[1,3]，严重者出现呼吸困难，病变进展时可累及相邻胸膜或胸壁，引起局部胸壁肿胀，形成脓胸、皮肤窦道，引流出含有硫黄颗粒的脓液为其特征。支气管内感染者，通常表现为咳嗽，如果疾病扩散到邻近结构，可能会出现危及生命的并发症，如大咯血或支气管-食管瘘。

## 五、影像学表现

一般累及单侧肺，双侧受累少见，典型表现为周围结节，进展时形成肿块或者慢性节段性实变[1,4-6]，常位于肺外周、胸膜下，多与胸膜粘连，伴胸膜增厚，占 50%~73%，病变内可形成低密度液化灶，占 62%~75%，可发生空洞，低密度液化灶内可有囊性和气泡影,气体的分布与重力无关,且不形成液平面,称空气悬浮征[5],为肺放线菌的典型表现,易误诊为曲霉菌球,病灶边缘模糊,向周边浸润,增强后病灶呈外周环形强化(图4-2)。晚期可累及整个肺叶,也可跨叶间裂,进一步侵犯胸膜及胸壁肋骨等,形成脓胸、肋骨破坏、皮肤窦道。可伴有胸腔积液或纵隔淋巴结肿大。支气管内感染者,通常表现为支气管内管腔分泌物堵塞,近端支气管内膜可发生钙化,伴远端阻塞性肺炎。

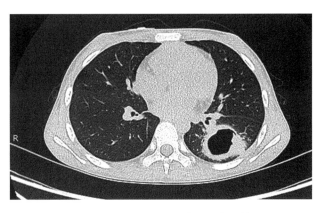

图4-2　胸部CT提示左下肺胸膜下实变伴空洞

类似粟粒性的表现也有报道[7]。有报道表现为双肺位于外周的多处浸润和多处肺实变伴支气管充气征,为机化性肺炎表现[2]。

### 六、实验室检查

白细胞和CRP及ESR可升高,可出现贫血等。

### 七、诊断和鉴别诊断

#### (一) 痰和支气管肺泡灌洗液培养

需要厌氧培养,由于厌氧培养技术所需条件高,既往抗生素治疗或伴随微生物过度生长,通过培养确认细菌较为困难,阳性率不高,难以用于临床诊断。

#### (二) 直接镜检

痰和支气管和肺泡灌洗液涂片,革兰染色阳性,可见菌丝团块和棒状体,核心部分是分枝状的菌丝交织而成,菌丝细小且短,末端膨大呈棒状,折光性强。

#### (三) 肺穿刺组织检查

经支气管镜活检和CT或超声引导活检可获得组织病理学及微生物学证据,获得准确诊断。硫黄颗粒存在提示放线菌病,但也可见于诺卡菌病、着色

真菌病、真菌足肿等,最好应用特殊染色,如银可以发现硫磺颗粒由分支细菌组成,而不是真菌、球菌或杆菌组成。无硫黄颗粒也不能排除放线菌病。

#### (四) 分子诊断

可用PCR和16sRNA基因测序更快速和准确地鉴定放线菌病[8],目前我们病例均经病原体宏基因组测序(mNGS)明确诊断。

鉴别诊断方面,本病应与细菌性肺炎、肺结核、肺真菌感染等鉴别。

### 八、治疗

肺放线菌病对常用抗生素敏感,大剂量青霉素长疗程治疗被认为是肺放线菌病的标准治疗方法,既往静脉注射大剂量青霉素(18万~24万U)2~6周,然后口服青霉素或者阿莫西林6~12个月。最近认为短疗程治疗肺放线菌病也可成功,但少于3个月的治疗可能导致局部并发症或复发。青霉素过敏者可选用红霉素、头孢类抗生素、亚胺培南等,此外克林霉素、左氧氟沙星等也有效[1]。由于细菌耐药通常是治疗失败的原因,β-内酰胺酶抑制剂具有覆盖青霉素耐药细菌和厌氧病原菌的优势,最近建议一线方案包括β-内酰胺和β-内酰胺酶抑制剂,如哌拉西林/他唑巴坦。

对于合并脓胸、脓肿、瘘管、窦道、大咯血可进行手术治疗,手术切除后需要联合长期抗生素治疗。

(张晓艳)

## 参考文献

[1] VALOUR F, SÉNÉCHAL A, DUPIEUX C, et al. Actinomycosis: etiology, clinical features, diagnosis, treatment, and management. Infect Drug Resist, 2014, 7: 183-197.

[2] FUJITA Y, IIKURA M, HORIO Y, et al. Pulmonary Actinomyces graevenitzii infection presenting as organizing pneumonia diagnosed by PCR analysis. J Med Microbiol, 2012, 61 (Pt 8): 1156-1158.

[3] 黄美霞, 叶贝, 姜源, 等. 儿童肺放线菌病一例并文献复习. 中华儿科杂志, 2021, 59 (1): 33-36.

[4] HAN JY, LEE KN. An overview of thoracic actinomycosis: CT features. Insights Imaging, 2013, 4 (2): 245-252.

[5] HIGASHI Y, NAKAMURA S, ASHIZAWA N, et al. Pulmonary Actinomycosis Mimicking Pulmonary Aspergilloma and a Brief Review of the Literature. Intern Med, 2017, 56 (4): 449-453.

[6] NAGAOKA K, IZUMIKAWA K, YAMAMOTO Y, et al. Multiple lung abscesses caused by Actinomyces graevenitzii

mimicking acute pulmonary coccidioidomycosis. J Clin Microbiol,2012,50:3125-3128.

[7] GLIGA S,DEVAUX M,GOSSET WOIMANT M,et al. Actinomyces graevenitzii pulmonary abscess mimicking tuberculosis in a healthy young man. Can respir J,2014,

21(6):e75-e77.

[8] KARADENIZ G,POLAT G,UCSULAR F,et al. A difficult disease to diagnosis:Pulmonary actinomycosis. Clin Respir J,2020,14(4):416-418.

# 第三节　惠普尔养障体肺部感染

惠普尔病(Whipple's disease)是由惠普尔养障体(Tropheryma whipplei,TW)引起的慢性复发性并累及多系统的少见感染性疾病,其中以消化道感染和关节感染最常见,肺部感染罕见。

惠普尔养障体属于放线菌门,放线菌纲,放线菌目,养障体属。1907年,George H. Whipple 首次报道第一例患者,1949年被命名为惠普尔病。在1960—1991年之间,许多研究者通过光镜和电子显微镜对惠普尔病的病因进行了研究,1991年鉴定出惠普尔养障体,英文名称为"Tropheryma whipplei",简称 T. whipplei,源自希腊语"trophe",意为"营养","eryma"意为"屏障",指的是该疾病引起营养吸收不良的特征。2001年,官方正式命名该菌为"Tropheryma whipple"[1]。

## 一、发病机制

惠普尔养障体属于革兰阳性杆菌,不耐酸,希夫(periodic acid-Schiff,PAS)染色阳性,有细胞壁。本菌在环境中无处不在,可存在于土壤和污水中[2]。

通常认为惠普尔养障体通过粪-口污染传播,可侵入全身各器官,包括肠上皮、巨噬细胞、毛细血管和淋巴管内皮、结肠、肝脏、大脑、心脏、肺、滑膜、肾脏、骨髓和皮肤等,对宿主细胞不产生明显的细胞毒性作用,所有感染部位缺乏明显炎症反应,从而使该菌在感染部位大量积累。目前认为宿主免疫缺陷造成对惠普尔养障体易感,加之本菌可导致继发性免疫功能下调,引起大量细菌积累,进而损害脏器功能。

## 二、病理表现

病变部位存在巨噬细胞浸润,细胞内存在 PAS 染色阳性的包涵体为本病的特征性表现。感染部位无明显中性粒细胞浸润和淋巴细胞浸润等炎症反应[3],可有非干酪性肉芽肿。

## 三、临床表现

### (一)肺外表现

典型惠普尔病的表现为多系统受累,特征表现

为关节症状和胃肠道症状。起病隐匿,典型的关节症状可先于其他症状很多年出现,所以最初发病时的表现并非所有症状都表现出来[2,4]。关节症状没有明显的特征性表现,周围关节最常见,如膝关节、手腕和脚踝,表现为慢性游走性少关节炎或多关节炎,固定某关节积液不常见,关节破坏或畸形罕见,可伴有肌痛。许多最终被诊断为典型惠普尔病的人最初被误诊为血清阴性炎性关节炎,曾接受免疫调节治疗,包括抗肿瘤坏死因子 α 抑制剂治疗。胃肠道表现为慢性腹泻、腹痛、吸收不良和体重减轻,胃肠道症状通常发生于病程较晚期,在最初的关节症状之后,主要表现为间歇性腹泻伴腹痛,呈水样腹泻、脂肪性腹泻,可有胃肠出血,最终出现严重的消瘦,晚期表现包括由腹水引起的腹胀与慢性吸收不良。其他器官受损,尤其是孤立的中枢神经系统和心脏瓣膜受累也可能发生,神经系统受累可发生在典型的惠普尔病或为治疗后复发的表现,孤立的中枢神经系统感染,即不伴有典型的惠普尔病表现者很少发生。有症状的中枢神经系统受累患者中,认知功能障碍包括痴呆、其他记忆障碍和混乱最常见,另外,小脑共济失调、脑膜脑炎也常见,核上眼麻痹、眼球震颤和眼面部骨骼肌节律性运动一般在该病的晚期出现,还有偏瘫、周围神经病变、癫痫和上运动神经元障碍、阻塞性睡眠呼吸暂停,也可感染引起下丘脑功能障碍,出现抗利尿激素分泌不当综合征。CT 或磁共振成像可显示非特异性局灶性病变。一些患者仅表现单独肿块样病变,出现局灶性神经症状。无症状患者的脑脊液分析正常,有症状的中枢神经系统感染患者脑脊液低-中度的细胞增多,主要为淋巴细胞、单核细胞或巨噬细胞,偶尔发现 PAS 阳性的巨噬细胞,蛋白水平可能升高,可能存在寡克隆带。少数患者可发生心内膜炎[5],现在认为 T. whipplei 可能是心内膜炎的一个更常见的原因,由 T. whipplei 引起的心内膜炎可能与经典的惠普尔病的临床表现无关,患者可能无胃肠道疾病或关节病变,除了心内膜炎,本病也有心包炎和心肌炎表现。半数患者可伴有其他表现如淋巴结肿大,主要是肠

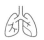

系膜和纵隔淋巴结。皮肤可发生皮肤色素沉着。年幼儿可表现为急性胃肠炎,1/3 患儿与其他致胃肠炎的病原混合感染。惠普尔病可在应用免疫抑制剂治疗期间发生或加重,并可出现严重并发症如败血症或播散性惠普尔养障体感染。

### （二）肺部表现

本菌可引起急性肺炎、间质性肺病变或纵隔淋巴结肿大、胸腔积液,肺部病变可伴有支气管内病变[6-9]。大多数患者表现为非特异性的肺部和全身症状,如慢性干咳、胸痛、呼吸困难,可伴有进行性体重减轻、厌食、乏力、关节痛和间歇性发热,也可无呼吸道症状。

## 四、肺部感染的影像学表现

惠普尔养障体肺部感染可表现为多种病变[6-9],其中大小不等的结节样病变报道最多,我们诊断病例也是以边界清楚的小结节或者大结节实变为主,也可出现明显纵隔淋巴结肿大而怀疑淋巴瘤。文献还报道表现为间质性肺疾病,以结节和/或网格影为主,也可呈局灶性肺浸润(图 4-3)。胸膜粘连和胸腔积液也有报道。并存支气管内病变者,主要表现为支气管腔内结节病变。

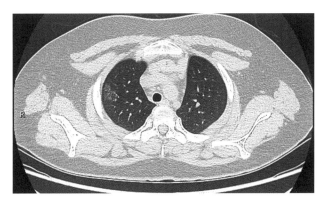

图 4-3　胸部 CT 提示肺内局限性磨玻璃浸润影

## 五、支气管镜下表现

我们诊断的病例以及文献报道可合并支气管内感染,支气管镜下见黏膜突向管腔的结节样或者息肉样病变。

## 六、实验室检查

外周血可出现贫血、白细胞和血小板计数升高、C 反应蛋白升高、低白蛋白血症和维生素缺乏,包括由维生素 K 缺乏引起的凝血酶原时间延长。

## 七、肺部感染的诊断

对于不明原因的肺部结节病变或支气管内结节病变,应考虑本病,需仔细询问有无胃肠道表现如腹泻、腹痛以及关节症状,具有这些症状时,更支持诊断,可行 BALF 的 PCR 或者病原体宏基因二代测序检测病原体,以及进行 BALF 巨噬细胞 PAS 染色,也可以取支气管内病变或者肺部病变活检观察是否存在 PAS 染色阳性的巨噬细胞以及组织 PCR 或病原体宏基因二代测序检查。本菌培养时间长,并需要特殊培养基,一般培养方法难以发现惠普尔养障体。

在同一标本用两种不同的方法发现惠普尔养障体或在两个不同标本均发现 T. whipplei 可确诊[6,7]。如果仅一种方法检测呈阳性,需对阳性标本或其他相关标本进行重复检测,对仅 PAS 染色阳性的标本需要进行分枝杆菌染色以鉴别,也需要除外真菌等。对于所有诊断为惠普尔病的患者,即使没有神经症状,也应对脑脊液进行 T. whipplei PCR 检测。肺部感染的患者,一旦应用有效抗生素后,T. whipplei PCR 通常较快转阴。

目前我们确诊的惠普尔病病例以及成人报道的病例均经二代测序诊断。

## 八、治疗

惠普尔病需要长期的抗生素治疗,目前惠普尔病的最佳治疗方案尚未确定,对本菌有效的抗生素包括青霉素、链霉素、四环素、头孢曲松、美罗培南、复方磺胺甲噁唑、多西环素和羟氯喹[1,2]。有经典胃肠道和关节感染或局部慢性感染、无中枢神经系统表现时,一般静脉注射穿透血脑屏障的抗生素如青霉素或头孢曲松,剂量和疗程取决于临床表现,文献建议治疗 2 周之后口服 TMP-SMX 维持治疗持续 12 个月。合并中枢神经系统表现者(包括 PCR 阳性的无症状者),青霉素剂量可加大 1 倍剂量,头孢曲松不变。合并心内膜炎者,静脉治疗时间延长到 4 周。也有推荐应用头孢曲松或美罗培南 2 周,然后口服复方磺胺甲噁唑治疗 12 个月,对头孢曲松不耐受的患者,美罗培南可作为替代药物,对复方磺胺甲噁唑不耐受的患者,可使用多西环素,但终生使用多西环素治疗可能会导致产生耐药性,目前尚不清楚这种治疗是否足以治疗本病的每一种临床表现。虽然临床上有效,但体外证据表明,甲氧苄啶的靶点在细菌中缺失。

有证据表明该病有遗传倾向,致感染风险增加,在数年后可发生复发,由于本病有复发,有提出替代疗法,对于经典感染者,使用多西环素(200mg/d)和羟基氯喹(600mg/d)治疗 12 个月,之后每 3 个月应用 PCR 检查大便,若阳性,继续服用多西环素,以避免再感染。对于局部慢性感染者,联合使用上述两种药物治疗 12~18 个月,随访观察[1]。这两种药短时间使用相对安全,多西环素和羟基氯喹长期使用时均有不良反应[10,11]。

另外,有提出用 γ-干扰素增强抗菌效果,并且可能克服抗生素耐药性和/或复发。对于接受免疫抑制治疗的患者或免疫损害的患者 T. whipplei 感染更为严重,因此应尽可能避免使用皮质类固醇和肿瘤坏死因子拮抗剂[10]。

对于以肺部病变为主,无其他表现者,我们使用头孢曲松或者复方磺胺甲噁唑治疗,病情控制,是否复发目前观察时间短,尚未发现。

(赵顺英)

## 参考文献

[1] DOLMANS RAV,BOEL CHE,LACLE MM,et al. Clinical Manifestations,Treatment,and Diagnosis of Tropheryma whipplei Infections. Clinical Microbiology Reviews,2017,30(2):530-554.

[2] MARTH T,MOOS V,MULLER C,et al. Tropheryma whipplei Infections and Whipple's disease. Lancet Infect Dis,2016,16(3):e13-e22.

[3] SCHNEIDER T,MOOS V,LODDENKEMPER C,et al. Whipple's disease:new aspects of pathogenesis and treatment. Lancet Infect Dis,2008,8(3):179-190.

[4] FENOLLAR F,LAGIER J C,RAOULT D. Tropheryma whipplei and Whipple's disease. Journal of Infection,2014,69(2):103-112.

[5] FENOLLAR F,CÉLARD M,LAGIER JC,et al. Tropheryma whipplei Endocarditis. Emerging Infectious Diseases,2013,19(11):1721-1730.

[6] KELLY CA,EGAN M,RAWLINSON J. Whipple's disease presenting with lung involvement. Throax,1996,51(3):343-344.

[7] URBANSKI G,RIVEREAU P,ARTRU L,et al. Whipple disease revealed by lung involvement:a case report and literature review. Chest,2012,141(6):1595-1598.

[8] SOLOMON CG,DAMARAJU D,STEINER T,et al. A Surprising Cause of Chronic Cough. New England Journal of Medicine,2015,373(6):561-566.

[9] LAGIER JC,PAPAZIAN L,FENOLLAR F,et al. Tropheryma whipplei DNA in bronchoalveolar lavage samples:a case control study. Clinical microbiology and infection:European Society of Clinical Microbiology and Infectious Diseases,2016,22(10):875-879.

[10] LAGIER JC,FENOLLAR F,LEPIDI H,et al. Treatment of classic Whipple's disease:from in vitro results to clinical outcome. Journal of Antimicrobial Chemotherapy,2014,69(1):219-227.

[11] SCHNEIDER T,STALLMACH A,VON HERBAY A,et al. Treatment of refractory whipple disease with interferon-gamma. Annals of Internal Medicine,1998,129(11):875-877.

# 第四节　弓形虫肺炎

弓形虫病是刚地弓形虫感染所致的一种人兽共患寄生虫疾病,肺弓形虫病(pulmonary toxoplasmosis)是指弓形虫引起的急性呼吸道感染,包括弓形虫性肺炎。本病可为全身性或系统性弓形虫感染累及肺部,亦可为肺内潜在感染复发或肺部原发弓形虫感染。1963 年 Ludlam 等人首先提出肺弓形虫病的概念,认为弓形虫可引起不典型肺炎。1967 年 Hopper 整合了 21 例弓形虫病死亡病例,发现其中 62% 伴有肺弓形虫病。Catterall 等对免疫缺陷患者死于弓形虫病的尸解材料研究发现,肺弓形虫感染率达 22%~100%[1,2]。

## 一、发病机制

病原体为刚地弓形虫(toxoplasma gondii),弓形虫有双宿主生活周期,猫及猫科动物为其终宿主。

弓形虫寄生于宿主有核细胞内,有 5 种不同形态阶段,分别为滋养体、包囊、裂殖体、配子体和卵囊。此外,速殖子是弓形虫的主要致病阶段,见于急性感染期,其主要通过层黏蛋白介导、识别并黏附于细胞,引起多种组织器官的损伤,最常累及的器官多见于脑、眼、淋巴结、心、肺、肝和肌肉等。初次感染者因缺乏对弓形虫的特异性免疫,导致弓形虫进入细胞后迅速繁殖,细胞破裂,逸出的速殖子再次侵入邻近细胞,如此反复,从而造成大量细胞被破坏,导致组织发生急性炎症、坏死、肉芽肿形成乃至钙化。

当针对弓形虫的免疫建立后,弓形虫的增殖受到抑制,形成包囊,包囊见于慢性期,可数月、数年或终生存在于中间宿主或终宿主的脑、肌肉、肺等细胞内,内含数十至数千个囊殖体,此时宿主多呈无症状带虫状态。当宿主免疫力下降,体内虫体活化,包囊破裂,虫体迅速增殖,隐性感染转为急性发作,可导致全身播散性病灶,严重者引起免疫抑制,甚至导致免疫缺陷患者死亡[3]。

动物是弓形虫病的重要传染源,几乎所有哺乳动物和鸟类,特别是猫、猪和狗,都是自然感染和传播弓形虫的宿主。弓形虫病传播途径有:①食源性传播:食用未煮熟、受污染的肉类或贝类,饮用未高温消毒的羊奶等。②动物传播:猫食用受感染的啮齿动物、鸟类而感染,寄生虫以卵囊形式通过猫粪便排出体外,在感染后3周内猫可从粪便中排出数百万个卵囊,污染环境及土壤。人进而通过粪口途径感染。③母婴垂直传播:在人与人之间可以通过输血、器官移植传播。

弓形虫肺炎为其他部位感染,速殖体经血液播散到肺部,或者经粪口途径,在口咽部吸入气道所致,也可能是吸入环境中的卵囊成分所致。可由肺内存在的隐性感染复发或原发肺部弓形虫感染[2]。

## 二、高危人群

弓形虫肺炎主要见于艾滋病患者以及非 HIV 相关免疫抑制患者[4],如原发免疫缺陷病、血液系统恶性肿瘤、骨髓移植、长期大剂量使用糖皮质激素等。我们收治的患者均为原发性免疫缺陷病患儿,如慢性肉芽肿病或伴 X 连锁淋巴组织增生症,或严重感染继发免疫功能低下及造血干细胞移植后等的患儿。

## 三、病理

弓形虫肺炎患者尸检可见肺充血明显,伴瘀点出血、实变和坏死。弓形虫所致的病理改变可分为三种类型:①急性期,虫体在宿主细胞内增殖引起局部组织坏死灶;②慢性期或隐性感染时,包囊破裂引起宿主迟发型变态反应,形成肉芽肿;③局部出现继发性梗死灶。也有报道肺内可表现为间质性肺炎以及急性肺泡损伤伴纤维素渗出[5]。

## 四、临床表现

弓形虫肺炎可单独发生,也可为全身性弓形虫病表现的一部分。咳嗽、呼吸困难、发热是弓形虫肺炎最常见的表现,也可伴有胸痛、气短等其他非特异性症状[6]。我们病例起病为急性或慢性,急性症状明显,有发热、咳嗽和气促。慢性者仅有轻微咳嗽,可达数月,发生播散时,肺部症状可逐渐消失。合并其他部位病变者可有相应的临床表现,我们的病例

最常见为中枢神经系统受累,患儿出现头痛、癫痫等表现。

## 五、影像学表现

文献报道,弓形虫肺炎影像学可表现为结节病变、实变和肺不张。有人将肺内表现分为以下类型:①间质性肺炎型:此型是弓形虫肺炎最常见的病理类型。肺泡壁及细支气管壁周围充血、水肿,肺间质及肺泡少量浆液、纤维素渗出及炎症细胞浸润,肺泡上皮内可找到弓形虫速殖体、包囊。临床上可有低热、咳嗽、少量咳痰。影像学表现为两肺间质性肺炎,以磨玻璃影和网状浸润影为主,可伴有小叶间隔增厚。②坏死性肺炎型:此型可能是间质性肺炎型进一步恶化所致,病灶中心可有嗜酸性或凝固性坏死,坏死灶内及其周围可找到较多典型弓形虫,此种坏死性结节对弓形虫肺炎最具特征性。影像学表现为常呈多灶性散在分布浸润,有空洞形成,临床上患者可有高热、咳嗽、咳痰、咯血或痰中带血、胸痛、气急、呼吸困难,两肺干或湿啰音等。③大叶性肺炎型:弓形虫肺炎严重者可累及肺大叶,但较为少见,见于儿童及免疫功能缺陷者。急性期肺部感染症状明显,影像学示肺大叶炎症,类似大叶性肺炎。④肉芽肿性肺炎型:多见于慢性肺弓形虫病,主要是机体受感染产生免疫反应后,组织细胞或巨噬细胞增生,吞噬弓形虫,形成肉芽肿样病变,典型者称为弓形虫瘤(toxoplasmoma),影像表现为肺内结节病变(图4-4)。后期成纤维细胞增生和巨噬细胞转化导致局部肺纤维化。影像学可见多发性结节状密度增高阴影,或伴周围纤维组织增生[7]。上述类型可能是弓形虫侵犯肺后不同时期的表现。我们收治的病例慢性起病

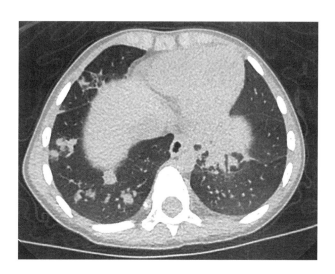

图4-4　胸部 CT 提示右肺为主多发大小不等的结节性病变

者,由于病理表现为肉芽肿改变,肺部出现大小不等结节,沿支气管血管束分布,类似血管炎,病理表现为血管周围肉芽肿病变。急性起病者,CT 表现为肺叶实变影,可形成空洞,与其他肺炎难以区别,也有表现为双肺弥漫性间质改变,为磨玻璃影。

## 六、病原学检查

### (一)涂片检查

在痰液、支气管肺泡灌洗液(bronchoalveolar lavage fluid,BALF)或组织中找到新月形速殖子可判定急性感染,但本法阳性率较低,临床中不作为主要检测手段。BALF 诊断肺弓形虫的价值已被肯定,最常用的方法是将 BALF 离心沉淀涂片后经吉姆萨染色镜检[8]。有病例显示在原发性肺弓形虫病患者的 BALF 中发现弓形虫 2 周后,其血清学试验才出现阳性反应,提示 BALF 镜检弓形虫具有早期诊断价值。此外尚可将 BALF 行石蜡包埋切片、PCR 检测等,均有一定诊断价值[9]。

### (二)免疫学检查

特异性抗体包括弓形虫抗体 IgM 及 IgG。IgM 在感染后 5~14 天出现,2~4 周达高峰,3 周~4 个月后逐渐消失。IgG 出现晚于 IgM,在 2~4 个月达高峰,并可维持 6 个月,后逐渐降低。IgM 出现或 IgG 滴度较恢复期 4 倍升高均提示弓形虫急性感染,仅 IgG 阳性提示既往感染或激活[10]。

### (三)分子诊断

PCR 技术已用于羊水、脑脊液、房水、血液和灌洗液的弓形虫检测,具有更高的敏感性。

### (四)肺组织活检

符合病理表现,免疫组织化学方法找到弓形虫裂殖体可确诊。有个别报道用支气管镜经支气管肺活检印片吉姆萨染色及经开胸肺活检获得组织标本以确诊,但因为创伤性检查,其价值尚有待追踪评价。

## 七、诊断及鉴别诊断

弓形虫肺炎临床表现缺乏特异性,但如患者存在免疫功能低下的病史,有明确的饮食及接触史(食用生肉或未煮熟的肉类或与受感染的动物接触或间接接触),结合肺部影像学应考虑本病。若无明确免疫缺陷病史,但肺部病变用其他治疗效果不佳,尤其是肺内出现结节或者间质性肺炎表现者,应注意本病的可能,积极进行病原学检查可诊断。因慢性肉芽肿病患儿可患本病,应注意有无提示慢性肉芽肿病的

线索如卡疤是否增大,有无皮肤瘢痕、腋窝淋巴结钙化,有无肛周脓肿病史等。

本病需要与卡氏肺孢子虫肺炎、结核病、隐球菌病等相鉴别。病原学是鉴别的重要依据。

## 八、治疗

### (一)磺胺嘧啶和乙胺嘧啶联用

磺胺嘧啶可抑制二氢叶酸合成酶,乙胺嘧啶可抑制叶酸代谢后阶段的二氢叶酸还原酶,故两者联合用药对抑制弓形虫速殖子有协同作用,用于弓形虫病急性期。磺胺嘧啶 50~75mg/(kg·d)分 4 次口服,服本药同时应服用等量碳酸氢钠,并多饮水防止形成药物性尿结石。乙胺嘧啶 1mg/(kg·d),分 2 次口服,经 2~4 天剂量减半,每天最大剂量不超过 25mg。两药联用疗程约 2~4 周,用药时应给叶酸 5mg TID 口服,或甲酰四氢叶酸钙 5mg 肌内注射,每 3 天 1 次。治疗过程中监测血象[11]。

### (二)阿奇霉素

阿奇霉素能杀死弓形虫滋养体和包囊。阿奇霉素 5mg/(kg·d),首剂加倍,10 天为一疗程,亦可与磺胺药联合应用。阿奇霉素与干扰素联用,对呼吸系统弓形虫病有较好疗效。阿奇霉素 7~10mg/(kg·d),晚饭后 2 小时顿服,干扰素 3 岁以下 10 万 U 肌内注射,1 次/d,连用 4 天,3 岁以上 100 万 U 肌内注射,一疗程 1 次。

### (三)螺旋霉素

适合于孕妇治疗。成人剂量为每天 2~4g,分 4 次服用,3 周为一疗程。儿童剂量为 50~100mg/(kg·d),分 4 次口服,疗程同上。

### (四)甲硝唑和乙胺嘧啶联用

2% 甲硝唑葡萄糖注射液 5~7ml/(kg·d),静脉滴注,加乙胺嘧啶 1mg/(kg·d),口服,疗程 20 天。治疗儿童弓形虫病的有效率为 97.9%,与磺胺嘧啶和乙胺嘧啶联用疗效相同,但副作用发生率明显低于磺胺嘧啶。

### (五)克林霉素

具有体内抗弓形虫作用,但疗效不及乙胺嘧啶或磺胺。剂量 300mg 静注,每 6 小时 1 次,连用 3 周。

### (六)双氢青蒿素

为抗疟药,但动物及体外初步研究,对弓形虫亦有抑制作用。该药体内吸收好,分布广,疗效出现快,代谢和排泄均迅速。临床试用治疗一些近期活动性感染的弓形虫病患者,取得了较满意的效果,但能否痊愈及根治尚需临床长期观察。成人剂量为 40mg,

每天 2 次,连服 6 天,总量 480mg,间隔 5~7 天再重复 1 次为 1 个疗程,个别患者要用 2~3 个疗程[12]。

(徐 慧)

## 参考文献

［1］ CLAIRE P,FILICE GA. Pulmonary Toxoplasmosis: A Review. Clinical Infectious Diseases An Official Publication of the Infectious Diseases Society of America,1992(4):863-870.

［2］ SKALSKI JH,LIMPER AH. Fungal,Viral,and Parasitic Pneumonias Associated with Human Immunodeficiency Virus. Seminars in Respiratory & Critical Care Medicine,2016,37(2):257-266.

［3］ 王天有,申昆玲,沈颖. 诸福棠实用儿科学. 9 版. 北京:人民卫生出版社,2022.

［4］ MARIUZ P,BOSLER EM,LUFT BJ. Toxoplasmosis in individuals with AIDS. Infect Dis Clin North Am,1994,8(2):365-381.

［5］ NASH G,KERSCHMANN RL,HERNDIER B,et al. The pathological manifestations of pulmonary toxoplasmosis in the acquired immunodeficiency syndrome［J］. Human Pathology,1994,25(7):652-658.

［6］ KOVARI H,EBNÖTHER C,SCHWEIGER A,et al. Pulmonary Toxoplasmosis,a Rare but Severe Manifestation of a Common Opportunistic Infection in Late HIV Presenters:Report of Two Cases. Infection,2010,38(2):141-144.

［7］ GOODMAN PC,SCHNAPP LM. Pulmonary toxoplasmosis in AIDS. Radiology,1992,184(3):791-793.

［8］ BOTTONE EJ. Diagnosis of acute pulmonary toxoplasmosis by visualization of invasive and intracellular tachyzoites in Giemsa-stained smears of bronchoalveolar lavage fluid. Journal of Clinical Microbiology,1991,29(11):2626.

［9］ DESOUBEAUX G,CABANNE,FRANCK-MARTEL C,et al. Pulmonary toxoplasmosis in immunocompromised patients with interstitial pneumonia:a single-centre prospective study assessing PCR-based diagnosis. Journal of Clinical Pathology,2016,69(8):726-730.

［10］ BURG JL,GROVER C M,POULETTY P,et al. Direct and sensitive detection of a pathogenic protozoan,Toxoplasma gondii,by polymerase chain reaction. Journal of Clinical Microbiology,1989,27(8):1787-1792.

［11］ HOLLAND A,JOSEPH D. Drugs in development for toxoplasmosis:advances,challenges,and current status. Drug Design Development & Therapy,2017,11:273-293.

［12］ KAPLANI JE,BENSON C,HOLMES KK,et al. Guidelines for Prevention and Treatment of Opportunistic Infections in HIV-infected Adults and Adolescents. MMWR Recomm Rep,2009,10;58(RR-4):1-207.

## 第五节 蠊缨滴虫性支气管肺病

蠊缨滴虫(Flagellated Protozoa),系原生动物门,鞭毛虫纲,动鞭亚纲,超鞭毛目,缨滴虫亚目,缨滴虫科,缨滴虫属。其主要栖居于蟑螂、白蚁等昆虫肠道内,体外培养的虫体因食物泡的多少而变动较大,长 15~40μm。虫体呈卵圆形或梨形。在虫体的前端有一簇超过 50 根的鞭毛,鞭毛长短不一,最长的鞭毛位于中央,周边的鞭毛较短。所有鞭毛附着在前端细胞膜上的基体上。细胞核周小管和轴丝鞭毛是蠊缨滴虫独特的细胞结构[1]。近 10 余年陆续报道蠊缨滴虫相关性支气管肺病,主要发病人群为免疫抑制人群,且主要为成人报道。有报道原虫在 HIV 患者较非 HIV 患者的痰中明显增多[2]。因此,在免疫功能低下人群,可能存在诊断不足。秘鲁曾报道 6 例儿童(2 例先天性心脏病,1 例唐氏综合征)。首都医科大学附属北京儿童医院呼吸二科报道 15 例患儿(1 岁 8 个月~12 岁 1 个月),既往健康,且男孩多见[3],考虑可能因男孩性格活泼,卫生条件比女孩相对差,可能有更高的滴虫接触机会;确诊时的病程为 10 天~11 个月,平均 7.1 个月,提示病程迁延反复,且 46.7% 的患者(7 人)有接触蟑螂和蚂蚁病史[3]。

### 一、病因与发展机制

蠊缨滴虫栖息于蟑螂、白蚁等肠道的厌氧环境,其肠道排泄物,可通过空气、食物、衣物等,进入人的呼吸道。蠊缨滴虫在支气管腔内繁殖,虫体成堆黏附于支气管黏膜,导致气道高分泌,出现支气管闭塞、扩张。此外,蠊缨滴虫分泌蛋白水解酶,损害支气管上皮细胞的紧密连接,破坏气道上皮;其他朊酶类激活人体的蛋白酶激活受体,释放 IL-6、IL-8,导致气道炎症[4]。蠊缨滴虫分泌物诱导机体产生 I 型变态反应,导致喘息、呼吸困难。

因为较多哮喘病例痰涂片中有螨虫的存在,因此在肺内,尘螨可能是哮喘的致病因素。由于尘螨与过敏性呼吸道疾病相关,有学者检测了尘螨肠道内容物的提取物,最终在螨虫肠道内容物的残余物中,观察到各种原生动物的存在,并有丝状突起。因此这些原生动物的发现可能是将这些疾病(哮喘患者的鼻腔和过敏性鼻-鼻窦炎)与尘螨等节肢动物联系起来的必要条件[5]。

## 二、临床表现

主要表现为发热、咳嗽、咳痰、喘息、呼吸困难、胸痛,甚至急性呼吸窘迫综合征[6]。我们总结我们的临床病例特点,分为4型:1型,反复发热、轻微湿咳;2型,反复发热、明显湿咳;3型,咳嗽、喘息;4型,胸痛。有时伴有鼻窦炎[3,7]。有时被诊断为哮喘或激发哮喘。

## 三、影像学表现

有多种表现,最常见肺实变,可合并肺不张和支气管扩张,实变边界较清楚(图4-5)。也可表现支气管扩张/支气管壁增厚,少见为肺结节(有时游走)或肺栓塞,偶有轻微间质改变。

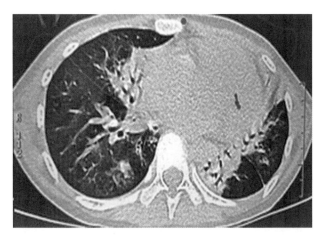

图4-5　胸部CT提示双肺实变伴不张,伴有支气管充气征

## 四、实验室检查

外周血白细胞正常或稍升高,20%的患儿嗜酸性粒细胞升高(但是有认为嗜酸性粒细胞基本不升高)[8],33.3%的患儿CRP升高。20%的患儿血清IgE升高。部分患儿过敏原检测提示尘螨特异性IgE≥3级。部分患儿支气管镜提示黏液栓,也可以合并支气管塑型、支气管扩张、亚支通气不良[3]。

## 五、诊断与鉴别诊断

### (一)诊断

新鲜样本如痰或支气管肺泡灌洗液中的蠊缨滴虫光镜下形态特征:直径20~60μm,圆形至梨形,细胞顶端有一对鞭毛或一簇鞭毛,中心向两侧较长,细胞质有一定可塑性,含粗颗粒,有吞噬泡,而在大多数情况下,细胞核是看不见的[1,8]。甲硝唑治疗有效也为支持点。

### (二)鉴别诊断

**1. 病原鉴别**　主要需要与纤毛上皮细胞鉴别,纤毛很均匀、长短基本一致,而且是单向排列的。相比之下,鞭毛通常比纤毛长,形状不规则,并且朝向多个方向,大小不等。更多的鉴别图片见文献[9],国际较多报道错误的病例,已被Martinez-Girón R[9]多次指正。但也有报道,因为纤毛上皮细胞有时会与鞭毛滴虫重叠,从而掩盖,导致滴虫漏诊[2]。

**2. 疾病鉴别**　肺结节患儿需与血管炎相关肺部病变以及肺栓塞等鉴别;合并支气管扩张患儿需与原发性纤毛运动障碍、胃食管反流相关性支气管扩张等鉴别;合并胸膜炎患儿,需与结核性胸膜炎等鉴别。

## 六、治疗与预后

因我们的患者大部分为健康儿童,故需进行健康指导,避免接触蟑螂或蚂蚁等节肢动物。一旦考虑,即需及时给予甲硝唑治疗:第一天15mg/kg(作为负荷剂量),之后是7.5mg/kg,每8小时1次(口服或静脉注射)。因为病史长,我们的甲硝唑治疗疗程为2~5周。

预后:经治疗后症状改善较快,肺部CT明显好转,未发现复发病例。

（刘金荣）

## 参考文献

［1］穆新林,尚颖,郑姝颖,等.支气管肺泡灌洗液中纤毛柱状细胞与蠊缨滴虫甄别的临床研究.中华结核和呼吸杂志,2013,36(09):646-650.

［2］KILIMCIOGLU AA,HAVLUCU Y,GIRGINK-ARDESLER N,et al. Putative bronchopulmonary flagellated protozoa in immunosuppressed patients. Biomed Res Int, 2014,2014:912346.

［3］LIU J,LI S,LI H,et al. Bronchopulmonary Disease Caused by Flagellated Protozoa Infection in 15 Chinese

Children. Pediatr Infect Dis J,2017,36(4):392-397.

［4］　MARTÍNEZ-GIRÓN R. Parabasalids in respiratory secretions and lung diseases. Chest,2015,147(3):e111-e112.

［5］　RIBAS A,MARTÍNEZ-GIRÓN R. Protozoal forms in house-dust mites and respiratory allergy. Allergy Asthma Proc,2006,27(5):347-349.

［6］　ORÇUN ZAU,FEZA BACAKOĞLU NT,TÖZ S. Lophomonas blattarum Associated BronchoPulmonary Infection After Immunotherapy:A Case Report and A Smart-phone Based Video of Trophozoite. Türkiye

Parazitol Derg,2019,43(1):44-46.

［7］　BERENJI F,PARIAN M,FATA A,et al. First Case Report of Sinusitis with Lophomonas blattarum from Iran. Case Rep Infect Dis,2016,2016:2614187.

［8］　MARTÍNEZ-GIRÓN R,VAN WOERDEN HC. Challenges in differentiating cilia and protozoal flagella. Lung India,2017,34(3):306.

［9］　MARTINEZ-GIRÓN R,CORNELIS WH. Lophomonas blattarum and bronchopulmonary disease. J Med Microbiol,2013,62(Pt 11):1641-1648.

# 第六节　耶氏肺孢子菌肺炎

卡氏肺孢子菌(pneumocystis carinii)既往称为卡氏肺孢子虫,归类为原虫,其感染引起的肺炎称为卡氏肺孢子虫肺炎(pneumocystis carinni pneumonia,PCP)。1988 年,人们经过对卡氏肺孢子虫核糖体小亚基 rRNA 序列分析后,证实其属于真菌。该菌在不同宿主之间具有种族特异性,感染人类的被更名为耶氏肺孢子菌(pneumocystis jiroveci)。耶氏肺孢子菌肺炎(pneumocystis jiroveci pneumonia)缩写为"PJP",但"PCP"目前亦仍在使用[1]。

## 一、发病机制

耶氏肺孢子菌主要有包囊、子孢子(囊内小体)和滋养体三种形态。滋养体为可变多形体,长约 $2{\sim}5\mu m$,圆形或镰刀形,由细胞核、线粒体、空泡、伪足和细足组成,类似于阿米巴。包囊呈圆形,直径约 $3{\sim}6\mu m$,囊壁内含有子孢子,完全成熟的包囊内一般含有 8 个香蕉形子孢子,周围为特征性的厚囊壁。包囊多位于肺泡中央,是重要的诊断形态。肺孢子菌寄生部位限于肺泡腔,并可产生多种糖蛋白和蛋白酶,这些物质决定了菌体与宿主细胞之间的相互作用。成熟包囊进入肺泡后破裂,细胞壁破裂时称为脱囊,囊内小体释放、脱囊并发育为滋养体,后者紧贴肺泡上皮寄生、增殖。

耶氏肺孢子菌存在于空气中,患者和携带者为本病的传染源,主要通过空气、飞沫经呼吸道吸入,到达肺泡而感染。肺孢子菌与上皮细胞的黏附可触发多条炎症信号通路,引起肺泡腔内大量液体渗出、聚积,导致肺泡弥散功能障碍,临床上表现为特征性的进行性低氧血症。

耶氏肺孢子菌囊壁主要由 β-葡聚糖形成,可被高碘酸-希夫和银染色。此外存在其他成分如甘露蛋白、几丁质和其他蛋白质。β-葡聚糖可诱导宿主体内多种炎症途径。因此,有人认为细胞壁 β-葡聚糖介导了肺泡巨噬细胞和上皮细胞的过度炎症反应,是引起重症患者呼吸衰竭的原因之一。β-葡聚糖已被证明可激发树突状细胞,促使 T 细胞向Th17 细胞分化,从而进一步促进宿主抗真菌免疫抵抗[1,2]。

目前认为耶氏肺孢子菌在成人和儿童中均可表现为定植和携带,大多数人在 4 岁前有接触过耶氏肺孢子菌的血清学证据,且在不同宿主如糖尿病患者、慢性阻塞性肺病患者甚至艾滋病患者中均有定植的证据。有研究发现 1/5 的 PJP 患者支气管肺泡灌洗液中可能存在耶氏肺孢子菌 DNA。耶氏肺孢子菌致病性低、生长繁殖缓慢,在宿主免疫功能正常时可形成潜在性感染,在免疫抑制期可重新被激活而致病[3]。

有报道在医院空气、支气管镜室以及接触过患者的诊室分离到耶氏肺孢子菌 DNA,提示耶氏肺孢子菌可能在人与人之间传播。这些发现使得一些专家建议医院需严格隔离 PJP 患者以及在临床环境中使用面罩过滤,但尚未证明这些方法的可行性或必要性。目前抗生素仍然是预防易感个体感染肺孢子菌的最有效方法。

## 二、病理改变

主要为肺间质炎症和肺泡性炎症,极少数可播散至淋巴结、骨髓、肝、脾等。典型病理变化为肺泡间隔细胞浸润,婴儿以浆细胞为主,故 PJP 有"浆细胞肺炎"之称。儿童或成人以淋巴细胞为主,可见巨噬细胞和嗜酸性粒细胞浸润,肺泡上皮损伤、增生、部分脱落,肺泡壁可坏死。突出表现为肺泡腔扩大,充满嗜酸性泡沫样物质和成簇的包囊或滋养体及其崩解物、脱落上皮细胞等[3]。

### 三、高危人群

先天免疫、细胞免疫和体液免疫联合对于阻止肺孢子菌感染非常重要。清除肺孢子菌的免疫反应不仅需要 CD4+T 细胞与 CD40 配体结合,也需要 T 细胞和抗原呈递细胞之间相互作用,CD8+ 细胞需要 GM-CSF 发挥促炎症细胞因子和趋化因子的主要作用,B 细胞可能在 T 细胞活化过程中发挥作用[4]。

另外,肺泡巨噬细胞需要完整的呼吸爆发才能杀灭肺孢子菌,Th1、Th2、Th17 和 T 细胞调节因子在免疫反应中发挥重要作用,这可解释为何联合免疫缺陷病、高 IgM 综合征以及慢性肉芽肿(巨噬细胞活性受损)等患者易患 PJP。免疫抑制剂治疗或化疗,如甲氨蝶呤、环孢素、环磷酰胺以及阿糖胞苷等也与 PJP 的发生有关,但主要见于皮质类固醇长期治疗后。持续性中性粒细胞减少、低丙种球蛋白血症和巨细胞病毒(cytomegalovirus,CMV)感染后也增加肺孢子菌感染的风险。近年来发现部分自身免疫性疾病或自身炎症性疾病患者,长期使用耗竭淋巴细胞的靶向治疗如肿瘤坏死因子-α 抑制剂及其他单克隆抗体,亦增加了感染肺孢子菌的风险。此外使用西罗莫司和他克莫司等也有报道[2,5-7]。

根据首都医科大学附属北京儿童医院呼吸二科收治的儿童病例,总结耶氏肺孢子菌肺炎高危人群有三类:①血液肿瘤患者:使用化疗药物和免疫抑制剂以及靶向药物,未使用复方磺胺甲噁唑预防治疗者;②肾脏疾病和结缔组织疾病长期服用糖皮质激素者;③免疫缺陷者:尤其是重症联合免疫缺陷以及伴 X 连锁高 IgM 血症者,多为小婴儿。PJP 可为免疫缺陷病的首发表现。

### 四、临床表现

一般认为,感染人类免疫缺陷病毒(human immunodeficiency virus,HIV)的患者和非 HIV 患者临床表现不同[8]。HIV 患者往往表现为亚急性发病、咳嗽轻微、干咳,低热和不适,逐渐出现呼吸困难。免疫功能受损但 HIV 阴性者通常起病较急,主要表现为干咳,常伴有呼吸困难,甚至需机械通气,可有发热、寒战。长期应用糖皮质激素者起病可缓慢,并逐渐出现呼吸困难。进行性低氧血症是本病的特征性表现。肺部体征较少,仅部分患者可闻及散在湿啰音或广泛湿啰音。艾滋病患者可伴有肝、脾、淋巴结肿大等表现。

### 五、影像学表现

#### (一)胸部 X 线

与宿主基础疾病、免疫受损程度和感染时间有关。轻者胸部 X 线可以接近正常,早期表现为双肺弥漫性磨玻璃影,或位于两侧肺门周围的细小结节影或弥漫浸润影,进展后向肺野周围发展,呈弥漫性斑片状、絮状浸润或大片均匀致密的浸润阴影。较轻患者或病程较长者以弥漫性小结节和网状阴影为主。

#### (二)胸部 CT

最典型表现为双侧磨玻璃影,病变广泛而呈向心性分布,与肺水肿相似,有一定特征性,一般肺尖和肺底部不受累或受累较轻,胸膜下病变相对较轻,严重病例,双肺全部受累(图 4-6)。病情迁延、起病缓慢或者治疗后可表现为铺路石征,与肺泡蛋白沉积症类似,容易误诊为肺泡蛋白沉积症或者呼吸窘迫综合征,病程长、免疫功能轻度受累,尤其是糖皮质激素和其他免疫抑制剂治疗后,可以小结节影以及网状阴影为主要表现(图 4-7),因不典型,

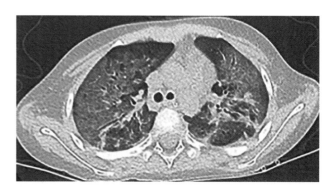

图 4-6　胸部 CT 提示双肺广泛磨玻璃影,有铺路石征,肺尖病变少

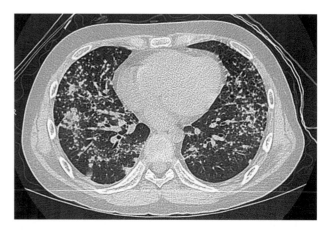

图 4-7　胸部 CT 提示小结节影、斑片实变影和网状阴影

也容易误诊为其他疾病。后期可合并肺气肿、小段肺不张、气胸或少量胸腔积液[2,9,10]。我们根据病例分析,联合免疫缺陷病者影像学表现常严重,高IgM综合征患者次之,类似肺泡蛋白沉积症,免疫抑制剂使用有关的患者多表现为小结节影以及网状阴影。

## 六、实验室检查

### (一)乳酸脱氢酶检测

有报道血清乳酸脱氢酶(lactate dehydrogenase,LDH)含量是一项敏感的且可较好地判断预后的指标[11]。当非免疫缺陷患者的 LDH 超过 300UL,免疫缺陷患者超过 450UL,并除外其他原因时,应高度怀疑 PJP。

### (二)1,3,β-D-葡聚糖测定

血清 1,3,β-D-葡聚糖(β-D-glucan,BDG)是诊断 PJP 的重要生物标志物之一,应与其他真菌感染鉴别,也可检测支气管肺泡灌洗液中的 BDG。但此方法的敏感性和特异性存在差异[12,13]。

### (三)涎液化糖链抗原检测

有研究认为涎液化糖链抗原(Krebs Von den Lungen-6,KL-6)也是诊断本病的标志物之一。有研究认为 BDG/KL-6 联合试验是最准确的血清学检测方法[14]。

### (四)免疫功能检查

抗体系列和 CD 系列,可发现提示联合免疫功能缺陷和高 IgM 血症的指标。

## 七、病原学检查

### (一)直接镜检

耶氏肺孢子菌不能培养,诊断的金标准是显微镜观察发现含囊内小体的包囊。痰液和支气管肺泡灌洗液吉姆萨染色、格莫瑞六亚甲基四胺银染色(Gomori's methenamine silver,GMS)和亚甲胺蓝染色均可显示包囊,直接免疫荧光染色增加阳性率。痰涂片的检出率较低,支气管肺泡灌洗液和经支气管肺活检组织涂片敏感率可高达 85%~95%[15]。

### (二)分子诊断

痰液或支气管肺泡灌洗液标本采用实时定量荧光 PCR,敏感性和特异性均较高,但分析结果时应注意假阳性和假阴性因素[16]。二代测序对于本菌有很高的诊断价值,需要结合临床除外定植和携带。但目前尚不能确定超过多少序列数即视为感染。

## 八、诊断及鉴别诊断

肺组织和呼吸道分泌物发现本菌成分可确定诊断。对于有明确高危因素者,出现干咳伴有或不伴有发热,尤其是出现进行性气促、低氧血症而肺部体征不明显应考虑本病。对于无明确高危因素,尤其是社区住院的婴幼儿,临床以气促为主,影像学为弥漫间质性病变,尤其出现小结节影和网状影或磨玻璃阴影时应考虑本病,除及时进行病原学检查之外,尚应进行免疫功能检查以确诊。

RTP 须与细菌性肺炎、心源性肺水肿、粟粒型肺结核等鉴别。

## 九、治疗

### (一)复方磺胺甲噁唑(复方新诺明,TMP-SMX)

本药是治疗 PJP 的特效药,是轻、中、重度疾病患者的一线治疗方法。儿童(2 个月以上)和成人的标准剂量为 TMP 15~20mg/(kg·d)和 SMX 75~100mg/(kg·d),分 3~4 次口服,疗程 14~21 天,目前基本推荐 21 天。对于严重的病例,推荐静脉注射给药,病情好转后改为口服。最好加服碳酸氢钠,防止尿结晶。本药过敏者可以脱敏后使用[17]。

### (二)卡泊芬净等棘白菌素类药物

经过 1~2 周有效治疗后病情仍进展的病例,应怀疑对 TMP-SMX 有耐药性。由于棘白菌素的作用机制是通过抑制真菌细胞壁上 β-1,3-葡聚糖合酶,因此推荐病情重或者耐药者,应联合卡泊芬净等棘白菌素类药物。国外研究显示单独卡泊芬净治疗有效[18,19]。

### (三)其他药物

戊烷脒(pentamidine,PIX)、氯林可霉素加伯氨喹啉等有报道但国内几乎未用[20]。

### (四)糖皮质激素

无呼吸衰竭的轻中度疾病患者,糖皮质激素不应作为一线辅助治疗。但对于非 HIV 感染的严重肺孢子菌肺炎患者,尤其是存在低氧血症的患者,可考虑在 72 小时内使用辅助性糖皮质激素[21]。

## 十、预防

重症联合免疫缺陷、特发性 CD4+T 淋巴细胞减少和高 IgM 综合征是绝对预防指征,复方磺胺甲噁唑是一线预防药物。对于异基因造血干细胞接受者,预防从植入时开始,持续 6 个月,当出现以下情况,预防需要加强,如移植物抗宿主病或自身免疫性疾病需要维持或增加免疫抑制治疗、CMV 的复发或活

动性感染、延长使用高剂量皮质类固醇治疗的疗程（每天 >15~20mg 泼尼松至少 4 周）或中性粒细胞减少延长。对于接受糖皮质激素治疗且并存某些免疫损害的患者（如血液系统恶性肿瘤，尤其是急性淋巴细胞白血病），应考虑采取预防措施。免疫抑制剂的联合使用也会增加 PJP 的风险，特别是类固醇与环磷酰胺、酪氨酸激酶抑制剂、替莫唑胺、T 淋巴细胞耗竭（包括抗 CD52 药物阿来单抗）、乌达拉滨、依地立西布与利妥昔单抗以及肿瘤坏死因子抑制剂。在淋巴细胞计数恢复正常之前，应维持预防措施。

（刘金荣）

## 参考文献

[1] TASAKA S. Recent Advances in the Diagnosis and Management of Pneumocystis Pneumonia. Tuberculosis and Respiratory Diseases, 2020, 83 (2): 132-140.

[2] FISHMAN JA. Pneumocystis jiroveci. Seminars in Respiratory Medicine, 2020, 41 (1): 141-157.

[3] ROBLOT F, GODET C, GARO B, et al. Analysis of underlying diseases and prognosis factors associated with Pneumocystis cariniipneumonia in immunocompromised HIV-negative patients. Eur J Clin Microbiol Infect Dis, 2002, 21 (7): 523-531.

[4] NEVEZ G, GUILLAUD-SAUMUR T, CROS P, et al. Pneumocystis primary infection in infancy: Additional French data and review of the literature. Medical mycology: official publication of the International Society for Human and Animal Mycology, 2020, 58 (2): 163-171.

[5] MAINI, RISHMA, HENDERSON, et al. Increasing Pneumocystis Pneumonia, England, UK, 2000-2010. Emerging Infectious Diseases, 2013, 19 (3): 386-392.

[6] REID AB, CHEN CA, WORTH LJ. Pneumocystis jirovecii pneumonia in non-HIV-infected patients: new risks and diagnostic tools. Current Opinion in Infectious Diseases, 2011, 24 (6): 534-544.

[7] TASAKA S, TOKUDA H. Pneumocystis jirovecii pneumonia in non-HIV-infected patients in the era of novel immunosuppressive therapies. Journal of Infection and Chemotherapy, 2012, 18 (6): 793-806.

[8] SALZER HJF, SCHÄFER G, HOENIGL M, et al. Clinical, Diagnostic, and Treatment Disparities between HIV-Infected and Non-HIV-Infected Immunocompromised Patients with Pneumocystis jirovecii Pneumonia. Respiration International Review of Thoracic Diseases, 2018, 96 (1): 52-65.

[9] CHOU CW, CHAO HS, LIN FC, et al. Clinical Usefulness of HRCT in Assessing the Severity of Pneumocystis jirovecii Pneumonia: A Cross-sectional Study. Medicine, 2015, 94

(16): e768.

[10] VOGEL MN, VATLACH M, WEISSGERBER P, et al. HRCT-features of Pneumocystis jiroveci pneumonia and their evolution before and after treatment in non-HIV immunocompromised patients. European Journal of Radiology, 2012, 81 (6): 1315-1320.

[11] VOGEL MN, WEISSGERBER P, GOEPPERT B, et al. Accuracy of serum LDH elevation for the diagnosis of Pneumocystis jiroveci pneumonia. Swiss Medical Weekly, 2011, 141 (141): w13184.

[12] DAMIANI C, LE GAL S, GOIN N, et al. Usefulness of (1, 3)-D-glucan detection in bronchoalveolar lavage samples in Pneumocystis pneumonia and Pneumocystis pulmonary colonization. Journal De Mycologie Médicale, 2015, 25 (1): 36-43.

[13] KARAGEORGOPOULOS DE, QU JM, KORBILA IP, et al. Accuracy of β-D-glucan for the diagnosis of Pneumocystis jirovecii pneumonia: a meta-analysis. Clinical Microbiology and Infection, 2013, 19 (01): 39-49.

[14] ESTEVES F, CALÉ SS, BADURA R, et al. Diagnosis of Pneumocystis pneumonia: evaluation of four serologic biomarkers. Clin Microbiol Infect, 2015, 21 (4): 379. e1-379.e10.

[15] SONG Y, REN Y, WANG X, et al. Recent Advances in the Diagnosis of Pneumocystis Pneumonia. Medical Mycology Journal, 2016, 57 (4): E111-E116.

[16] YANG SL, WEN YH, WU YS, et al. Diagnosis of Pneumocystis Pneumonia by real-time PCR in Patients with Various Underlying Diseases. Journal of microbiology, immunology, and infection, 2020, 53 (5): 785-790.

[17] WHITE PL, BACKX M, BARNES RA. Diagnosis and management of Pneumocystis jirovecii infection. Expert Review of Anti-infective Therapy, 2019, 15: 435-447.

[18] MANTADAKIS E. Pneumocystis jirovecii Pneumonia in Children with Hematological Malignancies: Diagnosis and Approaches to Management. Journal of Fungi Open Access Mycology Journal, 2020, 6 (4): 331.

[19] ALANIO A, HAUSER PM, LAGROU K, et al. ECIL guidelines for the diagnosis of Pneumocystis jiroveciipneumonia in patients with haematological malignancies and stem cell transplant recipients. Journal of Antimicrobial Chemotherapy, 2016, 71 (9): 2386-2396.

[20] MASCHMEYER G, HELWEG-LARSEN J, PAGANO L, et al. ECIL guidelines for treatment of Pneumocystis jiroveciipneumonia in non-HIV-infected haematology patients. Journal of Antimicrobial Chemotherapy, 2016, 71 (9): 2405-2413.

[21] CHEN PY, CHONG JY, JUNG YC, et al. Anidulafungin as an alternative treatment for Pneumocystis jirovecii pneumonia in patients who cannot tolerate trimethoprim/sulfamethoxazole—ScienceDirect. International Journal of Antimicrobial Agents, 2020, 55 (1): 105820.

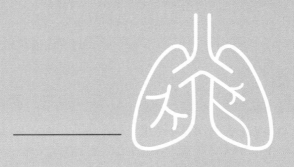

第五章

非典型结核分枝杆菌肺病

# 第一节　非结核分枝杆菌肺病分类和诊治概述

非结核分枝杆菌(non-tuberculous mycobacterial, NTM)是分枝杆菌属内除 MTB 复合群和麻风分枝杆菌以外的其他分枝杆菌。近年来,NTM 感染呈快速增多趋势,NTM 以侵犯肺为主,也可引起淋巴结、皮肤、软组织、骨关节等处发病,并可引起全身播散。NTM 肺病(nontuberculous mycobacterial pulmonary disease,NTM-PD)患者痰涂片抗酸染色阳性,培养结果也为分枝杆菌生长,易误诊为肺结核,影响治疗效果和预后。

## 一、NTM 分类

目前已知 NTM 有 190 多种,大部分为腐物寄生菌,仅少部分对人体致病。根据其生长速度分为快速生长型和缓慢生长型 NTM。培养 7 天内即旺盛生长的为快速生长型;培养 2~3 周才生长的为缓慢生长型 NTM。根据该类菌群在试管内的生长温度、生长速度、菌落形态及色素产生与光反应的关系等,将其分 4 类:光产色菌(如堪萨斯分枝杆菌,Mycobacterium kansasii);暗产色菌(如瘰疬分枝杆菌,Mycobacterium scrofulaceum);不产色菌(如鸟-胞内分枝杆菌复合菌组,Mycobacterium avium-intracellulare complex,MAC)和快速生长分枝杆菌(如脓肿分枝杆菌复合群,Mycobacterium abscessus complex,MABC)。常见对人有致病性的 NTM 有 MAC、堪萨斯分枝杆菌、脓肿分枝杆菌、蟾蜍分枝杆菌、马尔摩斯分枝杆菌、偶发分枝杆菌、龟型分枝杆菌和溃疡型分枝杆菌等。引起肺部感染的主要为 MAC、堪萨斯分枝杆菌、脓肿分枝杆菌复合群等。

NTM 疾病可分为四种临床类型[1]:①慢性肺病;②淋巴结病;③皮肤和软组织感染,罕见骨和关节感染;④播散性疾病。播散性 NTM 感染定义为累及 2 个或多个不相邻的器官感染。通常有潜在的全身免疫缺陷,播散性感染可累及肺,肺部感染可引起全身播散性感染。

## 二、感染途径

NTM 从营养需要、产生色素、需酶活性、对抗结核药敏感性等诸方面与结核菌不同,其感染方式也与结核菌不同,NTM 广泛存在于水、土壤和灰尘等自然环境中,其感染原来自大自然之 NTM 与人接触,水和土壤是重要的传播途径,未发现人与人之间传播证据。NTM 传播途径:①直接接触感染:感染海分枝杆菌可引起手部及前臂皮肤多发性肉芽肿,即游泳池肉芽肿,饲养鱼和捕鱼者多见;②吸入感染:吸入含有 NTM 的气溶胶可引起肺部感染,痰 NTM 阳性患者能否成为传染源尚无充分证据;③淋巴-血行播散:获得性免疫缺陷综合征或原发细胞免疫缺陷者,局部感染灶可通过淋巴和血行导致全身播散性 NTM 病;④医源性感染:NTM 污染手术机械、内镜、各种导管和注射器引起感染。肺部感染途径主要有吸入和血行播散,如肠道感染、淋巴结感染经引起血行播散[2]。

## 三、发病机制和病理

NTM 肺病的感染和发病取决于 NTM 的致病性以及宿主的非特异性和抗原特异性免疫状态。NTM 肺病常发生于有支气管扩张和囊性纤维化等慢性肺疾病者以及免疫缺陷病患者,也可发生无明确基础疾病的儿童,但罕见。

NTM 通过呼吸道侵入人体后,其致病过程与结核病相仿。开始中性粒细胞捕捉并杀灭大部分 NTM,残余的 NTM 被巨噬细胞吞噬并在巨噬细胞内生长繁殖,在溶酶体酶的作用下,部分 NTM 被溶解,其抗原产物及其菌体成分转运至局部淋巴结,在此通过一系列途径激活多种效应细胞,释放多种细胞因子,从而产生 CD4+T 细胞等介导的免疫反应和迟发型变态反应。CD4+T 细胞主要通过分泌 γ-干扰素和 IL-12 等激活中性粒细胞和巨噬细胞杀灭 NTM。IL-12/γ-干扰素通路中某些基因缺陷可导致播散性 NTM 感染。TNF-α 也参与 NTM 感染的免疫发病过程[3]。

NTM 与结核分枝杆菌(MTB)的菌体成分和抗原有共同性,但 NTM 的毒力较 MTB 弱。NTM 感染的病理中干酪样坏死较少,机体组织反应较弱。NTM 肺病的病理组织所见有 3 种表现形式:以淋巴细胞、巨噬细胞浸润和干酪样坏死为主的渗出性反应(图 5-1)(彩图见文末彩插);以类上皮细胞、朗汉斯巨细胞肉芽肿形成为主的增殖性反应;与浸润相关的细胞消退伴有肉芽肿相关细胞的萎缩,而以胶原纤维增生为主的硬化性反应。肺内可见坏死和空洞形成,常为多发性或多房性,侵及双肺,位于胸膜下,以薄壁为主,洞内坏死层较厚且较稀软,与肺结核空洞有所不同。

## 四、易感人群

1. 因结核病或其他疾病导致肺组织破坏者,如肺泡蛋白沉积症。

2. 任何原因如囊性纤维化和原发纤毛运动障碍等引起的支气管扩张（特别是肺中叶和舌叶）者。

3. 应用免疫抑制剂者 应用糖皮质激素和抗TNF-α抗体等生物抑制剂者。

4. 原发性免疫缺陷病者 如 *NEMO*、*IL-12* 基因突变、*CYBB* 基因突变、*GATA2* 基因突变、*IRF8* 基因突变、*ISG15* 基因突变、*CD40L* 等。抗结核分枝杆菌的细胞介导的免疫需要髓细胞和淋巴细胞之间的密切相互作用。单核巨噬细胞在吞噬分枝杆菌后分泌白细胞介素-12（IL-12），IL-12 通过 IL-12 受体（IL12RB1 和 IL12RB2 的异源二聚体）刺激 T 细胞和 NK 细胞。IL-12 受体通过 TYK2（酪氨酸激酶）和 JAK2（Janus 激酶）信号触发一个复杂的级联反应，导致 STAT-4（信号传感器和转录激活因子）磷酸化，同源二聚体形成以及核移位，引起 IFN-γ 分泌，IFN-γ 结合其受体 IFNG 受体（IFNGR）（IFNGR1 和 IFNGR2 的异源二聚体），导致 JAK2、JAK1 和 STAT1 的磷酸化以及磷酸化的 STAT1（pSTAT1）形成同源二聚体，pSTAT1 同源二聚体与 IFN-γ 激活序列结合，上调 IFN-γ 应答基因的转录，这种级联反应导致巨噬细胞的活化和分化[4]。因此，IL-12 和肿瘤坏死因子-α（TNF-α）分泌的上调，促进肉芽肿的形成，巨噬细胞可以通过一些机制杀死细胞内分枝杆菌。核因子（NF）-κB 基本调节通路和巨噬细胞的氧化爆发对抗 NTM 感染也很重要。这些免疫因子中的任何一个遗传缺陷都可能干扰对分枝杆菌感染的级联保护，并可能导致播散性 NTM 疾病。

## 五、临床表现

NTM 肺病与肺结核的临床症状相似，中毒症状较轻，多数发病缓慢，也可急性发病，表现发热、咳嗽、咳痰和气促。我们根据收治的患者发现呼吸道症状和体征的严重程度与是否存在潜在肺疾病、有无免疫缺陷病及其程度有关。如存在潜在肺部疾病和免疫缺陷病，症状可以很严重，包括高热、持续咳嗽和呼吸急促，甚至咯血，并可有厌食、乏力和体重减轻等全身症状。

## 六、胸部影像学表现

NTM 肺病胸部影像表现可因致病菌种和有无基础疾病有所不同，主要表现为纤维空洞、结节性支气管扩张和过敏性肺炎三种形式[5]。胸部 X 线片显示炎性病灶及单发或多发的薄壁空洞，病变多累及上叶尖段和前段。胸部 CT 可显示肺部病灶表现结节影或者团块影、斑片实变影、空洞影、支气管扩张、树芽征、磨玻璃影和胸膜肥厚粘连，可发生钙化，尤其是鸟-胞内分枝杆菌复合菌组，通常以多种形态病变混杂存在。弥漫网状结节影、磨玻璃影和空气潴留征是亚急性过敏性肺炎表现。

## 七、病原学检查

怀疑 NTM 肺病患儿应至少收集 2 份呼吸道标本如自发咳痰或诱导痰、支气管肺泡灌洗液（BALF）或经支气管肺活检标本进行抗酸染色色涂片镜检以及分枝杆菌液体和固体培养，应首先选择非侵袭性检查。所有呼吸道样本培养出的 NTM 均应使用经过验证的分子或质谱技术至少鉴定到物种水平，对于脓肿分枝杆菌应使用适当的分子技术确定到亚种水平，如果怀疑是人传人的脓肿分枝杆菌感染，优先使用全基因测序。

### （一）分枝杆菌培养和鉴定

包括液体和固体培养基培养。常用的 Bactec 960 液体培养技术仅能鉴别 MTB 和 NTM。固体培养基培养出分枝杆菌菌株后，在进行抗结核药物的药敏试验时，将菌种接种于对硝基苯甲酸钠（PNB）培养基和噻吩-2-羧酸酰肼鉴别培养基上，并辅以硝酸还原试验、烟酸试验和耐 68℃ 热触酶试验，初步鉴定为 MTB、牛分枝杆菌或 NTM。再观察细菌的最适宜温度、生长速度和光反应等，通过一系列生化反应来进行菌种鉴定。

### （二）MPT64 抗原检测法

MPT64 抗原是结核分枝杆菌在液体培养基中生长时主要分泌的蛋白之一，NTM 培养滤液中多不存在此分泌蛋白，采用免疫层析法检测培养滤液中 MPT4 抗原是否存在，由此可以进行初步菌种鉴定，具有操作简单、用时短等优点。

### （三）高效液相色谱法（HPLC）

HPLC 是鉴别缓慢生长 NTM 的快速、实用和可靠的方法，可用于直接鉴定 Bactec7H12B 分枝杆菌菌种及抗酸染色阳性标本中的 MAC，其缺点是不能鉴别新的 NTM 菌种。

### （四）分子生物学方法

使用核酸扩增技术如 DNA 探针、PCR 方法、PCR 限制性片段长度多态性分析法（PCR-RFLP）和 DNA 测序技术等进行菌种鉴定。通过分析同源 DNA 序列组成差异鉴定细菌至种水平，是目前菌种鉴定的金标准。用于菌种鉴定的 DNA 序列既要求在不同的菌种间具有较高的序列保守性，实现应用通用引物对不同菌种目标序列的扩增，又要求不同菌种的同源序列具有一定水平的差异，以实现鉴别区分的目的。目前最常用 NTM 菌种鉴定的同源序列有 16S RNA 编码基因(16SDNA)、16S-23SrRNA 基因间区(ITS)、RNA 聚合酶的 β 亚基(rpoB)和热休克蛋白 65(hsp65)的编码基因。

### (五)基质辅助激光解析电离飞行时间质谱分析(MALDI-TOF MS)

通过指纹图谱中代表某种微生物特定表型或基因型特性的特征性生物标志物进行分离和鉴定。利用已有蛋白质谱指纹图谱数据库中的信息对微生物的种属进行归类。MALDI-TOF MS 鉴定 NTM 具有方法简单、快速、准确和价格低廉等优点。

### (六)药物敏感试验

由于 NTM 对常见的抗结核药物大多耐药，一旦确定为 NTM 病，应根据 NTM 菌种开展药敏试验。对于鸟分枝杆菌复合物(MAC)，应进行克拉霉素、阿米卡星药敏试验。对于堪萨斯分枝杆菌，应在启动治疗之前进行利福平敏感性试验，耐利福平的堪萨斯分枝杆菌菌株应进行多种抗结核药物的药敏试验。脓肿分枝杆菌药敏试验应当包括克拉霉素、头孢西丁、阿米卡星、亚胺培南、多西环素、莫西沙星、奈唑胺和氯法齐明等。

## 八、诊断标准

美国 ATS/IDSA 和英国 BTS 推荐的 NTM 肺病的诊断标准[6,7]：临床标准：①具有呼吸道症状，胸部 X 线片有结节或空洞病变，HRCT 显示多部位支气管扩张伴多发小结节。②排除其他诊断。微生物标准：①至少两份痰培养阳性，如果达不到诊断标准，考虑重复痰涂片抗酸染色和培养。②或至少 1 次 BALF 培养阳性。③或经支气管肺活检或其他肺活检病理具有分枝杆菌组织病理学特征(肉芽肿炎症或 AFB 阳性)和 NTM 培养阳性；或具有分枝杆菌病理学特征(肉芽肿炎症或 AFB 阳性)和 1 份或更多痰或 BALF NTM 培养阳性。

NTM 肺病须与肺结核、肺真菌病、原发肺病进展及过敏性肺炎等相鉴别。

## 九、治疗

确定开始 NTM 肺部治疗根据疾病严重性、并发疾病和治疗的目标。多数 NTM 感染对常用的抗结核药物耐药，不同菌种的 NTM 耐药模式不同，目前治疗多采用 4~5 种药联合应用，药物选择以感染

NTM 菌种和药敏确定，疗程 18~24 个月或 NTM 培养阴性后至少 12 个月。NTM 比结核分枝杆菌毒力低，INH 治疗 NTM 效果较差。治疗 NTM 常用药物新型大环内酯类抗生素、利福平、阿米卡星、喹诺酮类、乙胺丁醇和头孢西丁等。

脓肿分枝杆菌、MAC 以及堪萨斯分枝杆菌肺病的治疗，详见后述。

玛尔摩分枝杆菌肺病应用利福平、乙胺丁醇和大环内酯类(克拉霉素或阿奇霉素)方案。严重病例可考虑注射氨基糖苷(阿米卡星或链霉素)，不适用静脉/肌内注射的氨基糖苷者，可雾化阿米卡星[7]。

蟾分枝杆菌肺病应用利福平、乙胺丁醇，大环内酯类(克拉霉素或阿奇霉素)或喹诺酮(环丙沙星或莫西沙星)治疗。严重病例应该考虑注射的氨基糖苷(阿米卡星或链霉素)[8]。

对于治疗失败、耐药菌株感染、局限空洞性疾病和严重支气管扩张并发反复咯血，可以考虑外科手术切除肺部病变。

NTM 肺病治疗期间，应监测治疗反应和药物不良反应。每次临床复查和随访，应详细记录患者的呼吸和全身症状。复查血常规和炎症指标如 ESR 和 CRP。每 4~12 周留取痰标本进行分枝杆菌培养以评估微生物反应。对于无法排痰的人，必要时留取支气管肺泡灌洗液进行分枝杆菌培养。定期肺部 CT 检查以评价治疗后影像学反应。密切监测药物不良反应，如使用氨基糖苷类药物时，须监测血清药物浓度、肌酐水平及听力。应告知患者如果出现耳鸣、前庭障碍和听力下降等表现及时停药。使用乙胺丁醇前和治疗中应评估视力和色觉，如出现异常及时停药。

(李惠民)

## 参考文献

[1] 中华医学会结核病学分会.非结核分枝杆菌病实验室诊断专家共识.中华结核和呼吸杂志,2016,39(6):438-443.

[2] 马玙.关注非结核分枝杆菌肺病的诊断与治疗.中华结核和呼吸杂志,2011,34(8):566-568.

[3] COWMAN S,VAN INGEN J,GRIFFITH DE,et al. Non-tuberculous mycobacterial pulmonary disease. Eur Respir J,2019,54(1):1900250.

[4] PENNINGTON KM,VU A,CHALLENER D,et al. Approach to the diagnosis and treatment of non-tuberculous mycobacterial disease. J Clin Tuberc Other Mycobact Dis, 2021,24:100244.

［5］ MUSADDAQ B，CLEVERLEY JR. Diagnosis of non-tuberculous mycobacterial pulmonary disease（NTM-PD）：modern challenges. Br J Radiol，2020，93（1106）：20190768.

［6］ GRIFFITH DE，AKSAMIT T，BROWN-ELLIOTT BA，et al. An official ATS/IDSA statement：diagnosis，treatment，and prevention of nontuberculous mycobacterial diseases. Am J Respir Crit Care Med，2007，175（4）：367-416.

［7］ HAWORTH CS，BANKS J，CAPSTICK T，et al. British Thoracic Society guidelines for the management of non-tuberculous mycobacterial pulmonary disease（NTM-PD）. Thorax，2017，72（Suppl 2）：ii1-ii64.

［8］ DALEY CL，IACCARINO JM，LANGE C，et al. Treatment of Nontuberculous Mycobacterial Pulmonary Disease：An Official ATS/ERS/ESCMID/IDSA Clinical Practice Guideline. Clin Infect Dis，2020，71（4）：e1-e36.

# 第二节　鸟结核分枝杆菌复合群肺病

鸟结核分枝杆菌复合群（Mycobacterium avium complex，MAC）主要包括鸟分枝杆菌、胞内分枝杆菌和嵌合分枝杆菌，是引起 NTM 肺部疾病中最常见的病原体。MAC 可引起慢性肺感染，死亡率高。MAC 在自己形成生物膜或已有的生物膜上生长，常伴军团菌等共同感染。

## 一、高危人群

1. 原发性免疫缺陷病：详见本章第一节。

2. 囊性纤维化、原发性纤毛运动障碍、自身免疫性疾病等原因引起的支气管扩张患儿[1]。

3. 类风湿关节炎患儿，尤其是接受抗 TNF-α 治疗的患儿，若出现慢性肺间质性疾病和细支气管炎应考虑到 NTM 感染[2]。

4. 接受免疫抑制治疗者，口服或吸入糖皮质激素的患儿是否发生 NTM 感染取决于剂量和持续时间。成人口服泼尼松 >15mg 和吸入皮质类固醇（等量 >800mg 氟替卡松）与 NTM-PD 有关。长期吸入糖皮质激素与 NTM-PD 风险升高相关[3]。

## 二、临床表现

主要表现为咳嗽、发热，严重者出现呼吸困难。我们收治患者呈慢性感染，但有反复急性加重，表现为高热、咳嗽持续，有空洞病变者可咯血。MAC 患者可有淋巴结炎。一些播散性 MAC 患者发生肺受累，这些患者多通过肠道入血。MAC 肺病可并发血源性播散，为 NTM 发生播散性感染最多见。可有贫血、肝脾大和淋巴结肿大。MAC 可引起类似过敏性肺炎表现（也称热管肺，hot lung），是由于吸入 MAC 引起的超敏反应，而不是真正的感染，可出现咳嗽和呼吸急促，听诊肺部可有湿啰音。

## 三、影像学表现

肺部 CT 提示双侧支气管扩张，多见中叶和舌叶。有多发结节，可有树芽征，部分可见小空洞，并发生多发性钙化（图 5-2）。过敏性肺炎样表现者呈双肺磨玻璃影、小叶中心结节，上叶突出，可有空气潴留征[4,5]。

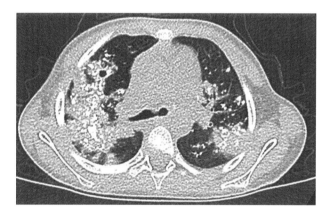

图 5-2　胸部 CT 提示骨双肺结节实变，部分结节钙化，个别结节有空洞形成

## 四、诊断

MAC-PD 临床表现和影像学表现与其他肺部疾病重叠，MAC 诊断常延误，依据病原学诊断，主要为痰液和支气管肺泡灌洗液涂片和培养。诊断标准同第一节。有高危因素的患者和符合诊断标准（包括临床、放射学和微生物学标准）的患者应考虑进行治疗。一直以来，鸟分枝杆菌和胞内分枝杆菌不分，统称为 MAC，但目前更多的证据认为两者感染的环境来源、相对的生物体毒性、疾病预后不同[6]，有必要做物种鉴定。与鸟分枝杆菌和胞内分枝杆菌相比，嵌合分枝杆菌的毒力低，更不可能引起明显的感染，鸟分枝杆菌和胞内分枝杆菌毒力无明显区别，但胞内分枝杆菌患者在影像学上有更广泛的疾病，少见复发/再感染，也有报道胞内分枝杆菌更多引起空洞性疾病，治疗反应也差。鸟分枝杆菌和嵌合分枝杆

菌最可能从家庭水的暴露中感染,胞内分枝杆菌更可能从土壤等其他来源获得。

## 五、治疗

MAC 引起的 NTM-PD 的治疗方案依据病情是否为重症以及是否大环内酯耐药而不同,非重症 MAC 肺疾病指呼吸道样本 AFB 涂片阴性,无空洞或严重感染的放射学证据,轻至中度症状,无全身性疾病迹象;重症 MAC 肺疾病即呼吸道样本 AFB 涂片阳性,有肺空洞/严重感染的放射学证据,有全身性疾病的严重症状/体征。因为体外药敏与治疗结果相关,在开始治疗前,应进行克拉霉素和阿米卡星的药物敏感性测定。克拉霉素的耐药断点≥32μg/ml,阿米卡星的耐药断点为 >64μg/ml,阿米卡星脂质体吸入悬液(ALIS)≥128μg/mL。有条件时,对二线药物莫西沙星和利奈唑胺进行药敏试验。

非重症治疗包括利福平、乙胺丁醇和大环内酯类抗生素(阿奇霉素或克拉霉素,有些患者对阿奇霉素耐受性较好)。在体外,利福平和乙胺丁醇之间存在协同作用,因为乙胺丁醇使分枝杆菌细胞壁不稳定,促进利福平进入分枝杆菌的目标位点——RNA 聚合体,这两种药物也可防止大环内酯耐药的发生。BTS 指南(2017)和 ATS/ERS/ESCMID/IDSA 指南(2020)建议对非空洞(非严重)MAC-PD 进行每周 3 次的间歇性治疗,因为其具有潜在的益处、更好的治疗依从性和可比较的疗效[7],但儿童能否应用间歇治疗方法尚不肯定,我们仍选择每日给药治疗方案。在重症或大环内酯耐药 MAC-PD 患者的最初 3 个月,静脉或雾化注射阿米卡星,作为第四种药物联合,也有主张静脉注射阿米卡星 2 个月。大环内酯耐药 MAC-PD 患者,可加用异烟肼或者莫西沙星。

氯法齐明、莫西沙星或贝达喹啉对于大环内酯耐药患者的预后也有改善作用。疗程为培养阴性后继续维持 12 个月,需要每 1~2 个月进行一次痰培养。

对于病变局限、难治并能耐受手术的患者,可考虑手术切除,可能手术获益的其他患者包括治疗失败或有大环内酯耐药疾病或其他重大相关并发症的患者如咯血。

非典型结核分枝杆菌欧洲试验协作组(NTM-NET)发布的共识中将治疗失败定义为经≥12 个月的抗菌治疗,仍在治疗中,呼吸道样本再出现多次阳性培养或者持续阳性。

除了抗菌治疗,应治疗患者的潜在肺部疾病以及其他合并症。对于支气管扩张患者,气道清理很关键,注意运动、肺康复和营养。过敏性肺炎治疗:抗原回避和/或糖皮质激素可改善临床症状和影像学改变。

(李惠民)

## 参考文献

[ 1 ] DALEY CL,WINTHROP KL. Mycobacterium avium Complex:Addressing Gaps in Diagnosis and Management. J Infect Dis,2020,222(Suppl 4):S199-S211.

[ 2 ] WINTHROP KL,ISEMAN M. Bedfellows:mycobacteria and rheumatoid arthritis in the era of biologic therapy. Nat Rev Rheumatol,2013,9(9):524-531.

[ 3 ] LIU VX,WINTHROP KL,LU Y,et al. Association between inhaled corticosteroid use and pulmonary nontuberculous mycobacterial infection. Ann Am Thorac Soc,2018,15(10):1169-1176.

[ 4 ] KOH WJ. Nontuberculous Mycobacteria-Overview. Microbiol Spectr,2017,5(1). doi:10.1128/microbiolspec. TNMI7-0024-2016.

[ 5 ] ANJOS LRBD,PARREIRA PL,TORRES PPTS,et al. Non-tuberculous mycobacterial lung disease:a brief review focusing on radiological findings. Rev Soc Bras Med Trop,2020,53:e20200241.

[ 6 ] BOYLE DP,ZEMBOWER TR,REDDY S,et al. Comparison of clinical features,virulence,and relapse among Mycobacterium avium complex species. Am J Respir Crit Care Med,2015,191(11):1310-1317.

[ 7 ] DALEY CL,IACCARINO JM,LANGE C,et al. Treatment of Nontuberculous Mycobacterial Pulmonary Disease: An Official ATS/ERS/ESCMID/IDSA Clinical Practice Guideline. Clin Infect Dis,2020,71(4):905-913.

## 第三节 堪萨斯结核分枝杆菌肺病

堪萨斯结核分枝杆菌(*Mycobacterium kansasii*)是导致非结核分枝杆菌(NTM)感染的常见原因,仅次于鸟结核分枝杆菌复合体(MAC)。

### 一、高危人群

免疫功能对于控制堪萨斯结核分枝杆菌感染非

常重要。GATA2 缺陷患者容易堪萨斯分枝杆菌感染[1,2]。GATA2 基因杂合突变导致 GATA2 蛋白功能丧失引起的。GATA2 是造血干细胞分化和增殖所需的转录因子。GATA2 缺乏容易导致严重和播散性病毒（如人类乳头瘤病毒）、真菌和 NTM 感染、肺泡蛋白沉积症和骨髓增生异常综合征（MDS）。患者的血液学特征包括 NK 细胞、单核细胞、CD4+ T 细胞以及 B 细胞缺乏，而 GATA2 的下调也引起肺泡巨噬细胞吞噬活性受损。

播散性堪萨斯结核分枝杆菌病最常见于血液病恶性肿瘤、糖皮质激素应用以及其他原发性免疫缺陷病，如重症联合免疫缺陷病、Digeorge 综合征（胸腺淋巴发育不全）、IFN-γ/IL-12 通路缺陷和 NF-κB 基本调节因子（NEMO）缺乏以及 GATA2 缺乏。

## 二、临床表现

堪萨斯结核分枝杆菌肺病的临床表现与结核分枝杆菌相似，包括发热、咳嗽、咳痰伴或不伴咯血和胸痛[3,4]。发病年龄因免疫缺陷病类型不同而异，Digeorge 综合征由于 T 细胞数量减少，通常在婴儿期发生播散性感染，GATA2 缺乏症患者 B、NK、CD4+ T 细胞和单核细胞的减少程度不同，儿童期可能是由于 GATA2 缺乏症中 T 细胞和单核细胞数量无明显降低，较少发生播散性堪萨斯分枝杆菌病，随着青春晚期或成年期细胞减少的进展，感染并发症也会增加[5]。

## 三、影像学表现

成人报道堪萨斯结核分枝杆菌肺病最常见的表现为纤维性空洞，病灶分布常累及双侧上叶[3,4,6]。与其他免疫缺陷人群的播散性感染相比，GATA2 缺乏患者主要表现为明显的纵隔淋巴结肿大，肺实变，有空洞形成[1,2,5]（图 5-3）。

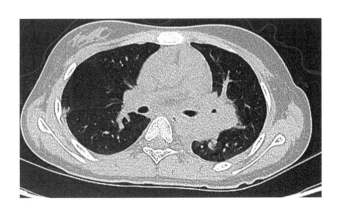

图 5-3 胸部 CT 提示左肺门淋巴结肿大，肺门周围有肺实变

## 四、诊断

同本章第一节，需要 2 次痰或 1 次支气管肺泡灌洗液培养阳性[7]。

## 五、治疗

对于利福平敏感的堪萨斯结核分枝杆菌肺病治疗类似于肺部 TB 的治疗方案，包括利福平、乙胺丁醇和异烟肼，治疗持续 12 个月，而不是在培养转阴后 12 个月[8,9]。由于异烟肼的 MIC（最低抑制浓度）高，大环内酯（克拉霉素或阿奇霉素）比异烟肼更适合治疗堪萨斯结核分枝杆菌肺病。吡嗪酰胺不推荐用于堪萨斯分枝杆菌肺部疾病，由于吡嗪酰胺酶活性降低，阻止药物转化为吡嗪酸（一种活性杀菌剂），导致该菌自然对吡嗪酰胺产生耐药。对利福平敏感的堪萨斯结核分枝杆菌肺病的治愈率为 98%，但儿童主要见于免疫功能缺陷者，治疗相对困难，有些免疫缺陷病需要骨髓干细胞移植。

（李惠民）

# 参考文献

[1] LOVELL JP, ZERBE CS, OLIVIER KN, et al. Mediastinal and Disseminated Mycobacterium kansasii Disease in GATA2 Deficiency. Ann Am Thorac Soc, 2016, 13 (12): 2169-2173.

[2] HONMA K, IMAI K, KAMAE C, et al. Clinical features and immunological abnormalities of GATA2 deficiency in Japan. J Clin Immunol, 2012, 32 (Suppl 1): S84-S85.

[3] BAKUŁA Z, KOŚCIUCH J, SAFIANOWSKA A, et al. Clinical, radiological and molecular features of Mycobacterium kansasii pulmonary disease. Respir Med, 2018, 139: 91-100.

[4] ADZIC-VUKICEVIC T, BARAC A, BLANKA-PROTIC A, et al. Clinical features of infection caused by non-tuberculous mycobacteria: 7 years' experience. Infection, 2018, 46 (3): 357-363.

[5] OLEAGA-QUINTAS C, DE OLIVEIRA-JÚNIOR EB, ROSAIN J, et al. Inherited GATA2 Deficiency Is Dominant by Haploinsufficiency and Displays Incomplete Clinical Penetrance. J Clin Immunol, 2021, 41 (3): 639-657.

[6] ANJOS LRBD, PARREIRA PL, TORRES PPTS, et al. Non-tuberculous mycobacterial lung disease: a brief review focusing on radiological findings. Rev Soc Bras Med Trop, 2020, 53: e20200241.

[7] PORVAZNIK I, SOLOVIČ I, MOKRÝ J. Non-tuberculous mycobacteria: classification, diagnostics, and

therapy. Adv Exp Med Biol,2017,944:19-25.

[ 8 ] PENNINGTON KM,VU A,CHALLENER D, et al. Approach to the diagnosis and treatment of non-tuberculous mycobacterial disease. J Clin Tuberc Other Mycobact Dis,2021,24:100244.

[ 9 ] DALEY CL,IACCARINO JM,LANGE C,et al. Treatment of nontuberculous mycobacterial pulmonary disease: an official ATS/ERS/ESCMID/IDSA clinical practice guideline. Clin Infect Dis,2020,71(4):905-913.

# 第四节　脓肿分枝杆菌复合群肺病

脓肿分枝杆菌复合群(*Mycobacterium abscessus* complex,MABC)是引起肺部感染重要的非结核分枝杆菌,是仅次于鸟分枝杆菌肺感染的 NTM 病原体,占致病性快速生长分枝杆菌的 65%~80%。临床上除了引起脓肿分枝杆菌肺病外,还可以侵犯皮肤和软组织、淋巴结、骨骼、关节等,重症患者可引起菌血症和全身播散性疾病。脓肿分枝杆菌复合群感染通常对多种抗生素耐药,临床治疗难度大。

## 一、病原学

MABC 广泛存在于土壤和水等环境中。1953 年首次报道引起人膝关节脓肿样感染,1993 年认识到可引起人肺部感染。目前将脓肿分枝杆菌复合群分为 3 个亚种:脓肿分枝杆菌、马赛分枝杆菌和博莱分枝杆菌。脓肿分枝杆菌亚种引起的感染最常见,它携带 erm(41)基因,治疗期间可出现 MIC 的飘移对大环内酯类(克拉霉素和阿奇霉素)产生诱导性耐药。在琼脂培养基上可见两种菌落形态:光滑型和粗糙型,这些形式的转换由于生物膜的产生预示着更严重的肺部感染。马赛分枝杆菌亚种于 2004 年首次从法国马赛一例肺炎患者的痰中分离出来,携带大段缺失的非功能性 erm(41)基因,不产生对大环内酯类诱导性耐药,通常比脓肿分枝杆菌亚种有更好的治疗效果。博莱分枝杆菌感染临床少见,对大环内酯类也可产生诱导性耐药[1]。

## 二、高危人群

脓肿分枝杆菌肺病常发生于有结构性肺病的患者,13%~16% 的囊性纤维化患者发生 MABC 肺病,常引起肺功能下降。胃食管疾病、贲门失弛缓症和反复呕吐等反复吸入胃内容物,既往或同时伴其他分枝杆菌感染如 MAC 感染,原发免疫缺陷病如常染色体隐性遗传的 INF-γR1 缺陷病都是引起 MABC 肺部感染的危险因素[2]。

## 三、临床表现

与其他分枝杆菌感染临床表现相似,主要表现发热和咳嗽,部分伴咳痰、咯血、体重下降和呼吸困难。

## 四、影像学表现

胸部影像多表现为双肺多发支气管扩张、多发小结节、树芽征和局部肺实变,少数出现空洞,病变无肺叶分布优势,与鸟胞内分枝杆菌感染的上叶分布不同[3]。无基础结构性肺疾病的婴幼儿 MABC 胸部影像表现为多发结节、团块或实变。高分辨率肺 CT 比胸部 X 线片更能发现这些相对特异性表现。

## 五、诊断

根据临床和影像表现,结合 2 次痰或 1 次支气管肺泡灌洗液脓肿分枝杆菌复合群生长可诊断。脓肿分枝杆菌肺部感染患儿痰抗酸染色阳性和分枝杆菌培养阳性,需要进一步菌种鉴定除外结核分枝杆菌复合群和其他非结核分枝杆菌感染以及确定脓肿分枝杆菌亚种。目前常采用分子诊断方法和质谱分析进行 NTM 菌种鉴定,其中基于 16S rRNA、hsp65,rpoB 和 ITS 等多靶位基因测序可实现高水平 MABC 的菌种鉴定,可以确定感染的脓肿分枝杆菌亚种。确定脓肿分枝杆菌亚种并进行药敏试验对于脓肿分枝杆菌肺病的诊断、制订治疗方案和判断预后具有重要意义[4]。

## 六、治疗

脓肿分枝杆菌复合群对标准一线抗结核药均耐药。体外药敏试验结果显示,脓肿分枝杆菌复合群对克拉霉素、阿米卡星和头孢西丁敏感,对利奈唑胺、替加环素、亚胺培南和氯法齐明等中度敏感。因此对所有临床上分离菌株进行抗生素敏感性测试,试验药物应包括阿米卡星、头孢西丁、亚胺培南、克拉霉素或阿奇霉素、利奈唑胺、多西环素、替加环素、环丙沙星和莫西沙星等,根据药敏试验结果选择适合药物组成方案[5]。

大环内酯类抗生素对 MABC 有很强体外抗菌活性,是治疗 MABC 的主要药物。MABC 对大环内酯类耐药机制包括 23S rRNA(rrl)基因突变产生的高水平获得性耐药和 erm(41)基因引起的诱导性耐药。不同 MABC 亚种对大环内酯类药物敏感性不同，MABC 中的脓肿分枝杆菌和博莱分枝杆菌亚种携带 erm(41) 基因，通常对克拉霉素和阿奇霉素耐药。马赛分枝杆菌亚种携带非功能性 erm(41) 基因，通常对克拉霉素和阿奇霉素敏感。所有 3 个亚种都可以由于 23S RNA(rrl) 基因突变产生耐药。

根据 2017 年 BTS 和 2020 年 ATS 非结核分枝杆菌肺病管理指南，推荐脓肿分枝杆菌肺部感染治疗方案，包括初始阶段（静脉注射和口服抗生素）和继续阶段（口服和/或吸入抗生素）。

对于非大环内酯类诱导性和突变性耐药菌株如马赛分枝杆菌感染引起的脓肿分枝杆菌肺病，初始阶段至少包含大环内酯类的三种有活性的药物，可选用 1~2 种静脉注射药物包括阿米卡星、亚胺培南或头孢西丁、替加环素；2~3 种口服药物包括阿奇霉素或克拉霉素、氯法齐明和利奈唑胺，疗程至少 4 周。继续阶段选用 2~3 种药物应包括阿奇霉素或克拉霉素、氯法齐明、利奈唑胺和雾化阿米卡星。根据药敏和耐受性也可选择其他药物如米诺环素或多西环素，莫西沙星或环丙沙星和复方磺胺甲噁唑。

对于大环内酯类诱导性和突变性耐药菌株如脓肿分枝杆菌亚种感染引起的脓肿分枝杆菌肺病，初始阶段至少包含大环内酯类的四种有活性的药物，其中大环内酯类在其中起免疫调节作用。可选用 2~3 种静脉注射药物包括阿米卡星、亚胺培南或头孢西丁、替加环素，持续时间应根据感染严重程度、治疗反应和耐受性，疗程至少 4 周。继续阶段选用 2~3 种药物应包括阿奇霉素或克拉霉素、氯法齐明、利奈唑胺和雾化阿米卡星。根据药敏和耐受性也可选择其他药物如米诺环素或多西环素，莫西沙星或环丙沙星和复发新诺明等。抗生素治疗应持续至培养转阴后至少 12 个月[6,7]。

（李惠民）

## 参考文献

[1] SABIN AP，FERRIERI P，KLINE S. Mycobacterium abscessus Complex Infections in Children：A Review. Curr Infect Dis Rep，2017，19(11)：46.

[2] VICTORIA L，GUPTA A，GÓMEZ JL，et al. Mycobacterium abscessus complex：A Review of Recent Developments in an Emerging Pathogen. Front Cell Infect Microbiol，2021，11：659997.

[3] 段鸿飞，王敬，初乃惠，等. 鸟胞内分枝杆菌复合菌组肺病与脓肿分枝杆菌肺病临床表现的对比观察. 中华结核和呼吸杂志，2012，35(8)：588-591.

[4] GRIFFITH DE，AKSAMIT T，BROWN-ELLIOTT BA，et al. An official ATS/IDSA statement：diagnosis，treatment，and prevention of nontuberculous mycobacterial diseases. Am J Respir Crit Care Med，2007，175(4)：367-416.

[5] WENG YW，HUANG CK，SY CL，et al. Treatment for Mycobacterium abscessus complex-lung disease. J Formos Med Assoc，2020，119(Suppl 1)：S58-S66.

[6] HAWORTH CS，BANKS J，CAPSTICK T，et al. British Thoracic Society guidelines for the management of non-tuberculous mycobacterial pulmonary disease (NTM-PD). Thorax，2017，72(Suppl 2)：ii1-ii64.

[7] DALEY CL，IACCARINO JM，LANGE C，et al. Treatment of Nontuberculous Mycobacterial Pulmonary Disease：An Official ATS/ERS/ESCMID/IDSA Clinical Practice Guideline. Clin Infect Dis，2020，71(4)：e1-e36.

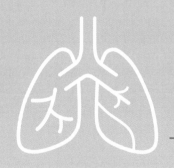

第六章

儿童间质性肺疾病

# 第一节 儿童间质性肺疾病分类和诊治概述

肺间质为支气管和血管周围、肺泡间隔以及脏层胸膜下由结缔组织组成的支架和间隙,包括疏松结缔组织和肺泡壁,前者占2/3,包括支气管血管周围鞘、小叶间隔、脏层胸膜,而肺泡壁占1/3。间质性肺疾病(interstitial lung disease,ILD)是一组罕见的异质性疾病,以远端肺单位异常和气体交换障碍为特征。这组疾病具有相似临床表现、影像学改变及病理生理学特征。

成人发现这组疾病除累及肺间质组织外,其他肺实质成分如肺泡、血管、气道或胸膜也常受累,故又称弥漫性实质性肺疾病(diffuse prenchyml lung disease,DPLD)或弥漫性肺疾病(diffuse lung disease,DLD)。

同成人类似,儿童许多间质性肺疾病(chILD)不仅涉及间质,也累及肺泡,反映出本病具有广泛的异质性,故仅用ILD不足于囊括所有病因。因此,美国胸科学会和儿童肺间质性疾病研究协作组推荐使用DLD,也有推荐使用DPLD这一名称,但ILD最为常用,目前三种名称仍在通用[1]。DLD包括许多疾病,成人认为包括200多种以上,有些疾病临床表现和影像学表现典型,可较快明确诊断,称为特异的chILD,更多疾病需要根据临床、影像学表现、基因检测甚至肺活检才能确诊,称为儿童间质性肺疾病(chILD)综合征,因DLD包括chILD综合征和特异的chILD[1]。本文采取目前最常用的chILD名称介绍。

## 一、发病机制

本病虽由许多病因引起,但可能有共同的下游发病途径,主要集中在损伤和修复方面,认为微损伤重复作用于肺泡上皮细胞,引起炎症细胞浸润,肺泡上皮细胞持续损伤和异常修复,最后导致成纤维组织增生。ILD通常与遗传易感性、肺部发育异常以及全身疾病的肺部受累等联合作用[2]。

## 二、病理分类

间质性肺疾病的病理分类:普通型间质性肺炎(usual interstitial pneumonia,UIP)、脱屑性间质性肺炎(desquamative interstitial pneumonia,DIP)/呼吸性细支气管炎间质性肺病(呼吸性细支气管炎相关间质性肺疾病 respiratory bronchiolitis-associated interstitial lung disease,RBILD、呼吸性细支气管炎-间质性肺疾病 respiratory bronchiolitis-associated

interstitial lung disease,RBAILD)、淋巴细胞性间质性肺炎(lymphotic interstitial pneumonia,LIP)、急性间质性肺炎(acute interstitial pneumonia,AIP)、非特异性间质性肺炎(non-specific pneumonia,NSIP)、隐源性机化性肺炎(cryptogenic organizing pneumonia,COP)/闭塞性细支气管炎伴机化性肺炎(bronchiolitis obliterans with organizing pneumonia,BOOP)。

这些病理分类以成人为主,儿童ILD的病因和自然病程与成人ILD存在差异,尤其在婴幼儿和小年龄儿童中可有独特的表型。根据我们的研究,COP和LIP可为结缔组织病和免疫缺陷病的首先表现或与基因突变有关,UIP均见于基因突变的疾病,而脱屑性间质性肺炎/呼吸性细支气管炎性间质性肺病在儿童主要由肺泡表面活性物质代谢紊乱的基因突变。

## 三、临床表现

儿童肺间质性疾病的共同表现临床症状:以咳嗽、气促、呼吸困难、运动不耐受等表现为主,渐进性加重。新生儿期出现严重或持续呼吸窘迫,或者生后因急性病毒感染出现严重或持续呼吸急促。生长不良在婴幼儿最常见。年长儿或在休息或运动时出现呼吸困难,隐匿起病。肺出血的患儿,可有咯血表现。临床体征包括呼吸增快、三凹征、杵状指、胸壁畸形包括漏斗状(如先天性肺泡表面活性物质代谢障碍)或鸡胸(典型者发生于有空气潴留的气道疾病,如NHI和闭塞性脉管炎)和低氧血症。肺部听诊,有爆裂音或喘鸣音,但肺部也可能听诊正常。可能有肺动脉高压的表现。肺出血的患儿,体格检查有贫血表现。

## 四、影像学表现

胸部X线片对间质性肺疾病的诊断不如胸部HRCT敏感,胸部HRCT对肺间质病变的分辨率很高,因此临床线索提示有间质性肺疾病时,应进行胸部HRCT检查,表现为双肺弥漫性病变,对称或不对称分布,呈磨玻璃影、结节影、网状阴影、囊腔、马赛克衰减以及气腔实变等(图6-1),病变明显或者弥漫时胸部X线片也可显示。

## 五、肺功能

典型ILD患儿的肺功能特点呈限制性通气功能

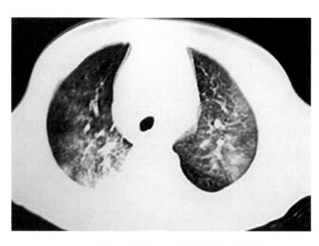

图 6-1　胸部 CT 提示双肺弥漫性磨玻璃影

障碍,也可呈混合性通气功能障碍。

## 六、诊断

符合以下四项标准中三项的儿童,可诊断 chILD 综合征:①症状:如咳嗽、呼吸急促和困难或运动不耐;②体征:如休息时呼吸急促、杵状指、三凹征、生长不良或呼吸衰竭;③低氧血症;④影像学显示弥漫性间实质异常。我们收治的 ILD 患儿最常见的症状和体征是咳嗽、气促和运动不耐受,其次是缺氧、发育不良、杵状指等。

因 chILD 综合征是 DLD 的子集,在诊断 chILD 之前,需除外不侵犯肺间质的双肺弥漫性病变的其他疾病,包括气道疾病和吸入性肺炎、肺孢子菌肺炎、巨细胞病毒肺炎等机会菌感染。另外,需注意识别“冒充者”,包括心脏、肺血管、淋巴系统疾病等。

## 七、病因和分类

ILD 目前包括 200 多种疾病,有关儿童 ILD 的病因分类仍存争议,焦点在于是将同类疾病并在一起作为一组疾病分类还是依据各个单一疾病分类。赞成并为一组疾病分类的理由是 chILD 为气道、间质或肺血管异常成熟的表现,一些疾病为二次打击后发病(即敏感肺在继发打击如感染后出现 chILD),支持分为具体单一疾病的倾向精准诊断某一疾病。目前广泛使用的分类系统最初由 Deutsch 和同事提出[3]。2015 年一项系统回顾性研究分析了从 2003 年到 2013 年期间,ILD 有四种不同分类系统,彼此存在不一致性[4],在分类中,年龄按 2 岁划分,为 2 岁或以下及 2 岁以上,但这是人为界定,如一些基因突变引起的 ILD 在年龄范围上有重叠,因此在实践中具有局限性。

美国 chILD 分类系统大致分为两类:即“在婴幼儿中较流行的疾病”和“不特异性存在于婴幼儿中的疾病”。该分类方法的优点在于第一类疾病主要见于婴幼儿,但在整个儿童时期甚至成年人也可发生;第二类指有些疾病在年长儿童及成人更多见,但也可见于婴幼儿。第二类可进一步再分为几个亚类,见表 6-1。

目前专家们建议考量基因机制、无需肺活检能明确诊断的疾病以及疾病谱与成人类似的年长儿等因素,对现有的分类系统进行修改、改进和对齐。

我们根据临床实践发现 ILD 患儿入院后,常难以在短时期内(多数需要等待基因验证)判断患者是正常个体还是存在免疫低下宿主,而且与表面活性物质代谢障碍有关的基因突变和相关疾病在年长儿也较常见,一些遗传代谢性贮积症疾病引起的 ILD 在婴儿期更常见,因此,我们认为我国提出的四种病因分类系统在临床实践中更适合[6]。具体分类如下:

**(一)与环境暴露有关的 ILD**

常见外源性过敏性肺泡炎(extrinsic allergic alveolitis,EAA)和药物性肺损害。

**(二)与全身疾病有关的 ILD**

常见结缔组织疾病引起的肺间质损害和系统性血管炎引起的弥漫性肺泡出血综合征(DAH)、朗格汉斯细胞组织细胞增生症(Langerhans cell histiocytosis,LCH)肺表现以及代谢性疾病如糖原贮积症等引起的 ILD 等。

**(三)与肺泡结构紊乱有关的 ILD**

包括机会感染、先天性肺泡表面活性物质代谢缺陷(inborn errors of surfactant metabolism,IESM)引起的肺泡蛋白沉积症、嗜酸细胞性肺炎、特发性间质性肺炎等。其中特发性间质性肺炎又分为急性间质性肺炎(AIP)、隐源性机化性肺炎/闭塞性细支气管炎伴机化性肺炎(COP)(又称机化性肺炎,OP)、非特异性间质性肺炎(NSIP)、淋巴细胞性间质性肺炎(LIP)、普通型间质性肺炎(UIP)、脱屑性间质性肺炎(DIP)和呼吸性细支气管炎伴间质性肺病(RBILD)。值得强调的是特发性肺纤维化(IPF)在组织病理和放射学上属于 UIP,在儿童罕见或可能不存在。

**(四)婴儿期特有的 ILD**

包括神经内分泌细胞增生症(neuroendoefine cell hyperplasia of infancy,NEHI)、肺泡发育简单化(alveolar simplification)、IESM、肺间质糖原贮积症、肺泡毛细血管发育不良。

随着医学进展,我们对 >2 岁儿童 ILD 的分类

表6-1 ATS 指南推荐的儿童弥漫性肺疾病
的分类系统[5]

Ⅰ. 婴幼儿更常见的疾病
　A. 弥漫性发育异常的疾病
　　1. 肺腺泡发育不良
　　2. 先天性肺泡发育异常
　　3. 肺泡毛细血管异常伴肺静脉不对称
　B. 生长异常
　　1. 肺发育不全
　　2. 新生儿慢性肺疾病
　　　①早产儿相关的慢性肺疾病(如支气管肺发育不良);②足月儿获得性慢性肺疾病
　　3. 染色体异常引起的结构性肺改变
　　　如 21- 三体综合征;其他染色体正常的儿童与先天性心脏病相关的疾病
　C. 原因不明的疾病
　　1. 肺间质糖原贮积症
　　2. 婴幼儿神经内分泌细胞增生症
　D. 表面活性物质功能不良的基因突变和相关疾病
　　1. SPFTB 基因突变——肺泡蛋白沉积症(PAP)
　　2. SPFTC 基因突变——婴幼儿慢性肺炎(CPI),也可 DIP 和 NSIP
　　3. ABCA3 基因突变——肺泡蛋白沉积症(PAP),也可 CPI、DIP、NSIP
　　4. 其他与肺表面活性物质功能不良性疾病的组织学一致而无明确基因异常的疾病

Ⅱ. 非婴幼儿特异性疾病
　A. 正常人群
　　1. 感染和感染后过程
　　2. 与环境因素有关的疾病　过敏性肺泡炎、毒物吸入;吸入综合征
　　3. 嗜酸性粒细胞性肺炎
　B. 与全身性疾病相关的疾病
　　1. 免疫相关性疾病
　　2. 贮积症
　　3. 结节病
　　4. 朗格汉斯细胞组织细胞增生症
　　5. 恶性肿瘤浸润
　C. 免疫功能低下者易患的疾病
　　1. 机会性感染
　　2. 与治疗相关的疾病
　　3. 与移植和排斥综合征相关的疾病
　　4. 原因不明的弥漫性肺泡损伤
　D. 类似间质性疾病的疾病
　　1. 动脉高压性血管病变
　　2. 充血性血管病,包括静脉闭塞性疾病
　　3. 淋巴病变
　　4. 心功能不全相关的充血性改变

Ⅲ. 未分类的疾病——包括终末期疾病、诊断不明和罕见的疾病

参考了 Clement A 等人和北美儿童研究合作组织提出的儿童/DLD 分类方案,在此基础上进行融合和修改,纳入更大数量的遗传性疾病、不用活检诊断的疾病以及年长儿童的疾病。将 >2 岁儿童 ILD 的病因具体分为五大类:①暴露相关的 ILD;②系统疾病相关的 ILD;③肺泡结构紊乱相关的 ILD;④类 ILD 疾病;⑤未分类的 ILD[7]。

根据已有的临床症状、肺部影像、实验室及其他检查、病理及基因数据,由两名对儿童 ILD 有丰富临床经验的呼吸专业医师共同进行分类。对 >2 岁儿童 ILD 的具体分类方法见表 6-2。

表6-2 >2 岁儿童 ILD 的病因分类

Ⅰ:暴露相关的 ILD
　1. 过敏性肺炎
　2. 药物诱导的过敏反应
　3. 吸入性

Ⅱ:系统性疾病相关的 ILD
　1. 结缔组织病
　2. 具有自身免疫特征的间质性肺炎
　3. 血管炎
　4. 原发免疫缺陷病相关 ILD
　5. 朗格汉斯细胞组织细胞增生症
　6. 先天性遗传代谢病
　7. 恶性疾病

Ⅲ:肺泡结构紊乱相关的 ILD
　1. 肺泡表面活性物质功能障碍
　2. 无系统性疾病依据的弥漫性肺泡出血
　3. 隐源性机化性肺炎

Ⅳ:类似 ILD 的疾病
　1. 弥漫性肺淋巴管瘤病
　2. 遗传性毛细血管扩张等肺血管病

Ⅴ:未分类的 ILD

与以前的分类方案相比,我们的分类方案存在以下不同或特色:

1. 与国外病因分类不同的是,我们将"具有自身免疫特征的间质性肺炎(interstitial pneumonia with autoimmune features,IPAF)"归类为系统性疾病相关 ILD 中。IPAF 诊断标准首先由欧洲呼吸学会(ERS)/美国胸科学会(ATS)推荐用于成人 ILD 患儿,是指一类临床上具有潜在的自身免疫特征,但又尚不符合任何一种既定的结缔组织疾病(connective tissue disease,CTD)的诊断标准的疾病[8],诊断标准如下:①有间质性肺炎的 CT 及病理表现;②除外其他病因;③未达到某种结缔组织病的诊断标准;④在

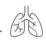

以下 ABC 三区中至少有两区中有 1 项符合：

A. 临床表现：指/趾末端开裂(如技工手)、指/趾末端溃疡、关节炎或多关节晨僵≥60 分钟、手掌毛细血管扩张、雷诺现象、不能解释的远端指/趾水肿、不能解释的手指伸侧面皮疹(Gottron 征)。

B. 血清学：ANA>1∶320、RF 升高 >2 倍、CCP 阳性、SSA 阳性、SSB 阳性、RNP 阳性、抗 Smith 阳性、Scl-70 阳性、拓扑异构酶抗体(Jo-1、PL-7、PL-12、EJ、OJ、KS、Zo、Ha 等)、PM/Scl 阳性、CADM140(MDA5 抗体)阳性。

C. 形态学：有提示意义的 HRCT 表现(NSIP、OP、NSIP 或 OP 重叠、LIP)、特征性病理类型(NSIP、OP、NSIP 或 OP 重叠、LIP 间质淋巴样聚集伴生发中心、弥漫性淋巴浆细胞浸润伴或不伴淋巴滤泡)、多部位受累(不能解释的胸腔积液或胸膜增厚、不能解释的心包积液或心包增厚、小气道受累、肺血管病)。

IPAF 的患儿可能在以后发展成 CTD 或血管炎，也可能在行基因检测后被更正诊断为 PID 等，需要随访。我们曾有 2 例患儿最初被诊断为 IPAF，在随访 2~3 年期间发展为关节炎，最终诊断为 JIA。

2. 我们发现多种原发免疫缺陷病相关性 ILD，纳入全身疾病相关性 ILD 分类。近年来已有研究发现免疫缺陷病(PID)可能与免疫介导的 ILD 相关，尤其是在自身炎症性疾病、免疫失调性疾病、CGD 和抗体免疫缺陷病(如普通变异性免疫缺陷病)中较为常见。随着医学发展和经验的不断积累，免疫缺陷病的认识更加深刻，一些免疫缺陷病患儿免疫球蛋白和淋巴细胞亚类无明显异常，主要依据临床表现和影像学表现以及基因检测。我们把 PID 相关的 ILD 类也归为系统性疾病相关的 ILD，是由于 PID 相关的 ILD 常与自身免疫因素有关，多伴有肺外多器官损害。参考国际免疫学会联合会提出的 PID 分类方案，自身炎症性疾病包括干扰素基因刺激蛋白(STING)相关婴儿期起病的血管病(STING-associated vasculopathy with onset in infancy，SAVI)和 COPA 综合征，免疫失调性疾病包括细胞毒性 T 淋巴细胞相关蛋白-4(CTLA4)缺乏症、常染色体显性信号转导和转录激活因子 3(STAT3)突变、自身免疫性淋巴增殖综合征(ALPS)以及慢性肉芽肿病(CGD)均为较常见的可引起 ILD 的 PID。

3. 我们的分类中包括胃食管反流引起的吸入性肺间质疾病。导致胃食管反流的胃肠道疾病常见为肠系膜上动脉压迫，胃和十二指肠溃疡等，由于胃肠道症状可不明显，胃食管反流引起的吸入性肺间质疾病常较难诊断。鉴于吸入性肺间质疾病已确定为儿童 ILD 的病因，因此纳入与暴露有关 ILD 分类中。

4. 肺血管畸形如遗传性出血性毛细血管扩张症合并弥漫性小动静脉畸形时，也可表现为慢性低氧血症，影像学也表现双肺弥漫病变，与 ILD 类似，纳入类似 ILD 疾病中。虽然肺孢子菌肺炎、沙眼衣原体和巨细胞病毒肺炎、隐球菌肺炎等可表现为双肺弥漫性病变，但患儿无慢性气促表现，影像学相对有特异性，在我们分类中未纳入这些机会性感染，但肺孢子菌肺炎多误诊为肺泡蛋白沉积症，应注意鉴别。一些反复或者慢性肺泡出血患儿，无明显咯血和贫血表现，与 ILD 类似，应注意鉴别和除外。

## 八、病因诊断程序

首先，根据上述临床表现、影像学显示双肺弥漫性病变以及肺功能检测，明确肺间质疾病；然后再根据病史、临床表现及影像学特点，选择进一步的检查确定病因。在进行病因分析时，首先除外与暴露有关的 ILD，其次考虑与全身疾病有关的 ILD，再考虑感染性病因等[6,9]。

### (一)临床表现对病因的诊断

动物(如鹦鹉、鸽子等)、毒素、有机或无机粉尘、化学物质、药物、曲霉菌等接触史，既往疾病有助于过敏性肺炎的诊断。其他表现也有助于病因的提示，如咯血和/或贫血主要见于血管炎和无系统性疾病依据的 DAH 患儿[9,10]。皮疹表现主要见于 LCH 和在幼年皮肌炎(JDM)，也见于 SLE、药物诱导的过敏反应、血管炎、SAVI 和 CTLA4 缺乏症患儿，其中 LCH、SAVI 以及 JDM 的皮疹有特征性，能提示诊断，有的患者可能仅有 1~2 个典型皮疹，需要详细检查。肌无力主要发生于 JDM 患儿，关节炎主要见于 JIA 患儿，也见于 SLE、JDM、血管炎、SAVI 和 COPA 综合征患儿，肌无力以及关节炎对于结缔组织疾病尤其是 JDM 和 JRA 的诊断有提示性[7]，但肌无力时常被误诊为缺氧引起的乏力或活动耐力下降而被忽视，临床中对肌力的查体，特别是对躯干肌力及近端肌力的检查有利于鉴别肌无力和乏力。肝脾或淋巴结肿大主要见于 LCH、代谢性疾病(如甲基丙二酸血症、尼曼-皮克病)、PID 相关的 ILD(如 CVID、CTLA4 缺乏、ALPS 和 CGD)。根据我们经验，对于 ILD 患儿，必须常规检查有无皮疹、肌无力、关节炎以及肝脾淋巴结有无肿大。JIA 合并 ILD 的患儿中，ILD 的起病可早于关节炎的起病，患儿就诊时可仅有 ILD 表现，后期随访逐渐出现关节炎。因此，在 ILD 的每次随访中,均应询问和检查有无肌无力和关节炎表现。

**（二）影像学检查对病因的诊断**

ILD患儿胸部HRCT最常见的表现为磨玻璃影、网格影,其次为结节、囊泡、实变等。磨玻璃影和铺路石征主要见于肺泡蛋白沉积症和肺泡出血,囊泡主要见于LCH,也见于CTD-ILD、血管炎、无系统性疾病依据的DAH、COPA综合征、CVID、CGD、STAT3突变和肺泡表面活性功能障碍的患儿,结节主要分布于MMA、HP和LCH,胸膜增厚/胸腔积液在CTD和DPL中最常见,气胸见于LCH患儿和JDM患儿中[7,11-13]。对诊断有意义的特征性HRCT表现主要见于HP、LCH、PID、MMA、COP、DAH和DPL(弥漫性肺淋巴管瘤病)[14],其中,HP以双肺弥漫的边缘模糊的小叶中心结节影、气体陷闭为特征性的表现,结合病史对诊断有提示意义。LCH相关肺损害以结节影及囊泡影为主要特点,结节影内可有空洞,可合并气胸。PID合并ILD常呈现淋巴细胞间质性肺炎(LIP)或肉芽肿性淋巴细胞间质性肺炎(GLILD)的特点,表现为网格影、小叶中心结节影,可伴有囊泡和斑片影,可有磨玻璃影。MMA合并高同型半胱氨酸血症患儿的HRCT常呈现双肺磨玻璃样结节影,伴肺动脉高压,上述影像特点对于诊断有较好的提示意义。COP患儿常表现为双肺实变或条索影,以外周分布为主。弥漫性肺淋巴管瘤病患儿常具有特征性的广泛的小叶间隔明显增厚(粗网格影),可伴胸腔积液、心包积液,该影像学对于诊断有一定提示意义。另外,HRCT对婴儿神经内分泌细胞增生症(NEHI)、肺泡蛋白沉积症、肺生长不良等具有诊断意义,NEHI表现为右中叶和左舌叶磨玻璃影,其余肺叶正常或者过度通气[15],结合足月儿发病,呼吸急促为主,一般情况好,可以考虑诊断。肺泡蛋白沉积症典型者表现为双肺弥漫磨玻璃影和铺路石征。

**（三）实验室检查对病因的诊断**

自身抗体检测有助于诊断结缔组织疾病以及自身炎症性疾病,免疫功能检查可确诊免疫缺陷病。酶学检查、血尿代谢筛查可确诊遗传代谢病。

**1. 自身抗体检测** 抗核抗体(ANA)、双链脱氧核糖核酸(ds-DNA)、可提取核抗原(ENA)、抗中性粒细胞胞质抗体(ANCA)、类风湿因子(RF)和抗环瓜氨酸肽(CCP)抗体。我们研究发现JIA合并ILD患儿,其CCP及RF均在起病早期已开始升高,早于关节炎出现的时间。因此,CCP和RF是筛查JIA患儿后期是否会继发ILD的重要免疫指标。我们发现自身抗体在所有CTD、血管炎和IPAF患儿中均呈阳性,

此外在部分PID患儿如COPA综合征、SAVI、CGD的患儿以及部分*SFTPC*突变的患儿中,自身抗体可呈阳性。此外,在JDM患儿中进行肌炎谱特异性抗体筛查,其中,抗MDA5抗体在一些JDM患儿中呈阳性,MDA5阳性者一方面提示JDM,另一方面提示ILD表现重、进展快,预后较差。肌电图和肌活检对于JDM的诊断具有重要意义。

**2. 免疫功能检测** 所有DLD的患儿均应进行免疫功能方面的评估。另外,一些ILD提示免疫功能缺陷如淋巴细胞性间质性肺炎。免疫功能检测主要对PID中的CVID、联合免疫缺陷病、STAT3、GAT2突变的诊断有帮助。必要时进行中性粒细胞呼吸爆发试验及NADPH酶检查,帮助CGD诊断。

**3. 代谢性疾病筛查** 代谢性疾病筛查包括血同型半胱氨酸检测、血串联质谱和尿有机酸气相色谱分析。

**4. 骨髓检查** 有助于尼曼-皮克综合征的诊断。

**5. 涎液化糖链抗原6(krebs von den lungen-6,KL-6)检测** KL-6为肺泡Ⅱ型上皮细胞分泌的糖蛋白,由Kohno等人首次发现,也被称为肺泡Ⅱ型上皮细胞表面抗原。其升高常与肺泡Ⅱ型上皮细胞损伤或异常增殖相关。在成人ILD相关研究中,已经报道KL-6在不同类型的ILD如特发性肺纤维化、CTD相关ILD、HP、药物性肺疾病、肺泡蛋白沉积症等中升高[16]。此外,在急性呼吸窘迫综合征、肺部严重病毒感染中也可升高。儿童关于KL-6与ILD关系的报道相对较少,其相关报道主要在CTD相关ILD中,如皮肌炎或系统性硬化相关ILD。对于不同病因ILD儿童的KL-6水平我国尚缺乏较大样本的系统研究。我们发现除已知的CTD相关ILD外,多种儿童ILD疾病如HP、药物性肺疾病、IPAF、血管炎、PID、肺泡表面活性物质功能障碍、COP的KL-6均可升高。因此,在ILD病因的鉴别诊断中作用有限,但对于治疗反应的检测非常有帮助,治疗好转时,KL-6逐渐下降。

**（四）支气管肺泡灌洗检查对病因的诊断**

支气管肺泡灌洗液(BALF)可进行细胞学和微生物学检查,有助于感染、吸入、弥漫性肺泡出血综合征或肺泡蛋白沉积症、LCH、结节病、尼曼-皮克病等的诊断[17]。BALF中存在大量含铁血黄素巨噬细胞、CD1a阳性细胞以及PAS阳性细胞分别有助于肺泡出血综合征、LCH以及肺泡蛋白沉积症诊断。中性粒细胞、嗜酸性粒细胞、淋巴细胞以及脂质沉积巨噬细胞对病因诊断有一定的提示性意义。中性粒细

胞增多见于吸入综合征以及药物诱导的过敏反应、结缔组织病、IFAP、PID、肺泡表面活性物质功能障碍;嗜酸性粒细胞性增多见于药物性ILD以及嗜酸粒性多血管炎、慢性嗜酸性粒细胞肺炎、过敏性肺炎以及PID,淋巴细胞增多见于过敏性肺炎、药物性ILD以及其他原因如反复吸入、结缔组织病、IFAP、PID、MMA伴高同型半胱氨酸血症、肺泡表面活性物质功能障碍等,脂质沉积巨噬细胞见于吸入。

### (五)其他检查

因肺血管病和结构性心脏病与DLD类似,超声心动图检查可除外这些疾病。24小时食管pH监测和阻抗检查有助于诊断胃食管反流引起的反复吸入性肺间质疾病。肌电图检查有助于JDM的诊断。

### (六)肺活检

用其他诊断性检查不能确诊具体的chILD疾病或者临床急需确诊具体的chILD疾病者,推荐肺活检手术病理检查。目前主张对一些患儿进行基因检测,可以避免活检,目前我们肺活检开展较少,根据临床总结,肺活检对于过敏性肺炎、肺泡出血、LCH、肺发育不良、NEHI以及婴儿糖原沉积等有诊断意义,其中LCH主要靠皮疹活检确诊,但对其他病因如免疫缺陷病、药物性、结缔组织引起的ILD帮助不大。

肺活检手术方法包括限制性开放肺活检(OLB)、视频胸腔镜手术(VATs)、经支气管镜活检术(transbronchial lung biopsy,TBLB)。在年幼儿童中,OLB是初步的手术方法。但因使用VATS能够看见大部分肺组织,可以从同一个切口对不同的肺叶取标本,利用VATS行儿科肺活检较OLB的术后并发症较低。并有术后疼痛轻、恢复时间短以及切口外观好等优点,因此VATS已逐步代替OLB成为主要的肺活检技术。虽然经支气管镜活检术受到取材组织量少等限制,但目前文献以及我们均发现对ILD病因诊断有一定价值[18]。HRCT对于引导活检部位选择非常有用,而且在估计是TBLB还是OLB更合适方面,HRCT较胸部X线片更准确。

**1. TBLB** 可因样本太小不能确定诊断。另外,样本的挤压和不能穿透支气管周围鞘,妨碍组织学诊断。我们临床发现TBLB对肺泡出血、OP(BOOP)、LCH、淋巴细胞间质性肺炎、过敏性肺泡炎、嗜酸细胞性肺疾病等诊断率高,而对血管炎诊断不可靠[19],目前我们在临床开展较多。对于儿童ILD,2~3块样本能取得较好的诊断率。如果TBLB样本仅含正常肺组织或支气管组织或纤维组织,应视为无诊断价值。副作用包括气胸和出血,但发生率各不足10%。当不能除外血管畸形、心肺功能差,估计不能耐受可能发生的气胸者以及出血倾向者为禁忌证。

**2. OLB/VATS** 对于ILD儿童,我们尚未进行OLB,当临床考虑患儿有肺血管炎引起肺泡出血可能或者临床对病因无倾向性,需要完整看到支气管和肺组织成分包括细支气管、肺实质、肺间质、肺血管和淋巴管时或怀疑肺发育不良等或者家长选择VATS而不是经支气管镜肺活检时,选择VATS。一般选取炎症明显而纤维化轻的区域进行单块取材也能获得较高的诊断产出率。心肺功能差以及有出血倾向者为禁忌证。

**3. 经皮肺活检** 并发症发生率高,气胸发生率高达50%。虽然空气栓塞和出血少见,但可能致死,总的发生率为0.1%~3.1%。对于儿童ILD,我们极少选择经皮肺活检。

### (七)肺外组织活检

肺外组织主要为皮疹、淋巴结、肌肉以及肝脏等。皮疹对于LCH和SAVI等血管炎有确诊检查。肌肉活检对于皮肌炎有诊断价值。在我们既往的研究中,43%的ILD患儿接受了胸腔镜活检,57%的患儿接受了经支气管肺活检。13.5%患儿的肺活检结果对最终诊断有帮助,主要为过敏性肺炎、淋巴细胞间质性肺炎和COP患儿。约9%的患儿进行皮肤活检,阳性病理结果为LCH和SAVI等血管炎患儿。JDM患儿进行了肌肉活检,所有患儿均有肌炎的特征性发现。1例MMA患儿和1例SLE患儿进行了肾活检,结果均为阳性,有助于诊断。

### (八)基因诊断

基因检测可明确ILD的病因,目前其诊断价值已明显超过肺活检。较为公认的是对于chILD综合征病情严重、病情进展迅速者、有家族史者、新生儿期发生chILD者以及怀疑肺泡蛋白沉积症者,推荐基因检测[20,21]。我们认为除LCH、药物性肺疾病、过敏性肺炎等之外,其他不明原因的儿童ILD,应进行全外显子基因检测,有助于确定病因,尤其是免疫缺陷病以及代谢性疾病等相关的ILD。我们也发现,过敏性肺炎可作为慢性肉芽肿的首发表现,如果患儿卡疤增大,有肛周脓肿史等提示慢性肉芽肿的线索,应进行基因检测。

已知可引起肺泡蛋白沉积症的遗传基因包括表面活性蛋白B(SFTPB)、表面活性蛋白C(SFTPC)、ATP结合盒转运体A-3(ABCA3)、粒细胞-巨噬细胞集落刺激因子(GM-CSF)受体A和B(CSFRA和

*CSFRB*)和甲状腺转录因子-1(*NKX2.1/TTF1*)等。有 chILD 综合征、先天性甲状腺功能减退、肌张力减退等表现的新生儿,需要关注 *NKX2.1* 基因。对于有 chILD 综合征表现的患儿,如果存在呼吸衰竭或难治性肺动脉高压,需要关注 *FOX1* 缺失或突变。新生儿期以后的有 chILD 综合征表现的婴幼儿,若初步检查不能确诊,需要关注 *SFTPC* 和 *ABCA3* 突变。新生儿期以后的有 chILD 综合征表现的患儿,如果存在肺泡蛋白沉积症且 *SFTPC* 和 *ABCA3* 基因为阴性,需要关注测 *CSF2RA* 和 *CSF2RB* 基因。我们发现基因检测可明确诊断的疾病主要集中在遗传代谢性疾病、肺泡表面活性物质功能障碍以及 PID 疾病。PID 包括 SAVI(*TMEM173* 突变)、COPA 综合征(*COPA* 突变)、CTLA4 缺陷症(*CTLA4* 突变)、STAT3 突变、CGD(*CYBB* 突变)、GAT2、PLCG2 以及 NLRP2-4 等。代谢性疾病基因包括 MMA 伴高同型半胱氨酸血症(*MMACHC* 突变)、NPD C1 型(*NPC1* 突变)、NPD B 型(*SMPD1* 突变)等。

## 九、治疗

### (一) 糖皮质激素

几乎是各种原因 ILD 的首选药物,根据不同病因和严重程度选择剂量和疗程,因长期使用,必须密切动态监测药物副作用,包括骨密度扫描、生长指标监测、眼科筛查等。

### (二) 羟氯喹

为治疗肺泡蛋白沉积症(其是 *ABCA3* 突变)的主要药物,但 *SFTPC* 突变也有一定作用,对长期使用的患儿定期监测血细胞计数和眼科评估。

### (三) 阿奇霉素

对 ILD 尤其是肺泡蛋白沉积症,有报道有一定疗效。

### (四) 利妥昔单抗

可用于免疫功能明显低下相关的 ILD,虽然尚没有研究在理论上证实利妥昔单抗的作用。

### (五) mTOR(mammalian target of rapamycin) 通路抑制剂

用于淋巴组织增殖性疾病如 COPA 以及抗体缺陷病引起的淋巴细胞间质性肺炎/肺淋巴细胞肉芽肿病[22]。

### (六) 肺移植

肺移植是终末期肺疾病的婴幼儿及儿童的治疗方案之一。目前有许多关于 chILD 综合征婴儿成功进行肺移植的报道,虽然报道的患儿数量并不多,但对于 chILD 的婴儿,如果治疗效果差、缺乏有效的治疗方法(如 SP-B 缺乏、ACD-MPV、或存在 ABCA3 突变的病情严重者),应推荐到有婴儿肺移植经验的中心评估是否能够进行肺移植[23,24]。

### (七) 其他治疗

chILD 患儿需常规监测血氧饱和度(脉氧),以决定是否需要在白天、夜间、活动时和/或进食中需要吸氧治疗。对因 chILD 综合征出现严重呼吸系统损伤的患儿给予有创或无创机械通气可能会改善病情。许多 chILD 综合征患儿身体生长缓慢,需要营养干预。chILD 综合征患儿应该避免有害的环境暴露,如被动吸烟等。肺炎链球菌疫苗、每年 1 次的流感疫苗、儿童常规免疫接种(注意对免疫功能抑制者避免活病毒疫苗)。呼吸道合胞病毒(RSV)能增加婴幼儿慢性肺疾病(如 chILD 综合征)的发病率和死亡率。最近有研究表明在 chILD 综合征患儿中因 RSV 感染而住院的风险明显增加。免疫功能抑制的患儿需常规预防性治疗肺孢子虫肺炎[25,26]。

(赵顺英)

## 参考文献

[1] DETERDING RR. Children's Interstitial and Diffuse Lung Disease. Progress and Future Horizons. Ann Am Thorac Soc,2015,12(10):1451-1457.

[2] CUNNINGHAM S,JAFFE A,YOUNG LR. Children's interstitial and diffuse lung disease. Lancet Child Adolesc Health,2019,3(8):568-577.

[3] DEUTSCH GH,YOUNG LR,DETERDING RR,et al. Diffuse lung disease in young children:application of a novel classifcation scheme. Am J Respir Crit Care Med,2007,176(11):1120-1128.

[4] HIME NJ,ZURYNSKI Y,FITZGERALD D,et al. Childhood interstitial lung disease:a systematic review. Pediatr Pulmonol,2015,50(12):1383-1392.

[5] KURLAND G,DETERDING RR,HAGOOD JS,et al. An official American Thoracic Society clinical practice guideline:classification,evaluation,and management of childhood interstitial lung disease in infancy. Am J Respir Crit Care Med,2013,188(3):376-394.

[6] 中华医学会儿科学分会呼吸学组全国儿童弥漫性肺实质疾病/肺间质疾病协作组.儿童肺间质疾病诊断程序专家共识.中华儿科杂志,2013,51(002):101-102.

[7] TANG XL,LI HM,LIU H,et al. Etiologic spectrum of interstitial lung diseases in Chinese children older than 2 years of age. Orphanet J Rare Dis,2020,15(1):25.

[8] LEE CT,OLDHAM JM. Interstitial Pneumonia with Autoimmune Features:Overview of proposed criteria and

recent cohort characterization.Clin Pulm Med,2017,24（5）:191-196.

［9］ NATHAN N,BERDAH L,BORENSZTAJN K,et al. Chronic interstitial lung diseases in children:diagnosis approaches. Expert Rev Respir Med,2018,12（12）:1051-1060.

［10］ FAN LL,DISHOP MK,GALAMBOS C,et al. Diffuse Lung Disease in Biopsied Children 2 to 18 Years of Age. Application of the chILD Classifcation Scheme. Ann Am Thorac Soc,2015,12（10）:1498-1505.

［11］ SOARES JJ,DEUTSCH GH,MOORE PE,et al. Childhood interstitial lung diseases:an 18-year retrospective analysis. Pediatrics,2013,132（4）:684-691.

［12］ CINEL G,KIPER N,ORHAN D,et al. Childhood diffuse parenchymal lung diseases:We need a new classification. Clin Respir J,2020,14（2）:102-108.

［13］ BUSH A,GILBERT C,GREGORY J,et al. Interstitial lung disease in infancy. Early Hum Dev,2020,150:10518.

［14］ LIANG TI,LEE EY. Interstitial Lung Diseases in Children,Adolescents,and Young Adults:Different from Infants and older Adults. Radiol Clin North Am,2020,58（3）:487-502.

［15］ TOMA P,SECINARO A,SACCO O,et al. CT features of diffuse lung disease in infancy. Radiol Med,2018,123（8）:577-585.

［16］ ISHIKAWA N,HATTORI N,YOKOYAMA A,et al. Utility of KL-6/MUC1 in the clinical management of interstitial lung diseases. Respir Investig,2012,50（1）:3-13.

［17］ KEBBE J,ABDO T. Interstitial lung disease:the diagnostic role of bronchoscopy. J Thorac Dis,2017,9（Suppl 10）:S996-S1010.

［18］ HAFEZI N,HEIMBERGER MA,LEWELLEN KA,et al. Lung biopsy in children's interstitial and diffuse lung disease:Does it alter management? Pediatr Pulmonol,2020,55（4）:1050-1060.

［19］ 杨海明,李惠民,唐晓蕾,等. 经支气管镜肺活检术对儿童间质性肺疾病的诊断价值. 中华实用儿科临床杂志,2015,30（16）:1227-1228.

［20］ NATHAN N,BORENSZTAJN K,CLEMENT A. Genetic causes and clinical management of pediatric interstitial lung diseases. Curr Opin Pulm Med,2018,24（3）:253-259.

［21］ NATHAN N,BERDAH L,DELESTRAIN C,et al. Interstitial lung diseases in children. Presse Med,2020,49（2）:103909.

［22］ CASEY AM,DETERDING RR,YOUNG LR,et al. Overview of the ChILD Research Network:A roadmap for progress and success in defining rare diseases. Pediatr Pulmonol,2020,55（7）:1819-1827.

［23］ KUO CS,YOUNG LR. Interstitial lung disease in children. Curr Opin Pediatr,2014,26（3）:320-327.

［24］ BUSH A,CUNNINGHAM S,DE BLIC J,et al. European protocols for the diagnosis and initial treatment of interstitial lung disease in children. Thorax,2015,70（11）:1078-1084.

［25］ FERRARO VA,ZANCONATO S,ZAMUNARO A,et al. Children's Interstitial and Diffuse Lung Diseases（ChILD）in 2020. Children（Basel）,2020,7（12）:280.

［26］ 中华医学会儿科学分会呼吸学组全国儿童弥漫性肺实质疾病/肺间质疾病协作组. 儿童弥漫性肺实质疾病/肺间质疾病治疗建议（2018 版）. 中华儿科杂志,2019,57（1）:5-7.

## 第二节　引起儿童间质性肺疾病的几种常见病因

### 一、过敏性肺炎

是与暴露有关的 ILD 最常见病因,也是儿童 ILD 较常见的病因,我们收治的患者以急性和亚急性病程为主,临床表现为突发或者反复或者持续呼吸困难,环境接触史、典型影像学表现以及脱离环境后呼吸困难好转有助于诊断,详见第十六章与暴露相关的呼吸道疾病。

### 二、结缔组织病

结缔组织疾病的肺部表现为系统性疾病相关 ILD 的第二类或者三类病因,对于间质性肺疾病,需要常规询问病史和体格检查以诊断或者排除结缔组织疾病。我们发现引起 2 岁以上儿童 ILD 最常见的

结缔组织病为 JDM,其次是 JIA,但两种疾病均易误诊或漏诊。JDM 相关 ILD 患儿常无典型皮疹或 CK 正常,因此易被误诊延误治疗。此外,JDM 合并肌无力时常被误诊为乏力或活动耐力下降表现而在查体中被忽视。临床中对肌力的查体,特别是对躯干肌力及近端肌力的检查有利于鉴别肌无力和乏力。另外,肌电图和肌活检对于 JDM 的诊断具有重要意义。肌炎谱特异性抗体对于该病诊断具有较好的提示意义,特别是 MDA5 阳性者,一方面提示 JDM,另一方面提示 ILD 表现重、进展快,预后较差。我们曾发现 2 例 MDA5 阳性,均伴有严重的 ILD,其中 1 例因 ILD 迅速进展而死亡。另外,我们也有 2 例 JRA 患儿的 ILD 起病早于关节炎,患儿就诊时仅有 ILD 表现,但 CCP 及 RF 升高,初始诊断为 IPAF,出现关节炎症状后被更正诊

断为 JIA。因此，对于 CCP 和 RF 升高者，应密切随访，观察患儿后期是否会发展为 JIA。详见第十七章结缔组织病的呼吸系统表现。

### 三、具有自身免疫特征的间质性肺炎（IPAF）

IPAF 患儿具有潜在的自身免疫状态，这些患儿可能在以后的生活中发展成 CTD 或血管炎，也可能在行基因检测后被更正诊断为 PID，详见第十七章结缔组织病的呼吸系统表现。

### 四、原发免疫缺陷病（PID）

自身炎症性疾病、免疫失调性疾病、慢性肉芽肿病（CGD）和抗体缺乏为主的 PID 如普通变异性免疫缺陷病（CVID）均可引起 ILD，为第二大类引起系统性疾病相关 ILD 的病因。仅次于或与结缔组织疾病比率相似。因 PID 可伴有自身免疫和自身炎症状态，因此 CTD、血管炎和 IPAF 均可能只是 PID 的一部分表现。

在自身炎症性疾病中，两种疾病 SAVI 和 COPA 综合征是近年来刚被发现的疾病，均被报道与 ILD 有关，两者均属于 I 型干扰素病，临床表型相似，均具有 ILD、自身抗体升高、反复发热、系统性炎症反应表现，可伴皮疹和/或关节炎等，COPA 患者可有关节炎表现，SAVI 患者可以 ANCA 相关血管炎起病。SAVI 的肺部影像较多变，常以磨玻璃影为主，也可见网格、网点影，部分可见囊泡；而 COPA 综合征患儿多为网点、网格、囊泡表现，常呈 LIP 的影像学特点，此外 COPA 综合征易合并肺泡出血。详见自身炎症性疾病肺部表现。对于初步诊断为 CTD、血管炎或 IPAF 相关 ILD 患儿，尤其是以 ILD 为首发或主要表现的患儿，应考虑这两种疾病的可能性。

CVID 患儿可出现肉芽肿性淋巴细胞间质性肺炎（GLILD），肺 HRCT 表现为弥漫的网格影、网点影及结节状磨玻璃影，肺活检病理提示细支气管黏膜下淋巴组织增生，淋巴滤泡形成，II 型肺泡上皮增生，肺间隔见淋巴、单核细胞及中性粒细胞浸润。窄义的 GLILD 仅指 CVID 相关 ILD。也有研究将有相似表型的其他类型的 PID 相关 ILD 纳入到广义的 GLILD 范畴，免疫失调性疾病如 CTLA4 缺乏症、ALPS、LRBA 突变等也曾被报道合并 GLILD。我们也发现 CTLA4 缺乏症、STAT3 突变和自身免疫性淋巴增殖综合征（ALPS）患儿合并 GLILD，患儿常伴有肝脾大表现，肝脾大者提示肺内病变为淋巴增殖导

致。影像及病理提示 LIP 时，需要注意 PID 可能。CGD 患儿可发生 ILD，可为过敏性肺炎或者并发红斑狼疮肺损伤，也可引起非感染性肉芽肿病变，表现为双肺弥漫性结节病变。

### 五、甲基丙二酸血症（MMA）合并高同型半胱氨酸血症

MMA 合并高同型半胱氨酸血症的患儿，均为 CblC 型基因纯合或复合杂合突变。MMA CblC 型均合并高同型半胱氨酸血症，以前曾被报道与 PAH 相关，而 ILD 则很少被报道。我们发现，HRCT 表现为多发边界不清的磨玻璃影结节影、同时伴有 PAH 者，对本病诊断有提示意义。血清同型半胱氨酸检测是一种快速筛查 MMA 合并高同型半胱氨酸血症的方法，因本病不罕见，建议在 ILD 与 PAH 共存的所有患儿和已知原因的 ILD 患儿中进行同型半胱氨酸检测。

### 六、朗格汉斯细胞组织细胞增生症（LCH）

LCH 是系统性疾病相关 ILD 的最常见病因。特征性的皮疹以及肺部影像学表现均有助于早期诊断。皮肤活检对于 LCH 的诊断具有重要价值，创伤性小且阳性率高，我们多数 LCH 患儿通过皮肤活检确诊。需要注意的是，LCH 患儿的皮疹常因散发或就诊时已消退易在查体中被忽视，有时仅遗留色素脱失斑，对皮疹和色素脱失斑细致的查体对于诊断有重要意义。

### 七、反复吸入

由反复吸入引起的 ILD 在年龄较大的儿童中很容易漏诊，我们发现大多数诊断为反复吸入的患儿无症状或只有轻微消化道症状，因胃食管反流病（GER）引起反复吸入导致机化性肺炎（OP）。同样，GER 或误吸也是成人 OP 的一个不常见原因，因此，对于不明原因的 ILD 患儿，无论是否有胃肠道症状，都可以考虑进行 24 小时食管 pH 监测、上消化道造影（UGI）和喉镜检查。另一方面，GER 也可能是其他病因相关 ILD 中的并存疾病，因此反复吸入相关 ILD 的诊断需要排除其他病因。

### 八、肺泡表面活性物质功能障碍

肺泡表面活性物质功能障碍被归类于肺泡结构紊乱相关的 ILD，上述疾病在临床表现上常无特征性线索，主要表现为进行性呼吸困难，典型影像学为弥

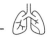

漫性磨玻璃影或铺路石征,基因诊断为最重要的诊断依据。此外,我们发现了2例SFTPC突变同时伴有DAH及自身抗体的升高患儿,提示SFTPC有合并自身免疫状态的可能,其机制仍需进一步研究。

### 九、弥漫性淋巴管瘤病

在类ILD疾病中,弥漫性淋巴管瘤病是通过影像学较易被早期识别的疾病。其HRCT双肺弥漫的小叶间隔明显增厚(粗网格影)是其典型表现,此外,本病常伴有胸腔积液、心包积液、纵隔淋巴结肿大,亦可合并骨受累、纵隔或腹腔包块、凝血功能异常等,以上均对诊断具有提示意义。此外,核素淋巴显像对于该病有诊断价值。

(赵顺英)

# 第三节 机化性肺炎

机化(organization)指肉芽组织代替原有结构的过程。机化性肺炎(organizing pneumonia,OP)指炎症反应导致肉芽组织填充肺泡管、肺泡和细支气管的一类疾病,与多种病因有关。既往命名为闭塞性细支气管炎伴机化性肺炎(bronchiolitis obliterans with organizing pneumonia,BOOP),是临床-影像和组织学定义,1983年Davison及同事首次从临床和病理报道了本病,后来又命名为隐源性机化性肺炎(cryptogenic organizing pneumonia,COP),目前随着组织学和影像学的进展对本病的了解更深入,目前建议用术语OP替代COP,认为原因不明的机化性肺炎,才称为iBOOP或者COP[1,2]。机化性肺炎是儿童最常见的间质性肺疾病病理类型。

## 一、病因和发病机制

机化性肺炎可以是特发性或者继发性。根据文献[3,4]以及我们的发现[5],总结继发性病因包括:①肺部感染:尤其病毒感染,多发生于流感病毒感染后;②吸入性肺损伤:如胃酸和胃蛋白酶吸入和毒性气体吸入;③药物性肺损伤,尤其是肿瘤和移植后;④免疫性疾病:如结缔组织疾病包括类风湿关节炎、系统性红斑狼疮、系统性硬化症和多发性肌炎-皮肌炎、炎症性肠病、免疫缺陷病尤其为自身炎症疾病;⑤其他疾病:过敏性肺炎、嗜酸性粒细胞肺病、非特异间质性肺炎、血管炎、淋巴瘤等。我们收治的病例最常见原因为胃肠道疾病、自身炎症疾病引起胃食管反流导致,其次为结缔组织疾病,尤其与皮肌炎相关,其他原因包括流感病毒感染后。

OP的发病由肺损伤启动,肺泡上皮细胞损伤后反应性产生肉芽组织,类似于皮肤伤口的治愈过程,炎症碎片充满于肺泡,播散到肺泡管和终末支气管,特征是腔内肉芽组织形成肉芽,伴有间质性炎症。

## 二、病理学表现

在远端气腔内包括肺泡囊、肺泡和终末细支气管内存在机化性成纤维组织(肉芽组织形成的栓子,也称为Masson小体)填充,呈小叶中心、斑片性分布,病变均匀一致(图6-2)(彩图见文末彩插)。轻度肺泡间质炎症细胞浸润,轻度肺泡腔内细胞脱屑,受累部位Ⅱ型肺泡上皮细胞增生。典型患者保留肺泡结构,无破坏,肉芽组织生长,较少的炎症细胞浸润[6]。

## 三、临床表现

临床表现不一,无特异性,可有咳嗽、乏力、发热、呼吸困难,临床症状轻重不一。通常为亚急性病程,病初像流感样症状。继发性可有原发性疾病的相应表现,如肌痛、肌无力和关节痛等。

## 四、影像学表现

### (一)经典表现

多灶性非节段性肺实质,这一类型是本病最常见的表现,可以单独出现或者与其他表现混合存在,病变分布在肺周边,胸膜下(也称为反蝙蝠征)或/沿支气管血管束,常为双侧、非对称性,实变内有未受累的含气肺泡和空气支气管征,尤其是空气支气管征是其典型特征(图6-3),病变可游走,支气管呈可逆性扩张。少数患者呈广泛的中心分布,肺外周无或有零散病变,组织学上,实质由于肺泡内成纤维组织肉芽形成[6]。

### (二)磨玻璃密度影(GGO)

磨玻璃影常见,可在实变周围,也可单独存在,通常作为不同性质病变混合存在的一部分,双侧或者随机分布。组织学上对应的是肺泡间隔炎症和肺泡内细胞脱落,伴有远端气腔内少量肉芽组织。

### (三)小叶周围病变

拱桥或多边形病变,位于小叶间隔或次级肺小

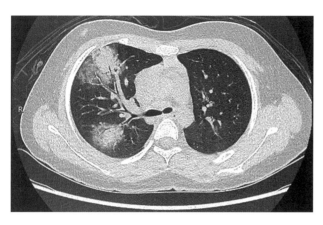

图6-3 胸部CT提示右肺实变,病变分布在胸膜下,实变内有空气支气管征,有晕轮征,病理诊断为机化性肺炎

叶周围,边界不清,病理上为小叶充满肉芽组织。可发生于所有部位,常见中肺和下肺。多数病例,病变邻近胸膜表面,几乎均在同一区域伴随实变和/或GGO(图6-4)。

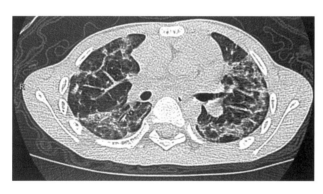

图6-4 胸部CT提示肺内病变呈拱桥或多边形病变,位于小叶间隔或次级肺小叶周围,边界不清,伴随实变,在胸膜下分布

#### (四)铺路石征

在磨玻璃区域内,可看到小叶内细线网状结构和增厚的小叶间隔,称铺路石征。

#### (五)结节或者肿块

孤立或多个结节,可以表现局灶型结节或更大的肿块,为致密的混合密度或磨玻璃结节,结节可平滑,少与胸膜粘连或出现胸膜尾征,通常为混合模式的一部分表现,该征象更常见于免疫功能低下者。感染后OP可为这型。在免疫抑制患者,有时有晕轮征,需要与血管侵袭型曲霉病鉴别。空洞性结节很少,与结核、真菌感染或者败血症栓塞类似。罕见呈粟粒状的微结节或者呈分支状树芽征微结节。OP呈现出纯结节形式时,很少第一时间诊断,但当病变

自行变化,甚至消失和游走时,应高度怀疑本病[7,8]。

#### (六)反晕征

磨玻璃区域外绕以新月型或环状实变,边界清楚或者针状边界,与小叶周围病变不同,不受次级肺小叶的解剖学影响,病理学上对应于肺泡间隔炎症和肺泡内细胞碎片,环形外周实变对应于肉芽组织。一直以来认为反晕轮征对OP有诊断意义,但在其他疾病中也存在这一征象,如ANCA相关性肉芽肿性血管炎、结节病、真菌感染、肺孢子菌肺炎、结核分枝杆菌感染、脂质性肺炎[9]。

#### (七)线状和带状实变

病变可位于支气管周围,以放射状随着支气管管径延伸到周边,直达胸膜,也可在肺外周,几乎所有病变与胸膜相连。病理上为远端狭窄的支气管导致线状肺不张或可能继发于胸膜实质纤维化。

#### (八)支气管壁增厚和扩张

见于广泛实变区,为非特异性表现。

### 五、实验室检查

血常规示白细胞和中性粒细胞可升高,C反应蛋白可升高,无特异性。常见低氧血症。支气管肺泡灌洗液可见淋巴细胞升高。

### 六、诊断与鉴别诊断

和其他间质性肺疾病一样,组织诊断不再是金标准,需要临床、影像等多学科会诊作出最后诊断[10],需要与一些疾病鉴别如感染性肺炎、原发肺淋巴瘤、嗜酸性粒细胞性肺炎、肺泡出血、肺梗塞、ANCA相关性血管炎、其他间质性肺疾病等。

我们根据临床总结,儿童病例极少为特发性,绝大多数有病因,或者诊断时未找到原因,因此诊断本病后需要寻找有关上述继发病因。应详细进行结缔组织疾病体格检查和全套血清自身抗体(包括抗核抗体、类风湿因子、抗CCP抗体、ENA谱以及肌炎抗体等)检查,必要时肌肉磁共振检测和肌肉活检,询问自身炎症疾病的其他表现如发热、过敏、腹泻、反复感染等,如仍不能明确病因,可进行基因检测。

### 七、治疗

#### (一)糖皮质激素

本病对糖皮质激素反应良好,虽然成人有推荐的治疗方案,但对于儿童病例,应根据病情轻重、影像学表现以及病因,进行个体化治疗。通常泼尼松口服,起始剂量一般为0.75~1mg/(kg·d),一般1周

后病情好转,继续使用 1~2 周,重者可 2~4 周,逐渐减量,疗程 6~9 个月或者更长。若急性重症,出现低氧血症,可以应用甲泼尼龙 2~5mg/(kg·d)静脉滴注,3~5 天后减量,并逐渐改为口服。若减量过早或过快,个别患儿可能再次加重,需要再增加剂量。若 KL-6 升高,可根据其动态变化、临床表现、肺功能以及影像学变化调整剂量和疗程。

**（二）原发病治疗**

除糖皮质激素外,对胃食管反流者应用质子泵药物抑制胃液分泌,加强胃肠黏膜保护,可根据原发病,使用促进胃肠蠕动药物。结缔组织疾病引起者可根据病情,加用其他免疫抑制剂,与风湿病专业多学科治疗。自身炎症引起者一般应用糖皮质激素即可控制。成人报道有停药后复发者,我们收治的特发性的病例均痊愈,未见停药后复发。

（赵顺英）

## 参考文献

［1］ BAQUE-JUSTON M,PELLEGRIN A,LEROY A,et al. Organizing pneumonia：What is it？ A conceptual approach and pictorial review. Diagn Interv Imaging,2014,95(9)：771-777.

［2］ EPLER GR,COLBY TV,MCLOUD TC,et al. Bronchiolitis Obliterans Organizing Pneumonia. N Engl J Med,1985,312(3)：152-158.

［3］ DRAKOPANAGIOTAKIS F,PASCHALAKI K,ABU-HIJLEH M,et al. Cryptogenic and secondary organizing pneumonia：clinical presentation,radiographic findings,treatment response,and prognosis. Chest,2011,139(4)：893-900.

［4］ COTTIN V,CORDIER JF. Cryptogenic organizing pneumonia. Semin Respir Crit Care Med,2012,33(5)：462-475.

［5］ LIU JR,PENG Y,ZHOU N,et al. Combined methylmalonic acidemia and homocysteinemia presenting predominantly with late-onset diffuse lung disease：a case series of four patients. Orphanet J Rare Dis,2017,12(1)：58.

［6］ MEHRJARDI MZ,KAHKOUEE S,POURABDOLLAH M. Radio-pathological correlation of organizing pneumonia (OP)：a pictorial review. Br J Radiol,2017,90(1071)：20160723.

［7］ TORREALBA JR,FISHER S,KANNE JP,et al. Pathology-radiology correlation of common and uncommon computed tomographic patterns of organizing pneumonia. Hum Pathol,2018,71：30-40.

［8］ MEHRIAN P,SHAHNAZI M,DAHAJ AA,et al. The spectrum of presentations of cryptogenic organizing pneumonia in high resolution computed tomography. Pol J Radiol,2014,79：456-460.

［9］ FARIA IM,ZANETTI G,BARRETO MM,et al. Organizing pneumonia：chest HRCT findings. J Bras Pneumol,2015,41(3)：231-237.

［10］ VANCHERI C,BASILE A. Multidisciplinary Approach to Interstitial Lung Diseases：Nothing Is Better than All of Us Together. Diagnostics(Basel),2020,10(7)：488.

# 第四节　非特异性间质性肺炎

1994 年首次提出非特异性间质性肺炎(nonspecific interstitial pneumonia,NSIP)这一概念,1998 年正式将 NSIP 纳入特发性间质性肺炎(idiopathic interstitial pneumonia,IIP)分类。2002 年美国胸科学会(ATS)和欧洲呼吸学会(ERS)发表了IIPs 分类和诊断标准的国际多学科专家共识,将 NSIP 作为"临时名"纳入 IIPs 新分类之中。2008 年 ATS 就特发性非特异性间质性肺炎(idiopatic nonspecific interstitial pneumonia,INSIP)的诊断达成共识。2013 年 NSIP 作为一个单独的特发性间质性肺炎类型被正式纳入,但 NSIP 与其他 ILD 有许多重叠,并且与各种疾病相关,特别是结缔组织病[1]。非特异性间质性肺炎是儿科第二常见的间质性肺炎病理类型。

## 一、病因和发病机制

NSIP 可以是特发性或者为继发性。根据文献[2]以及我们的发现[3],总结继发性原因如下：

**1. 自身炎症和自身免疫性疾病**　包括 *NLRP2* 基因突变等引起的自身炎症疾病,结缔组织疾病包括系统性红斑狼疮、类风湿关节炎、多肌炎、皮肌炎以及合成酶综合征等;也见于如原发性胆汁性肝硬化、桥本甲状腺炎。

**2. 暴露有关**　如应用药物尤其是化疗药物,吸入胃酸和胃蛋白酶以及吸入鸟类抗原等。

**3. 其他疾病**　过敏性肺部疾病、移植物抗宿主病(GVHD)、IgG4 相关性疾病,多中心卡斯尔曼病(Castleman's disease)、骨髓增生异常综合征。迄今为止,我们发现儿童几乎无特发性,主要病因为首发于肺部的结缔组织疾病或者伴有自身免疫特征的间质性肺疾病或者为自身炎症疾病的肺部表现等。

本病发病机制尚不清楚,主要由自身免疫和炎症反应驱动发病过程,Th1 淋巴细胞起主要作用,释放 IFN-γ,抑制成纤维细胞活化和增殖,因此在 NSIP 中纤维灶较少。此外,氧化应激反应、血管内皮生长因子、细胞外基质成分、内皮细胞活化和微血管损伤等也参与发病。

## 二、病理表现

在病理组织学上,NSIP 是时相较为一致的间质性肺炎,以肺泡间隔淋巴细胞和浆细胞浸润为特征,有胶原纤维组成不同程度的纤维化与慢性炎症相混合,因此 NSIP 的主要病理学特征可概括为肺间质不同程度的炎症和纤维化。非特异性间质性肺炎在病理上可分为三组,但Ⅱ组和Ⅲ组分别为混合细胞型和纤维化型,现在均被归类为纤维化类型,因此根据肺间质炎细胞的数量和纤维化的程度,将 NSIP 分成以下两型:①富于细胞型:是 NSIP 早期的组织学表现,主要表现为间质的炎症,很少或几乎无纤维化;浸润的炎症细胞主要是淋巴细胞和浆细胞,肺泡结构无破坏,常伴有Ⅱ型肺泡上皮细胞的增生。②纤维化型:肺间质以致密的胶原纤维沉积为主,伴有轻微的炎症或者缺乏炎症反应,很少出现成纤维细胞灶,病变时相一致[4-6]。约有半数的 NSIP 患儿有 OP 样表现,但不应超过总体病变的 20%。约 30% 的患儿可见肺泡腔内斑片状的巨噬细胞聚集,即 DIP 样灶,聚集的巨噬细胞中混以数量不等的淋巴细胞;约 25% 的患儿可见淋巴细胞增生形成具有生发中心的淋巴滤泡结构。

## 三、临床表现

NSIP 表现为非特异性症状,主要为干咳和呼吸困难,结缔组织引起者起病常隐匿,症状可持续数月,甚至数年,可以出现低热和关节疼痛等。可伴有原发病的其他表现。

## 四、影像学检查

### (一)胸部 X 线片

胸部 X 线片在早期可以正常,典型表现为双侧斑片状浸润影,以下叶分布为主或呈磨玻璃影,可混合网状影。

### (二)HRCT

磨玻璃影为显著特征,可对称或弥漫分布于所有区域或以下肺分布为主,也可能是随机分布,少见于分布于中央(图 6-5)。网状阴影和不规则线状阴影主要见于纤维型 NSIP。另外,纤维性 NSIP 可见牵引性支气管/细支气管扩张和肺容积减少,尤其是

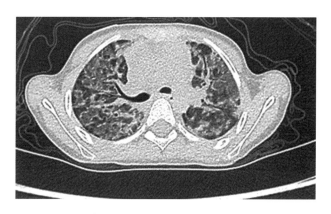

图 6-5 肺 CT 提示双肺弥漫磨玻璃影,有少量小叶间隔和小叶内间隔增厚和牵拉性支气管扩张,病理提示纤维化型非特异性间质性肺炎

下肺叶[2,7]。晚期蜂窝肺相对少见。

细胞型和纤维化型以及普通间质性肺炎(UIP)的影像学表现可能存在重叠,一些病例从 NSIP 演变为 UIP。单纯或主要以上叶受累或单侧病变少见,应考虑其他疾病的可能性。

## 五、诊断

对于不明原因的亚急性或慢性咳嗽和呼吸困难,应考虑非特异性间质性肺炎的诊断,需要 HRCT 和肺活检病理确诊。特发性 NSIP 为排除性诊断,需要对可能的其他疾病,特别是结缔组织疾病、过敏性肺炎和药物性肺疾病进行排除[2,5,7]。

我们根据临床总结,因儿童病例几乎无特发性,应详细进行结缔组织疾病体格检查和全套血清自身抗体(包括肌炎抗体)检查,必要时肌肉磁共振检测和肌肉活检,询问自身炎症疾病的其他表现如发热、过敏、腹泻、反复感染等,仍不能明确病因,可进行基因检测。

## 六、治疗

### (一)一般治疗

治疗共病和潜在风险因素,如胃食管反流、戒断二手烟以及进行疫苗接种等。去除触发因素和暴露,如停止可疑药物,避免霉菌和鸟类接触。考虑确定结缔组织疾病,可与风湿病专业多学科诊治。另外,在低氧血症的情况下,补充氧气。

### (二)糖皮质激素

NSIP 尤其是细胞型通常对糖皮质皮激素治疗有良好的反应,参见上一节机化性肺炎。根据我们经验,本病对糖皮质激素治疗反应慢于机化性肺炎,初始剂量应用时间相对较长,可能需要 2~4 周,缓慢减

量,总疗程 6~9 个月。若 KL-6 升高,可根据其动态变化、肺功能以及影像学变化调整剂量和疗程。如确定结缔组织疾病或者自身炎症疾病,根据病情和治疗反应,可加用免疫抑制剂如环磷酰胺、霉酚酸酯(MMF)等。

### (三)靶向治疗和抗纤维化药物

靶向药物如利妥昔单抗可应用于结缔组织疾病。抗纤维化药物在本病的应用尚在探讨中[2,5,7-9]。

(赵顺英)

## 参考文献

[1] BELLOLI EA,BECKFORD R,HADLEY R,et al. Idiopathic non-specific interstitial pneumonia. Respirology,2016,21(2):259-268.

[2] TEOH AKY,CORTE TJ. Nonspecific Interstitial Pneumonia. Semin Respir Crit Care Med,2020,41(2):184-201.

[3] TANG XL,LI HM,LIU H,et al. Etiologic spectrum of interstitial lung diseases in Chinese children older than 2 years of age. Orphanet J Rare Dis,2020,15(1):25.

[4] KAMBOUCHNER M,LEVY P,NICHOLSON AG. Prognostic relevance of histological variants in nonspecific interstitial pneumonia. Histopathology,2014,65(4):549-560.

[5] TRAVIS WD,COSTABEL U,HANSELL DM,et al. An official American Thoracic Society/European Respiratory Society statement:Update of the international multidisciplinary classification of the idiopathic interstitial pneumonias. Am J Respir Crit Care Med,2013,188(6):733-748.

[6] 中国医师协会呼吸医师分会病理工作委员会. 非特异性间质性肺炎病理诊断中国专家共识(草案). 中华结核和呼吸杂志,2018,41(11):833-839.

[7] KIM MY,SONG JW,DO KH,et al. Idiopathic nonspecific interstitial pneumonia:changes in high-resolution computed tomography on long-term follow-up. J Comput Assist Tomogr,2012,36(2):170-174.

[8] LEE J,KIM YH,KANG JY,et al. Korean Guidelines for Diagnosis and Management of Interstitial Lung Diseases:Part 3. Idiopathic Nonspecific Interstitial Pneumonia. Tuberc Respir Dis(Seoul),2019,82(4):277-284.

[9] TOMASSETTI S,RYU JH,PICIUCCHI S,et al. Nonspecific Interstitial Pneumonia:What Is the Optimal Approach to Management? Semin Respir Crit Care Med,2016,37(3):378-394.

# 第五节　脱屑性间质性肺炎

脱屑性间质性肺炎(desquamative Interstitial Pneumonia,DIP)由 Liebow 提出,见于吸烟成人,通常在成年中期出现。目前 DIP 概念与呼吸性细支气管炎伴间质性肺疾病(RBILD)重叠,两者均被认为是与吸烟相关的弥漫性肺部疾病,是连续性过程,但也发生于职业暴露、药物暴露以及结缔组织疾病。在不吸烟的儿童和青少年中,脱屑性间质性肺炎的组织学类型在儿童主要见于 ACBC3 突变等所致的肺泡蛋白沉积症,一些代谢性疾病、内源性脂质性肺炎、CMV 等病毒感染、结缔组织疾病和药物/毒物相关的 ILD 等病理类型,DIP 是否作为一种单独的疾病出现,仍有争议[1],儿科有病例报道[2]。

## 一、病理表现

弥漫性轻度肺泡间隔增厚,Ⅱ型肺泡细胞增生,肺泡腔内有明显的含颗粒状色素沉积的巨噬细胞积聚,肺泡壁上可有少量浆细胞和嗜酸细胞浸润,也可有淋巴滤泡和巨大细胞等,纤维化程度很少,肺结构保留,成纤维细胞病灶和蜂窝肺不存在[3,4]。既往认为 DIP 中充满了上皮细胞,现已证实,Liebow 所指DIP 的细胞实际上是巨噬细胞。

## 二、临床表现

干咳和呼吸急促,可有杵状指。肺功能呈轻度限制或者轻度混合型障碍。

## 三、影像学表现

### (一)胸部 X 线片

表现为斑片状浸润,多见于肺底部,以周围分布为主。

### (二)HRCT

表现为双侧对称磨玻璃影,以下肺为主,周围分布,肺泡间隔弥漫性增厚,可有不规则的线状和网状阴影和小叶中心小结节。也可有小囊腔(直径<2cm),位于磨玻璃样改变和正常肺实质之间的区域内,由扩张的细支气管内空气潴留引起,对脱屑性间质性肺炎有高度提示意义[4-6]。

## 四、诊断与鉴别诊断

根据临床、影像学以及病理诊断。儿童需考虑 ACBC3 突变等所致的肺泡蛋白沉积症,内源性脂质性肺炎、病毒感染、结缔组织疾病和药物/毒物接触、自身免疫等疾病,应进行详细病史询问和查体、自身抗体、支气管肺泡灌洗液细胞学(含色素的肺泡巨噬细胞数量常增加,常伴有中性粒细胞增多)和 PAS 染色检查等,若临床仍不能确定病因,应进行基因检测。我们收治的病例主要是 *ACBC3* 突变等所致的肺泡蛋白沉积症,其次是全身类风湿所致肺部首发表现,偶见于尼曼-皮克病。

### 五、治疗

以糖皮质激素治疗和原发病治疗,如 *ACBC3* 突变等所致的肺泡蛋白沉积症治疗、结缔组织疾病治疗等[7]。

(赵顺英)

## 参考文献

[1] GODBERT B,WISSLER MP,VIGNAUD JM. Desquamative interstitial pneumonia:an analytic review with an emphasis on aetiology. Eur Respir Rev,2013,22(128):117-123.

[2] BRESSIEUX-DEGUELDRE S,ROTMAN S,HAFEN G, et al. Idiopathic desquamative interstitial pneumonia in a child:a case report. BMC Res Notes,2014,7:383.

[3] TAZELAAR HD,WRIGHT JL,CHURG A. Desquamative interstitial pneumonia. Histopathology,2011,58(4): 509-516.

[4] TRAVIS WD,COSTABEL U,HANSELL DM,et al. An official American Thoracic Society/European Respiratory Society statement:update of the international multidisciplinary classification of the idiopathic interstitial pneumonias. Am J Respir Crit Care Med,2013,188(6): 733-748.

[5] DIKEN ÖE,ŞENGÜL A,BEYAN AC,et al. Desquamative interstitial pneumonia:Risk factors,laboratory and bronchoalveolar lavage findings,radiological and histopathological examination,clinical features,treatment and prognosis. Exp Ther Med,2019,17(1):587-595.

[6] HELLEMONS ME,CATHARINA CM,THÜSEN J,et al. Desquamative interstitial pneumonia:a systematic review of its features and outcomes. Eur Respir Rev,2020,29 (156):190181.

[7] COTTIN V. Desquamative interstitial pneumonia:still orphan and not always benign. Eur Respir Rev,2020,29 (156):200183.

# 第六节　肺 纤 维 化

肺纤维化(pulmonary fibrosis,PF)定义为由异常的创伤修复反应导致的肺结构破坏,最终导致瘢痕形成、器官功能紊乱、气体交换中断和呼吸衰竭。这个定义包含了肺纤维化的临床、生理和病理。在成人中,最常见的肺纤维化是特发性肺纤维化(idiopathic pulmonary fibrosis,IPF),又称为普通型间质性肺炎(UIP)。在儿童中,肺纤维化是儿童间质性肺病(chILD)一种非常罕见的疾病。一般无特发性,为一些疾病如肺泡蛋白沉积症(PAP)、过敏性肺炎、结缔组织疾病肺损伤、代谢性疾病肺损伤、血管炎所致肺泡出血等疾病的晚期表现,为纤维性肺损伤阶段的共同表现[1]。我们也发现儿童某些 PF 由特殊基因突变,如 *FIM113* 基因突变可引起肺纤维化。另外,我们也发现一些自身炎症性疾病如 STING 相关婴儿起病的血管病(SAVI)和 COPA 综合征也可表现为肺纤维化。

### 一、发病机制

肺纤维化可能存在两种不同的情况:婴儿/儿童发病模式和成人发病模式。第一种表现为细胞型 NSIP 模式,似乎随着年龄增长演变为 UIP。成人或儿童晚期发病模式似乎初始即表现为 UIP 或可能 UIP 模式。因此,虽然 PF 一词在儿童中使用,但它似乎指的是一种不同于成人的模式,表现为炎症细胞浸润更多,成纤维细胞浸润和 ECM 沉积更少。

肺纤维化被认为是由反复肺损伤引起,主要损害三种细胞类型:AEC2、成纤维细胞和肺泡巨噬细胞。肺损伤引起 AEC2 的内质网应激,可促进细胞死亡或细胞重编程,上皮细胞重新编程可导致间充质分化,称为上皮细胞向间充质细胞的转化。微血管损伤伴随局部血管渗漏和纤维蛋白凝块沉积,发生血管内凝血。最后细胞和细胞外基质沉积引起肺泡上皮厚度增加,影响肺泡结构,导致肺泡塌陷,出现再上皮化现象[2,3]。

### 二、病理表现

肺泡间隔明显增厚,淋巴细胞浸润,可有中性粒细胞和嗜酸性粒细胞浸润,成纤维细胞聚集和明显纤维组织形成,肺结构破坏。

### 三、临床表现

主要表现为咳嗽和渐进性呼吸困难,查体肺部可有爆裂音和杵状指。

## 四、影像学表现

### (一) 胸部 X 线片

双肺斑片影、网状影和蜂窝肺。

### (二) HRCT

突出表现为小叶间隔增厚、网状影以及牵拉性支气管扩张,局限性或广泛的蜂窝肺,可伴有磨玻璃影或者斑片浸润影或者结节影[4,5](图 6-6)。我们认为在儿童,上述征象提示为纤维化性肺疾病,或者一系列疾病的纤维化阶段,并不等同于特发性纤维化,需要观察有无原发病的其他征象如过敏性肺炎的小叶中心小结节影等。

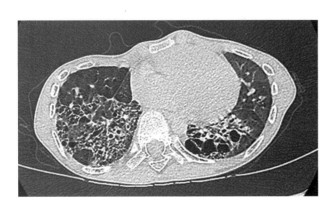

图 6-6　胸部 CT 提示广泛小叶内间隔增厚,蜂窝肺,支气管扩张

## 五、诊断

儿童一般根据临床和影像学诊断为纤维化性肺疾病,在根据临床、影像学表现以及其他检查如自身抗体检测、血尿筛查、经支气管镜肺活检等确定病因,必要时基因检测明确病因。

## 六、治疗

### (一) 糖皮质激素

儿童 ILD 似乎比成人 ILD 对治疗策略更敏感,糖皮质激素目前是首选药物,初始每天口服剂量为 1~2mg/(kg·d) 泼尼松和/或连续 3 天每月静脉注射剂量为 10~30mg/(kg·d) 甲泼尼龙。细胞浸润占主导地位时,激素治疗非常有效,而当细胞外基质沉积占主导地位时,激素的作用较小。

### (二) 羟氯喹

羟氯喹 (hydroxychloroquine,HCQ) 除抗疟疾作用外还表现出多种免疫作用机制,如抑制溶酶体蛋白水解,抑制炎症细胞趋化、吞噬、抗原呈递,降低各种细胞因子水平,抑制基质金属蛋白酶活性。建议口服剂量为 6~10mg/(kg·d),可阻止肺泡蛋白沉积症等疾病进展为肺纤维化[3]。

如果病理发现存在大量细胞脱落和炎症,则优先使用糖皮质激素。如果发现胶原沉积增加,则优先使用 HCQ。如果病情严重,糖皮质激素和 HCQ 可以联合使用。HCQ 在血细胞和肺内聚集,尽管血浆水平较低,但组织水平可以高出 10 倍以上,因此可增强糖皮质激素的细胞效应,而不会增加其全身副作用[6,7]。

### (三) 免疫抑制剂

在类固醇和 HCQ 无效的情况下,使用其他药物如免疫抑制剂如硫唑嘌呤、环磷酰胺、环孢素或甲氨蝶呤,尤其可作为自身炎症疾病的首选治疗。

### (四) 大环内酯类抗生素

其具有一些抗炎和免疫调节作用,有报道可能有一定疗效。

### (五) 抗纤维化疗法

具有抗炎和抗纤维化特性的化合物吡非尼酮等,正在探讨。

### (六) 原发病治疗

如对于 SAVI,可使用酪氨酸激酶抑制剂等。

(赵顺英)

## 参考文献

[1] FERRARO VA,ZANCONATO S,ZAMUNARO A,et al. Children's Interstitial and Diffuse Lung Diseases (ChILD) in 2020. Children (Basel),2020,7 (12):280.

[2] MULUGETA S,NUREKI SI,BEERS MF. Lost after translation:Insights from pulmonary surfactant for understanding the role of alveolar epithelial dysfunction and cellular quality control in fibrotic lung disease. Am J Physiol Lung Cell Mol Physiol,2015,309 (6):507-525.

[3] NATHAN N,SILEO C,THOUVENIN G,et al. Pulmonary Fibrosis in Children. J Clin Med,2019,8 (9):1312.

[4] HOCHHEGGER B,MARCHIORI E,ZANON M,et al. Imaging in idiopathic pulmonary fibrosis:diagnosis and mimics. Clinics (Sao Paulo),2019,74:e225.

[5] MARTIN MD,CHUNG JH,KANNE JP. Idiopathic Pulmonary Fibrosis. J Thorac Imaging,2016,31 (3):127-139.

[6] DETERDING RR. Children's interstitial and diffuse lung disease:progress and future horizons. Ann Am Thorac Soc,2015,12 (10):1451-1457.

[7] DETERDING RR,DEBOER EM,CIDON MJ,et al. Approaching Clinical Trials in Childhood Interstitial Lung Disease and Pediatric Pulmonary Fibrosis. Am J Respir Crit Care Med,2019,200 (10):1219-1227.

# 第七节　肺泡微石症

肺泡微石症(pulmonary alveolar microlithiasis，PAM)是一种罕见的慢性肺部疾病，其特征是肺泡内存在无数弥漫性微小结石，称为微石/钙球。1918年，挪威人Francis Harbitz在1918年1月首次提出"肺的广泛钙化是一种独特的疾病"(Harbitz综合征)。然而，肺泡微结石在15年后被匈牙利的Ludwig Puhr确认为一种独特的疾病，将它命名为PAM。PAM是一种罕见的常染色体隐性遗传疾病。

## 一、发病机制

PAM由于溶质载体SLC34A2基因突变引起，SLC34A2基因由13个外显子组成，其中12个外显子编码Ⅱ型钠依赖磷酸盐共转运体NPT2b(也称为NPTⅡb或NaPi-Ⅱb)，存在于分泌表面活性物质的Ⅱ型肺上皮细胞中，在清除肺泡内磷脂，保持无机磷酸盐的稳态中起主要作用，钠依赖性磷酸缺乏时导致Ⅱ型肺上皮细胞对磷酸盐的吸收减少，局部磷酸盐在肺泡内聚集，与钙进行螯合，形成大量钙球在肺泡内沉积[1]。尽管有严重的钙化沉积，但未见钙代谢异常。

## 二、病理变化

肺组织学特征性为肺泡内板层广泛沉积微石和肺泡壁纤维化，微石为球卵形，具有同心层状外观，在肺泡内的大小从0.01mm到3mm不等[2]，早期肺泡上皮细胞可正常。随着疾病进展，小叶间隔、支气管维管束和胸膜下间隙可见微石，间质增厚和巨细胞，伴有纤维化和骨化，肺尖的小囊泡和肺大疱可引起反复气胸。

## 三、临床表现

PAM在所有年龄组均可见，可在早产儿和新生儿期发病，目前文献报道儿童病例发病年龄不等，我们的病例为小婴儿。可无症状，通常因其他疾病就诊时偶然发现。症状主要是干咳、气促或者喘息等，偶尔在痰中发现微脂，进展隐匿缓慢[3]。疾病进展时，可出现呼吸困难，杵状指，咯血，体重减轻和虚弱，一些患儿可发展为呼吸衰竭和肺心病。我们病例因发热、难治性喘息入院。

## 四、影像学表现

特征性胸部X线片示双侧细沙样呈钙化密度的微结节，呈沙尘暴样，因为中下肺表面积更大和

更厚，主要累及中下肺，广泛的微石导致纵隔和膈肌轮廓模糊。HRCT特征性表现为双肺内大量微石，外观呈磨玻璃样，有铺路石征[4]，在上叶前段和下叶后段多见，内带比外侧明显，上叶病变可融合[4]，可见胸膜下多个小薄壁囊肿和大疱，是发生气胸原因。疾病进展时，可发现小叶间隔增厚、胸膜下和支气管血管周围间质也可见微石以及胸膜钙化。也可见小叶中心气肿和周围支气管扩张。我们的病例由于在小婴儿早期发现，双肺表现为磨玻璃影，仔细观察发现有大量微石。

## 五、肺功能检查和实验室检查

提示限制性通气功能障碍。肺泡表面活性蛋白A和D升高，MIC-P也升高，预示疾病活动，两者检测可用于监测疾病的活动和进展。

## 六、并发症

由于SLC34A2基因也在小肠、肾脏、乳腺、胰腺、卵巢、肝脏、睾丸、胎盘和前列腺中表达，基因突变可能导致肺外钙化，可以并存肺外其他组织的钙化，如髓质性肾钙质沉着、肾结石、腰交感神经链钙化、睾丸、精囊点状钙化、附睾及尿道周围钙化等，造成阻塞性无精子症。在少数病例中也有心脏并发症。

## 七、诊断和鉴别诊断

根据临床和影像学表现以及病理检查确诊[5]，目前支气管肺泡灌洗和/或经支气管活检的侵入性较低，可用于确诊。

当基因为致病性突变或者基因检测和临床、影像学表现符合，除外其他诊断也可诊断，可避免肺活检。应与肺泡蛋白沉积症、结节病、肺含铁血黄素沉积症、淀粉样变和转移性钙化等鉴别。

## 八、治疗

经支气管镜全肺灌洗，糖皮质激素和羟氯喹对病程没有显著影响。目前唯一确定的治疗方法是肺移植[6]，目前尚无肺移植术后复发的报道。有报道口服10mg/(kg·d)剂量的羟乙酰膦酸二钠(disodium etidronate)可抑制含羟化物质的微晶生长，可导致PAM中钙密度的显著降低，有多例儿童治疗有效报道[7,8]，但也有个案认为无效[9]。双膦酸盐治疗的不良反应包括短暂性低钙血症、骨软化、佝偻病、短暂

性发热、眼部并发症、短暂性肌痛、白细胞减少、淋巴细胞减少等。是否需要低磷饮食目前尚无结论。

（赵顺英）

## 参考文献

［1］ BENDSTRUP E,JÖNSSON ÅLM. Pulmonary alveolar microlithiasis:no longer in the stone age. ERJ Open Res, 2020,6(3):00289-2020.

［2］ SAITO A,MCCORMACK FX. Pulmonary Alveolar Microlithiasis. Clin Chest Med,2016,37(3):441-448.

［3］ VIJAYASEKARAN D,SHAHNAZ A,SATHEESH C, et al. Subtle Clinical Presentation of Pulmonary Alveolar Microlithiasis. Indian Pediatr,2020,57(8):759-760.

［4］ UFUK F. Pulmonary Alveolar Microlithiasis. Radiology, 2021,298(3):567.

［5］ KOSCIUK P,MEYER C,WIKENHEISER-BROKAMP KA,et al. Pulmonary alveolar microlithiasis. Eur Respir Rev,2020,29(158):200024.

［6］ SHAW BM,SHAW SD,MCCORMACK FX. Pulmonary Alveolar Microlithiasis. Semin Respir Crit Care Med, 2020,41(2):280-287.

［7］ OZCELIK U,YALCIN E,ARIYUREK M,et al. Long-term results of disodium etidronate treatment in pulmonary alveolar microlithiasis. Pediatr Pulmonol, 2010,45(5):514-517.

［8］ CAKIR E,GEDIK AH,OZDEMIR A,et al. Response to disodium etidronate treatment in three siblings with pulmonary alveolar microlithiasis. Respiration,2015,89 (6):583-586.

［9］ JANKOVIC S,PAVLOV N,IVKOSIC A,et al. Pulmonary alveolar microlithiasis in childhood:clinical and radiological follow-up. Pediatr Pulmonol,2002,34(5):384-387.

## 第八节　婴儿期特殊间质性肺疾病

婴儿期间质性肺疾病的病因见本章第一节间质性肺疾病病因分类,一些病因既可发生于婴儿,也可发生于较大儿童甚至成年,如肺泡表面活性物质代谢障碍性疾病、免疫缺陷病并发的肺间质疾病,但一些疾病仅发生于婴儿期,主要为肺泡发育成熟障碍性疾病,这类疾病既往分出几种独立的疾病如婴儿神经内分泌细胞增生症(neuroendocrine cell hyperplasia of infancy,NEHI)、婴儿肺间质糖原贮积症(pulmonary interstitial glycogenosis,PIG)等。由于病理和基因诊断等技术进展,越来越多证据表明,这两类疾病存在某些共同的特点,因此将此两者作为两种独立疾病的观点受到了质疑,有主张将 NEHI、PIG 归类为肺成熟障碍综合征,并改综合征定义为临床综合征,以单个或多个胎肺的组成部分出现成熟障碍为特点,包括胎儿气道(NEHI)、肺间质(PIG)和胎儿肺血管成熟障碍谱系疾病(先天性腺泡发育不良、肺泡毛细血管发育不良以及非典型先天性腺泡发育不良)[1]。本节介绍肺成熟障碍综合征包括的主要疾病。

### 一、婴儿神经内分泌细胞增生症

婴儿神经内分泌细胞增生症(NEHI)是气道上皮细胞中的神经内分泌细胞(NEHI 细胞)数量增多所致。但 NEHI 细胞在典型 NEHI 患儿的气道、非典型 NEHI 患儿的气道和正常婴儿的生后气道中,均可有铃蟾素染色阳性的细胞。NEHI 细胞亦可见于其他疾病,如肺泡表面蛋白基因突变、滤泡性细支气管炎、PIG、非特异性间质性肺炎、感染以及一些临床表现类似于 ILD 的血管病。此外,NEHI 细胞数量可随年龄增长而减少。因此,将 NEHI 作为一个独立的临床病征受到质疑。

#### (一)发病机制

尚不清楚。目前认为 NEHI 并不属于一种特定的疾病,而是一类以胎儿气道发育成熟障碍为主要特点的综合征[2]。在出生前的肺发育形成过程中即可有铃蟾素染色阳性细胞存在于气道中。此外,对一些 NEHI 病例的基因研究已证实存在转录因子 *NKX2.1/TTF-1* 和 *FOXP1* 的突变。

#### (二)病理表现

病例特征为远端气道可发现大量神经肽铃蟾素染色阳性的神经内分泌细胞[3]。

#### (三)临床表现

典型临床表现为足月儿,生后数周之内出现呼吸增快、呼吸困难、三凹征和低氧血症,一般状态好,生长发育可不受限制,可以有反复感染,感染时出现喘息或者呼吸困难。听诊可闻及双肺湿啰音[4]。本病并发症常见,一些患儿可合并胃食管反流,导致吸入性肺炎,一些患儿存在免疫功能缺陷[5]。

#### (四)影像学表现

既往认为肺高分辨率 CT 对本病通常具有诊断意义,可不通过肺活检而通过肺 HRCT 即可大致确定诊断,典型改变通常为肺门周围、右肺中叶和左肺舌叶的边界清晰的磨玻璃影,其余肺叶正常或者过度通气(图6-7),但目前发现一些经活检证实为其他病因的婴儿期ILD肺CT表现可与NEHI类似,如脱屑性间质性肺炎[6]。吸入性肺炎有时与本病影像学的表现类似。

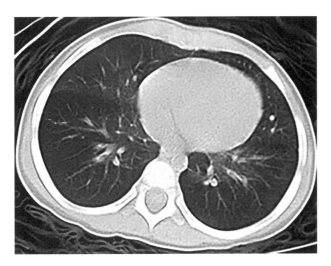

图6-7 胸部CT 提示右中叶和左舌叶磨玻璃影,其余肺叶正常

**(五)诊断**

目前并没有统一的NEHI细胞具体占比对于NEHI的诊断标准。既往认为足月儿发生呼吸增快或者困难,结合典型影像学表现,除外其他疾病即可诊断本病,但目前认为尽管"NEHI"代表着临床疾病的特殊性,但仍应寻找其潜在的病因。

**(六)治疗**

本病预后较好,且唯一的治疗方法为支持治疗,患儿可能需要长达数年的呼吸支持。

## 二、婴儿肺间质糖原贮积症

肺间质糖原贮积症(PIG)是由Canakis等人于2002年根据间质间充质细胞"透明细胞"中存在糖原而命名[7]。Young和Deutsch又将这些细胞描述为间质中的含脂间充质细胞,与脂肪成纤维细胞一致,但目前研究发现糖原沉积细胞起源于肺部成纤维细胞。PIG为一种在婴儿期更常见的、病因不明的疾病,共同特征包括婴儿期(9个月以下)出现低氧血症和呼吸窘迫,可并存肺泡简单发育和结构性心脏病。

**(一)发病机制**

本病的发病机制目前尚不明确,认为可能是由于肺的发育停止或趋异,在PIG的肺泡间隔中,有间充质干细胞表达[8],这些细胞是与Ⅱ型肺细胞相邻的含脂滴的细胞,与肺泡活性物质有关。

**(二)病理学表现**

病理特征主要包括肺泡简化,弥漫性间质扩张和增厚,充满富含糖原颗粒的圆形间充质细胞[9],而肺外器官无糖原颗粒异常沉积,且本病与糖原贮积症无明显关联。糖原染色阳性的细胞亦可存在于正常生长发育的肺组织中,其实质可能为含脂成纤维细胞。

**(三)临床表现**

本病主要表现为早产儿晚期或足月儿出现的呼吸困难[10],多无咳嗽、喘息等,目前认为PIG细胞阳性标志着胎儿肺间质成熟障碍,PIG继发于肺泡和肺血管成熟分化障碍,因此本病可单独存在,亦可合并其他疾病,如伴有支气管肺发育不良(慢性肺病)、肺动脉高压、结构性心脏病、神经内分泌细胞增多症、先天性肺气道畸形、先天性大叶气肿和努南综合征等[11,12]。

**(四)影像学表现**

CT典型的特征为磨玻璃影和有囊性透亮区,磨玻璃阴影可以弥漫或者散在,囊性透亮区与肺泡简化有关[13],但并不是真正的囊肿,很大一部分PIG患儿有肺动脉高压与早产和肺泡简化有关。支气管肺发育不良的影像学表现与PIG不同,支气管肺发育不良的CT表现通常有囊性改变,与肺泡生长异常有关,无磨玻璃影。PIG与肺泡表面活性物质代谢障碍的基因突变不易鉴别,PIG可随着生长改善,磨玻璃影可能消失,而囊肿持续存在[14]。

**(五)诊断**

由于本病的临床表现以及影像学表现缺乏特异性的指标,需要肺活检组织病理学诊断[15]。

**(六)治疗**

糖皮质激素在PIG中的作用存在争议,糖皮质激素有助于诱导肺组织成熟,可加速脂肪成纤维细胞凋亡,在一些患者有显著的效果[10,16],使用前应评估皮质类固醇治疗的风险和益处,包括潜在的神经发育问题和对肺发育的负面影响。如果患儿不太需要吸氧,可观察随诊。报道的皮质类固醇治疗后PIG好转的病例中,患儿每6小时使用2mg/kg的甲泼尼龙治疗5天,可能不需要大剂量方案。

## 三、胎儿肺血管成熟障碍谱系疾病

以胎儿肺血管成熟障碍为主要特征的疾病主要包括先天性腺泡发育不良、肺泡毛细血管发育不良和非典型先天性腺泡发育不良(亦称先天性肺间质发育不良)。

#### (一)先天性腺泡发育不良

先天性腺泡发育不良(congenital acinar dysplasia, CAD)是一种少见的、严重的以肺泡发育完全缺失为主要特点的疾病。主要见于早产儿,生后即出现缺氧、发绀,只能存活数小时。本病通常合并心脏血管发育畸形及皮层发育不良。患儿的肺通常小且硬。显微镜下可观察到含有软骨、平滑肌和腺体的支气管样气道被大量间质组织所分隔,肺动脉压力通常升高,肺血管出现相应肺高压改变。

目前认为先天性腺泡发育不良是由于腺泡发育在假腺体期出现停滞(妊娠7~17周)所致,以明显增多的无肺泡、腺泡组织的支气管及细支气管为特点,通常无肺高压相关表现,病理特点为腺泡结构简单化,且通常存在肺高压,但肺泡壁可有毛细血管生长。本类疾病发病无性别差异,80% 为足月新生儿,生后24小时内出现呼吸困难伴低氧血症、呼吸性酸中毒和肺动脉高压,除非积极行 ECMO 治疗,通常于几天内死亡[17]。本病遗传方式为隐性遗传,相关基因改变较复杂,可能存在 T 盒转录因子-4(TBX4)、TBX2、成纤维细胞生长因子 10(FGF10)和成纤维细胞生长因子受体 2(FGFR2)的基因突变[18]。TBX4和 TBX2 突变可导致几乎半数的肺增生异常疾病,并与先天性肺外组织异常有关。其他候选基因包括 TCF21(转录因子 21)、BTBD7(BTB 包含域 7)、DSPP(牙本质涎磷蛋白)和 BCLAF1(BCL2 相关转录因子 1)。

#### (二)肺泡毛细血管发育不良

肺泡毛细血管发育不良(alveolar capillary dysplasia, ACD)病理改变包括连接肺泡上皮的毛细血管缺如,支气管血管束中静脉血管扩张,以及肺小动脉中膜肌层增厚所致的显著肺动脉高压,以及血管内皮细胞增生,部分或全部堵塞管腔,伴有肺泡壁内毛细血管正常结构完全消失,几乎都会存在肺泡结构简单化,但提示预后不良的是肺泡壁毛细血管发育障碍或缺如。此病患儿的肺发育通常停止于发育晚期(小管期和囊管期,妊娠 17~34 周)[19]。有研究证实,既往认为病理改变中存在的错位肺静脉为扩张的支气管静脉。本病部分已被证实存在 FOXF1 的杂合突变,为常染色体显性遗传[20],也有 STRA6 突变。本病90% 为足月儿,生后24~48 小时内出现呼吸困难,需紧急应用 ECMO 治疗[21],80% 病例可合并其他先天性异常包括心脏、消化道、泌尿生殖道、四肢和眼部畸形,影像学表现为弥漫性肺间质疾病,提示发育成熟障碍并不仅仅局限于肺血管树。有超过 10%

的病例可能生后很晚才起病(生后数月),即使存在 FOXF1 杂合突变,亦有生后存活较长时间的病例,肺部影像学仅存在斑片影改变[22-24]。

#### (三)非典型先天性腺泡发育不良(先天性肺间质发育不良)

本病存在肺动脉高压相关表现,但缺少肺泡发育异常及 PIG 的证据,且无任何显著的解剖学异常考虑本病。

### 四、其他以婴儿早发间质性肺疾病为主要表现的单基因病

婴儿早发性间质性肺疾病与晚发相对而言,指发生于婴儿早期或新生儿期。晚发性间质性肺疾病主要为上述 NEHI、PIG,早发性除上述胎儿肺血管成熟障碍谱系疾病外,尚与以下基因突变有关。

#### (一)纤丝蛋白 A(FLNA)基因突变

FLNA 在人体内广泛表达,是一种 280kD 的与肌动蛋白结合的蛋白,通过与整合素、跨膜受体复合物和第二信使相互作用,在细胞质内将肌动蛋白细丝交联成网络形式,参与肌动蛋白细胞骨架膜蛋白的锚定,调节肌动蛋白细胞骨架的再组装。细胞运动、黏附、极化和分裂依赖于肌动蛋白细胞骨架的动态调节。纤丝蛋白 A(FLNA)的基因位于 X 染色体长臂 28 区位,其有多种突变形式,如移码、无义、错义、重复、缺失、功能丧失[25],可引起多种临床表现,如脑室周围结节异位(periventricular nodular heterotopia, PNH),骨骼发育不良,耳腭谱系疾病如 Melnick-Needles 综合征,额叶骺发育不良,心血管异常包括动脉导管未闭、瓣膜病、主动脉根部扩张和动脉瘤,Ehlers-Danlos 综合征样表型,凝血功能障碍包括血小板减少症等[26]。另外,其突变可导致血管发育不良和异常分支、T 细胞活化、白细胞介素产生、炎症信号转导以及囊性纤维化跨膜转导调节因子(cystic fibrosis transmembrane conductance regulator, CFTR)功能异常。FLNA 与胚胎期肺泡发育有关,肺病理发现存在肺泡简单化、高压性相关肺血管病变、肺气肿、支气管软骨发育不良。目前全世界约有 18 例 FLNA 基因突变引起婴儿间质性肺疾病的报道,见于足月儿或早产儿。患儿出生时或生后出现呼吸增快、呼吸窘迫,反复下呼吸道感染/细支气管炎,支气管痉挛,反复喘息、哮喘,有痰咳嗽、反复青紫发作,胃食管反流导致反复吸入和吞咽困难,以及氧依赖、气管支气管软化等。可伴有动脉导管未闭、肌张力过低、关节松弛、发育迟缓、生长不良。几乎所有

病例影像学表现均为多个肺叶肺气肿或过度通气、肺不张、肺动脉高压，少数为磨玻璃影，有的伴肺囊性病变，一些病例伴有空气潴留征及小叶间隔增厚、支气管周围间质增厚和支气管壁增厚。影像学与支气管肺发育不良、支气管软化和先天性大叶肺气肿类似[27-29]。治疗上主要为对症治疗如支气管扩张剂应用、吸氧，肺气肿者可行肺叶切除术，此外有部分病例进行了肺移植。另外，近来学者们认识到，FLNA 突变与纤毛疾病亦有关。

### （二）整合素 α₃ 基因突变

整合素蛋白家族包括 24 种跨膜的 $\alpha\beta$ 异二聚体糖蛋白，其功能为连接细胞外基质与细胞骨架[30]。近来，一些罕见的 chILD 合并其他多系统表现的病例被证实存在整合素蛋白基因突变。正常情况下，整合素 $\alpha_3$ 与 $\beta_1$ 结合形成异二聚体 $\alpha_3\beta_1$。国外有学者报道 ITGA3 基因突变，导致 $\alpha_3$ 前体发生糖基化而无法与 $\beta_1$ 前体正常结合，使得 $\alpha_3$ 前体被蛋白酶体的泛素化作用和降解作用清除，$\beta_1$ 前体积聚在内质网上，从而引起一系列临床症状。整合素 $\alpha_3$ 基因突变的患儿临床上主要表现为早发性呼吸困难、肾病综合征及皮肤脆性增加[31]。另有报道该类基因突变在肾脏的表现包括毛细血管增生性肾小球肾炎、局灶节段性肾小球硬化，甚至肾间质纤维化。而皮肤异常包括表皮水疱、基底膜增厚、炎症和脱发[31-33]。部分患儿可存在 ILD 及肾病综合征，但无明显的皮肤受累[32,34]，有观点认为是由于整合素蛋白家族中的其他蛋白发挥了补救作用[35]。肺 CT 表现有弥漫性肺组织结构异常、磨玻璃影、小叶间隔增厚并伴有实变影，病理活检可见肺泡生长发育异常。当患儿存在皮肤网状基底膜结构异常改变时应考虑到本病，确诊本病需行基因检测。

### （三）TBX4 基因突变

T-box 基因家族表达 DNA 结合转录因子，在胚胎发生过程中起重要作用。其中 TBX4 基因可于胚胎发生早期在肺间质表达，通过调控分泌型成纤维细胞生长因子（secreted fibroblast growth factor 10，FGF10）的表达以及激活 FGF10 信号通路，从而调节肺分支形态发生[36,37]。TBX4 基因突变可下调 FGF10 的表达，导致肺叶无法正常形成、分叶缺陷，发育形成的肺显著缩小[36,38]。此外，TBX4 可调控气管、支气管软骨环的形成，以及气道平滑肌细胞的发育成熟。因此 TBX4 突变可导致气管软骨减少，造成气管软化或气管狭窄[36]。除了可引起腺泡发育不良和肺泡毛细血管发育不良，该基因突变还可产生一

种表型，即呼吸道症状轻微，存活时间较长，肺活检病理特征为局灶性肺间质炎症浸润引起的肺泡生长异常。此外，亦有观点认为单独 TBX4 突变并不足以导致 chILD 的发生[39]。我们收治的这个基因突变的病例以肺动脉高压为主，1 例伴有肺部过度通气和局限性不张。

### （四）Foxp 基因突变

叉头框（forkhead box，Fox）转录因子基因家族由一大类具有叉头形状的 DNA 结合域的转录调节因子组成，根据 DNA 结合域处的蛋白分子相似性分为四大亚族：Foxp1/2/3/4[40]。这些基因在肺发挥生物学功能是基于它们之间的协同作用，其中 Foxp1/2/4 表达于多种脏器发育阶段的内胚层细胞群中，如肺、胰腺和甲状腺[41,42]。Foxp1/2 促进肺发育晚期阶段 Ⅰ 型肺泡上皮细胞的成熟，Foxp1/4 促进气道分泌细胞如杯状细胞的成熟和再生[40,43]。有研究表明，由于 Foxp 基因突变（主要为 Foxp$^{TKO}$ 突变子）引起 Foxp1/2/4 表达缺失，减少了调控早期肺内胚层细胞发育的转录因子的表达，并削弱了气道上皮平滑肌细胞的发育。其中 Foxp1/4 缺失可导致杯状细胞基因的异常表达[40]。因此，上述突变可导致出现间质性肺疾病的临床表现，但目前报道的病例很少，需进一步研究分析。

### （五）2050-寡聚腺苷酸合成酶 1（OAS1）基因突变

OAS1 由干扰素介导生成，主要功能为介导抗病毒感染相关的免疫反应。该基因突变可能为常染色体显性遗传，目前有研究发现在一些家系中有一些在新生儿期起病的肺泡蛋白沉积症和低丙种球蛋白血症的病例，均证实存在该基因突变。对于该类型的儿童期 ILD，造血干细胞移植可能为有效的治疗方法。

### （六）歌舞伎综合征

此综合征系由 KMT2D 基因突变所致，该编码赖氨酸特异性甲基转移酶 2D。该病主要临床表现为智力低下，发育迟缓，婴儿期肌张力低下，以及其他组织器官的形态异常，如眼、耳、鼻和指尖[44]。亦有报道合并早发 ILD，肺活检显示肺泡间隔增宽及 Ⅱ 型肺泡上皮细胞显著增生，肺泡腔内可见巨噬细胞、褪变细胞、胆固醇结晶和一些致密的嗜酸细胞和蛋白物质[45]，且可能有轻度肺高压改变。此外，该综合征亦可合并免疫缺陷，可继发引起淋巴细胞肉芽肿性炎症，西罗莫司治疗效果可能较好[46]。

（赵顺英）

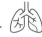

# 参考文献

［1］ SPAGNOLO P,BUSH A. Interstitial Lung Disease in Children Younger Than 2 Years. Pediatrics,2016,137(6):e20152725.

［2］ POPLER J,GOWER WA,MOGAYZEL PJ,et al. Familial neuroendocrine cell hyperplasia of infancy. Pediatr Pulmonol,2010,45(8):749-755.

［3］ YOUNG LR,BRODY AS,INGE TH,et al. Neuroendocrine cell distribution and frequency distinguish neuroendocrine cell hyperplasia of infancy from other pulmonary disorders. Chest,2011,139(5):1060-1071.

［4］ DETERDING RR,PYE C,FAN LL,et al. Persistent tachypnea of infancy is associated with neuroendocrine cell hyperplasia. Pediatr Pulmonol,2005,40(2):157-165.

［5］ LIPTZIN DR,PICKETT K,BRINTON JT,et al. Neuroendocrine Cell Hyperplasia of Infancy. Clinical Score and Comorbidities. Ann Am Thorac Soc,2020,17(6):724-728.

［6］ rAUCH d,wETZKE m,rEU s,et al. Persistent Tachypnea of Infancy. Usual and Aberrant. Am J Respir Crit Care Med,2016,193(4):438-447.

［7］ CANAKIS AM,CUTZ E,MANSON D,et al. Pulmonary interstitial glycogenosis:a new variant of neonatal interstitial lung disease. Am J Respir Crit Care Med,2002,165(11):1557-1565.

［8］ GALAMBOS C,WARTCHOW E,WEINMAN JP,et al. Pulmonary interstitial glycogenosis cells express mesenchymal stem cell markers. Eur Respir J,2020,56(4):2000853.

［9］ ARMES JE,MIFSUD W,ASHWORTH M. Diffuse lung disease of infancy:a pattern-based,algorithmic approach to histological diagnosis. J Clin Pathol,2015,68(2):100-110.

［10］ LIPTZIN DR,BAKER CD,DARST JR,et al. Pulmonary interstitial glycogenosis:Diagnostic evaluation and clinical course. Pediatr Pulmonol,2018,53(12):1651-1658.

［11］ CUTZ E,CHAMI R,DELL S,et al. Pulmonary interstitial glycogenosis associated with a spectrum of neonatal pulmonary disorders. Hum Pathol,2017,68:154-165.

［12］ ALKHORAYYEF A,RYERSON L,CHAN A,et al. Pulmonary interstitial glycogenosis associated with pulmonary hypertension and hypertrophic cardiomyopathy. Pediatr Cardiol,2013,34(2):462-466.

［13］ WEINMAN JP,WHITE CJ,LIPTZIN DR,et al. High-resolution CT findings of pulmonary interstitial glycogenosis. Pediatr Radiol,2018,48(8):1066-1072.

［14］ LEE EY. Interstitial lung disease in infants:new classification system,imaging technique,clinical presentation and imaging findings. Pediatr Radiol,2013,43(1):3-13.

［15］ YONKER LM,KINANE TB. Diagnostic and clinical course of pulmonary interstitial glycogenosis:The tip of the iceberg. Pediatr Pulmonol,2018,53(12):1659-1661.

［16］ SEIDL E,CARLENS J,REU S,et al. Pulmonary interstitial glycogenosis—A systematic analysis of new cases. Respir Med,2018,140:11-20.

［17］ BUSH A,GILBERT C,GREGORY J,et al. Interstitial lung disease in infancy. Early Hum Dev,2020,150:105186.

［18］ KAROLAK JA,VINCENT M,DEUTSCH G,et al. Complex Compound Inheritance of Lethal Lung Developmental Disorders Due to Disruption of the TBX-FGF Pathway. Am J Hum Genet,2019,104(2):213-228.

［19］ GAROLA RE,THIBEAULT DW. Alveolar capillary dysplasia,with and without misalignment of pulmonary veins:an association of congenital anomalies. Am J Perinatol,1998,15(2):103-107.

［20］ VINCENT M,KAROLAK JA,DEUTSCH G,et al. Clinical,Histopathological,and Molecular Diagnostics in Lethal Lung Developmental Disorders. Am J Respir Crit Care Med,2019,200(9):1093-1101.

［21］ JOURDAN-VOYEN L,TOURAINE R,MASUTTI JP,et al. Phenotypic and genetic spectrum of alveolar capillary dysplasia:a retrospective cohort study. Arch Dis Child Fetal Neonatal Ed,2020,105(4):387-392.

［22］ SHANKAR V,HAQUE A,JOHNSON J,et al. Late presentation of alveolar capillary dysplasia in an infant. Pediatr Crit Care Med,2006,7(2):177-179.

［23］ ITO Y,AKIMOTO T,CHO K,et al. A late presenter and long-term survivor of alveolar capillary dysplasia with misalignment of the pulmonary veins. Eur J Pediatr,2015,174(8):1123-1126.

［24］ LICHT C,SCHICKENDANTZ S,SREERAM N,et al. Prolonged survival in alveolar capillary dysplasia syndrome. Eur J Pediatr,2004,163(3):181-182.

［25］ ELTAHIR S,AHMAD KS,AL-BALAWI MM,et al. Lung disease associated with filamin A gene mutation:a case report. J Med Case Rep,2016,10:97.

［26］ DE WIT M,TIDDENS H,DE COO I,et al. Lung disease in FLNA mutation:confirmatory report. Eur J Med Genet,2011,54(3):299-300.

［27］ LORD A,SHAPIRO AJ,SAINT-MARTIN C,et al. Filamin A Mutation may be associated with diffuse lung disease mimicking bronchopulmonary dysplasia in premature newborns. Respir Care,2014,59(11):e171-e177.

［28］ SHELMERDINE SC,SEMPLE T,WALLIS C,et al. Filamin A(FLNA)mutation—A newcomer to the childhood interstitial lung disease(ChILD)classification. Pediatr Pulmonol,2017,52(10):1306-1315.

［29］ SASAKI E,BYRNE AT,PHELAN E,et al. A review of filamin A mutations and associated interstitial lung disease. Eur J Pediatr,2019,178(2):121-129.

［30］ CAMPBELL ID,HUMPHRIES MJ. Integrin structure, activation,and interactions. Cold Spring Harb Perspect Biol,2011,3(3):a004994.

［31］ NICOLAOU N,MARGADANT C,KEVELAM SH,et al. Gain of glycosylation in integrin α3 causes lung disease and nephrotic syndrome. J Clin Invest,2012,122(12): 4375-4387.

［32］ HAS C,SPARTÀ G,KIRITSI D,et al. Integrin α3 mutations with kidney,lung,and skin disease. N Engl J Med,2012, 366(16):1508-1514.

［33］ HE YH,BALASUBRAMANIAN M,HUMPHREYS N, et al. Intronic ITGA₃ Mutation Impacts Splicing Regulation and Causes Interstitial Lung Disease,Nephrotic Syndrome, and Epidermolysis Bullosa. J Invest Dermatol,2016,136 (5):1056-1059.

［34］ YALCIN EG,HE YH,ORHAN D,et al. Crucial role of posttranslational modifications of integrin α3 in interstitial lung disease and nephrotic syndrome. Hum Mol Genet, 2015,24(13):3679-3688.

［35］ MARGADANT C,RAYMOND K,KREFT M,et al. Integrin alpha3 beta1 inhibits diectional migration and wound re-epithelialization in the skin. J Cell Sci,2009, 122(Pt 2):278-288.

［36］ ARORA R,METZGER RJ,PAPAIOANNOU VE. Multiple roles and interactions of Tbx4 and Tbx5 in development of the respiratory system. PLoS Genet, 2012,8(8):e1002866.

［37］ CEBRA-THOMAS JA,BROMER J,GARDNER R,et al. T-box gene products are required for mesenchymal induction of epithelial branching in the embryonic mouse lung. Dev Dyn,2003,226(1):82-90.

［38］ ITOH N. A multifunctional mesenchymal-epithelial signaling growth factor in development,health,and disease. Cytokine Growth Factor Rev,2016,28:63-69.

［39］ POSEY JE,HAREL T,LIU PF,et al. Resolution of Disease Phenotypes Resulting from Multilocus Genomic Variation. N Engl J Med,2017,376(1):21-31.

［40］ LI S,WEIDENFELD J,MORRISEY EE. Transcriptional and DNA binding activity of the Foxp1/2/4 family is modulated by heterotypic and homotypic protein interactions. Mol Cell Biol,2004,24:809-822.

［41］ LU MM,LI S,YANG H,et al. Foxp4:a novel member of the Foxp subfamily of winged-helix genes co-expressed with Foxp1 and Foxp2 in pulmonary and gut tissues. Mechanisms of development,2002,119(Suppl 1):S197-S202.

［42］ SPAETH JM,HUNTER CS,BONATAKIS L,et al. The FOXP1,FOXP2 and FOXP4 transcription factors are required for islet alpha cell proliferation and function in mice. Diabetologia,2015,58(8):1836-1844.

［43］ SHU W,LU MM,ZHANG Y,et al. Foxp2 and Foxp1 cooperatively regulate lung and esophagus development. Development,2007,134(10):1991-2000.

［44］ ADAM MP,BANKA S,BJORNSSON HT,et al. Kabuki Syndrome Medical Advisory,B,Kabuki syndrome: international consensus diagnostic criteria. J Med Genet, 2019,56(2):89-95.

［45］ BALDRIDGE D,SPILLMANN RC,WEGENER DJ, et al. Phenotypic expansion of KMT2D-related disorder: Beyond Kabuki syndrome. Am J Med Genet A,2020,182 (5):1053-1065.

［46］ DEYÀ-MARTÍNEZ A,ESTEVE-SOLÉ A,VÉLEZ-TIRADO N,et al. Sirolimus as an alternative treatment in patients with granulomatous-lymphocytic lung disease and humoral immunodeficiency with impaired regulatory T cells. Pediatr Allergy Immunol,2018,29(4):425-432.

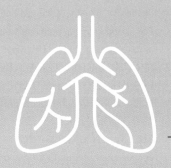

**第七章**

弥漫性囊性肺疾病

# 第一节 弥漫性囊性肺疾病病因和诊断概述

弥漫性囊性肺疾病(diffuse cystic lung disease，DCLDs)，也称多发性囊性肺疾病(multiple cystic lung disease，MCLD)，是一组肺内存在多个囊腔病变的异质性疾病，囊腔为含气的球形或不规则的透亮区域(空腔病变)或为低密度的腔隙，一般为多发性，通常为薄壁，直径<2mm，与正常肺组织分界清楚。本病可伴有反复气胸[1]。

## 一、发病机制

发生机制尚不清楚，病因不同其发病机制各异。在大多数情况下，与炎症或浸润过程引起的基质金属蛋白酶(MMP)等蛋白表达增加，导致次级肺小叶内的肺泡间隔、远端气道和小血管移位、破坏或置换。基本的发病机制为细支气管阻塞形成活瓣，远端肺组织过度膨胀导致囊性病变。其他原因可能还有终末毛细血管阻塞导致气道缺血、坏死和气道扩张。基因突变在遗传性疾病囊性病变形成中起关键作用。

## 二、诊断和鉴别诊断

本病主要根据影像学诊断。大多数肺部囊性病变在普通胸部X线片上不易显示。因此，诊断依赖于HRCT，因其对于气道和间质病变具有较高的分辨率，可以很好地显示囊性病变的部位、大小、伴随的其他病变以及类似的空腔病变，有助于诊断和鉴别诊断。

囊性病变需要与其他含气空腔病变进行鉴别，如空洞、小囊泡、肺大疱等。空洞指在肺实变、肿块或结节内，出现的透光区或低衰减区，常为肺组织坏死液化后经支气管树排出或引流而致，壁厚通常超过4mm。小囊泡为薄壁囊性气腔，与脏层胸膜毗邻，直径<1cm。肺大疱指球形的局部透亮区，直径>1cm，薄壁(<1mm)，常伴邻近肺组织肺气肿的改变。另外，与DCLDs相似的疾病有肺气肿、支气管扩张、蜂窝肺等，也需要鉴别。肺气肿多因支气管阻塞，呼气时气体流出受阻，肺内残气量增多，引起肺组织过度膨胀，导致肺泡扩张，间隔断裂，最终肺泡融合，CT表现为无囊壁的低密度影，也可表现为有囊壁的低密度影。间隔旁肺气肿累及远端肺泡，包括肺泡管和肺泡囊，位于胸膜下区域和支气管血管树周围区域，由完整小叶间隔分隔的低密度病灶。蜂窝肺是多种肺疾病终末期的一种表现，正常肺泡结构消失，发生纤维化的肺组织中有多发、具有纤维囊壁的囊腔，囊腔直径从数毫米到数厘米不等，囊壁厚度不一，形似蜂窝，内衬化生的支气管上皮，HRCT显示成簇囊状气腔，囊壁清晰[2,3]。

## 三、病因分类

根据文献以及我们的经验，病因包括先天性和遗传疾病、淋巴增殖性疾病、感染性疾病、间质性肺疾病以及肿瘤性疾病等，见表7-1。

表7-1 弥漫性囊性肺疾病的常见病因

| 分类 | 常见疾病 |
|---|---|
| 先天性疾病 | 先天性肺气道畸形 |
| 肿瘤性疾病 | 朗格汉斯细胞组织细胞增生症(LCH)等 |
| 遗传性疾病 | Ehlers-Danlos综合征<br>Birt-Hogg-Dube综合征<br>淋巴管平滑肌瘤病(LAM)<br>神经纤维瘤病<br>婴儿早发性间质性肺疾病<br>肺泡蛋白沉积症<br>COPA综合征<br>STING相关婴儿期起病的血管病(SAVI) |
| 遗传代谢性疾病 | 脯肽酶缺乏症<br>赖氨酸尿性蛋白质不耐受<br>β-甘露糖苷贮积症<br>法布里病 |
| 肺淋巴增殖性疾病 | 淋巴细胞间质性肺炎<br>肺淋巴瘤<br>淀粉样和非淀粉样免疫球蛋白沉积性疾病 |
| 感染性疾病 | 高IgE综合征患儿发生金黄色葡萄球菌等感染<br>肺孢子菌肺炎<br>复发性呼吸道乳突状瘤 |
| 间质性肺疾病 | 过敏性肺炎等 |

在成人，最常见的三种病因分别是LAM、LCH以及Birt-Hogg-Dube综合征。首都医科大学附属北京儿童医院呼吸二科收治的儿童病例，最常见的病因为LCH，其次为遗传性疾病和淋巴增殖性疾病。近年来遗传性代谢性疾病增多。

有关淋巴细胞间质性肺炎和滤泡性细支气管炎见本书第十二章淋巴组织增殖性肺疾病，高IgE综合征见第十九章原发性免疫缺陷病的呼吸系统表现，LCH见第十四章肺组织细胞疾病，COPA综合征等见第二十章自身炎症性疾病的呼吸系统表现。脯肽酶缺乏症、赖氨酸尿性蛋白质不耐受等遗传代谢性疾病见第二十一章遗传代谢病的呼吸系统表现。

## 四、病因诊断程序

先确定是否为肺囊性疾病,再根据肺内和肺外表现、影像学特征、血标志物、基因分析以及肺和其他组织病理确诊病因,通常肺内外表现以及影像学特征可能提示病因诊断,如果血清标志物、血尿筛查或者基因分析确诊病因后,不需要再进行肺和其他组织活检[4]。

### (一) 临床表现

临床表现是病因诊断弥漫性囊性肺病的重要线索[5],若肺外表现如典型皮疹等,提示 LCH、羟肽酶缺乏症等。生长发育异常或者特殊面容应考虑遗传代谢性疾病,如赖氨酸蛋白尿耐受不良以及羟肽酶缺乏症等。皮肤血管炎表现或关节炎家族史或个人史对 SAVI、COPA 有提示意义。Ⅰ型神经纤维瘤病和结节性硬化症等存在特征性的皮肤表现。有反复肺炎史,应考虑先天性囊性肺病如先天性肺气道畸形、支气管囊肿以及高 IgE 综合征等;有低氧血症表现,考虑肺孢子菌肺炎等。

### (二) 影像学特征

分析影像学特征如囊的数量、部位、形态以及是否伴有肺实质异常如磨玻璃影、结节/微结节、胸腔积液和气胸、纵隔病变、淋巴管瘤、骨骼异常等有助于病因诊断[6,7]。如 LAM 一般为弥漫性、均匀的圆形囊腔,伴自发性气胸或乳糜胸。Birt-Hogg-Dube 综合征囊腔以下肺为主,常位于纵隔旁。LCH 以上肺为主,伴有结节病变;伴有肺间质改变见于 SVAI,伴有双肺小叶中心结节(滤泡性细支气管炎/淋巴细胞间质性肺炎)见于 COPA 综合征,赖氨酸尿性蛋白质不耐受和肺泡蛋白沉积伴有双肺铺路石征。

### (三) 血清学检查

如抗自身抗体或者抗 CCP 抗体阳性见于 SVAI 和 COPA。血尿代谢筛查可确诊遗传代谢性疾病。

### (四) 基因分析

通过基因分析可以确定遗传性疾病的病因[8]。

### (五) 病理检查

进行肺和其他组织活检可确诊,如皮疹或者肺组织活检可确诊 LCH;肺组织活检可确诊淋巴细胞间质性疾病等。

(赵顺英　江载芳)

## 参考文献

[ 1 ] RYU JH,TIAN X,BAQIR M,et al. Diffuse cystic lung diseases. Front Med,2013,7(3):316-327.

[ 2 ] GUPTA N,VASSALLO R,WIKENHEISER-BROKAMP KA,et al. Diffuse Cystic Lung Disease. Part Ⅰ. Am J Respir Crit Care Med,2015,191(12):1354-1366.

[ 3 ] GUPTA N,VASSALLO R,WIKENHEISER-BROKAMP KA,et al. Diffuse Cystic Lung Disease. Part Ⅱ. Am J Respir Crit Care Med,2015,192(1):17-29.

[ 4 ] RAOOF S,BONDALAPATI P,VYDYULA R,et al. Cystic Lung Diseases:Algorithmic Approach. Chest,2016,150(4):945-965.

[ 5 ] ENNIS S,SILVERSTONE EJ,YATES DH. Investigating cystic lung disease:a respiratory detective approach. Breathe(Sheff),2020,16(2):200041.

[ 6 ] AQUILINA G,CALTABIANO DC,GALIOTO F,et al. Basile A Cystic Interstitial Lung Diseases:A Pictorial Review and a Practical Guide for the Radiologist. Diagnostics(Basel),2020,10(6):346.

[ 7 ] PARK S,LEE EJ. Diagnosis and treatment of cystic lung disease. Korean J Intern Med,2017,32(2):229-238.

[ 8 ] OBAIDAT B,YAZDANI D,WIKENHEISER-BROKAMP KA,et al. Diffuse Cystic Lung Diseases. Respir Care,2020,65(1):111-126.

## 第二节　埃勒斯-当洛综合征

埃勒斯-当洛综合征(Ehlers-Danlos syndrome,EDs)由 Ehlers(1901 年)与 Danlos(1908 年)报道,由突变的胶原蛋白或相关蛋白基因突变,导致结缔组织发育异常引起。特征性的表现为皮肤和血管脆性增加,皮肤弹性过度,关节活动过度,创伤后愈合延迟,形成萎缩性瘢痕以及反复血肿等。

## 一、发病机制

一般认为是在胚胎期中胚层细胞发育不全,胶原合成障碍引起全身结缔组织缺陷,分 13 种亚型,由 19 个不同的基因突变引起,除了纤维胶原(fibrillar collagens)缺陷外(包括胶原Ⅰ、Ⅲ、Ⅴ),修饰酶如

ADAMTS-2、组织赖氨酸羟化酶1(lysylhydroxylase 1)、胶原折叠蛋白(FKBP22)、细胞外基质其他成分等都参与本病[1]。

Ehlers-Danlos综合征可伴有肥大细胞疾病。因免疫系统的单核巨噬细胞也来自中胚层组织,故本病伴有不同程度的免疫功能低下。

## 二、分类

Ehlers-Danlos综合征曾分为11种类型,用罗马数字命名,如Ⅰ型、Ⅱ型等。1997年,提出了更简单的分类(Villefranche命名法),将分型精减到6种类型,分别是经典型、活动异常增高型、血管型、脊柱后凸型、关节松弛型及皮肤脆弱型。根据Ehlers-Danlos综合征2017年的国际分类,目前分为13个型别,包括超移动型和表中描述的12型,亚型之间临床表现可能有重叠[2],见表7-2。

经典EDS(cEDS)是常染色体遗传性结缔组织疾病,为COL5A1或COL5A2基因致病性变异导致,这两种基因编码Ⅴ型胶原蛋白,主要临床标准为皮肤过度伸展、萎缩性瘢痕和全身关节过伸。

在Ehlers-Danlos综合征各型中,血管型(Ⅳ型,vEDS)是最严重的类型,也最容易引起肺部表现。本病是常染色体显性遗传,大多数位于2q31的COL3A1(Collagen alpha-1 Ⅲ chain)基因突变引起,约50%的突变为新发突变。该基因编码Ⅲ型胶原蛋白的Pro-α1链,Ⅲ型胶原蛋白是一种纤维状胶原蛋白,由三种链构成,含有一个长的三重螺旋区域,为细胞外基质蛋白,在细胞内合成,以前胶原的形式存在,是中空器官如血管、子宫和肠管主要的结构成分,COL3A1基因突变导致Ⅲ型胶原合成、分泌和结构发生异常,因此血管型EDs的主要并发症为血管破裂、肠道破裂及妊娠子宫破裂[3]。动脉破裂之前

表 7-2 2017 年 Ehlers-Danlos 综合征分类

| 基因定位 | ENS 亚型 | OMIM | 遗传模式 | 致病基因 |
|---|---|---|---|---|
| 9q34.3 | 经典型、1 型 | 130000 | AD | COL5A1 |
| 2q32.2 | 经典型、2 型 | 130010 | AD | COL5A2 |
| 6p21.33-p21.32 | 类似经典型、1 型,细胞黏合素-X 缺陷 | 606408 | AR | TNXB |
| 7p13 | 类似经典型、2 型 | 618000 | AR | AEBP1 |
| 1p36.22 | 脊柱后侧弯型、1 型,VIA(赖氨酰羟化酶缺乏) | 225400 | AR | PLOD1 |
| 7p14.3 | 脊柱后侧弯型、2 型,Ehlers-Danlos 综合征伴进行性脊柱侧弯、肌病和听力丧失 | 614557 | AR | FKBP14 |
| 16q24.2 | 角膜脆弱综合征 1 型,VIB 型(具有正常赖氨酰羟化酶活性) | 229200 | AR | ZNF469 |
| 4q27 | 角膜脆弱综合征 2 型 | 614170 | AR | PRDM5 |
| 5q35.3 | 脊柱发育不良 1 型,Ehlers-Danlos 综合征伴身材矮小和肢体异常 | 130070 | AR | B4GALT7 |
| 1p36.33 | 脊柱发育不良 2 型 | 615349 | AR | B3GALT6 |
| 11p11.2 | 脊柱发育不良 3 型,Ehlers-Danlos 样综合征脊柱手关节发育不良 | 612350 | AR | SLC39A13 |
| 2q32.2 | Ehlers-Danlos 综合征、血管型,Ⅳ型 | 130050 | AD | COL3A1 |
| 5q35.3 | 皮肤脆裂症型 | 225410 | AR | ADAMTS2 |
| 17q21.33 | Ehlers-Danlos 综合征Ⅶ型,关节松弛 1 型 | 130060 | AD | COL1A1 |
| 7q21.3 | Ehlers-Danlos 综合征、关节松弛 2 型 | 617821 | AD | COL1A2 |
| 15q15.1 | 肌肉挛缩 1 型/肌肉挛缩性皮肤弹性过度综合征 1 型 | 601776 | AR | CHST14 |
| 6q22.1 | Ehlers-Danlos 综合征肌肉挛缩 2 型 | 615539 | AR | DSE |
| 6q13-Q14 | Bethlem 肌病 2 型,肌病型 Ehlers-Danlos 综合征 | 616471 | AD | COL12A1 |
| 7q21.3 | Ehlers-Danlos 综合征、心脏瓣膜型 | 225320 | AR | COL1A2 |
| 12p13.31 | Ehlers-Danlos 综合征、牙周型、1 型 | 130080 | AD | C1R |
| 12p13.31 | Ehlers-Danlos 综合征牙周型、2 型 | 617174 | AD | C1S |

可能会发生动脉瘤或动脉瘤剥离,也可有颈动脉海绵窦瘘。患者常因大中动脉破裂死亡,而皮肤松弛和关节活动过度可以不明显。Ⅲ型胶原蛋白的其他功能包括在凝血级联中与血小板相互作用,也是伤口愈合过程主要的信号分子。

COL1A1 基因突变引起成骨不全或关节松弛型 EDS,COL1A1 基因编码Ⅰ型胶原 α1 链,基因突变导致胶原完整性破坏。因Ⅰ型和Ⅲ型胶原的三重螺旋中有赖氨酸残基交联,并在中空器官、血管系统、肠道和皮肤共定位,形成异原纤维,目前发现 COL1A1 基因突变可致 cEDS 和 vEDS 表型的重叠,动物实验发现肺泡出血和囊性改变,病例报道有肺发育障碍。

### 三、临床表现

#### (一)皮肤

皮肤弹性过强,可牵拉出很长的皮襞。皮肤变薄,透明,浅静脉明显,尤其是胸部和腹部。皮肤血管脆弱,易发生外伤。面部特征:嘴唇和鼻子薄,小颌,眼睛突出。在 vEDS 中,皮肤脆性增高不严重,皮肤过度伸展可不明显。

#### (二)骨和关节

关节活动过度,尤其是小关节,远端指掌关节过度伸屈。可有先天性髋关节脱位,畸形足。在 vEDS 中,GJH 不是 vEDS 的主要诊断标准,通常局限于远端关节过度松弛,皮肤过度伸展也可不明显。关节过度活动、皮肤和血管脆弱在 EDS 各亚型可重叠。

#### (三)心血管并发症

如上述,主要见于 vEDS,在 cEDS 和其他非血管亚型 EDS 中很少出现。可合并先天性心脏病。

#### (四)呼吸系统表现

突变基因 COL3A1 在肺血管、实质和成纤维细胞也表达,因此本病肺部组织完整性差,可形成小囊泡。典型的表现为多发薄壁囊腔,可为双侧,常引起反复自发性气胸[4-6]。也可出现血胸[7]、多发肺实变或肺结节[4],可发生空洞[8,9],可能为血管破坏造成的血肿。一些病例反复发生肺出血、咯血和血痰,多由于血管壁撕裂损伤所致[10]。还可有纤维结节或纤维性假瘤,见骨上皮化生,可能是肺血管或间质损伤后修复不充分的结果。其他表现为小叶间隔光滑增厚、胸膜下线、模糊的小叶中心微结节、磨玻璃影以及肺囊肿,也有形成肺动脉瘤的报道[11]。可发生哮喘、声带功能不良以及气道受压。另外,阻塞睡眠障碍发生率高[12]。我们收治 4 例 Ehlers-Danlos 综合征,2 例患者均有咯血,1 例除咯血外,伴有活动后气促,

2 例胸部 CT 均发现弥漫性肺泡出血,1 例合并弥漫囊性病变(图 7-1、图 7-2),这 2 例患儿均有蓝色巩膜,其中 1 例皮肤存在自发性出血,婴儿期多次不明原因瘀斑,之后瘀斑减轻,胸部血管明显,突变基因来自母亲,其母亲胸部血管亦明显,肉眼可见形成血管网。1 例表现为反复自发性气胸,1 例患者合并哮喘,哮喘发作时出现全身皮下气肿和纵隔气肿。这 4 例患者均有轻度指掌关节过伸和皮肤薄的表现。2 例肺泡出血患儿中,1 例为 COL3A1 基因突变,1 例为 COL1A1 突变,其余 2 例均为 COL5A1 基因突变。弥漫性肺泡出血国外文献未见报道,但有学者在携带 COL1A1 突变基因的小鼠肺内发现肺泡出血和囊性改变。

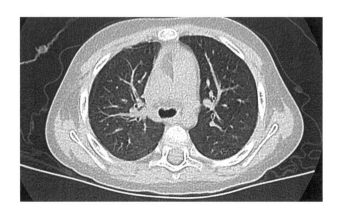

图 7-1　胸部 CT 提示双肺弥漫磨玻璃影,支气管肺泡灌洗液证实为肺泡出血

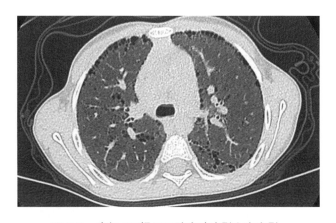

图 7-2　胸部 CT 提示双肺磨玻璃影和囊泡影

### 四、诊断及鉴别诊断

目前文献报道以肺部病变起病的儿童病例几乎均为 vEDs。vEDs 的诊断标准见表 7-3,满足以下任何一个主要标准或几个次要标准时应考虑本病[1,13,14],特别是年龄 <4 岁的患儿。

表 7-3　vEDs 诊断标准

| 主要标准 | 次要标准 |
| --- | --- |
| 1. 动脉瘤,夹层或破裂<br>2. 肠破裂<br>3. 怀孕期间子宫破裂<br>4. vEDS 的家族史 | 1. 薄而半透明的皮肤(特别是胸部/腹部明显)<br>2. 面部外观特征(唇薄朱红,小颌,鼻子狭窄,眼睛突出)<br>3. 肢皮早老<br>4. 颈动脉海绵窦动静脉瘘<br>5. 小关节的运动过度<br>6. 肌腱/肌肉破裂<br>7. 早发性静脉曲张<br>8. 气胸/血气胸<br>9. 容易瘀伤(自发性或创伤小)<br>10. 慢性关节半脱位/脱位<br>11. 先天性髋关节脱位/马蹄内翻足 |

本病需与其他引起大疱性肺气肿的遗传性疾病鉴别,包括马方综合征、Birt-Hogg-Dube 综合征、神经纤维瘤病以及法布里病(Fabry disease)等[15]。

## 五、治疗

本病无特效治疗。应用 $\beta_2$-受体阻滞剂塞利洛尔(celiprolol)可降低血管并发症[2],可能与减少运动时血管血流动力学张力有关和/或减少转化生长因子 $\beta$ 抑制血管紧张素系统也有效果。

(赵顺英　江载芳)

# 参考文献

[1] MILLER E,GROSEL JM. review of Ehlers-Danlos syndrome. JAAPA,2020,33(4):23-28.

[2] MALFAIT F,FRANCOMANO C,BYERS P,et al. The 2017 international classification of the Ehlers-Danlos syndromes. Am J Med Genet C Semin Med Genet,2017,175(1):8-26.

[3] BERIDZE N,FRISHMAN WH. Vascular Ehlers-Danlos syndrome:pathophysiology,diagnosis,and prevention and treatment of its complications. Cardiol Rev,2012,20(1):4-7.

[4] HARRIS JG,KHIANI SJ,LOWE SA,et al. Respiratory symptoms in children with Ehlers-Danlos syndrome. J Allergy Clin Immunol Pract,2013,1(6):684-686.

[5] RUGGERI P,CALCATERRA S,GIRBINO G. Bullous emphysema as first presentation of Ehlers-Danlos syndrome in monozygotic twins. Respir Med Case Rep,2014,14:40-42.

[6] NAKAGAWA H,WADA H,HAJIRO T,et al. Ehlers-Danlos Syndrome Type IV with Bilateral Pneumothorax. Intern Med,2015,54(24):3181-3184.

[7] DAR RA,WANI SH,MUSHTAQUE M,et al. Spontaneous hemo-pneumothorax in a patient with Ehlers-Danlos syndrome. Gen Thorac Cardiovasc Surg,2012,60(9):587-589.

[8] HERMAN TE,MCALISTER WH. Cavitary pulmonary lesions in type IV Ehlers-Danlos syndrome. Pediatr Radiol,1994,24(4):263-265.

[9] ISHIGURO T,TAKAYANAGI N,KAWABATA Y,et al. Ehlers-Danlos Syndrome with Recurrent Spontaneous Pneumothoraces and Cavitary Lesion on Chest X-ray as the Initial Complications. Intern Med,2009,48(9):717-722.

[10] AYRES J,REES J,COCHRANE GM. Haemoptysis and non-organic upper airways obstruction in a patient with previously undiagnosed Ehlers-Danlos syndrome. Br J Dis Chest,1981,75(3):309-310.

[11] GU G,YANG HATAKE K,MORIMURA Y,et al. Respiratory complications of Ehlers-Danlos syndrome type IV. Leg Med(Tokyo),2013,15(1):23-27.

[12] GU GC,YANG H,CUI LJ,et al. Vascular Ehlers-Danlos Syndrome With a Novel Missense COL3A1 Mutation Present With Pulmonary Complications and Iliac Arterial Dissection. Vasc Endovascular Surg,2018,52(2):138-142.

[13] STÖBERL AS,GAISL T,GIUNTA C,et al. Obstructive Sleep Apnoea in Children and Adolescents with Ehlers-Danlos Syndrome. Respiration,2019,97(4):284-291.

[14] SOBEY G. Ehlers-Danlos syndrome:how to diagnose and when to perform genetic tests. Arch Dis Child,2015,100(1):57-61.

[15] SULLI A,TALARICO R,SCIRÈ CA,et al. Ehlers-Danlos syndromes:state of the art on clinical practice guidelines. RMD Open,2018,4(suppl 1):e000790.

# 第三节　Birt-Hogg-Dube 综合征

Birt-Hogg-Dube 综合征(BHD)为常染色体显性遗传病,由 17 号染色体短臂(17p12q11.2)上编码卵泡激素滤泡蛋白(folliculin,FLCN)的基因杂合突变引起[1]。目前 FLCN 有 140 种以上突变[1],在众多 BHD 患儿中检测到第 11 外显子的 C8 胞嘧啶(c.1285dupC)插入或缺失是最常见的 FLCN 基因突变形式。本病特征性表现为皮肤纤维毛囊瘤、肺多发囊性病变、自发性气胸和肾肿瘤。

## 一、发病机制

Follicin 蛋白在许多组织中均有表达,如皮肤、肺间质细胞、I 型肺泡上皮细胞和远端肾单位,是一种肿瘤抑制因子,它与 FINP-1 和 FINP-2 作用,激活 5'-磷酸腺苷活化蛋白激酶,对哺乳动物雷帕霉素靶蛋白(mammalian target of rapamycin,mTOR)通路起调控作用,mTOR 是一种丝氨酸/苏氨酸蛋白激酶,属于磷酸肌醇 3 激酶(phosphatidylinositol 3 kinase,PI3-K)相关激酶家族成员,在感受细胞外营养信号、调节细胞生长与增殖过程中起关键作用。mTOR 信号通路在细胞生长中处于核心地位,整合胞外多种信号,可在多种因素的活化下参与基因转录、蛋白翻译起始、核糖体合成和细胞凋亡等多种生物学过程。正常情况下 mTOR 信号通路有一定生物活性以维持正常机体生理代谢。FLCN 基因的突变,致 mTOR 通路调节失控,致使细胞异常增殖、分化、生长和存活,从而导致疾病的发生[2]。本病有异质性,有完整表现型,但具有不完全外显和年龄依赖的表现是本病的特征。肺部病变的发病机制主要为 Follicin 基因表达缺陷致中胚叶层发育异常。

## 二、病理表现

囊壁被覆 II 型肺泡上皮细胞,表达细胞角蛋白、表面活性蛋白或者甲状腺转录因子 1(TTF-1),无其他病变,无异常细胞浸润和增殖,无炎症,无纤维组织增生等,内衬细胞 FLCN 表达呈阳性[3]。在未发生气胸的患者中,囊性病变多在小叶间隔附近,病变在肺泡间隔连接处,少数囊肿包含由小叶间隔组成的结构,多数囊肿与气道不相通或者被小气道包绕。所有囊肿被正常肺实质包绕,有时囊腔内可以出现含有肺泡壁的小叶间隔结构的"肺泡套肺泡"的情况[4]。

## 三、临床表现

BHD 可累及身体多个脏器,包括毛囊肿瘤、肾肿瘤以及肺囊肿。一般见于成人,也有青少年发病,目前文献曾报道最小发病年龄为 8 岁[5]。

### (一)皮肤

可表现为纤维毛囊瘤、毛盘瘤和软垂疣[6]。这些病变临床上表现相同,为许多小而圆的丘疹,直径 2~4mm,黄白色、轻微隆起、光滑、通常片状分布,主要累及头皮、前额、面部、颈部、胸部、背部和手臂。有些丘疹有脐凹,其内有角化栓或毛发,是一种良性毛发肿瘤,为纤维毛囊瘤。毛盘瘤为良性病变,在临

床上与纤维毛囊瘤类似,通过组织病理区别。软垂疣是呈丝状增生的柔软突起或有蒂呈息肉样突起,质软,表面光滑。

### (二)肾肿瘤

包括混合嗜酸细胞/嫌色细胞肿瘤、嫌色细胞癌、透明细胞癌、嗜酸细胞瘤、乳头状肾细胞癌等[7],发生率不高,发病较晚,在成人期以后发病,平均发病年龄 50.4 岁。

### (三)肺部

几乎所有 BHD 患者均可见肺部囊性病变,典型表现为多发性肺部囊性病变以及自发性气胸,可表现为反复气胸[8-10]。囊可以单侧,也可以双侧,多发,呈椭圆、凸透镜状或豆点状等,壁薄,边界清楚,大小 2~78mm 不等,缺乏内部结构,分布主要在中下肺,尤其是肺基底部,也可位于隆突下和胸膜下,特别是纵隔侧胸膜下,在下肺动脉或静脉的近段部分多见,大囊通常有叶状分隔外形[11-13],而受累部分肺实质基本正常。囊腔总容积、最大的直径和容积与气胸发生有关。BHD 外显子突变位置与囊肿数量有关,如外显子 9 位置突变表现为更多的囊腔。有囊腔病变的患者通常无症状,肺功能正常。

胸部 CT 上囊腔分布和特点对诊断有重要的提示意义,与肺大疱的好发部位不同。气胸可以是 BHDS 的首发症状,常复发。BHDS 中气胸的发生率为 22%~41%,多在成年早期到中期出现,儿童也有发生气胸的报道[14,15]。气胸的危险因素包括气胸家族史、囊腔数量和大小,下肺病变程度、飞行和潜水等运动。BHDS 中不存在影响气胸风险的基因型表型相关或修饰基因。

根据文献,欧美报道的 BHD 病例中,超过 80% 的患者有皮肤表现(纤维瘤病),但在亚洲患儿中,皮肤的表现少。韩国报道了近年来有关 BHD 患儿,95% 患儿曾患过气胸,而仅有 20% 的病例有皮肤及肾脏的表现,其中 1 篇病例报道所有病例均没有皮肤、肾脏改变[16]。儿童曾报道 1 名 15 岁男孩,反复发作自发性气胸,有肺囊性病变,但无皮肤及肾脏表现,有家庭成员受累(有皮肤受累)[14]。目前认为亚洲患儿皮肤损害、肾脏肿瘤发生率低,肺部囊性病变和/或气胸可为唯一临床表现。青少年若表现为肺囊肿及气胸,家族成员(一级亲属)中有皮肤损害、气胸、肾脏囊肿或肿瘤者,需考虑本病可能,可进行基因检测。

## 四、诊断

典型 HRCT 表现,特征性的皮肤和/或肾脏异常,

家族史和/或基因突变。多数患儿肺功能正常/轻度异常。诊断标准[5]见表7-4。

表7-4　BHD的诊断标准

| 主要标准 | 次要标准 |
|---|---|
| 1. 至少5个纤维毛囊瘤或毛盘瘤,至少有1处有组织病理学证据,成年期发病 | 1. 多发肺囊性病变　双侧,无其他明显原因,伴或不伴气胸 |
| 2. 致病性的FLCN基因突变证据 | 2. 肾癌　早发(<50岁)或多发或双侧肾癌,或组织学为混合细胞癌(嫌色细胞和嗜酸瘤细胞) |
| | 3. 一级亲属中有BHD患儿 |

注:以上标准中满足1个主要标准或2个次要标准即可诊断本病。

## 五、治疗

mTOR通路抑制剂对本病的疗效尚不一致。对于反复发作的气胸可手术治疗。动态监测评估肺功能和肾脏,必要时手术切除肾肿瘤。

(赵顺英　江载芳)

## 参考文献

[1] SCHMIDT LS,LINEHAN WM. FLCN:The causative gene for Birt-Hogg-Dube syndrome. Gene,2018,640:28-42.

[2] NAPOLITANO G,DI MALTA C,ESPOSITO A,et al. A substrate-specific mTORC1 pathway underlies Birt-Hogg-Dube syndrome. Nature,2020,585(7826):597-602.

[3] FURUYA M,NAKATANI Y. Pathology of Birt-Hogg-Dube syndrome:A special reference of pulmonary manifestations in a Japanese population with a comprehensive analysis and review.Pathol Int,2019,69(1):1-12.

[4] KENNEDY JC,KHABIBULLIN D,BOKU Y,et al. New Developments in the Pathogenesis of Pulmonary Cysts in Birt-Hogg-Dube Syndrome. Semin Respir Crit Care Med,

2020,41(2):247-255.

[5] SPRAGUE J,LANDAU JW. Birt-Hogg-Dube Syndrome Presenting as a Nevus Comedonicus-Like Lesion in an 8-Year-Old Boy. Pediatr Dermatol,2016,33(5):e294-295.

[6] GUPTA N,SUNWOO BY,KOTLOFF RM. Birt-Hogg-Dube Syndrome. Clin Chest Med,2016,37(3):475-478.

[7] DACCORD C,GOOD JM,MORREN MA,et al. Birt-Hogg-Dube syndrome. Eur Respir Rev,2020,17,29(157):200042.

[8] MARZIALI V,GEROPOULOS G,FRASCA L,et al.Focus on the pulmonary involvement and genetic patterns in Birt-Hogg-Dube syndrome:Literature review. Respir Med,2020,168:105995.

[9] MARCINIAK SJ,JOHNSON SR. Pneumothorax and the biology of Birt-Hogg-Dube syndrome. Thorax,2020,75(6):442-443.

[10] GUPTA N,KOPRAS EJ,HENSKE EP,et al. Spontaneous Pneumothoraces in Patients with Birt-Hogg-Dube Syndrome. Ann Am Thorac Soc,2017,14(5):706-713.

[11] LEE JE,CHA YK,KIM JS,et al. Birt-Hogg-Dube syndrome:characteristic CT findings differentiating it from other diffuse cystic lung diseases. Diagn Interv Radiol,2017,23(5):354-359.

[12] HU M,XING H,LIU Y,et al. Pulmonary Involvement in Birt-Hogg-Dube Syndrome. Chest,2020,158(4):1791-1793.

[13] RAOOF S,BONDALAPATI P,VYDYULA R,et al. Cystic Lung Diseases:Algorithmic Approach. Chest,2016,150(4):945-965.

[14] ARDOLINO L,SILVERSTONE E,VARJAVANDI V,et al. Birt-Hogg-Dube syndrome presenting with macroscopic pulmonary cyst formation in a 15-year-old. Respirol Case Rep,2020,8(6):e00610.

[15] GEILSWIJK M,BENDSTRUP E,MADSEN MG,et al. Childhood pneumothorax in Birt-Hogg-Dube syndrome:A cohort study and review of the literature. Mol Genet Genomic Med,2018,6(3):332-338.

[16] LEE JH,JEON MJ,SONG JS,et al. Birt-Hogg-Dube syndrome in Korean:clinicoradiologic features and long term follow-up. Korean J Intern Med,2019,34(4):830-840.

# 第四节　结节性硬化

结节性硬化(tuberous sclerosis complex,TSC)由von Recklinghausen在1882年发现,是一种常染色体显性遗传性疾病,与TSC1和TSC2基因突变有关,表现型变异较大,可累及脑、皮肤、肾脏、眼、心脏等全身多器官组织,可以独立存在,也可以与淋巴管肌瘤病(lymphangioleiomyomatosis,LAM)并存[1]。

## 一、发病机制

本病可与肺部表现为LAM形成复合体,TSC1和TSC2基因可能有肿瘤抑制基因的功能,细胞增殖和分化,无器官组织特异性,可以影响身体内的任何器官,受累器官的正常组织被多种细胞取代,出现功能障碍。TSC为常染色体显性遗传,但外显率不全,散发病例可能与高度自发突变率有关,同一家族成员临床表现可相差较大,已报道多对同卵双生子临床表现差异很大[2]。

## 二、病理表现

结节性硬化肺部病理有两种类型[3]:①淋巴管平滑肌瘤病:与平滑肌细胞浸润全肺结构所致肺间质扩张有关。②多灶性微结节样肺细胞增生(multifocal micronodular pneumocyte hyperplasia, MMPH):是TSC第二常见的肺部表现,特征是散在分布的多发性结节,界限清楚,沿肺泡隔生长的Ⅱ型肺泡上皮细胞呈结节增生,病程呈非进展性。染色显示表达细胞角蛋白和表面活性蛋白A、B,但无HMB-45、α-平滑肌蛋白、激素受体。也可发生肺透明细胞瘤(clear cell tumor of lung,CCSTL)是一种罕见的、典型的良性间质瘤,是由血管周上皮细胞组成的,这种细胞在组织学和免疫组化学均较独特。MMPH和CCSTL对TSC特异性差,故没有列为诊断标准之一。

## 三、临床表现

TSC特征是错构瘤和良性或少见的恶性肿瘤,常见脑部、皮肤、视网膜、肾脏、心脏和肺部。常见影像学表现为脑皮质结节、脑室管下结节、脑白质异常、视网膜异常、心脏横纹肌瘤、淋巴管平滑肌瘤病、肾血管平滑肌脂肪瘤和皮肤病变[4]。

### (一)肺部

包括常见的LAM和不常见的MMPH,分别引起囊性和结节性病变[3,5]。MMPH的特点是HRCT上由多个实性结节或结节状的磨玻璃影,大小从2~10mm不等,肺内散在随机分布,MMPH和急性粟粒型肺结核和肉芽肿性疾病鉴别比较困难。

在女性结节性硬化患者中,约35%的病例肺部表现LAM,MMPH的表现少见,可伴有LAM[6]。在女性患者中作为孤立的肺部病变出现者更少见。肺内弥漫性囊性病变、乳糜胸、气胸是LAM的常见表现,而MMPH通常无症状或表现呼吸困难、咳嗽以及轻中度低氧血症。

我们诊治的病例中以乳糜胸表现为主,1例男性后期合并血性胸腔积液,肺部影像学未见LAM表现,因年龄小,不能确定未来在青春期前后是否发生LAM。乳糜胸在单纯结节性硬化病例未见报道,主要与胸导管被LAM细胞簇阻塞,乳糜液聚集在胸膜

腔有关。我们患者是否合并LAM,因患儿年龄尚小无法确定,需要长期随访到青春期确定。1例以咯血为主,支气管镜发现支气管内肿瘤。

### (二)皮肤

可表现为面部血管纤维瘤,指/趾甲周纤维瘤、鲨皮斑、前额斑、色素减退斑等,其中面部血管纤维瘤(以前称Pringle皮脂腺瘤)最常见,约占90%[7]。

**1. 色素脱失斑** 色素脱失斑是TSC的一个重要的特征,大概90%的TSC患儿中都可见到色素脱失斑,通常在生后或婴儿期出现,可能是TSC的标志。

**2. 面部血管纤维瘤或头部纤维斑块** 多数TSC患儿存在面部血管纤维瘤,通常在2~5岁出现,表现轻重不一,至少3处病变才符合诊断。多发面部血管纤维瘤也在Birt-Hogg-Dube综合征、多发性内分泌瘤(MEN1)中出现,但出现年龄晚于TSC。所以儿童期出现的多发面部血管纤维瘤是TSC很重要的特征。25%的TSC患儿中观察到前额斑块,既往称为前额血管纤维瘤,现改为头部纤维斑块,除了经常发生在前额,还可以发生在面部、头皮其他部位。头部纤维斑块组织学上与血管纤维瘤相似,可能是TSC最特殊的皮肤表现。

**3. 指/趾纤维瘤** 指/趾纤维瘤,包含甲周和甲下纤维瘤,相对少见,发生相对晚,通常在20岁以后发病,所以在青少年的TSC诊断中受限。

**4. 鲨鱼皮样斑** 鲨鱼皮样斑(鲨革斑)通常表现为下背部皮肤上的大片状皮损,表面坑洼不平或呈橘皮样,这一临床表现是TSC特有的。躯干皮肤的小胶质瘤与鲨革斑具有相同的组织学变化,但是对于TSC的诊断特异性低,因为小胶质瘤也可以单独发生于其他遗传综合征,包括MEN1、BHD等。鲨革斑在TSC患儿中发生率约50%,通常10岁以内出现。

**5. 斑驳样皮损** 斑驳样的皮损是散在分布于全身各个部位皮肤(如手臂和腿部)的数个1~3mm大小的色素减退斑。

### (三)口腔

包括牙釉质点状凹陷和口腔内纤维瘤[8]。

**1. 牙釉质点状凹陷** 牙釉质点状凹陷,这种凹坑在TSC患儿中比普通人群更常见。但由于这种病变在人群中比较常见,所以被列为次要特征。

**2. 口腔内纤维瘤** 牙龈纤维瘤发生于20%~50%的TSC患儿中,也可发生于口腔黏膜、唇黏膜甚至舌头上。

### (四)骨囊肿

1998年制定的TSC标准中,次要特征含骨囊肿。

但由于缺乏特异性,所以新标准中删除了该特征。

**（五）眼部**

眼部症状阳性率报道相差很大,有报道约 1/2 患者有视网膜错构瘤,还可出现视网膜色素脱失等。

**（六）中枢神经系统**

TSC 患儿常伴有脑皮层发育不良,皮质结节和白质放射状移行线很少同时出现,通常与 TSC 患儿的难治性癫痫及学习障碍有关。中枢神经系统受累表现还包括脑室管膜下结节(subependymal nodules,SEN)和脑室管下巨细胞星形细胞瘤(subependymal giant cell astrocytoma,SEGA),两者组织学上相似,这两种病变虽然不是 TSC 特有的,但是相对特异的表现[8]。SEN 通常在孕期或出生后检测到,SEGA 也可能在孕期或生后发现,也可以在儿童期或青春期出现。这两种病变可以引起严重的神经系统损害,包括阻塞性脑积水,也可能随着时间的推移逐渐钙化。

**（七）心血管系统**

可表现为胎儿水肿、心力衰竭、心律失常或预激综合征。超过 80% 的心脏横纹肌瘤是由于本病所致[8]。心脏横纹肌肉瘤是 TSC 的非常特异的表现,并且通常是 TSC 最早的表现。心脏横纹肌瘤是围产期和新生儿期 TSC 的主要就诊原因,但随着年龄增大有自发好转趋势。肿瘤最常见的发生部位是心室,能够损害心室功能,有时会干扰瓣膜功能或导致流出道梗阻。这些肿瘤通常在胎儿期能观察到,但部分患者在出生后逐渐消退,可以引起心律失常,包括房性和室性心律失常和 Wolff-Parkinson-White 综合征。

**（八）肾脏**

成人多为肾血管平滑肌脂肪瘤,多为双侧性。儿童多为多囊肾。

**（九）内分泌系统**

TSC 关于内分泌系统的报道较少,但证实在内分泌系统中发生各种错构瘤,有肾上腺血管平滑肌脂肪瘤、甲状腺乳头状瘤,胰腺、性腺的纤维腺瘤。所以将"非肾性错构瘤"列为次要特征。

**（十）胃肠道表现**

TSC 患儿胃肠道表现非常罕见,有报道 TSC 患儿中存在肝血管平滑肌脂肪瘤。

## 四、诊断

2012 年国际会议制定了 TSC 的诊断标准[8],见表 7-5。

表 7-5 TSC 诊断标准

**基因学诊断标准：**
基因检测发现 *TSC1* 或 *TSC2* 的致病突变,即使无临床表现,也能够确诊 TSC,但有 10%~25% 的 TSC 患儿通过常规的基因检测并未发现突变,基因结果正常并不能排除 TSC,也不会影响临床诊断 TSC

**临床诊断标准：**
**主要特征：**
1. 色素脱失斑（≥3 处,直径 5mm）
2. 面部血管纤维瘤（≥3 处）或头部纤维斑块
3. 指/趾纤维瘤（≥2 处）
4. 鲨鱼皮样斑（鲨革斑）
5. 多发性视网膜错构瘤
6. 脑皮质发育不良（包括皮质结节和白质放射状移行线）
7. 脑室管膜下结节
8. 脑室管下巨细胞星形细胞瘤
9. 心肌横纹肌瘤
10. 淋巴管平滑肌瘤病（如果与 AML 同时存在,则合并为 1 项主要特征,即同时存在 AML 和 LAM 无其他表现不足以诊断本病）*
11. 肾血管平滑肌脂肪瘤（AML）

**次要特征：**
1. 斑驳样的皮损
2. 牙釉质点状凹陷（>3 处）
3. 口腔内纤维瘤（≥2 处）
4. 视网膜色素脱失斑
5. 多发性肾囊肿
6. 非肾性错构瘤

注：* 约 1/3 的 S-LAM 患儿具有肾血管平滑肌脂肪瘤（AML）,所以为了区分 S-LAM 和 TSC-LAM,诊断中加入了"如果与 AML 同时存在,则合并为 1 项主要特征"。

## 五、治疗

治疗原则为针对异常的病变,处理并发症和提供遗传咨询。针对异常的病变如控制癫痫、清除皮肤病变等。心脏横纹肌瘤随年龄增大有自发好转倾向,当药物治疗无效的心力衰竭、心律失常时采取手术治疗。室管膜下巨细胞星形细胞瘤如出现脑积水和颅内压增高,可行肿瘤切除术。自 2006 年以来,mTOR 通路抑制剂-雷帕霉素及其衍生物依维莫司已在很多 TSC 患儿中进行了多项随机对照以及病例系列研究,目前已用于治疗多种肿瘤,包括肾血管平滑肌脂肪瘤、室管膜下巨细胞星形细胞瘤和淋巴管平滑肌瘤病,并对皮肤表现有一定益处[9,10]。

西罗莫司现在被推荐作为 LAM 合并乳糜积液的治疗选择,对该药物反应不佳的严重患者,可考虑胸膜固定术、胸导管栓塞术、胸导管结扎术。

首都医科大学附属北京儿童医院呼吸二科收治 4 例 TSC 患儿,其中 1 例以咯血为主,支气管镜发现支气管内肿瘤,伴有心肌横纹肌瘤、癫痫、脑部磁共振存在脑室管膜下结节，*TSC2* 有致病突变，经冷冻治疗后支气管内肿瘤消失，长期服用西罗莫司治疗。1 例为婴儿期出现乳糜胸，家长不愿服用西罗莫司，目前失访。另 2 例基因突变为致病性，均表现为乳糜胸，哥哥和弟弟同时发病，其中哥哥伴有颅内出血，这两例患者均有皮肤淋巴管异常，形成略高于皮面的囊性病变，诊断时无癫痫和其他表现，提示本病与淋巴管发育有关，这两个患者乳糜胸大量持续，均已死亡。3 例均未发现明显的皮肤病变，与文献报道不一致，故儿童诊断标准可能需要进一步完善和修订。

## 参考文献

[ 1 ] PERON A, NORTHRUP H. Tuberous sclerosis complex. Am J Med Genet C Semin Med Genet, 2018, 178 (3): 274-277.

[ 2 ] MAROM D. Genetics of tuberous sclerosis complex: an update. Childs Nerv Syst, 2020, 6 (10): 2489-2496.

[ 3 ] GUPTA N, HENSKE EP. Pulmonary manifestations in tuberous sclerosis complex. Am J Med Genet C Semin Med Genet, 2018, 178 (03): 326-337.

[ 4 ] PORTOCARRERO LKL, QUENTAL KN, SAMORANO LP, et al. Tuberous sclerosis complex: review based on new diagnostic criteria. An Bras Dermatol, 2018, 93 (3): 323-331.

[ 5 ] VON RANKE FM, ZANETTI G, E SILVA JL, et al. Tuberous Sclerosis Complex: State-of-the-Art Review with a Focus on Pulmonary Involvement. Lung, 2015, 193 (5): 619-627.

[ 6 ] KURZBUCH AR, FOURNIER JY. Tuberous Sclerosis Complex with Lung Involvement. J Neurosci Rural Pract, 2020, 11 (1): 211.

[ 7 ] JACKS SK, WITMAN PM. Tuberous Sclerosis Complex: An Update for Dermatologists. Pediatr Dermatol, 2015, 32 (5): 563-570.

[ 8 ] NORTHRUP H, KRUEGER DA, International Tuberous Sclerosis Complex Consensus Group. Tuberous sclerosis complex diagnostic criteria update: recommendations of the 2012 International Tuberous Sclerosis Complex Consensus Conference. Pediatr Neurol, 2013, 49 (4): 243-254.

[ 9 ] BISSLER JJ, KINGSWOOD JC, RADZIKOWSKA E, et al. Everolimus for angiomyolipoma associated with tuberous sclerosis complex or sporadic lymphangioleiomyomatosis (EXIST-2): a multicentre, randomised, double-blind, placebo-controlled trial. Lancet, 2013, 381 (9869): 817-824.

[ 10 ] KOTULSKA K, CHMIELEWSKI D, BORKOWSKA J, et al. Long-term effect of everolimus on epilepsy and growth in children under 3 years of age treated for subependymal giant cell astrocytoma associated with tuberous sclerosis complex. Eur J Paediatr Neurol, 2013, 17 (5): 479-485.

（赵顺英　江载芳）

# 第五节　马方综合征

马方综合征（Marfan's syndrome）是由 *FBN1* 基因杂合突变引起的常染色体显性遗传病。*FBN1* 包括 65 个外显子，编码细胞外基质纤维蛋白 1，为结缔组织胶原纤维的主要成分。由于 *FBN1* 基因突变，导致结缔组织发育异常，因结缔组织在人体组织器官广泛存在，本病常累及多个器官。

## 一、发病机制

本病是 *FBN1* 杂合突变引起的常染色体显性遗传病。*FBN1* 基因位于 15q21.1，该基因是目前唯一已知的导致经典马方综合征的致病基因。

*FBN1* 基因产物是 fibrillin 1A，为微纤维（microfibrils）的组成部分，是构成结缔组织和整合素的重要组成成分。fibrillin 生产异常，导致结缔组织完整性差、弹性差。另外，除了在弹性纤维形成中的结构功能外，fibrillin 1A 维持转化生长因子 β（TGF-β）处于非活性状态[1]。功能失调的 fibrillin，增加 TGF-β 在细胞外基质中的生物利用度和浓度，导致促炎转录因子的激活，进而导致基质金属蛋白酶和细胞因子的表达增加，促使炎症细胞的迁移和浸润。TGF-β 增加引起活性氧的积累，导致弹性蛋白纤维进一步降解。由于发病机制，马方综合征的临床特征可与其他结缔组织疾病高度重叠。马方样表型可见于其他几种疾病 [ 如勒斯-迪茨综合征（Loeys-Dietz syndrome，LDS）、埃勒斯-当洛斯综合征（Ehlers-Danlos syndrome）、家族性胸动脉瘤等 ]。

## 二、肺部病理表现

共同表现为远端腺泡性肺气肿，肺间质可增厚，一些存在气道壁增厚等[2]。

## 三、临床表现

### （一）骨骼肌肉表现

身材高大，体型消瘦，四肢过长，蜘蛛指/趾，胸肌不发达，肘关节过度伸展，脊柱侧弯/后凸。双臂平伸指距大于身长，双手下垂过膝，下半身比上半身长。长头畸形、面窄、高腭弓、耳大且低位。皮下脂肪少，肌肉不发达，胸、腹、臂皮肤皱纹。肌张力低，呈无力型体质。韧带、肌腱及关节囊伸长、松弛，关节过度伸展。有时见漏斗胸、鸡胸。

**（二）眼部表现**

晶状体脱位，严重近视等。

**（三）心血管表现**

主动脉扩张/剥离/动脉瘤/破裂，二尖瓣脱垂/关闭不全等。

**（四）肺部表现**

包括脊柱畸形和胸廓畸形引起限制性通气功能障碍、肺先天性畸形（如中叶退化）、肺发育不良、囊泡形成、肺气肿、自发性气胸、肺间质疾病和肺纤维化、支气管扩张等[3,4]。

在成人马方综合征患儿中，影像学发现一些患儿存在上肺叶胸膜下小囊泡/大泡。MFS 患儿可出现自发性气胸，与肺尖胸膜下小囊泡/大泡有关。当出现胸痛或呼吸困难时，应怀疑气胸发生。有婴儿期发生肺过度通气和肺气肿也有报道，可能与弹性纤维变性有关[4]。也有报道出现肺间质疾病，主要为上叶纤维化和双侧蜂窝肺。马方综合征发生支气管扩张，儿童和成人均有病例报告。有报道 MFS 患儿比对照组有更多的OSA[5]。脊柱和胸壁畸形者肺功能可有下降[6]，后凸和胸壁畸形引起 $FEV_1/FVC$ 减少，胸椎弯曲时 TLC 缩小。

我们曾收治 1 对双胞胎患儿，均出现肺尖胸膜下小囊泡表现，系因反复下呼吸道感染而行肺 CT 检查时意外发现，但其他表现如骨骼、眼部不明显，可能与患儿年龄小有关。*FBN1* 杂合突变来自母亲，其母胸肌薄，轻微漏斗胸，上肢细长，无心血管和眼部表现，肺部未见囊性病变，但有双肺基底部轻微网状影表现。另外患者表现为自发性气胸或肺气肿。

**四、诊断**

临床表现、眼部检查和心脏超声检查以及基因诊断[7]。

**五、治疗**

目前尚无特效治疗[8]。发生气胸时，若为小量，患者无压迫症状，暂时观察不用处理；若患者有症状，则应行胸腔闭式引流。若气胸复发，可行胸膜融合术和/或手术切除肺大疱。不应进行产生压力突然变化的活动，如跳伞和深海潜水。OSA 的治疗方法包括手术治疗肿大的腺样体或鼻中隔偏曲以及间歇性夜间正压通气。MFS 患儿支气管扩张的处理与其他感染性疾病的相同。

（赵顺英　江载芳）

# 参考文献

[ 1 ] RAMIREZ F, CAESCU C, WONDIMU E, et al. Marfan syndrome: A connective tissue disease at the crossroads of mechanotransduction, TGFβ signaling and cell stemness. Matrix Biol, 2018, 71-72: 82-89.

[ 2 ] DYHDALO K, FARVER C. Pulmonary histologic changes in Marfan syndrome: a case series and literature review. Am J Clin Pathol, 2011, 136(6): 857-863.

[ 3 ] CORSICO AG, GROSSO A, TRIPON B, et al. Pulmonary involvement in patients with Marfan Syndrome. Panminerva Med, 2014, 56(2): 177-182.

[ 4 ] HWANG HS, YI CA, YOO H, et al. The prevalence of bronchiectasis in patients with Marfan syndrome. Int J Tuberc Lung Dis, 2014, 18(8): 995-997.

[ 5 ] DOMINGUEZ R, WEISGRAU RA, SANTAMARIA M. Pulmonary hyperinflation and emphysema in infants with the Marfan syndrome. Pediatr Radiol, 1987, 17(5): 365-369.

[ 6 ] KOHLER M, BLAIR E, RISBY P, et al. The prevalence of obstructive sleep apnoea and its association with aortic dilatation in Marfan's syndrome. Thorax, 2009, 64(2): 162-166.

[ 7 ] OTREMSKI H, WIDMANN RF, DI MAIO MF, et al. The correlation between spinal and chest wall deformities and pulmonary function in Marfan syndrome. J Child Orthop, 2020, 14(4): 343-348.

[ 8 ] BRENNAN P. Revised diagnostic criteria for Marfan syndrome. J R Coll Physicians Edinb, 2011, 41(3): 223.

## 第六节　神经纤维瘤病Ⅰ型

神经纤维瘤病Ⅰ型（neurofibromatosis type-1, NF-1），为 *NF1* 基因突变引起的由于外胚层和中胚层发育不良导致的常染色体显性遗传病。临床表现多变，但在 5 岁之前几乎完全外显。特征性的表现为神经纤维瘤、咖啡牛奶斑、腋窝和腹股沟雀斑以及虹膜色素性错构瘤（Lisch 结节），还常伴有其他系统疾

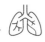

病如心脏疾病、脊柱侧弯、胫骨假关节、智力障碍,也可累及气道和肺部。

## 一、发病机制

*NF1* 基因位于染色体 17q11.2 上,包含 60 个外显子,编码一种神经纤维瘤蛋白,该蛋白含有鸟苷三磷酸酶(GTPase)-活化蛋白结构域,通过水解结合到单体 GTP 的 RAS,降低 RAS 水平,作为 RAS 传递信号的负调节因子,有抑制肿瘤的作用[1]。基因突变导致蛋白质缺失,RAS 水平升高,激活几种转录途径,如以 ERK 活化为终点的有丝分裂原激活蛋白激酶(MAPK)途径以及以 mTOR 为靶点的途径,导致细胞增殖和分化,促进良性神经纤维瘤样肿瘤和恶性周围神经鞘肿瘤发展,也可能导致本病肺部并发症的发生。大约 1/2 的病例是由新突变引起[1]。

## 二、临床表现

NF-1 涉及多个系统,发生于胸部、腹部、中枢神经系统、肌肉骨骼系统和皮肤。

NF-1 的典型特征是皮肤多个咖啡色斑点[2],咖啡斑发生于绝大多数患儿,一般为本病最先出现的体征。70% 的患儿有雀斑,常位于腋窝和腹股沟区域,也见于上颈部、上眼睑和乳房的底部,常出现于儿童晚期,也为本病的特异性表现之一,与摩擦、温度和湿度有关。95% 的患儿真皮内有几种良性神经纤维瘤,多数有虹膜 Lisch 结节。NF-1 患儿可有脊柱侧弯、蝶窦翼发育不良和长骨变薄等骨性病变[3]。一些患儿存在学习障碍、癫痫和头痛[4]。心脏异常也有报道,如房间隔缺损、室间隔缺损、二尖瓣或主动脉功能不全、肥厚型心肌病和心内肿瘤。血管病变是最严重的 NF-1 并发症[5],这些包括闭塞性或动脉瘤性动脉病变、动静脉畸形、缩窄或腹主动脉节段性发育不良伴或不伴肾动脉口狭窄,闭塞性冠状动脉疾病。少数患儿存在高血压,可能与血管病、主动脉狭窄和嗜铬细胞瘤有关。其他表现有肠道疾病和腹膜后或腹腔出血以及周围血管疾病。与一般人群相比,NF-1 的恶性肿瘤发生率较高如类癌,但嗜铬细胞瘤很少与之相关。

NF-1 的肺部受累多见于成年人,儿童亦有发生。在 10%~20% 的儿童患者中报道了 NF-1 相关性的弥漫性肺病(NF-DLD),通常包括双肺底部网状影(间质炎症和纤维化)和/或位于上肺的囊性病变,可伴有磨玻璃影,也可有肺气肿或空气潴留征,呈马赛克征象,临床上出现非特异性的呼吸症状,包括用力时呼吸困难、呼吸短促和慢性咳嗽或胸痛[6,7]。文献曾报道儿童病例,上肺叶胸膜下小囊泡/大泡或者囊腔,直径为 2~7mm,壁 <1mm[8,9]。其他胸部表现包括肋骨和脊柱畸形,后纵隔和肺部神经纤维瘤,丛状神经纤维瘤是 NF-1 的病理学特征,纵隔丛状神经纤维瘤沿纵隔神经分布,最常见于肋骨附近和椎旁[10]。文献报道了 4 例儿童存在纵隔丛状神经纤维瘤,3 例累及整个纵隔,1 例累及中、后纵隔[11]。神经纤维瘤沿着支气管浸润到肺部少见,支气管内出现神经纤维瘤更罕见,文献报道了儿童病例,支气管镜显示神经纤维瘤位于支气管树[11,12],但胸部 CT 和 MRI 正常,有 1 例在左右主支气管内存在多发结节性肿块,组织学确诊神经纤维瘤。肺部神经纤维瘤表现为结节影,其他还有脊髓哑铃形神经纤维瘤,肋间神经纤维瘤,胸内脑膜膨出,增加气胸或血胸的风险。年长儿可发生肺动脉高压[13],机制可能与 NF-1 缺失,导致依赖于 ERK 激活的内皮细胞增殖增加,还可能涉及其他未知因素如炎症或自身免疫性因素。我们诊治过 3 例 NF-1 患儿,其中 1 例表现为乳糜性胸腔积液以及肺内淋巴管轻度异常,1 例表现为右上肺气肿,1 例表现为反复喘息和呼吸道感染,双肺轻微磨玻璃影。

## 三、诊断

NF-1 的诊断标准[3]见表 7-6。

表 7-6 NF-1 的诊断标准

| NF-1 诊断标准:以下 7 条中有符合 2 个或 2 个以上即可诊断本病 |
|---|
| 1. 6 个或以上咖啡色斑点(斑点直径:儿童 >0.5cm,成人 >1.5cm) |
| 2. 两个或多个皮肤或皮下神经纤维瘤或一个丛状神经纤维瘤 |
| 3. 腋窝或腹股沟有雀斑 |
| 4. 视神经通路神经胶质瘤 |
| 5. 裂隙灯下见虹膜错构瘤 2 个或 2 个以上 Lisch 结节 |
| 6. 骨发育不良(蝶翼发育不良,长骨弯曲 ± 假性关节) |
| 7. 一级亲属 NF-1 |

## 四、治疗

与西罗莫司相比,双 mTOR1、mTOR2 抑制剂对 mTOR 通路可发挥更强的抑制作用,可抑制 NF-1 相关的丛状神经纤维瘤和恶性周围神经鞘肿瘤细胞的增殖。他汀类药物(3-羟基-3-甲基戊二酰辅酶 A 还原酶抑制剂)可能抑制 NF1 的血管壁增殖,这类药物通过防止其脂质修饰来抑制 RAS 激酶活性。针对 MAPK 途径的药物可能对本病也有效,如索拉非尼是多种激酶的抑制剂,包括 RAF、MAPK 级联中 RAS 蛋白的下游靶点。MEK 抑制剂也可能是一种未来的治疗药物,如司美替尼,在体外有益于抑制丛状神经纤维瘤和恶性周围神经鞘肿瘤[2]。

我们诊治的 1 例 NF-1 合并乳糜性胸腔积液以及肺内淋巴管轻度异常的患儿,应用西罗莫司治疗后病情得到了控制,乳糜性胸腔积液未再出现和增多,肺内淋巴管异常未再加重。1 例患者表现为右上肺气肿,目前正在应用西罗莫司。1 例表现反复喘息和呼吸道感染,双侧肺轻微磨玻璃影,因肺内病变轻微,目前未用药物,处于观察期。由于基因检测的水平提高,我们发现上述诊断标准对儿童不适用,儿童可无咖啡牛奶斑和雀斑以及眼部表现等,成人也有确诊者咖啡牛奶斑大小以及数量达不到诊断标准,故在儿童诊断时应注意,需要进一步探讨适合儿童的诊断标准,尤其以呼吸系统表现为主者。

(赵顺英　江载芳)

## 参考文献

[1] WILSON BN, JOHN AM, HANDLER MZ, et al. Neurofibromatosis type 1: New developments in genetics and treatment. J Am Acad Dermatol, 2021, 84(6): 1667-1676.

[2] LY KI, BLAKELEY JO. The Diagnosis and Management of Neurofibromatosis Type 1. Med Clin North Am, 2019, 103(6): 1035-1054.

[3] SHOFTY B, BARZILAI O, KHASHAN M, et al. Spinal manifestations of Neurofibromatosis type 1. Childs Nerv Syst, 2020, 36(10): 2401-2408.

[4] BASHIRI FA, ALZAMIL LR, ALDHUWAYHI RA. Clinical spectrum of neurofibromatosis type Ⅰ among children in a tertiary care center. Neurosciences (Riyadh), 2020, 25(5): 375-379.

[5] KANG E, YOON HM, LEE BH. Neurofibromatosis type Ⅰ: points to be considered by general pediatricians. Clin Exp Pediatr, 2021, 64(4): 149-156.

[6] JÚNIOR SFA, ZANETTI G, MELO ASA, et al. Neurofibromatosis type 1: State-of-the-art review with emphasis on pulmonary involvement. Respir Med, 2019, 149: 9-15.

[7] NARDECCHIA E, PERFETTI L, CASTIGLIONI M, et al. Bullous lung disease and neurofibromatosis type-1. Monaldi Arch Chest Dis, 2012, 77(2): 105-107.

[8] ALBISINNI U, CUTRERA R, TOMÀ P, et al. Neurofibromatosis type-1-associated diffuse lung disease in children. Pediatr Pulmonol, 2019, 54(11): 1760-1764.

[9] SPINNATO P, FACCHINI G, BAZZOCCHI A, et al. Diffuse lung disease associated with neurofibromatosis type-1 can also affect children. World J Pediatr, 2018, 14(2): 207.

[10] BOURGOUIN PM, SHEPARD JO, MOORE EH, et al. Plexiform neurofibromatosis of the mediastinum: CT appearance. AJR Am J Roentgenol, 1988, 151(3): 461-463.

[11] PASCOE HM, ANTIPPA P, IRVING L, et al. Rare manifestation of Neurofibromatosis type 1: A plexiform neurofibroma involving the mediastinum and lungs with endobronchial neurofibromata. J Med Imaging Radiat Oncol, 2019, 63(1): 76-78.

[12] VENUGOPAL P, KARUNAKARAN R, BINDU CG, et al. Intrabronchial neurofibromatosis. J Assoc Physicians India, 2013, 61(9): 669-671.

[13] JUTANT EM, GIRERD B, JAÏS X, et al. Pulmonary hypertension associated with neurofibromatosis type 1. Eur Respir Rev, 2018, 27(149): 180053.

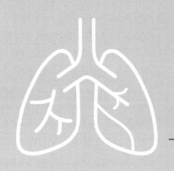

第八章

肺泡蛋白沉积症

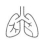

# 第一节 肺泡蛋白沉积症分类和诊治概述

肺泡蛋白沉积症(pulmonary alveolar proteinosis,PAP)是一组不同的疾病组成的综合征,由于肺泡表面活性物质产生和/或清除异常而引起,共同特点是肺泡表面活性物质在肺泡内聚积,导致进行性呼吸困难、低氧性呼吸衰竭,最后可导致肺纤维化[1]。该病1958年被首次报道。PAP分为3种类型:先天性、原发性(包括自身免疫性和遗传性)、继发性。在婴幼儿及儿童中,PAP常由先天性PAP及继发性PAP引起。而在成人中,绝大多数病例是原发性PAP中的自身免疫性PAP,约占90%以上[2]。本文对PAP不同病因疾病的致病机制、临床表现、肺部影像、肺功能、实验室及基因检测、肺部病理及治疗进行了归纳和总结。

## 一、PAP的发病机制及分类

### (一) 肺泡表面活性物质的产生及清除

肺泡表面活性物质存在于肺泡腔内,为一种由肺泡表面活性蛋白(surfactant protein,SP)和脂质组成的混合物,对降低肺泡气液界面的表面张力及防止肺泡在呼气末塌陷至关重要。另外在对微生物病原体的防御中也发挥作用。肺表面活性物质由80%的极性磷脂(主要是不饱和的磷脂酰胆碱和其他含量较少的磷脂)、10%的中性脂质(主要是游离胆固醇、微量甘油三酯和游离脂肪)以及10%的SP组成[3]。它由肺泡Ⅱ型上皮细胞(AEC2)合成,首先储存在板层小体中,再通过胞外分泌机制分泌到肺泡腔中,先形成管状髓磷脂,再散开形成肺泡表面活性物质层。通过在AEC2再循环或分解代谢清除或者由肺泡巨噬细胞吞噬、分解磷脂、外排和逆向运输胆固醇到肝脏清除。肺泡表面活性物质产生及清除的任何环节发生异常,均可导致PAP。

### (二) PAP的分类

不同类型的PAP发病机制不同。先天性PAP是由肺泡表面活性物质生产相关基因突变引起;原发性PAP由粒-巨噬细胞集落刺激因子(GM-CSF)信号中断引起,包括自身免疫性PAP(由GM-CSF抗体水平升高引起)和遗传性PAP(由编码GM-CSF受体亚单位的 CSF2RA 或 CSF2RB 基因突变引起);继发性PAP由多种因素引起。具体分类和病因如下:

**1. 先天性PAP** 先天性PAP是一类肺泡表面活性物质功能障碍性疾病,由编码表面活性蛋白或参与表面活性物质产生或与肺发育相关的基因突变

引起,可导致SP产生不足、功能障碍、代谢紊乱和AEC2的继发性损伤。肺泡表面活性物质功能障碍的表现多种多样,大多数病例出现在新生儿期或婴儿期,也可发生于儿童期,少数病例可成人起病。可引起严重和致命性的新生儿呼吸窘迫综合征、儿童间质性肺病、肺纤维化,也可无症状或者起病隐匿[4]。PAP为肺泡表面活性物质功能障碍的其中一种病理及影像表现类型。

肺泡表面活性物质包含四种SP,分别为SP-A、SP-B、SP-C和SP-D。其中SP-B和SP-C为非常疏水的小蛋白质,SP-A和SP-D为两种较大的亲水性蛋白。SP-B和SP-C参与表面活性脂类转化为覆盖于肺泡中的薄层液体并在气液界面扩散形成单层,以发挥降低表面张力的作用[4]。而SP-A和SP-D主要在天然免疫和局部免疫调节中具有重要作用[5]。其他参与调控肺泡表面活性物质产生的蛋白包括ABCA3(ATP结合盒蛋白家族的成员A3)和TTF-1(甲状腺转录因子1)。根据不同的基因型,肺泡表面活性物质功能障碍共分三类:①编码SP的基因缺陷导致SP缺乏或者功能障碍,包括编码SP-B的 SFTPB 基因突变,编码SP-C的 SFTPC 基因突变;②导致脂质转运蛋白缺失或功能障碍的基因突变,即编码 ABCA3 的基因突变;③影响肺发育的基因突变,如编码TTF1的 NKX2-1 基因突变[13]。

**2. 原发性PAP** 粒细胞-巨噬细胞集落因子(GM-CSF)刺激中性粒细胞和巨噬细胞形成菌落,是一种23kD的糖蛋白细胞因子,由AEC2产生,与细胞表面的受体结合,该受体由低亲和力结合亚基CDw116和非结合亚基CD131组成。CDw116也称GM-CSF受体亚单位-α,由 CSF2RA 基因编码;CD131也称为GM-CSF/IL-3/IL-5受体共同亚单位β,由 CSF2RB 基因编码[6]。GM-CSF和CDw116结合后,CD131随后结合酪氨酸蛋白激酶JAK2,导致JAK2的激活和多种信号通路启动,包括激活信号转录转换器和激活剂5(STAT5)等,这些信号对于肺泡巨噬细胞的发育和维持以及胆固醇转运、表面活性物质清除、宿主防御、肺和全身炎症以及自身免疫等功能非常重要[7]。

原发性PAP的致病机制是由于GM-CSF信号中断,阻碍肺泡巨噬细胞的终末分化,削弱了肺泡巨噬细胞分解表面活性物质和执行多种宿主防御的能力,导致肺泡表面活性物质清除障碍[8]。肺泡表面

活性物质在肺泡内沉积是原发性PAP的主要表现并通常是唯一的表现形式。它包括两种病因:①遗传性PAP:特指GM-CSF受体CSF2RA或者CSF2RB突变引起的疾病,不包括先天性PAP[9]。编码GM-CSF受体两个亚基的基因CSF2RA和CSF2RB突变都会影响表面活性物质的分解代谢,是儿童发生PAP的罕见原因,虽然术语上与先天性PAP容易混淆,但与其机制及表现形式不同,GM-CSF受体突变引起的遗传性PAP通常局限于肺泡,以肺泡表面活性物质在肺泡内沉积为突出表现,而不影响肺间质。与之对比,大多数先天性PAP组织病理学表现主要是间质性改变,常伴有相对轻微或少量的肺泡表面活性物质沉积。②自身免疫性PAP:主要见于成人,为一种自身免疫性疾病,在90%的病例中存在GM-CSF自身抗体,导致肺泡内表面活性物质再循环清除减少[8]。

**3. 继发性PAP** 继发性PAP继发于其他疾病以及药物和环境暴露,导致肺泡巨噬细胞数量减少和/或功能障碍[8]。常继发于血液系统疾病(骨髓增生异常综合征、白血病、淋巴瘤、再生障碍性贫血、药物性白细胞减少症等)、类风湿性疾病、免疫缺陷病(重症联合免疫缺陷病、体液免疫缺陷、HIV感染等)、遗传代谢病(赖氨酸蛋白不耐受、尼曼-皮克病等)、慢性感染(巨细胞病毒、结核分枝杆菌、诺卡菌、肺孢子菌等),以及有毒物质吸入综合征[无机粉尘(二氧化硅、水泥、钛和铝)、有机粉尘(锯末、肥料、面包粉和其他)和烟雾(氯、清漆)等][1,8]。儿科常见的原因为免疫缺陷病包括胸腺发育不良、高IgM血症、联合免疫缺陷病患儿合并肺孢子菌肺炎、真菌感染等。慢性感染继发的PAP常见为结核分枝杆菌以及鸟胞内分枝杆菌感染。严重的联合免疫缺陷,特别是腺苷脱氨酶缺陷或GATA2突变可继发PAP。血液系统恶性肿瘤包括淋巴瘤、白血病等。有毒物质吸入包括化学品(杀虫剂、烟雾)和矿物质(二氧化硅、铝和钛)等。代谢性疾病如赖氨酸尿蛋白不耐受(SLC7A7)[10]、尼曼-皮克病(SMPD1、NPC1、NPC2)、甲硫酰转移RNA合成酶(MARS)突变等引起[11]。

继发性PAP的发病机制尚不清楚。在一份研究中,发生PAP的骨髓增生异常个体在GM-CSF信号转导中存在功能缺陷,提示其发病机制是通过破坏GM-CSF刺激肺泡巨噬细胞介导的肺泡表面活性物质清除引起的。在其他研究中,PAP的发生和消退与骨髓细胞数量严重减少的发生和消退相关,提示其发病机制可能是基于肺泡巨噬细胞数量的减

少[12]。综上所述,继发性PAP可能是由于获得性GM-CSF信号丢失、肺泡巨噬细胞数量减少或肺泡巨噬细胞功能障碍所致。

## 二、临床表现

PAP的起病年龄、最初症状和临床表现取决于引起PAP的疾病类型,对于有遗传基础的疾病取决于其基因突变的位点和突变类型。此外,PAP的临床严重程度也因引起PAP的疾病而大不相同,轻者如成人期发病的轻度原发性PAP可无症状,重者如先天性PAP可表现为新生儿出生后早期死亡[13]。

先天性PAP可以表现为新生儿严重呼吸衰竭,年长儿多为隐匿起病的慢性间质性肺炎表现,包括呼吸困难、运动不耐受、干咳、生长迟缓和体重不增、低氧血症等。胸痛和咯血少见。体检可见呼吸增快、发绀、杵状指和爆裂音,肺部体征一般不明显,与影像学表现不符合。先天性PAP可合并感染,包括全身或肺部感染,包括机会病原体感染,感染可加重本病,是引起PAP相关死亡的重要原因。原发性PAP以自身免疫性PAP最为常见,多见于成人,少数年长儿也可发病,多表现为隐匿性发作的劳累性呼吸困难,伴有或不伴有非特异性呼吸症状(咳嗽和/或产生白色泡沫痰)或全身症状(疲劳和/或体重减轻),发热和咯血并不常见,部分患者可无症状。体格检查一般不明显,但有小部分患者有爆裂音和发绀,杵状指不常见[1,2,4]。

## 三、肺部影像学

胸部X线片表现为双肺磨玻璃影(充满表面活性物质的肺泡区域)和间质纹理增多。HRCT显示双肺磨玻璃影或实变,伴小叶内线或小叶间隔增厚,常呈多边形,形成"铺路石征"[14]。双肺磨玻璃影或实变可呈区域性分布,边界清楚,与正常肺组织分界明显,形成地图征(图8-1)。实变区可有支气管充气征。

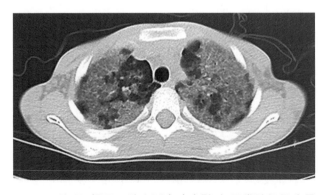

图8-1　肺CT提示双肺广泛磨玻璃影,与正常肺组织分界清楚,形成地图征

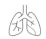

病程长或者病情重者,常伴有明显的肺实质变形、纤维化征象,出现囊泡和蜂窝肺改变[14]。

### 四、肺功能

PAP 患者的肺功能可表现为用力肺活量减少,提示限制性通气功能障碍,一氧化碳弥散功能(diffusing capacity of the lung for carbon monoxide,DLCO)常常降低,这种降低与疾病严重程度有关[2]。

### 五、实验室检查及基因检测

血清 GM-CSF 抗体检测是识别自身免疫性 PAP 唯一特异性生物标志物,其敏感性和特异性非常高[15],对于 2 岁以上 PAP 儿童建议检查抗 GM-CSF 抗体。对于 CSF2RA 或 CSF2RB 突变引起的遗传性 PAP,由于受体缺陷导致 GM-CSF 清除减少,血清 GM-CSF 浓度可能升高,故血清 GM-CSF 浓度检测对遗传性 PAP 有提示意义[9]。此外,2 岁以上儿童需要评估继发性 PAP 可能,可进行病原学、免疫功能、自身抗体、代谢病及血液肿瘤相关检测。其他血清指标如 LDH、血清涎液化糖链抗原-6(KL-6)、SP-A、SP-B、SP-D、癌胚抗原(CEA)、单核细胞趋化蛋白 1(MCP-1)水平在 PAP 患者中可能升高,但不特异[8]。KL-6 反映患者 AEC2 损伤及肺间质受累程度,对先天性 PAP 及继发性 PAP 的疾病程度的判断有帮助。

PAP 患者支气管肺泡灌洗液(BALF)通常为混浊的乳白色牛奶样物质,随着连续灌洗,混浊度逐渐降低。光学显微镜检查沉积物可发现大量无定形的脂蛋白物质,PAS 染色阳性,也可见到大的泡沫状巨噬细胞,无炎症细胞[1]。BALF 细胞学检查有助于鉴别其他原因,如感染、嗜酸细胞性肺病和肺泡出血综合征。此外,研究发现 SFTPC 突变患者 BAL 中的 SP-C 水平升高,NKX2.1 中的 SP-B、SP-C 和表面活性磷脂水平降低。

基因检测是有效的无创诊断方法,目前已取代肺活检组织学检查为先天性 PAP 诊断的金标准,适用于不明原因儿童间质性肺炎及足月儿新生儿期 RDS 或有严重的不明原因肺疾病者。基因检测既可发现先天性 PAP 及遗传性 PAP 的突变基因,此外,也可协助诊断代谢病、免疫缺陷病等引起的继发性 PAP。

### 六、病理检查

PAP 的病理特征是颗粒状、过碘酸-希夫(Periodic acid-Schiff,PAS)染色阳性的脂蛋白样物质在肺泡腔内沉积。原发性 PAP 肺泡腔内常见含有 PAS 阳性

物质的巨噬细胞,可伴有肺泡间隔纤维化,但炎症反应少见,原因是其致病机制与巨噬细胞功能异常有关,而无 AEC2 细胞损伤[1,8]。而先天性 PAP(肺泡表面活性物质功能障碍)的肺组织学特征包括明显的 AEC2 增生、间隔增厚、数量不等的颗粒状蛋白物质沉积和巨噬细胞增多。因巨噬细胞的显著聚集符合脱屑性间质性肺炎(DIP),PAS 阳性的脂蛋白样物质在肺泡沉积不像原发性 PAP 那么突出。可伴有胆固醇结晶。需要注意的是,肺泡表面活性物质功能障碍性疾病的病理表现多种多样,先天性 PAP 仅为其一种表现形式,此外,该病也可表现为非特异性间质性肺炎(NSIP)、脱屑型间质性肺炎(DIP)、普通型间质性肺炎(UIP)、婴儿慢性肺炎等。不同基因型的先天性 PAP 免疫组化染色及电镜表现有各自的特点,将在后面章节中描述。

### 七、诊断和鉴别诊断

PAP 的诊断根据病史(进展性呼吸困难、低氧、气促、伴或不伴咳嗽)、典型的肺 CT 表现以及 BAL 特征表现(乳白色牛奶样外观、PAS 染色阳性)可以明确,肺活检不是诊断必需的。然而,上述方法仅达到诊断 PAP,但要识别哪种病因引起的 PAP 仍需进一步检查。血清 GM-CSF 抗体的检测可用于区分自身免疫性 PAP 和其他 PAP 引起的疾病。先天性 PAP 及遗传性 PAP 需通过基因检测确诊。此外,对于基因正常及 GM-CSF 抗体水平正常的 PAP 的患儿,还需要详细了解其环境暴露史、感染史、生长发育史,并进行病原学、自身抗体、免疫功能、代谢病、血液病及肿瘤相关筛查,以确定是否为继发性 PAP。

### 八、治疗

PAP 的治疗取决于引起 PAP 的疾病类型及其严重程度,管理的目标是减轻症状,改善氧合和提高生活质量。常用的治疗如下:

#### (一)糖皮质激素

在先天性 PAP 如 SFTPC、ABCA3 突变患儿具有一定的疗效。对于自身免疫性 PAP,回顾性研究表明,糖皮质激素对自身免疫性 PAP 的危害大于有益[16]。

#### (二)羟氯喹

先天性 PAP 中,如 SFTPC、ABCA3 突变者羟氯喹治疗可能有效,特别对于 SFTPC 突变患儿,羟氯喹的疗效得到多数研究报道的肯定。

#### (三)粒细胞巨噬细胞集落刺激因子(GM-CSF)

为自身免疫性 PAP 的有效治疗方法,吸入性

GM-CSF 治疗效果更佳[17]。

### （四）全肺灌洗

全肺灌洗是一种在全身麻醉下通过支气管镜对全肺进行的灌洗操作，通过反复注入并吸出生理盐水来物理去除表面活性物质沉积物。对于因原发性 PAP（自身免疫性 PAP 或遗传性 PAP）伴有中度-重度呼吸系统症状的患者，全肺灌洗是有效的治疗方法，特别对于成人自身免疫性 PAP，全肺灌洗是主要治疗方法，通常能迅速改善这些患者的症状和肺功能，并使许多患者的病情得到永久缓解[1]。基于成人的临床经验，全肺灌洗被推荐用于中度或重度症状的儿童患者。但除原发性 PAP 外，全肺灌洗在儿童常见的先天性 PAP 中的疗效尚不明确，应谨慎进行。对于继发性 PAP 患者如由于血液或免疫疾病，治疗基础疾病是主要的治疗方法，在治疗基础疾病之前，如对于类风湿疾病，全肺灌洗可以改善肺部症状。对于特发性 PAP 患者，对于那些患有呼吸窘迫的患者进行全肺灌洗是合理的。在婴幼儿及儿童中，除全肺灌洗外，也可进行支气管镜下节段性和肺叶性支气管肺泡灌洗术，可作为全肺灌洗的一种替代治疗。

### （五）其他治疗

对于自身免疫性 PAP，针对 GM-CSF 自身抗体的治疗方法包括血浆置换术及利妥昔单抗（抗 B 细胞单克隆抗体）可能有效[18]。骨髓移植已被报道尝试作为 GM-CSF 受体缺乏的遗传性 PAP 的治疗方法。肺巨噬细胞移植也可能是遗传性 PAP 的潜在治疗方法，但目前仅处于动物实验阶段[19]。另外，肺胆固醇稳态靶向药物包括吡格列酮（PPARγ-激动剂）、氧化甾醇受体 LXRα-激动剂、他汀类药物（可增加巨噬细胞中胆固醇的清除）等是基于 PAP 发病机制的潜在新治疗方法，目前多处于研究阶段[7]。抗纤维化药物已出现用于特发性肺纤维化，但其在 PAP 相关的纤维化中的疗效尚不清楚。

### （六）肺移植

适用于晚期患儿，是终末期肺纤维化的一种选择。肺移植已被报道成功应用于终末期先天性 PAP 的治疗[20]。对于原发性 PAP，肺移植可以作为对全肺灌洗或其他实验治疗无反应的终末期患者的一种治疗方案。但需注意的是，在自身免疫性、遗传性和继发性 PAP 中有肺移植后 PAP 复发的报道。

（唐晓蕾　赵顺英）

## 参考文献

［1］SEYMOUR JF, PRESNEILL JJ. Pulmonary alveolar proteinosis: progress in the first 44 years. Am J Respir Crit Care Med, 2002, 166 (2): 215-235.

［2］INOUE Y, TRAPNELL BC, TAZAWA R, et al. Characteristics of a large cohort of patients with autoimmune pulmonary alveolar proteinosis in Japan. Am J Respir Crit Care Med, 2008, 177 (7): 752-762.

［3］PÉREZ-GIL J, WEAVER TE. Pulmonary surfactant pathophysiology: current models and open questions. Physiology (Bethesda), 2010, 25 (3): 132-141.

［4］GOWER WA, WERT SE, NOGEE LM. Inherited surfactant disorders. NeoReviews, 2008, 9 (10): e458-e467.

［5］FLOROS J, HOOVER RR. Genetics of the hydrophilic surfactant proteins A and D. Biochim Biophys Acta, 1998, 1408 (2-3): 312-322.

［6］HAYASHIDA K, KITAMURA T, GORMAN DM, et al. Molecular cloning of a second subunit of the receptor for human granulocyte-macrophage colony-stimulating factor (GM-CSF): reconstitution of a high-affinity GM-CSF receptor. Proc Natl Acad Sci USA, 1990, 87 (24): 9655-9659.

［7］SALLESE A, SUZUKI T, MCCARTHY C, et al. Targeting cholesterol homeostasis in lung diseases. Sci Rep, 2017, 7 (1): 10211.

［8］SUZUKI T, TRAPNELL BC. Pulmonary Alveolar Proteinosis Syndrome. Clin Chest Med, 2016, 37 (3): 431-440.

［9］SUZUKI T, SAKAGAMI T, YOUNG LR, et al. Hereditary pulmonary alveolar proteinosis: pathogenesis, presentation, diagnosis, and therapy. Am J Respir Crit Care Med, 2010, 182 (10): 1292-1304.

［10］SANTAMARIA F, BRANCACCIO G, PARENTI G, et al. Recurrent fatal pulmonary alveolar proteinosis after heart-lung transplantation in a child with lysinuric protein intolerance. J Pediatr, 2004, 145 (2): 268-272.

［11］HADCHOUEL A, WIELAND T, GRIESE M, et al. Biallelic mutations of methionyl-tRNA synthetase cause a specific type of pulmonary alveolar proteinosis prevalent on reunion island. Am J Hum Genet, 2015, 96 (5): 826-831.

［12］FORBES A, PICKELL M, FOROUGHIAN M, et al. Alveolar macrophage depletion is associated with increased surfactant pool sizes in adult rats. J Appl Physiol (1985), 2007, 103 (2): 637-645.

［13］TRAPNELL BC, NAKATA K, BONELLA F, et al. Pulmonary alveolar proteinosis. Nat Rev Dis Primers, 2019, 5 (1): 16.

[14] LEE KN,LEVIN DL,WEBB WR,et al. Pulmonary alveolar proteinosis:high-resolution CT,chest radiographic, and functional correlations. Chest,1997,111(4):989-995.

[15] UCHIDA K,NAKATA K,CAREY B,et al. Standardized serum GM-CSF autoantibody testing for the routine clinical diagnosis of autoimmune pulmonary alveolar proteinosis. J Immunol Methods,2014,402(1-2):57-70.

[16] AKASAKA K,TANAKA T,KITAMURA N,et al. Outcome of corticosteroid administration in autoimmune pulmonary alveolar proteinosis:a retrospective cohort study. BMC Pulm Med,2015,15:88.

[17] OHASHI K,SATO A,TAKADA T,et al. Direct evidence that GM-CSF inhalation improves lung clearance in pulmonary alveolar proteinosis. Respir Med,2012,106(2):284-293.

[18] KAVURU MS,MALUR A,MARSHALL I,et al. An open-label trial of rituximab therapy in pulmonary alveolar proteinosis. Eur Respir J,2011,38(6):1361-1367.

[19] SUZUKI T,ARUMUGAM P,SAKAGAMI T,et al. Pulmonary macrophage transplantation therapy. Nature,2014,514(7523):450-454.

[20] PALOMAR LM,NOGEE LM,SWEET SC,et al. Long-term outcomes after infant lung transplantation for surfactant protein B deficiency related to other causes of respiratory failure. J Pediatr,2006,149(4):548-553.

# 第二节　先天性肺泡蛋白沉积症

肺泡表面活性物质由SP和脂类组成,它能降低肺泡气液界面的表面张力。其中SP-A、SP-D是亲水蛋白,由10号染色体上*SFTPA1*、*SFTPA2*和*SFTPD*基因编码。SP-B和SP-C具有极强的疏水性,分别由2号和8号染色体上的独立基因*SFTPB*和*SFTPC*编码。SP-B和SP-C首先被合成为更大的前体蛋白proSP-B、proSP-C,然后经蛋白质水解后形成成熟的SP-B和SP-C。

肺泡表面活性物质在AEC2细胞内合成,在溶酶体衍生的细胞器——板层小体中被包装。肺泡表面活性物质在分泌之前,合成的表面活性脂质和四种SP被包装并储存在板层小体,板层小体与AEC2细胞质膜融合,通过胞吐作用将其内容物分泌到肺泡腔。三磷酸腺苷结合盒家族的成员A3(ABCA3)是板层小体上的膜转运体,在肺泡表面活性物质所必需的磷脂向板层小体的转运,以及在板层小体中的组装、加工和贮存中起重要作用。分泌后表面活性脂类在疏水蛋白SP-B和SP-C作用下,吸附在气液界面形成单层,起到降低表面张力的作用[1]。

肺泡表面活性物质既可被AEC2回收,也可通过GM-CSF与巨噬细胞成熟所必需的特定受体结合后,由肺泡巨噬细胞吸收分解。一方面,AEC2细胞可从肺泡腔内吞入肺泡表面活性物质,其中一些被循环到板层小体,剩下的被溶酶体消化。另一方面,肺泡巨噬细胞参与表面活性剂磷脂、SP-A、SP-B和SP-C的吸收和降解,是参与表面活性剂稳态的第二个细胞成分。在先天性PAP中,*SFTPB*、*SFTPC*和*ABCA3*的突变可以破坏表面活性物质的生产和功能,从而使肺泡表面活性物质稳态遭到破坏,引起PAP以及其他类型间质性肺炎。

## 一、SP-B缺乏

### (一)发病机制

*SFTPB*突变引起的SP-B缺乏症为常染色体隐性遗传,致病基因发生纯合或复合杂合突变时导致发病。SP-B是一种小的、极疏水的蛋白质,由2号染色体上的*SFTPB*基因编码,该基因首先合成一种大的前蛋白(proSP-B),经过蛋白裂解,生成成熟的SP-B蛋白,该蛋白与SP-C及磷脂一起被分泌到肺泡内[2]。SP-B在板层小体内将表面活性物质组织起来,促进板层小体发育,促进细胞膜融合。*SFTPB*突变引起SP-B的缺乏。目前有50多种不同的致病性*SFTPB*突变,其中最常见的为一种特殊的移码突变c.397delCinsGAA(p.Pro133GlnfsTer95),约占已知致病基因突变的70%[3],该突变产生的SP-B转录物不稳定,导致SP-B mRNA和蛋白质完全缺失。其他致病突变或者阻止proSP-B产生,或者导致proSP-B不能被加工成成熟的SP-B。

*SFTPB*突变婴儿的AEC2细胞板层小体缺乏或不正常,有多个无序状态的空泡和脂质。因缺乏正常发育的板层小体,导致分泌型表面活性磷脂缺乏,成熟SP-C也无法由proSP-C产生,进而导致成熟SP-C缺乏以及proSP-C等中间产物积累,proSP-C在肺内或者灌洗液增加是SP-B缺乏症的一个特点,这些中间产物不具有表面活性,并可进一步抑制表面活性物质的功能[4]。

### (二)病理表现

*SFTPB*突变以PAP病理特点为主要表现,少数表现为婴儿DIP。其最具特征的组织学特征是肺泡腔中积聚颗粒状、嗜酸性、PAS阳性脂蛋白样物质,

其中常含有脱落的 AEC2 细胞和泡沫状肺泡巨噬细胞[5]。SFTPB 突变患儿的肺泡蛋白沉积量因人而异，甚至在一些以婴儿 DIP 为组织学特征的患儿中也可能不存在肺泡蛋白沉积。其他组织病理学表现包括肺泡上皮增生，Ⅱ型肺泡上皮细胞突出，肺泡壁增厚，其特征是成纤维细胞增生，很少或没有炎症细胞浸润[5]。

电镜下超微结构提示板层小体的形成也受到干扰。SFTPB 突变患儿无正常、成熟、组织良好的板层小体或分泌的管状髓鞘，而表现为许多大的、无序的或不规则的多泡结构[6]。

*SFTPB* 突变的免疫组化特征包括：①proSP-B 和成熟 SP-B 的免疫染色明显减少或缺失；②肺泡腔中 SP-A 和 proSP-C 免疫阳性物质的积聚[4]。在无义突变和移码突变的患者中，proSP-B 和成熟的 SP-B 都不存在，而在错义突变和框内缺失或插入的突变患者中，可检测到 proSP-B 表达。然而，后一类突变通常会阻止 proSP-B 对成熟 SP-B 肽的有效处理，从而导致 SP-B 的减少或缺失[4]。

**（三）临床表现**

*SFTPB* 突变可导致足月儿发生严重呼吸窘迫综合征（respiratory distress syndrome，RDS），临床上类似于早产儿 RDS 或新生儿持续性肺动脉高压（PPHN）。绝大多数 SP-B 缺乏的婴儿在出生时或出生后不久出现症状，并呈进行性进展，对药物治疗无效，最终导致死亡或需要在出生后的 3~6 个月内进行肺移植[7]。若有一个 *SFTPB* 等位基因能产生有足够功能的 SP-B，可在婴儿期之后存活下来，表现轻，出现干咳、呼吸急促、低氧、发绀等表现，可发生肺动脉高压。

**（四）肺部影像学**

先天性 PAP 的典型影像学表现类似于早产儿 RDS，但多发生于足月儿，目前发现偶有婴儿期发病，可能为新生儿期漏诊延续而来，可表现为双肺弥漫性磨玻璃影、肺透光度下降或白肺，可有肺动脉高压表现[7]。

我们收治的患者除表现为新生儿期双肺弥漫性磨玻璃影，有 1 例患者为小婴儿，表现为严重肺动脉高压和肺内广泛磨玻璃影。

**（五）诊断**

足月儿发生 RDS 且对治疗反应无效时提示该病的可能，通过基因检测可诊断。此外，肺组织活检免疫组化在 SFTPB 突变的诊断中有一定作用，其表现为成熟的 SP-B 缺失或者减少且不能用表位或热诱导抗原回收（HIER）技术恢复，肺泡腔中分泌的部

分加工的 proSP-C 增多[5]。

**（六）治疗**

该病早期死亡率高，除肺移植外，尚无有效治疗方法，常因呼吸衰竭进行气管插管呼吸支持。目前已有报道 *SFTPB* 突变患儿通过肺移植后可长期存活。

## 二、*SFTPC* 突变

*SFTPC* 突变引起的肺疾病为常染色体显性遗传，单一致病基因的杂合突变可致病，且与新生儿、儿童和成人间质性肺炎有关。

**（一）发病机制**

SP-C 为非常疏水的小蛋白质，是一种蛋白脂质，由位于 8 号染色体上的 *SFTPC* 基因编码，该基因合成 SP-C 前蛋白 proSP-C。proSP-C 通过蛋白溶解过程产生含 35 个氨基酸的成熟 SP-C 蛋白。proSP-C 的最后 100 个氨基酸与家族性痴呆综合征中突变的一组蛋白质同源，这组蛋白质称为 BRICHOS 结构域，该结构域可在成熟的 SP-C 区域上折叠，保护细胞免受极端疏水性的影响，并帮助伴侣 proSP-C 通过分泌途径，最终在板层小体加工为成熟的 SP-C，与 SP-B 和表面活性脂质一起分泌。

已证实 SFTPC 有多种突变位点，这些突变主要由错义突变组成，也有移码突变和剪接位点突变以及小的插入和缺失[7]。这些突变大多存在于 proSP-C 的羧基末端（外显子 3、4 和 5），可导致 proSP-C 折叠错误，并阻止前体蛋白加工成成熟肽[8]。其中最常见的致病突变为成熟肽和 BRICHOS 结构域之间的 p.I73T 突变，约占所有 SFTPC 突变病例的 25%~40%，这一突变已经在具有不同祖先背景的无关个体中发现，可引起家族性和散发性病例，为"热点"突变[5]。此外，在 BRICHOS 结构域已鉴定出多种突变，可能反映了该区域在稳定 proSP-C 结构中的重要性。

SP-C 突变引起间质性肺病的致病机制主要是由突变蛋白的获得性功能对 SP-C 和 AEC2 细胞代谢的不利影响引起。proSP-C 的 BRICHOS 结构域的基因突变可以导致蛋白质错误折叠，触发细胞反应，直接导致内质网应激、蛋白溶酶功能障碍和 AEC2 凋亡[8]。正常情况下，proSP-C 可与错误折叠的突变蛋白一起被降解，通过显性负性机制导致 SP-C 减少，但如果降解途径异常，可引起异常蛋白质聚集[9]。另外，一些突变（如最常见的 p.I73T 突变）可导致 proSP-C 的异常转运，突变蛋白不是通过板层小体转

运,而首先转运到质膜,然后通过胞吞途径重新进入细胞,这些异常加工的蛋白质可能导致自噬阻滞,最终导致 AEC2 细胞凋亡。AEC2 细胞的损伤或缺失可导致间质性肺病并最终导致肺纤维化。

（二）肺部病理

*SFTPC* 突变相关的肺部疾病的组织病理常表现为不同程度的弥漫性肺泡损伤、间质增厚伴肺泡间隔轻度淋巴细胞及肌纤维细胞浸润、泡沫状肺泡巨噬细胞、不同数量的肺泡蛋白沉积物质伴胆固醇结晶以及 AEC2 细胞增生[5]。病理学诊断包括新生儿 PAP、婴儿 DIP、婴儿慢性肺炎（CPI）和 NSIP[5]。婴儿最常见的组织病理学诊断是 CPI,在大龄儿童和成人的慢性间质性肺炎中,最常见的组织病理学诊断是肺纤维化[5]。

电镜下 *SFTPC* 突变可表现为正常板层小体与电子致密囊泡、胞内膜聚集体或无序板层小体的混合存在。但也有报道 *SFTPC* 突变患者的 AEC2 细胞分布着大的、组织良好的板层小体[5]。

免疫组化分析显示 *SFTPC* 突变患者所有 SP（SP-A、proSP-B、SP-B 和 SP-D）都有较强的染色能力,包括 proSP-C。proSP-C 有两种染色模式：细胞质的弥漫染色和核周染色。细胞质的弥漫染色可能与突变的 proSP-C 在内质网或早期核内体中积累的运输异常有关,而核周染色可能与未完全加工的 proSP-C 的降解障碍、累积和/或聚集有关。突变的 proSP-C 肽的积累对细胞有毒,导致慢性细胞损伤、内质网应激和细胞死亡,进而导致慢性间质炎症和肺纤维化[5]。

（三）临床表现

*SFTPC* 突变的发病年龄、严重程度和疾病进程变化很大,从新生儿期到成人均可起病,严重程度从无症状或轻度活动耐力下降到新生儿的严重 RDS、婴幼儿或儿童慢性间质性肺炎及严重肺纤维化[10]。大约 10%~15% 的 *SFTPC* 突变患儿在生后 1 个月内出现呼吸道症状,另外 40% 的患儿在出生后 1~6 个月时出现症状,平均发病年龄为 2~3 个月[7]。新生儿主要表现为足月儿的 RDS,可能引起新生儿死亡。婴儿和儿童期可表现为持续咳嗽、气促、呼吸困难、发绀、三凹征、杵状指和生长发育落后等,几乎所有患者都有气促和低氧血症[5]。除了上述表现,我们还发现 *SFTPC* 基因 p.I73T 突变患儿可表现有咯血并合并弥漫性肺泡出血[11],也可有关节疼痛和类风湿因子阳性表现。

*SFTPC* 突变的基因型与表型之间似乎没有明确的相关性,在一个家族中具有相同突变的个体可能具有非常不同的临床表现和过程。如最常见的 p.I73T 突变,其携带者既可表现为新生儿及婴幼儿期严重的低氧、气促、进行性呼吸困难,也可表现为成人的无症状携带或轻症。SFTPC 也是成人肺纤维化的罕见原因之一。

（四）肺部影像学

患儿肺部影像学多表现为弥漫性肺部病变,可为非特异性间质性肺炎、普通型间质性肺炎、脱屑性间质性肺炎、肺泡蛋白沉积症等多种表现类型,大多数表现为 PAP 类型。以 PAP 为表现形式者,胸部 X 线片和 CT 以磨玻璃影、网格影或小叶间隔增厚为主,病变以侵犯全肺或者部分肺叶,可呈铺路石征或地图征,病程长者可伴有小囊泡,少数合并胸膜增厚（图 8-2、图 8-3）。以 PAP 为表现形式时,可见铺路石征。少数患儿合并肺泡出血时表现为广泛的磨玻璃影。疾病后期可表现为肺纤维化及蜂窝肺。

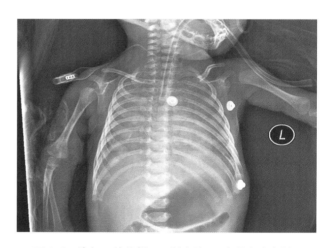

图 8-2　胸部 X 线片提示双侧白肺,呈弥漫磨玻璃影

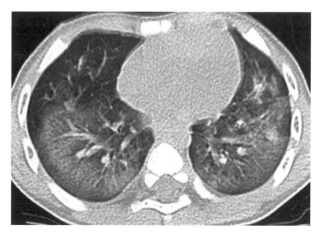

图 8-3　胸部 CT 提示双侧磨玻璃影,有轻微铺路石征

**（五）实验室及基因检测**

基因检测是该病的确诊方法，*SFTPC* 杂合突变可致病，突变可为自发突变或遗传自父母一方。此外，支气管灌洗液的 PAS 染色对于以 PAP 为表现形式的 *SFTPC* 突变的诊断有帮助。有报道发现 *SFTPC* 突变患者支气管灌洗液的 SP-C 水平降低、proSP-C 水平增加，该检查多用于科研[12]。此外，我们发现个别 *SFTPC* 基因 p.I73T 突变的患儿，可以伴有自身抗体如类风湿因子、抗环瓜氨酸抗体的升高，提示其合并自身免疫状态或自身免疫性疾病[11]。国外也有极个别成人 *SFTPC* 突变合并类风湿因子升高的病例。*SFTPC* 突变与自身抗体升高的关系及致病机制目前尚不清楚。但在诊断 *SFTPC* 突变患儿，有监测自身抗体的必要，且在类风湿关节炎相关间质性肺炎的患儿，需要注意鉴别是否存在 *SFTPC* 基因突变。

**（六）诊断**

*SFTPC* 突变患儿的临床表现、影像学及病理表现并不特异，诊断主要靠基因检测。对于足月儿 RDS、不明原因的婴幼儿及儿童间质性肺炎（特别是 PAP、NSIP、UIP、DIP）患儿，建议行基因检测。

**（七）治疗**

*SFTPC* 基因突变目前主要的药物治疗是羟氯喹及糖皮质激素。羟氯喹是目前公认对 *SFTPC* 突变较为有效的治疗方法[10]，其机制是通过作用于溶酶体，减少囊泡融合、胞吐和蛋白水解降解或刺激板层小体的生物发生来起到治疗作用。羟氯喹剂量为 10mg/kg（或 <6 岁的儿童为 6.5mg/kg）[13]。机械通气患者应在 3~4 周后、非机械通气患者应在用药 3 个月后评估治疗的临床反应。需要注意的是羟氯喹有视网膜毒性，用药期间需要定期监测眼底。糖皮质激素具有抗炎和刺激表面活性蛋白转录的作用，对于 *SFTPC* 突变有一定的疗效。治疗方法包括口服泼尼松 2mg/（kg·d），逐渐减量，或者静脉冲击治疗。ChILD-EU 建议，连续 3 天每天静脉冲击甲泼尼龙的剂量应为 10mg/kg 或 500mg/m²，对机械通气儿童每 7 天进行评估，对非机械通气儿童每 28 天进行评估调整治疗，甲泼尼龙冲击每月重复长达 6 个月。可以在甲泼尼龙冲击之间使用剂量为 1mg/（kg·d）的口服泼尼松。此外，阿奇霉素 10mg/kg，每周 3 次，可作为二线治疗，治疗 3 个月后评估治疗反应[13]。*SFTPC* 突变因起病年龄、症状严重程度差异大，故预后差异很大。新生儿或婴儿期起病的患儿可能早期死亡，年长儿起病者预后相对较好，如不治疗后期可

进展到肺纤维化。

## 三、*ABCA3* 突变

*ABCA3* 突变引起的肺部疾病是一种常染色体隐性遗传病，致病基因的纯合或复合杂合突变导致发病，该病在 2004 年首先被报道[14]。

**（一）发病机制**

ATP 结合盒 A3（ATP-binding cassette class A3，ABCA3）是一种高度保守的跨膜蛋白，在肺表面活性物质稳态调节中起着关键作用。ABCA3 将必需的表面活性脂质，特别是磷脂酰胆碱和磷脂酰甘油转运到板层小体中，对于组装成肺表面活性物质有重要作用[1]。编码 ABCA3 的基因位于 16 号染色体上，包含 30 个编码外显子，编码 1 704 个氨基酸蛋白，包含两个跨膜结构域和两个核苷酸（ATP）结合结构域，*ABCA3* 基因的突变分布在其整个基因长度上，包括错义、无义、移码和剪接位点突变，以及插入和缺失突变[5]。*ABCA3* 突变引起慢性肺部疾病的机制尚不清楚，可能 *ABCA3* 突变使胆固醇代谢紊乱，进而对 AEC2 细胞产生潜在毒性影响有关[15]。此外，从具有致命 *ABCA3* 突变的儿童肺中分离的表面活性物质在降低表面张力方面无效，表明表面活性物质缺乏可能是引起该类患儿肺部疾病的一个原因。根据基因突变的位置，*ABCA3* 突变引起肺疾病可能是由许多不同的机制引起的，包括基因表达丧失、表达减少、蛋白质在细胞内向板层小体转运异常、磷脂异常堆积和/或功能活动缺陷。致命性疾病表型相关的 *ABCA3* 突变与蛋白质转运到板层小体缺陷相关，而与较轻疾病表型相关的 *ABCA3* 突变与磷胆碱转运缺陷相关[5]。

**（二）病理**

*ABCA3* 突变的组织病理表现包括 AEC2 细胞增生、不同程度的间质增厚以及气腔中泡沫状巨噬细胞，这些巨噬细胞被包裹在蛋白样物质中，也可有胆固醇结晶（内源性类脂性肺炎）[5]。*ABCA3* 突变与 *SFTPB* 和 *SFTPC* 突变的表现相似，以新生儿 PAP、婴儿 DIP、NSIP 三种类型为突出表现[5]。新生儿及婴幼儿常以 PAP、DIP 表现为主，年长儿常表现为 NSIP，也可表现为 UIP，并可伴有内源性类脂性肺炎、肺纤维化，可有肺小叶重塑包括肺泡腔增大和间质平滑肌增加、间质淋巴细胞炎症、淋巴细胞聚集等。部分患者存在含铁血黄素阳性的巨噬细胞[5]。

电镜超微结构显示在 AEC2 细胞中，板层小体异常，较正常板层小体小而致密，内有偏心型的致密

包涵体,类似"煎蛋样"[6,14]。电镜下 ABCA3 突变和 SFTPB 突变的超微结构均表现为板层小体的异常,不同的是,SFTPB 突变患儿由于 SP-B 的缺失破坏了 AEC2 细胞板层小体磷脂膜同心环结构,而只能观察到大的、无组织的多泡小体。SFTPB 与 ABCA3 突变患儿电镜下板层小体的表现不同有助于区分这两种疾病[5]。

经免疫组织化染色后,多数 ABCA3 患儿的 SP-A、SP-B、proSP-B、proSP-C 和 SP-D 均是可以检测到的,一部分病例表现出类似 SFTPB 突变的成熟的 SP-B 减少或缺失,这表明处理 SP-B 需要正常的板层体形成[16]。与 SFTPB 突变患儿不同的是,ABCA3 突变患儿成熟 SP-B 的免疫染色缺失可以通过表位或热诱导抗原提取技术(HIER)恢复,且 proSP-B 的免疫染色正常的,而 SFTPB 突变的成熟 SP-B 缺失不能通过 HIER 恢复,可作为两者的鉴别点。此外,ABCA3 突变患者 proSP-C 的免疫定位仅限于 AEC2 细胞的胞质内,在肺泡腔内不存在 proSP-C,而 SFTPB 突变患者肺泡腔内可检测到未完全处理 proSP-C,亦可作为两者的免疫组化的鉴别点[5]。

### (三)临床表现

本病的表现形式和严重程度各不相同,严重性受 ABCA3 基因型影响,目前已有 400 多个突变在 ABCA3 中被报道,包括无义、移码、错义、剪接位点和插入/缺失等[17]。临床表现的变异,可能与残余蛋白功能水平、突变类型(蛋白转运功能受损或 ATP 水解、脂质转运功能受损)、细胞内应激途径激活或其他基因或环境修饰等有关。ABCA3 的两个等位基因功能完全丧失的突变可导致严重表面活性物质缺乏,引起新生儿 RDS,其症状与 SFTPB 突变相同,大多数 ABCA3 突变发生于足月婴儿,死亡率高,通常在出生后的 3 个月内进行性加重并致命[3]。有些 ABCA3 突变的患儿可在新生儿期后如婴幼儿、年长儿或成人期发病,病情较轻,其基因类型至少有一个错义或小的插入或缺失突变,这种突变使 ABCA3 的功能减少,但不完全消失,因此表型较轻[3]。常见的轻症突变为 ABCA3 基因 c.875a>T(p.Glu292Val)突变,它的突变使 ATP 水解脂质转运功能受损[18]。该类突变在新生儿期可表现有短暂的肺部疾病如短暂的呼吸困难和肺炎。一些病例在婴儿期出现症状,表现为亚急性进行性肺病,出现咳嗽、呛奶、气促、生长不良,可导致死亡,也可逐渐改善[3,14,19]。一些年长儿或者成人早期起病,表现为间质性肺病,出现咳嗽、气促、喘息、呼吸困难、运动不耐受、三凹征、肺部

爆裂音、杵状指、低体重和胸壁畸形等,一些可存活到 50 岁[19]。我们也发现 ABCA3 突变者与 SFTPC 一样,可有关节疼痛、肿胀和 CCP 阳性表现。

### (四)肺部影像学

ABCA3 突变患儿的胸部 X 线片可显示双侧弥漫或斑片状模糊颗粒状或条状阴影。HRCT 常见表现为磨玻璃影,或弥漫于整个肺,或累及多个或所有肺叶,呈斑片状分布着,边界清楚。婴儿期的影像学表现与新生儿 RDS 非常相似。一些患者磨玻璃影随着年龄增长而减轻,与肺功能的改善或低氧血症的程度无关,婴儿期以后出现小叶间和小叶内间隔增厚,可有铺路征表现,随病程发展,出现肺实质内小的(直径为数毫米)充满空气的囊泡,囊泡的数量和大小逐渐增多(图 8-4)。一些可出现肺门和纵隔淋巴结肿大、胸膜增厚、空气潴留、一过性肺实变和肺不张。患儿可有漏斗胸。

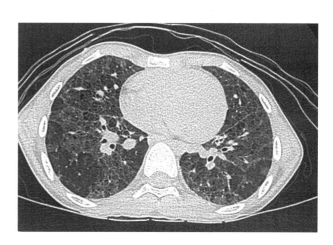

图 8-4 胸部 CT 提示双肺弥漫磨玻璃影,有铺路石征,伴有小叶间隔增厚和囊泡影

### (五)诊断

对于不明原因足月新生儿 RDS,或者婴幼儿及儿童不明原因的气促、低氧、呼吸衰竭并伴有弥漫性肺部病变,需要注意 ABCA3 突变,并行基因检测确诊。肺活检对于该病诊断的帮助不大,但其免疫组织化学及电镜超微结构的病理特点可能有助于协助诊断。

### (六)治疗

羟氯喹对于 ABCA3 突变患儿可能有一定的疗效,但在不同的研究中羟氯喹对于 ABCA3 的治疗反应差异较大。在我们随诊的 ABCA3 患儿中,羟氯喹对于间质性肺炎的改善有效,似乎与病变程度有关。此外,糖皮质激素对于 ABCA3 突变患儿可能有效,

但效果亦差异性较大[19]。由于 *ABCA3* 突变的临床表现、死亡率和组织病理学通常与 *SFTPB* 突变相似，因此肺移植已被作为严重、早发性肺病婴儿的治疗方法。

## 四、*NKX2-1* 突变

*NKX2-1* 基因突变引起的疾病为常染色体显性遗传病，于 1998 年首次在新生儿甲状腺疾病和呼吸衰竭的婴儿中报告，迄今已有 50 多个突变被报道[20]。*NKX2-1* 致病基因的杂合突变可导致新生儿或儿童出现一种复杂的表型，包括甲状腺功能减退、神经系统异常和间质性肺病，可伴有不完全外显[21]。

### （一）发病机制

转录因子 TTF1 是肺发育和 SP-B、SP-C、ABCA3 表达的关键因子，由 *NKX2-1* 基因编码。*NKX2-1* 是 14 号染色体上的一个小基因，编码同源盒转录因子家族的一个成员甲状腺转录因子 1（TTF-1），在甲状腺细胞核表达，对甲状腺球蛋白启动子表达至关重要。此外，TTF-1 在早期肺和大脑发育以及正常的胎儿器官发生中起作用。

研究发现 TTF-1 是 SP-A、SP-B、SP-C、ABCA3 稳态的主要转录因子，对 SP、ABCA3 和许多其他蛋白的转录具有重要意义。NKX2-1 表达减少或 TTF-1 功能降低导致的单倍体不足是本病发生的主要机制[21]。

### （二）病理表现

*NKX2-1* 突变肺组织病理学可出现肺泡生长异常、肺泡巨噬细胞浸润，可有斑块状慢性炎症、间质淋巴细胞增多、纤维化及肺动脉高压性血管病。本病少见肺泡蛋白沉积表现及肺泡Ⅱ型上皮细胞增生表现。免疫组化 ABCA3 和 SP-A1 染色减少[3]。

### （三）临床表现

*NKX2-1* 纯合缺失突变引起不可存活的表型，表现为肺、垂体和甲状腺发育不良。单个等位基因 *NKX2-1* 突变的儿童有 TTF-1 单倍体不足，表现为神经系统受累（舞蹈症、共济失调、低张力、发育迟缓等）、肺受累（间质性肺病、新生儿 RDS 等）和甲状腺功能减退，称为"脑-甲状腺-肺综合征"[3]。*NKX2-1* 突变个体可有所有 3 个器官系统损伤的表现，也可有 2 个器官系统受累的表现，少数只有甲状腺功能减退，一些只有单独肺疾病或主要表现为肺部疾病，其中大多数表现为新生儿呼吸窘迫者伴有甲状腺功能减退[3]。*NKX2-1* 突变临床表现的不同与受该基因突变影响到最严重的靶器官有关，其他遗传因素

（相互作用的基因、调节区域的变化）以及环境因素都可能影响基因表达以及临床表现。

*NKX2-1* 突变或缺失引起的肺部疾病在发病和严重程度上有很大的差异，除新生儿 RDS 表型，也表现为儿童的间质性肺病。若突变引起 ABCA3 和 SFTPB 的表达延迟，则肺病表现严重[21]。若突变引起 SP-A 和 SP-D 表达受损，表现为病毒感染后的反复感染或呼吸衰竭[3]。

### （四）肺部影像学

*NKX2-1* 突变和 TTF-1 缺乏的主要 HRCT 表现为磨玻璃影和实变/浸润，可有小叶间隔增厚、空气潴留征（图 8-5），严重者可表现为肺纤维化。

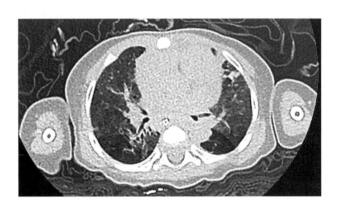

图 8-5　胸部 CT 显示双肺弥漫磨玻璃影，伴有左下肺过度通气和不张

### （五）诊断

在伴有 RDS 的足月儿或出现类似肺泡表面活性物质功能障碍影像学表现的儿童，特别是伴有低张力、舞蹈病或甲状腺功能减退的患儿中需考虑本病，基因检测用于确诊，而肺活检不一定需要进行。

## 参考文献

[1] BAN N，MATSUMURA Y，SAKAI H，et al. ABCA3 as a lipid transporter in pulmonary surfactant biogenesis. J Biol Chem，2007，282（13）：9628-9634.

[2] WEAVER TE. Synthesis processing and secretion of surfactant proteins Band C. Biochim Biophys Acta，1998，1408（2-3）：173-179.

[3] NOGEE LM. Genetic causes of surfactant protein abnormalities. Curr Opin Pediatr，2019，31（3）：330-339.

[4] NOGEE LM，WERT SE，PROFFIT SA，et al. Allelic heterogeneity in hereditary surfactant protein B（SP-B）deficiency. Am J Respir Crit Care Med，2000，161（3）：973-981.

[5] WERT SE，WHITSETT JA，NOGEE LM. Genetic

disorders of surfactant dysfunction. Pediatr Dev Pathol, 2009,12(4):253-274.

[6] EDWARDS V,CUTZ E,VIERO S,et al. Ultrastructure of lamellar bodies in congenital surfactant deficiency. Ultrastruct Pathol,2005,29(6):503-509.

[7] NOGEE LM. Alterations in SP-B and SP-C expression in neonatal lung disease. Annu Rev Physiol,2004,66:601-623.

[8] MULUGETA S,NGUYEN V,RUSSO SJ,et al. A surfactant protein C precursor protein BRICHOS domain mutation causes endoplasmic reticulum stress,proteasome dysfunction,and caspase 3 activation. Am J Respir Cell Mol Biol,2005,32(6):521-530.

[9] DONG M,BRIDGES JP,APSLEY K,et al. ERdj4 and ERdj5 are required for endoplasmic reticulum-associated protein degradation of misfolded surfactant protein C. Mol Biol Cell,2008,19(6):2620-2630.

[10] TAAM RA,JAUBERT F,EMOND S,et al. Familial interstitial disease with I73T mutation:a mid-and long-term study. Pediatr Pulmonol,2009,44(4):167-175.

[11] TANG X,SHEN Y,ZHOU C,et al. Surfactant protein C dysfunction with new clinical insights for diffuse alveolar hemorrhage and autoimmunity. Pediatric Investigation, 2019,3(4):201-206.

[12] THOUVENIN G,TAAM RA,FLAMEIN F,et al. Characteristics of disorders associated with genetic mutations of surfactant protein C. Arch Dis Child,2010, 95(6):449-454.

[13] BUSH A,CUNNINGHAM S,BLIC J,et al. European protocols for the diagnosis and initial treatment of interstitial lung disease in children. Thorax,2015,70(11):1078-1084.

[14] SHULENIN S,NOGEE LM,ANNILO T,et al. ABCA3 gene mutations in newborns with fatal surfactant deficiency. N Engl J Med,2004,350(13):1296-1303.

[15] MATSUMURA Y,SAKAI H,SASAKI M,et al. ABCA3-mediated choline-phospholipids uptake into intracellular vesicles in A549 cells. FEBS Lett,2007,581(17):3139-3144.

[16] BRUDER E,HOFMEISTER J,ASLANIDIS C,et al. Ultrastructural and molecular analysis in fatal neonatal interstitial pneumonia caused by a novel ABCA3 mutation. Mod Pathol,2007,20(10):1009-1018.

[17] SCHINDLBECK U,WITTMANN T,HÖPPNER S, et al. ABCA3 missense mutations & causing surfactant dysfunction disorders have distinct cellular phenotypes. Hum Mutat,2018,39(6):841-850.

[18] WAMBACH JA,YANG P,WEGNER DJ,et al. Functional characterization of ATP-binding cassette transporter A3 mutations from infants with respiratory distress syndrome. Am J Respir Cell Mol Biol,2016,55(5):716-721.

[19] DOAN ML,GUILLERMAN RP,DISHOP MK,et al. Clinical,radiological and pathological features of ABCA3 mutations in children. Thorax,2008,63(4):366-373.

[20] NATTES E,LEJEUNE S,CARSIN A,et al. Heterogeneity of lung disease associated & with NK2 homeobox 1 mutations. Respir Med,2017,129:16-23.

[21] GUILLOT L,CARRE A,SZINNAI G,et al. NKX2-1 mutations leading to surfactant protein promoter dysregulation cause interstitial lung disease in "Brain-Lung-Thyroid Syndrome". Hum Mutat,2010,31(2):E1146-E1162.

（唐晓蕾 赵顺英）

# 第三节 自身免疫性肺泡蛋白沉积症

自身免疫性 PAP 属于原发性 PAP,以高水平的 GM-CSF 自身抗体为特点,是成人 PAP 的主要原因,约占其 PAP 病因的 90%,男性发病率高于女性,吸烟者更常见[1]。本病在儿童非常少见,偶可见于年长儿。

## 一、发病机制

自身免疫性 PAP 是由于 GM-CSF 自身抗体产生不当所致。GM-CSF 自身抗体为多克隆,主要由 IgG1 和 IgG2 组成,此外还有少量 IgG3 和 IgG4。GM-CSF 具有高亲和力和高特异性,并且能够中和比生理范围内更多的 GM-CSF。如第一节所述,GM-CSF 对于肺泡巨噬细胞功能的发挥非常重要,GM-CSF 自身抗体能够中和 GM-CSF 对肺泡巨噬细胞的生物活性,从而使肺泡巨噬细胞对表面活性物质的分解能力下降,导致表面活性物质在肺泡内积聚[2]。GM-CSF 自身抗体也存在于健康供体中,但水平远低于 PAP 患者,当 GM-CSF 自身抗体水平高于临界阈值(据报道为 5μg/ml)时,PAP 风险增加[3,4]。此外,GM-CSF 对保持肺泡其他髓系细胞免疫反应的成熟性和完整性也是必要的,在髓系细胞中,GM-CSF 通过增加转录因子 PU.1 的产生而发挥作用[5]。PU.1 是细胞多种抗菌活性,如细胞黏附分子、细胞因子及趋化因子的产生、活性氧的生成、Fc 受体介导的吞噬作用等所必需的[6,7],GM-CSF 自身抗体过多中和了 GM-CSF 的活性,可抑制肺泡及全身免疫功能而引起反复感染,因此,自身免疫性 PAP 易合并肺部感染。

## 二、临床表现

本病表现为逐渐恶化的劳力性呼吸困难和慢性

咳嗽,发热不常见[8,9]。本病起病隐匿,早期常无症状,可因其他原因行肺部影像学检查而被发现。在体格检查中,杵状指少见,在无肺部感染时,肺部听诊通常正常。本病偶有自发缓解的报道。

自身免疫性PAP易合并严重的肺部和全身机会性感染,可引起病情突然进展,与感染有关的死亡约占20%,常见病原体包括细菌、真菌、肺孢子菌及病毒。我们有1例患者反复合并细菌感染,每于感染时病情迅速加重。

### 三、肺部影像表现

胸部X线片表现为双肺弥漫病变,对称性磨玻璃影,可伴融合。一些患者也可以观察到网状或网状结节样表现。HRCT表现更具特征性,为广泛磨玻璃影背景下伴次级肺小叶间隔线增厚,形成网络影,即"铺路石征"(图8-6)。

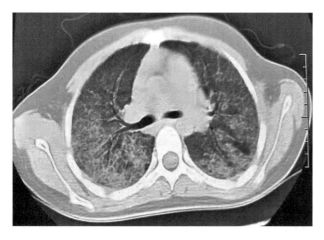

图8-6　胸部CT提示双肺弥漫分布磨玻璃影,有铺路石征

### 四、病理诊断

自身免疫性PAP的肺病理表现为肺泡结构完整,无炎症细胞浸润,肺泡腔内充满颗粒状、嗜酸性、PAS阳性物质。免疫组化SP染色阳性[10]。

### 五、治疗

**1. 全肺灌洗**　为本病的标准治疗方法,几乎对所有患者有效,由于表面活性物质持续积累,许多患者需要反复灌洗[11]。全肺灌洗方法:①麻醉:采用全麻,进行双腔气管插管,无论是灌洗左肺或者右肺,均选择左管,左管侧管前端开口及气囊在左主支气管,主管开口及气囊在隆突。打上两个气囊后,实施隔离,夹闭主管,左肺通气,夹闭侧管,右肺通气。双

腔气管插管的位置需要气管镜来确定。②灌洗顺序:一般首选灌洗影像学认为病变较为严重的一侧肺,待病情稳定后再行灌洗对侧肺。也有首选灌洗左肺,再行灌洗右肺。灌洗时应保持头低脚高位,有利于灌洗液流出,其次在保持头低脚高位的同时,可选择仰卧位或者侧卧位两种体位,灌洗侧肺在下,这样方便灌洗液的流入和流出,即使单肺隔离失败时,灌洗液也不容易流入对侧肺,在体位变换过程中,双肺气管插管位置可能变动,故体位排放好后需要气管镜再次确定气管插管位置,避免因翻身导致单肺隔离失败。一般选择生理盐水作为灌洗液,在灌洗之前需要加温至37℃,防止低温对肺产生损伤,灌洗液一般一次为20~30ml/kg,由重力作用灌入灌洗侧肺,在肺经过短暂停留后,再由负压吸引吸出,进行洗出液体测量和收集在圆柱筒内,测量灌入和流出的液体量,保证回收率达到60%,每次观察血氧、呼吸、心率和血压的变化,反复进行,保持肺内液体储存量500~1 500ml,每次洗出量的流失不要超过150~200ml,灌洗的总量一般在3~4L。单侧肺灌洗一般耗时2~6小时,根据灌洗液的颜色较之前显著变清亮,灌洗结束。一般采用双肺序贯灌洗,一侧肺灌洗完毕,进行双肺通气,同时给予甘露醇、地塞米松促进残余液的排出和吸收,待双侧肺通气45分钟以上,满足以下条件可考虑序贯灌洗对侧肺:①灌洗侧肺湿啰音基本消失;②灌洗侧肺气道压接近术前水平;③灌洗侧肺顺应性基本恢复;④单肺通气,血气分析氧合指数 > 300mmHg;⑤$PaCO_2$ 35~45mmHg,无明显酸碱紊乱;⑥生命体征平稳正常。如不能达到以上标准,则放弃对侧肺灌洗,或者继续双肺通气再行评估。术后在麻醉苏醒室恢复,一般需要12小时机械的通气,将双腔气管插管及时更换成普通气管插管,待肺水肿缓解后可拔除气管插管。在肺灌洗过程中,依据操作流程、患者病情、灌洗进出情况及外观等,决定灌洗速度、次数,根据患者术中情况及时用药,调整呼吸机进行呼吸管理,及时调整并维持麻醉药物的剂量、速度,避免发生并发症和意外情况。灌洗的频次应根据患者情况决定。

全肺灌洗治疗PAP的禁忌证:①严重低氧血症或者器官功能不全,不能耐受手术;②肺部感染;③脓毒症。

全肺灌洗治疗的并发症:发热,在术后24小时内会恢复正常,如果持续高温,体温不能自行恢复至正常,需要注意肺炎的可能,术后可给予相应的抗感染预防和治疗。单肺隔离失败是术中较为严重的并

发症,需要及时的识别和处理如:①全肺灌洗术中氧合突然下降;②单肺通气时阻力和顺应性发生明显变化;③洗出液流失量明显增加。应判断为单肺隔离失败,需要立即调整双腔气管插管的位置,之后用气管镜确定。气胸和胸腔积液相对比较少见,是由于灌洗液导致肺泡破裂所致。若术中或术后出现低氧血症,应注意这些并发症。

**2. GM-CSF 治疗** 是自身免疫性 PAP 的另一种有效治疗方法,常用的有吸入途径和皮下注射途径,而吸入 GM-CSF 因不良反应小更常被使用[12]。成人吸入 GM-CSF 剂量为 250~500mg,一般给药周期 12~24 周,部分可更长,也有研究建议在自身免疫性 PAP 症状缓解后,将 GM-CSF 减为最小有效剂量维持吸入[13]。根据患者对 GM-CSF 的治疗反应,分为应答者和非应答者,而对于治疗无反应的非应答者,首选全肺灌洗治疗。

**3. 其他治疗** 自发现 GM-CSF 自身抗体的致病性以来,针对自身抗体的治疗研究一直在进行。目前基本肯定,糖皮质激素对自身免疫性 PAP 的危害大于益处[14]。其他治疗方法包括血浆置换和利妥昔单抗(CD20 抗体)已被用来治疗自身免疫性PAP,并曾被报道有效[15]。另外,以胆固醇稳态为靶向的药物是一种治疗 PAP 的新方向,目前多数尚在实验阶段。如:在 GM-CSF 信号缺陷小鼠中,口服PPAR γ-激动剂治疗可以增加巨噬细胞的胆固醇清除率并改善 PAP,目前已有研究观察吡格列酮(PPAR γ-激动剂)治疗 PAP 的人体试验。在小鼠中,氧化甾醇受体 LXRα-激动剂通过增加胆固醇转运蛋白的表达而对 PAP 治疗有效,但目前尚无 LXRα-激动剂用于人体的研究报道[16]。此外,Csf2rb-/-小鼠口服他汀类药物(可增加巨噬细胞中胆固醇的清除)可增加肺泡巨噬细胞中胆固醇的流出,减少肺泡巨噬细胞中胆固醇的积聚,并降低 PAP 疾病的严重程度。在自身免疫性 PAP 患者中,他汀类药物治疗后,显示PAP 患者肺 CT、氧合和症状改善,支持他汀类药物和其他针对胆固醇稳态的药物有可能未来作为所有类型 PAP 新的治疗方法[17]。

(唐晓蕾　杨海明)

# 参考文献

[ 1 ] NATHAN N,BORENSZTAJN K,CLEMENT A. Genetic causes and clinical management of pediatric interstitial lung diseases. Curr Opin Pulm Med,2018,24(3):253-259.

[ 2 ] PAPIRIS SA,TSIRIGOTIS P,KOLILEKAS L,et al. Pulmonary alveolar proteinosis:time to shift? Expert Rev Respir Med,2015,9(3):337-349.

[ 3 ] UCHIDA K,NAKATA K,CAREY B,et al. Standardized serum GM-CSF autoantibody testing for the routine clinical diagnosis of autoimmune pulmonary alveolar proteinosis. J Immunol Methods,2014,402(1-2):57-70.

[ 4 ] UCHIDA K,NAKATA K,TRAPNELL BC,et al. High-affinity autoantibodies specifically eliminate granulocyte-macrophage colony-stimulating factor activity in the lungs of patients with idiopathic pulmonary alveolar proteinosis. Blood,2004,103(3):1089-1098.

[ 5 ] SHIBATA Y,BERCLAZ PY,CHRONEOS ZC,et al. GM-CSF regulates alveolar macrophage differentiation and innate immunity in the lung through PU.1. Immunity,2001,15(4):557-567.

[ 6 ] TRAPNELL B,WHITSETT J,NAKATA K. Pulmonary alveolar proteinosis. N Engl J Med,2003,349(26):2527-2539.

[ 7 ] CAREY B,TRAPNELL BC. The molecular basis of pulmonary alveolar proteinosis. Clin Immunol,2010,135(2):223-235.

[ 8 ] TRAPNELL BC,LUISETTI M. Murray & Nadel's Textbook of Respiratory Medicine. 6th Ed. Philadelphia:Elsevier,2016.

[ 9 ] BONELLA F,BAUER PC,GRIESE M,et al. Pulmonary alveolar proteinosis:new insights from a single-center cohort of 70 patients. Respir Med,2011,105(12):1908-1916.

[ 10 ] TRAPNELL BC,NAKATA K,BONELLA F,et al. Pulmonary alveolar proteinosis. Nat. Rev Dis Primers,2019,5(1):16.

[ 11 ] MICHAUD G,REDDY C,ERNST A. Whole-lung lavage for pulmonary alveolar proteinosis. Chest,2009,136(6):1678-1681.

[ 12 ] KAVURU MS,SULLIVAN EJ,PICCIN R,et al. Exogenous granulocyte-macrophage colony-stimulating factor administration for pulmonary alveolar proteinosis. Am J Respir Crit Care Med,2000,161(4):1143-1148.

[ 13 ] VENKATESHIAH SB,YAN TD,BONFIELD TL,et al. An open-label trial of granulocyte macrophage colony stimulating factor therapy for moderate symptomatic pulmonary alveolar proteinosis. Chest,2006,130(1):227-237.

[ 14 ] AKASAKA K,TANAKA T,KITAMURA N,et al. Outcome of corticosteroid administration in autoimmune pulmonary alveolar proteinosis:a retrospective cohort study. BMC Pulm Med,2015,15:88.

[ 15 ] SOYEZ B,BORIE T,MENARD C,et al. Rituximab for auto-immune alveolar proteinosis,a real life cohort study. Respir Res,2018,19(1):74.

[ 16 ] SALLESE A,SUZUKI T,MCCARTHY C,et al. Targeting cholesterol homeostasis in lung diseases. Sci Rep,2017,7

(1):10211.

[17] MCCARTHY C,LEE E,BRIDGES JP,et al. Statin as a novel pharmacotherapy of pulmonary alveolar proteinosis. Nat Commun,2018,9(1):3127.

# 第四节　遗传性肺泡蛋白沉积症

遗传性 PAP 属于原发性 PAP,由编码 GM-CSF 受体的基因 CSF2RA 或 CSF2RB 基因突变引起,上述基因位于 X 及 Y 染色体上的拟常染色体区域 1(PAR1),遗传方式符合常染色体隐性遗传,纯合或复合杂合突变可致病,婴幼儿、儿童、成人期均可发病[1,2]。

## 一、发病机制

GM-CSF 信号转导由 GM-CSF 受体介导,该受体调节粒细胞和巨噬细胞的产生、分化和功能,由低亲和力与配体结合的 GM-CSF 受体 α 链(CSF2RA 基因编码)和不与配体结合的 β 链(CSF2RB 基因编码)的二聚体组成,β 链与 IL-3 和 IL-5 受体共享,它可以增强 α 链结合亲和力。GM-CSF 和 GM-CSF 受体 α 链结合后,使 β 链与酪氨酸蛋白激酶 2(JAK2)结合,导致 JAK2 的激活和多种信号通路启动,包括激活信号转录转换器和激活剂 5(STAT5)等,这些信号对于肺泡巨噬细胞发育和维持特性以及发挥胆固醇转运、表面活性物质清除、宿主防御、肺和全身炎症以及自身免疫等功能非常重要。因 CSF2RA 或 CSF2RB 基因突变导致肺泡巨噬细胞内 GM-CSF 信号转导的中断,使表面活性物质和肺泡碎片的分解代谢过程受到阻碍,从而使肺泡内充满了肺泡内表面活性物质和细胞碎片[1]。

## 二、病理表现

病理表现为肺泡结构完整,无炎症细胞浸润,肺泡腔内充满颗粒状、嗜酸性、PAS 阳性物质。

## 三、临床表现

CSF2RA 突变导致 PAP 患者以女性常见,婴幼儿、儿童及成人期均可起病,平均发病年龄约为 4 岁,常见的临床表现有呼吸困难、气促、低氧血症,部分进展为呼吸衰竭并需要气管插管机械通气,咳嗽相对少见。其他伴随症状包括发育不良、肝大和漏斗胸等[2]。CSF2RB 突变导致的 PAP 的发病年龄、临床表现与 CSF2RA 突变类似。此外,CSF2RA 及 CSF2RB 突变与急性粒细胞白血病等血液系统疾病有关,PAP 可同时伴有急性粒细胞白血病。另外,也有特纳综合征(Turner syndrome)儿童并发遗传性 PAP 的报道,因 X 染色体上一条短臂的缺失[46,x,i(xq)]可引起特纳综合征,如其另一条 X 染色体 CSF2RA 基因发生突变则可引起遗传性 PAP。

## 四、肺部影像表现

胸部 X 线片表现为双肺弥漫病变,对称性磨玻璃影,可伴融合。一些患者也可以观察到网状或网状结节样表现。HRCT 表现更具特征性,为广泛磨玻璃影背景下伴次级肺小叶间隔线形成的网络影,即所谓的"铺路石征"。

## 五、实验室及基因检测

血清及灌洗液的 GM-CSF 升高,但血清 GM-CSF 抗体阴性。目前发现遗传性 PAP 常见的基因类型除点突变外,还有基因缺失、X 染色体大片段缺失和重复,因此对于该病的检测,除筛查基因位点的突变外,也需要注意检测有无染色体的大片段缺失和重复,可用荧光原位杂交(FISH)等方法进行筛查。

## 六、治疗

全肺灌洗目前是遗传性 PAP 的主要治疗方式,详见本章第三节。此外,骨髓移植目前已被尝试作为治疗儿童遗传性 PAP 的方法,并取得了一定的成功。另外,肺巨噬细胞移植可能有效,但目前尚处于动物实验阶段。

（唐晓蕾　赵顺英）

## 参考文献

[1] SUZUKI T,MARANDA B,SAKAGAMI T,et al. Hereditary pulmonary alveolar proteinosis caused by recessive CSF2RB mutations. Eur Respir J,2011,37(1):201-204.

[2] HILDEBRANDT J,YALCIN E,BRESSER HG,et al. Characterization of CSF2RA mutation related juvenile pulmonary alveolar proteinosis. Orphanet J Rare Dis,2014,9:171.

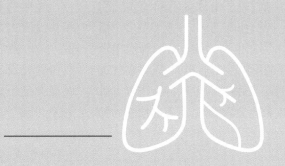

第九章

肺泡出血综合征

# 第一节 肺泡出血综合征病因和诊治概述

肺泡出血综合征(alveolar hemorrhage syndrome, AHS)也称弥漫性肺泡出血(diffuse alveolar hemorrhage, DAH),是由于多种原因导致肺小血管广泛受损,血液从肺循环(肺泡间隔毛细血管、肺动脉、肺静脉)渗漏到肺泡腔和肺间质引起的疾病,可同时影响肺多个区域,为弥漫性[1]。文献更多用"DAH"这一名称。DAH并不是特定的单一疾病,而是由许多不同的病因引起,病因可仅局限于肺部(如肺部感染)或涉及多个器官(如系统性血管炎),因此也称为综合征。肺泡出血与来源于支气管循环的局限性出血不同,后者系气道疾病如支气管扩张、感染及肿瘤等引起,即使支气管来源的血液被吸入肺泡,甚至充满肺泡,也不应诊断为肺泡出血。

## 一、发病机制

本病为多种病因导致肺小血管广泛受损。免疫性因素一般引起肺毛细血管炎,而非免疫性因素一般不伴有肺毛细血管炎。肺毛细血管炎患者肺毛细血管管壁有中性粒细胞浸润,最终细胞破碎、核固缩,释放的有毒氧自由基和蛋白水解酶等在肺小血管损伤中发挥重要致病作用,引起血管壁纤维素样坏死和血管内血栓形成、毛细血管完整性破坏,导致肺泡毛细血管基底膜破坏,红细胞漏入肺泡腔。除红细胞外,破碎的中性粒细胞、核尘和纤维蛋白也进入肺泡腔[2,3]。也由于中性粒细胞浸润,间质可出现纤维素坏死。孤立性寡免疫性肺毛细血管炎为局限于肺部的小血管性血管炎,其唯一的表现是肺泡出血[4],一些引起弥漫性肺泡出血的疾病伴有肾小球肾炎,称为肺肾综合征。非免疫性因素主要引起肺毛细血管内皮损伤,破坏毛细血管完整性。如果受累的肺泡数量足够多,严重影响气体交换,引起呼吸困难,并有咯血和咳嗽表现。

## 二、病理表现

无论何种原因,肺活检可以见到大量红细胞和/或含铁血黄素细胞充满肺泡腔,引起肺毛细血管炎的一类疾病的共性表现为血管壁纤维素样坏死、血管内血栓及肺泡间隔中性粒细胞浸润伴间质水肿、纤维素样坏死以及毛细血管完整性破坏[5](图9-1)(彩图见文末彩插)。肺出血肾炎综合征的患者免疫荧光染色可见IgG沿肺泡壁线性沉积。ANCA相关性血管炎的肺活检为寡免疫性血管炎,无

IgG沿基底膜的沉积[4]。有些病因也可看到其他组织病理特征,如弥漫性肺泡损伤、肺透明膜病变以及肺泡壁也可见含铁血黄素沉积等。另外,感染性疾病引起的病因可发现病原体以及感染的相应表现。

## 三、病因

经典的DAH病因分类为免疫相关性和非免疫相关性两大类[6]。根据我们的临床总结以及文献报道[1,7-21],最常见的病因为免疫相关性疾病,以系统性血管炎最多见,尤其是ANCA相关性小血管炎,又以显微镜下多血管炎(microscopic polyangiitis, MPA)为主,其次为肉芽肿性多血管炎(granulomatosis with polyangiitis, GPA),其他非ANCA相关性肺血管炎如IgA血管炎(过敏性紫癜)和寡免疫复合物性肺毛细血管炎也可引起DAH,结缔组织病相关性血管炎如类风湿关节炎(rheumatoid arthritis, RA)、系统性红斑狼疮(systemic lupus erythematosus, SLE)、多发性肌炎(polymyositis, PM)等可以DAH为首发或突出表现。非免疫因素包括遗传性肺毛细血管扩张症、肺部感染、药物暴露、物质中毒、遗传代谢性疾病以及肺静脉闭塞症和/或肺毛细血管瘤等。肺部感染包括钩端螺旋体、曲霉菌、金黄色葡萄球菌、嗜肺军团菌、人巨细胞病毒以及单纯疱疹病毒等病原体的感染。引起肺泡出血的药物有丙硫氧嘧啶、硫唑嘌呤、卡马西平、阿昔单抗、甲氨蝶呤、丝裂霉素、拉氧头孢、苯妥英钠、利妥昔单抗以及西罗莫司等。中毒物质包括偏苯三酸酐、异氰酸酯、可卡因和某些杀虫剂等。肺部感染、药物和中毒可经免疫和非免疫两种机制引起肺泡出血。我们发现但文献尚未报道的病因有:遗传代谢病(如甲基丙二酸血症伴高同型半胱氨酸血症和糖原贮积症等)、肺泡表面活性物质SFPC基因突变、免疫缺陷病[如RAS基因突变、COPA综合征和STING相关婴儿期起病的血管病(STING-associated vasculopathy with onset in infancy, SAVI)等自身炎症性疾病]等。另外,近年来我们发现牛奶蛋白过敏(Heiner syndrome)引起的婴儿肺泡出血在增多,唐氏综合征以及其他神经发育障碍合并肺泡出血的患儿在增多,这些患儿常携带与自身炎症疾病相关的突变基因。红细胞形态异常(如口形或椭圆形红细胞增多症)可能在肺部感染时(联合作用)易引起肺泡出血。凝血功能异常性疾病如抗磷脂抗体综合征、各种原因继发的血小板减少和功

能异常、血友病以及抗凝药物使用等可引起肺泡出血，但不属于肺小血管损伤引起，故本章未包括。根据文献以及我们的经验，整理儿童弥漫性肺泡出血的原因见表9-1。

表9-1 儿童弥漫性肺泡出血的病因

**免疫相关性**
1. 系统性血管炎 ANCA 相关性小血管炎（MPA、GPA）、非 ANCA 相关性血管炎（古德帕斯丘综合征、IgA 血管炎、寡免疫复合物性肺毛细血管炎）
2. 结缔组织疾病相关性血管炎 SLE、多发性肌炎、类风湿关节炎等
3. 免疫缺陷病 联合免疫缺陷病、COPA 综合征、SAVI、早发型炎症性肠病、溶血性尿毒综合征
4. 肺部感染 钩端螺旋体病、侵袭性肺曲霉菌病、金黄色葡萄球菌属、军团菌、巨细胞病毒、单纯疱疹病毒等
5. 药物暴露 丙硫氧嘧啶、硫唑嘌呤、卡马西平、阿昔单抗、甲氨蝶呤、丝裂霉素、拉氧头孢、苯妥英钠、利妥昔单抗、西罗莫司等
6. 中毒 偏苯三酸酐、异氰酸酯、可卡因、杀虫剂等
7. 过敏性 牛奶蛋白过敏、麦角蛋白过敏
8. 移植物抗宿主病 造血干细胞移植、实体器官移植后
9. 其他原因 溶血性尿毒综合征等

**非免疫相关性**
1. 肺血管异常 遗传性出血性毛细血管扩张症、静脉闭塞性疾病/肺毛细血管瘤、二尖瓣狭窄等
2. 遗传代谢性疾病 甲基丙二酸血症伴高同型半胱氨酸血症、糖原贮积症等
3. 凝血异常 抗磷脂抗体综合征、血小板减少和功能异常、血友病、抗凝药物使用

**可能原因**：红细胞形态异常如口形或者椭圆形红细胞增多症

**特发性**：无明确原因

## 四、临床表现

临床上大多数 DAH 为急性和亚急性起病，少数为隐匿性或慢性起病。急性起病肺泡出血是最主要的临床表现，并有潜在的呼吸衰竭表现，甚至有生命危险。亚临床起病者，主要的病变可能在其他脏器，如肾脏[7]。DAH 的典型临床表现包括咯血、贫血、呼吸急促、呼吸困难、咳嗽等，症状可在数小时或数天内急性发展，呈急性呼吸窘迫综合征（ARDS）表现或呈亚急性起病，持续数周或数月。咯血虽然是常见症状，但约 1/3 的患者无咯血表现，因出血来源于肺泡部位，即使严重病例大咯血也少见，绝大多数患者有贫血[13,14]。由于肺泡出血引起通气/血流失调以及贫血，可导致不同程度的低氧血症。血管炎患者由于肺栓塞可出现胸痛。肺部感染、血管炎和结缔组织病患者可出现发热，后两种疾病还可出现肌痛、关节痛、眼、耳-鼻-喉症状或皮疹、肌肉改变、骨关节异常和神经系统异常。肺出血肾炎综合征患者全身症状可以很轻。牛奶蛋白过敏者伴有或不伴有腹泻和湿疹[17]，唐氏综合征和其他神经发育障碍可有特殊面容[18]。甲基丙二酸血症伴高同型半胱氨酸血症可合并有不同程度的发育落后和肺动脉高压引起的缺氧表现[19]，免疫缺陷病可合并肺部或其他部位感染表现。出血量大时，肺部查体可闻及细湿啰音。

## 五、影像学改变

### （一）胸部 X 线

急性 DAH 的典型表现为双肺弥漫性浸润影，对称或不对称分布，少数仅有单侧肺受累（图 9-2）。根据出血量的多少可呈实变或磨玻璃样改变，磨玻璃影是由于血液未全部充满肺泡形成。大量出血时，胸部 X 线片表现为双侧广泛肺泡实变，可伴支气管充气征，有时为多发结节性阴影，少量和中等量出血时胸部 X 线片呈磨玻璃影和斑片影，也可无明显异常。肺尖部及肋膈角改变相对少见，胸腔积液少见。

### （二）肺部高分辨率 CT

肺部高分辨率 CT（high resolution CT，HRCT）的表现因出血时间、程度和病因的不同而不同。急性阶段：中-大量出血为实变影，可伴有"支气管充气征"（图 9-3），少量出血呈磨玻璃影（图 9-4）。亚急性

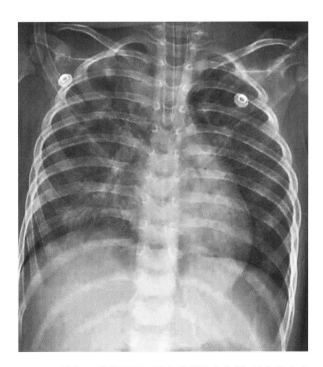

图 9-2 胸部 X 线片显示双肺斑片影和实变影，以右肺为主

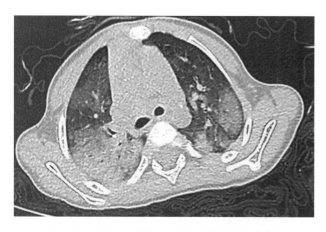

图 9-3　胸部 CT 提示双肺实变影和磨玻璃影

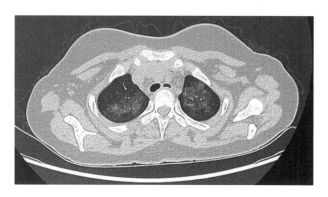

图 9-4　胸部 CT 提示双肺磨玻璃影

阶段或吸收阶段:2~3 天肺泡出血开始吸收,此时小叶内间隔和小叶间隔呈光滑增厚,叠加在磨玻璃阴影区,形成铺路石征,容易误诊(图 9-5)。慢性复发性出血阶段:肺部存在小叶中心结节(肺泡内肺巨噬细胞的聚集),界限不清,结节通常大小一致(1~3mm),呈弥漫分布,反复出血可导致机化性肺炎,细支气管和间质胶原沉积,最终进展为肺纤维化[22,23]。

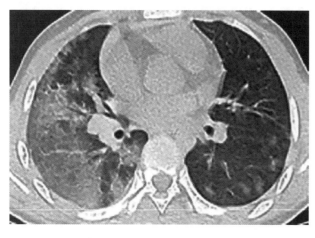

图 9-5　肺 CT 提示右肺铺路石征,以左肺结节影为主,沿血管分布

另外,HRCT 还可出现一些原发病的特征,例如原发肺静脉闭塞症或甲基丙二酸血症伴高同型半胱氨酸血症引起的继发肺静脉闭塞,CT 可见小叶间隔显著增厚,后者还伴有肺动脉高压,唐氏综合征的 CT 可有肺发育不良或胸膜下囊性病变。牛奶蛋白过敏可伴有吸入性肺炎的 CT 征象,COPA 综合征或结缔组织病等可有囊性病变,血管炎的病变多沿支气管血管束分布,可伴有肺内结节病变或马赛克灌注征。怀疑肺血管疾病时,可进行增强胸部 CT 检查。

## 六、诊断

由于 DAH 可进展为呼吸衰竭或器官损害,尤其是肾衰竭,因此快速明确诊断和治疗非常重要。咯血、贫血和影像学上存在弥漫性肺泡浸润为诊断的三联症,若出现,支持本病。但一些病例并不表现为典型的三联症,但有其中 2 项表现时,应考虑 DAH 的可能。如肺泡出血少、贫血轻或无咯血时,需要与各种原因肺炎、间质性肺疾病、肺水肿以及肺外疾病引起的贫血等鉴别,还必须与支气管循环来源的出血鉴别,因为气管支气管树的容量较小,少量出血不足以引起贫血表现,但可能由于刺激常有咯血,出血量较多阻塞气道时可引起呼吸困难,影像学多表现为单侧肺不张,典型者可见血管畸形表现。若出血量大,血液被吸入肺泡和细支气管时,可出现双肺磨玻璃影。相反,DAH 发生在终末肺泡腔,即使出血量大,临床上也不一定有咯血,但可引起严重贫血,影像学一般为双肺弥漫性病变。

### (一)支气管肺泡灌洗液检查

支气管肺泡灌洗液(bronchoalveolar fluid,BALF)检查是诊断 DAH 的金标准[24],所有可疑 DAH 的患儿均应进行支气管镜检查,出血明显者肉眼即可确定,BALF 呈红色或洗肉水样,越接近出血部位颜色越红,因此连续进行支气管肺泡灌洗时的灌洗液颜色应越来越深,颜色越来越浅则不支持肺泡出血。急性出血 24~48 小时血红素由肺泡巨噬细胞转化为血黄素,BALF 检查可见大量的含铁血黄素细胞,超过巨噬细胞的 20%~30% 有诊断意义[24]。含铁血黄素细胞可以在肺内存在 4~8 周。慢性隐匿性 DAH 的诊断需检查 BALF,其中含铁血黄素细胞 >5% 高度提示 ANCA 相关性小血管炎患儿出现 DAH。BALF 也可以用于病原学如常规细菌学、真菌、分枝杆菌和肺孢子菌培养和其他检查。此外,支气管镜检查存在气道狭窄支持 GPA 的诊断。

## （二）肺组织活检病理检查

DAH 极少需要肺活检明确诊断[3,4]，因为支气管镜肺泡灌洗的创伤性更小，但肺活检可明确病因，尤其对于肺血管炎和感染。

## 七、病因诊断程序

DAH 的病因复杂，大量出血病情重，一些病因存在肺外表现。如不及时治疗，可造成肾功能损伤及其他肺外脏器损伤，故需尽快明确病因，及时有效治疗。但 DAH 的病因诊断是目前临床医生面临的一个挑战。基于我们多年的经验，确诊 DAH 后，可根据以下步骤进行病因诊断：

### （一）临床表现

年龄、起病情况、病程、家族史、临床症状和体征有助于初始缩小病因的诊断范围。如特应性疾病病史以及牛奶蛋白过敏的其他表现有助于牛奶蛋白过敏的诊断。药物暴露和环境暴露史，接触感染的动物、污染水源（游泳、钓鱼、洪水）等支持药物、中毒以及肺部感染的诊断。应详细询问肺内外症状，包括声嘶、咳嗽、呼吸困难和增快、喘息、全身症状（发热、乏力、体重减轻）、鼻部症状（鼻炎、鼻出血、鼻塞）、眼部症状（眼痛、眼红等）、皮肤改变（皮疹、出血点、皮下结节等）、肌肉骨骼症状（关节痛、关节肿胀、肌痛、肌无力等）、神经系统症状（单或多神经炎）等。应进行全面体格检查，包括生长发育，皮肤、黏膜表现，心肺和肝脾，关节，肌肉和神经系统等。生长发育异常有助于唐氏综合征以及遗传代谢病等的诊断，皮疹有助于系统性血管炎、结缔组织病以及免疫缺陷病等诊断，肝脾大有助于遗传代谢病的诊断，鼻部、眼部和神经系统表现有助于系统性血管炎的诊断，肌无力有助于皮肌炎和遗传代谢病的诊断。有杵状指者应考虑遗传性毛细血管扩张并肺动静脉瘘以及肺静脉闭塞症等。我们发现，皮肌炎患儿以肺泡出血为首发表现时，可存在 Gottron 征（掌指关节、指间关节、肘、膝等关节伸面红色或紫红色斑丘疹）或向阳性皮疹（上眼睑、前额、颧部、鼻梁、颈前及胸上部 V 领形分布的暗紫红色皮疹）。另外，在非免疫性因素引起的肺泡出血病因中，遗传性毛细血管扩张症常见，强调应常规对每例患儿检查面部和双手有无皮疹，皮肤黏膜有无毛细血管和其他表浅血管的扩张以及有无杵状指。除检查关节和肌肉力量之外，也应检查皮肤和关节有无松弛，注意血管型埃勒斯-当洛斯综合征。

### （二）影像学表现

HRCT 对病因的诊断有一定提示作用，如上所述，不同病因可有一些相对特征性表现如血管炎的病变沿支气管血管束走行，可伴有肺内结节病变或呈双肺弥漫性出血表现，肺静脉闭塞者存在小叶间隔增厚等表现。

### （三）实验室检查

常规检查包括全血细胞分析、C 反应蛋白（C-reaction protein，CRP）、尿常规、肾功能、出凝血功能以及自身抗体等相关检查，必要时检查立卧位血气（有无动静脉瘘）。全血细胞分析可发现贫血、红细胞、血小板的大小和体积异常以及血红蛋白是否进行性下降。贫血除见于肺泡出血本身引起外，如出现大细胞性贫血，提示可能存在甲基丙二酸并同型半胱氨酸血症，中性粒细胞升高见于感染、自身炎症疾病、血管炎，以及环境中毒物吸入等，淋巴细胞升高见于自身免疫疾病和血管炎等，嗜酸性粒细胞升高见于牛奶蛋白过敏以及系统性血管炎，尤其是嗜酸性肉芽肿性血管炎。CRP 升高提示自身免疫性、自身炎症性疾病以及感染等。镜下血尿及血肌酐水平升高提示肾脏损害。自身抗体应包括 ANCA 相关的 c-ANCA、p-ANCA 及特异性的抗-蛋白酶水解酶 3 和抗-髓过氧化物酶，抗肾小球基底膜抗体及结缔组织病相关的抗体（抗双链 DNA 抗体、抗核抗体、抗磷脂抗体、抗转谷氨酰胺酶抗体、类风湿因子、抗环瓜氨酸肽抗体以及肌炎谱等）。自身抗体检查有助于血管炎、结缔组织病以及自身炎症性疾病的诊断。小婴儿需进行牛奶蛋白抗体检查，可疑患者进行麦胶蛋白抗体检查。脑钠肽检查有助于心力衰竭和肺动脉高压的诊断，但需注意合并肾衰竭可影响其诊断价值。根据我们的临床经验，对于不明原因肺泡出血应增加血、尿筛查和免疫功能检测，必要时行骨髓检查观察红细胞形态，另外应检查同型半胱氨酸、代谢酶学等。

### （四）其他检查

肺功能检查可显示肺通气和弥散功能障碍，有助于遗传性毛细血管扩张症和肺血管炎的诊断。超声心动图检查可协助诊断有无心脏病变，心脏声学造影（bubble）有助于判断有无肺动静脉瘘。24 小时食管 pH 监测有助于诊断牛奶蛋白过敏引起的胃食管反流。当怀疑 GPA 时，鼻腔检查可能观察到鼻中隔糜烂或鼻黏膜炎症。如怀疑皮肌炎/肌炎可进行股四头肌等肌肉的磁共振检查和肌电图检查。怀疑牛奶过敏引起 Heiner 综合征时，可停用牛奶观察临床症状有无改善。

### （五）肺和其他组织活检

根据我们收治的病例，肺组织活检病理对于肺

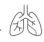

泡出血有确诊价值,对病因的诊断价值有限,常常不能提示具体的病因学诊断依据,主要原因为儿童系统性血管炎出现典型的病理改变不多见,且由于肺泡出血,患儿常在活检前应用糖皮质激素,亦影响病理结果。但我们可根据炎症细胞类型、浸润程度、肺泡间隔增厚程度、血管病变等鉴别是免疫性原因和非免疫性病因。我们主要采用经支气管镜肺活检,多数情况下获得的肺组织含有血管。如血管出现闭塞或血管周围存在中性粒细胞、淋巴细胞、嗜酸细胞的浸润或管壁坏死,有助于 ANCA 相关性小血管炎或 SAVI 的诊断;如有毛细血管增多和扩张,支持遗传性毛细血管扩张症;如肺组织出现明显淋巴细胞浸润,甚至有淋巴滤泡形成,提示免疫性病因,如结缔组织病和 COPA 综合征等。组织学上中性粒细胞血管炎的存在也提示是一种免疫过程,但均不能提示其确切的疾病分类,只有当肺活检发现肉芽肿性病变和多核细胞微脓肿时才能诊断肉芽肿性多血管炎(GPA),但 GPA 的诊断一般根据 ANCA 水平结合鼻或肾组织的活检病理结果。当怀疑 GPA 时,应及时进行鼻黏膜活检。在进行全面的检查之后,诊断仍不清楚时,在充分权衡利弊的基础上,可考虑行肺组织活检。当可疑存在肺-肾综合征时,肾活检比肺活检更有价值而且创伤性更小。在 ANCA 相关性小血管炎中,肾活检可见节段性局灶性毛细血管外坏死性寡免疫复合物性肾小球肾炎,GPA 的肾活检显示肾小球肾炎及活动性肾脏疾病,但在疾病早期可无肾小球受累。因此,即使无肾小球肾炎表现,也不能完全除外肺-肾综合征。在无蛋白尿、血尿、肾功能受损和任何提示免疫性肺-肾综合征表现时,进行肾活检的意义尚不明确。此外,皮疹活检有助于血管炎诊断,肌肉活检有助于皮肌炎诊断。

### (六)基因检测

经过全面的诊断检查后,仍有部分病例找不到病因,尤其是治疗后反复发作者或怀疑原发性免疫缺陷病的患儿,对于这些患者应进行基因检测,有助于病因诊断。我们已有 30 多例肺泡出血患儿,通过基因检测明确病因,包括免疫缺陷病、遗传代谢性疾病以及遗传性毛细血管扩张症等。

## 八、治疗

治疗的目的主要在于纠正病因。对于每例患者,临床均应考虑到病情可在几天内恶化而导致急性呼吸功能衰竭或肺外脏器如肾脏损伤的可能性。应及时和家长沟通,并积极做好预案处理。

### (一)对症治疗

呼吸衰竭应给予氧疗,必要时予机械通气。应避免容量超负荷,尤其是在肾衰竭时,避免肺泡出血加重。对于有潜在致命危险的 DAH,重组活化凝血因子Ⅶ治疗有效[25,26]。

### (二)原发病治疗

**1. 非免疫相关性 DAH 的治疗**　应根据相应的病理生理机制进行处理,即抗心力衰竭药物治疗,抗生素治疗或停止可疑药物。对于由左心力衰竭引起的患儿,建议暂时停用抗凝药物或抗血小板药物。牛奶蛋白过敏者停用牛奶。此外,有报道 Liposteroid 成功治疗了唐氏综合征合并的肺泡出血[26]。

**2. 免疫相关性 DAH 的治疗**　包括尽快给予糖皮质激素、免疫抑制剂以及选择性给予血浆置换[27,28]。对 ANCA 相关性小血管炎患者的治疗,可延缓疾病的进展,但也会增加并发症(如感染)的风险,因此判断病情的危重程度尤为重要。一般来说,患儿出现 DAH 表明病情重,作为诱导治疗,一线用药为大剂量甲泼尼龙静脉冲击治疗,可连用 2~3 天,并联合环磷酰胺,环磷酰胺静脉滴注用量为 15mg/kg 或 500~700mg/($m^2$·d),每 2~3 周 1 次,持续 3~6 个月,之后口服免疫抑制剂如硫唑嘌呤等,详见第十八章。所有接受环磷酰胺治疗的患者均应予复方磺胺甲噁唑预防卡氏肺孢子菌肺炎。糖皮质激素和免疫抑制剂的剂量和疗程,根据病因和病情而定。在 ANCA 相关性小血管炎推荐的平均疗程一般为 24 个月。目前认为,利妥昔单抗在 ANCA 相关性小血管炎(GPA 和 MPA,包括 DAH 患者)的诱导缓解治疗中与环磷酰胺口服的疗效相同,但利妥昔单抗对需要呼吸机支持的严重肺泡出血患者的疗效尚不确定。血浆置换可用于控制 ANCA 相关性小血管炎患者的 DAH。

急性肺泡出血后,在没有临床症状的 ANCA 相关性小血管炎患者中,BALF 中也可常见含铁黄素细胞,提示存在亚临床出血,究竟是存在低级但仍活动的免疫反应还是由于不可逆的肺泡-毛细血管损伤,导致慢性红细胞漏入肺泡腔,目前尚不清楚,是否需要治疗目前也仍未有一致的建议。

## 九、预后

在出血急性期,决定生存的最主要因素是呼吸衰竭。不同原因的预后不一。免疫原因导致或者原因不明的患者存活率高于凝血功能障碍和脓毒症患者。在 MPA 伴 AH 患者的近期死亡率约为 25%。SLE 的死亡率高于其他结缔组织病,平均 40%,其死亡主要是由于顽固的低氧血症和重叠感染,或其他脏器功能衰竭,包括心力衰竭。DAH 复发率在 MPA和 SLE 较高。一些患儿可发生肺纤维化,预后差。

（赵顺英　江载芳）

## 参考文献

［1］LARA AR,SCHWARZ MI. Diffuse alveolar hemorrhage. Chest,2010,137(5):1164-1171.

［2］NASSER M,COTTIN V. The Respiratory System in Autoimmune Vascular Diseases. Respiration,2018,96(1):12-28.

［3］FLORES-SUÁREZ LF,ALBA MA,MATEOS-TOLEDO H,et al. Pulmonary Involvement in Systemic Vasculitis. Curr Rheumatol Rep,2017,19(9):56.

［4］NASSER M,COTTIN V. Alveolar Hemorrhage in Vasculitis(Primary and Secondary). Semin Respir Crit Care Med,2018,39(4):482-493.

［5］SCAPA JV,FISHBEIN GA,WALLACE WD, et al. Diffuse Alveolar Hemorrhage and Pulmonary Vasculitides:Histopathologic Findings. Semin Respir Crit Care Med,2018,39(4):425-433.

［6］LBELDA SM,GEFTER WB,EPSTEIN DM,et al. Diffuse pulmonary hemorrhage:a review and classification. Radiology,1985,154(2):289-297.

［7］QUADRELLI S,DUBINSKY D,SOLIS M,et al. Immune diffuse alveolar hemorrhage:Clinical presentation and outcome. Respir Med,2017,129:59-62.

［8］PROST N,PARROT A,CUQUEMELLE E,et al. Diffuse alveolar hemorrhage in immunocompetent patients:etiologies and prognosis revisited. Respir Med,2012,106(7):1021-1032.

［9］VON RANKE FM,ZANETTI G,HOCHHEGGER B,et al. Infectious diseases causing diffuse alveolar hemorrhage in immunocompetent patients:a state-of-the-art review. Lung,2013,191(1):9-18.

［10］ALEXANDRE AT,VALE A,GOMES T. Diffuse alveolar hemorrhage:how relevant is etiology? Sarcoidosis Vasc Diffuse Lung Dis,2019,36(1):47-52.

［11］TAYTARD J,NATHAN N,BLIC J,et al. New insights into pediatric idiopathic pulmonary hemosiderosis:the French RespiRare cohort. Orphanet J Rare Dis,2013,8:161.

［12］GKOGKOU E,BROUX I,KEMPENEERS C,et al. Diffuse alveolar hemorrhage in infants:Report of five cases. Respir Med Case Rep,2020,31:101121.

［13］ZHANG Y,LUO F,WANG N,et al. Clinical characteristics and prognosis of idiopathic pulmonary hemosiderosis in pediatric patients. J Int Med Res,2019,47(1):293-302.

［14］SILVA C,MUKHERJEE A,JAT KR,et al. Pulmonary Hemorrhage in Children:Etiology,Clinical Profile and Outcome. Indian J Pediatr,2019,86(1):7-11.

［15］SINGLA S,CANTER DL,VECE TJ,et al. Diffuse Alveolar Hemorrhage as a Manifestation of Childhood-Onset Systemic Lupus Erythematosus. Hosp Pediatr,2016,6(8):496-500

［16］FILOCAMO G,TORREGGIANI S,AGOSTONI C,et al. Lung involvement in childhood onset granulomatosis with polyangiitis. Pediatr Rheumatol Online J,2017,15(1):28.

［17］KOC AS,SUCU A,CELIK U. different clinical presentation of Heiner syndrome:The case of diffuse alveolar hemorrhage causing massive hemoptysis and hematemesis. Respir Med Case Rep,2019,26:206-208.

［18］ALIMI A,TAYTARD J,TAAM RA,et al. Pulmonary hemosiderosis in children with Down syndrome:a national experience. Orphanet J Rare Dis,2018,20,13(1):60.

［19］LIU JR,PENG Y,ZHOU N,et al. Combine methylmalonic acidenmia and homocysteinemia presenting predominantly with late-onset diffuse lung disease:a case series of four patients. Orphanet J Rare Dis,2017,12(1):58.

［20］TANG XL,XU H,ZHOU CJ,et al. STING-Associated Vasculopathy with Onset in Infancy in Three Children with New Clinical Aspect and Unsatisfactory Therapeutic Responses to Tofacitinib. J Clin Immunology,2020,40(1):114-122.

［21］TANG XL,LIU H,XU H,et al. Etiologic spectrum of interstitial lung diseases in Chinese children older than 2 years of age. Orphanet J Rare Dis,2020,15(1):25.

［22］KHORASHADI L,WU CC,BETANCOURT SL,et al. Idiopathic pulmonary haemosiderosis:spectrum of thoracic imaging findings in the adult patient. Clin Radiol,2015,70(5):459-465.

［23］SINGH D,BHALLA AS,VEEDU PT,et al. Imaging evaluation of hemoptysis in children. Ital J Pediatr,2013,2(4):54-64.

［24］MALDONADO F,PARAMBIL JG,YI ES,et al. Haemosiderin-laden macrophages in the bronchoalveolar lavage fluid of patients with diffuse alveolar damage. Eur Respir J,2009,33(6):1361-1366.

［25］PARK JA,KIM BJ. Intrapulmonary recombinant factor VIIa for diffuse alveolar hemorrhage in children. Pediatrics,2015,135(1):e216-e220.

［26］TOBAI H,YANO J,SATO N,et al. Successful Liposteroid Therapy for a Recurrent Idiopathic Pulmonary Hemosiderosis with Down Syndrome. Case Rep Pediatr,2020,2020:529294.

［27］SACOTO G,BOUKHLAL S,SPECKS U,et al. Lung involvement in ANCA-associated vasculitis. Presse Med,2020,49(3):104039.

［28］CALATRONI M,OLIVA E,GIANFREDA D,et al. ANCA-associated vasculitis in childhood:recent advances. Ital J Pediatr,2017,5,43(1):46.

# 第二节 儿童几种 DAH 病因临床总结

## 一、结缔组织疾病

根据我们的病例分析，DAH 常为结缔组织的首发表现，最常见于皮肌炎和具有免疫特征的间质性肺疾病等，也见于其他结缔组织病，如类风湿关节炎、系统性硬化等，需要全面检查皮疹、肌力，进行自身抗体检查、肌电图、肌肉磁共振检查以及皮疹活检等检查确诊。因 COPA 综合征的特征表现为关节炎和肺泡出血，自身抗体可阳性，既往多诊断类风湿关节炎。我们已有 2 例患者以 DAH 为首发表现，在病程中出现关节痛/关节炎和类风湿因子阳性，诊断为类风湿关节炎，但最终经基因明确诊断 COPA 综合征，因此应进行类风湿关节炎和 COPA 的鉴别，必要时需基因检测进一步明确诊断。DAH 也是 SLE 的严重并发症，研究发现 SLE 发生 DAH 的危险因素为并存肾炎，高病情活动指标包括神经系统狼疮、血小板减少和 C3 低补体血症，需要高剂量泼尼松治疗也预示可能发生 DAH。另外，感染可能诱发 SLE 患者发生 DAH。

## 二、ANCA 相关性血管炎（AAVs）

根据我们的病例分析，AAVs 是引起 DAH 的最常见病因，DAH 可为 AAVs 的首发症状，也可为并发症。AAV 相关 DAH 的发病率差异较大，一般认为显微镜下多血管炎（MPA）比肉芽肿性多血管炎（GPA）更容易出现肺泡出血，而且更严重，可以危及生命，嗜酸性肉芽肿性多血管炎发生 DAH 少见，我们收治以 DAH 为首发表现的 AAVs 病例，以 MPA 为最多，常伴肾脏早损指标异常，可有蛋白尿或血尿，有的伴有皮疹或溶血性贫血。ANCA 相关性血管炎引起的 DAH 多有复发，可引起死亡。AAV 患者发生 DAH 表明病情重，一些患者出现低氧血症，部分有肾衰竭，危重者需要机械通气。确诊需要 ANCA 检测或者肾组织、肺组织病理检测确诊。或者根据典型肺-肾表现和影像学表现，除外其他疾病作出临床诊断。肾脏以节段性局灶性坏死性肾小球肾炎为特征，肺组织除发现肺泡出血外，血管存在炎症，GPA 可有肉芽肿性炎症，而 MPA 则无肉芽肿。

## 三、海纳综合征

海纳综合征（Heiner syndrome）是非 IgE 介导的对牛奶的过敏反应，常引起婴儿和年轻儿童的肺部疾病，出现反复的慢性呼吸系统症状，包括反复发热、慢性咳嗽、反复肺炎、反复气管-支气管炎以及频繁喘息及哮喘。由于肺泡小血管受累，导致弥漫性肺泡出血，长期肺泡内出血可以导致小细胞低色素性贫血及铁缺乏，一些儿童可以伴有一过性荨麻疹及荨麻疹样皮疹，眶周水肿及黑眼圈。呕吐、腹痛为非特异性的胃肠道表现，腹泻较便秘常见，但有时可也共存。文献报道海纳综合征可引起反复 DAH[1-3]，我们也发现本病为婴儿 DAH 的较常见原因，随着对本病的认识提高，病例数增多，但多由基础疾病如免疫缺陷病和原发纤毛运动功能障碍等。停止摄入牛奶后肺泡出血显著改善或者不再发作，有特异性疾病史以及家族史是诊断的最重要支持。一旦确诊应进行基因学检查，并与吸入性肺炎、急性和慢性下呼吸道感染、免疫缺陷、囊性纤维化等鉴别。治疗上，停止婴儿牛奶喂养，对于母亲是否停止牛奶摄入存在争论。

## 四、抗肾小球基底膜抗体病

抗肾小球基底膜抗体（glomerular basement membrane，GBM）病，是一种少见的以急进性新月体性肾小球肾炎和 AH 为特征的自身免疫性疾病，其发病机制为针对肺泡及肾小球基底膜Ⅳ型胶原 $\alpha_3$ 和 $\alpha_5$ 链的非胶原-1（NC-1）功能区新表位的自身免疫反应。正常Ⅳ型胶原结构发生构象改变后，暴露埋藏的氨基酸残基，形成新表位，具有抗原性并诱发自身免疫反应。构象改变可由氧化、亚硝基化、糖基化和水解等激发。患者多有肺部和肾脏受累的临床表现，但肺泡出血可单独存在，无或仅为亚临床肾脏受损表现，可通过检测抗肾小球基底膜抗体、肾活检或肺活检确诊。本病相对罕见。

## 五、血流动力学异常

由于左心疾病导致的肺静压升高，尤其是二尖瓣狭窄可引起 DAH。起病慢性或隐匿，少数情况下，可以表现为急性和大量出血，机制包括肺泡毛细血管和/或支气管黏膜表面的支气管静脉静水压升高，肺泡腔和气道管腔血管破裂。肺静脉闭锁性疾病也可导致肺泡出血，一般为亚急性。

## 六、特发性肺含铁血黄素沉着症

特发性肺含铁血黄素沉着症（idiopathic pulmonary hemosiderosis，IPH）是一种少见疾病，特征性表现为反复发作的急性肺泡出血,表现为咳嗽、呼吸困难、咯血,或呈慢性和进展性。本病为除外性诊断,应除外其他原因导致的DAH。笔者经验儿童极少为IPH,应积极寻找原因,故目前基本不用该诊断名称。

(赵顺英 江载芳)

## 参考文献

［1］ MOISSIDIS I,CHAIDAROON D,VICHYANOND P, et al. Milk-induced pulmonary disease in infants（Heiner syndrome）. Pediatr Allergy Immunol,2005,16（6）: 545-552.

［2］ KOC AS,SUCU A,CELIK U. A different clinical presentation of Heiner syndrome:The case of diffuse alveolar hemorrhage causing massive hemoptysis and hematemesis. Respir Med Case Rep,2019,26:206-208.

［3］ GKOGKOU E,BROUX I,KEMPENEERS C,et al. Diffuse alveolar hemorrhage in infants:Report of five cases. Respir Med Case Rep,2020,31:101121.

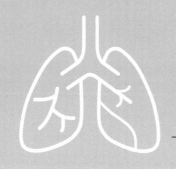

**第十章**

肺血管疾病

肺血管疾病定义为肺血管结构和/或功能异常，引起局部和/或整个肺循环障碍一组疾病。目前分类尚未统一，有分为大血管病和小血管病，大血管病分为肺动脉和肺静脉疾病，包括先天性和获得性疾病，肺动脉先天性疾病包括动脉闭锁、肺动-静脉畸形、支气管动脉-肺动脉畸形等，后天性疾病包括肺血管炎（动脉炎、肺小血管炎）、肺动脉高压、肺动脉栓塞等，肺静脉疾病主要为先天性，包括肺静脉异位引流、肺静脉闭塞性疾病/肺毛细血管瘤病等，后天性疾病包括肺静脉血栓等。小血管病包括肺静脉高压性肺血管病、广泛性肺血栓形成、先天性肺小血管病等。

肺血管先天性疾病除动-静脉瘘外，根据临床和影像学表现不难诊断，因此本章未涉及，仅介绍主要的后天性肺血管疾病。

# 第一节　肺血管炎

成人将肺血管按其口径大小和结构分为 4 种类型：①弹性动脉：外部直径≥1mm，含有数量众多的弹性层；②肌性动脉：直径 <1mm，但 >100μm 包含有薄层平滑肌，包绕在血管内层和外层之间；③小动脉：口径 <100μm，在弹性层上由一层上皮细胞组成；④毛细血管：直径 <10μm 由一层上皮细胞和基底膜组成。儿童血管直径随着年龄变化而变化，目前无分类标准。

肺血管炎是肺血管的炎症性疾病，为一组异质性疾病，其病理特征为血管破坏伴细胞炎症和坏死，可以累及肺血管系统的所有部分，包括肺动脉、毛细血管和肺静脉，通常为系统性血管炎的一部分，系统性血管炎最常累及肺部，有时肺是唯一受累的器官，其中原发性抗中性粒细胞胞质抗体（ANCA）相关的小血管炎最常累及肺，免疫复合物性血管炎和大血管炎累及肺少见[1]。肺血管炎可以是原发疾病，也可能继发于其他多种疾病如感染。

## 一、病因

引起肺血管炎的最常见病因为系统性血管炎分类中的各种疾病，几乎均可累及肺血管，其次为感染，组织学上呈现出特异性的感染所致的肺血管炎，病原体主要包括肺炎链球菌、金黄色葡萄球菌、结核分枝杆菌和非典型分枝杆菌感染、真菌感染（如曲霉菌、毛霉菌、组织胞浆菌等）、寄生虫感染（如蛔虫病、丝虫病）等。个别肺血管炎为肿瘤和毒物引起。

## 二、发病机制

肺血管炎常是系统性血管炎的一部分，其发病机制和系统性血管炎相同，免疫机制是多方面的，包括抗中性粒细胞胞质抗体和淋巴细胞免疫反应等。病原微生物感染引起的肺血管炎包括血管内皮细胞功能受损和免疫复合物在血管壁的形成和积淀等引起。

## 三、病理表现

病理特征为血管破坏，伴细胞炎症和坏死炎症，累及血管壁的全层，炎症起源于血管壁，同时波及周围组织，炎症细胞包括中性粒细胞、正常或异常淋巴细胞、嗜酸性粒细胞、单核细胞、组织细胞、浆细胞和多核巨细胞等，病变可以累及所有的动脉、静脉和毛细血管，一般伴随坏死性纤维病变，导致闭塞性肺血管病变，甚至引起继发性肺血管栓塞性疾病。除血管外，肺实质也有类似的细胞浸润，伴有组织坏死和空洞形成。邻近肺组织可以出现非特异性反应，如闭塞性细支气管炎、内源性脂质性肺炎和肺间质纤维化[2]。

ANCA 相关的小血管炎（AAV）累及肺部时，根据不同疾病，出现不同的病理改变[3]，如肉芽肿性多血管炎（GPA）的特征为小血管或中等血管坏死性血管炎伴肉芽肿性炎症，出现巨细胞和形态不良的肉芽肿，可有微脓肿形成。显微镜下小血管炎（MPA）的病理特征包括坏死性小血管炎症，无肉芽肿形成。嗜酸性肉芽肿性血管炎（EGPA）活检可显示小-中型血管的坏死性血管炎，通常伴有富含嗜酸性粒细胞的肉芽肿性炎症。

## 四、临床表现

**1. 全身症状**　主要表现为发热、乏力、食欲缺乏、肌痛、关节痛、体重减轻、头痛、黏膜皮肤溃疡或肉芽肿、淋巴结肿大等。可能持续一段时间才出现血管炎的表现。

**2. 呼吸系统表现**

（1）上呼吸道病变：上呼吸道疾病在 GPA 和 EGPA 中均很常见。在 GPA 中，可存在鼻内炎症，黏膜溃疡或坏死，鼻塞，鼻息肉，鼻窦炎和声门下狭窄。患者可能有鼻出血、鼻塞、鼻畸形、喉鸣、声音嘶哑或咯血。在 EGPA 中，上呼吸道疾病主要包括过敏性表现,如鼻炎、鼻窦炎和鼻息肉。

(2) 难治性哮喘:若存在对标准哮喘药物控制不佳或者抵抗的哮喘,应考虑 ANCA 相关的小血管炎和特定的 CSS。

(3) 肺部表现:弥漫性肺泡出血(DAH)是肺血管炎最常见的临床表现[4],其特征是红细胞广泛外渗到肺泡腔,是由于肺毛细血管的广泛损伤,毛细血管基底膜破坏所致。临床表现为咯血、贫血、呼吸急促。MPA 首发表现常为 DAH,其他类型血管炎也可发生。

(4) 肺结节等表现:临床表现为发热,可咳嗽或者无明显呼吸道症状,影像学表现包括实变、短期斑片状浸润、伴有或不伴有空洞的结节性病变以及细支气管炎等。

**3. 肺外表现**

(1) 快速进展性肾小球肾炎:AAV 引起的肾功能不全表现为快速进展性肾小球肾炎(RPGN),通常在数天到数月内发生。临床上,患者可能出现明显的肾病综合征,包括肾衰竭、肉眼血尿、蛋白尿和高血压,或者表现为全身症状和异常尿沉渣分析。如果怀疑有血管炎,应立即进行尿沉渣分析。肾活检显示坏死性新月体肾炎,通常在免疫荧光上无免疫沉积。

(2) 肺肾综合征:肺肾综合征是指肺泡出血和急性肾小球肾炎共同存在,可同时或先后出现。几乎所有的肺肾综合征病例均是由系统性小血管炎、Goodpaster 综合征或系统性红斑狼疮(SLE)引起,一旦发生肺肾综合征,应考虑 AAV[2]。

(3) 皮肤病变:皮肤充血、紫癜、出血性皮疹、皮下结节、皮肤溃疡以及网状青斑(图 10-1)(彩图见文末彩插)等。

(4) 心脏损害:心肌缺血、心力衰竭、心律失常、心包积液等。

(5) 胃肠道:呕吐、腹痛、便血等。

(6) 多发性单神经炎:AAV 的神经学表现多样,包括多发单神经炎、多发性神经病、脑神经病变、脑血管意外(CVA)、颅内或蛛网膜下出血和脑膜疾病。

**五、影像学表现**

根据血管炎的类型,出现不同的影像学表现。胸部 X 线片可呈固定性、游走性病变,也可为斑点影、结节影和肿块影,或者弥漫性磨玻璃影。胸部 CT 可见双肺弥漫性或双肺局限性肺部磨玻璃影、斑片影或实变影(肺泡出血表现),也可表现为肺部结节或实变(肉芽肿表现),常为多发,伴有空腔或不伴有空洞,可有胸腔积液,还可见气道或起源于血管的树芽征,可见肺血管增粗和纡曲。白塞病可出现肺动脉瘤,大动脉炎可出现肺动脉高压、肺动脉扩张和狭窄[2,5]。无感染和肿瘤证据的结节性疾病,尤其沿血管分布者,或者弥漫性肺泡出血征象应考虑 AAV。血管增强 CT(CTA)或者造影检查可发现肺血管扩张、纡曲、增粗或者狭窄,侧支血管增多形成血管网(图 10-2、图 10-3)。

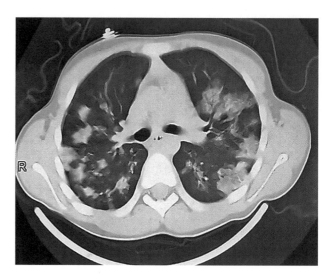

图 10-2　胸部 CT 提示双肺多发结节,沿血管分布,左上结节有支气管充气征

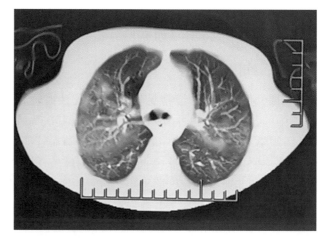

图 10-3　与图 10-2 为同一患者,间隔 20 天,肺内出现磨玻璃影,肺泡出血,可见肺血管增粗

鼻窦 CT 检查提示鼻窦炎和鼻息肉,必要时检查心脏超声、腹部 CT、脑磁共振。

**六、实验室检查**

**1. 抗体检查**　与 ANCA 相关血管炎有关的主要

抗原靶点为蛋白酶3（PR3）和髓过氧化物酶（MPO），用ELISA法检测可将ANCA分为MPO-ANCA和PR3-ANCA。免疫荧光检查下可分为胞质型（cANCA）和核周型（pANCA），其中cANCA针对的靶抗原为PR3（PR3-ANCA），间接免疫荧光显示为均匀弥漫分布在整个细胞质的颗粒型荧光，细胞核无荧光，而pANCA针对的靶抗原为MPO（MPO-ANCA），间接免疫荧光显示为核周染色。

cANCA和抗PR3抗体阳性对GPA的敏感性和特异性均很高[6,7]。P-ANCA/MPO抗体可能存在于各种非血管炎性疾病的患者中，包括感染、类风湿关节炎、肝炎和炎症性肠病，因此对系统性血管炎的特异性低于cANCA/PR-3试验。

**2. 其他实验室检查** 其他实验室有助于确定疾病的严重程度，也有助于排除其他诊断，包括血常规、CRP、血尿素氮（BUN）、肌酐、肝功能、尿沉渣分析、肝炎全套和冷球蛋白、抗GBM抗体、类风湿因子、抗核抗体和抗磷脂抗体。根据情况，选择其他血清学检查，包括抗SSA、抗SSB、抗着丝粒、抗Scl70、抗Jo1、醛缩酶和肌酸磷酸激酶。

## 七、诊断和病因分析

根据临床和影像学表现考虑本病，高度怀疑肺血管炎，有时需要进行血管增强CT（CTA）或者造影检查可明确诊断，实验室检查如C-ANCA阳性，可明确诊断。病情允许时可进行病理检查，以明确小血管炎存在。

病理活检优先选择需要微创手术的部位，如皮肤、鼻腔和上呼吸道，但这些部位的诊断价值可能有限，特别是鼻腔活组织检查可能仅显示非特异性炎症，我们体会如果皮肤病变新鲜，对血管炎诊断的阳性率也高。肺组织最好通过手术获取，经支气管镜肺活检侵入性小，但在诊断小血管炎方面的阳性率不及经手术获取的肺组织。肺组织除标准组织病理检查外，应进行免疫荧光研究，特殊抗体染色以及培养。怀疑血管炎时，一定和病理学家事先沟通，让其重点注意小血管的变化。当存在系统性血管炎或肺肾综合征证据，急性肾小球肾炎新出现时，应经皮进行肾活检。AAV的病理表现为坏死性新月体肾小球肾炎，但这一表现并不是AAV所特有，可通过免疫荧光和电子显微镜检查与其他疾病鉴别，与古德帕斯丘综合征、SLE和过敏性紫癜不同，AAV引起的新月体肾小球肾炎缺乏免疫沉积，AAV肾活检中通常不能发现血管炎症和坏死。

因肺血管炎是一种综合征的表现，确诊后应分析病因，首先除外感染性疾病、毒物接触和肿瘤，再考虑系统性血管炎等。

## 八、病情严重程度评估

AAV适当治疗取决于治疗开始时对疾病严重程度的评估，因此分析所有相关器官系统受累情况，准确评估疾病活动非常重要。欧洲血管炎研究组（European Vasculitis Study Group，EUVAS）强调肾功能不全是临床严重程度的主要决定因素，而其他器官系统的分类则不太清楚。目前根据严重性，分为以下4型[2]。

**1. 局限性** 无肾脏受累和肺部出血者，仅有上呼吸道症状。

**2. 早期全身疾病** 具有全身表现和多系统疾病，但无威胁器官功能的表现。肺部有轻度咳嗽或轻度呼吸困难，有或无影像学异常。没有明显的肾损害。

**3. 活动性全身疾病** 出现对器官功能构成威胁的表现，临床上出现呼吸困难、缺氧、肺实质或胸膜疾病，明显气管支气管并发症，如声门下狭窄、肺部有结节或空洞等，肾脏血清肌酐低于500μmol/L（5.7mg/dl）的肾损害，可有明显肺外表现，如皮肤紫癜、听力丧失、视网膜出血或血栓形成、腹膜炎、心包炎、周围神经或脑神经病变、单神经炎。

**4. 重症** 当器官或生命受到威胁时，应视为重症。临床上包括呼吸衰竭、DAH、冠状动脉炎伴缺血、心肌病伴心力衰竭、肠缺血、癫痫发作、脑膜炎和脑卒中以及符合肾功能不全的肌酐水平。

## 九、治疗

免疫抑制剂是治疗血管炎的主要药物，由于长期用药的副作用，治疗的目标是维持疾病缓解，同时尽量减少治疗相关的并发症，治疗过程中需要定期监测和评估疾病。尽管伯明翰血管炎活动评分（BVAS）在常规临床实践中的应用尚未得到验证，但被广泛用作临床试验中监测疾病活动的工具，可在临床中应用。

血管炎的治疗分为两个阶段：诱导缓解和维持治疗。诱导缓解的治疗取决于治疗开始时的疾病严重程度，诱导疗法更强烈，旨在实现疾病的快速控制，而用于维持治疗的药物强度较低，但可能持续更长时间，以预防复发。在治疗过程中，必须采取措施正确识别和评估疾病活动性，并与药物毒性或其他并发症，如感染或恶性肿瘤鉴别，应定期监测患者的不良反应或治疗失败迹象。

治疗的其他重要方面包括补充氧气、免疫接种、物理和职业治疗、适当的营养、共病的治疗以及适当的预防。

**1. 诱导缓解期**

（1）局限性疾病：对这些患者的治疗采用单一药物，如糖皮质激素、甲氨蝶呤或硫唑嘌呤。局限性疾病呈侵袭性表现时，治疗与全身性疾病早期或者活动期相同。

（2）早期全身性疾病：全身性疾病早期与活动期的不同之处在于缺乏肾损害或缺乏对终末器官功能的威胁表现。糖皮质激素联合环磷酰胺是早期全身性疾病的主要治疗方法[2]。甲氨蝶呤对诱导该组患者病情缓解也有效，这两种药物现在均被认为是一线治疗。EUVAS 正在观察霉酚酸酯与环磷酰胺诱导缓解的效果。

（3）活动性全身性疾病：环磷酰胺加糖皮质激素为活动性全身性血管炎的一线疗法，每天口服环磷酰胺方案与静脉冲击注射方案对于诱导全身性血管炎的缓解率无显著差异，但冲击治疗累积暴露量显著降低，粒细胞缺乏症发作次数明显减少，但冲击组的复发风险更大，死亡率或不良事件无差异。目前间歇冲击环磷酰胺治疗更受欢迎，但并非所有患者对环磷酰胺治疗有反应，许多患者复发。

利妥昔单抗是一种针对 B 细胞的抗 CD20 单克隆生物靶向药物，许多研究发现与环磷酰胺对比，利妥昔单抗组非劣效性，对于难治性患者和环磷酰胺禁忌证的患者具有疗效，在治疗复发性疾病方面具有优势，目前利妥昔单抗和环磷酰胺均被认为是治疗活动性全身性疾病的合适的一线药物，主要用于 AAV[8,9]。

（4）重症：严重肾血管炎患者，除应用环磷酰胺和糖皮质激素外，血浆置换对于肾功能缓解有效，但死亡率或严重不良事件无差异。血浆置换也可能为 DAH 患者带来益处，但对于 DAH 患者，因血浆置换导致凝血因子丢失，可进一步加重出血的风险，同时血浆置换过程中使用血液制品，可导致输血相关急性肺损伤的风险。DAH 的其他潜在治疗方法包括体外膜氧合和激活的人源凝血因子Ⅶ。糖皮质激素作为诱导缓解的药物，治疗的持续时间和逐渐减量的方案详见第十八章第一节。

**2. 维持治疗** 诱导缓解后，进入以预防复发为主要目的缓解期治疗，继续应用免疫抑制治疗。EUVAS 研究显示，患者接受标准剂量的环磷酰胺治疗 3~6 个月以诱导病情缓解，继续使用环磷酰胺或过渡到硫唑嘌呤治疗 12 个月，在复发率方面无差异，目前早期过渡到硫唑嘌呤治疗已成为标准治疗方法[10]。虽然硫唑嘌呤是维持治疗中最常用的药物，霉酚酸酯和甲氨蝶呤也有疗效。对 13 项研究进行的荟萃分析长期低剂量口服可减少复发率。

**3. 难治性病例治疗** 难治性疾病是指在治疗 4~8 周后，病情活动未达到至少减少 50% 的患者，通常包括不能耐受一线治疗或有禁忌的患者。环磷酰胺冲击治疗失败的患者，如果无发生毒性副作用，可改用每天口服给药方案。其他有效的治疗策略包括抗肿瘤坏死因子药物、静脉注射免疫球蛋白、大剂量硫唑嘌呤、霉酚酸酯、阿来单抗、自体非清髓造血干细胞移植等，详见第十八章第一节。

（赵顺英　江载芳）

## 参考文献

[1] TALARICO R，BARSOTTI S，ELEFANTE E，et al. Systemic vasculitis and the lung. Curr Opin Rheumatol，2017，29（1）：45-50.

[2] ZULMA X YUNT，STEPHEN K. Frankel and Kevin K. Brown. Diagnosis and management of pulmonary vasculitis. Ther Adv Respir Dis，2012，6（6）：375-390.

[3] MAX YATES，RICHARD WATTS. ANCA-associated vasculitis. Clinical Medicine，2017，17（1）：60-64.

[4] MEGAN L KRAUSE，RODRIGO CARTIN-CEBA，ULRICH SPECKS，et al. Update on Diffuse Alveolar Hemorrhage and Pulmonary Vasculitis. Immunol Allergy Clin North Am，2012，32（4）：587-600.

[5] CUCEOGLU MK，OZEN S. Pulmonary Manifestations of Systemic Vasculitis in Children. Pediatr Clin North Am，2021，68（1）：167-176.

[6] JARIWALA M，LAXER RM. Childhood GPA，EGPA，and MPA. Clin Immunol，2020，211：108325.

[7] CALATRONI M，OLIVA E，GIANFREDA D，et al. ANCA-associated vasculitis in childhood：recent advances. Ital J Pediatr，2017，43（1）：46.

[8] STONE JH，MERKEL PA，SPIERA R，et al. Rituximab versus cyclophosphamide for ANCA-associated vasculitis. N Engl J Med，2010，363（3）：221-232.

[9] CHARLES P，NÉEL A，TIEULIÉ N，et al. Rituximab for induction and maintenance treatment of ANCA-associated vasculitides：a multicentre retrospective study on 80 patients. Rheumatology（Oxford），2014，53（3）：532-539.

[10] GRAEFF ND，GROOT N，BROGAN P，et al. European consensus-based recommendations for the diagnosis and treatment of rare paediatric vasculitides-the SHARE initiative. Rheumatology（Oxford），2019，58（4）：656-671.

# 第二节　肺　栓　塞

肺栓塞（pulmonary embolism,PE）为脱落的栓子进入肺动脉及其分支,阻断血液供应,引起肺循环障碍的临床病理生理综合征。

## 一、发病机制

易栓症（thrombophilia）是指存在抗凝蛋白、凝血因子、纤溶蛋白等遗传性或获得性缺陷,或者存在获得性危险因素而具有高血栓栓塞倾向。当发生血栓后,血栓从远端脱落通过右心房到达右心室,再进入肺动脉和分支,引起肺栓塞。其血流动力学反应取决于栓子的大小、血流阻塞的程度、阻塞的持续时间以及潜在的心肺疾病。如果栓塞阻塞了肺循环的50%以下,可能无症状,但血流阻塞和随后的缺氧性血管收缩而导致肺血管阻力增加,导致右心室后负荷增加,压力升高,最终导致右心室扩张,三尖瓣反流,右心衰竭。急性肺栓塞时,由于通气血流灌注不匹配以及右心房压力超过左心房压力,发生心内分流（卵圆孔开放）,静脉血可不经过肺部循环,流向全身循环,影响正常的气体交换,导致低氧血症。在灌注减少的情况下,总无效腔随着肺组织通气而增加,肺泡动脉氧梯度增加,导致严重的缺氧、血流动力学不稳定,最终导致心肺衰竭[1]。

## 二、高危因素

已公认血管内皮损伤、血流动力学变化和血液成分的改变（血小板、凝血因子、抗凝因子、纤溶和抗纤溶因子）是血栓形成的基本因素,在静脉和动脉血栓形成中这三种基本要素发挥的作用有所不同,血管内皮损伤和血小板活化与动脉血栓形成的关系更为密切,而血流淤滞和血浆凝血相关因子的变化在静脉血栓形成中的意义更大。另外,抗凝蛋白、凝血因子、纤溶蛋白等遗传性缺陷在儿童也可见。

**1. 引起内皮损伤的疾病**　中心静脉导管、肺炎支原体肺炎、细菌性肺炎、自身免疫性疾病（如红斑狼疮、炎症性肠病、抗磷脂抗体综合征）、系统性血管炎或孤立性肺血管炎等[2]。

**2. 存在血液流速改变的情况**　先天性或后天性心脏病、先天性肺动脉异常、心脏矫正手术后。

**3. 存在高凝状态的疾病（获得性易栓症）**　肾病综合征、癌症、一些药物治疗后、外科手术、肥胖、不运动、口服避孕药、使用激素等[3]。

**4. 先天性疾病**　抗凝蛋白、凝血因子、纤溶蛋白等遗传性缺陷,如蛋白S、蛋白C、抗凝血酶Ⅲb、凝血酶原基因变异,高同型半胱氨酸血症等。

**5. 深部静脉栓塞**　包括下肢等部位的深静脉栓塞。

首都医科大学附属北京儿童医院呼吸二科收治的肺栓塞主要见于肺炎支原体肺炎和细菌性肺炎、系统性血管炎、自身免疫疾病、先天性心脏病合并心内膜炎、限制性心肌病、先天性肺动脉异常、蛋白S、蛋白C异常等,感染引起者也可以发生于蛋白S、蛋白C异常的患者。

## 三、临床表现

症状包括呼吸增快、呼吸困难、低氧血症、胸痛、咯血、咳嗽、晕厥、心动过速以及右心衰竭的症状。有深静脉血栓形成（deep venous thrombosis,DVT）时,可出现肢体水肿。此外,儿童患者可以基础疾病如先天性心脏病症状或感染性肺炎的症状为主,这些疾病也表现为呼吸急促、咳嗽,因而掩盖了肺栓塞的症状,导致漏诊或误诊,故当容易发生PE的基础疾病治疗无效时,应考虑到潜在PE的可能性[4]。在儿童,典型胸痛和咯血出现率较低,而呼吸增快、低氧血症和心动过速对大面积和亚大面积肺栓塞有提示意义。

## 四、影像学诊断方法

**1. 胸部X线片和普通平扫CT**　对肺栓塞诊断的敏感性低,但特异性高,可提示诊断,表现为外周肺动脉细小（Westermark sign）、肺动脉主干扩张（Fleischer sign）、右侧肺动脉下段扩张（Palla sign）、胸膜基底部密度增加（Hampton hump）,呈峰端指向肺门的楔形实变,可为游走性（图10-4A）,也可合并胸腔积液。

**2. CT肺血管造影（computed tomography pulmonary angiography,CTPA）**　目前已成为诊断PE的重要诊断技术,具有快速、可靠和特异性高的优点,尤其是对肺动脉主干、左右肺动脉及其主要分支内的血栓显示准确性高,CTPA还可以提供肺内其他病变信息,有利于鉴别诊断[5],急性肺栓塞诊断标准包括在至少两张连续的图像上肺动脉出现边缘锐利的完全或部分充盈缺损（图10-4B）,呈偏心性、中心性或者两者都有,受累肺动脉常增宽,还可以发现楔形实变以及同侧胸腔积液等肺栓塞征象[5,6]。目

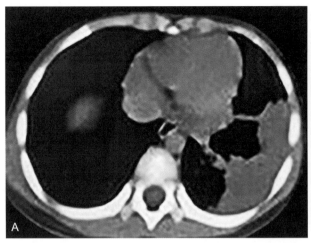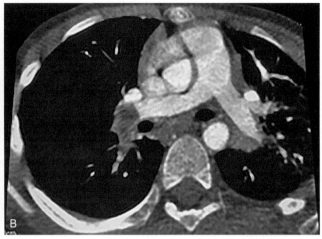

图 10-4　A. 胸部 CT 纵隔窗显示左肺靠近胸膜实变,尖端指向肺门,与血管相连;B. 增强 CT 显示右肺动脉完全充盈缺损。普通 CT 和增强 CT 间隔 3 天,提示左侧栓塞开通,右侧新栓塞。

前 CTPA 已基本取代肺通气/灌注扫描,缺点是辐射暴露,有一定的假阳性和假阴性率结果,假阴性主要为对小的外周亚节段栓塞不敏感,假阳性主要见于肺炎、血管炎、肿瘤等疾病,儿科 8 个中心汇总数据显示有 9.3% 的假阳性率和 2.4% 的假阴性率[7]。肾功能不全者禁用此方法。儿科已普遍采用低剂量暴露以减少辐射量,正在研究多种方法提高阳性率。

**3. 通气/灌注(V/Q)扫描(放射性核素闪烁扫描)**　被用于儿童 PE 的诊断,采用放射性示踪剂 $^{99}$ 锝($^{99m}$Tc)标记大分子聚合白蛋白,缺乏放射性示踪剂活性的区域表示血流减少。缺点是敏感性低,存在假阴性结果,另外 V/Q 失调可见于肺炎、动脉狭窄以及异物和脂肪栓塞等[8],为减少假阳性率,患者在注射时呈仰卧位,成像时呈直立位,最好观察 8 个视野。由于需要主动雾化吸入,一般适合于 4~6 岁以上患儿,小年龄的患儿不能配合。

**4. 肺动脉造影**　肺动脉腔内充盈缺陷能明确诊断,因是侵入性的检查,在儿科人群应用受限。

**5. 磁共振/磁共振血管造影(MRI/MRPA)**　因无辐射暴露,磁共振血管造影作为 PE 的一种诊断手段,其作用越来越受重视,随着磁共振成像技术的不断改进,磁共振血管造影将成为评价儿童 PE 的一种有吸引力的方法,但仍不易发现外周小血栓。

### 五、用于病情评估和危险分层的检查方法

**1. 心电图**　心电图用于肺栓塞的初步评估,仅有提示诊断的价值,不能确诊。最常见的心电图表现是窦性心动过速,典型的 S1Q3T3 模式表现有助于肺栓塞的诊断。S1Q3T3 模式代表右侧心脏劳损,表现为 I 导联中的显著 S 波和 III 导联中的 Q 波和倒置 T 波。在成人,S1Q3T3 模式诊断 PE 有高度特异性,特异性高达 97%,但敏感性不高,但在儿童中的预测价值尚不清楚。有报道患有 PE 的儿童,S1Q3T3 模式可能比没有 PE 的儿童更常见,提示儿童有双侧和广泛性 PEs。此外,PE 的心电图表现还有电轴(右轴)偏移、右束支传导阻滞、窦性心动过速。PE 患儿病情不重时,心电图检查并不可靠。

**2. 超声心动图**　为无创性检查方法,可床边检查,超声心动图可协助 PE 诊断,主要用于危险分层,预测哪些患者有可能出现严重后果,参数包括右心室压力/容积增大、右心室衰竭、室间隔运动减退和异常运动、三尖瓣反流、吸气时下腔静脉无塌陷。另外,超声心动图可发现心内赘生物,间接协助肺栓塞的诊断[9]。超声心动图也可以排除其他疾病如心脏压塞和左心衰竭等。

### 六、实验室检查

**1. D-二聚体**　血栓发生时,启动机体的纤溶系统,血液中纤维蛋白经过纤溶酶活化和水解,产生特异的纤维蛋白降解产物,D-二聚体是其中的降解产物之一,通常在人血浆中检测不到,其水平升高说明体内存在高凝过程和继发性的纤维蛋白溶解亢进。因此,D-二聚体对血栓性疾病的诊断、疗效评估和预后判断具有重要的意义,常用于成人和儿童人群的 PE 评估和辅助诊断,但由于机体的凝血过程可被几种不同的途径激活如炎症、肿瘤等,因此特异性不是很高。通常认为 D-二聚体对成人 PE 有很高的

阴性预测值,若水平正常,则 PE 的可能性很低。国外一项研究汇总了 10 家医院年龄 5~17 岁儿童人群 10 年的资料,结果显示,D-二聚体在肺栓塞儿童平均值为$(2\ 104 \pm 1\ 394)$ng/ml,非肺栓塞患者为$(586 \pm 962)$ng/mL,敏感性为 100%(89%~100%),特异性为 58%(54%~63%),曲线下面积为 0.90(0.87~0.94),总体 D-二聚体诊断敏感性和特异性的 95% 置信区间下限分别为 89% 和 54%,认为如果用于临床概率较低的患者,正常的 D-二聚体可以安全地排除儿童 PE[10]。根据文献及我们的经验,在 PE 发生早期(急性肺栓塞),D-二聚体更有提示意义,若肺栓塞已发生一定时间,D-二聚体可不升高。重症感染时,D-二聚体可明显升高,因此,感染时 D-二聚体升高对儿童 PE 的阳性预测值可能存在假阳性。

**2. 循环生物标志物** 包括心肌损伤、右心室功能障碍以及其他生物标志物,主要用于危险分层,而非用于诊断。

**3. 心肌损伤指标** 肌钙蛋白是心肌损伤的指标,升高预示着有短期死亡和不良预后的高风险,欧洲心脏病学会(European Society of Cardiology)建议在血流动力学稳定的 PE 患者中,评估肌钙蛋白水平,以区分中度和高风险(如果肌钙蛋白阳性)和中-低风险(若肌钙蛋白阴性)患者,以指导是否在中度和高风险患者进行必要时的抢救性再灌注治疗[11]。心脏型脂肪酸结合蛋白(H-FABP)是心肌的早期标志物,升高表示短期预后较差。

**4. 右心室损伤指标** B 型脑钠肽(BNP)和 N 端 pro-BNP:反映心室功能障碍的严重程度,BNP 和 pro-BNP 脑钠肽的水平与右心室功能不全的关系大,升高时提示预后差。

**5. 其他标志物** 乳酸、电解质、肾功能指标等。Pentraxin-3:是炎症急性时相蛋白,来源于 Pentraxin 蛋白家族,水平升高与中-高风险 PE 有关。脂质组学:有研究 PE 患者脂质组学异常。

**6. 其他实验室检测** 包括全血细胞计数、凝血酶原时间、活化部分凝血活酶时间、纤维蛋白原以及肾和肝功能检查。

**7. 胸腔积液检查** 肉眼呈血性,原发病不是肺部感染时,胸腔积液细胞数以红细胞为主,白细胞可正常或者轻微升高,细胞分类正常或者根据原发病不同而不同,生化一般无异常。

## 七、诊断

及时的识别和诊断对于防止 PE 的进展、不良后遗症以及避免不必要的侵入性治疗至关重要。如上所述,儿童症状不明显或典型症状少,肺栓塞常被误诊为肺炎、心力衰竭加重或恶性肿瘤等。当患儿存在易患肺栓塞的疾病,治疗后无改善时,应考虑 PE 或患儿有典型胸痛、咯血、呼吸困难时,也应考虑本病。总之,根据肺栓塞的危险因素、临床表现、影像学表现以及 D-二聚体水平考虑有无 PE,高度可疑的患者,CTPA 作为首选的影像学检查[1,2]。我们在临床诊断过程中,非常重视胸部 X 线片和普通平扫 CT 的表现,尤其是肺动脉主干扩张、外周肺动脉细小靠近胸膜,呈楔形实变以及游走性的实变影对本病有提示意义。另外,血性胸腔积液合并肺实变也应考虑肺栓塞的可能。

在成人,应用肺栓塞排除标准(pulmonary embolism rule-out criteria,PERC)以及 Wells 标准预测 PE 的概率。PERC 包括 8 个因素(表 10-1),如果患者符合所有标准,基本排除 PE,不应进一步检查。对成人 PERC 的系统回顾和荟萃分析显示,PERC 具有极好的敏感性(97%)和较低的负似然比。因儿科 PE 高危因素复杂,深静脉血栓不常见,虽然 PERC 具有相似的敏感性(100%),特异性很低,为 24%[12],提示有较高的假阳性率。Wells 标准(表 10-2)将患者分为低、中、高危组,分别对应分数值为 <2 分、2~6 分以及 >6 分,但对于儿童,Wells 标准在确定儿童 PE 概率方面缺乏实用性,敏感性和特异性分别为

表 10-1 肺栓塞排除标准(PERC)

| PERC 标准包括如下项目: |
| --- |
| 1. 年龄 <50 岁 |
| 2. 心率 <100 次/min |
| 3. 血氧饱和度 >94% |
| 4. 无单侧腿部肿胀 |
| 5. 无咯血 |
| 6. 4 周内无手术或外伤 |
| 7. 无 DVT 或 PE |
| 8. 无口服激素 |

表 10-2 Wells 标准

| Wells 标准包括如下项目: |
| --- |
| 1. DVT 的临床症状和体征(+3) |
| 2. 其他疾病可能性更低(+3) |
| 3. 心率 >100 次/min(+1.5) |
| 4. 前 4 周内固定或手术(+1.5) |
| 5. 既往有 DVT/PE 病史(+1.5) |
| 6. 咯血(+1) |
| 7. 恶性肿瘤(+1) |

86% 和 60%[11]。目前,有提出使用所谓的"YEARS"临床决策规则进行前瞻性(临床前)处理,这一临床决策规则包括 Wells 评分的三个临床项目,即深静脉血栓表现、咯血和 PE 比其他替代诊断更有可能,并结合 D-二聚体水平[12],若不存在三个临床项目,D-二聚体水平 <1 000ng/ml,以及患者至少有一个临床项目和 D-二聚体 <500ng/ml,不考虑 PE 诊断,不进行进一步的检查。但由于儿童不像成人,罕见深静脉血栓引起的 PE,因此对儿童的应用价值有待于研究。儿童有研究低氧表现,单侧肢体肿胀、4 周内因外伤/外科住院、之前血栓栓塞、癌症、心动过速、呼吸增快、贫血和白细胞增高有助于诊断[11,13]。

## 八、危险分层

危险分层决定治疗策略,基于临床、影像学和循环生物标志物以及是否存在共病多种指标进行风险分层评估,PE 的死亡风险目前 ESC 分为高、中高、中低和低风险组 4 个水平[12]。血流动力学不稳定者(休克、严重低血压和类似情况)和右心室功能障碍/损伤(RVD)为高危患者,独立的 PESI(pulmonary embolism severity index,见表 10-3)评分或心脏标志物(肌钙蛋白)也可作为高危的指标,高危患者需要

立即进行紧急诊断和治疗;如果患者血流动力学情况稳定,无右心室功能障碍,PESI 不高于 II 级,可不再进行肌钙蛋白检查,为低风险组;PESI 为 III~IV 级,为中危组,如果有右心室功能障碍或肌钙蛋白水平升高,为中高危;若一个或两个指标都是阴性,为中低危组。组合危险指标为 sPESI(simplified PESI)评分、右心室功能障碍和心肌缺血的证据,如果后两者是阳性的,为中高危患者。国外报道,儿童肺栓塞 PESI 预示 30 天病死率的 0.76(95% 置信区间为 0.64~0.87),sPESI 的敏感性为 100%,特异性为 30%[14]。

## 九、治疗

目前对儿童肺栓塞治疗建议是从成人中外延出来的。由于儿童血液系统稳态的动态发展以及抗血栓药物的动力学(包括分布、结合和清除)随年龄而变化,儿童患者的抗血栓治疗具有挑战性。儿童 PE 的临床严重程度差异很大,可能无症状,在其他检查中偶然发现 PE,也可能为重症患者,出现右心衰竭。在一些儿童中,标准的抗凝治疗可能是最合适的治疗方法,而在其他儿童中,可能需要额外的干预措施,如溶栓或外科血栓栓子切除术,因此,应建立肺栓塞多学科组,包括呼吸、血液学、重症监护病房以及介入性心脏病专家等,根据患儿的危险度分层采取适当的治疗。

**1. 抗凝治疗** 在高或中等临床概率 PE 的患者中,抗凝应在怀疑和等待诊断测试结果时开始使用。对于血流动力学稳定且不需要溶栓、手术或介入治疗的患者,可以通过口服途径抗凝。

(1)普通肝素:是儿童最常见的初始抗凝治疗,促进抗凝血酶活性,灭活凝血酶和 Xa 因子等凝血酶,目前主要用于有血流动力学不稳定或者有高危血流动力学失代偿,需要再灌注治疗者[12]。治疗范围按照活化部分凝血活酶时间进行滴定,其与抗因子 Xa 水平相对应。普通肝素剂量为 75U/kg,静脉内 10 分钟静脉输入,随后 >1 岁者 20U/(kg·h),<1 岁者 28U/(kg·h)。普通肝素的优点包括起效快、半衰期短以及有解救药物(硫酸鱼精蛋白),主要缺点是儿科患者的临床剂量反应不同,需要定期检测。副作用包括出血、肝素诱导血小板减少和肝素诱导骨质疏松的风险。在接受普通肝素治疗的危重症儿童中,出血率从 2% 到高达 24%[7]。

(2)低分子量肝素:对 Xa 因子的活性更强,因此使用时只需要监测 Xa 因子的活性。低分子量肝素

表 10-3 肺栓塞严重指数(PESI)以及简化版本(sPESI)

| 参数 | 原始版本(赋值) | 简易版本(赋值) |
|---|---|---|
| 年龄 | 年龄增大 | 1(>80 岁) |
| 性别(男) | 10 | — |
| 肿瘤 | 30 | 1 |
| 慢性心功能不全 | 10 | 1 |
| 慢性肺疾病 | 10 | 1 |
| 心率≥110 次/min | 20 | 1 |
| 收缩压 <100mmHg | 30 | 1 |
| 呼吸频率 >30 次/min | 20 | — |
| 体温 <36℃ | 20 | 1 |
| 意识状态异常 | 60 | — |
| 血氧饱和度 <90% | 20 | 1 |
| **风险分层** | | |
| 低分险组:≤65 分 | | 0 分 |
| 中低风险组:66~85 分 | | |
| 中高风险组:86~105 分 | | ≥1 分 |
| 高风险组:>125 分 | | |

需要皮下注射,具有更高的生物利用度和较少的副作用,可长期使用[15],缺点是婴儿难于达到治疗水平,肥胖儿童有效性不确定,有出血风险,可诱导血小板减少。儿童的剂量一般为>2个月者1mg/kg,每天皮下注射2次;<2个月者1.5mg/kg,每天皮下注射2次。若患者临床不稳定或有较高的出血风险,可使用普通肝素,因为此药有较短的半衰期,并有解救药物。

(3) 华法林:是儿童最常用的维生素K拮抗剂,抑制维生素K凝血因子(包括因子Ⅱ、Ⅶ、Ⅸ和Ⅹ)的羧基化,还抑制调节蛋白C和S,这有助于促凝血作用。华法林为口服药物,可长期使用。然而,由于维生素K水平会因饮食、各种药物等变化,因此需要及时调整华法林的剂量。滴定剂量以达到2.5(范围2.0~3.0)的目标国际标准化比率(INR)。由于促凝血因子的半衰期较长,华法林需维持5~7天才达到治疗水平,在开始使用华法林之前,应使用普通肝素或低分子量肝素抗凝,因为华法林可能会产生短暂的促凝血作用和引起皮肤坏死。缺点为需要定期检测,儿童难于在治疗窗维持,与多种药物和食物有相互作用,有出血倾向。

(4) 新型药物:新的直接口服抗凝血剂,如直接抑制因子Ⅹa的利伐沙班或者阿哌沙班,为非维生素K的拮抗剂,已在成人PE患者中进行随机对照试验,安全性和有效性得到证实,目前推荐为首选的口服抗凝药物,但其安全性和有效性尚未在儿科人群中得到证实,该类药物不能用于严重肾功能障碍和抗磷脂抗体综合征者,也有出血风险。

**2. 溶栓治疗**

(1) 溶栓药物:溶栓药物主要用于出现低血压或者休克,或者肺栓塞导致右心功能受限或者心肌坏死时[17],可快速溶解血栓,减少右心室压力。药物包括链激酶、尿激酶以及组织型纤溶酶原激活剂(tissue-type plasminogenactivato,tPA),可将内源性纤溶酶原转化为纤溶酶,纤溶酶在纤维蛋白分解中起作用,由于重组组织型纤溶酶原激活物(rtPA)的免疫原性低,有效性高,具有纤维蛋白特异性,目前在儿科应用更广[1,2,16]。tPA治疗的儿童动静脉血栓患者中,55%~65%的血栓完全溶解,5%~20%的血栓部分溶解。tPA可以静脉全身用药,也可以局部导向性用药,两种治疗的优劣尚无定论,每种方案都有潜在的优势,如果评估患者有更高的出血风险,应首选导管局部引导溶栓。此外,rtPA治疗小儿PE的最佳剂量尚未确定,目前国外有两种全身给药方案,一种方案rtPA剂量为0.1~0.5mg/(kg·h),持续6小时,可能有助于改善血栓溶解,但出血风险的可能性更高,如果影像显示无反应,72小时可重复。另一方案为0.01~0.06mg/(kg·h)的低剂量方案(最大剂量为2mg/h),连续滴注6~72小时,这个方案出血风险较低,可以低剂量开始溶栓,如果没有反应,则升级到高剂量[17,18],无论何种剂量,预防性用肝素,目标值为抗Ⅹa水平达0.1~0.3U/ml或者肝素10U/(kg·h)。局部导向给药为0.01~0.03mg/(kg·h),最大1~2mg/h,持续72~96小时,合用肝素,目标值为抗Ⅹa水平为0.3~0.7U/ml或者肝素为10U/(kg·h)。溶栓时,每6~12小时监测纤维蛋白原CBC、FDPs、PT、aPTT、UFH anti-Xa水平。局部给药时还应注意凝血分析和肾功能。溶栓治疗可导致严重并发症,包括需要输血的大出血。溶栓相对禁忌证有晚期肝病或活动性消化道溃疡、感染性心内膜炎等感染性疾病。

(2) 血管内血栓清除术:血栓清除术适用于危及生命的广泛PE或有溶栓禁忌且抗凝时间不足或药物治疗失败或出现血流动力学衰竭者。经外科或者经皮置入导管介入治疗,并发症较严重,但国外儿童已开始尝试。

**3. 原发病治疗**　对于原发病为感染原因如肺炎支原体肺炎、感染性心内膜炎者,通常不进行溶栓治疗,可适当给以抗凝治疗,应积极抗感染治疗。儿童最常见的肺炎支原体肺炎和感染性心内膜炎引起的肺栓塞,经积极抗感染和抗凝治疗,一般预后好,抗凝治疗时间需根据高危因素,治疗时间从3个月到1年不等[18,19]。对于肺炎支原体肺炎合并的肺栓塞,一般用至影像学病变消失并再维持一段时间,疗程至少3个月以上[20]。

(刘金荣)

## 参考文献

[1] ZAIDI AU,HUTCHINS KK,RAJPURKA M. Pulmonary embolism in Children. Front Pediatr,2017,10(5):170.

[2] NAVANANDAN N,STEIN J,MISTRY RD. Pulmonary Embolism in Children. Pediatr Emerg Care,2019,35(2):143-151.

[3] ROSS CE,SHIH JA,KLEINMAN ME,et al. Pediatric Massive and Submassive Pulmonary Embolism:A Single-Center Experience. Hosp Pediatr,2020,10(3):272-276.

[4] RAMIZ S,RAJPURKAR M. Pulmonary Embolism in childen. Pediatr Clin North Am,2018,65(3):495-507.

[5] TANG CX,SCHOEPF UJ,CHOWDHURY SM,

et al. Multidetector computed tomography pulmonary angiography in childhood acute pulmonary embolism. Pediatr Radiol,2015,45(10):1431-1439.

[6] KRITSANEEPAIBOON S,LEE EY,ZURAKOWSKI D,et al. MDCT pulmonary angiography evaluation of pulmonary embolism in children. AJR Am J Roentgenol, 2009,192(5):1246-1252.

[7] LEE EY,NEUMAN MI,LEE NJ,et al. Pulmonary embolism detected by pulmonary MDCT angiography in older children and young adults:risk factor assessment. AJR Am J Roentgenol,2012,198(6):1431-1437.

[8] RAJPURKAR M,BISS T,AMANKWAH EK,et al. Pulmonary embolism and in situ pulmonary artery thrombosis in paediatrics. A systematic review. Thromb Haemost,2017,117(6):1199-1207.

[9] BALTA S,DEMIRKOL S,UNLU M,et al. Electrocardiographic findings in patients with pulmonary embolism. Am J Emerg Med,2015,33(6):838-839.

[10] KANIS J,HALL CL,PIKE J,et al. Diagnostic accuracy of the D-dimer in children. Arch Dis Child,2018,103(9): 832-834.

[11] KONSTANTINIDES SV,MEYER G,BECATTINI C,et al. 2019 ESC Guidelines for the diagnosis and management of acute pulmonary embolism developed in collaboration with the European Respiratory Society (ERS). Eur Heart J,2020,41(4):543-603.

[12] HENNELLY KE,BASKIN MN,MONUTEUAX MC, et al. Detection of pulmonary embolism in high-risk children. J Pediatr,2016,178:214-218.

[13] HENNELLY KE,ELLISON AM,NEUMAN MI, et al. Clinical variables that increase the probability of pulmonary embolism diagnosis in symptomatic children. Res Pract Thromb Haemost,2019,26,4(1):124-130.

[14] PELLAND-MARCOTTE MC,TUCKER C,KLAASSEN A,et al. Outcomes and risk factors of massive and submassive pulmonary embolism in children:a retrospective cohort study. Lancet Haematol,2019,6(3): e144-e153.

[15] LAW C,RAFFINI L. A guide to the use of anticoagulant drugs in children. Paediatr Drugs,2015,17(2):105-114.

[16] MANCO-JOHNSON MJ,GRABOWSKI EF, HELLGREEN M,et al. Recommendations for tPA thrombolysis in children. On behalf of the Scientific Subcommittee on Perinatal and Pediatric Thrombosis of the Scientific and Standardization Committee of the International Society of Thrombosis and Haemostasis. Thromb Haemost,2002,88(1):157-158.

[17] TARANGO C,MANCO-JOHNSON MJ. Pediatric Thrombolysis:A Practical Approach. Front Pediatr,2017, 5:260.

[18] WANG M,HAYS T,BALASA V,et al. Low-dose tissue plasminogen activator thrombolysis in children. J Pediatr Hematol Oncol,2003,25(5):379-386.

[19] PATOCKA C,NEMETH J. Pulmonary embolism in pediatrics. J Emerg Med,2012,42(1):105-116.

[20] LIU J,HE R,WU R,et al. Mycoplasma pneumoniae pneumonia associated thrombosis at Beijing Children's hospital. BMC Infect Dis,2020,20(1):51.

# 第三节 肺 高 压

在正常胎儿循环中,肺动脉压与全身压力相似,出生后迅速下降,在2~3个月时达到与成人相似的水平。因此,虽然病因不同,出生3个月之后儿科肺高压(pulmonary hypertension,PH)的定义与成人一致,传统定义为静息时平均肺动脉压(mean pulmonary arterial pressure,mPAP)≥25mmHg,正常PAP为(14.0±3.3)mmHg。在2018年法国尼斯召开的第6届世界肺动脉高压大会上,有提出改变PAH的定义,将平均PAP的下限降低至20mmHg[1]。欧洲儿科肺血管疾病协作网络(European Pediatric Pulmonary Vascular Disease Network,EPPVDN)依据Nice 2018年世界肺动脉高压研讨会标准,提出肺高压定义为海平面水平,3个月以上儿童,mPAP>20mmHg[2]。

肺动脉高压(pulmonary arterial hypertension, PAH)实际上指毛细血管前肺高压的亚组,指在没有

其他病因如肺部疾病、慢性血栓栓塞性肺动脉高压及其他罕见病因的情况下,mPAP>20mmHg,肺动脉楔压(PAWP)≤15mmHg,肺血管阻力指数(pulmonary vascular resistance index,PVRI)>3WU·m²,加第一组肺高压的标准[1]。

## 一、发病机制

PH发病机制尚未完全阐明,已明确遗传基因突变可导致肺高压,其他多种因素也参与发病过程,与基因突变相互作用。导致PAH的遗传因素最初提出骨形态发生蛋白受体2型(BMPR2)等基因是导致家族性PAH的主要基因,为常染色体显性遗传,已发现300多个BMPR2突变,在75%的遗传性肺高压和25%的特发性肺高压患者中发现了该基因的突变。环境风险因素包括缺氧和接触药物和毒素。目前已发现近20种风险基因包括BMPR2、ABCC8、

*ACVRL1*、*ATP13A3*、*BMPR1B*、*CAV1*、*EIF2AK4*、*ENG*、*GDF2*、*KCNA5*、*KCNK3*、*KDR*、*NOTCH1*、*SMAD1*、*SMAD4*、*SMAD9* 和 *TBX4* 等[3]。一些基因可导致儿童肺血管和肺泡生长减少，在生后生长和适应的敏感时期容易受到影响，导致血管损伤。

大量研究结果支持了表观遗传机制与肺高压发展和进展有相关性，包括与肺高压有关基因位点DNA 甲基化改变、mRNA 网络失调、组蛋白脱乙酰基酶（HDACs）等。T 细胞（包括滤泡 Th 细胞）、B 细胞、浆细胞和自身抗体在闭塞性血管病和 PAH 的发生中起致病作用。许多炎症和转录因子活化如尿嘧啶蛋白 4（BRD4）、激活蛋白 1（AP-1）、早期生长反应蛋白 1（Egr-1）、过氧化物酶增殖物激活受体 γ（PPARγ）、高迁移率组蛋白 1（HMGA1）和 p53 等参与了 PH 的发病过程。肺（周围）血管细胞（平滑肌细胞、内皮细胞、成纤维细胞、巨噬细胞）和右心室心肌细胞的代谢功能障碍是肺高压的常见表现，特征是葡萄糖和脂肪酸氧化不良。缺氧条件下肺动脉、小动脉和静脉/小静脉的急性血管收缩是肺循环中的一种生理机制，可使通气/灌注比达到理想状态，保证了血液的充分氧化，长期缺氧可使肺动脉结构重塑造成高压，这与线粒体的特殊作用以及与阳离子和氯离子通道在肺动脉肌细胞中的相互作用有关。离子通道是调节肌细胞和内皮细胞膜电位，从而控制血管张力和肺动脉重塑过程的关键，这些蛋白质功能的紊乱可能是肺动脉高压的潜在原因[4]。

肺高压的特征是肺血管重塑，导致肺动脉压力升高，随着时间推移，右心室功能不全，左心室终末充盈不足/受压，最终导致心力衰竭。

## 二、病理改变

PH 引起的结构重塑影响血管壁全层包括内膜、中膜和外膜，但最显著的变化发生在内膜，在特发性肺高压（idiopathic pulmonary hypertension，IPAH）中尤为突出，可能导致管腔完全闭塞，内膜改变包括类似肾小球的丛状病变或血管增生。在心脏病或肺病患者中，以毛细血管前血管的中膜增厚最为突出，外膜增厚通常是不规则，主要为胶原沉积。炎症性渗出物常见于血管周围和间质部位，主要由淋巴细胞、浆细胞、肥大细胞和巨噬细胞组成[4,5]。组织病理学显示肺发育异常和肺发育不全是肺动脉高压、先天性心脏病、先天性膈疝和唐氏综合征的共同特征，不同病因引起的病理改变可存在差异，详见各个疾病章。

## 三、临床表现

临床表现与病程、年龄和基础疾病有关。在婴儿中，症状包括发育不良、呼吸急促、吃奶费力、喂养困难、出汗多和易激惹，在较大的儿童中，初始症状多是运动不耐受，用力时呼吸困难，可伴有或不伴有胸痛，病情严重时，出现发绀[6-8]。其他还有咯血、胸痛、头晕、晕厥和右心衰竭（下肢水肿、腹水）。体检发现右心室抬高和第二心音肺动脉瓣部分（P2）亢进。晚期疾病表现为嘴唇、手和/或脚的发绀、杵状指、下肢和足部水肿、肝脾大以及腹水等。

无论年龄，我们收治的病例急性起病或者隐匿起病，最常见的症状为运动后出现气促和容易疲劳，呈进行性加重。

## 四、诊断方法

儿童 PH 的诊断需要全面的评估，根据临床表现和以下诊断方法确定诊断，并评估疾病的严重程度和预后。虽然心导管术是诊断 PH 的"金标准"，但胸部和心脏成像，包括超声心动图、胸部 X 线片和 CT、心电图三项检查用于可疑 PH 的初步评估和诊断，尤其是儿童[2,9]。

**1. 超声心动图** 是诊断和判断肺高压程度的主要无创方法，尤其是儿童，可排除先天性心脏病，估计心脏和肺动脉压力。常用指标如右室射血分数、右室部分面积变化和三尖瓣环平面收缩偏移（TAPSE）、右心室流出道（RVOT）参数，包括 RVOT 直径、RVOT 速度-时间积分（VTI）和三尖瓣反流速度（TRV）/RVOT-VTI 比值，是诊断和随访 PH 患儿 RV 后负荷和功能的指标。

**2. 胸部 X 线和 CT** 可显示心脏增大和/或肺动脉增宽，肺动脉分支变细（图 10-5A），并可观察肺部其他异常征象和骨骼异常。测量肺动脉平均内径与升主动脉内径之比增加时（>1.3），提示存在肺高压（图 10-5B）。胸部 CT 扫描对于鉴别肺部疾病很重要，并且有助于诊断先天性心脏病、间质性肺疾病、血管异常性病变如伴有或者不伴动静脉瘘的遗传性毛细血管扩张和其他基因突变引起的血管异常导致的肺高压等。CT 对肺静脉闭塞性疾病引起肺高压的诊断具有较高的敏感性，我们收治的一些肺高压病例是由肺静脉闭塞性疾病引起，分为基因突变导致的原发性肺静脉闭塞性疾病和甲基丙二酸伴同型半胱氨酸血症继发的肺静脉闭塞。

**3. 心电图** 可用于评估心脏扩大或心肌功能的变化。

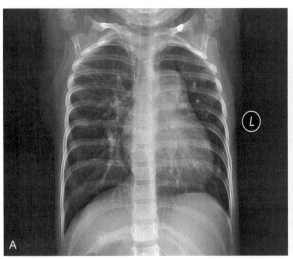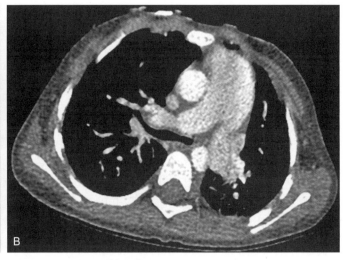

图 10-5　A. 胸部 X 线片提示肺动脉段突出；B. 胸部 CT 显示总肺动脉内径大于升主动脉内径。

**4. 心导管术**　心导管术是诊断 PH 的"金标准"，也是评估严重程度以及药物治疗指征的金标准，包括急性血管反应性试验（acute vascular response test，AVT）。心导管术也可排除肺静脉狭窄或左心舒张功能不全即毛细血管后肺动脉高压，并测量心内和肺动脉压，确定 PVRI。除非有特殊禁忌证，否则应进行急性血管反应性试验，对肺血管扩张剂的反应性用于指导治疗和预测。治疗开始后，建议在 3~12 个月内重复心导管术，以评估患者对治疗的反应。在儿科 PH 中，特别是与先天性心脏病相关的 PH，建议使用肺血管阻力（pulmonary vascular resistance，PVR）和 PVRI 指标，评估肺血管疾病的存在，标准为 PVRI≥3WU·m² 确定毛细血管前 PH。在 IPAH/HPAH 中，推荐急性血管舒张试验用于判断长期钙通道阻滞剂（calcium channel blockers，CCB）治疗是否有良好长期预后。与成人一样，以 10~80ppm 吸入一氧化氮是首选药物，但静脉注射依前列素、腺苷或吸入伊洛前列素可替代，但这些药物在儿童的最佳剂量尚未明确。阳性反应为 Sitbon 标准，即基线时 mPAP<40mmHg 的受试者，在不降低心排血量的情况下至少下降 10mmHg。在先天性心脏病相关的 PH 中，进行急性血管反应实验（AVT）通常是由于其他原因而不是评估 CCB 治疗的潜在用途和预后。文献报道心导管术总并发症发生率为 5.9%~8.6%，主要并发症发生率为 5.7%，并发症有死亡、低血压、肺高压危象、心搏骤停、心律失常、肺出血、心脏穿孔、心包积液及脑卒中等。

**5. 心脏磁共振成像**　心脏磁共振成像目前认为是儿科评估肺高压的重要新方法，日益受到重视[10]，特别是可评估双心室收缩功能，有助于发现与严重 PH 相关的病理生理过程。评估还包括使用标准二维测量升主动脉、肺动脉干和左右肺动脉的血流，以准确地量化心排血量和分流，以及鉴别肺灌注和评价瓣膜功能。另外，磁共振成像可以量化心肌纤维化，可能是疾病严重程度的有用指标。

### 五、肺高压分类

肺高压分类经历了重大的修改，从主要依据临床因素到综合组织病理学特征和对治疗的反应等因素。儿科 PAH 分类传统上是以成人标准为基础的，最初由世界卫生组织（WHO）于 1973 年确定，随后在 1998 年世界肺动脉高压研讨会，2003 年、2008 年、2013 进行了修改，目前分类标准为 2018 年在 Nice 肺动脉会议上讨论通过的版本，见表 10-4。

**1. 遗传性肺动脉高压**　指家族性或者基因突变病例。20%~30% 的儿科散发性病例和 70%~80% 的家族性病例发现了与 HPAH 发病有关的基因突变，包括已知的突变，如 *BMPR2* 和 *ACVRL1*（激活素受体样激酶 1）等。目前已知有 18 个基因，*ALK1*、*BMPR1B*、*BMPR2*、*BMP9*、*CAV1*、*EIF2AK4*、*ENG*、*KCNK3*、*KCNA5*、*KLF2*、*SMAD1*、*SMAD4*、*SMAD9* 和 *TBX4* 等参与 BMPR2 信号通路。与成人相比，儿童病例 *TBX4* 和 *ACVRL1* 突变较多。我们目前诊断的儿科病例，更多的是与基因异常引起的综合征（症候群）有关，这些综合征伴有肺动脉或者静脉发育异常。目前对先天性心脏病相关性肺动脉高压（PAH-CHD）中存在的已知 PH 基因突变的意义尚存在争议。国外文献显示 *SOX17* 与 PAH-CHD 相关。

**2. 药物和毒素引起的肺高压**　许多药物和毒素被认为是肺动脉高压发展的潜在危险因素，如治疗

表 10-4　肺高压分类[1]

| | | |
|---|---|---|
| 1. 肺动脉高压 | | |
| 　1.1　特发性肺动脉高压 | | |
| 　1.2　遗传性肺动脉高压（HPAH） | 1.2.1 | *BMPR2* |
| | 1.2.2 | *ALK-1*、*ENG*、*SMAD9*、*CAV1*、*KCNK3* |
| | 1.2.3 | 未知基因突变 |
| 　1.3　药物和毒素诱导 | | |
| 　1.4　与全身疾病有关 | 1.4.1 | 结缔组织疾病 |
| | 1.4.2 | HIV 感染 |
| | 1.4.3 | 门静脉高压 |
| | 1.4.4 | 先天性心脏病 |
| | 1.4.5 | 血吸虫病 |
| 　1.5　肺静脉闭塞性疾病和/或肺毛细血管瘤病 | | |
| 　1.6　新生儿持续性肺动脉高压（PPHN） | | |
| 2. 左侧心脏病相关的肺高压 | 2.1 | 左室收缩功能障碍 |
| | 2.2 | 左室舒张功能障碍 |
| | 2.3 | 瓣膜病 |
| | 2.4 | 先天性/后天性左心流入/流出道梗阻和先天性心肌病 |
| 3. 肺部疾病和/或缺氧引起的肺高压 | 3.1 | 慢性阻塞性肺疾病 |
| | 3.2 | 间质性肺病 |
| | 3.3 | 其他限制性和阻塞性混合型肺部疾病 |
| | 3.4 | 睡眠呼吸障碍 |
| | 3.5 | 肺泡通气不足障碍 |
| | 3.6 | 长期暴露于高原地区 |
| | 3.7 | 发育性肺病 |
| 4. 慢性血栓栓塞性肺高压 | | |
| 5. 多因素机制不明引起的肺高压 | 5.1 | 血液病：慢性溶血性贫血，骨髓增生性疾病脾切除术 |
| | 5.2 | 全身疾病：结节病、肺组织细胞病、淋巴管平滑肌瘤病 |
| | 5.3 | 代谢紊乱：糖原贮积症（糖原储积病）、甲基二丙酸伴同型半胱氨酸、甲状腺疾病 |
| | 5.4 | 其他：肿瘤性梗阻、纤维性纵隔炎（纤维化纵隔炎）、慢性肾衰竭 |

血液肿瘤的靶向药物，应询问每位患者药物和毒素接触的详细病史。

**3. 与疾病相关的肺高压**　在与结缔组织疾病相关的 PAH（PAH associated with connective tissue disease，PAH-CTD）病例中，硬皮病最常见。在成人，与硬皮病相关的患病率估计在 7%~12% 之间，但儿科报告很少，虽然并不常见，PAH-CTD 病情恶化通常很快。系统性红斑狼疮患相关的 PAH，大多无症状，PAH 可缓解或改善。与 HIV 感染相关的 PAH 在儿童少见。肝病患者可发生门-肺高压（portal-pulmonary hypertension，POPH），肺血管发生显著重塑，儿童似乎少见，发生 PAH 的风险与肝病的

严重程度无关，我们收治 1 例，为肝内门静脉发育异常引起门静脉高压继发肺高压，进行了肝移植。在先天性心脏病相关患者中，容积和压力超负荷者比容积超负荷者更容易发生早期 PAH，PAH 的发病风险取决于先天性心脏病（CHD）的类型，室间隔缺损或动脉导管未闭的患儿一般不会在 2 岁之前发生不可逆的肺血管改变。最危险的是发绀型先天性心脏病、大动脉转位、动脉干等分流以及唐氏综合征患者。大约 5% 的肝脾型血吸虫病患者可能会发展成肺动脉高压。

**4. 肺静脉闭塞性疾病（pulmonary veno-occlusive disease，PVOD/肺毛细血管瘤）**　可引起

肺高压,在儿童中较少见,见后述。

**5. 左心疾病相关的肺高压** 左心疾病引起的左室舒张功能不全和心肌功能受损可导致不同疾病引起的 PH 恶化,包括(persistent pulmonary hypertension in the newborn,PPHN)、支气管肺发育不良(bronchopulmonary dysplasia,BPD)和先天性膈疝(congenital diaphragmatic hernia,CDH)。先天性左心流入/流出道梗阻在 CHD 患儿中常见,如三房心、完全性肺静脉异常反流、二尖瓣/主动脉瓣狭窄(包括瓣上/瓣下)、主动脉缩窄,其预后取决于病因和肺血管发育阶段。肺静脉狭窄可为孤立发生,也可与疾病相关如支气管肺发育不良,预后很差,是持续性 PAH 的重要原因,特别是在患有 BPD 的早产儿中。复杂型先天性心脏病包括节段性肺动脉高压、导管起源的孤立肺动脉、肺动脉缺失、肺动脉闭锁伴室间隔缺损及主肺侧支、单心室,弯刀综合征也可引起肺高压。

**6. 肺部疾病和/或缺氧引起的肺高压** 发育性肺疾病近年来逐渐增多。BPD 是一种常见的早产儿发育障碍,其特点是肺泡和血管的生长和成熟受损。BPD 中的 PAH 表现为血管张力和血管反应性异常,血管重塑,血管生长减少。超声心动图是 BPD 患者 PAH 的最佳筛查工具。有以下情况者,推荐心导管检查:有严重心肺疾病或与气道疾病无直接关系的持续恶化的 BPD 患者,怀疑有显著肺高压的患者;有不明原因反复肺水肿患者;以及有可能长期接受肺动脉高压治疗的患者。另外,其他发育性肺疾病也可引起肺动脉高压,包括先天性膈疝、唐氏综合征、肺泡毛细血管发育不良伴"静脉错位"、FOXF1 肺发育不全、各种基因突变引起的肺泡蛋白沉积症(表面活性蛋白 B、表面活性蛋白 C、*ABCA3*、*TTF1/NKX2-1*、*TBX4* 突变)以及肺淋巴管扩张症等。

我们发现儿童肺高压的病因与成人不同,儿童常见病因为基因突变有关的遗传性、发育性肺疾病以及左心室流出道障碍性先天性心脏病,成人慢性血栓栓塞性肺血管病在儿童罕见,一些病因与成人相同如遗传性疾病、药物相关、结缔组织肺疾病、门脉-肺高压等。首都医科大学附属北京儿童医院呼吸二科收治的病例分析发现,最常见是 PAH-CHD,其次为发育性肺疾病,尤其是 BPD 相关性 PAH,代谢性疾病如甲基丙二酸并同型半胱氨酸血症引起的也很常见,TBX4 型突变罕见,基因突变导致的症候群引起肺血管发育畸形导致的肺动脉高压病例数远多于单纯与肺高压有关的基因突变病例数。在肺高压有关代谢性疾病的上述分类描述中,未提到甲基丙二酸并同型半胱氨酸血症,实际上,本病在中国儿童常见,因合并高同型半胱氨酸血症,通常以肺动脉高压为首发表现,应引起重视,详见第二十一章。另外,我们发现 2 例慢性肉芽肿合并肺高压患儿,1 例存在抗核抗体强阳性,考虑与肺血管自身免疫炎症有关,最后死亡。另外 1 例发生原因不明,是否为并存疾病,国外文献也报道慢性肉芽肿患儿可合并肺高压。

## 六、病因诊断

通过全面的病史、体格检查、WHO 功能评估、心电图和超声心动图、胸部影像学、基因检测等确定 PH 病因。临床上,首先根据临床表现和心脏超声确定有无先天性心脏病,再根据临床表现以及胸部影像学考虑或者除外支气管肺发育不良、肺间质性病变,如甲基丙二酸并同型半胱氨酸血症和肺泡蛋白沉积症等,其次根据全身皮肤黏膜有无毛细血管扩张以及影像学表现,考虑或除外有无肺血管异常性疾病,最终根据同型半胱氨酸水平和基因检测等确诊。多导睡眠图应在有睡眠呼吸障碍风险的 PH 患者,尤其应在 21-三体综合征、全身疾病、其他综合征、上呼吸道狭窄以及白天明显嗜睡的患者中进行。如果怀疑门-肺高压,有腹水和脾大表现,应进行腹部超声检查等,必要时通过门静脉造影和心导管检查确诊。

在病因诊断中,对于其他方法不能明确病因的肺高压患者,包括药物诱导的肺高压者,对于先天性心脏病/心血管分流术后,肺高压不成比例升高或先天性心脏病合并肺高压修补术后的患儿,应进行基因检测(包括 *SOX17* 基因)。近年来临床对基因检测越加重视,有助于确定特定的基因突变,并可识别出有风险的家庭成员,有助于判断疾病预后。在 75% 的遗传性肺动脉高压(hereditary pulmonary hypertension,HPAH)和 25% 的 IPAH 中已发现了 300 多个基因突变。携带突变的患者在成人和儿童中的比例似乎相同,但基因分布不同。儿童最常见的突变基因是骨形态发生蛋白受体 2 基因(*BMPR2*)。*BMPR2* 是 TGF-β 家族的一个基因,具有常染色体显性遗传的特点和不同程度的外显率。其他基因如 *ACVRL1*、*ABCC8*、*CAV1*、*ENG*、*TBX4*、*KCNK3* 以及 *EIF2AK4* 等突变在肺高压的致病性已经明确。尽管 *NOTCH3*、*SMAD9*、*GDF2*、*AQP1*、*SMAD8*、*SOX17* 以及 *ATP13A3* 基因的致病性尚未完全清楚,但目前认为均和肺高压有关。我们收治过 *BMPR2*、*TBX4* 突变(它属于 T-box 基因家族,可使 BMP 途径活性降低)和 *ACVRL1* 突变的肺高压患儿,*ACVRL1* 突变预后差。

## 七、病情评估方法

一旦诊断肺高压后,应进行病情评估[9-11],帮助儿童制订治疗方案。

**1. 肺功能测试** 应尽可能进行肺功能测试,包括通气和弥散功能,通常在 5 岁以上的儿童中进行,以排除任何潜在或共存的气道或实质性疾病,判断病情轻重和跟踪治疗反应。

**2. 心肺运动试验(cardiopulmonary exercise test,CPET)和六分钟步行测试** 被推荐用于评估和监测运动能力和耐力,适用于 6~7 岁以上的儿童。也用于跟踪治疗反应和疾病严重程度的临床分期。CPET 提供了气体交换、通气和耗氧量信息,对运动能力的评估较可靠。与 CPET 相比,六分钟步行测试具有技术优势,易于应用,不需要任何昂贵的设备,并且比标准 CPET 省时。

**3. 实验室检查** ①生物标志物如 BNP 和 NT-proBNP 水平可在一定程度上反映肺高压的程度、进展和治疗反应,应动态监测;②测定血浆/血清中尿酸浓度可能有助于评估疾病的严重程度;③分析循环内皮细胞(circulating endothelial cell,CECs)有助于对手术风险进行分层或评估疾病进展和/或对治疗的反应;④测定血清/血浆肌钙蛋白,对 PAH-CHD 患儿可作为肺血管疾病/右心室压力后负荷的生物标志物。

## 八、危险分层

危险分层对于治疗药物选择以及判断预后非常有帮助,应根据临床表现、六分钟步行测试、心电图、超声心动图、实验室检查等指标对每名患儿进行危险度分层[2,9],儿童危险分层不同于成人[12-14],仅分为低风险和高风险,详见表 10-5,但目前分层指

表 10-5 儿童肺高压风险因素[2]

| 低风险 | 决定因素 | 高风险 |
| --- | --- | --- |
| 无 | 右心室衰竭 | 有 |
| 无 | 症状的进展 | 有 |
| 无 | 晕厥 | 有 |
| 正常 | 生长发育 | 落后 |
| I、II | WHO 心功能分级 | III、IV |
| 正常或轻微升高 | 血清 BNP/NT-proBNP | 显著升高(>1 岁,>1 200pg/ml) |
| 轻微 RA/RV 扩大 | | 严重 RA/RV 增大 |
| 无 RV 收缩功能不良 | | RV 收缩功能不良 |
| RV/LV<1.0(PSAX) | | RV/LV>1.5 |
| TAPSE 正常(z>-2) | 超声心动图 | TAPSE 明显下降(z<-3) |
| S/D<1.0(TR jet) | 心脏磁共振 | S/D>1.4(TR jet) |
| PAAT>100ms(>1 岁) | | RV/FAC 降低 |
| | | PAAT<70ms(>1 岁) |
| | | 心包积液 |
| CI>3.0L/(min·m²) | | CI<2.5L/(min·m²) |
| mPAP/mSAP<0.5 | 有创性血流动力学 | mPAP/mSAP>0.75 |
| 急性血管反应 | | mRAP>15mmHg |
| | | PVRi>15WU·m² |

注:TAPSE,三尖瓣瓣环收缩期位移(tricuspid annular plane systolic excursion);PAAT,经胸多普勒超声心动图检查肺动脉加速时间(pulmonary artery acceleration time by transthoracic Doppler echocardiography);CI,心脏指数(cardiac index);mRAP,右房压力(mean right atrial pressure);PVRI,肺血管阻力指数(pulmonary vascular resistance index);mSAP,人体平均动脉压(mean systemic artery pressure)。

标的折点多数适用于特发性肺高压,对于其他原因的肺高压尚未经过完全验证。

## 九、治疗

新的治疗药物和积极的治疗策略在过去10年中发生了不少改变,但在儿童中使用的靶向治疗,多是基于成人研究的经验和数据。由于儿童病例病因复杂,资料相对缺乏,针对各种病因选择合适的治疗方法目前较为困难。目前治疗措施主要针对IPAH和HPAH,治疗方法取决于病情严重程度和病因以及对危险因素的评估。对于PAH儿童,治疗的最终目标为提高生存率,促进儿童在无自我限制的情况下能正常活动。

**1. 一般性治疗**

(1)氧气治疗:低氧性PAH患者,血氧饱和度<92%或PaO₂<60mmHg时,可考虑吸氧,尤其是有肺实质/间质疾病如BPD的患者肯定获益。

(2)预防接种:建议预防呼吸道合胞病毒感染(<2岁),接种流感和肺炎球菌疫苗接种。

(3)利尿剂:因为肺动脉高压患者常依赖于前负荷保持最佳心排血量,过度减少血管内容积对机体不利,需谨慎使用,可用于明显心力衰竭者,明确液体过负荷者和/或有明显左向右分流者,谨慎考虑使用。

(4)地高辛:虽然尚未明确证明对右心衰竭有益,但仍在使用。

(5)抗凝血剂:儿童使用抗凝血剂存在争议。对于心排血量差和/或有植入导管等装置或有高凝状态的较大儿童,建议使用华法林抗凝,治疗范围必须在国际正常比率1.5~2之间,由于存在出血并发症的风险,不建议对幼儿进行抗凝治疗。

(6)运动:高风险PH患儿不应参加竞技体育活动,若病情评估和运动测试等系列评估允许,可进行轻度运动。轻度-中度PH儿童应定期进行轻-中度有氧运动,但要避免剧烈运动和静力运动,不能在高原(1 500~2 500m)或海拔>2 500m运动。

(7)抗生素预防:特殊的患者亚群(例如:慢性心内膜炎患者,包括房室吻合术和Potts分流术患者或残余心血管分流术患者,可应用抗生素预防亚急性细菌性心内膜炎。

(8)钙通道阻滞剂:是AVT反应阳性的首选治疗方法。对1岁以下儿童,使用本药存在争议。常用三类药物:①地尔硫䓬,剂量3~5mg/(kg·d);②氨氯地平,剂量2.5~10mg/(kg·d);③硝苯地平,剂量

2~5mg/(kg·d)。使用CCB治疗的儿童随着时间的推移可能失去反应性,因此需要进行随访。

(9)一氧化氮(NO)吸入:主要用于急性肺血管危象和/或肺实质疾病和/或持续肺动脉高压引起肺高压急性恶化。停用NO吸入时,肺高压可能会反弹,可通过同时使用口服或静脉注射西地那非预防。

**2. 原发疾病治疗**　明确病因,并且有治疗方案者,应针对原发病治疗,如甜菜碱等治疗甲基丙二酸并同型半胱氨酸血症等。肺毛细血管扩张症合并肺高压可试用西罗莫司治疗;门脉-肺高压的肝移植治疗等。

**3. 靶向治疗**　PH的治疗靶向药物目前有三类:①磷酸二酯酶5抑制剂 phosphodiesterase inhibitors, PDE-5i)包括西地那非和他达拉非;②内皮素受体拮抗剂(endothelin receptor antagonist, ERA):包括波生坦、安立生坦和马昔腾坦等;③前列腺素类药物(PCA):包括依前列醇、曲前列尼尔(曲前列环素)、伊洛前列素等。

首先确定患者是否存在血管反应性。在急性血管反应试验(acute vasoreactivity testing, AVT)反应阳性的儿童中,首选药物为CCB,但血管反应性可能会随着时间的推移发生变化。有持续改善反应的儿童,CCB继续使用可能仍有反应,若患者病情恶化,需要重复评估并调整治疗。未进行AVT试验的儿童、AVT反应阴性的儿童、对CCB无效或反应呈非持续性的儿童,以及右心衰竭患者,不应使用CCB,可根据病情严重程度、进展和危险分层,确定治疗方法。患有PAH和明显心内左向右分流的儿童,以及患有艾森曼格综合征的儿童,无论急性血管舒张反应或PHVD的严重程度如何,很可能不能从CCB治疗中获益,应接受CCB以外的靶向治疗。

对于轻度-中度慢性肺高压和低风险的儿童,无论急性血管反应性反应是否为阴性,建议开始口服靶向治疗,应用磷酸二酯酶抑制剂或内皮素受体拮抗剂(ERA),或前列环素类药物(口服或吸入),可考虑PDE和ERA联合治疗。也有主张若病情恶化,可考虑早期联合治疗,治疗过程中强调连续重复评估病情的进展非常重要。目前推荐两种靶向药物联合用于初诊PH,WHO-FC在2~3级者,严重PH如WHO-FC达4级和/或快速进展性PH者,应立即开始连续静脉前列腺素类药物治疗,以前列腺素单药治疗或双/三联疗法(包括PCA)开始[2,9,15]。

(1)磷酸二酯酶5抑制剂:PDE-5i在肺组织中表达,可降解cGMP,引起平滑肌血管收缩。PAH中

PDE-5 上调,导致血管收缩作用增强。PDE-5 抑制剂通过阻断 PDE-5 的作用增加细胞内 cGMP 的浓度,促进平滑肌舒张。诱导肺血管舒张,cGMP 的增加具有抗增殖和促凋亡作用,抑制肺动脉重塑。PDE-5 抑制剂数十年来一直作为儿童 PAH 的一线治疗,改善 PVR 和心脏收缩力,提高运动能力和患者生活质量指标[16,17]。

1)西地那非(sildenafil):EMA(European Medicines Agency)批准西地那非用于儿童肺动脉高压的治疗,体重 <20kg,剂量为每次 10mg,每天 3 次,体重 >20kg,每次 20mg,每天 3 次。FDA 曾对患有 PAH 的儿童使用西地那非有警告,因为高剂量的西地那非会导致更高的死亡风险,而低剂量的西地那非似乎无效。2014 年,FDA 澄清了西地那非的警告,指出在某些情况下,西地那非的风险-效益应个体化评价。西地那非耐受性良好,可迅速吸收,在 1~2 小时内达到峰值浓度,半衰期约为 4 小时,大约每 6~8 小时一次给药以保持稳定状态。西地那非在肝脏中由细胞色素 P450 CYP34A 酶代谢,与强有力的 CYP3A4 诱导剂波生坦合用时,剂量需要粗略加倍,口服西地那非 0.5~1mg/kg 可达到疗效,副作用也减少。静脉应用西地那非用于使用或未使用 NO 吸入(iNO)治疗的 PPHN 新生儿以及 CHD 术后 PAH/间歇性肺动脉高压危象、使用或未使用 iNO 治疗的患儿。

2)他达拉非(tadalafil):是新的 PDE-5 抑制剂,耐受性好,半衰期较长,可每天 1 次给药,在儿童中目前已有 6 项研究进行评价,总体认为有效,耐受性较好。他达拉非在 2 小时达到峰值浓度,口服后半衰期为 35 小时,但在 4 岁以下儿童中的使用和耐受性尚不明[18]。他达拉非的不良反应较轻,多与血管舒张相关,如头痛、面色潮红、鼻出血等。

3)优地那非(udenafil):为一种新的长效 PDE-5 抑制剂,尚未在儿童人群中进行研究。

所有应用 PDE-5 抑制剂的患者都必须监测不良反应,最常见的副作用与血管舒张相关,如头痛、头晕、面色潮红、鼻出血等,也可出现对其他非 5 型磷酸二酯酶的抑制作用,如肌肉疼痛和视觉障碍等,不良反应往往为轻-中度,且具有剂量依赖性,儿童多能耐受。据报道,成人患者存在严重的听力和视觉缺陷。肌酐清除率 <30ml/min 或肝硬化患者可能需要减少剂量。PDE-5 抑制剂不应与硝酸盐一起使用,可引起危及生命的低血压。大约 10% 的男孩会阴茎勃起。

(2)内皮素受体拮抗剂:内皮素通过与肺血管系统中内皮细胞上的两个 G 蛋白耦联受体亚型(ETA 和 ETB)结合,内皮素 A 型受体通过增加细胞内钙浓度,导致血管收缩,而内皮素 B 型受体通过刺激 NO 和前列腺素的释放而引起血管舒张,同时抑制血管增殖和增强去甲氨基转移酶的作用。内皮素受体拮抗剂类药物可通过阻断内皮素受体,抑制血管收缩、细胞增殖等病理过程,起到降低肺动脉压、抑制肺血管重塑的作用。

1)波生坦(bosentan):波生坦是一种 ETA 和 ETB 双向内皮素受体拮抗剂。EMA 批准 1 岁以上儿童可使用波生坦,剂量为 2mg/kg,每天 2 次。2017 年获 FDA 批准,用于 3 岁以上儿童,应每月进行 1 次肝功能评估,约 2.7% 的儿童肝转氨酶升高。

2)安立生坦(ambrisentan):是一种选择性 ETA 受体阻滞剂,维持 ETB 受体的血管舒张/清除内皮素-1 的功能,阻断 ETA 活化,减少参与 PAH 发病的血管收缩和潜在的平滑肌细胞增殖,增加肺动脉血流量。已在成人中使用,推荐剂量为 5 或 10mg/d,可每天 1 次,与磷酸二酯酶抑制剂之间无相互作用,目前用于较大儿童,在儿童已有 3 项针对其有效性和安全性研究。本药肝损伤的副作用很低,不需要监测肝功能,不良反应为外周水肿。

3)马西替坦(macitentan):马西替坦的作用持续时间较长,可每天一次给药,可显著降低发病率和死亡率,2013 年被 FDA 批准用于成人,目前尚未批准用于儿童,有文献报道儿童使用有效,安全性高[19]。

(3)前列环素类药物:前列环素是由血管内皮细胞内源性的花生四烯酸产生的,对血管系统有显著影响,包括血管舒张、抗增殖、抗血栓和抗炎特性,其作用由肺内皮细胞或血小板表面的 G 蛋白受体介导,通过细胞内 cAMP 的增加导致平滑肌松弛。前列环素是 FDA 批准的成人药物,用于其他治疗不能改善的儿童或那些在诊断时处于较高风险的儿童,可提供静脉、吸入、皮下和口服制剂[20]。

1)依前列醇(epoprostenol):儿童使用的第一种前列环素是静脉注射的依前列醇,推荐用于重度肺高压患者[21],持续静脉注射依前列醇可改善症状、血流动力学和生存率,依前列醇治疗改善了重度 PAH 患儿的生存率。但静脉注射需要中心静脉通路,有相关的感染和血栓风险。由于药物半衰期短,突然停药可能出现病情加重,甚至有死亡危险,也有反弹(急性高血压危象)风险,应避免突然停药。由于吸入伊洛前列素起效快速(2~5 分钟),不仅可作为急性

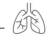

肺血管扩张试验用药,也可用于 PAH 危象的抢救。

2) 曲前列尼尔(treprostinil):是一种人工合成的前列环素类似物,在室温下相对稳定,且半衰期较长,有多种剂型,可通过皮下或静脉持续注射,也可通过吸入或口服给药[22]。皮下注射推荐的起始剂量为 1~2ng/(kg·min),之后根据患者反应逐渐加量,目标剂量为一般 20~80ng/(kg·min)。

3) 伊洛前列素(iloprost):是一种吸入型前列环素类似物,用于成人,每天 6~9 次,每次 10~15 分钟,长期雾化吸入伊洛前列腺素可改善重度成人患者的临床参数。伊洛前列素可引起肺血管舒张,可能还具有抗炎和抗重塑作用,对全身血压有中度影响,有研究发现吸入伊洛前列素在小儿肺动脉高压的急性治疗中可能有较好的作用,其急性作用与吸入一氧化氮类似[23]。

4) 司来帕格(selexipag):是一种口服选择性前列环素受体激动剂,能够减少死亡率。最近的一篇文章描述了在儿科患者中使用司来帕格的早期经验,目标剂量为 1 600μg,每天 2 次。

(4) 其他治疗

1) 房间隔造口术:对患有 IPAH 的儿童进行房间隔造口术的目的是治疗晕厥,提高心排血量和全身携氧能力,用于不易获得靶向药物者或作为肺移植的桥梁。尽管有最佳的药物治疗,但 PAH 恶化的儿童也可考虑行房间隔造口术,但应在发病风险增加以后考虑。房间隔造口术可考虑有 WHO-FC3、4 症状和反复晕厥的患者,作为姑息性移植的桥梁,在等待供体器官的同时增加生存机会。

房间隔造口术的相关禁忌证包括:mRAP>20mmHg,静息动脉血氧饱和度 <90%,严重右心室衰竭,临终患者。

2) 逆向 Potts 分流术:治疗对药物治疗无效的重度 IPAH/HPAH 儿童,但存在争论。与房间隔造口术相比,本手术有优势,可以为冠状动脉和中枢神经系统提供高氧饱和的血液,并且只会导致下半身缺氧。另一个好处来自于它对血流动力学的影响,在收缩期和部分舒张期右心室压力超负荷得到缓解,随后室间隔向左心室的移位减少,左心室收缩和舒张性能得到改善。

## 十、随访

患者至少每 3~6 个月进行心电图和超声心动图随访 1 次,病情稳定后至少每年随访 2 次。我们的病例尤其是肺血管异常以及甲基丙二酸并同型半胱氨酸血症等采取以下治疗措施,除就诊时已发生严重肺高压以及家长放弃治疗的病例外,其余基本均获得好转。

(赵顺英　江载芳)

## 参考文献

[ 1 ] KOVACS G,DUMITRESCU D,BARNER A,et al. Definition,clinical classification and initial diagnosis of pulmonary hypertension:Updated recommendations from the Cologne Consensus Conference 2018. Int J Cardiol,2018,272S:11-19.

[ 2 ] HANSMANN G,KOESTENBERGER M,ALASTALO TP,et al. 2019 updated consensus statement on the diagnosis and treatment of pediatric pulmonary hypertension:The European Pediatric Pulmonary Vascular Disease Network (EPPVDN),endorsed by AEPC,ESPR and ISHLT. J Heart Lung Transplant,2019,38(9):879-901.

[ 3 ] WELCH CL,CHUNG WK. Genetics and Genomics of Pediatric Pulmonary Arterial Hypertension. Genes,2020,11(10):1213.

[ 4 ] HUMBERT M,GUIGNABERT C,BONNET S,et al. Pathology and pathobiology of pulmonary hypertension:State of the art and research perspectives. Eur Respir J,2019,53(1):1801887.

[ 5 ] OLSCHEWSKI A,BERGHAUSEN EM,EICHSTAEDT CA. Pathobiology,pathology and genetics of pulmonary hypertension:Update from the Cologne Consensus Conference 2018. Int J Cardiol,2018,272S:4-10.

[ 6 ] HANSMANN G. Pulmonary Hypertension in Infants,Children,and Young Adults. J Am Coll Cardiol,2017,69(20):2551-2569.

[ 7 ] 周爱卿,张清友,杜军保. 儿童肺动脉高压的研究现状与未来. 中华儿科杂志,2011,49(12):881-885.

[ 8 ] BERGER RMF,BEGHETTI M,HUMPL T,et al. Clinical features of paediatric pulmonary hypertension:a registry study. Lancet,2012,379(9815):537-546.

[ 9 ] ROSENZWEIG EB,ABMAN SH,ADATIA I,et al. Paediatric pulmonary arterial hypertension:updates on definition,classification,diagnostics and management. Eur Respir J,2019,53(1):1801916.

[ 10 ] FROST A,BADESCH D,GIBBS JSR,et al. Diagnosis of pulmonary hypertension. Eur Respir J,2019,53(1):1801904.

[ 11 ] FRANK BS,IVY DD. Diagnosis,Evaluation and Treatment of Pulmonary Arterial Hypertension in Children. Children (Basel),2018,5(4):44.

[ 12 ] LEUCHTE HH,FREYHAUS HT,GALL H,et al. Risk stratification strategy and assessment of disease progression in patients with pulmonary arterial hypertension:Updated Recommendations from the Cologne Consensus

Conference 2018. Int J Cardiol,2018,272S:20-29.

[13] SIMONNEAU G,MONTANI D,CELERMAJER DS, et al. Haemodynamic definitions and updated clinical classification of pulmonary hypertension. Eur Respir J, 2019,53(1):1801913.

[14] GALIE N,CHANNICK RN,FRANTZ RP,et al. Risk stratification and medical therapy of pulmonary arterial hypertension. Eur Respir J,2018,53(1):1801889.

[15] SITBON O,SATTLER C,BERTOLETTI L,et al. Initial dual oral combination therapy in pulmonary arterial hypertension. Eur Respir J,2016,47(6):1727-1736.

[16] AVITABILE CM,VORHIES EE,IVY DD. Drug Treatmen of Pulmonary Hypertension in Children. Paediatr Drugs, 2020,22(2):123-147.

[17] EZEKIAN JE,HILL KD. Management of Pulmonary Arterial Hypertension in the Pediatric Patient. Curr Cardiol Rep,2019,21(12):162.

[18] OLGUNTÜRK FR. An update on the diagnosis and treatment of pediatric pulmonary hypertension. Expert Opin Pharmacother,2020,21(10):1253-1268.

[19] SCHWEINTZGER S,KOESTENBERGER M, SCHLAGENHAUF A,et al. Safety and efficacy of the endothelin receptor antagonist macitentan in pediatric pulmonary hypertension. Cardiovasc Diagn Ther,2020,10 (5):1675-1685.

[20] SIEHR SL,IVY DD,MILLER RK,et al. Children with pulmonary arterial hypertension and prostanoid therapy: Long-term hemodynamics. J Heart Lung Transplant, 2013,32(5):546-552.

[21] MCINTYRE CM,HANNA BD,RINTOUL N,et al. Safety of epoprostenol and treprostinil in children less than 12 months of age. Pulm Circ,2013,3(4):862-869.

[22] LEVY M,DEL CERRO MJ,NADAUD S,et al. Safety, efficacy and management of subcutaneous treprostinil infusions in the treatment of severe pediatric pulmonary hypertension. Int J Cardiol,2018,264:153-157.

[23] MULLIGAN C,BEGHETTI M. Inhaled iloprost for the control of acute pulmonary hypertension in children:a systematic review. Pediatr Crit Care Med,2012,13(4): 472-480.

# 第四节　肺动静脉畸形和遗传性出血性毛细血管扩张症

## 一、肺动静脉畸形

肺动静脉畸形(pulmonary arteriovenous malformations, PAVMs)指在肺动脉和肺静脉分支之间存在先天性异常的通道,血液不经毛细血管,直接在肺部和全身之间交通,形成解剖学上从右向左高流量、低阻力分流,主要后果是气体交换障碍(导致低氧血症)和反常栓子,既往也称肺动静脉瘘、肺血管瘤、动静脉血管瘤、海绵状血管瘤和肺动脉错构瘤。Churton 在 1897 年首次对 PAVM 进行了描述。PAVMs 累及的血管从小的毛细血管到大的供血动脉不等,包括动脉瘤、静脉囊及扩张的引流静脉[1]。

### (一)病因和病理生理

PAVMs 可散发,但 56%~97% 的患者合并遗传性出血性毛细血管扩张(hereditary hemorrhagic telangiectasia,HHT),尤其是 *ENG* 基因突变者。合并 HHT 的 PAVMs 往往症状更严重,表现为多发性动静脉畸形,疾病进展迅速以及发生并发症的概率更高。我们也发现其他一些基因突变,可引起遗传性血管病变,出现 PAVMs。后天性肺动静脉畸形可因某些因素造成,如胸部外伤、肝硬化(肝肺综合征)、先天性心脏病 Fontan 分流术、感染如血吸虫病和放线菌病、淀粉样变、动脉瘤侵蚀等[2]。我们收治的患者,最常见获得性 PAVMs 的原因为毛霉菌肺部感染,

侵犯肺动静脉引起,偶有结核分枝杆菌和金黄色葡萄球菌等感染。

### (二)病理生理表现

所有 PAVMs 都有供应血管,有一条或多条传入供血动脉以及一条或多条传出引流静脉。分为单纯型和复杂型 PAVMs。单纯型 PAVMs 多见于双侧下叶,以左下叶最常见,其次为右下叶、左上叶、右中叶和右上叶,由某一肺段动脉供血,常向远端分为 1~3 个亚段分支,所有分支均供应 PAVM。复杂的 PAVMs 也局限于双侧下叶,由 2 个或多个肺段动脉供血,引流血管也为 2 个或多个,占 10%~20%。弥漫性 PAVM 为复杂 PAVM 的一种亚型,少见,其特征是畸形的血管缠结成团,累及整个肺段,有时累及整个肺。非 HHT 患者通常 PAVM 为散发性。

一些 PAVMs 的部分或全部供应血管来自体循环供应,包括主动脉、肋间动脉和支气管动脉,引流血管流入肺静脉的一个或多个分支,一些 PAVM 异常的传出血管可直接流入左心房或下腔静脉,而不是肺静脉。

PAVMs 可导致三种不良后果[3]:①肺动脉血液通过右-左分流无法氧合,导致低氧血症。正常人右向左分流(R-L)主要由于支气管静脉入肺静脉和冠状窦进入左心房,低于心排血量的 2%。PAVMs 者分流比例因大小和时期不同而异,早期常常比晚期

分流比例高,早期比晚期症状表现更明显。右向左分流是造成PAVMs患者动脉血低氧血症的主要原因,右向左分流分数和动脉血氧分压/血氧饱和度呈反比关系。肺动静脉畸形多发生于肺底,站立时重力引起右向左分流增加,导致直立性低氧血症。②PAVMs血管瘤囊壁脆弱可能破裂,引起大出血。③肺循环血内的颗粒物未经毛细血管床过滤,进入体循环,导致栓塞性脑血管意外和脑脓肿。PAVMs可发生于出生前或围产期,于青春期时生长迅速,肺静脉高压时也可快速进展。

### (三)临床表现

PAVMs可以在出生时存在,通常在成年时停止发展,但在怀孕期间或肺血流动力学的其他改变时,可以增大。与全身动静脉畸形相比,PAVMs一般不影响心脏血流动力学,心排血量、心排血指数、肺动脉楔压、心率、血压和心电图通常在正常范围内。最根本的异常是从肺动脉到肺静脉右向左分流,分流的程度决定了对患者的临床影响。如果分流很小,症状通常是亚急性的,甚至没有症状。一般认为,成人中单一直径<2cm的肺动静脉畸形常不引起症状,如果右向左分流 > 心排血量的20%或血红蛋白下降超过50g/L,氧分压 <60mmHg 时出现明显发绀和红细胞增多症等。分流量巨大(>40% 心排血量)者为弥漫性。PAVMs常见的表现有低氧血症,包括呼吸困难、疲劳、发绀、杵状指、红细胞增多症[4,5]。呼吸困难是PAVMs患者最常见的呼吸道症状,常在静息时动脉血氧饱和度 <80% 时,一般见于大的、多发、双侧或者弥漫性的PAVMs,可合并杵状指。最严重的并发症是PAVMs血管瘤破裂引起大出血,支气管内PAVMs或者毛细血管扩张破裂可引起儿童大咯血,胸膜下肺实质内PAVMs血管瘤囊壁破裂,可导致血胸。肺循环血内的颗粒物未经毛细血管床过滤,进入体循环,可导致栓塞性脑血管意外和脑脓肿,出现脑卒中和短暂性脑缺血脑卒中,细菌栓塞可脑脓肿。动静脉畸形不仅发生在肺循环,还发生在皮肤黏膜、肝脏、胃肠、脑脊髓的血管床并存出现相应的表现。PAVMs致右向左分流,肝动静脉畸形致肝门分流,这些分流导致代偿性心排血量增加,随着年龄增长发生病理变化,发生缺铁性贫血以及房颤。胸痛和咳嗽不常见,可能与侵犯胸膜或者支气管内有关,少数患者,约不足10%的PAVMs病例中可有杂音,吸气时杂音最响亮[5]。

### (四)诊断

当出现不明原因的呼吸困难或低氧血症、肺部结节患者、缺血性脑卒中或脑脓肿病史或家族史有年轻人脑卒中史应考虑到本病[1,4]。反复鼻出血、咯血、慢性贫血应想到本病。值得注意的是,本病皮肤黏膜毛细血管扩张往往是轻微的,应询问鼻出血的病史或家族史,并对一级亲属查体。诊断方法如下:

**1. 经胸造影超声心动图(transthoracic contrast echocardiography,TTCE)** 作为一种筛查手段,可以对HHT患者检出更多的肺内右向左分流,敏感性约98%,不同检查者的一致性很好,该方法可指导是否进行肺CT检查和栓塞术。左心房出现任何微泡,视为阳性,需要CT进一步明确诊断和抗生素预防[1],但目前对轻度患者是否进行CT检查和抗生素预防尚存在争论。基于注射造影剂后,在左心室出现的微泡数对分流进行分级,分为0~3级:1级分流显示任何单个循环的气泡少于30个,2级分流有30~100个气泡,3级分流为气泡>100个,需要除外卵圆孔未闭。有推荐认为分流等级1级患者可不做CT明确,不容易发生脑部并发症,可不治疗,但需要每5年随访。2级、3级分流者是发生颅内并发症的独立危险因素,需要进行栓塞治疗[3]。

**2. 胸部X线片** 胸部X线片的表现取决于PAVMs的大小和分布。弥漫性PAVMs病变小或下叶的病变容易遮蔽,胸部X线片可表现正常。单发PAVMs,胸部X线片可显示圆形或卵圆形,分界清楚的局限性肺结节,均匀一致,常为分叶状,供养血管或引流血管可见或者不可见,直径1~5cm,超过半数位于下肺。

**3. 胸部CT** 为诊断PAVMs的最佳无创检查方法[6]。无增强的薄层1~2mm胸部CT用于PAVMs的筛查和诊断,除显示分界清楚的单发或者多发结节,还可显示供血动脉和引流静脉,两者之间有囊状或瘘管连接(图10-6、图10-7)。增强CT可更好地确定PAVM的血管结构(见图10-6),有助于筛选肺外血管异常。此外,通过评估PAVM囊和/或引流静脉中有无对比增强,用于栓塞PAVM的随访。如果使用造影剂,必须注意避免注入气泡,以避免造成神经系统并发症。增强肺血管成像(CTPA)几乎可显示所有肺动脉畸形,包括多个小动静脉畸形,表现为均匀、局限的非钙化结节,也可以看到一个与血管结构有关的蜿蜒肿块,可识别供血和引流血管。

**4. 放射性核素扫描** 静脉注射$^{99m}$锝($^{99m}$Tc)标记的白蛋白,根据右向左分流进入体循环的数量,可以诊断。

**5. 肺血管造影术** 是诊断的金标准,但因肺CT

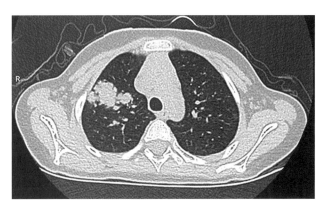

图 10-6　胸部普通 CT 显示多发肺动静脉瘘，可见引流血管

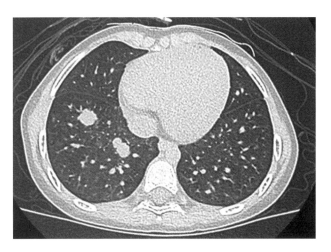

图 10-7　胸部 CT 提示右肺多个结节病变，最上边结节可见引流血管

几乎能显示所有 PAVMs 的血管解剖，因此目前基本不需要做血管造影。小的 PAVMs，由于其体积小，在肺动脉造影上可以遗漏。

**6. 磁共振成像**　目前 MRI 比 CT 或肺动脉造影诊断价值低，因为小的 PAVMs 合并的快速血流不能检测到。卒中样症状的动静脉畸形患者需做磁共振成像排除脑脓肿。

**（五）鉴别诊断**

临床上应与肺动脉的真假动脉瘤鉴别，也因某些因素造成如退行性血管疾病，包括结缔组织疾病［如马方综合征（Marfan syndrome）和埃勒斯-当洛斯综合征（Ehlers-Danlos syndrome）］，坏死性感染伴血管腐蚀（如结核分枝杆菌、真菌、化脓细菌感染），右侧心内膜炎败血性栓塞引起的霉菌性动脉瘤以及原发性血管炎和肿瘤伴有肺动脉侵蚀等。

影像学上应与反复肺炎或者慢性肺炎鉴别，也应与其他孤立性肺结节，如转移性肿瘤、错构瘤、结核球和支气管囊肿等。

**（六）治疗**

成人指南推荐对于供血动脉直径≥2~3mm 的单发或多发 PAVM，PAVM 增大出现反常栓塞，症状性低氧血症或严重并发症者需要治疗[1,3]。因近20% 的小 PAVM 会随着时间的推移而增长，其中多达 1/2 可能会导致症状或并发症，也有发现所有经历过脑卒中或脓肿的患者都有未治疗的小 PAVMs，其供血动脉直径≤2~3mm，经 PAVMs 栓塞后，缺血性脑卒中发生率显著降低，故有推荐对任何供血动脉直径≥2mm 的 PAVM 和任何有症状的 PAVM 进行栓塞，更有建议在技术可行的情况下，封堵所有可见的 PAVM，包括 <2mm 的 PAVM[7,8]。

对于儿童患儿的治疗方法存在争议。目前的指南指出，有症状的儿童应接受治疗，而无症状儿童的治疗应视具体情况而定。与成人相似，PAVMs 会发生严重并发症，尤其是在 PAVMs≥3mm 时，未经治疗的小 PAVM 可能不会像成人那样构成严重的威胁，因此国外专家推荐根据病史、体格检查和脉搏血氧仪对患遗传性毛细血管扩张的婴儿和年幼儿进行临床筛查，并在 10~12 岁开始进行 TTCE 筛查，此后每 5 年重复一次 TTCE。也有专家推荐治疗有症状的 PAVM 和任何 PAVM≥3mm 的儿童患者，并监测较小的无症状 PAVM，直到 18 岁[9]。因 PAVMs 可在儿童期生长，尤其是青春期，有导致症状出现或并发症的风险，在青春期可适当增加检查频度。

对于仅影响一个肺段或几个肺段的弥漫性 PAVM 患者，最佳治疗策略是栓塞局灶性 PAVM≥3mm，并对最严重的肺段进行从周边到中心的阻断，以实现外周血流量的重新分布，改善低氧血症。对于真正弥漫性双侧 PAVM 影响所有肺段的患者，经导管栓塞治疗可能无法显著改善低氧血症，因为没有正常的肺段进行再分配，但应进行局灶性 PAVM≥3mm 的栓塞，以降低反常栓塞的风险。即使经过治疗，弥漫性 PAVM 患者仍有较高的并发症风险。弥漫性双侧 PAVM 者，有认为可考虑肺移植手术。

合并 PH 和 PAVM 的患者应考虑根据具体情况进行治疗，治疗通常适用于轻度-中度 PH 的患者。严重的 PH 应仔细考虑风险与益处，因为栓塞 PH 可能导致恶化。

**1. 栓塞手术**　为标准治疗方案[10]。在非急救情况下，肺动脉高压和/或肝动静脉畸形患者有心排血量高，为栓塞相对禁忌。有建议在诊断和治疗前 1 小时所有病例都给予预防性抗生素，如万古霉素，所有患者在进行血管造影时都需测定肺动脉压。经股静脉途径,选择性进行右或左肺动脉数字减影造影(digital subtraction arteriography,DSA),选择性插管,用血管封堵器或金属线圈等进行栓塞。相比线圈,蘑菇伞型血管塞(mushroom umbrella vascular plug,AVPs)有很大优势,迅速成为PAVMs栓塞的首选治疗[11]。栓塞介入的持续时间取决于需要栓塞的畸形的数目和复杂性以及患者对手术的耐受性。栓塞对有低氧血症的患者可大幅改善氧合,并有效地治疗危及生命的出血。栓塞治疗可降低卒中/脓肿的风险,但栓塞后无法治疗的小PAVMs也会导致脑卒中/脓肿的发生。大多数在栓塞后6个月,几乎所有的供血动脉到肺动静脉畸形囊消失。栓塞有一定的风险,但并发症很罕见,最常见的并发症是短暂性胸膜炎,发生率高达10%,特别是那些有外周PAVMs患者,弥漫性PAVMs患者发生率更高,胸膜炎的机制尚不清楚。短暂的气泡栓塞,可发生心绞痛,随着技术的进步其发生率已经有所降低。栓塞后PAVMs囊可能发生大咯血,是由于栓塞后获得体循环动脉侧支供血,可在支气管、膈下、肌隔、内乳或肋间出现异常的大动脉,若无明显的咯血,目前尚不确定进一步栓塞侧支动脉治疗是否有必要。

**2. 外科手术**　绝大多数PAVMs患者不适合手术。手术适应证如下[1,3]:进一步栓塞术不可行(最常见的原因是供血动脉太细,直径<2mm),瘤体局限时手术切除可作为联合治疗;栓塞术后出现缺血性脑卒中、短暂性脑缺血发作或显著的呼吸道症状。另外,在急救的情况下,尤其是大咯血,可行肺叶或全肺切除术。重度低氧血症继发弥漫性肺疾病的患者可以进行肺移植。

**3. 血管抑制药物**　人源化抗血管内皮生长因子抗体有效。在HHT鼻出血患者也有局部疗效的证据。沙利度胺也被建议用于使用HHT相关出血。可使用西罗莫司治疗,详见遗传性毛细血管扩张症(第十章第四节)。

**4. 其他治疗问题**　为了减少脑脓肿发生的频率,PAVMs和HHT患者实施牙科和外科手术时,推荐按照心内膜炎手术的规范预防性应用抗生素,并提高整体的口腔卫生。国际指南推荐PAVMs患者或PAVMs伴有HHT的患者,应终生避免潜水。如果没有静脉气泡,右向左分流不增加减压疾病的风险,应该由具备潜水医学知识的医生同意。

**5. 抗凝剂**　静脉血栓栓塞的高危期应用预防剂量的抗凝剂,防止静脉血栓,特别是伴PAVMs的HHT住院患者引起的脑脓肿者。在静脉血栓发生时,

可以应用治疗剂量的肝素和华法林。

**6. 肺动脉高压的治疗**　如果伴有HHT的肺动静脉畸形患者检测到肺动脉高压,需要确定是否伴有肝动静脉畸形,是否存在毛细血管后肺动脉高压,若有,治疗可以选择肝移植。

## 二、遗传性出血性毛细血管扩张症

遗传性出血性毛细血管扩张症(hereditary hemorrhagic telangiectasia,HHT)是一种遗传性血管疾病,特征为复发鼻出血,皮肤毛细血管扩张以及内脏包括肺、胃肠道、肝脏、大脑的动静脉畸形(arteriovenous malformations,AVM),也称Osler-Weber-Rendu综合征。目前肯定HHT是由单一致病基因突变引起,为常染色体显性遗传病,通常由编码内皮素(endoglin)的ENG基因,或编码活化素受体样激酶1(activin receptor-like kinase 1,ALK1)的ACVRL1基因,或编码SMAD4的SMAD4基因等突变引起。一些患者突变基因未明,可能与一些未知基因或者上述基因的内含子区域或其他影响血管生长和增殖的信号通路的基因突变有关。如RASA1、TIE2突变引起的遗传性血管病变中,也发现与HHT类似的血管病变如皮肤毛细血管扩张以及某些高血流的AVMs,提示其他不同的信号转导通路也与本病发生有关[12]。

**(一)发病机制**

HHT1型是由编码内皮素的ENG基因突变引起。HHT2型由ACVRL1突变引起。HHT3型为MADH4突变,合并幼年性息肉病综合征。HHT5型由GDF2突变(编码骨形成蛋白,BMP9)引起。在人类中已经报道了大约550种ACVRL1的不同致病突变和490种ENG的致病突变,尚无热点突变,这些基因的错义突变和基因缺失最常见的突变类型,多数为功能缺失型突变,不能产生相应的蛋白质,在这两个基因的所有外显子和一些内含子区域都观察到突变。ENG基因5'-UTR(5'-非翻译区)的致病突变也被报道为致病突变[13]。

HHT血管异常的确切发病机制尚不清楚,认为是由于对血管生成因子反应(如VEGF)、血管修复缺陷和/或血管成熟调节反应的失衡而引起。HHT突变基因编码的蛋白质在内皮细胞表达,与转化生长因子-β(TGF-β)信号转导有关。TGF-β可抑制内皮细胞、血管平滑肌细胞增殖。ENG和ACVRL1是TGF-β信号转导通路上的两个基因,这两个基因的突变导致多达85%的HHT。另外两个基因,SMAD4

和 *GDF2*，与 HHT 表型相似或重叠。HHT 中所有突变的基因编码的蛋白质均参与 TGF-β 超家族信号通路。*ACVRL1* 编码的 ALK1 是一种 I 型跨膜丝氨酸苏氨酸受体激酶，为 TGF-β 1 型受体的一种，其他 6 个 1 型受体分别命名为 ACVRL 2~7,它们与 SMAD4 蛋白均是转化生长因子/骨形态发生蛋白(BMP)信号通路的组成成分。内皮素是小动脉、小静脉和毛细血管中血管内皮细胞的结合膜糖蛋白,为辅助受体,这两种蛋白都能与 BMP9 和 BMP10 配体结合,形成异源二聚体复合物,在血浆中提供 BMP 的大部分生物活性。BMP9 属于 TGF-β 家族,通过与 ACVRL1 和 BMP2(2 型受体)结合,与受体结合时,2 型受体首先活化磷酸化,激活 1 型受体,并与之形成受体复合物,活化的受体复合物使下游的 Smad 1,5,9 磷酸化后被激活,与 Smad4 复合物转位到细胞核,引起靶基因的转录作用。内皮素和 ALK1 主要在内皮细胞中表达,因此内皮细胞为 HHT 最受影响的靶细胞。

HHT 基因不能解释血管病变的局灶性和不同的表现,从而导致"二次撞击"的假设。假设的二次打击包括:机械创伤、光照、炎症、血管损伤、血管生成刺激、剪应力、修饰基因和野生型 HHT 基因等位基因的体细胞突变[14]。

### (二)临床表现

HHT 最常见的症状是鼻出血和黏膜皮下毛细血管扩张、胃肠道毛细血管扩张,可发生出血和贫血[15]。皮肤和毛细血管扩张通常为扁平或者轻微的丘疹状,呈红宝石色,直径 1~3mm,与周围皮肤分界清楚,轻按压后变苍白,通常位于面部、舌头、唇部和上肢远端[16]。鼻毛细血管扩张的血管壁薄弱,是造成鼻出血的原因。咽喉部也可发生毛细血管扩张。也有一小部分胃肠道毛细血管扩张,造成慢性失血。胃肠道和皮肤黏膜毛细血管扩张,小年龄组儿童可能轻微或不明显,随着年龄的增长更明显[17]。

根据文献[18]以及我们的经验,总结 HHT 引起的肺部改变包括:①肺动静脉畸形(PAVMs):50% 的 HHT 可以合并,PAVMs 导致解剖上的右至左分流,引起低氧血症。患者发生脑卒中和脑脓肿风险增加。大约 20% 的遗传性出血性毛细血管扩张症即使胸 CT 扫描未见 PAVMs,增强超声心动图可显示肺内右至左分流。肺动静脉畸形多为弥漫性,临床上以活动后气促,查体可见杵状指,低氧血症明显,我们收治的患者这类表现最常见。②弥漫性肺泡出血:由于广泛毛细血管扩张,管壁薄弱,容易导致肺泡出血,可与低氧血症表现并存或者独立出现。③

肺动脉高压:HHT 患者可发生肺动脉高压,HHT 和肺高压突变存在一个共同的致病途径。肺高压可为毛细血管后肺动脉高压(posterior capillary pulmonary hypertension,PCPH),是由于长期左心房压力升高、心排血量长期增加,特别是存在肝动静脉畸形时,如果肝动静脉畸形得到治疗,则多数患者 PCPH 是可逆的。此外,PAH 与肺血管阻力升高、低肺静脉(楔)压力相关,其发生可以独立于其他 HHT 血管病变。肺动脉高压主要发生在 *ALK1* 突变的 HHT2 型。

### (三)影像学表现

**1. 胸部 X 线片**　我们收治的患者轻者胸部 X 线接近正常,典型者通常表现为双肺透光度减低,纹理粗乱,合并肺泡出血时可见广泛磨玻璃影或者斑点影。

**2. 胸部 CT**　HRCT 可见弥漫肺小血管增多和增粗、纤曲,多伴有单发或者多发肺动静脉畸形,或者弥漫小肺动静脉畸形,表现为弥漫磨玻璃影和边界模糊的小结节影(图 10-8、图 10-9)。

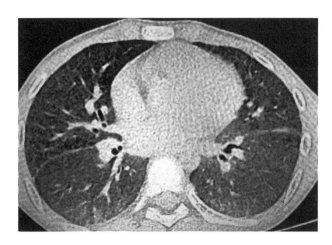

图 10-8　胸部 CT 提示弥漫性磨玻璃影和广泛细小结节影,小结节影为扩张的毛细血管,有弥漫动静脉瘤,肺灌注扫描提示大量脑内和肝、肾灌注

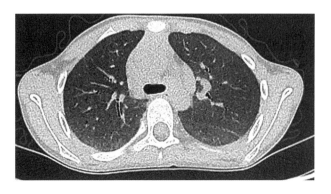

图 10-9　胸部 CT 提示广泛磨玻璃影和细微结节影,有低氧血症和肺泡出血,病理可见大量毛细血管增生和扩张

**（四）诊断**

目前确诊 HHT 的临床诊断标准是符合以下 4 个关键特征中的 3 个[16,17]：

1. 自发性反复鼻出血。

2. 在特征部位如皮肤和黏膜的多发性毛细血管扩张。

3. 内脏出血性动静脉畸形，可发生于肺部、胃肠道、肝脏、脑部。

4. 一级亲属受累的家族史。

如果符合 3 个可确诊，符合 2 个为疑诊，只符合 1 个不可能为 HHT。临床确诊的 HHT 患者不需要致病基因突变鉴定确认诊断，基因检测可以识别大约 85% 的 HHT 患者。

**（五）治疗**

1. 合并肺动静脉畸形者的处理，详见前述治疗。

2. 血管抑制药物 近年来针对血管内皮生长因子（VEGF）和血管生成通路的药物如贝伐珠单抗（抗 VEGF 抗体）的应用取得了进展。此外，目前已确定与本病影响的信号通路直接相关的新分子靶点，其中包括 FKBP12、PI3-激酶和血管生成素-2。沙利度胺也被建议用于使用 HHT 相关出血。

3. 他克莫司和西罗莫司 他克莫司是最近通过 FDA 批准的，已确定的 ALK1（和 ALK3）信号的激活剂。他克莫司作为 BMP9-ALK1-BMPR2-Smad1/5/9 信号级联的强效激活剂，但如何激活这一通路的还不完全清楚。他克莫司（吸收 FK506）可以绑定到 FKBP12，可以取代 ALK1、ALK2 和 ALK3 中的 FKBP12，并刺激它们的激酶活性，增强 BMP9 反应（通过 ALK1）和 BMP4 反应（通过 ALK3）。另外，他克莫司也被报道刺激内皮细胞内皮素和 ALK-1 的表达[18]。西罗莫司与 FKBP12 结合并抑制 mTOR，mTOR 是 PI3K 和 AKT 的下游通路，这可能是该药物靶向该通路的另一种机制。临床前模型中观察到的有益影响与 VEGFR2 和 mTOR 过度激活的纠正有关[19]。我们有些患者使用西罗莫司有效[20]。

（刘金荣）

# 参考文献

[ 1 ] SHOVLIN CL, CONDLIFFE R, DONALDSON JW, et al. British Thoracic Society clinical statement on pulmonary arteriovenous malformations. Thorax, 2017, 72 (12): 1154-1163.

[ 2 ] ALBITAR HAH, SEGRAVES JM, ALMODALLAL Y, et al. Pulmonary Arteriovenous Malformations in Non-hereditary Hemorrhagic Telangiectasia Patients: An 18-Year Retrospective Study. Lung, 2020, 198 (4): 679-686.

[ 3 ] MAJUMDAR S, MCWILLIAMS JP. Approach to Pulmonary Arteriovenous Malformations: A Comprehensive Update. J Clin Med, 2020, 9 (6): 1927.

[ 4 ] KIM HJ, LEE JS, OH YM. Clinical characteristics of pulmonary arteriovenous malformations in Koreans. Respirology, 2015, 20 (1): 155-159.

[ 5 ] KHALIL A, FARRES MT, MANGIAPAN G, et al. Pulmonary arteriovenous malformations. Chest, 2000, 117 (5): 1399-1403.

[ 6 ] SABOO SS, CHAMARTHY M, BHALLA S, et al. Pulmonary arteriovenous malformations: diagnosis. Cardiovasc Diagn Ther, 2018, 8 (3): 325-337.

[ 7 ] LACOMBE P, LACOUT A, MARCY PY, et al. Diagnosis and treatment of pulmonary arteriovenous malformations in hereditary hemorrhagic telangiectasia: An overview. Diagn Interv Imaging, 2013, 94 (9): 835-848.

[ 8 ] MÜLLER-HÜLSBECK S, MARQUES L, MALEUX G, et al. CIRSE standards of practice on diagnosis and treatment of pulmonary arteriovenous malformations. Cardiovasc Interv Radiol, 2020, 43 (3): 353-361.

[ 9 ] MOWERS KL, SEKARSKI L, WHITE AJ, et al. Pulmonary arteriovenous malformations in children with hereditary hemorrhagic telangiectasia: A longitudinal study. Pulm Circ, 2018, 8 (3): 1-7.

[ 10 ] CONTEGIACOMO A, CIELLO DA, RELLA R, et al. Pulmonary arteriovenous malformations: what the interventional radiologist needs to know. Radiol Med, 2019, 124 (10): 973-988.

[ 11 ] ADACHI A, OHTA K, JAHANGIRI Y, et al. Treatment of pulmonary arteriovenous malformations: clinical experience using different embolization strategies. Jpn J Radiol, 2020, 38 (4): 382-386.

[ 12 ] MCDONALD J, WOODERCHAK-DONAHUE W, WEBB CV, et al. Hereditary hemorrhagic telangiectasia: genetics and molecular diagnostics in a new era. Front Genet, 2015, 6: 1.

[ 13 ] ROBERT F, DESROCHES-CASTAN A, BAILLY S, et al. Future treatments for hereditary hemorrhagic telangiectasia. Orphanet J Rare Dis, 2020, 15 (1): 4.

[ 14 ] BERNABEU C, BAYRAK-TOYDEMIR P, MCDONALD J, et al. Potential Second-Hits in Hereditary Hemorrhagic Telangiectasia. J Clin Med, 2020, 9 (11): 3571.

[ 15 ] KÜHNEL T, WIRSCHING K, WOHLGEMUTH W, et al. Hereditary Hemorrhagic Telangiectasia. Otolaryngol Clin North Am, 2018, 51 (1): 237-254.

[ 16 ] FAUGHNAN ME, PALDA VA, GARCIA-TSAO G, et al. International guidelines for the diagnosis and management of hereditary haemorrhagic telangiectasia. J Med Genet, 2011, 48 (2): 73-87.

[ 17 ] FAUGHNAN ME, MAGER JJ, HETTS SW, et al. Second International Guidelines for the Diagnosis and

Management of Hereditary Hemorrhagic Telangiectasia. Ann Intern Med,2020,173(12):989-1001.

[18] DUPUIS-GIROD S,COTTIN V,SHOVLIN CL. The lung in hereditary hemorrhagic telangiectasia. Respiration, 2017,94(4):315-330.

[19] CARETTE MF,NEDELCU C,TASSART M,et al. Imaging of Hereditary Hemorrhagic Telangiectasia. Cardiovasc Intervent Radiol,2009,32(4):745-757.

[20] 刘金荣,刘辉,王蓓,等. 遗传性出血性毛细血管扩张症二例文献复习. 中华儿科杂志,2020,58(08):674-678.

# 第五节 肺静脉闭塞性疾病和肺毛细血管瘤病

## 一、肺静脉闭塞性疾病

肺静脉闭塞性疾病(pulmonary veno-occlusive disease,PVOD)是肺高压的少见原因。PVOD虽然主要累及肺静脉系统,但其影响肺微循环的各个组分。静脉病变包括小叶间隔前小静脉内膜纤维化,毛细血管病变的特征是内皮细胞增殖活跃形成毛细血管瘤病,动脉病变类似于肺动脉高压,动脉内膜纤维化和中层肥厚,但没有复杂的丛状病变。

### (一)病因和发病机制

与PVOD发病有关的因素有遗传以及相关疾病包括结缔组织疾病(尤其是抗心磷脂抗体综合征)、先天性心脏病、恶性肿瘤、化疗药物、干细胞移植、有机溶剂暴露特别是三氯乙烯、甲基丙二酸并同型半胱氨酸血症有关。化疗诱导的PVOD见于儿科癌症和血液恶性肿瘤,特别是骨髓移植后。化疗诱发的PVOD病例主要与烷基化剂使用相关[1]。

2014年,Eyries和Colleigues在家系病例中发现本病存在 EIF2AK4 基因突变,为常染色体隐性遗传[2]。EIF2AK4 基因编码GCN2,GCN2属于四种激酶的一个家族,它可使真核生物的翻译起始因子2a亚基(eIF2次元)磷酸化,通过激活转录因子(ATF4),控制细胞针对各种应激刺激包括氨基酸剥夺(++)、病毒感染、缺氧、一氧化氮的产生(精氨酸减少)或紫外线辐射等反应的基因翻译。eIF2的磷酸化通过调节参与应激反应的基因表达,减少应激蛋白合成,以保护细胞在抗氧化应激、炎症反应、细胞存活或血管生成方面(定义为"整合应激反应")的生理功能。EIF2AK4 调节血管生成,表达于肺血管平滑肌、肺巨噬细胞和间质组织,EIF2AK4 基因突变导致GCN2活性降低,引起肺血管易受氧化应激刺激影响以及发生过度炎症,导致平滑肌增生,静脉闭塞。与结缔组织疾病和药物使用相关的PVOD为炎症损伤肺血管所致。

我们收治的患者常见原因为甲基丙二酸并同型半胱氨酸血症、移植后化疗药物损伤、慢性肉芽肿病和其他免疫缺陷病等有关,小婴儿发现有 EIF2AK4 基因突变以及与肺血管发育有关的其他基因突变。

### (二)病理表现

PVOD的特征性表现为肺小静脉血管壁和小静脉管腔内胶原基质沉积,平滑肌增生,导致管腔阻塞和血管壁动脉化,血管内可见血栓和纤维化,其他包括小叶间隔增厚,肺淋巴结肿大和肺淋巴管扩张,肺水肿,上游毛细血管出现充血和环状形态。肺动脉改变类似肺高压的内膜增生和偏心性内膜纤维化,但不出现丛状动脉增生,这是与PAH鉴别之处[3,4]。

### (三)临床表现

初始表现为起病隐匿的疲劳和呼吸困难,进展时出现右心室功能障碍的症状,包括劳力性呼吸困难和疲劳、胸骨后疼痛、头晕、咳嗽和下肢水肿[5]。尽管常有肺泡出血,但明显的咯血不常见。体格检查可能包括肺动脉瓣区第二心音亢进,左胸骨下缘有杂音和右心室抬举征,其他特征包括颈静脉扩张、肝大、腹水和周围水肿,有杵状指。在失代偿性期,有三尖瓣反流的收缩期杂音和明显右心衰竭征象。

PVOD的肺血流动力学与其他形式的毛细血管前PH没有区别,特点是平均肺动脉压≥25mmHg,正常肺动脉楔压(PAWP)≤15mmHg以及肺血管阻力升高。

### (四)影像学表现

胸部X线片提示Kerley B线和肺底部磨玻璃样阴影。

HRCT有三个典型的特征[6,7],包括:①纵隔淋巴结肿大;②小叶中心结节和磨玻璃影;③光滑的小叶间隔增厚(图10-10)。

在肺高压患者,HRCT上有2个或更多的这些特征对PVOD有高度提示作用。有报道75%患者至少有两种以上HRCT异常,但只有一个HRCT征象不能完全排除本病的可能性。

### (五)诊断和鉴别诊断

肺高压患者,存在右心室功能障碍或休息时有低氧血症,运动时低氧血症严重,胸部HRCT上有两种或两种以上的特征性放射学征象,有肺泡出血应考虑本病。PVOD患者常出现肺泡出血,若无严重的低氧

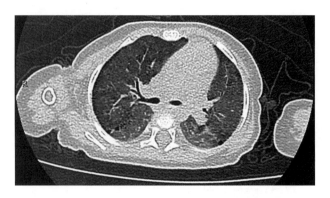

图 10-10　胸部 CT 提示弥漫磨玻璃影,肺透光度明显降低,小叶间隔增厚,少许囊泡

血症,可以进行支气管镜观察有无肺泡出血,但无肺泡出血并不排除 PVOD 的诊断,也可以在 PVOD 患者的痰标本中也可检测到含铁血黄素巨噬细胞[8]。严重 PH 的患者,不推荐经支气管镜肺活检。

血管扩张药物治疗后出现肺水肿强烈支持 PVOD 的诊断。组织学仍然是确定诊断 PVOD 的金标准,但严重肺高压为禁忌。对于遗传性病例,基因可以确定诊断。与肺毛细血管瘤的鉴别诊断见后述。

（六）治疗

PVOD 的发病率和死亡率很高,平均生存期为 22.2~24.4 个月。在儿科人群中,疾病进展可能更快。治疗方案有限,肺移植仍然是唯一可行的治疗方法[1]。

PVOD 患者对肺血管扩张治疗的耐受性较差,指南不建议对怀疑 PVOD 的患者进行血管反应性测试,因为在测试过程中发生肺水肿的风险增加,并且本病很少从钙通道阻滞剂治疗中获益。这些治疗开始常导致肺动脉舒张后跨毛细血管压力增加和肺水肿,并可导致快速的临床恶化或死亡。肺高压的靶向药物用于 PVOD 治疗的研究较少。一些 PVOD 患者可通过肺动脉高压治疗获得血流动力学和功能改善或至少可获得病情稳定,但长期的临床反应追踪很少。对于 PVOD 患者,PAH 疗法必须慎用,发生威胁生命的肺水肿是 PVOD 患者肺血管扩张治疗的严重并发症,任何一种药物都可能发生[9]。有报道在 PVOD 引起的肺动脉高压患者中,使用低剂量静脉注射依前列醇,有一定效果。

免疫调节剂包括泼尼松、硫唑嘌呤和环磷酰胺,已经成功地应用于结节病相关和结缔组织疾病相关的 PVOD 患者。血小板衍生生长因子(platelet-derived growth factor,PDGF)途径被认为是导致细胞异常增殖和血管生成的重要因素,但因 PDGF 抑制剂伊马替尼(imatinib)有硬膜下血肿等不良事件风险,因此伊马替尼和其他 PDGF 抑制剂目前不推荐使用来治疗 PVOD。

## 二、肺毛细血管瘤病

肺毛细血管瘤病(pulmonary capillary hemangiomatosis,PCH)是少见的肺高压原因。1978 年,Wagenvoort 等报道了第 1 例患者,表现为进行性呼吸困难、咯血和血性胸腔积液,肺组织检查显示肺毛细血管非典型增生,此后逐渐得到认识。PCH 在男性和女性中发生的频率相同,发病年龄从婴儿到 71 岁。

（一）病理表现

病理特征为沿肺泡壁和在肺泡壁内毛细血管异常增生(至少增厚到双层),毛细血管密度增加和肺高压。低倍镜下可见斑块状的实质增生形成结节,高倍镜下可见毛细血管增生,可浸润到肺泡、支气管血管束、叶内纤维间隔和小肺动脉和静脉壁。少数情况下,毛细血管增生浸润到心包、胸膜和纵隔淋巴结。由于毛细血管增多和充血,导致肺泡壁增厚,肺泡腔可有含铁血黄素细胞的巨噬细胞沉积。免疫组化 CD31 表达阳性,网状蛋白(reticulin)表达阳性[10]。

毛细血管侵犯肺静脉、动脉和其他组织可鉴别 PCH 和其他有明显毛细血管增生的疾病包括 PVOD。另外,多层毛细血管增生也可区别 PVOD,PVOD 有毛细血管充血[11]。

（二）发病机制

目前尚未确定,PCH 发生的明确危险因素仅有个别病例报告,如在大动脉炎、硬皮病、肥厚型心肌病和系统性红斑狼疮的患者中有 PCH 的病理损害。1988 年,Langleben 等首次对家族性 PCH 研究,提出为常染色体隐性遗传。2013 年,Best 等在 2 名 PCH 患者的兄弟和 10 名散发 PCH 患者中的 2 名中发现了 EIF2AK4 突变[12]。我们病例发现有 EIF2AK4 突变,为常染色体隐性遗传。由于毛细血管异常增生,导致弥散功能障碍,引起低氧血症以及血流循环障碍,引起肺动脉高压。因静脉充血和静脉淋巴分流,可引起纵隔淋巴结肿大。

（三）临床表现

PCH 的症状和体征与 PVOD 和 PAH 相似,主要为低氧血症和右心室（RV）功能障碍的表现，出现进行性呼吸困难，其他症状有咳嗽、胸痛和咯血。有认为血性胸腔积液和咯血是 PCH 较 PVOD 更具特征性的表现，约占 PCH 患者的 1/3。另外，发绀和杵状指也是 PCH 的特征。

### （四）影像学表现

胸部 X 线片提示 Kerley B 线和肺间质水肿。另外，常可见到肺底网状结节和微结节，此征象不见于 PVOD。HRCT 表现为广泛的磨玻璃样影和肺动脉高压，磨玻璃影可呈小叶中心分布，也可表现为小叶中心性小结节影。还包括胸膜下光滑的小叶间隔线增厚，纵隔淋巴结肿大以及结节状影，与 PVOD 类似[13]。但与 PVOD 比较，本病相对磨玻璃样影突出，小叶间隔线增厚相对轻。影像可发现右心室肥厚和右房扩大。

### （五）诊断

肺高压患者，存在右心室功能障碍或肺泡出血表现，HRCT 存在结节性或者区域性磨玻璃样影，应考虑本病，可以进行肺活检或基因检测明确。

光滑的小叶间隔线增厚和纵隔淋巴结肿大不常见于毛细血管前肺高压的疾病，毛细血管后肺高压疾病多有肺静脉扩张表现。

### （六）治疗

与 PVOD 一样，目前 PCH 尚无特效药物治疗，对治疗肺高压的药物反应差，大多数文献报道患者使用血管扩张药物，尤其是静脉使用前列腺素，病情加重。肺移植是首选方案。个别报告提示血管生成抑制剂包括干扰素 α-2a、伊马替尼和多西环素有效。可对症使用吸氧和利尿剂[11]。

（赵顺英　江载芳）

## 参考文献

[ 1 ] BOUCLY A，GIRERD B，BOURLIER D，et al. Pulmonary veno-occlusive disease. Rev Mal Respir，2018，35（2）：160-170.

[ 2 ] BEST DH，SUMNER KL，AUSTIN ED，et al. EIF2AK4 mutations in pulmonary capillary hemangiomatosis. Chest，2014，145（2）：231-236.

[ 3 ] MONTANI D，LAU EM，DORFMÜLLER P，et al. Pulmonary veno-occlusive disease. Eur Respir J，2016，47（5）：1518-1534.

[ 4 ] SZTURMOWICZ M，KACPRZAK A，SZOŁKOWSKA M，et al. Pulmonary veno-occlusive disease：pathogenesis，risk factors，clinical features and diagnostic algorithm-state of the art. Adv Respir Med，2018，86（3）：131-141.

[ 5 ] MONTANI D，GIRERD B，JAÏS X，et al. Clinical phenotypes and outcomes of heritable and sporadic pulmonary veno-occlusive disease：a population-based study. Lancet Respir Med，2017，5（2）：125-134.

[ 6 ] ALI N，LOUGHBOROUGH WW，RODRIGUES JCL，et al. Computed tomographic and clinical features of pulmonary veno-occlusive disease：raising the radiologist's awareness. Clin Radiol，2019，74（9）：655-662.

[ 7 ] MINEO G，ATTINÀ D，MUGHETTI M，et al. Pulmonary veno-occlusive disease：the role of CT. Radiol Med，2014，119（9）：667-673.

[ 8 ] LEDERER H，MUGGLI B，SPEICH R，et al. Haemosiderin-laden sputum macrophages for diagnosis in pulmonary veno-occlusive disease. PLOS One，2014，9（12）：e115219.

[ 9 ] EZEKIAN JE，HILL KD. Management of Pulmonary Arterial Hypertension in the Pediatric Patient. Curr Cardiol Rep，2019，21（12）：162.

[ 10 ] SULLIVAN A，CHMURA K，COOL CD，et al. Pulmonary capillary hemangiomatosis：an immunohistochemical analysis of vascular remodeling. Eur J Med Res，2006，11（5）：187-193.

[ 11 ] CHAISSON NF，DODSON MW，ELLIOTT CG. Pulmonary Capillary Hemangiomatosis and Pulmonary Veno-occlusive Disease. Clin Chest Med，2016，37（3）：523-534.

[ 12 ] BEST DH，SUMNER KL，AUSTIN ED，et al. EIF2AK4 mutations in pulmonary capillary hemangiomatosis. Chest，2014，145（2）：231-236.

[ 13 ] OGAWA A，TAKAHASHI Y，MATSUBARA H. Clinical prediction score for identifying patients with pulmonary veno-occlusive disease/pulmonary capillary hemangiomatosis. J Cardiol，2018，72（3）：255-260.

## 第六节　肺上皮样血管内皮细胞瘤

上皮样血管内皮细胞瘤是一种少见的肿瘤，1975 年由 Dail 等发现，未明确肿瘤细胞的组织来源，考虑是肺泡细胞癌的一种类型，称为血管内支气管肺泡瘤（intravascular bronchioloalveolar tumor，IVBAT）。随后陆续报道肺外组织发生的上皮样血管内皮细胞瘤。1982 年 Weiss 等报道 41 例与此相类似的软组织肿瘤，第一次命名为上皮样血管内皮细胞瘤（epithelioid hemangioendothelioma）。在 2004 年 WHO 肿瘤分型中，肺上皮样血管内皮细胞瘤（pulmonary epithelioid hemangioendothelioma，PEH）分类为血管来源的罕见肿瘤。一般认为,PEH 是一种中低危或者介于良恶性之间的肿瘤,其临床表现介于血管瘤与血管肉瘤之间[1]。

## 一、发病机制

本病病因不清,可能与血管发育不良、雌激素水平分泌异常、外伤及口服避孕药等有关。目前发病机制仍不明确。

## 二、病理表现

肺上皮样血管内皮细胞瘤的形态多样,主要是在黏液样变或玻璃样变的背景中,上皮样肿瘤呈巢状,圆形或者多角形肿瘤细胞成簇分布,在肺泡内、血管、淋巴管内密集存在形成结节。免疫组化为主要的诊断标准:瘤细胞 AB/PAS 染色阴性,免疫标志物波形蛋白(vimentin)、CD34、CD31、FⅧRAg(第8 凝血因子相关抗原)至少有一种表达阳性,CK7 部分阳性或弱阳性。CD34 的阳性率(100%)高于 FⅧRAg(97.5%)。电镜结果:淋巴管和血管内皮的肿瘤细胞内可见 Weibe-l Palade 小体、丰富的微丝及空泡[2,3]。

## 三、临床表现

该肿瘤主要以四肢软组织多见,其次为肝、肺、骨骼,而发生于心、脑、甲状腺、胃肠道、纵隔、脾、乳腺、睾丸和皮肤等的比较少见。本病多为局部浸润生长,远处转移少见,常见的转移部位有肝、皮肤、肾、脾以及胃肠道等。发病年龄、临床表现和预后因发生部位的不同而有所不同。

肺上皮样血管内皮细胞瘤原发于肺部,常向肝脏、心、骨等处转移,也有报道向脑内转移。临床表现为胸闷、气短、干咳、胸痛,可伴有关节痛、低热及乏力,咯血不多见,也有部分患者无任何症状和体征。我们发现以气道内肿瘤浸润为主,表现为咳嗽、喘息和呼吸困难,有咯血表现。原发于胸膜罕见,更具有侵袭性临床过程。文献报道的 PEH 病例中不到 200 例,仅有 27 例归类为胸膜上皮样血管内皮瘤。我们发现 1 例,以血性胸腔积液为主要表现,有胸痛和呼吸困难表现[3,4]。

## 四、影像学表现

该病影像学检查表现为肺内弥漫单发或多发结节,大小不等,边缘可不清,病变沿血管末梢、肺动脉周围小叶及支气管分布,多以双下肺为重,可分布于外周。结节大小多为 1~3cm,可有钙化,这也是该病比较特异的表现,增强 CT 显示病变明显强化。也有表现为单一团块状阴影以及团块和小结节病灶同时在肺内存在的报道,也可表现为网状结节阴影[2,3],有淋巴转移时,可出现支气管血管束增粗。多数肺内多发性病灶是多中心起源。趋向于恶性表现的特点:多发性肺部结节,肝脏或骨浸润,淋巴播散,胸膜浸润性肿块[4-6]。

气道内肿瘤表现为气道狭窄,内有新生物阻塞,增强 CT 可出现明显强化,可同时合并肺内结节。累及胸膜时,表现为弥漫性浸润性胸膜增厚。肝脏转移时,出现单个或多发结节,为低密度病灶,增强 CT 有强化,可有钙化。

首都医科大学附属北京儿童医院呼吸二科收治的 3 例患者,1 例以气促和血胸起病,肺内有散在小结节病变,2 例主要表现为气道内肿瘤,以咯血入院,其中 1 例伴有肺部多发球形结节,沿血管支气管束走行,并发生肝脏和颅骨转移,2 例家长均放弃治疗。1 例长期使用西罗莫司治疗后,血胸控制,肺内病变吸收。

## 五、诊断

本病诊断依靠组织病理。

## 六、治疗

由于本病罕见,目前的治疗尚无标准方案。放疗对本病基本无效,大多数学者认为本病宜采用以化疗、生物制剂为主的综合治疗。

**1. 化疗**　用于多部位有肿瘤以及有转移的。目前可用于 PEH 的化疗药物有卡铂、依托泊苷、沙利度胺、来那度胺、紫杉醇等[7]。

**2. 生物制剂**　贝伐珠单抗可抑制血管内皮细胞增生,干扰素可调节巨噬细胞对肿瘤细胞的吞噬活性,两者均可用于 PEH 的治疗[8]。

**3. m-TOR 抑制剂**　以西罗莫司为代表,文献有大量个案报道。我们 1 例以血性胸腔积液为主的患者,应用西罗莫司治疗,效果良好,剂量为 0.8~1mg/(m²·d),血药浓度维持于 5μg/L 左右。

**4. 手术治疗**　主要针对病变较局限或单发的病例,但完全切除较为困难,手术后复发率较高。

## 七、预后

本病预后差异较大,存活时间短则 <1 年,长则30 余年。PEH 有时可进展缓慢,甚至自行缓解,尤

其是在无症状的患者中,据报道5年生存率在70%左右。肺部症状尤其是胸腔积液、咯血,是预后不良的独立危险因素。其他危险因素有:女性、咳嗽、胸痛、多发不对称分布的结节、多处转移以及淋巴结转移。

(赵顺英　江载芳)

## 参考文献

[1] MIZUNO Y, IWATA H, SHIRAHASHI K, et al. Pulmonary epithelioid hemangioendothelioma. Gen Thorac Cardiovasc Surg, 2011, 59 (4): 297-300.

[2] KIM EY, KIM TS, HAN J, et al. Thoracic epithelioid hemangioendothelioma: imaging and pathologic features. Acta Radiol, 2011, 52 (2): 161-166.

[3] MAO X, LIANG Z, CHIBHABHA F, et al. Clinico-radiological features and next generation sequencing of pulmonary epithelioid hemangioendothelioma: A case report and review of literature. Thorac Cancer, 2017, 8 (6): 687-692.

[4] SHAO J, ZHANG J. Clinicopathological characteristics of pulmonary epithelioid hemangioendothelioma: A report of four cases and review of the literature. Oncol Lett, 2014, 8 (6): 2517-2522.

[5] FAN Y, WANG F, LI S, et al. Pleural Epithelioid Hemangioendothelioma: A Case Report and Literature Review. J Natl Med Assoc, 2016, 108 (2): 124-129.

[6] MUKUNDAN G, URBAN BA, ASKIN FB, et al. Pulmonary epithelioid hemangioendothelioma: atypical radiologic findings of a rare tumor with pathologic correlation. J Comput Assist Tomogr, 2000, 24 (5): 719-720.

[7] MESQUITA RD, SOUSA M, TRINIDAD C. New Insights about Pulmonary Epithelioid Hemangioendothelioma: Review of the Literature and Two Case Reports. Case Rep Radiol, 2017, 2017: 5972940.

[8] ROSENBERG A, AGULNIK M. Epithelioid Hemangioendothelioma: Update on Diagnosis and Treatment. Curr Treat Options Oncol, 2018, 19 (4): 19.

# 第七节　Klippel-Trenaunay 综合征肺部表现

Klippel-Trenaunay 综合征(KTS)是一种罕见的先天性疾病,1990 年由 Klippel-Trenaunay 报道。其特征是至少有 2 种以下表现:皮肤毛细血管畸形、软组织和骨肥大和静脉畸形[1]。

## 一、发病机制

可能因 *PIK3CA* 基因突变,导致细胞增殖和血管生成。体细胞嵌合引起个体间在表型上的变异[2]。

## 二、临床表现

**1. 全身表现**　经典表现为半侧肢体肥大伴动静脉畸形。其他伴随的表现有动静脉瘘,多指/趾畸形或并指/趾畸形,毛细血管扩张,淋巴管畸形,不对称的面部肥大,胸腔积液。静脉畸形多见于下肢、胸部、臀部等部位。软组织和骨肥大导致肢体过度生长。毛细血管扩张:皮肤毛细血管畸形常被称为葡萄酒斑,最常见于下肢。

**2. 肺部表现**

(1) 肺栓塞[3]:KTS 患者在畸形静脉内出现局部血管内凝血形成血栓并导致急性肺栓塞,约发生于20% 的成人患者。

(2) 肺静脉曲张:有成人报道可发生肺静脉曲张。

(3) 肺动脉高压[4-6]:肺动脉高压在成人 KTS 患者中很常见。由于慢性血栓栓塞,可引起肺动脉高压。肺小动脉异常在肺动脉高压形成中也起作用。

(4) 肺动脉瘤[1]:一些患者还出现远端肺小动脉瘤,表现为外周肺动脉纡曲,伴有局灶性动脉瘤扩张。

(5) 肺淋巴管异常[2]:在 KTS 患者中有报道肺淋巴管异常,影像学包括小叶间隔和支气管壁增厚。

(6) 胸腔积液:可伴有乳糜性胸腔积液和心包积液,胸膜、间隔和支气管血管束淋巴管平滑肌增殖和淋巴管扩张,引起淋巴硬化。

## 三、诊断

根据典型临床和影像学表现诊断,可进行基因检测。我们病例以咯血和肺动脉高压为主要表现,根据下肢静脉畸形和面部畸形以及皮肤毛细血管扩张诊断。

## 四、治疗

根据肺部并发症的类型进行相应的治疗,如肺栓塞进行抗凝治疗,出现肺动脉时降压靶向治疗等。我们的病例在使用西罗莫司治疗,但效果尚在随访。

(赵顺英　江载芳)

## 参考文献

[1] HAMMER MM, MILLER WT. Thoracic Manifestations of Klippel-Trenaunay Syndrome. J Thorac Imaging, 2017, 32 (3): W5-W6.

[ 2 ] LUKS VL, KAMITAKI N, VIVERO MP, et al. Lymphatic and other vascular malformative/overgrowth disorders are caused by somatic mutations in PIK3CA. J Pediatr, 2015, 166(4): 1048-1054.

[ 3 ] DOUMA RA, ODUBER CEU, GERDES VEA, et al. Chronic pulmonary embolism in Klippel-Trenaunay syndrome. J Am Acad Dermatol, 2012, 66(1): 71-77.

[ 4 ] SEFERIAN A, JAÏS X, MONTANI D, et al. Chronic thromboembolic pulmonary hypertension associated with Klippel-Trenaunay syndrome: a retrospective series of 5 patients. Eur Respir J, 2011, 38: p2351.

[ 5 ] RODRÍGUEZ-MAÑERO M, AGUADO L, REDONDO P. Pulmonary arterial hypertension in patients with slow-flow vascular malformations. Arch Dermatol, 2010, 146(12): 1347-1352.

[ 6 ] ULRICH S, FISCHLER M, WALDER B, et al. Klippel-Trenaunay syndrome with small vessel pulmonary arterial hypertension. Thorax, 2005, 60(11): 971-973.

# 第八节　肺血管肉瘤

血管肉瘤(anigosarcoma, AS)是起源于血管内皮细胞的恶性肿瘤,约占所有肉瘤的1%~2%,可发生于身体各器官组织,皮肤是最常见的原发部位之一,其他器官如心脏、肝脏等也可原发,并转移到肺部。原发性肺血管肉瘤非常罕见,迄今为止文献报告30多例。血管肉瘤的诊断依赖于免疫组化结果,目前还没有有效治疗,预后较差,大多数患者在首次出现症状后数月内死亡。

## 一、病理表现

血管肉瘤大体可分为结节型、弥漫型和溃疡型。镜下内皮细胞呈梭形、立方形或不规则形,核有明显的异型性、染色质粗短,核分裂象多见。内皮细胞围成不规则、互相吻合的血管腔,血管腔的大小和形态不一,互相吻合。免疫组化显示CD31、CD34和因子Ⅷ阳性表达[1]。

## 二、临床表现

血痰、咯血、胸痛,进展时出现气胸或血胸,贫血和凝血异常如纤维蛋白降解产物(FDP)和D-二聚体升高。

## 三、影像学表现

原发性肺血管肉瘤的CT表现多样,主要表现为肺结节、浸润、磨玻璃样阴影、胸腔积液(16%)、肺结节周围有磨玻璃样病变,沿肺血管分布,肺血管增粗。肺结节为多发实性结节。另有文献报道肺动脉明显扭曲和增厚。CTPA图像显示主肺动脉和动脉锥有多处充盈缺损,表面光滑,边缘狭窄,基底部宽,呈山坡征,病变明显强化。转移肺血管肉瘤(多来自心房)的表现为胸膜下分布的多发肺结节和/或伴有周围磨玻璃的浸润阴影[2-5]。

## 四、诊断

根据临床、影像表现以及病理诊断。肺组织可来源于手术切除、经支气管镜肺活检或CT引导下的肺活检。肿瘤细胞的特征以及免疫组化可确诊本病。

血管肉瘤可发生于全身各地,注意寻找身体其他部位是否存在血管肉瘤,以排除肺内转移或者肺部肿瘤转移到其他器官。我们曾诊断肺血管内瘤,但后来发现右心室存在肿瘤,考虑为右心室肿瘤脱落进入肺部引起。

## 五、治疗

目前尚无有效治疗,预后较差。可采取外科治疗,术前或术后放疗和/或化疗。常用的化疗药物为阿霉素。曾有1例报道应用放疗和白介素-2联合控制。

(赵顺英　江载芳)

## 参考文献

[ 1 ] KEEL SB, BACHA E, MARK EJ, et al. Primary pulmonary sarcoma: a clinicopathologic study of 26 cases. Mod Pathol, 1999, 12(12): 1124-1131.

[ 2 ] SHIMABUKURO I, YATERA K, NOGUCHI S, et al. Primary pulmonary angiosarcoma presenting with Themoptysis and ground-glass opacity: a case report and literature review. Tohoku J Exp Med, 2015, 237(4): 273-278.

[ 3 ] MA JB, ZHANG WQ, HUANG YJ, et al. Radiologic findings of primary pulmonary angiosarcoma. Medicine (Baltimore), 2018, 97(25): e11105.

[ 4 ] REN Y, ZHU M, LIU Y, et al. Primary pulmonary angiosarcoma: Three case reports and literature review. Thoracic Cancer, 2016, 7(5): 607-613.

[ 5 ] ATASOY C, FITOZ S, YIĞIT H, et al. Radiographic, CT, and MRI findings in primary pulmonary angiosarcoma. Clin Imaging, 2001, 25(5): 337-340.

第十一章

肺淋巴管疾病

## 第一节　肺淋巴管疾病分类和诊治概述

### 一、淋巴循环

淋巴系统的主要功能是引流从软组织中流出的间质液体,使其回流到循环系统中。胚胎6~9周时,淋巴系统最初在终末形成囊性盲端,一般有6个原始淋巴囊泡,这些囊泡起源于内皮化的血管(淋巴管),然后融合形成微妙复杂的淋巴管丛,周围淋巴管通过滤过淋巴结,进入中央淋巴通道,包括乳糜池,乳糜池位于腰椎$L_1$水平,通过胸导管与颈静脉囊相连。乳糜是从肠中吸收的乳糜微粒和来自于骨盆和下肢的透明淋巴液的混合物,最终回流入胸导管。胸导管起始于乳糜池,通过食管后膈裂孔上升,通常位于主动脉和奇静脉之间的脊柱右侧。在胸椎$T_5$的水平,转向对侧,通过后主动脉弓和锁骨下动脉最终引流到左颈静脉或锁骨下静脉的静脉循环。右上肢、胸部、右侧头部和颈部通过右侧淋巴导管引流。

淋巴管梗阻或淋巴系统功能障碍可导致组织间隙空间扩大与淋巴积聚,导致淋巴水肿,或从中央通道渗漏,表现为胸腔积液和腹水。梗阻时,积聚的液体可能是淋巴液或乳糜,但乳糜液提示胸导管渗漏,但也见于尾部至胸池的乳糜反流。淋巴液或乳糜液的淋巴细胞均升高,但乳糜为乳白色液体,甘油三酯水平升高。

### 二、淋巴管性疾病的分类

脉管畸形主要分为单纯畸形(单一的静脉或毛细血管或淋巴管或动脉畸形)、混合畸形(如毛细血管淋巴管畸形)、其他异常疾病相关的脉管畸形。

2014年在澳大利亚墨尔本举行的国际血管瘤和脉管畸形研究学会,将淋巴管畸形(lymphatic malformation,LM)主要分为常见囊性淋巴管畸形(微囊型、巨囊型、混合型)、广泛性/泛发性淋巴管畸形(generalized lymphatic anomaly,GLA,取代了淋巴管瘤病的命名)、戈勒姆综合征/Gorham Stout病(Gorham Stout disease,GSD)、管状淋巴管畸形、原发性淋巴水肿等。同年Croteau等提出卡波西样淋巴管瘤病(Kaposiform lymphangiomatosis,KLA)是GLA的一种新亚型[1]。

在2018年国际血管异常分型会议上,突出了体细胞PIK3CA激活突变导致的相关过度增殖性疾病谱(PIK3CA-related overgrowth spectrum,PROS)。将单纯淋巴管畸形(simple vascular malformation)再分为普通型(囊性)LM、GLA(包括KLA)、Gorham-Stout疾病所致的LM、通道型LM[中央传导淋巴异常(central conducting lymphatic anomaly,CCLA)]、获得性进展性淋巴管异常(即获得性进行性淋巴管瘤)、原发性淋巴水肿等,并进一步突出了脉管畸形相关的众多致病基因(AKT1、PIK3CA、KRAS、HRAS、NRAS、BRAF、RAF1、PTPN11、SHOC2、CBL、RIT1和SOS1等)以及基因突变或综合征相关疾病。先天性淋巴疾病由生殖系或体细胞突变引起的,在出生时就存在,有时在生命的早期变得明显,并且伴随儿童成长而成长。上述疾病,有时会有一定的重叠。其中,CCLA系胸导管或乳糜池的功能障碍,导致淋巴液反流或异常引流。

### 三、淋巴管异常疾病的分子机制

淋巴管异常疾病相关蛋白主要与VEGF-C/VEGFR3和RAS/丝裂原活化蛋白激酶(mitogen-activated protein kinase,MAPK)信号通路相关,此两个通路由PI3K/AKT通路连接[2]。PI3K/AKT/mTOR通路的体细胞改变可能会引起过度生长综合征以及散发性LMs。VEGF-C/VEGFR-3是遗传性淋巴水肿的中心机制,VEGF(vascular endothelial growth factor,血管内皮生长因子)-C是关键的淋巴管生长因子,RAS/MAPK通路调节VEGFR-3(vascular endothelial growth factor receptor-3,血管内皮细胞生长因子受体-3)的表达。不同器官的淋巴管内皮细胞(lymphatic endothelial cells,LECs)具有不同的发育起源,LECs可通过抗原呈递和免疫调节基因的表达积极参与免疫调节。新近发现,淋巴结内输入和输出端的LECs的分子类别和信号通路途径的基因表达存在显著的差异[3]。也有报道一个西罗莫司治疗无反应的CCLA患儿,存在功能获得性(gain-of-function,GOF)ARAF基因突变,导致ERK1/2活性增强,增强MAPK和PI3K通路,因此增加了淋巴管的生成能力、肌动蛋白骨架和VE钙黏蛋白连接的解体[4]。这些新发现的差异可能为药物开发提供靶点,以控制淋巴管生成、代谢、体液平衡,从而控制疾病。

### 四、淋巴管疾病相关标志物

D2-40(podoplanin)特异性表达于LECs,而不表达血管内皮细胞,因此是淋巴管内皮的标志物。D2-40抗体对淋巴管畸形的LECs具有高度的特异性,但敏感性中等(有时不表达在大的淋巴管畸形),因此 D2-40 阴性,不能完全除外淋巴管疾病。淋巴管内皮透明质酸受体 1(lymphatic vessel endothelial hyaluronan receptor 1,Lyve-1)对淋巴管畸形的特异性和敏感性与 D2-40 相似。有报道 Lyve-1 通常表达在小淋巴管的 LECs,而不是集合淋巴管,而且并非在所有淋巴管畸形囊中表达。也有报道 VE-钙黏蛋白与血小板内皮细胞黏附分子-1(VE-cadherin and platelet endothelial cell adhesion molecule-1)即 CD31/PECAM-1 是淋巴管内皮的标志物[5]。VEGFR-3 和 Prox-1(Prospero-related homeobox gene-1)是淋巴管生成的关键调节因子,Castro EC[6] 等报道 VEGFR-3 和 Prox-1 抗体尤其是 Prox-1 对 LECs 比 D2-40 有更高的敏感性。免疫组化 panel 包括 Prox-1(敏感性和特异性均高的特异性 LEC 标志物)、VEGFR3(高敏感性的 LEC 标志物)、CD31(泛上皮标志物)、CD34(LEC 阴性,血管内皮阳性的标志物),从而区分淋巴管畸形和血管畸形[6]。

淋巴管相关疾病罕见且诊断困难,组织活检尤其肋骨活检有时会导致淋巴瘘或者凝血功能恶化,因此非侵袭性诊断方式包括血清生物诊断及预后标志物的开发,尤其重要。血管生成素-1(angiopoietin-1,Ang-1)和血管生成素-2(angiopoietin-2,Ang-2)是内皮特异性酪氨酸激酶受体(Tie2)的配体。Ang-1 激活内皮细胞上的 Tie2,促进血管成熟和稳定。一般认为 Ang-2 是 Ang-1 拮抗剂,导致血管不稳定。而 Ang-2 可以促进 VEGF 诱导的血管生成。VEGF-C 和 VEGF-D 是公认的促淋巴生成因子,可以激活 VEGFR-2 和 VEGFR-3(VEGF-C 的特异性受体)。因此,针对血清生物标志物,有研究报道,在淋巴管畸形患者和健康对照人群,血清 VEGF-A 和 VEGF-D 水平无明显差别[7]。也有个案报道 VEGF 升高[8]。Ang-2 在 GLA 患者中接近对照组,但是当出现卡梅现象(Kasabach-Merritt phenomeno,KMP)凝血功能障碍时,Ang-2 在 KLA 患者 10 倍升高,在 KHE 患者中 14 倍升高;在没有出现 KMP 的凝血功能障碍时,Ang-2 无明显差别[7]。GLA 和 KLA 患者血清 VEGF-C 和 Ang-1 低于 KHE 合并 KMP 患者。因此,Ang-2 和 Ang-1 有助于诊断淋巴管畸形,并且可以反映西罗莫司的治疗效果[7]。血清 VEGF-D 的水平代替肺活检,有助于诊断 LAM 病。但是血标本储存方法等因素,有时会导致 Ang-1 的水平不一致[9,10]。

也有研究报道促血管生成细胞因子如可溶性 VEGFR3(soluble VEGFR3,sVEGFR)、Ang-2、肝细胞生长因子(hepatocyte growth factor,HGF)、sHER2、固生蛋白 C(tenascin C)、可溶性人表皮生长因子受体(soluble human epidermal growth factor receptor,soluble HGFR)在 KLA 患者较 GLA 高。sVEGFR3 和 Ang-2 将近 10 倍升高。然而,sVEGFR1 和可溶性酪氨酸激酶与免疫球蛋白样环和表皮生长因子同源域-2(soluble tyrosine kinase with immunoglobulin-like loop and epidermal growth factor homology domains-2,soluble TIE2)在 KLA 患者较 GLA 低[10]。也有报道在西罗莫司治疗 KLA 患者 0.5~1 年,Ang-2 水平明显下降[9]。

## 五、肺淋巴管疾病分类

肺淋巴系统由支气管相关淋巴组织(bronchus-associated lymphoid tissue,BALT)和肺淋巴管组成。肺淋巴管由位于胸膜和小叶间隔以及沿着支气管血管束和肺静脉的淋巴道组成。肺淋巴网络由两部分组成:浅表淋巴系统和深部淋巴系统。浅表淋巴系统,又称为胸膜淋巴管,起源于胸膜腔,沿着小叶内间隔走行,将肺外周淋巴液引流入肺门。深部淋巴系统,也被称为肺实质淋巴管和小叶内淋巴管,起源于次级肺小叶,沿着支气管血管束走行,将淋巴液引流汇入肺门淋巴结。浅表淋巴系统和深部淋巴系统两个系统之间的交汇点位于肺小叶和肺叶的交界处,在大多数情况下,它们各自沿着自身含有瓣膜的淋巴管流向肺门,随后汇入肺门淋巴结[11]。

Scalzetti 等[12]于 1991 年将胸部发育性淋巴管疾病,主要分为以下四种类型:①淋巴管扩张:以先天性肺淋巴管异常扩张为特征;②局限性淋巴管瘤:一种罕见的良性疾病,通常为囊性病变,特征为淋巴管的肿块样增生;③弥漫性淋巴管瘤病:主要是淋巴管增生,内脏和骨骼受累常见;④淋巴管平滑肌瘤:表现为肺部平滑肌增生和淋巴组织扩张。

肺淋巴管疾病(pulmonary lymphatic diseases,PLD)主要包括肺淋巴管瘤[13]以及弥漫性肺淋巴管疾病(diffuse pulmonary lymphatic disease,DPLD)。DPLD 包括先天性肺淋巴管扩张(congenital pulmonary lymphangiectasis,CPL)、弥漫性肺淋巴管瘤病(diffuse pulmonary lymphangiomatosis,DPL)、KLA、肺淋巴管肌瘤病/肺淋巴管平滑肌瘤病(pulmonary lymphangioleiomyomatosis,PLAM)。PLD 也可为先天性疾病如努南综合征(Noonan syndrome,NS)、GSD/大

块骨质溶解症(massive osteolysis)、结节性硬化症(tuberous sclerosis)、神经纤维瘤病(neurofibromatosis)、黄指甲/黄甲综合征(yellow nail syndrome,YNS)、唐氏综合征、无脾症(asplenia)、POEMS综合征、克兰费尔特综合征(Klinefelter syndrome)的表现之一[14-16]。我们的病例发现,肺淋巴异常疾病绝大多数为结节性硬化症、神经纤维瘤病以及黄指/趾甲综合征等的表现之一。

**1. 努南综合征**　由 *PTPN11*、*SOS1*、*KRAS*、*RAF1*、*BRAF* 和 *MEK1*(*MAP2K1*)等基因突变引起[14]。其特征是出生后生长迟缓、面部畸形、心脏缺陷和各种认知缺陷。其他相关特征包括外胚层和骨骼缺陷、隐睾症、淋巴管发育不良、出血倾向以及儿童时期极易患血液系统恶性肿瘤。

**2. 黄甲综合征**　以呼吸道症状(慢性咳嗽、支气管扩张、胸腔积液,可伴有鼻窦炎)、淋巴水肿、增厚的黄指甲三联症为主要表现[16],可能与 *FOXC2* 基因突变相关。YNS 也与下列疾病相关:①Waldmann病(Waldmann's disease),本病的特点是原发性肠淋巴管扩张,伴随低蛋白血症、低丙种球蛋白血症和外周血淋巴细胞减少;②淋巴水肿-双行睫综合征(lymphedema-distichiasis syndrome,LDS),表现为淋巴水肿及双行睫,双行睫是指位于睑板腺孔的两排或多排睫毛。

**3. POEMS 综合征**　以多神经根神经病(polyradiculoneuropathy)、器官肿大(organomegaly)、内分泌病(endocrinopathy)、单克隆浆细胞紊乱(monoclonal plasma cell disorder)和皮肤改变(skin changes)为主要特点。临床表现为四肢感觉异常、肌无力、肝脾大、内分泌功能紊乱、皮肤色素沉着、视神经乳头水肿、脑脊液球蛋白增高、血小板增多、硬化性或溶骨性骨损害、淋巴结病等,血清 VEGF、免疫球蛋白升高,可伴有肺高压、乳糜胸、淋巴水肿[17,18]。

也有观点认为 PLD 除包括肺淋巴管扩张和肺淋巴管瘤病之外,还包括塑型性支气管炎(plasticbronchitis)以及乳糜胸,后两者可以是肺淋巴管扩张和肺淋巴管瘤病的并发症。这些疾病的共同特征是肺淋巴循环障碍(pulmonary lymphatic flow disorders),即异常的淋巴循环(lymphatic flow)通过淋巴管流向并可扩散到纵隔、肺实质、胸膜表面和支气管黏膜下层,被称为肺淋巴灌注综合征(pulmonary lymphatic perfusion syndrome,PLPS)[19]。PLPS 发病机制尚未明确,在所有年龄组均可发生,目前认为主要与遗传因素和后天环境因素有关,多数病例与基

因突变有关,为先天性的淋巴解剖变异,也可发生于创伤和严重的上呼吸道感染后,由于中心静脉压升高导致淋巴管扩张,淋巴管流量增加可引起临床症状。PLPS 临床表现包括自发性乳糜胸或乳糜心包、新生儿乳糜渗出和塑型性支气管炎,还可出现咳嗽、呼吸急促等。

## 六、肺淋巴管疾病的诊断

PLD 的影像学表现:肺部影像学可表现为局部或弥漫性小叶间隔增厚(提示淋巴系统异常或肺静脉异常),可合并胸腔积液、心包积液、腹腔积液,可伴发皮肤、颈部、纵隔淋巴管瘤等[20]。

(1) 胸部 X 线片:检测肺内及相关病变如肺内结节和胸腔积液等。

(2) 高分辨率 CT:可显示肺内淋巴管异常引起的小叶间隔增厚、淋巴结肿大、肿块/囊肿,也可观察疾病进展以及治疗反应,对淋巴管异常疾病诊断很有帮助(图 11-1)。

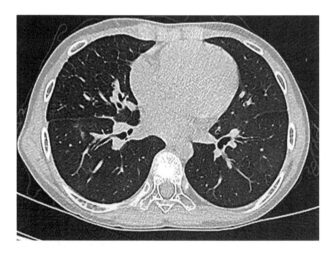

图 11-1　肺部 CT 提示局限性小叶间隔增厚,以右上肺为主,双肺有磨玻璃影,支气管壁增厚

(3) 淋巴闪烁显像:为间接的淋巴显像技术,皮内注射 $^{99}$Tc,显示淋巴管有关的解剖和变化,比淋巴造影创伤小。缺点为无法干预和治疗。

(4) 淋巴管造影:为直接的淋巴显像技术,为诊断淋巴管异常的金标准,不但可直接检测淋巴管外漏点,也是一种治疗方法。治疗的机制为:通过瘘口漏出到淋巴管外的碘油造影剂可诱导肉芽肿样反应从而关闭漏口,进行淋巴管栓塞[21]。

(5) 磁共振淋巴成像:所有年龄段,当无磁共振成像的禁忌证时,均可以进行此项检查。动态增强磁共振淋巴管成像(dynamic contrast MR lymphangiography,

DCMRL)可明确诊断肺部淋巴管异常,$T_2WI$有助于显示乳糜池和胸导管形态,用于术前评估和手术[22-24],目前应用最多。

## 七、肺淋巴管疾病的治疗

**1. 药物治疗**　PI3K-AKT-mTOR 和 MAPK 通路是目前正在探索和很有前景的治疗靶点。此外,新近发现,RAS/PI3K/mTOR 信号通路中的体细胞激活变体引起脉管畸形和肿瘤,这一发现将扩大这些高危患者的治疗选择,预示有可能使用靶向 RAS 途径抑制剂治疗有效。总之,对于不仅有肺淋巴循环障碍,而且也存在全身淋巴管异常和中心传导障碍的患者,有效的药物治疗主要包括西罗莫司和 MEK 抑制剂[4,25]。

(1) 西罗莫司:对于具有激活 PI3K/AKT 信号通路的种系或体细胞突变的相关疾病,小分子抑制剂-mTOR 分子阻断剂雷帕霉素/西罗莫司(rapamycin/sirolimus),为治疗淋巴管畸形的一个新型药物。西罗莫司是一种调节细胞分解代谢和合成代谢、细胞运动和生长以及脉管生成的激酶[14],抑制 VEGF-A 和 VEGF-C 驱动的淋巴内皮细胞增殖和迁移[26]。因此可用于治疗 GLA、GSD 等,可使 GSD 的骨病稳定而未导致骨病进展。虽然,CCLA 主要为外科治疗,但也有少数病例报道西罗莫司可用于治疗 CCLA[25]等,但有报道西罗莫司在治疗 ARAF 基因突变所致的 CCLA 无反应[4]。西罗莫司口服治疗用量为 0.8mg/(m²·次),每天 2 次,有效血药浓度(谷浓度)一般在 10~15ng/ml 之间[25],安全性及耐受性较好,通常没有明显的副作用。副作用仅见于极少数的个案报道,有报道一例患者西罗莫司的血药浓度 15ng/ml,出现Ⅲ度喉梗阻。尽管西罗莫司能缓解 GLA 和 GSD 患者的症状并稳定病情,但何时停止治疗以及持续治疗是否有持续益处仍不清楚[25]。值得注意的是,治疗 pLAM 时,其血药浓度在 5~10ng/ml 为理想浓度[27]。

我们已在临床应用该药,对于肺淋巴管异常的早期和轻度病例,使用西罗莫司均有效,伴有乳糜胸者一般在 1 周内渗出和症状减少,晚期淋巴管纤曲扩张明显或者大量乳糜胸时,效果不佳。

(2) MEK 抑制剂:以 RAS-MAPK 通路为靶点,此信号通路在努南综合征等疾病中常见,并在淋巴管生成中发挥作用。RAS/MAPK 信号通路抑制剂,如 MEK 抑制剂曲美替尼(trametinib/mekinist)可治疗综合征性淋巴水肿,以及 ARAF 基因突变(ARAF

变异会导致 GOF 效应)导致的 CCLA,治疗后磁共振扫描显示淋巴管重塑、淋巴系统重构[4]。

(3) 贝伐单抗:淋巴管的生长受血管内皮生长因子(vascular endothelial growth factor,VEGF)包括 VEGF-A 的影响,因此有研究表明,应用贝伐单抗(bevacizumab)[28],抗 VEGF-A 型的单克隆抗体,成功治疗 DPL,从而抑制血管、淋巴管过度增殖,但是此研究的缺陷是未进行血清 VEGF-A 的检测。

(4) 普萘洛尔:可以下调 RAS/MAPK 信号通路,从而降低 VEGF 的表达,直接诱导内皮细胞凋亡。有报道在血清 VEGF 明显升高的弥漫性淋巴管瘤病合并乳糜胸患儿,应用普萘洛尔成功治疗的病例,并且随着治疗好转,VEGF 下降[8]。

(5) 其他:在动物模型中应用 VEGFR-2 和 VEGFR-3 抑制剂可减少淋巴管扩张。

**2. 外科治疗**

(1) 经皮胸导管栓塞术:最初,淋巴管栓塞介入主要针对胸导管栓塞;现在,随着先进的成像技术发展,经皮淋巴管介入手术能靶向进行淋巴管栓塞。经皮栓塞治疗 PLD 和乳糜胸主要有四种不同的方法:①放置弹簧圈和明胶栓塞胸导管;②选择性地用碘油(Lipiodol)和明胶栓塞胸导管分支;③用 Lipiodol 栓塞胸导管,同时通过外压迫皮肤淋巴侧支以及静脉球囊堵塞锁骨下静脉的淋巴静脉连接,阻止胸导管淋巴流动;④用覆膜支架置入胸导管的方法,分离胸导管分支[19,22,23]。

(2) 显微外科技术:进行淋巴静脉吻合术,重建胸导管功能,包括将胸导管与大静脉(如颈外静脉)吻合。

(3) 肺移植:有报道部分保守治疗效果不好或者重症 DPL 患者进行肺移植治疗[29]。

(刘金荣)

## 参考文献

[1] CROTEAU SE,KOZAKEWICH HPW,PEREZ-ATAYDE AR,et al. Kaposiform lymphangiomatosis:a distinct aggressive lymphatic anomaly. J Pediatr,2014,164(2): 383-388.

[2] BROUILLARD P,BOON L,VIKKULA M. Genetics of lymphatic anomalies. J Clin Invest,2014,124(3):898-904.

[3] IFTAKHAR-E-KHUDA I,FAIR-MÄKELÄ R, KUKKONEN-MACCHI A,et al. Gene-expression profiling of different arms of lymphatic vasculature identifies candidates for manipulation of cell traffic. Proc Natl Acad Sci USA,2016,113(38):10643-10648.

[4] LI D, MARCH ME, GUTIERREZ-UZQUIZA A, et al. ARAF recurrent mutation causes central conducting lymphatic anomaly treatable with a MEK inhibitor. Nat Med, 2019, 25(7): 1116-1122.

[5] BELLINI C, BOCCARDO F, CAMPISI C, et al. Congenital pulmonary lymphangiectasia. Orphanet J Rare Dis, 2006, 1: 43.

[6] CASTRO EC, GALAMBOS C. Prox-1 and VEGFR3 antibodies are superior to D2-40 in identifying endothelial cells of lymphatic malformations—a proposal of a new immunohistochemical panel to differentiate lymphatic from other vascular malformations. Pediatr Dev Pathol, 2009, 12(3): 187-194.

[7] LE CRAS TD, MOBBERLEY-SCHUMAN PS, BROERING M, et al. Angiopoietins as serum biomarkers for lymphatic anomalies. Angiogenesis, 2017, 20(1): 163-173.

[8] OZEKI M, FUKAO T, KONDO N. Propranolol for intractable diffuse lymphangiomatosis. N Engl J Med, 2011, 364(14): 1380-1382.

[9] LE CRAS TD, ADAMS DM. Comment on: Potential biomarkers of kaposiform lymphangiomatosis. Pediatr Blood Cancer, 2020, 67(4): e28100.

[10] OZEKI M, NOZAWA A, KAWAMOTO N, et al. Potential biomarkers of kaposiform lymphangiomatosis. Pediatr Blood Cancer, 2019, 66(9): e27878.

[11] SIRAJUDDIN A, RAPARIA K, LEWIS VA, et al. Primary Pulmonary Lymphoid Lesions: Radiologic and Pathologic Findings. Radiographics, 2016, 36(1): 53-70.

[12] Scalzetti EM, Heitzman ER, Groskin SA, et al. Developmental lymphatic disorders of the thorax. Radiographics, 1991, 11(6): 1069-1085.

[13] GREEN NA, DIAZ MCG. Pulmonary lymphangioma in a 14-month-old. Pediatr Emerg Care, 2011, 27(1): 52-54.

[14] TARTAGLIA M, ZAMPINO G, GELB BD. Noonan syndrome: clinical aspects and molecular pathogenesis. Mol Syndromol, 2010, 1(1): 2-26.

[15] GUPTA S, SAMRA D, YEL L, et al. T and B cell deficiency associated with yellow nail syndrome. Scand J Immunol, 2012, 75(3): 329-335.

[16] VIGNES S, BARAN R. Yellow nail syndrome: a review. Orphanet J Rare Dis, 2017, 12(1): 42.

[17] DISPENZIERI A. POEMS syndrome: 2017 Update on diagnosis, risk stratification, and management. Am J Hematol, 2017, 92(8): 814-829.

[18] KUDO Y, MIURA H, NAKAJIMA E, et al. Chylothorax in POEMS syndrome. Tohoku J Exp Med, 2014, 232(1): 43-46.

[19] ITKIN M. Interventional Treatment of Pulmonary Lymphatic Anomalies. Tech Vasc Interv Radiol, 2016, 19(4): 299-304.

[20] 刘金荣, 沈文彬, 文哲, 等. 弥漫性肺淋巴系统疾病二例诊治分析. 中华儿科杂志, 2016, 54(5): 360-364.

[21] 刘金荣, 赵顺英, 沈文彬. 乳糜性胸腔积液诊断及处理. 中国实用儿科杂志, 2017, 32(3): 186-190.

[22] BIKO DM, DORI Y, SAVOCA M, et al. Pediatric pulmonary lymphatic flow Disorders: Diagnosis and management. Paediatr Respir Rev, 2020, 36: 2-7.

[23] CHAVHAN GB, AMARAL JG, TEMPLE M, et al. MR Lymphangiography in Children: Technique and Potential Applications. Radiographics, 2017, 37(6): 1775-1790.

[24] CHAVHAN GB, LAM CZ, GREER MC, et al. Magnetic Resonance Lymphangiography. Radiol Clin North Am, 2020, 58(4): 693-706.

[25] RICCI KW, HAMMILL AM, MOBBERLEY-SCHUMAN P, et al. Efficacy of systemic sirolimus in the treatment of generalized lymphatic anomaly and Gorham-Stout disease. Pediatr Blood Cancer, 2019, 66(5): e27614.

[26] REITERER F, GROSSAUER K, MORRIS N, et al. Congenital pulmonary lymphangiectasis. Paediatr Respir Rev, 2014, 15(3): 275-280.

[27] HU S, WU X, XU W, et al. Long-term efficacy and safety of sirolimus therapy in patients with lymphangioleiomyomatosis. Orphanet J Rare Dis, 2019, 14(1): 206.

[28] ONYEFORO E, BARNETT A, ZAGAMI D, et al. Diffuse pulmonary lymphangiomatosis treated with bevacizumab. Respirol Case Rep, 2019, 7(1): e00384.

[29] KINNIER CV, EU JPC, DAVIS RD, et al. Successful bilateral lung transplantation for lymphangiomatosis. Am J Transplant, 2008, 8(9): 1946-1950.

# 第二节　先天性肺淋巴管扩张

肺淋巴管扩张(pulmonary lymphangiectasis, PL)分为原发性和继发性。PL具有异质性, 大多偶发。原发性PL为新生儿期或以后任何年龄(出生前或产后发病)持续存在的可以发生在肺部的孤立性先天性缺陷, 也可以作为影响全身的淋巴管畸形(淋巴管扩张症)的一部分, 通常伴有全身淋巴水肿、肺淋巴管扩张、胸腔积液、心包积液、乳糜性腹水、肠淋巴管扩张, 有时可伴有偏身肥大。轻型PL可被诊断于大龄儿童或者成人。原发性PL主要分为5类[1]: ①原发性肺发育缺陷; ②胚胎期肺淋巴管正常消退过程失败(妊娠20周); ③肺淋巴管扩张; ④偏身肥大和淋巴水肿; ⑤综合征相关, 包括努南综合征、黄指/趾甲综合征、唐氏综合征、肠淋巴管扩张症、特发性胎儿水肿等众多综合征[1,2]。继发性PL

发生于心脏发育异常和/或胸导管发育不全、淋巴管阻塞以及感染等,如左心发育不全综合征、肺静脉闭锁、先天性二尖瓣狭窄和胸导管畸形[1,2]。

先天性肺淋巴管扩张症(congenital pulmonary lymphangiectasia,CPL)是一种罕见的先天性淋巴系统的发育异常疾病,其特征是肺部多个区域淋巴管异常扩张或者增宽,包括胸膜下、叶间、血管周围和支气管周围淋巴管[1]。

## 一、发病机制

肺淋巴管系统由管状淋巴管网络组成,淋巴聚集在组织细胞之间的微小空间中,含有蛋白质、脂肪和淋巴细胞。肺淋巴管扩张是由于胚胎期淋巴管发育异常所致。目前普遍认为是在胚胎发育9~16周肺淋巴管大量存在于支气管和肺静脉周围,之后逐渐减少退化,至20周左右由于肺淋巴管或肺静脉阻塞或感染等因素阻碍淋巴管退化,则可能发生淋巴管扩张。

## 二、病理表现

肺体积可增大,缺乏弹性,胸膜下区域可有大的囊腔,支气管周围和小叶间隔也有囊性淋巴区域,导致蜂窝外观。显微镜下,除了扩张的囊性淋巴管间隙外,纤维组织也有增加,周围的肺泡几乎塌陷,不含空气。随着时间推移,PL患者的病理结果可能会发生很大的变化,尤其是在病毒感染的情况下,可以发展为严重淋巴管扩张。在这种情况下,淋巴管的特点是壁薄,没有平滑肌,管腔略微扩张,内衬扁平的内皮细胞。然而,严重的临床条件往往不允许进行肺活检,尤其是新生儿。扩张的薄壁淋巴管内皮细胞D2-40、CD31及CD34免疫组化均可为阳性[3]。

## 三、临床表现

CPL可作为原发性或在继发性疾病时发生。通常在出生后不久(数小时或数天)出现严重的、可能危及生命的呼吸窘迫,死亡率高,甚至于生后数小时内死亡。CPL也被发现于部分流产胎儿或者未存活胎儿。呼吸困难的主要原因为单侧或双侧乳糜胸、肺发育不良、早产儿肺泡表面活性物质缺乏。患儿也可出现发绀、咳嗽或喘息、咯血。淋巴液积聚可引起淋巴水肿,可出现乳糜性胸腔积液、乳糜心包和反复呼吸道感染以及生长发育障碍。一些患儿可能会充血性心力衰竭。也有一些患有CPL的婴儿会出现胃食管反流。部分患儿伴有先天性心脏病、低血压、肺高压[3]。

## 四、影像学检查

胸部X线可表现为弥漫性肺间质浸润和/或囊性变,多为双侧性,有时局限于一两个肺叶,可伴发乳糜性多浆膜腔积液。

CT扫描可显示胸腔积液或肺组织中有液体积聚,小叶间隔弥漫性增厚是本病的典型表现(图11-2)。核素淋巴闪烁扫描成像可发现先天性淋巴管发育不良。

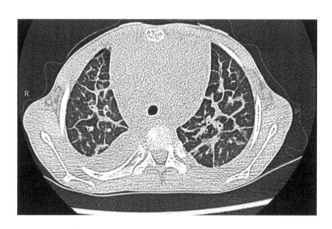

图11-2　胸部CT提示双肺弥漫性小叶间隔明显增厚,伴有纵隔明显增宽和胸腔积液

## 五、诊断

临床评估和影像学检查可提示诊断。肺组织活检病理检查为诊断的金指标[3],可证实肺内淋巴管扩张,但淋巴管数量无增多、无网状增殖,可与DPL鉴别。

## 六、鉴别诊断

肺吸入综合征、表面活性蛋白B缺乏、肺泡蛋白沉积症、肺毛细血管瘤病、遗传性出血性毛细血管扩张症等。

## 七、治疗

主要为支持治疗,如呼吸支持、早产儿的表面活性物质供给、体外膜氧合(extracorporeal membrane oxygenation,ECMO),合并乳糜胸者给予MCT饮食、全胃肠外营养(total parenteral nutrition,TPN)、奥曲肽、胸腔穿刺引流、胸膜部分切除术等(主要见乳糜胸章节)。

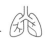

淋巴管发育相关的 RAS/MAPK 或 PI3K/AKT 信号通路的拮抗剂、碘化油(ethiodized oil)淋巴栓塞术的临床应用,有一定的前景。有报道成功地使用西罗莫司治疗先天性乳糜胸、组织学证实为 CPL 的唐氏综合征的新生儿[2]。

针对 CPL 局限于一个肺叶或单肺,可以行肺叶或肺切除术[3]。

## 八、预后

死亡率高,甚至于生后数小时内死亡。轻型可于大年龄儿童或成人期被诊断。

（刘金荣）

## 参考文献

[1] BELLINI C,BOCCARDO F,CAMPISI C,et al. Congenital pulmonary lymphangiectasia. Orphanet J Rare Dis,2006,1:43.
[2] REITERER F,GROSSAUER K,MORRIS N,et al. Congenital pulmonary lymphangiectasis. Paediatr Respir Rev,2014,15(3):275-280.
[3] YUAN SM. Congenital pulmonary lymphangiectasia. J Perinat Med,2017,45(9):1023-1030.

# 第三节　弥漫性肺淋巴管瘤病

淋巴管瘤(lymphangioma)是一种相对局限的、缓慢生长的异常淋巴管聚集,淋巴管大小和数目有增加。通常情况下的淋巴管扩张是指淋巴管扩张,数量不增加,但在一些淋巴管瘤患者中,也可出现淋巴管扩张,两者之间有重叠。

弥漫性淋巴管瘤病/GLA 表现为弥漫性浸润,常有多部位微囊/大囊性淋巴管畸形,可发生于肺、胸导管、胸膜、心脏、纵隔、肝脾、颈部等软组织、骨等部位,有时会导致弥散性血管内凝血(disseminated intravascular coagulation,DIC)及肠系膜增厚[1]。GLA 也可涉及单个器官系统,如肺,称为"弥漫性肺淋巴管瘤病"(diffuse pulmonary lymphangiomatosis,DPL)。一般75% 的病例涉及多个器官,最常见于骨骼和肺,多数淋巴管瘤病患者有骨受累,且常为多骨损害。通常,GLA 的溶骨损害是圆形的、非骨皮质的、非相邻部位甚至远距离多骨损害、非进展的,而且相比于 Gorham-Stout 病(Gorham-Stout disease,GSD),椎骨损害更易发生在 GLA[2]。

GSD 也是一种淋巴管瘤病,表现为骨淋巴管瘤,血管或淋巴管在骨内不可控性地增殖,呈渐进性溶骨性破坏,可有骨痛及肌肉疼,于1955 年 Gorham 和 Stout 内科医生发现骨质溶解和血管瘤病的联系,从而命名。在生理条件下,破骨细胞和成骨细胞的活性达到平衡,从而导致了正常的骨内稳态。相反,在 GSD 病理过程中,由于骨骼免疫失调,导致免疫细胞如巨噬细胞、T 细胞和树突状细胞活化,促使淋巴管及血管生成、破骨细胞生成,导致骨基质重排和骨组织丢失[3]。GSD 常于20 岁前发病,病变部位可为上下颌骨、椎骨、骨盆、肩部骨、手掌等,淋巴管在骨内增生,导致进行性骨丢失,常为相邻骨破坏。骨皮质的丢失以及进行性溶骨损害(也包括骨髓损害)是 GSD 的重要特点。GSD 常被误诊,主要是因为受累骨的部位不同,临床表现多样性,以及病理特征与类风湿关节炎、纤维发育不良和骨髓炎等相似。IL-6 和 VEGF-A 可以作为 GSD 的早期诊断指标[3]。也有学者认为淋巴管瘤病和 GSD 应为一个疾病。

2014 年波士顿儿童医院的脉管畸形中心通过回顾性分析 1995—2011 年诊断为淋巴管瘤病的组织切片,发现其中一部分患儿有特征性的局灶梭形内皮细胞,故将其作为一种新亚型命名为 KLA[1]。2018 年国际脉管性疾病研究学会再次提出 KLA 是 GLA 的一种预后不良的新亚型,具有侵袭性、弥漫性、多灶性的特点。虽然 KLA 被归为 GLA 的一个亚型,但是有争议的,因为 KLA 的肿瘤样特性、有时在 KLA 病变组织伴随 NRAS 的基因突变。

## 一、发病机制

淋巴管瘤病由于淋巴管在妊娠20 周前胚胎发育过程中淋巴血管系统发育异常所致。一般认为,淋巴管瘤患者含有高水平的 VEGF 和 VEGFR-3,VEGFR-3 在疾病发展中起重要的促进淋巴管生长的作用,与淋巴管异常增殖和扩张有关。KLA 患者的病变细胞具有高度增殖性,PI3K/AKT/mTOR 和 MAPK-ERK-1/2 通路在 KLA 病变细胞可明显激活[4]。PI3K-AKT-mTOR 通路常为 GOF 基因突变。部分患者存在体细胞(病变组织)CBL 或 NRAS 基因变异[5,6]。CBL 和 NRAS 基因均为原癌基因,CBL 可上调 RAS 通路。NRAS 信号通路在淋巴管发育及增殖的重要作用。NRAS 编码一个小的 GTPase,通常通过 MAPK 和 PI3K/AKT 信号通路调控细胞增殖。

NRAS 体细胞变异导致组成性 NRAS 蛋白活化,最终下游信号通路激活,导致细胞增殖失控。

## 二、病理表现

主要以肺淋巴管异常网状增殖以及扩张为特征,病变常呈弥漫或多灶性分布,也常累及纵隔、胸膜、胸导管等。病理检查可见在淋巴区域,薄壁淋巴管的大小和数量增加,增殖扩张,但增殖的淋巴管内皮细胞为良性改变,交织成网状,相互连接异常和扩张,内衬有一层内皮细胞,内皮细胞呈单薄状,累及真皮、皮下组织。有时与 CPL 难以鉴别。

免疫组化显示增生的淋巴管内皮细胞 D2-40 和 CD31 可表现为阳性[7-9],HMB-45 阴性。而 HMB45 阳性是淋巴管肌瘤病(lymphangioleiomyomatosis,LAM)的特点。淋巴结活检通常显示淋巴样组织增生,和慢性非特异性炎症难以区分[1]。

KLA 组织学特点是在不规则和扩张淋巴管腔背景中有局灶性"卡波西样"梭形淋巴内皮细胞团簇。

## 三、临床表现

弥漫性肺淋巴管瘤病的症状是由过度增生、扩张和整个肺淋巴管增厚引起的并发症所致。DPL 起病隐匿,进展相对缓慢,淋巴液可能会泄漏,造成支气管周围水肿和肺水肿,侵袭周围组织,导致乳糜胸,乳糜心包积液。大部分患者表现为咳嗽、咳痰(部分患者咳出支气管黏液管型,乳白色痰,提示乳糜性分泌),并且可出现反复呼吸道感染。一些病例表现为喘息,甚至合并塑型性支气管炎,易误诊为支气管哮喘[9],严重时可出现咯血、胸闷、气促、呼吸困难,可合并弥散性血管内凝血,合并感染时常出现反复发热、反复肺炎。

合并其他部位淋巴管瘤时,可因紊乱的淋巴管侵犯或者压迫周围组织引起症状,如发生于骨骼时,患者可伴有骨骼周围区域出现不同程度的疼痛,误诊为"生长痛",骨受累的首发症状可能是病理性骨折。发生在脊柱时,由于脊髓神经受压,可能会出现麻木和刺痛等神经症状,进展时可能导致瘫痪。腹部-淋巴管瘤病在腹部的每个区域都有报道,大多数见于肠道和腹膜、脾脏、肾脏和肝脏,出现脏器受累表现。

KLA 患儿平均发病年龄为 6 岁左右,可累及多种器官和组织,好发于胸腔,胸腔外的病灶累及骨骼、脾、后腹膜、皮肤和四肢(图 11-3)(彩图见文末彩插)。几乎所有患儿都有纵隔受累,渐行性恶化的呼吸系统症状如呼吸窘迫和呼吸困难、血性胸腔积液是 KLA 的重要临床标志。50% 有出血倾向,70% 有心包积液,80% 有胸腔积液。

## 四、影像学表现

胸部 X 线片显示肺间质浸润和渗出,可伴有骨骼中有溶解性病变、病理性骨折[10]。

HRCT 显示典型表现为弥漫性支气管血管周围和小叶间隔增厚[7,11],纵隔和肺门软组织中弥漫性液体浸润,纵隔增宽,可伴纵隔肺门淋巴结肿大、肺门周围软组织影和胸膜钙化[11],肺内可出现磨玻璃影[9]和多发小结节影,部分病例肺部病变为散在局灶性,常发生于下肺,较多病例存在反复顽固性乳糜胸、胸膜增厚粘连,可合并心包积液、腹腔积液。偶伴随椎骨、四肢长骨等溶骨性破坏,甚至骨折等(即 Gorham-Stout 病)[11]。

## 五、诊断

HRCT、MRI、超声、淋巴管造影、骨扫描、支气管镜检查都能对淋巴管瘤病有一定的鉴别诊断价值。CT 和 MRI 对于典型的淋巴管瘤可提供诊断帮助。核素淋巴显像为间接观察淋巴系统的首选方法,其适应证为可疑淋巴管疾病,此方法简便,对淋巴系统疾病诊断的灵敏度及特异度均较高。MSCT 淋巴管造影术可直接观察淋巴系统,能通过显示对比剂的异常分布和堆积明确判断有无淋巴液反流和淋巴管扩张及增多,为诊断和治疗 DPL 提供重要依据。

活检病理检查仍是确诊的手段。文献报道中大部分病例经开胸或胸腔镜肺活检,也有经胸膜活检、支气管镜肺活检、骨活检、心包活检及尸检病理确诊。但肺活检及肋骨活检需慎重,术后有可能出现顽固性乳糜胸并发症[10]。

对于诊断 GLA 的患儿,若伴有凝血功能异常、低纤维蛋白原、血小板减少,尤其伴有血性胸腔积液、心包积液等应高度怀疑 KLA。

关于 GSD:破骨细胞活化的核受体如 PPARγ、PGCI-β、PPARδ/β 可能会成为新的诊断标志物;血清 IL-6 和 VEGF-A 水平可作为 GSD 的早期诊断指标[3]。

## 六、鉴别诊断

需要与淋巴管扩张、淋巴管平滑肌瘤病(LAM)、肺毛细血管瘤病、卡波西肉瘤和卡波西样血管内皮瘤等鉴别。合并骨损害时,需与 GSD、朗格汉斯细胞组织细胞增生症(Langerhans cell histiocytosis,LCH)、骨结核、骨髓炎、肿瘤性骨破坏等鉴别。

KLA 需与卡波西样血管内皮瘤（Kaposi form hemangioendothelioma，KHE）鉴别。KHE 和 KLA 在组织学上有一定的相似性,都有局灶性的"卡波西样"内皮细胞簇以及淋巴管异常,免疫组化 CD2-40 及 CD31 均可表现为阳性,临床上同样伴有凝血功能障碍和血小板减少。但 KHE 主要发病于新生儿期和儿童早期,多为单个病灶且逐渐增大的肿物,范围相对局限,躯干、头面部软组织多见,皮温高,暗红色多见,常伴严重的血小板减少和凝血功能障碍（低纤维蛋白原及高 D-二聚体等）,即卡-梅现象（Kasabach-Merritt phenomenon，KMP）[5,12-14]。KLA 也可出现血小板减低,即正常的血小板黏附在不正常的淋巴管内皮细胞,但血小板减低不严重。KLA 也常合并骨损害,KLA 肺部及脾脏可伴随微囊淋巴管异常,皮肤损伤罕见。KHE 极少累及胸部,一旦累及,与 KLA 症状及影像学重叠,也可出现胸腔积液及心包积液。

## 七、治疗

DPL 主要为支持治疗和对症治疗。PI3K、AKT 和 MAPK 抑制剂在 GLA 包括 KLA 治疗中有较好的应用前景[4]。目前文献报道主要应用西罗莫司[8]抑制淋巴管增殖。需要注意的是,尽量根据血清标志物或基因突变,针对性选择恰当的靶向药物治疗,从而达到有效治疗。

我们临床主要应用西罗莫司治疗 DPL,疗效明显。也有报道干扰素 α-2b、普萘洛尔、放疗、激素等免疫抑制剂有一定程度的疗效,我们临床发现激素等免疫抑制剂无明显效果。有报道 DPL 患者外周血 IgG4 可高达 8g/L[15],糖皮质激素、甲氨蝶呤、普萘洛尔治疗失败,最终经贝伐单抗治疗有效。此外,部分患者对西罗莫司无反应,或者停用时出现反跳。

新近有报道应用 JAS-MEK 抑制剂曲美替尼（trametinib）治疗体细胞存在 *CBL* 基因点突变的 KLA 病例[5]。

合并乳糜胸者可行胸导管结扎术等治疗。肺移植作为晚期患者的治疗,也有报道行肺移植成功者,病情明显好转,但因该患者胸膜肥厚明显,仍受其所致的限制性肺疾病影响。

GSD 因存在骨破坏,还需给予维生素 D、降钙素、双膦酸盐治疗,结合外科支架或者钢板固定术或骨移植术,甚至结合放疗[3,4]。

## 八、预后

淋巴管瘤病最常见的部位是肺和骨,一个重要的诊断线索是溶解性骨病变和乳糜渗出并存。孤立的表现通常比多器官受累预后好;胸膜和腹膜受累合并乳糜渗出和溶骨性病变的预后最差。最终多死于呼吸衰竭及继发感染,成人患者的病程进展相对缓慢,但预后仍差。KLA 预后更差,高死亡率。GLA 总体和 KLA 的 5 年存活率分别为 51% 和 34%[4]。5 年生存率为 51%。西罗莫司有相对较好的疗效。

（刘金荣）

## 参考文献

[1] MEHRNAHAD M，KORD A，REZAEI Z，et al. Late diagnosis of generalized lymphangiomatosis in a woman presenting with respiratory distress. Radiol Case Rep，2020，15（8）：1189-1193.

[2] LE H DT，VO DS，LE DD，et al. Generalized lymphangiomatosis-A rare manifestation of lymphatic malformation. Radiol Case Rep，2021，16（1）：66-71.

[3] FRANCO-BARRERA MJ，ZAVALA-CERNA MG，AGUILAR-PORTILLO G，et al. Gorham-Stout Disease：a Clinical Case Report and Immunological Mechanisms in Bone Erosion. Clin Rev Allergy Immunol，2017，52（1）：125-132.

[4] BOSCOLO E，PASTURA P，GLASER K，et al. Signaling pathways and inhibitors of cells from patients with kaposiform lymphangiomatosis. Pediatr Blood Cancer，2019，66（8）：e27790.

[5] FOSTER JB，LI D，MARCH ME，et al. Kaposiform lymphangiomatosis effectively treated with MEK inhibition. EMBO Mol Med，2020，12（10）：e12324.

[6] BARCLAY SF，INMAN KW，LUKS VL，et al. A somatic activating NRAS variant associated with kaposiform lymphangiomatosis. Genet Med，2019，21（7）：1517-1524.

[7] LIM HJ，HAN J，KIM HK，et al. A rare case of diffuse pulmonary lymphangiomatosis in a middle-aged woman. Korean J Radiol，2014，15（2）：295-299.

[8] GURSKYTĖ V，ZELECKIENĖ I，MASKOLIŪNAITĖ V，et al. Successful treatment of diffuse pulmonary lymphangiomatosis with sirolimus. Respir Med Case Rep，2020，29：101014.

[9] AVERYANOV AV，BALIONIS OI，DIVAKOVA TI，et al. Severe Pulmonary Lymphedema in a Patient with Diffuse Pulmonary Lymphangiomatosis. Am J Respir Crit Care Med，2019，200（9）：e91-e92.

[10] TRENOR CC，CHAUDRY G. Complex lymphatic anomalies. Semin Pediatr Surg，2014，23（4）：186-190.

[11] 刘金荣,沈文彬,文哲,等. 弥漫性肺淋巴系统疾病二例诊治分析. 中华儿科杂志,2016,54（5）：360-364.

[12] 王作鹏,孙洪强,李凯,等. 卡波西样淋巴管瘤病的临床

特点及西罗莫司治疗初探.中华小儿外科杂志,2019,40(03):193-197.

[13] 周江元,杨开颖,彭素华,等.西罗莫司联合泼尼松治疗卡波西样血管内皮瘤伴 Kasabach-Merritt 现象初探.中华皮肤科杂志,2020,53(07):514-518.

[14] 邱桐,杨开颖,彭素华,等.卡波西样淋巴管瘤病八例临床分析.中华外科杂志,2019,57(12):921-926.

[15] BROUILLARD P,BOON L,VIKKULA M. Genetics of lymphatic anomalies. J Clin Invest,2014,124(3):898-904.

# 第四节　淋巴循环异常与塑型性支气管炎

塑型性支气管炎(plastic bronchitis,PB),又称纤维蛋白性支气管炎/假膜性支气管炎,特征是气道内存在蛋白样管型,即气道内塑型(有时类似树枝样气道模型)形成。PB 根据相关疾病分为两大类,即有结构性心脏病和无结构性心脏病。在先天性心脏病患者,尤其是在 Fontan 手术后的单心室生理学患者中常见。在无结构性心脏病中,PB 通常与下列疾病相关:①弥漫性支气管高分泌性疾病:如哮喘、肺炎(肺炎支原体、流感相关肺炎)、过敏、囊性纤维化;②淋巴源性:原发或者继发淋巴管疾病所致淋巴循环异常性疾病;③其他:如有毒气体吸入、心包积液、心力衰竭、镰状细胞病的急性胸部综合征[1]。PB 在儿童发病率高,儿童 PB,尤其是 Fontan 循环所致的 PB,归因于中心静脉高压和淋巴异常的存在,这些异常导致支气管内淋巴流出,促使气道塑型形成,这种独特的并发症发生在发绀型心脏病手术矫正后数月至数年。

由学者发现 PB 患儿存在五种不同淋巴管异常:1 型,胸导管开放,1 个分支逆行流动;2 型,多支分支逆行流动;3 型,双胸导管,左管供肺;4 型,胸导管完全阻塞,通过多个分支逆行进行肺部;5 型,正常胸导管缺失,弥漫性淋巴管灌注到肺部。

淋巴循环障碍性塑型性支气管炎,是最新发现的 PB 的重要原因之一[1]。美国费城的 Maxim G. Itkin 等医生[2]报道了 7 例纤维素性支气管炎,淋巴管造影和磁共振发现,6 例出现肺门及纵隔淋巴回流障碍,3 例远端胸导管完全闭塞,2 例患者胸导管淋巴液漏出,1 名患者远端胸导管硬化,经腹部淋巴管穿刺将导丝送入胸部淋巴管进行栓塞治疗,有 5 例症状消失,1 例症状显著缓解。

## 一、发病机制

PB 可能与肺部淋巴结或淋巴循环异常有关,已经通过淋巴显像、活检病理、淋巴管成像技术以及淋巴管栓塞治疗成功,明确了淋巴循环障碍是心脏病和淋巴管性疾病患儿发生 PB 的原因。原发或继发淋巴管异常或受压,导致胸腔内淋巴回流障碍,自胸导管到肺实质的淋巴循环异常即 PLPS,使淋巴管与支气管直接相通,乳糜液释放入支气管,出现乳糜痰或乳糜塑型。可合并乳糜胸。

## 二、临床表现

咳嗽、咯血、喘息、胸痛、呼吸急促、困难、发绀,继发感染时可以发热,有时咳出胶胨样乳糜痰,形态似支气管(图 11-4)(彩图见文末彩插)。典型患者可出现患侧呼吸减低或哮鸣音。

## 三、影像学表现

根据原发病表现不同,淋巴管发育异常和扩张表现为小叶间隔增厚,淋巴管增粗纤曲,可伴有淋巴结增大,支气管内淋巴液形成塑型时可发生肺不张(图 11-5),也可以合并胸腔积液。若塑型性支气管炎是 PLPS 的首发或者突出表现时,肺内淋巴管异常的征象小叶间隔增厚可不明显,需要仔细辨认。

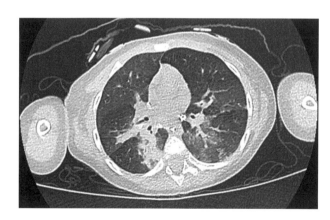

图 11-5　胸部 CT 提示左肺淋巴管扩张,右肺不张和少许小叶间隔增厚,双肺磨玻璃影

## 四、支气管镜下表现

支气管镜下可见乳糜塑型(图 11-6)(彩图见文末彩插),也可见薄壁囊泡,挤压后有牛奶样液体流出,支气管灌洗液牛奶样,甘油三酯升高,脂质(Oil-Red O)染色阳性。

### 五、鉴别诊断

需与支气管哮喘、变应性支气管肺曲霉病、真菌感染等鉴别。

### 六、治疗

**1. 一般治疗** 低脂饮食、补充中链脂肪酸可减少由 PLD 引起的严重的塑型产生,但目前没有足够的证据支持对本病单独进行饮食调整有益。

**2. 支气管镜清除管型** 缓解气道堵塞,也常规用于淋巴管栓塞术前。

**3. 淋巴管手术及介入治疗** 需要个体化治疗。

**4. 药物治疗** 如西罗莫司,详见本章概述。

我们已诊断多例淋巴循环异常导致的塑型性支气管炎,可以是肺弥漫性淋巴管瘤病早期的首发表现,也可以为淋巴瘤引起的淋巴循环障碍,还可以是原发免疫缺陷病引起的淋巴循环异常,尤其是原发免疫缺陷病者容易漏诊。

(刘金荣)

### 参考文献

[1] 何丽,侯小萌,沈文彬,等. 淋巴循环障碍与塑型性支气管炎. 中华结核和呼吸杂志,2018,41(07):551-553.

[2] ITKIN MG,MCCORMACK FX,DORI Y. Diagnosis and Treatment of Lymphatic Plastic Bronchitis in Adults Using Advanced Lymphatic Imaging and Percutaneous Embolization. Ann Am Thorac Soc,2016,13(10):1689-1696.

## 第五节 乳 糜 胸

乳糜性胸腔积液(chylous hydrothorax),也称乳糜胸(chylothorax),是由各种原因(如胸导管受压或阻塞等导致压力增加而破裂)导致流经胸导管回流的淋巴乳糜液从胸导管或其他淋巴管漏至胸膜腔,可伴有乳糜腹、乳糜心包。原发于淋巴系统疾病所致的难治性乳糜胸,死亡率较高。

### 一、发病机制

淋巴系统的三大功能:①将脂类物质及脂溶性维生素转运到体循环;②收集从间质间隙外渗的多余的液体及蛋白到体循环中;③将淋巴细胞返回到体循环中。饮食中的脂肪基本都是含 12 个碳原子以上的长链脂肪酸(long-chain triglyceride,LCT),需要先转化为脂蛋白(即乳糜微粒的形式),在小肠吸收后,通过肠道淋巴管、肠淋巴干、乳糜池(是胸导管起始处的膨大部,常位于腰椎 $L_1$ 的前方)、胸导管,在颈部进入血液循环。在乳糜池区域,有多支淋巴干汇入乳糜池,而从乳糜池到乳糜入血,胸导管则可以分为腹段、胸段、颈段,淋巴管系统的解剖变异很大,但乳糜胸的发生,表明一定是乳糜从淋巴回路中漏到了胸腔。

### 二、临床表现

乳糜胸可仅表现为呼吸急促、胸闷,也可伴有其他呼吸道症状。乳糜胸常见于:①原发于淋巴系统的疾病:原发性淋巴管发育异常如胸导管闭锁、CPL、DPL、pLAM 等本章探讨的,此类疾病引起的乳糜胸治疗难度大;②综合征相关性:唐氏综合征、努南综合征(Noonan syndrome)、黄甲综合征(yellow nail syndrome)、POEMS 综合征、克兰费尔特综合征(Klinefelter syndrome)等;③高中心静脉压:如上腔静脉和锁骨下静脉栓塞等;④肿瘤相关性:主要为淋巴瘤,也有畸胎瘤、多发骨髓瘤等;⑤创伤性:包括医源性(尤其是颈部及胸部手术后乳糜胸)和非医源性(胸椎或胸壁的过度牵拉所致);⑥其他:肉芽肿样病变或感染所致胸腔内淋巴结肿大压迫胸导管,如肉瘤样病、结节病、结核性胸膜炎、组织胞浆菌病、副球孢子菌病等。

### 三、诊断及鉴别诊断

乳糜液主要由脂肪、胆固醇、电解质、蛋白质(包括较多的免疫球蛋白、白蛋白)、糖和丰富的淋巴细胞(主要为 T 淋巴细胞)组成,静置后可分为三层:上层为包含乳糜颗粒的奶油样物,中间层为乳糜块,下层为细胞层(主要为淋巴细胞)。常见的典型乳糜为乳白色,也可为浆液性(可见于营养不良或禁食者)或血性浆液性,极少数病例为血性[1]。乳糜性胸腔积液富含淋巴细胞,绝对细胞计数常 >1 000/ml,

淋巴细胞比值 >80%。未限制脂肪摄入情况下胸腔积液中的甘油三酯含量：超过 1.1mmol/L，可证实为乳糜；0.5~1.1mmol/L 时，需要结合病史及脂蛋白电泳等协助明确诊断；低于 0.5mmo/L 基本可排除乳糜胸，但不能完全除外乳糜。

本病需与脓胸、结核性、寄生虫性、肿瘤性、合并心包积液时需要与缩窄性心包炎等鉴别。

### 四、治疗

包括饮食控制、药物治疗、营养支持等，是治疗所有乳糜胸患者的基础。

**1. 饮食控制** 饮食中的长链甘油三酯（longchain triglyceride，LCT）是脂肪的主要成分，在小肠吸收后，直接进入淋巴循环系统，而中链甘油三酯（mediumchain triglyceride，MCT）不需经胸导管的运输而自肠道被动吸收后直接进入门脉循环，然后转运至肝脏进行代谢，因此不会刺激乳糜的形成，故乳糜胸患者可以通过禁食 LCT，食用 MCT 2~4 周，甚至无脂饮食治疗，但因上述饮食中不包括必需脂肪酸如亚油酸等，如超过 3 周，则需相应补充，但有研究对术后乳糜胸儿童进行 MCT 治疗 28 天，监测血浆 25-(OH)D 等无明显下降，虽然维生素 E 和亚油酸下降，但未达到危险水平和明显症状。严重乳糜胸患者可给予禁食及全胃肠外营养支持（total parenteral nutrition，TPN），使肠道处于完全休息状态，饮食控制可减少胸导管液体的产生、促进漏口愈合而达到治疗作用。

国外学者认为在淋巴管介入后 2 周内应低 LCT 饮食，每天 20g 脂肪[2]，因对脂肪的耐受性因人而异，建议根据乳糜引流量等进行调整。应对需要严格低脂口服饮食（脂肪量小于热卡 10%）的儿童，密切检测是否存在营养不良、必需脂肪酸和微量元素和维生素缺乏。长期乳糜引流 >20ml/(kg·d) 的住院患者，应间断补充静脉脂肪乳，以预防或治疗基本脂肪酸缺乏症。MCT 补充[0.5~1.5g/(kg·d)]可用于补充生长所需的热量，但不是必需脂肪酸的来源。

**2. 药物治疗** 生长抑素或奥曲肽：生长抑素为作用于胃肠道的内源性激素，奥曲肽为人工合成的长效生长抑素类似物，适用于经单纯 TPN 或 MCT 治疗乳糜胸失败者。此类药物可使内脏循环的血管收缩从而减少肠道的血流，从而使淋巴液的生成及流动减少；另一方面，可直接作用于淋巴管腔的生长抑素受体，减少淋巴液流动，从而减少乳糜产生、减少肠淋巴液和胸导管流量。有文献报道生长抑素的起始泵维剂量为 3.5μg/(kg·h)，渐增加到 10μg/(kg·h)[3,4]；奥曲肽 0.5~10μg/(kg·h)泵维[5]，也有报道采用低剂量奥曲肽[1μg/(kg·d)]皮下注射治疗。偶有高血糖、甲状腺功能减退、肝肾损害、肺高压、恶心、腹泻、腹胀、坏死性小肠结肠炎等副作用。

**3. 营养支持** 因淋巴液中含有丰富的脂肪、蛋白（包括较多的免疫球蛋白、白蛋白）、T 淋巴细胞（参与机体免疫应答的重要细胞），长期胸腔积液引流的患者会出现严重的营养不良和免疫功能下降或继发性免疫缺陷。也有报道黄甲综合征和 T 细胞及 B 细胞缺陷相关[6]。因此营养支持对于乳糜胸患者至关重要，必要时予静脉营养以补充多种氨基酸、维生素、电解质、丙种球蛋白、白蛋白等。

**4. 外科治疗** 胸腔闭式引流当乳糜胸量大导致胸闷或呼吸困难等表现，需进行胸腔闭式引流。通常以引流量 10ml/(kg·d) 为参考，如经过胸腔闭式引流等综合治疗 4 周，引流量如 <10ml/(kg·d) 则考虑治疗好转，仍 >10ml/(kg·d) 则提示治疗失败。

（1）胸导管结扎术：在特定的时期，针对胸导管损伤、可疑损伤以及根本无法判定来源的乳糜胸的患者，提供的一种可能帮助手段。胸导管结扎术治疗乳糜胸无效者，通常意味着乳糜漏出的部位位于结扎平面（手术没有扎住或再次损伤）或以下部位。必要时结合碘油淋巴管造影，直接检测淋巴管外漏点，同时有一定的治疗作用。

（2）胸导管粘连狭窄松解术：针对部分胸导管梗阻患者，可采用此种方法[1]。

（3）胸膜固定术：对于上述治疗失败的乳糜胸，可采用胸膜固定术，即胸腔内注入硬化剂，引起化学性胸膜炎，使胸膜产生无菌性炎症而发生脏层和壁层胸膜相互粘连，以达到消除胸膜腔、减少气体和液体渗出的治疗方法。化学物质用四环素、滑石粉、博来霉素、纤维蛋白胶和聚维酮碘等。有较多成功的病例，但也有失败病例。

（4）胸膜静脉分流术以及胸腹分流术：也用于治疗难治性乳糜胸[7-9]。

（刘金荣）

## 参考文献

[1] 刘金荣,姚春美,徐保平,等.原发性淋巴管发育异常导致乳糜胸二例并文献复习.中华儿科杂志,2014,52(05):362-367.

[2] BIKO DM,DORI Y,SAVOCA M,et al. Pediatric pulmonary lymphatic flow Disorders:Diagnosis and management.

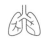

Paediatr Respir Rev,2020,36:2-7.

［3］ KALOMENIDIS I. Octreotide and chylothorax. Curr Opin Pulm Med,2006,12(4):264-267.

［4］ GOTO M,WATANABE K,KITANO M,et al. Treatment of chylothorax in a premature infant using somatostatin. J Perinatol,2003,23(7):563-564.

［5］ SHAH D,SINN JKH. Octreotide as therapeutic option for congenital idiopathic chylothorax:a case series. Acta Paediatr,2012,101(4):e151-e155.

［6］ GUPTA S,SAMRA D,YEL L,et al. T and B cell deficiency associated with yellow nail syndrome. Scand J Immunol, 2012,75(3):329-335.

［7］ TIDDER J,PANG CL. A staged management of prolonged chylothorax in a patient with yellow nail syndrome. BMJ Case Rep,2012,2012:bcr2012006469

［8］ ENGUM SA,RESCORLA FJ,WEST KW,et al. The use of pleuroperitoneal shunts in the management of persistent chylothorax in infants. J Pediatr Surg,1999,34(2): 286-290.

［9］ HANLON R,LEE J,FENTON-LEE D,et al. Pleuroperitoneal Denver shunt insertion for the treatment of refractory chylothorax in a patient with tuberous sclerosis complex and lymphangioleiomyomatosis. Intern Med J,2017,47 (12):1463-1464.

# 第六节　肺淋巴管平滑肌瘤病

肺淋巴管平滑肌瘤病(pulmonary lymphangioleiomyomatosis,PLAM)是一种罕见的以双肺弥漫性囊性变为主要特征、多系统低度恶性肿瘤性疾病,主要发生于成年女性(尤其是育龄女性),男性发病率极低。在 WHO 肺癌分类中,淋巴管肌瘤病(lymphangioleiomyomatosis,LAM)被归类为血管周围上皮样细胞瘤。该疾病通过淋巴管扩散,肺是主要的靶器官,可导致肺的囊性重塑。LAM 分为两大类:无遗传背景的散发型 LAM 和遗传性疾病结节性硬化症(tuberous sclerosis complex,TSC)相关的 LAM (TSC-LAM)。有个案报道合并抗中性粒细胞胞质抗体相关血管炎患者[1]。

## 一、发病机制

尚不十分清楚,目前认为可能与 TSC 基因突变导致的哺乳动物雷帕霉素靶蛋白(mammalian target of rapamycin,mTOR)通路过度激活有关。TSC 是一种由 TSC1 或 TSC2 基因突变引起的常染色体显性遗传病。此外,核受体亚家族 2F 组成员 2(NR2F2)可能是 LAM 发病机制的新候选基因[2]。

## 二、临床表现

PLAM 早期症状轻,可表现为程度不同的呼吸困难、咯血、反复气胸、乳糜胸,随着病情进展,肺囊性重塑加重,肺功能进行性恶化、出现呼吸衰竭。肺外表现包括肾血管平滑肌脂肪瘤/血管肌脂瘤及腹膜后实性或囊实性淋巴管肌瘤/淋巴管平滑肌瘤。TSC-LAM 同时具有 TSC 其他系统的临床特征:神经系统改变(癫痫、神经发育迟缓、孤独症)和皮肤损害(面部血管纤维瘤、色素脱色斑、皮肤鲨革斑、甲周纤维瘤)等[3,4]。

## 三、病理学改变

因为肺为主要的靶器官,肺活检病理表现为异常增生的平滑肌样细胞/LAM 细胞(小团簇浸润和增殖),并通过淋巴系统扩散,导致肺囊性破坏及重塑、淋巴管扭曲,因此 LAM 病灶包括大量 LAM 相关的淋巴管内皮细胞。LAM 结节包括许多成纤维细胞样间充质细胞。免疫组化染色提示抗平滑肌肌动蛋白抗体和黑色素瘤相关抗原 HMB45 阳性,雌激素和孕激素受体呈阳性。肺部或肺外病理诊断是 LAM 诊断的金标准,但临床诊断并不一定需要病理结果[3]。

## 四、影像学表现

PLAM 患者高分辨率肺 CT 主要表现为双肺弥漫性薄壁囊性病变(通常 <3mm),类圆形、囊壁完整的薄壁囊腔,内无积液,囊腔之间的肺实质正常。囊腔弥漫和对称分布在整个肺部,没有优势肺叶。另外,部分 LAM 可出现小结节、网状或磨玻璃影,但少见。在 TSC-LAM 患者中发现的实性或磨玻璃结节性病灶比散发型 LAM 患者更常见,可能是由于多灶性微结节性肺细胞增生(直径为 1~10mm,多为 3~5mm,通常以上叶为主,周围是淋巴管阻塞引起的间质性水肿,可伴有小叶间隔增厚)、淋巴充血或肺泡出血所引起[2]。

## 五、诊断标准

对于符合 PLAM 临床和影像特征的患者,出现以下一项或多项特征即可确诊:TSC、肾血管脂肪瘤、VEGF-D≥800ng/L、乳糜胸或乳糜性腹水、淋巴管肌瘤、在浆膜腔积液或淋巴结中发现 LAM 细胞或 LAM

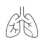

细胞簇或组织病理证实为 LAM（肺、腹膜后或盆腔肿瘤）[3]。

## 六、鉴别诊断

与其他囊性肺部病变鉴别，如 LCH 合并肺损害、慢性过敏性肺泡炎等。

## 七、治疗及预后

常用治疗方法是抗雌激素治疗，如停用含雌激素的药物、补充孕激素、拮抗雌激素、促性腺激素释放激素激动剂、α-干扰素和生长抑素等[5]。

近年，主要采用西罗莫司治疗。有研究分析，应用长达 4 年的治疗，安全性和有效性均较高[6]。西罗莫司通常为每天 1 次口服，血清西罗莫司浓度为 5~10ng/ml 被认为是最佳治疗谷浓度[6]。对于血清水平 >10ng/ml 或 <5ng/ml 的患者，需要根据临床症状和不良事件调整西罗莫司的剂量。

此外需注意氧疗。如出现气胸，建议行胸膜固定术；如出现乳糜胸，见乳糜胸治疗；肺功能或运动功能严重受损时，可行肺移植手术。

终末期 pLAM 患者预后差，肺移植手术是唯一有效的手段。

（刘金荣）

## 参考文献

［1］ 张蒙,程渊,李海潮.肺淋巴管肌瘤病合并抗中性粒细胞胞质抗体相关血管炎一例.中华结核和呼吸杂志,2020,43(03):247-249.

［2］ 杨晟楠,赵勇,李月川,等.淋巴管肌瘤病的研究新进展.天津医药,2020,48(08):790-795.

［3］ 中华医学会呼吸病学分会间质性肺疾病学组,淋巴管肌瘤病共识专家组,中国医学科学院罕见病研究中心,等.西罗莫司治疗淋巴管肌瘤病专家共识(2018).中华结核和呼吸杂志,2019,42(02):92-97.

［4］ 徐汇义,徐卓群,夏晓.结节性硬化症伴肺病变二例.中华放射学杂志,2008,42(02):209-211.

［5］ 叶书高,陈员,郑明峰,等.肺移植治疗肺淋巴管肌瘤病 9 例临床分析.中华胸心血管外科杂志,2019,35(01):6-9.

［6］ HU S,WU X,XU W,et al. Long-term efficacy and safety of sirolimus therapy in patients with lymphangioleiomyomatosis. Orphanet J Rare Dis,2019,14(1):206.

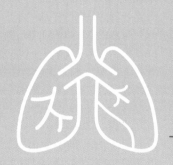

第十二章

淋巴组织增殖性肺疾病

# 第一节　淋巴组织增殖性肺疾病分类和诊治概述

淋巴组织增殖性肺疾病(lymphoproliferative disorders of the lung,LPD)为肺内固有的淋巴细胞异常增殖或者外来的淋巴细胞浸润肺实质,表现为局灶性或者弥漫性病变,可为良性反应性或者恶性增殖性病变,也可分为原发性或继发性[1]。

随着单克隆分析技术和分子生物学技术的显著进展,目前能准确分析增殖的淋巴细胞为良性增殖或恶性增殖。一般认为单克隆性增生为恶性,多克隆性增生往往为良性或者反应性,同时对原来Brag等在1994年对淋巴组织增殖性肺疾病分类中的某些疾病有了新的认识,如肯定了EB病毒基因组片段与某些疾病如感染性、移植后肺淋巴组织增殖(post-transplantation lymphoproliferative disorder,PTLD)病变有因果关系;明确了淋巴瘤样肉芽肿病是恶性淋巴瘤而非良性淋巴组织增殖性疾病,与EB病毒感染有关,多数是伴有T淋巴细胞反应和血管炎的EB病毒感染性B细胞增殖性恶性淋巴瘤。

## 一、分类

根据细胞形态和克隆性等LPD分类如下[2]:

### (一)反应性/非肿瘤性淋巴组织疾病

包括三种良性罕见疾病,每一种均有不同的临床病理表现和多克隆性淋巴细胞浸润,分别为:结节性淋巴组织增生(nodular lymphoid hyperplasia,NLH)、滤泡性细支气管炎(follicular bronchiolitis,FB)、淋巴细胞性间质性肺炎(lymphoid interstitial pneumonia,LIP)。反应性LPDs的发生与机体免疫紊乱有关,在免疫缺陷病患者或者自身免疫疾病患者肺组织中常见。

### (二)恶性肺实质淋巴增殖性病变

包括原发性病变和继发性病变。前者少见,继发性病变更常见,可发生于免疫功能正常的宿主,但更多见于免疫抑制者,主要包括移植后和人类免疫缺陷病毒(human immunodeficiency virus,HIV)阳性患者。

### (三)原发性恶性淋巴组织增殖性疾病

原发性肺淋巴瘤非常少见,起病时无肺外病变,包括起源于黏膜相关淋巴组织的结外边缘区淋巴瘤(MALT lymphomas),其次为弥漫性大B细胞淋巴瘤(diffuse large B-cell lymphoma,DLBCL)和淋巴瘤样肉芽肿病(lymphomatoid granulomatosis,LYG)[3-5]。

### (四)继发性恶性淋巴组织增殖性疾病

较原发性常见。全身淋巴结或邻近部位如纵隔淋巴结或胸腺病变播散到肺部,起源于淋巴结或者结外淋巴瘤,包括霍奇金淋巴瘤(Hodgkin lymphomas,HL)和非霍奇金淋巴瘤(non-Hodgkin lymphomas,NHL),非霍奇金淋巴瘤最常见[6]。

### (五)免疫功能低下患者淋巴增殖性肺疾病

**1. 获得性免疫缺陷综合征(艾滋病)相关淋巴瘤**　①主要累及肺的常见淋巴瘤:DLBCL和Burkitt淋巴瘤最常见;②其他:原发性渗出性淋巴瘤、浆母细胞淋巴瘤。

**2. 移植后淋巴增殖性疾病**　包括反应性、肿瘤性和不确定性淋巴增殖。

## 二、临床表现

肺部良性反应性淋巴增殖性疾病可无症状,因其他症状就诊发现肺部影像学异常,有症状者主要表现为咳嗽和呼吸困难。肺部恶性淋巴瘤几乎均有发热,胸痛和咯血不常见。肺部查体一般无阳性体征,可合并肺外表现如肝脾和表浅部位淋巴结肿大等。

## 三、影像学表现

LPD可有多种影像学表现,如双肺小叶中心性结节、磨玻璃阴影、结节实变、网状阴影,可伴有纵隔和肺门淋巴结肿大、胸腔积液、心包积液和肝脾大。有些肺原发性淋巴组织增生性疾病可能表现出特征性的表现如滤泡性支气管炎和淋巴瘤[7]。

## 四、辅助检查

LPD实验室检查可出现LDH显著增加或高钙血症。原发肺淋巴瘤患者可出现白细胞升高、中性粒细胞升高和CRP升高[8]。继发性肺淋巴瘤可出现噬血细胞综合征的表现如凝血异常,甘油三酯、铁蛋白、转氨酶和乳酸脱氢酶升高,纤维蛋白原水平降低,全血细胞减少。原发性免疫功能病如COPA综合征发生滤泡性支气管炎患者可出现自身抗体阳性。

## 五、诊断

在儿童,肺淋巴组织增殖性疾病最常见于原发免疫缺陷病或者结缔组织疾病。当这些特定环境下的患者出现肺内病变,如普通变异性免疫缺陷病或Wiskott-Aldrich综合征、干燥综合征等出现肺内结节实变和小叶中心性结节,应考虑本病。若无明确免疫缺陷病等基础疾病病史,主要根据临床和影像学表现,尤其是影像学的表现不能用常见细菌、真菌等感染解释或者存在淋巴结、肝脾大时,应考虑本病。确诊依据于肺组织或者肺外组织病理学。

### 六、治疗

良性肺淋巴组织增殖一般用糖皮质激素或者靶向药物治疗。恶性淋巴瘤详见各节。

(赵顺英　周春菊)

## 参考文献

[1] HARE SS,SOUZA CA,BAIN G,et al. The radiological spectrum of pulmonary lymphoproliferative disease. British Journal of Radiology,2014,85(1015):848.

[2] CADRANEL,JACQUES,WISLEZ,et al. Lymphoproliferative Disorders of the Lung. Respiration,2017,94(2):157-175.

[3] GOSPODAROWICZ M,TSANG R Mucosa-associated lymphoid tissue lymphomas.Curr Oncol Rep. 2000,2(2):192-198.

[4] BANFI A,BONADONNA G,CARNEVALI G,et al. Preferential sites of involvement and spread in malignant lymphomas. European Journal of Cancer,1968,4(3):319-324.

[5] NERI N,JESÚS NAMBO M,AVILÉS A. Diffuse large B-cell lymphoma primary of lung. Hematology,2011,16(2):110-112.

[6] CADRANEL J,WISLEZ M,ANTOINE M. Primary pulmonary lymphoma. European Respiratory Journal,2002,20(3):750-762.

[7] POLETTI V,RAVAGLIA C,TOMASSETTI S,et al. Lymphoproliferative lung disorders:clinicopathological aspects. European Respiratory Review,2013,22(130):427-436.

[8] WU X,ZHOU C,JIN L,et al. Primary pulmonary lymphoma in children. Orphanet Journal of Rare Diseases,2019,14(1):35.

## 第二节　滤泡性细支气管炎

滤泡性细支气管炎(follicular bronchiolitis,FB)的特征是细支气管管壁存在增生性淋巴滤泡,这些滤泡具有明显而又清晰的反应性生发中心,沿支气管血管束分布,间质性疾病病变轻微[1,2],于1979年正式命名。

### 一、发病机制

支气管黏膜相关淋巴组织(bronchus-associated lymphoid tissue,BALT)对各种不同抗原刺激产生的非特异性反应,导致良性、多克隆性支气管内和周围淋巴组织过度增生[3]。

Bienenstock等人于1973年发现肺部存在固有的淋巴组织,是由淋巴细胞(B和T细胞)黏膜下聚集组成,分布在整个气道的特殊支气管上皮下,最常见于支气管分叉处,沿着细支气管分支、小叶间隔和胸膜下淋巴结内分布,称为BALT。BALT是一种密集的淋巴细胞簇,具有滤泡结构,通常分布在与气道上皮细胞相关的网状基质细胞网络中。BALT具有三个主要特征[4]:①形成基质细胞网络,有独立的B和T细胞区域;②在B细胞滤泡区,聚集滤泡树突状细胞;③在滤泡结构中,形成内皮小静脉和淋巴管。通常支气管中的BALT不是气道的正常组成结构,而是一种异位淋巴组织,当肺部对炎症或感染的抗原刺激反应时出现,在这个过程中被称为"淋巴新生"。BALT出生时并不存在,在婴幼儿中发育,在正常健康成人中再次消失[5]。BALT不包含传入淋巴管道,但通过传出淋巴管道引流至区域淋巴结。静息状态下的BALT不包含真正意义的生发中心,即滤泡中心区域(球样B细胞簇)。BALT分布于无纤毛扁平上皮细胞组成的特殊上皮下,无纤毛扁平上皮细胞又称为M细胞,其具有对在BALT存在或可诱导的抗原覆盖区域进行吞噬和胞饮作用,易被淋巴细胞浸润,因此称之为淋巴上皮。当一种抗原如感染、接触有机/无机物或吸烟、自身炎症性疾病等出现时,淋巴上皮中的M细胞从气道腔吞噬抗原,相邻黏膜内的两种抗原呈递细胞(树突细胞或朗格汉斯细胞)中的一种接受抗原刺激,受刺激的抗原呈递细胞释放细胞因子,将幼稚的B细胞和T细胞吸附到特定的位置,然后将抗原提呈给T细胞,将未分化的B细胞和T细胞致敏,导致BALT刺激和生长,形成具有不同生发中心的(淋巴)滤泡,历经生发中心后,产生记忆性T细胞和浆细胞,存储于气道和骨髓,称为"淋巴新生",形成"诱导性BALT",对二次抗原刺激作出局部反应,引起多种良性和恶性淋巴样疾病。BALT一旦形成,可能在肺部感染清除后仍持续3个月。

依据不同的损伤原因、强度和宿主的免疫状态,增生反应涉及的细胞不同,存在大的生发中心和浆细胞积聚常是 B 淋巴细胞增生的标志,而细菌性抗原、病毒性抗原和药物往往刺激 T 淋巴细胞增生。BALT 可与许多慢性肺疾病相关,如哮喘、COPD、恶性肿瘤、类风湿性肺病和肺结核。

## 二、病理改变

滤泡性细支气管炎的主要病理表现为支气管和细支气管壁淋巴细胞过度增生,伴有丰富的反应性生发中心,可延伸到细支气管周围间隔,但无明显的肺泡间隔浸润[2,6](图 12-1)(彩图见文末彩插)。细支气管管腔狭窄或者完全堵塞,增生的滤泡一般位于细支气管和肺动脉之间,常压迫细支气管管腔,形成鱼嘴样改变,一些突入管腔内,引起支气管和细支气管的管腔阻塞。增生的淋巴组织沿小叶间隔、胸膜下、淋巴管以及支气管血管束分布。细支气管的黏膜上皮细胞呈扁平状变形,周围肺泡内可有较多的泡沫状巨噬细胞,淋巴组织结节压迫邻近肺泡腔,但不扩展到肺泡间隔,肺泡间隔基本正常。淋巴滤泡周围的小动脉和静脉,血管壁有小淋巴细胞浸润,部分患者表现为闭塞性动脉炎。FB 相关的次要特征包括机化性肺炎病灶、阻塞性肺炎病灶和细支气管腔内中性粒细胞浸润[7]。

## 三、病因

FB 病因分为原发性和继发性。继发性滤泡性细支气管炎是一种相对常见的疾病,与许多全身性和肺部疾病有关[2,3],如结缔组织疾病(系统性红斑狼疮、类风湿关节炎、干燥综合征)、自身免疫性疾病(Evans 综合征等)、原发性免疫缺陷病(普通变异性免疫缺陷病)[8]、间质性肺疾病(过敏性肺泡炎、机化性肺炎等)、感染(肺结核)、支气管扩张、哮喘和COPD 等。原发性滤泡性细支气管炎无相关的基础疾病。首都医科大学附属北京儿童医院呼吸二科收治的 FB 病例均有基础疾病如类风湿关节炎、普通变异性免疫缺陷病、自身免疫性淋巴增殖综合征以及 COPA 综合征等,无原发性病例。另外,FB可以是自身炎症性疾病中 COPA 综合征的主要表现,而 COPA 患儿可出现类似关节炎以及类风湿因子等自身抗体阳性,故我们认为既往诊断的类风湿关节炎合并 FB 的病例因为当时未做基因,可能为COPA 综合征。

## 四、临床表现

咳嗽和呼吸困难是滤泡性细支气管炎常见表现,可有发热。另外还存在原有基础疾病有关的症状,如类风湿关节炎的关节痛,免疫功能缺陷症的反复呼吸道感染等。

## 五、肺部影像学

胸部 X 线片为双肺网状或结节阴影,最常见的 CT 表现为双肺弥漫分布小叶中心性/支气管周围分布的结节[2,7-9](图 12-2),通常直径 1~3mm,范围1~12mm,常伴有树芽征和双肺斑片状磨玻璃影,具有空气潴留征(马赛克征象)的细支气管阻塞性表现也是本病的特征,可出现轻度小叶间隔增厚。儿童病例报告也可见支气管扩张、淋巴结肿大、局限性实变以及树芽征[10],此外,可出现薄壁囊肿,主要沿支气管血管束分布[2],囊腔形成的主要机制为细支气管相关淋巴组织的外源性压迫,形成单向阀现象,也可能与血管阻塞导致细支气管局部缺血有关。支气管周围炎症和支气管周围淋巴滤泡在 HRCT 表现呈独特的毛茸茸的树芽征。当淋巴滤泡堵塞细支气管,并密集地集中在细支气管附近的间质内,而在离气道远的间质内逐渐消失,国外学者将这一现象称为"棉化芽"征[2],可将滤泡性细支气管炎与其他类型的感染性或炎性细支气管炎鉴别开。

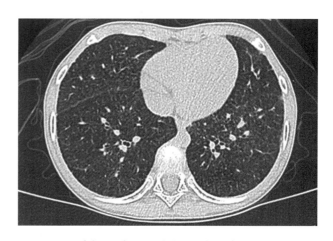

图 12-2 胸部 CT 提示双肺弥漫分布小叶中心性小结节

## 六、肺功能检查

肺功能通常表现为限制性通气功能障碍并弥散功能降低。

## 七、诊断及鉴别诊断

根据原发疾病史、临床和典型影像学表现可以考虑本病,确诊需要病理。诊断本病的病理表现需要以下两方面:细支气管壁中存在形态良好的淋巴滤泡,其次细支气管管腔变窄或完全闭塞。与 LIP 最主要的鉴别点是细支气管壁周围淋巴滤泡浸润,而未延伸到肺泡间隔,LIP 病变更弥漫,目前认为这两种疾病是一种表现的连续过程。本病需要与外源性过敏性肺泡炎鉴别,病理上过敏性肺炎生发中心少见,临床上有暴露于特异性抗原的病史。

## 八、治疗

滤泡性细支气管炎的主要治疗是针对基础疾病治疗,如普通变异性免疫缺陷病定期丙种球蛋白治疗,COPA 综合征和结缔组织疾病应用糖皮质激素治疗。因本病存在淋巴细胞过度增殖,作者使用西罗莫司治疗有一定疗效。

(赵顺英 周春菊)

## 参考文献

[1] EPLER GR. Bronchiolitis and bronchitis in connective tissue disease. A possible relationship to the use of penicillamine. Jama,1979,242(6):528-532.

[2] BASHEER T. Follicular Bronchiolitis:A Literature Review. J Clin Diagn Res,2015,9:01-05.

[3] CADRANEL,JACQUES,WISLEZ,et al. Lymphoproliferative Disorders of the Lung. Respiration,2017,94(2):157-175.

[4] TSCHERNIG T,PABST R. Bronchus-Associated Lymphoid Tissue(BALT)is not present in the normal adult lung but in different diseases. Pathobiology,2000,68(1):1-8.

[5] TSCHERNIG T,KLEEMANN WJ,PABST R. Bronchus-associated lymphoid tissue(BALT)in the lungs of children who had died from sudden infant death syndrome and other causes. Thorax,1995,50(6):658-660.

[6] CARRILLO J,RESTREPO CS,CHRISTENSON MRD, et al. Lymphoproliferative Lung Disorders:A Radiologic-Pathologic Overview. Part Ⅰ:Reactive disorders. Semin Ultrasound CT MR,2013,34(6):525-534.

[7] SIRAJUDDIN A,RAPARIA K,LEWIS VA,et al. Primary Pulmonary Lymphoid Lesions:Radiologic and Pathologic Findings. Radiographics,2016,36(1):53-70.

[8] ESCRIG CA,HUMARAN AB,SAPIA S,et al. Follicular Bronchiolitis Associated With Common Variable Immunodeficiency. Arch Bronconeumol,2013,49(4):166-168.

[9] HARE SS,SOUZA CA,BAIN G,et al. The radiological spectrum of pulmonary lymphoproliferative disease. Br J Radiol,2012,85(1015):848-864.

[10] WEINMAN JP,MANNING DA,LIPTZIN DR,et al. HRCT findings of childhood follicular bronchiolitis. Pediatr Radiol,2017,47(13):1759-1765.

# 第三节 淋巴细胞性间质性肺炎

淋巴细胞性间质性肺炎(lymphocytic interstitial pneumonia,LIP)由 Liebow 及 Carrington 在 1966 年首次报道,是一种肺内出现异常增多的淋巴细胞、浆细胞以及大单核细胞浸润的间质性炎症,肺泡和间隔均受累,可形成结节性淋巴细胞集聚及反应性生发中心[1]。

## 一、发病机制

发生机制同滤泡性细支气管炎,为 BALT 对炎症的肺部反应引起肺间质内反应性 T、B 淋巴细胞,浆细胞以及组织细胞的增殖和浸润。目前认为 LIP 和滤泡性细支气管炎这两种疾病是一种连续的表现过程[2]。

## 二、病理表现

病理上,弥漫性淋巴细胞浸润主要位于肺间质,较少在细支气管壁周围,有生发中心的形成,淋巴细胞、浆细胞以及组织细胞浸润引起明显的肺泡间隔及肺泡腔扩张,肺泡间隔弥漫性浸润是鉴别 LIP 的重要的特征[2](图 12-3)(彩图见文末彩插)。淋巴细胞通常为非典型性小淋巴细胞并混合数量不等的浆细胞[3]。用免疫组织化学的方法证明小淋巴细胞是 B 淋巴细胞,多克隆性增殖,同时伴 T 细胞浸润,特别是 CD4+T 淋巴细胞。B 淋巴细胞常定位在结节性淋巴滤泡,位于生发中心,T 细胞则定位在间质和肺泡内,免疫球蛋白重链基因或 T 细胞受体基因重排显示多克隆类型。可有蛋白样物质和Ⅱ型肺泡细胞增生。在某些病例有生发中心和非坏死性巨细胞肉芽肿形成[4],后者通常不显著。随着病情的进展,可逐步演化为间质性纤维化和蜂窝肺[5]。LIP 也可发生恶性转变,发展为恶性淋巴瘤。

## 三、病因

目前认为 LIP 是一组异质性疾病状态。病因可以为特发性,也可继发于一些疾病[2],如可继发于干燥综合征和系统性红斑狼疮等结缔组织疾病、HIV 和 EB 病毒感染、骨髓移植后、原发性胆汁性肝硬化或合并存在。自身免疫性溶血性贫血、麦麸蛋白过敏、慢性活动性肝炎、其他感染(如结核、肺孢子菌肺炎等)、药物损害、外源性过敏性肺炎等可伴有 LIP。特发性 LIP 少见。淋巴细胞性间质性肺炎可发生恶性转变，发展为恶性淋巴瘤。首都医科大学附属北京儿童医院呼吸二科收治的 LIP 患者均为免疫缺陷病患儿，尤其是抗体缺陷者。即使发生与结缔组织疾病伴发，其共同的基础疾病仍为免疫缺陷病。

## 四、临床表现

LIP 主要表现为呼吸困难、咳嗽、乏力和胸痛，部分患者有发热[6]，查体可有肺部啰音、发绀和杵状指。

## 五、肺部影像学

LIP 表现弥漫性浸润病变，最常见 X 线表现为两下肺结节状或网结节状阴影，严重的病例，扩张的肺泡隔压迫肺泡，出现空气支气管征或多发性边界不清的结节状实变。通常无肺门、纵隔淋巴结肿大和胸腔积液。高分辨率 CT 能更清楚地显示磨玻璃影、边界模糊的细小结节状或网结节状阴影(直径 2~4mm)以及多发薄壁囊性病变[6-8](图 12-4)。囊性病变形成机制可能为由于淋巴组织增生导致阻塞，导致肺泡膨胀或者细支气管受压导致缺血，通过单向阀机制形成薄壁囊肿，形状不一，呈弥漫性分布，好发于下叶，沿支气管血管束分布，支气管血管束增厚。不常见的表现为小叶间隔增厚、网状阴影、胸膜下结节导致的胸膜增厚、纵隔和肺门淋巴结肿大、肺气肿、支气管扩张。肺动脉高压也在晚期出现，可形成蜂窝肺。存在胸腔积液、大结节和纵隔淋巴结肿大常提示淋巴瘤。

## 六、肺功能检查

肺功能通常表现为限制性通气功能障碍并弥散功能降低。

## 七、诊断和鉴别诊断

诊断依赖于原发疾病、临床和影像学表现以及病理表现。近年来，首都医科大学附属北京儿童医院呼吸二科应用支气管镜肺活检确诊几例 LIP。LIP 与肺恶性淋巴瘤之间的鉴别诊断有时困难，LIP 影像学表现为 HRCT 有薄壁囊性病变，磨玻璃样阴影，一般无肺门、纵隔淋巴结肿大和胸腔积液；肺恶性淋巴瘤，结节状阴影直径较大，肺实变阴影较 LIP 多见，部分患者有肺门、纵隔淋巴结肿大和胸腔积液，淋巴瘤出现囊性病变很少见，但主要鉴别诊断要依靠组织病理学。

## 八、治疗

泼尼松可使部分病例临床症状好转，病灶吸收，有的病例用药后肺部浸润病变一度好转，但不久恶化。用糖皮质激素疗效不佳的病例，可选用环磷酰胺、长春新碱等抗肿瘤药物治疗，但效果不确切。也可以应用免疫抑制剂。

LIP 可以缓解，也可进展为纤维化，出现肺心病和呼吸衰竭或感染或发展为淋巴瘤死亡。

(赵顺英　周春菊)

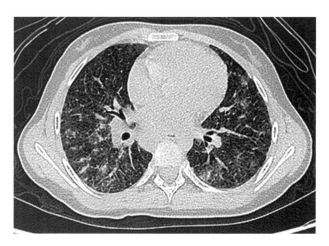

图 12-4　胸部 CT 提示双肺弥漫分布中心性小结节、磨玻璃影和斑片影，偶见薄壁囊腔

## 参考文献

[1] BORIE R, WISLEZ M, ANTOINE M, et al. Lymphoproliferative Disorders of the Lung. Respiration, 2017, 94(2): 157-175.

[2] PANCHABHAI TS, FARVER C, HIGHLAND KB. Lymphocytic Interstitial Pneumonia. Clin Chest Med, 2016, 37(3): 463-474.

[3] KOSS MN, HOCHHOLZER L, LANGLOSS JM, et al. Lymphoid interstitial pneumonia: clinicopathological and immunopathological findings in 18 cases. Pathology, 1987, 19(2): 178-185.

[4] SIRAJUDDIN A, RAPARIA K, LEWIS A, et al. Primary pulmonary lymphoid lesions: Radiologic and pathology findings. RadioGraphics, 2016, 36(1): 53-70.

[5] TRAVIS WD,COSTABEL U,HANSELL DM,et al. An official American Thoracic Society/European Respiratory Society statement：update of the international multi-disciplinary classification of the idiopathic interstitial pneumonias. Am J Respir Crit Care Med,2013,188(6)：733-748.

[6] PRENZEL F,HARFST J,SCHWERK N,et al. Lymphocytic interstitial pneumonia and follicular bronchiolitis in children；A registry-based case series. Pediatr Pulmonol,2020,55(4)：909-917.

[7] HARE SS,SOUZA CA,BAIN G,et al. The radiological spectrum of pulmonary lymphoproliferative disease. Br J Radiol,2012,85(1015)：848-864.

[8] LOUZA GF, NOBRE LF, MANÇANO AD,et al. Lymphocytic interstitial pneumonia；computed tomography findings in 36 patients. Radiol Bras,2020,53(5)：287-292.

# 第四节　结节性淋巴组织增生

Saltzstein 于 1963 年报道了一例肺内淋巴组织反应性增生形成局部肿块的患者,最初称为假性淋巴瘤,但随着起源于黏膜相关淋巴组织结外边缘区 B 细胞淋巴瘤的后续报道,假性淋巴瘤的名称受到质疑,后来应用免疫组化和分子遗传学分析,再次证实了结节性淋巴组织增殖确实存在,Kradin 和 Mark 于 1983 年提出结节性淋巴组织增生这一名称沿用至今[1,2]。

## 一、发病机制

尚不明确。多认为本病是由于对局部炎症产生的继发性反应[3],导致良性、多克隆、反应性的局部淋巴组织增生,通常形成一个或多个肺结节,可以作为一种独立的病变,发生于免疫缺陷病人群或者无自身免疫性疾病人群,成人有特发性结节样淋巴组织增殖的报道。已报道的病例常发生于普通变异性免疫缺陷或者干燥综合征等患者。普通变异性免疫缺陷合并本病,称为肉芽肿性淋巴细胞间质性肺疾病,常伴有肺外表现(详见原发性免疫缺陷病肺部表现章)。首都医科大学附属北京儿童医院呼吸二科诊断的病例均为免疫缺陷病患儿,主要为普通变异性免疫缺陷病患者。

## 二、病理表现

分化成熟、多克隆的淋巴细胞和浆细胞密集增生,形成致密的结节状,其间可见淋巴滤泡,具有多个反应性生发中心,与周围肺实质分界清晰[4],可有不同程度的纤维化,周围肺组织见机化性肺炎表现,可能存在轻度的淋巴细胞在局部淋巴管内扩散,渗透到血管周围间质。免疫组化分析(CD3、CD20 等表达)与反应性增生的表达一致,没有异常淋巴细胞表型。本病与 IgG4 相关疾病可能并存。

## 三、临床表现

症状主要为咳嗽,一般不重,病变较大可出现呼吸困难,可伴有发热。

## 四、肺部影像学

胸部 CT 最常见的表现为直径 2~4cm(范围 0.6~6cm)的结节,可单发或者多发(图 12-5),多伴有肺门或纵隔淋巴结肿大[4,5],病变可以自行消失或持续多年[6],有时一处病灶消失,但另一处出现新病灶。本病通常在 PET 扫描上不显示,发生空腔病变时,FDG 摄取量可能会轻微增加[7]。

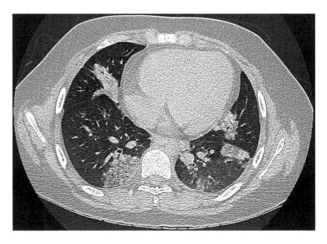

图 12-5　胸部 CT 提示双肺多发结节实变,边界清楚,实变内有支气管充气征,结节曾有游走

## 五、诊断及鉴别诊断

通过组织病理学诊断。需要排除黏膜相关性淋巴瘤等,两者在影像学和病理学上可能难以鉴别,但一些特征有助于两者的鉴别诊断。结节性淋巴组织增生多为双侧多发病变,无淋巴上皮病变、无淀粉样蛋白沉积和 B 细胞克隆(性重排),无轻链限制或 t(11;14)易位,一般不出现阳性的 EB 病毒 RNA(EBER)染色,而黏膜相关性淋巴瘤可有胸腔侵犯和明显的淋巴管受累。

## 六、治疗

唯一报道的治疗方法是手术切除,预后良好,无复发。因有转化为淋巴瘤的风险,所以需要长期随访。首都医科大学附属北京儿童医院呼吸二科的病例除针对免疫缺陷病治疗外,还应用激素或西罗莫司治疗,可使病变消失或者明显好转,但减量或者停药后复发,目前仍在长期治疗中。

(赵顺英 周春菊)

## 参考文献

［1］ KRADIN RL,MARK EJ. Benign lymphoid disorders of the lung,with a theory regarding their development. Hum Pathol,1983,14(10):857-867.

［2］ BRAGG DG,CHOR PJ,MURRAY KA,et al. Lymphoproliferative disorders of the lung:histopathology,clinical manifestations,and imaging features. AJR Am J Roentgenol,1994,163(2):273-281.

［3］ ABBONDANZO SL,RUSH W,BIJWAARD KE,et al. Nodular Lymphoid Hyperplasia of the Lung. Am J Surg Pathol,2000,24(4):587-597.

［4］ SIRAJUDDIN A,RAPARIA K,VANESSA A,et al. Primary pulmonary lymphoid lesions:Radiologic and pathology findings. RadioGraphics,2016,36(1):53-70.

［5］ HARE SS,SOUZA CA,BAIN G,et al. The radiological spectrum of pulmonary lymphoproliferative disease. Br J Radiol,2012,85(1015):848.

［6］ KAJIWARA S,SAKAI S,SOEDA H,et al. Multifocal nodular lymphoid hyperplasia of the lung. J Thorac Imaging,2005,20(3):239-241.

［7］ NAKAMURA H,MIWA K,HARUKI T,et al. Multifocal nodular lymphoid hyperplasia of the lung differently identified by 18F-fluorodeoxyglucose positron emission tomography (FDG-PET). Thorac Cardiovasc Surg,2009,57(07):439-440.

## 第五节 肺部淋巴瘤

淋巴瘤是一组淋巴组织的恶性增殖疾病,主要原发于淋巴结及脾脏。根据侵犯形式分类可分为原发性肺淋巴瘤(primary pulmonary lymphomas,PPL)和继发性肺淋巴瘤(secondary pulmonary lymphomas,SPL)。PPL是指病变起源于支气管相关淋巴结和/或肺实质内淋巴组织,在诊断时或在随后的3个月内没有发现肺外浸润,无纵隔、肺门及其他部位的淋巴瘤,约占全部淋巴瘤病例的0.5%。原发性肺淋巴瘤诊断标准:①肺或支气管或两者受累,单侧或双侧,有或无肺门和/或纵隔淋巴结肿大;②无胸外受侵;③随诊3个月无胸外及骨髓受累的证据。但由于原发于肺部的淋巴瘤可以迅速地转移至纵隔乃至全身各部位,临床上,以肺部病变为主,存在远隔卫星灶也可以诊断为PPL[1,2]。结内恶性淋巴瘤直接侵犯或经淋巴管/血行转移至肺部即为继发性肺淋巴瘤。SPL在临床中并不少见,尤其是中、高度恶性NHL,约20%~50%恶性淋巴瘤在病程中侵犯肺部,成熟B细胞肿瘤是最常见的[3]。

霍奇金淋巴瘤(Hodgkin's lymphoma,HL)及非霍奇金淋巴瘤(non-Hodgkin's lymphoma,NHL)均可发生肺部浸润,但多项肺淋巴瘤研究中,非霍奇金淋巴瘤占绝对优势。非霍奇金B细胞淋巴瘤是肺原发性淋巴瘤最常见的类型,约占全部PPL的80%,其中大多数是黏膜相关淋巴组织(mucosa-associated lymphoid tissue,MALT)淋巴瘤,常与自身免疫性疾病有关,其次为弥漫性大B细胞淋巴瘤(diffuse large B-cell lymphoma,DLBCL)多发生于免疫缺陷患者[4,5]。

### 一、病理表现

黏膜相关淋巴组织淋巴瘤为起源于MALT的结外边缘区B细胞淋巴瘤,其特征是大量的小-中等的淋巴细胞在间质浸润形成肿块样病变,核轻微不规则,染色质中等,核仁不明显,胞质相对丰富淡染,可混杂一定数量的浆细胞和单核样细胞,偶尔也可见小的生发中心,肿瘤细胞浸润延伸到周围的肺泡间隔,也沿着邻近的支气管血管束、小叶间隔和脏层胸膜(淋巴)分布,肿瘤细胞浸润到细支气管或肺泡上皮,从而导致特征性的淋巴上皮病变[6]。

MALT淋巴瘤的诊断依赖于形态学改变、免疫组化表达及基因检测结果。上皮内浸润的淋巴细胞共同表达CD20及CD43,上皮内CD20/CD43阳性淋巴细胞浸润是MALT淋巴瘤的重要指标。另外,病变组织可以检测到免疫球蛋白基因重排,这种重排在MALT淋巴瘤中可见,但不见于良性淋巴细胞增殖中,据此可与反应性淋巴细胞增生病变鉴别[7]。免疫组化显示肿瘤细胞表达B细胞抗原(CD20和CD79a),但不表达CD5、CD10和CD23,可见残余淋巴滤泡(CD21/CD23阳性)和反应性T淋巴细胞(CD3),增殖指数通常较低(Ki-67<10%)。常见的细胞遗传异常是t(11;18)(q21;q21)异位,其他罕见的易位或细胞

遗传学异常包括 t(1;14)(p22;q32)(IGH-BCL10)、t(14;18)(q32;q21)(IGH-MALT1)、t(3;14)(p14.1;q32)(FOXP1-IGH)和 3 号、18 号染色体三体[8,9]。

弥漫性大 B 细胞淋巴瘤表现为弥漫的中-大的不典型淋巴细胞形成一个孤立性实质性病变,可有胸膜及淋巴管反应性病变,坏死是共同特征。坏死部位常见血管浸润,可见远端气道的阻塞性改变。在肿瘤周围可见反应性的淋巴细胞浸润,尤在因血管破坏伴有坏死的部位更明显。肿瘤细胞多为大淋巴细胞,核空泡状,有成簇染色质,含多个核仁或单个中位核仁,核分裂象常见。肿瘤病变通常与正常的邻近肺实质分界清晰,表达全 B 细胞抗原如 CD19、CD20、CD22、CD79a,但也可缺少其中的一项或几项;50%~70% 的病例表达表面或/和胞质免疫球蛋白,IgM>IgG>IgA;胞质型 Ig 常见于有浆样分化的病例[10,11]。

## 二、临床表现

PPL 及 SPL 临床表现均无特异性,可出现全身表现和呼吸道症状,表现为发热、咳嗽、胸痛、乏力、体重减轻等,伴或不伴浅表淋巴结肿大,肝脾大,腹痛、腹水和腹胀,纵隔淋巴结肿大压迫气道或胸腔积液量大者出现呼吸困难,并迅速进展[12]。一些患儿可出现皮疹,个别患者由于肿瘤侵犯淋巴管,导致淋巴回流受阻,可以咳出胶冻样痰液(类似塑型性支气管炎)。间变性大细胞淋巴瘤可发生噬血细胞综合征表现。晚期可发生类似急性呼吸窘迫综合征 ARDS 表现。

## 三、影像学表现

### (一) PPL 的肺部影像学表现

MALT 淋巴瘤肿瘤细胞沿支气管血管束和小叶间隔蔓延,随机浸润肺泡壁,充填肺泡腔——形成实变、结节或肿块,并表现出多发肺叶,多灶并存,无肺叶倾向性,典型表现为直径<5cm 的肺泡局限性实变,双侧和多发更常见,结节呈类圆形或分叶状,边缘欠光滑,呈轻度侵袭性,沿支气管血管束周围分布,密度均匀,几乎所有病变都伴有空气支气管征,不同于其他恶性疾病,本病含气支气管走行自然,无扭曲、僵硬,有完整支气管腔,也不同于一般炎性病变,含气支气管可呈串珠状不均匀扩张,扩张明显处呈空腔样或皂泡样的囊状含气影,空气支气管征是重要的诊断征象。纵隔淋巴结病和胸膜反应不常见。也有报道 MALT 淋巴瘤有"血管征",包括均匀强化的肺血管阴影以及病灶周围晕轮征[5,13],病灶内血管完整,血供丰富,肿瘤生长缓慢,不易出现坏死。病灶边缘的晕征、空气支气管征是特征性的表现。可小结节、磨玻璃影、树芽征、胸腔积液、肺门或纵隔淋巴结的增大。

DLBCL 等其余类型 PPL 最常见的表现也为单发或多发肺结节,常有空气支气管征和晕轮征(图 12-6),可由于继发性坏死形成空洞,如进展迅速,提示合并感染或血管炎存在。关于晕轮征有不同的解释,有学者认为是淋巴瘤细胞入侵血管导致周围组织出血所致,也有学者认为晕轮征是肿瘤组织向周围正常肺组织浸润所致,这一特征性的改变对肺淋巴瘤的诊断有提示作用[14,15]。大间变淋巴瘤容易发生高细胞因子血症,晚期或者严重者可并发呼吸窘迫综合征,影像学类似 ARDS(图 12-7),这两种情况容易误诊。个别表现以支气管内浸润为主,出现支气管阻塞和肺不张以及阻塞性肺炎,参见第二章第五节气道肿瘤。

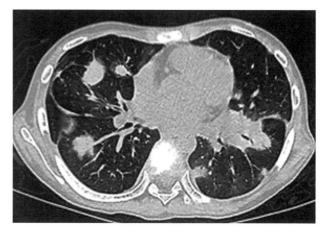

图 12-6　胸部影像学提示双肺多发结节,沿血管分布结节,左肺大结节内可见支气管充气征,右肺结节周围可见晕轮征

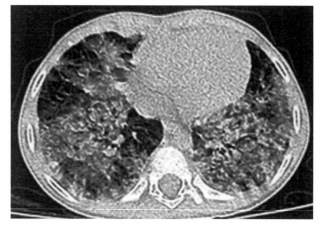

图 12-7　胸部 CT 提示双肺类似 ARDS 病变,为大间变淋巴瘤

### （二）SPL 的肺部影像学表现

由于任何形式的淋巴瘤都可能累及肺部，因此 SPL 影像学特征多种多样，常见的胸内表现是纵隔肿块，压迫气道，导致气道狭窄，可伴有肺实变，也可伴有血性或者乳糜性胸腔积液。在 HL 和 NHL 中肺泡或间质浸润、胸膜肿块和胸腔积液的发生率相等，但在 HL 中，肺实质性受累几乎均伴有纵隔和/或肺门淋巴结病变，而 NHL 的表现更为多变，可仅发生孤立性肺实变而无纵隔受累。可并存肺外表现，如腹腔淋巴结肿大或肠道、脾脏及肾脏受累[16]。我们在临床中发现，少数 SPL 发生肺内淋巴瘀滞，表现为弥漫性支气管血管束周围间质增厚和小叶间隔增厚，类似淋巴管异常疾病，容易误诊。

### 四、支气管镜检查

有些以支气管内浸润为首发或者突出表现者，可以看到黏膜息肉或结节样病变以及支气管狭窄，黏膜息肉常见于 NHL，可以通过支气管镜检查并取活检确诊，个别患儿支气管镜下发现胶冻样乳糜物或者泡沫样物渗出，提示淋巴液回流障碍，对本病有一定提示性。支气管-肺泡灌洗液（bronchoalveolar lavage fluid，BALF）显示 B 淋巴细胞占比 >10% 和淋巴细胞单克隆性或 BALF 中 t（11;18）（q21;q21）易位可能为强有力的诊断依据，但在高达 29% 的病例中，BALF 中可能缺乏 B 细胞克隆型重排证据。

### 五、实验室检查

外周血白细胞计数可正常、升高或减少，C 反应蛋白可以升高[17]。个别患儿嗜酸性粒细胞明显升高。

### 六、诊断及鉴别诊断

PPL 及 SPL 的诊断均依靠组织病理诊断，活检标本包括皮疹、包埋的胸腔积液沉渣、支气管内病变以及肺组织，我们收治的患者采取上述标本均获得诊断。肺部表现需与肺部真菌、结核病等感染性疾病相鉴别，对于发热、肺部实变/结节病变患儿，在抗感染治疗反应不佳时，要考虑到本病。

### 七、治疗

病例确诊后，按病理分型选择相应的化疗方案。对于 DLBCL 患者，推荐的治疗方法是全身化疗（R-CHOP 方案）± 放疗。MALT 淋巴瘤推荐免疫化疗 ± 放疗、利妥昔单抗 ± 化疗（详见国家卫生健康委员会官网公布的"2018 版淋巴瘤诊疗规范"）。

首都医科大学附属北京儿童医院呼吸二科迄今诊断 PPL 共 6 例，均为 NHL。患者都有发热，轻微咳嗽，所有患者血 CRP 均升高。5 例患者肺部影像学均为结节型，为单发结节和多发结节，有支气管充气征和晕轮征。病理类型：4 例 DLBCL，1 例 NK/T 细胞淋巴瘤，1 例为间变（性）大细胞型淋巴瘤。5 例患者中 3 例既往有反复呼吸道感染病史，经基因检测确诊均有免疫缺陷病，另 2 例未查基因。除 1 例第 1 次化疗后病情好转，肺部结节明显缩小外，其余或因化疗后感染或家长放弃治疗最终死亡。

（赵顺英　周春菊）

## 参考文献

［1］WILLIAM J, VARIAKOJIS D, YELDANDI A, et al. Lymphoproliferative neoplasms of the lung: a review. Arch Pathol Lab Med, 2013, 137(3): 382-391.

［2］PINA-OVIEDO S, WEISSFERDT A, KALHOR N, et al. Primary pulmonary lymphomas. Adv Anat Pathol. 2015, 22(6): 355-375.

［3］CARDENAS-GARCIA J, TALWAR A, SHAH R, et al. Update in primary pulmonary lymphomas. Curr Opin Pulm Med, 2015, 21(4): 333-337.

［4］LEE KS, KIM Y, PRIMACK SL. Imaging of pulmonary lymphomas. AJR Am J Roentgenol, 1997, 168(2): 339-345.

［5］NERI N, NAMBO MJ, AVILÉS A. Diffuse large B-cell lymphoma primary of lung. Hematology, 2011, 16(2): 110-112.

［6］HARE SS, SOUZA CA, BAIN G, et al. The radiological spectrum of pulmonary lymphoproliferative disease. Br J Radiol, 2012, 85(1015): 848.

［7］BACON CM, DU MQ, DOGAN A. Mucosa-associated lymphoid tissue (MALT) lymphoma: a practical guide for pathologists. J Clin Pathol, 2007, 60(4): 361-372.

［8］THOME M. CARMA1, BCL-10 and MALT1 in lymphocyte development and activation. Nat Rev Immunol, 2004, 4(5): 348-359.

［9］DIERLAMM J, BAENS M, WLODARSKA I, et al. The apoptosis inhibitor gene API2 and a novel 18q gene, MLT, are recurrently rearranged in the t(11;18)(q21; q21)p6 ssociated with mucosa-associated lymphoid tissue lymphomas. Blood, 1999, 93(11): 3601-3609.

［10］KORKOLOPOULOU P, VASSILAKOPOULOS T, MILIONIS V, et al. Recent Advances in Aggressive Large B-cell Lymphomas. Adv Anat Pathol, 2016, 23(4): 202-243.

［11］HORN H, STAIGER AM, VÖHRINGER M, et al. Diffuse large B-cell lymphomas of immunoblastic type are a major reservoir for MYC-IGH translocations. Am J Surg

Pathol,2015,39(1):61-66.

[12] BASHOURA L, EAPEN GA, FAIZ SA. Pulmonary Manifestations of Lymphoma and Leukemia. Clin Chest Med,2017,38(2):187-200.

[13] KOSS MN. Malignant and benign lymphoid lesions of the lung. Ann Diagn Pathol,2004,8(3):167-187.

[14] SIRAJUDDIN A, RAPARIA K, LEWIS VA, et al. Primary pulmonary lymphoid lesions:radiologic and pathologic findings. Radiographics,2016,36(1):53-70.

[15] COZZI D, DINI C, MUNGAI F, et al. Primary pulmonary lymphoma:imaging findings in 30 cases. Radiol Med, 2019,124(3):1262-1269.

[16] KIDO T, YATERA K, NOGUCHI S, et al. Detection of MALT1 Gene Rearrangements in BAL Fluid Cells for the Diagnosis of Pulmonary Mucosa-Associated Lymphoid Tissue Lymphoma. Chest,2012,141(1):176-182.

[17] WU XH, ZHOU CJ, JIN L, et al. Primary pulmonary lymphoma in children. Orphanet J Rare Dis,2019,14(1):35.

# 第六节　淋巴瘤样肉芽肿

淋巴瘤样肉芽肿(lymphomatoid granulomatosis, LYG)是一种罕见的EB病毒相关的淋巴增生性疾病,有破坏血管的倾向。LYG由EBV阳性B细胞和反应性T细胞组成,是EBV驱动的富于T细胞的B细胞淋巴瘤[1]。常见于免疫功能抑制、自身免疫性疾病患者。首都医科大学附属北京儿童医院呼吸二科临床诊断2例LYG,均为免疫缺陷病。

## 一、病理表现

LYG是一种以血管中心性和破坏血管性的多形性淋巴组织浸润为特征,混杂有小淋巴细胞、浆细胞、免疫母细胞、组织细胞和大的非典型EBV阳性B细胞组成。小淋巴细胞主要是T细胞,可表现出不典型性,但不显示明显的肿瘤性,EBV(EBER原位杂交染色)呈阴性;淋巴细胞往往聚集在血管周围和血管内,常阻塞管腔,伴有不同程度的梗死样坏死。血管壁也可能发生纤维蛋白样坏死。EBER原位杂交染色少数B细胞阳性,它们可以像免疫母细胞,甚至可以像多形的霍奇金样细胞,但不见典型的R-S细胞。B细胞是单克隆性的[2,3]。

病灶呈斑片状分布,周围肺几乎正常,但周围可见成纤维细胞灶,并有机化性肺炎或水肿。在目前的WHO分类中,根据大的非典型EBV阳性B细胞的比例,LYG分为Ⅲ级:Ⅰ级病变为多形性淋巴样细胞浸润,不伴有细胞的异型性,坏死不明显;EBER染色阳性细胞<5个/HPF,甚至可以没有EBER阳性细胞。Ⅱ级病变为在多形性淋巴细胞背景中散在大淋巴细胞或免疫母细胞,坏死多见;EBER阳性细胞容易辨认,常为5~20个/HPF。Ⅲ级病变尽管炎性背景仍存在,大细胞很多,显著惰性的细胞和霍奇金样细胞常见,坏死广泛;EBER阳性细胞极多,局部可成片状;Ⅲ级被视为弥漫大B细胞淋巴瘤的一个亚型,临床上应当做NHL对待[4]。

## 二、临床表现

包括全身和呼吸道症状,多数患者在累及肺部时,也伴有肺外器官的受累,常见神经系统和皮肤。中枢或外周神经系统(神志不清、截瘫、偏瘫、共济失调)、脑神经(听力丧失、复视和构音障碍)或神经营养系统(弛缓性膀胱)。也有耳、鼻和喉的表现,与肉芽肿伴多发性脉管炎相似。皮肤表现为红斑斑块及以躯干和四肢为主的结节。

## 三、影像学表现

最常见的影像学特征是多发性肺结节,约占所有病例的80%,主要累及肺底。病变进展迅速,可融合,常有空洞,与肉芽肿性多血管炎或肿瘤转移类似。也可表现为边界不清的肿块。

文献报道两种不同的影像学表现。弥漫性网状结节性阴影,在显微镜下与无肺梗死的血管中心肉芽肿浸润相关,团块样阴影与肺梗死对应。结节数目(5~60个)和直径(最大可达6.5cm)不等,但常为1cm左右的结节,并倾向于沿支气管血管束和小叶间隔分布。较不常见的影像学表现包括沿支气管血管束的粗大线条和薄壁囊肿。结节可自行消失或游走,并可能显示"反转晕征"[2,5]。

另外,MRI在FLAIR和$T_2$加权成像上发现多发灶性脑实质内病变,信号增强,需与结节病、淋巴瘤或血管炎鉴别[6]。

## 四、实验室检查

全血细胞计数正常或升高,但淋巴细胞减少。脑脊液分析可能显示淋巴细胞数量增加或蛋白质水平升高。半数病例为多克隆高丙种球蛋白血症。EBV血清学呈阳性,EBV病毒载量增加。

## 五、诊断

依靠病理学证据诊断。

## 六、治疗

对于 LYG 目前尚无有效的治疗方法。虽然有报道个别轻症的病例不经治疗能够长期生存并自行缓解，但多数情况下，仍建议进行治疗。依据病理上不同等级，选择不同的治疗方案。已经证实大多数低级别（Ⅰ/Ⅱ级）LYG 患者应用干扰素 α-2b 治疗有效，一部分患者能够长期缓解。干扰素 α-2b 对于 Ⅲ级 LYG 患者无效，应选用利妥昔单抗联合化疗治疗。但Ⅲ级 LYG 经化疗 + 利妥昔单抗治疗后经常有低级别复发情况，这种复发时对干扰素 α-2b 治疗有反应[7]。

单独使用糖皮质激素只能作为一种暂时措施，不应用于长期控制淋巴瘤样肉芽肿。同样，单独使用利妥昔单抗对长期疾病控制也很少有效。这两种药物都不能有效根除 EBV 异常克隆，而皮质类固醇可进一步增强免疫抑制，最终加速疾病进展[8]。

如果患者因使用免疫抑制剂而发生淋巴瘤样肉芽肿病，应尽可能停用这些药物。停药后有可能自行缓解，如果病情进展，则应进行上述治疗。

（赵顺英）

## 参考文献

[1] LIEBOW AA, CARRINGTON CRB, FRIEDMAN PJ. Lymphomatoid granulomatosis. Hum Pathol, 1972, 3(4): 457-558.

[2] MELANI C, JAFFE ES, WILSON WH. Pathobiology and Treatment of Lymphomatoid Granulomatosis: A Rare EBV-Driven Disorder. Blood, 2020, 135(16): 1344-1352.

[3] BALDI A, GROEGER AM, ESPOSITO V, et al. Lymphomatoid granulomatosis of the lung: A clinico-pathological study. Anticancer Res, 1998, 18(6B): 4621-4624.

[4] TENG XD. [World Health Organization classification of tumours, pathology and genetics of tumours of the lung]. Zhonghua Bing Li Xue Za Zhi, 2005, 34(8): 544-546.

[5] DEE PM, ARORA NS, INNES DJ. The pulmonary manifestations of lymphomatoid granulomatosis. Radiology, 1982, 143(3): 613-618.

[6] TATEISHI U, TERAE S, OGATA A, et al. MR imaging of the brain in Lymphomatoid granulomatosis. AJNR Am J Neuroradiol, 2001, 22(7): 1283-1290.

[7] SIGAMANI E, CHANDRAMOHAN J, NAIR S, et al. Lymphomatoid granulomatosis: A case series from South India. Indian J Pathol Microbiol, 2018, 61(2): 228-232.

[8] MARTIN LK, PORCU P, BAIOCCHI RA, et al. Primary central nervous system lymphomatoid granulomatosis in a patient receiving azathioprine therapy. Clin Adv Hematol Oncol, 2009, 7(1): 65-68.

# 第七节　巨大淋巴结增生症

巨大淋巴结增生症，又称卡斯尔曼病（Castleman's disease，CD）为一种形态上独特、慢性多克隆性淋巴组织增生性疾病。1954 年由 Castleman 首次报道并命名。2018 年 CD 被纳入中华人民共和国国家卫生健康委员会公布的《第一批罕见病目录》。临床根据淋巴结分布和受累器官的不同，分为单中心型卡斯尔曼病（unicentric Castleman's disease，UCD）和多中心型卡斯尔曼病（multicentric Castleman's disease，MCD），前者仅累及单个淋巴结区域，全身症状反应轻。MCD 累及多个淋巴结区域，多有全身症状。组织学上根据淋巴结组织的病理学表现不同，可分为透明血管型（hyaline vascular Varian，HVV-CD）和浆细胞型（plasma cell Varian，PCV-CD）。单中心型多为透明血管型，而 MCD 多为浆细胞型[1]。

## 一、发病机制

目前病因不清，多认为是病毒感染、免疫功能紊乱（自身免疫疾病或者免疫缺陷病）、副肿瘤综合征等引起的细胞因子风暴导致的系统性炎症反应。MCD 几乎均属于浆细胞型，认为与异常免疫反应和病毒感染有关。1995 年，人类疱疹病毒 8 型（human herpes virus-8，HHV-8）被发现是 MCD 浆细胞变异型的致病因子，最常见于 HIV 感染者或免疫功能低下的个体。由于本病与人类疱疹病毒 8 型密切相关，2017 年国际上首次根据是否感染 HHV-8 将 MCD 进一步分为 HHV-8 阳性和 MCD HHV-8 阴性的 MCD，后者也称为特发性多中心型卡斯尔曼病（idiopathic multicentric Castleman's disease，iMCD）。

与 HHV8 感染相关的 MCD 在临床和组织学上与经典的透明血管或浆细胞型 MCD 略有不同，其病理特征表现为淋巴滤泡溶解伴周围浆细胞增生。目前已知 IL-6 在 MCD 发病起重要作用，它是一种调节 B 淋巴细胞向浆细胞分化的 B 细胞生长因子，可引起过度炎症反应，导致临床症状和实验室异常，如贫血、低

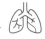

蛋白血症和 C 反应蛋白（CRP）升高。HHV8 编码的病毒性 IL-6 与人类同源，但非 HHV8 感染者 IL-6 也同样升高，原因不明，目前 MCD 的主要治疗是应用抗 IL-6 的靶向治疗[2-4]。

IL-6 在自身免疫性疾病如类风湿关节炎和克罗恩病过度表达，引起类似 MCD 表现，其他自身免疫性疾病和免疫失调性疾病以及肿瘤也与 CD 相关，包括 PNT（副肿瘤性天疱疮）、重症肌无力、Wiskott-Aldrich 综合征和 POEMS 综合征（周围神经病变、器官肿大、内分泌病、单克隆 M 蛋白、皮肤病变）。

卡斯尔曼病可引起闭塞性细支气管炎，其主要发病机制是由于特异性 B 细胞克隆能够产生特异性抗体，可以识别人表皮和细支气管上皮组织中的抗原，导致副肿瘤性天疱疮，细支气管黏膜及其周围的慢性炎症，并形成纤维化导致细支气管腔狭窄。

2017 年卡斯尔曼病协作网络提出了统一的 iMCD 分类系统：从淋巴结病理角度出发，根据临床表现将 CD 患者分为 UCD 或 MCD；根据病因，将 MCD 分为 4 类：HHV-8 相关的 MCD、POEMS 综合征相关的 MCD、iMCD（病因未明）、其他具有类似 CD 淋巴结病理表现的疾病[5]。

## 二、病理表现

透明血管型既往也称血管滤泡型，表现为团块增生的淋巴组织中散在分布大淋巴滤泡。这些滤泡中心有显著的血管增生和异常的生发中心透明样变性，并见较多大的、泡状核的滤泡树突细胞。滤泡周围可见密集同心圆排列的小淋巴细胞，形成洋葱皮样外观。滤泡间质毛细血管后静脉增生，伴浆细胞、嗜酸细胞、免疫母细胞浸润及明显浆样树突细胞增生。浆细胞变异型特征为滤泡间弥漫性浆细胞增生，生发中心明显（图 12-8）（彩图见文末彩插），有时伴有众多 Russell 小体，滤泡中的透明血管改变不明显或没有，代之以滤泡中心无定型的嗜酸性物质沉积，其中可能含有纤维素和免疫复合物。混合型为两种组织形态均可见[6-8]。

## 三、临床表现

临床表现与类型以及有无感染和并存疾病有关。UCD 临床表现为局限性单个淋巴结区淋巴结肿大，肿大淋巴结可发生于任何部位，最常累及纵隔淋巴结（60%~75%），也可发生于腹部淋巴结和胸部其他部位如肺门、腋窝、胸腔、胸壁和胸腔外软组织。

儿童常以纵隔或者以腹部肿块就诊，起病隐匿，大多数胸部 UCD 患者，尤其是 HVV 患者，无症状，通常因影像学上偶然发现就诊。症状通常与邻近结构的直接压迫有关。发生于纵隔的 UCD，可导致咳嗽、呼吸困难、咯血、反复肺炎或吞咽困难[8]。发生于胸壁时，可出现胸壁的疼痛和胸部肿块。如果病变位于腋窝或锁骨上区或位于胸廓入口上方的纵隔，则可触及 UCD。不到 10% 的 UCD-HVV 患者有全身症状，但大多数 UCD-PCV 患者出现全身症状，包括疲劳、盗汗和发热，并且大多数 UCD-PCV 患者至少出现一项实验室异常，包括贫血和血沉升高。

几乎所有的 MCD 患者，其中绝大多数是 PCV，都有全身症状，包括如发热、乏力、消瘦和盗汗。其他常见的发现包括外周和中心淋巴结肿大、肝脾大、肾功能不全、浆膜腔积液、肺水肿、皮疹和内分泌功能失调以及免疫性血细胞减少等，病程常呈反复进行性发展[9,10]。合并感染（如 HIV 和/或 HHV8）和全身性疾病（如 POEMS 综合征）的患者常病情更严重[11]。大多数并存自身免疫性疾病的患者会发生 MCD，尤其副肿瘤性天疱疮和重症肌无力患者。如果 CD 在自身免疫性疾病之前或同时发生，CD 的治疗通常可以改善或抑制相关的自身免疫性疾病。如果 CD 发生在自身免疫性疾病发展之后，即使治疗 CD 后，自身免疫性疾病也会持续存在。MCD 患者容易发生肿瘤，可在诊断 MCD 之前、同时或之后发生，与 HHV8 和 EB 病毒有关的肿瘤、非霍奇金淋巴瘤、经典霍奇金淋巴瘤等均可发生[12]。

除纵隔肿块外，本病可累及肺实质、间质以及气道，表现为淋巴细胞性间质性肺炎和闭塞性细支气管炎等。也可引起鼻咽、舌根、腺样体等部位淋巴组织增殖，导致气道阻塞，睡眠呼吸障碍。MCD 可进展为淋巴瘤，通常为侵袭性和致死性。肺部病变可伴有皮疹，其特点符合副肿瘤天疱疮表现，首发症状为口腔、口唇及舌体黏膜的糜烂、水疱和溃疡，常伴有血痂和分泌物增多及疼痛，病变可累及眼结膜及外阴黏膜，甚至泛发全身[13]。

## 四、肺部影像学

胸部 X 线 UCD 通常表现为边缘清晰的软组织密度肿块，具有分叶或平滑的轮廓，其他发现包括肿块引起的邻近结构移位、同侧胸腔积液或骨膜反应。

CT 通常显示 UCD 为一孤立的均匀的软组织肿块，最大直径平均为 5~7cm，大多数肿块呈光滑的分叶状，边界清晰（图 12-9）。有时可见低衰减区，与液

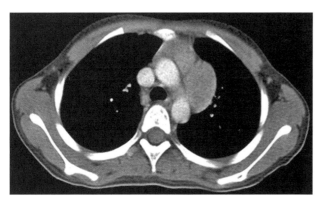

图 12-9　胸部 CT 提示左纵隔孤立肿大淋巴结

体衰减一致,病理为纤维化、水肿或坏死区。可合并胸腔积液。由于在透明血管型的滤泡之间内存在广泛的小血管网,增强 CT 显示在动脉期明显强化,在静脉期开始阶段强化减少,半数患者可见供养动脉和引流静脉增大。理论上 UCD-PCV 也可能出现强化,但文献报道很少。由于有纤维化、水肿和/或坏死,也可出现非增强区或低增强区。一些出现周围结节状强化或相关供血血管的显著强化,优势肿块相对轻度强化[8]。

UCD 在磁共振(MR)平扫在 T₂ 加权图像上,信号可以从轻微到明显的骨骼肌高信号变化,这取决于肿块内成分和 T₂ 加权的质量。强化造影后,UCD 也显示出快速而强烈的增强,密度可因纤维化、水肿和坏死出现差异。

MCD 在平扫 CT 上,除显示纵隔淋巴结肿大外,还包括肺门和腋窝、颈淋巴结及上腹部淋巴结肿大,肿块具有均匀的软组织密度。与 UCD 一样,在给以造影剂后,出现中度到明显强化,不同于非霍奇金淋巴瘤。与 UCD 一样,18F-FDG PET 显示高代谢性,在腋窝、颈部和纵隔最为明显,脾脏和骨髓的摄取量也增加,MCD 患者的标准摄取值中位数在 4.8~6 之间。

此外,肺部影像还可有淋巴细胞性间质性肺炎和闭塞性细支气管炎征象。最常见的表现包括散在的、界限不清的小叶中心结节、小叶间隔和支气管血管束增厚,也常见多发薄壁囊肿和磨玻璃样影,与淋巴细胞性间质性肺炎相似。马赛克灌注征和支气管扩张的表现与闭塞性细支气管炎一致。大结节或肿块以及融合的实变影,代表肺实质存在 MCD,不甚常见。少数病例有胸腔积液,但并不少见,出现大量的积液应考虑是否存在非霍奇金 B 细胞淋巴瘤[14]。

## 五、实验室检查

包括多克隆高免疫球蛋白升高,骨髓浆细胞增多,ESR 和 C 反应蛋白水平、IL-6、纤维蛋白原水平升高,抗核抗体等自身抗体阳性。

## 六、诊断

根据临床表现、影像学检查、实验室检查以及病理学检查判断[5,14,15],iMCD 的诊断标准见表 12-1。首都医科大学附属北京儿童医院呼吸二科诊治 5 例 CD,1 例为肺门淋巴结 UCD,4 例腹膜后 UCD,1 例为 iMCD。在 4 例腹膜后 UCD 者,1 例合并鼻咽、舌根、腺样体等部位淋巴组织增殖,引起睡眠呼吸障碍,1 例合并副肿瘤天疱疮表现和闭塞性细支气管炎,1 例合并中心性支气管扩张和闭塞性细支气管炎,1 例出现嗜酸性粒细胞升高和肺内磨玻璃影。5 例中有 3 例 CD 均有免疫缺陷病,故认为儿童 CD 应积极寻找原因。

表 12-1　iMCD 诊断标准[5]

| |
|---|
| **主要标准:符合 2 条** |
| (1) 淋巴结组织病理学符合 iMCD 改变 |
| (2) 至少 2 处淋巴结肿大,淋巴结短轴≥1cm |
| **次要标准:11 条中至少符合 2 条,且至少 1 条为实验室标准** |
| 实验室标准: |
| (1) C 反应蛋白升高或 ESR 增快 |
| (2) 贫血 |
| (3) 血小板减少或增多 |
| (4) 低白蛋白血症 |
| (5) 肾功能不全或蛋白尿 |
| (6) 多克隆免疫球蛋白升高 |
| 临床标准: |
| (1) 盗汗、发热、体重下降、乏力等全身症状 |
| (2) 肝大和/或脾大 |
| (3) 浆膜腔积液或全身水肿 |
| (4) 皮疹、樱桃样血管瘤或紫罗兰皮疹 |
| (5) 淋巴细胞性间质性肺炎 |
| **排除标准:下列疾病均需排除** |
| (1) 感染相关性 HHV-8、EBV、CMV、弓形虫、HIV、活动性结核 |
| (2) 自身免疫病/自身炎症性疾病 |
| (3) 恶性肿瘤/淋巴增生性疾病、淋巴瘤 |

## 七、治疗

不同亚型的卡斯尔曼病治疗方案不同。

**1. UCD 治疗**　手术治疗是几乎所有 UCD 的一线治疗方法,不论是 HV 型还是 PC 型,其治愈率几乎是 100%[15]。虽然 UCD 患者手术切除病灶治愈率高,但对于一些病灶不能完全切除或身体状况不宜手术的患者,可单纯放疗、化疗或联合放化疗。

2. MCD治疗 患者手术治疗效果差,需药物治疗,但有时手术可缓解 MCD 患者的临床症状。MCD 异质性很大,尚无高效、标准的治疗方法。临床上需根据患者的疾病活动状态及具体分型进行分层治疗。HHV-8 相关性 MCD 主要发生于 HIV 感染患者,如果不治疗,通常 2 年内出现多器官衰竭死亡。与 HHV8 有关的 MCD 有发生淋巴瘤的风险,有报道使用抗反转录病毒疗法和利妥昔单抗,利妥昔单抗是治疗的有效药物。也有报道大剂量齐多夫定和更昔洛韦治疗后出现短暂缓解,但长期缓解率不高。有文献支持使用化疗药物,静脉注射依托泊苷,可在 24~48 小时内缓解 MCD 症状。依托泊苷也可以口服,此后每周 1 次,但依托泊苷长期治疗与骨髓增生异常的风险增加相关。糖皮质激素可能对 MCD 有部分效应[15]。MCD 可能会自发消退。

3. iMCD治疗 药物治疗包括抗 IL-6 的靶向治疗、糖皮质激素治疗、传统化疗以及免疫调节治疗。目前推荐抗 IL-6 的靶向治疗,使用司妥昔单抗(siltuximab),如果无本药可用托珠单抗(tocilizumab),联合或不联合糖皮质激素为一线治疗方案,严重病例,可联合化疗[16]。我们有 1 例患者使用托珠单抗,结合血浆置换和甲泼尼龙,有效控制患儿肾衰竭、腹水、发热以及肝大。新近报道,对 3 例抗 IL-6 的靶向治疗无效的难治性 iMCD 患者研究,显示 CD8+T 细胞活化、VEGF-A 和 PI3K/Akt/mTOR 通路活性增加,西罗莫司可显著降低 CD8+T 细胞的活化,降低 VEGF-A 水平,提示其有潜在的治疗价值[17]。

4. CD 合并闭塞性细支气管炎的治疗 国外报道不多,并认为 CD 一旦合并细支气管炎,预后不良,多死亡。1 例报告应用糖皮质激素、环孢素、免疫球蛋白以及利妥昔单抗治疗好转[18],我们 1 例腹膜后局限性卡斯尔曼病切除,随后出现呼吸困难,影像学典型闭塞性细支气管炎表现,应用西罗莫司治疗 1 年余,呼吸困难好转,运动耐受性增强,肺功能略有改善,家长自行停药后随访 3 年病情稳定,肺功能无下降。

(赵顺英)

## 参考文献

[1] DISPENZIERI A,ARMITAGE JO,LOE MJ,et al. The clinical spectrum of Castleman's disease. Am J Hematol, 2012,87(11):997-1002.

[2] FAJGENBAUM DC,SHILLING D. Castleman Disease Pathogenesis. Hematol Oncol Clin North Am,2018,32 (1):11-21.

[3] OKSENHENDLER E,CARCELAIN G,AOKI Y,et al. High levels of human herpesvirus 8 viral load,human interleukin-6,interleukin-10,and C reactive protein correlate with exacerbation of multicentric castleman disease in HIV-infected patients. Blood,2000,96(6): 2069-2073.

[4] NISHIMOTO N,KANAKURA Y,AOZASA K,et al. Humanized anti-interleukin-6 receptor antibody treatment of multicentric Castleman disease. Blood,2005,106(8): 2627-2632.

[5] FAJGENBAUM DC,ULDRICK TS,BAGG A,et al. International,evidence-based consensus diagnostic criteria for HHV-8-negative/idiopathic multicentric Castleman disease. Blood,2017,129(12):1646-1657.

[6] WU D,LIM MS,JAFFE ES. Pathology of Castleman Disease. Hematol Oncol Clin North Am,2018,32(1): 37-52.

[7] CHISHOLM KM, FLEMING MD. Histologic and Laboratory Characteristics of Symptomatic and Asymptomatic Castleman Disease in the Pediatric Population. Am J Clin Pathol,2020,153(6):821-832.

[8] KLIGERMAN SJ,AUERBACH A,FRANKS TJ,et al. Castleman Disease of the Thorax:Clinical,Radiologic, and Pathologic Correlation. RadioGraphics,2016,36(5): 1309-1332.

[9] HERRADA J,CABANILLAS F,RICE L,et al. The Clinical Behavior of Localized and Multicentric Castleman Disease. Ann Intern Med,1998,128(8):657-662.

[10] SOPFE J,ENDRES A,CAMPBELL K,et al. Castleman disease in pediatrics:Insights on presentation,treatment, and outcomes from a two-site retrospective cohort study. Pediatr Blood Cancer,2019,66(5):e27613.

[11] HAAP M,WIEFELS J,HORGER M,et al. Clinical, laboratory and imaging findings in Castleman's disease-The subtype decides. Blood Rev,2018,32(3):225-234.

[12] DISPENZIERI A, FAJGENBAUM DC. Overview of Castleman disease. Blood,2020,135(16):1353-1364.

[13] KOBAYASHI K,OHSHIMA N,SHIMADA M,et al. An autopsy case of unicentric Castleman's disease associated with bronchiolitis obliterans.Respirol Case Rep,2014,2 (3):105-107.

[14] SZALAT R,MUNSHI NC. Diagnosis of Castleman Disease. Hematol Oncol Clin North Am,2018,32(1): 53-64.

[15] ABRAMSON JS. Diagnosis and Management of Castleman Disease. J Natl Compr Canc Netw,2019,17 (11.5):1417-1419.

[16] RHEE FV,VOORHEES P,DISPENZIERI A,et al.

International, evidence-based consensus treatment guidelines for idiopathic multicentric Castleman disease. Blood, 2018, 132(20): 2115-2124.

[17] FAJGENBAUM DC, LANGAN RA, JAPP AS, et al. Identifying and targeting pathogenic PI3K/AKT/mTOR signaling in IL-6 blockade-refractory idiopathic multicentric Castleman disease. J Clin Invest, 2019, 129

(10): 4451-4463.

[18] NAMBA C, TOHYAMA M, HANAKAWA Y, et al. Paraneoplastic pemphigus associated with fatal bronchiolitis obliterans and intractable mucosal erosions: Treatment with cyclosporin in addition to steroid, rituximab and intravenous immunoglobulin. J Dermatol, 2016, 43(4): 419-422.

# 第八节　IgG4 相关性疾病的肺部表现

IgG4 相关性疾病（IgG4-related disease, IgG4-RD）目前认为是一种自身免疫介导的慢性炎性纤维化疾病，其特征为淋巴浆细胞浸润形成瘤块样病变，其内有丰富的 IgG4 阳性的浆细胞、席纹状纤维化、闭塞性静脉炎，轻中度嗜酸性粒细胞浸润，通常血清 IgG4 浓度升高，可累及全身任何组织与器官，最易受累为淋巴结、下颌下腺、泪腺、眶周、胰腺、胆道和肺部，其他常见受累部位包括唾液腺、纵隔、胃肠道、肾脏、皮肤和腹膜后。依据受累器官不同出现不同的临床表现，如自身免疫性胰腺炎、硬化性胆管炎、硬化性胆囊炎、硬化性唾液腺炎、Riedel 甲状腺炎、间质性肾炎、间质性肺炎、硬化性纵隔炎、炎性假瘤及腹膜后纤维化等。IgG4 相关性肺部疾病（IgG4-related respiratory disease, IgG4-RRD）即为 IgG4-RD 的肺部病变，肺部也可单独受累，也可与肺部以外的表现同时出现或先后发生。IgG4-RD 出现肺部和肺外恶性肿瘤包括恶性淋巴瘤的发生率高。

## 一、病因和发病机制

目前仍不明确。IgG4 是 IgG 的最小组分，占总血清 IgG 的 3%~6%。与其他亚类不同的是，IgG4 不能与 C1q 蛋白复合物结合激活经典的补体通路。IgG4-RD 可能是由感染等诱发，引起固有免疫反应和适应性免疫反应共同介导，导致淋巴浆细胞浸润和 IgG4 抗体产生增多，从而致病。IgG4 相关疾病核心的病理生理机制是浆母细胞或 B 细胞向 CD4$^+$ 细胞毒性 T 细胞呈递自身抗原，CD4$^+$ 细胞毒性 T 细胞表达细胞毒性分子，如穿孔素和颗粒酶等，诱导细胞死亡。CD4$^+$ 细胞毒性 T 细胞还产生促纤维化蛋白，如 IFN-γ、IL-1 和 TGF-β。滤泡辅助性 T 细胞（follicular helper T cell, Tfh）在发病机制起重要作用，可通过分泌 IL-4 和 IL-10 促进浆细胞的免疫球蛋白类别转换，从而产生大量 IgG4。

## 二、病理学表现

IgG4-RD 特征性组织学表现为 IgG4 阳性浆细胞在组织中增多。肺病变的组织病理显示弥漫性淋巴浆细胞浸润，闭塞性血管病变和纤维化，可有嗜酸细胞浸润。肺部病变的独特特征为闭塞性动脉炎伴有炎症细胞浸润，而不是在其他器官中见到的闭塞性静脉炎。动脉炎的特征为非坏死性淋巴浆细胞浸润，伴有或不伴有腔内阻塞。胰腺炎中具有特征性的席文状纤维化，在肺部病变较为少见。IgG4-RRD 不应单独根据病理诊断，因 IgG4 集聚亦可见于其他疾病。

## 三、IgG4-RRD 临床表现和影像学表现

### （一）肺外表现

本病可累及多种器官，如胰腺、眼眶、泪腺、唾液腺、甲状腺、胆道、肾脏、腹膜后、鼻窦等，造成上述器官炎症、肿大、纤维化和硬化，表现为相应器官的表现。

### （二）呼吸系统表现

临床表现与侵犯部位有关，常见为肺间质、纵隔、气道和胸膜或联合出现，临床表现缺乏特异性，主要表现为干咳、喘息、呼吸困难、低氧血症、胸痛及咯血、乏力、低热、体重下降等，甚至无肺部症状，因肺外疾病就诊时发现或常规体检发现。血清 IgG4、CRP 水平显著高于不伴胸内疾病者，过敏史和发热显著多于不伴胸内疾病者。据 Zen 及其同事报道[1]，成人出现肺或胸膜病变时，半数无肺部症状。

**1. 肺实变和间质性病变**　肺实变可表现为大的实性结节或者肿块，常孤立出现，也可表现为弥漫性的小结节，边界清晰或者伴有磨玻璃影，少数可见毛刺征，可见含气支气管征，平直征、桃尖征等，结节邻近胸膜者可伴胸膜增厚。结节内及其周围淋巴浆细胞弥漫性浸润和纤维化，肺泡结构扭曲，常伴嗜酸性粒细胞浸润，结节内支气管与细支气管壁及其管周硬化性炎症。间质性病变可表现为磨玻璃影，圆形，单发或多发，也可呈斑片状或弥漫性分布，边界清楚或不清，可与实变等表现共存，也可表现为急

性间质性肺炎(acute interstitial pneumonia,AIP)和肺特异性间质性肺炎,还可表现为机化性肺炎表现。IgG4-RRD的间质性病变首例文献报道在2004年[2],为间质性肺炎伴有自身免疫性胰腺炎患者,肺CT上在中叶和下叶出现磨玻璃影,并出现蜂窝肺。自身免疫性胰腺炎患者肺部受累约占40%[3],支气管肺泡灌洗液中淋巴细胞升高。Duvic及其同事报道腹膜后纤维化和硬化性胰腺炎患者中,血IgG4水平升高,肺CT存在外周网状结节阴影,诊断为闭塞性细支气管炎并机化性肺炎[4]。也可出现小叶间隔增厚和囊性病变。肺间质可与实变表现共存。

**2. 气道病变** 随着IgG4-RRD病例的增多,气道疾病的报道也有增加。文献报道1例表现为气管支气管狭窄[5],胸部CT也有明显的纵隔淋巴结肿大,不规则的中央气道狭窄以及支气管血管束增厚,病理可见支气管与细支气管壁、管周、中轴间质淋巴浆细胞浸润,可伴有肺泡间质、小叶间隔和胸膜下间质受累,可有嗜酸性粒细胞浸润,支气管可伴有黏液栓。也可出现支气管壁增厚和支气管扩张,本病是近年来发现支气管扩张的原因之一。IgG4-RRD和哮喘可能有关,文献报道3例自身免疫性胰腺炎患者发病前有哮喘的临床特征[6],1例有肺部炎性假瘤。另有文献报道1例临床表现符合哮喘[7],肺功能提示气流阻塞,激发试验阳性,支气管镜下有炎症改变,免疫组化显示IgG4阳性的浆细胞增加。我们诊断的1例患者表现为局限性支气管扩张和肺实变(图12-10)。

**3. 胸腔病变** 单独表现为胸腔积液的少见,更常见的是与肺部表现并存,可有脏层胸膜粘连和增厚。Choi等人曾报道血栓性静脉炎合并大量胸腔积液1例[8]。在21例IgG4-RRD的报道中[1],5例有结节状的胸膜病变,累及脏层、壁层胸膜和胸壁,其中1例同时有肺部病变。

**4. 肺血管与纵隔大血管受累** IgG4-RD可伴血管炎(动脉与静脉炎),累及小、中与大血管,甚至是主动脉弓,可导致血管壁增厚、管腔狭窄或闭塞。也可因管壁结构性破坏致管腔扩张和动脉瘤形成。病理可见淋巴浆细胞浸润为主,嗜酸性细胞浸润也常见,中性粒细胞少或者无,无管壁坏死和肉芽肿形成,无纤维素渗出,与系统性血管炎不同。近来,有与IgG4-RRD相关肺动脉高压的报道,糖皮质激素治疗后缓解[9]。

**5. 纵隔受累** 目前已有IgG4-RRD患者出现硬化性纵隔炎、纵隔淋巴结肿大或肺门淋巴结肿大的报道,其中肺门淋巴结肿大是常见的胸内和非胸内IgG4-RD的常见表现,淋巴结数量、形态大小不一,可融合呈团块,密度多较均匀,坏死相对少见。硬化性纵隔炎的病理表现为纵隔内纤维组织增殖。发病机制不明,主要原因为结核分枝杆菌和组织胞浆菌病等感染引起。

## 四、实验室检查

本病特征性实验室指标为血清IgG、IgG4水平的显著升高,IgG水平可>3 000mg/dl,IgG4水平可>1 000mg/dl。血清可溶性白介素2受体(soluble interleukin 2-receptor,sIL-2R)水平可升高至1 000U/ml。在IgG4-RD中,平均血清IgG4和IgG4∶IgG比值较高。另外,相比于单一器官受累,多器官受累者血清IgG4水平更高。

有报道IgE升高、血嗜酸性粒细胞比例可升高,并且与IgG4、IgE升高呈正相关。约40%~60%的IgG4-RRD患者自身抗体如类风湿因子和抗核抗体阳性,约50%的患者血清补体(CH50)浓度低。白细胞计数和血清C反应蛋白浓度通常在正常范围内。支气管肺泡灌洗液中淋巴细胞比例升高。CD4/CD8淋巴细胞比值无特异性。

在自身免疫性胰腺炎和肺部病变中,支气管肺泡灌洗液中IgG4升高。间质性肺炎的患者中血清KL-6升高,经激素治疗可下降。

## 五、诊断

本病的诊断依赖于临床表现、影像学表现、血清IgG4浓度升高以及病理表现。2016年提出了IgG4-RRD的诊断标准[10],见表12-2。

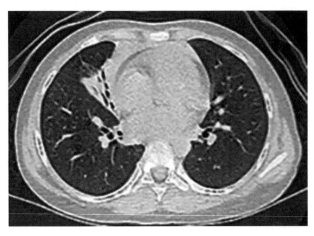

图12-10 胸部CT提示右肺中叶不张和支气管扩张,患者有数次咯血,曾有喘息表现

表 12-2　IgG4-RRD 诊断标准

Ⅰ. 影像学表现

影像学表现包括以下胸腔内病变,如肺门/纵隔淋巴结病、支气管壁/支气管血管束增厚、小叶间隔壁增厚、结节样影、浸润性影、胸膜增厚和/或积液

Ⅱ. 血清学

血清 IgG4 浓度升高≥135mg/dl

Ⅲ. 组织学:Ⅲa≥3 条;Ⅲb≥2 条

(1) 明显的淋巴浆细胞浸润于支气管血管周围鞘间质、小叶间隔壁和/或胸膜

(2) IgG4/IgG 阳性细胞比 >40%,每高倍镜视野 IgG4 阳性细胞 >10 个

(3) 闭塞性静脉炎或闭塞性动脉炎

(4) 席纹状纤维化或由淋巴细胞周围的增生梭形细胞形成的纤维化

Ⅳ. 其他器官受累

胸外脏器有符合 IgG4 相关疾病诊断标准的病变,如硬化性泪腺炎/唾液腺炎、自身免疫性胰腺炎、IgG4 相关硬化性胆管炎、IgG4 相关肾病、腹膜后纤维化

Ⅴ. 其他相关证据

低补体血症

注:符合Ⅰ+Ⅱ+Ⅲb 应注意本病的可能。

## 六、鉴别诊断

血清 IgG4 水平升高或 IgG4⁺ 浆细胞渗出可见于许多其他呼吸道疾病,包括支气管扩张、哮喘、特发性肺纤维化、过敏性肺炎、肿瘤、结缔组织病等。本病主要和肺部肿瘤、感染、胶原血管病相关间质性肺炎、恶性淋巴瘤以及淋巴组织增生性疾病相鉴别。如病理上看到肉芽肿性病变,首先要通过特殊染色或组织培养等除外特殊感染,包括结核感染、真菌感染及少见病原微生物感染(诺卡菌或放线菌感染等)。

**1. 多中心卡斯尔曼病**　多中心卡斯尔曼病(multicentric Castleman's disease,MCD)是一种非恶性及淋巴组织增生性疾病,伴血清 IL-6 升高。MCD可有纵隔淋巴结肿大、双肺磨玻璃影、血清 IgG4 水平升高及肺组织 IgG4⁺ 淋巴浆细胞浸润。不同的是,MCD 可有多克隆高丙种球蛋白血症、血清 CRP 及IL-6 水平升高。另外,MCD 在肺组织中无活动性纤维化和少量嗜酸细胞浸润。

**2. ANCA 相关血管炎**　容易和 IgG4-RRD 混淆的 ANCA 相关血管炎包括肉芽肿性多血管炎(granulomatosis with polyangiitis,GPA)和嗜酸性肉芽肿性多血管炎(eosinophilic granulomatosis with polyangiitis,

EGPA)。GPA 肺受累可表现为 IgG4⁺ 浆细胞浸润及特征性肺实质坏死;EGPA 可出现喘息,同时血清 IgG4 水平升高。鉴别点在于 IgG4-RRD 患者血清 ANCA 通常为阴性。

**3. 结节病**　结节病是系统性肉芽肿性疾病,常累及肺、眼、皮肤。本病血管紧张素转换酶可升高,而 IgG4 升高少见。影像学上表现为纵隔淋巴结肿大和支气管血管束增厚。结节病对激素治疗反应好,甚至临床上表现为自发缓解。在病程上,结节病和IgG4-RRD 相似,但后者无肉芽肿的表现。

**4. 肺癌**　IgG4-RD 的患者在起病后 1 年内容易发生恶性肿瘤。一项研究称,334 例 IgG4-RD 患者中有 57 例中发现恶性肿瘤,其中肺癌最为常见,有12 例[11]。另一项关于 294 例非小细胞肺癌术后研究发现,有 35 例每高倍镜视野 IgG4 阳性细胞 >20 个,其中 6 例 IgG4/IgG 比值>40%[12]。这些研究都表明IgG4-RD 和肺癌有密切关联,因此在初次诊断或是后续管理中,都应注意是否出现恶性肿瘤。

**5. 非特异性间质性肺炎**　特发性非特异性间质性肺炎或胶原血管病相关间质性肺炎也可以血清 IgG4 水平升高及肺组织 IgG4⁺ 淋巴浆细胞浸润为特征表现。这些疾病难以和单纯肺受累的 IgG4-RRD 相鉴别。

**6. 罗道病(Rosai-Dorfman disease,RDD)**　RDD 是一种以无克隆的 S100 阳性组织细胞增殖为特征的疾病。RDD 出现肺受累较难与 IgG4-RRD 鉴别,前者同样可以累及支气管血管束、小叶间隔、胸膜,有胸膜侵犯,沿淋巴管分布,组织学上两者也重叠[13,14]。

对于以肺间质表现为主的 IgG4 相关性肺疾病来说,由于其临床表现、肺部影像学表现与特发性肺间质病及结缔组织继发间质病相似,诊断主要依靠病理表现及血清 IgG4 增高。如果出现浆细胞和/或淋巴细胞增多、淋巴滤泡、非坏死性血管炎等表现,要考虑 IgG4 相关性肺疾病。

## 七、治疗

IgG4-RRD 的治疗目标是控制病情、减轻炎症、维持疾病缓解和维持肺功能。在 IgG4-RD 的肺和肺外病变中,皮质类固醇治疗有效。虽然目前对IgG4-RRD 的治疗指征尚未达成共识,但建议对所有活动期和症状的患者进行全身糖皮质激素治疗。对于有哮喘症状的患者,可以选用吸入糖皮质激素,但疗效有限。对于激素难治性病例,可加用免疫抑制剂,如环孢霉素或利妥昔单抗,免疫抑制剂可作为激素助减药物,减少单用激素的复发率。生物制剂特

别是 B 细胞清除药物利妥昔单抗在本病的疗效显著,可减轻纤维化程度。无症状的患者,如果影像学提示有肺受累,病变进展时也需治疗。

日本学者结合自身免疫性胰腺炎治疗共识指南,建议 IgG4-RRD 初始治疗时使用泼尼松量为 0.6mg/(kg·d),持续 2~4 周,然后根据临床改善情况、生化指标和影像情况,每 1~2 周逐渐减小 5mg/d。建议维持剂量为 2.5~5mg,并有意在 3 年内停止[15]。同时建议监测血清 IgG4 和 sIL2-R 的水平。也有人指出,一些伴发 AIP 和肺部疾病的患者,尽管对类固醇有良好的初始反应,但需要更高的类固醇剂量来维持肺部疾病的缓解[16]。

免疫抑制剂如硫唑嘌呤、霉酚酸酯和环孢素也被用于治疗与 IgG4-RD 相关的自身免疫性胰腺炎。以往报道证明,利妥昔单抗对类固醇和各种抗风湿药耐药的病例疗效显著[17]。

25%~50% 的患者随访期间 IgG4 水平升高提示出现复发[18]。一项对 1 064 名患者的跨国分析发现[19],接受治疗的自身免疫性胰腺炎患者的复发率高达 30%,其中大多数(67%)为停用类固醇治疗的患者。99% 接受类固醇或手术治疗的患者病情缓解,只有 55% 接受保守治疗的患者病情自行缓解。在这项研究中,还使用了其他各种免疫抑制和抗风湿性药物,包括霉酚酸酯、环孢霉素、甲氨蝶呤、6-巯基嘌呤和利妥昔单抗。复发危险因素有受累器官数量多,高水平 IgG4、治疗后血清 IgG4 再升高。

## 八、预后

自然进程尚不完全清楚。部分病灶可暂时自行好转消退,但可在相同或其他器官复发,并可表现为慢性进展性病程。复发率目前尚无定论,血清 IgG4 水平持续升高的患者复发率明显较高。未治疗的病例,脏器功能可发生不可逆损伤,终致死亡。本病患者患恶性肿瘤风险高。

(赵顺英)

## 参考文献

[ 1 ] ZEN Y,INOUE D,KITAO A,et al. IgG4-related lung and pleural disease:a clinicopathologic study of 21 cases. Am J Surg Pathol,2009,33(12):1886-1893.

[ 2 ] TANIGUCHI T,KO M,SEKO S,et al. Interstitial pneumonia associated with autoimmune pancreatitis. Gut,2004,53(5):770-771.

[ 3 ] HIRANO K,KAWABE T,KOMATSU Y,et al. High-rate pulmonary involvement in autoimmune pancreatitis. Intern Med J,2006,36(1):58-61.

[ 4 ] DUVIC C,DESRAME J,LÉVÊQUE C,et al. Retroperitoneal fibrosis,sclerosing pancreatitis and bronchiolitis obliterans with organizing pneumonia. Nephrol Dial Transplant,2004,19(9):2397-2399.

[ 5 ] ITO M,YASUO M,YAMAMOTO H,et al. Central airway stenosis in a patient with autoimmune pancreatitis. Eur Respir J,2009,33(3):680-683.

[ 6 ] ITO S,KO SBH,MORIOKA M,et al. Three cases of bronchial asthma preceding IgG4-related autoimmune pancreatitis. Allergol Int,2012,61(1):171-174.

[ 7 ] SEKIGUCHI H,HORIE R,AKSAMIT TR,et al. Immunoglobulin G4-related disease mimicking asthma. Can Respir J,2013,20(2):87-89.

[ 8 ] CHOI JH,SIM JK,OH JY,et al. A case of IgG4-related disease presenting as massive pleural effusion and thrombophlebitis. Tuberc Respir Dis(Seoul),2014,76(4):179-183.

[ 9 ] ISHIDA M,MIYAMURA T,SATO S,et al. Pulmonary arterial hypertension associated with IgG4-related disease. Intern Med,2014,53(5):493-497.

[ 10 ] MATSUI S,YAMAMOTO H,MINAMOTO S,et al. Proposed diagnostic criteria for IgG4-related respiratory disease. Respir Investig,2016,54(2):130-132.

[ 11 ] YAMADA K,YAMAMOTO M,SAEKI T,et al. New clues to the nature of immunoglobulin G4-related disease:a retrospective Japanese multicenter study of baseline clinical features of 334 cases. Arthritis Res Ther,2017,19(1):262.

[ 12 ] FUJIMOTO M,YOSHIZAWA A,SUMIYOSHI S,et al. Stromal plasma cells expressing immunoglobulin G4 subclass in non-small cell lung cancer. Hum Pathol,2013,44(8):1569-1576.

[ 13 ] SHRESTHA B,SEKIGUCHI H,COLBY TV,et al. Distinctive pulmonary histopathology with increased IgG4-positive plasma cells in patients with autoimmune pancreatitis:report of 6 and 12 cases with similar histopathology. AM J SURG PATHOL,2009,33(10):1450-1462.

[ 14 ] CHEN TD,LEE LY. Rosai-Dorfman disease presenting in the parotid gland with features of IgG4-related sclerosing disease. Arch Otolaryngol Head Neck Surg,2011,137(7):705-708.

[ 15 ] MATSUI S. IgG4-related respiratory disease. Mod Rheumatol,2019,29(2):251-256.

[ 16 ] HIRANO K,KAWABE T,KOMATSU Y,et al. High-rate pulmonary involvement in autoimmune pancreatitis. Intern Med J,2006,36(1):58-61.

[ 17 ] CASO F,FIOCCO U,COSTA L,et al. Successful use of rituximab in a young patient with immunoglobulin G4-related disease and refractory scleritis. Joint Bone Spine,2014,81(2):190-192.

[ 18 ] PALAZZO E,PALAZZO C,PALAZZO M. IgG4-related disease. Joint Bone Spine,2014,81(1):27-31.

[ 19 ] HART PA,KAMISAWA T,BRUGGE WR,et al. Long-term outcomes of autoimmune pancreatitis:a multicentre,international analysis. Gut,2013,62(12):1771-1776.

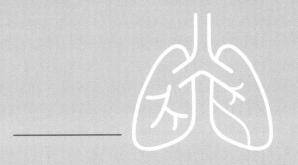

第十三章

嗜酸性粒细胞性肺病

# 第一节　嗜酸性粒细胞性肺病分类和诊治概述

经典观点认为嗜酸性粒细胞在寄生虫感染防疫方面具有重要作用，但现在认为其在固有和适应性免疫中发挥多种功能，嗜酸性粒细胞可以与其他细胞（如淋巴细胞、肥大细胞、嗜碱性粒细胞、内皮细胞、巨噬细胞）、血小板以及成纤维细胞相互作用，参与机体变应性炎症反应以及对寄生虫、细菌和病毒的炎症反应[1]。

嗜酸性粒细胞性肺病（eosinophilic lung diseases，ELD）是多种肺组织和/或外周血嗜酸性粒细胞增多，引起以肺部病变为特征的一组异质性疾病，特征是肺泡和肺间质嗜酸性粒细胞明显浸润，嗜酸性粒细胞在病变过程中发挥致病作用[2]。以前与 ELD 相关的名称较多，如嗜酸性粒细胞肺浸润、肺嗜酸性粒细胞增多症、嗜酸性粒细胞肺炎和肺嗜酸性粒细胞综合征等，目前多以 ELD 代替，但嗜酸性粒细胞肺炎也仍应用，嗜酸性粒细胞肺炎定义为嗜酸性粒细胞浸润于肺泡和肺间隔，肺组织结构保留，强调肺组织中嗜酸性粒细胞是最优势的炎症细胞，显著高于其他细胞（如淋巴细胞和中性粒细胞）。

## 一、分类

1932 年，Loeffler 第一次提出肺浸润与嗜酸性粒细胞有关，之后 Crofton 按照临床和病理表现将这类疾病分为 Loeffler 综合征、迁延性肺嗜酸性粒细胞症、与哮喘有关的嗜酸性粒细胞肺浸润、热带肺嗜酸性粒细胞症等。后来人们意识到嗜酸性粒细胞肺浸润也可以出现在周围血嗜酸性粒细胞不高甚至缺乏的情况下。1969 年，Liebow Loeffler 和 Carrington 将肺浸润与嗜酸性粒细胞有关的疾病定义为嗜酸性粒细胞性肺病，包括了以嗜酸性粒细胞肺浸润为特点的所有疾病，不论有无周围血嗜酸性粒细胞增多。1994 年，Allen 和 Davis 提出 10 种疾病可归为 ELD[3]，在这些疾病中，嗜酸性粒细胞为介导肺部炎症所必需，并且持续存在，组织嗜酸性粒细胞浸润在其发病机制中起重要作用。这 10 种疾病包括单纯型肺嗜酸性粒细胞增多症（simple pulmonary eosinophilia，SPE，或称 Loeffler 综合征）、急性嗜酸性粒细胞性肺炎（acute eosinophilic pneumonia，AEP）、慢性嗜酸性粒细胞性肺炎（chronic eosinophilic pneumonia，CEP）、特发性高嗜酸性粒细胞综合征（idiopathic hypereosinophilic syndrome，IHES）、嗜酸性肉芽肿性多血管炎（eosinophilic granulomatosis

with polyangiitis），既往称为变应性肉芽肿性血管炎（allergic angiitis and granulomatosis，或称 Churg-Strauss syndrome，CSS）、变应性支气管肺曲霉病（allergic bronchopulmonary aspergillosis，ABPA）、支气管中心性肉芽肿病（bronchocentric granulomatosis，BG）、寄生虫感染（包括单纯型嗜酸性粒细胞增多症、热带型嗜酸性粒细胞增多症、内脏幼虫移动症）及药源性嗜酸性粒细胞性肺炎（drug-induced eosinophilic pneumonia）。可分为两类：①继发性：与已知原因相关，如寄生虫感染、过敏性支气管肺曲霉病或药物；②原发性：无明确病因，包括 4 种疾病：急性和慢性嗜酸性粒细胞性肺炎、嗜酸性肉芽肿性多血管炎以及嗜酸性粒细胞增多综合征。

许多肺疾病可伴有外周血嗜酸性粒细胞增多，如哮喘、各种肺部感染（如球孢子菌病、隐球菌病、肺孢子菌肺炎、肺结核）和淋巴瘤、结缔组织疾病和肉芽肿性多血管炎（Wegener granulomatosis）、朗格汉斯细胞组织细胞增多症等，但这些疾病不应归为嗜酸性粒细胞肺病，因为在这些疾病中，多数不存在明显的嗜酸性粒细胞肺组织损害。根据文献[4-6]和我们的经验，列出儿童肺部病变伴血液嗜酸性粒细胞增多的疾病，见表 13-1。

## 二、诊断

### （一）确定有无嗜酸性粒细胞性肺病

患者出现呼吸困难、咳嗽、喘息以及肺部阴影，外周血嗜酸性粒细胞升高时应怀疑本病，或者存在抗生素治疗无反应的肺炎，罕见的感染性肺炎或非感染性肺炎，应注意本病诊断。病理发现肺组织嗜酸性粒细胞浸润有确诊意义，是诊断 ELD 的金标准。在儿科，外科肺活检很少能进行，经支气管镜肺活检取得的标本较小，有时难于确定嗜酸性粒细胞是否是主要的浸润细胞。因此，在儿科临床上，ELD 一般依靠影像学上有肺部病变和血/支气管肺泡灌洗液（BAL）嗜酸性粒细胞升高来诊断，尤其是 BAL[7]。因支气管肺泡灌洗液嗜酸性粒细胞升高可不伴有外周血嗜酸性粒细胞增多，另外，短期口服皮质类固醇治疗、急性嗜酸性粒细胞肺炎早期等外周血嗜酸性粒细胞可无升高。外周血嗜酸性粒细胞增多为诊断线索，但血嗜酸性粒细胞增多并不总是提示嗜酸性粒细胞肺部浸润、嗜酸性粒细胞参与发病，需要鉴别诊断。目前外周血嗜酸性粒细胞增多的阈值尚未统一，

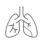

表 13-1　儿童肺部病变伴外周血嗜酸性粒细胞增多的疾病

| 已知原因 | 不明原因 | 全身疾病的肺部表现 | 其他原因 |
| --- | --- | --- | --- |
| 寄生虫性嗜酸性粒细胞肺炎 | 特发性急性嗜酸性粒细胞肺炎（ICEP） | 嗜酸性肉芽肿性多血管炎（EGP） | 朗格汉斯细胞组织细胞增生症 |
| 隐球菌肺炎伴或不伴全身播散 | 特发性慢性嗜酸性粒细胞肺炎（IAEP） | 特发性高嗜酸性粒细胞综合征（HES） | 淋巴瘤 |
| 肺孢子菌肺炎 | | | 机化性肺炎和非特异性间质性肺炎 |
| 曲霉菌和念珠菌肺炎 | | | 过敏性肺炎 |
| 变应性支气管肺曲霉菌病（ABPA） | | | 自身炎症性疾病等免疫缺陷病 |
| 支气管中心性肉芽肿病药物和毒物 | | | 肉芽肿性多血管炎 |

正常情况下,嗜酸性粒细胞为白细胞计数的 0~5%,直接计数为 $(0.05~0.5)\times 10^9/L$,外周血嗜酸性粒细胞高于 $0.5\times 10^9/L$,可判定为嗜酸性粒细胞增高[8];按增高程度,分为轻度 $(0.5~1.5)\times 10^9/L$、中度 $(1.5~5.0)\times 10^9/L$ 和重度 $(>5.0\times 10^9/L)$。因此,在没有支气管肺泡灌洗的情况下,外周血嗜酸性粒细胞高于 $0.5\times 10^9/L$,再结合典型的影像学肺部表现,可以诊断本病。

目前判断儿童 BAL 嗜酸性粒细胞计数增多的阈值尚不清楚。成人认为,在非吸烟者中 BAL 嗜酸性粒细胞通常低于 1%,我们既往研究发现,在无外周血嗜酸性粒细胞升高并且无肺部感染者儿童中,BAL 嗜酸性粒细胞计数均低于 3%。BAL 嗜酸性粒细胞高于 5% 为升高[8],BAL 嗜酸性粒细胞轻度升高对 ELD 的诊断价值有限,因成人发现嗜酸性粒细胞计数在 3%~9% 发生于多种疾病,如哮喘、感染、结节病、过敏性肺泡炎、结缔组织病相关的间质性肺病、肺孢子菌肺炎以及药物诱导的肺部疾病等。成人学者提出 BAL 嗜酸性粒细胞计数高于 25% 定义急性嗜酸性粒细胞肺炎,一般采用高于 40% 的临界值定义慢性嗜酸性粒细胞肺炎[3]。儿科有作者根据临床病例分析,建议支气管肺泡灌洗嗜酸性粒细胞>20% 有诊断意义[9]。我们认为儿童 BAL 嗜酸性粒细胞计数高于 3% 时,结合临床和影像学表现,除外其他非ELD 引起的嗜酸性粒细胞升高,可考虑本病的诊断。

总之,当患者出现下列任何情况之一均可诊断为 ELD:①肺部阴影伴外周血嗜酸性粒细胞增多;②肺组织嗜酸性粒细胞增多,并为主要浸润细胞;③BALF 嗜酸性粒细胞增多。

**（二）病因分析**

一旦诊断 ELD,需要进行病因分析,分析过程包括临床表现、影像学表现以及实验室检查等[10]。第一步,需要与表现为肺部病变和血嗜酸性粒细胞升高的非 ELD 疾病鉴别,如肺孢子菌肺炎、隐球菌肺炎以及淋巴瘤等,这些疾病临床和影像学常有典型表现,如肺孢子菌肺炎以低氧血症和肺内弥漫磨玻璃影等为主。第二步,需要寻找继发原因,需注意有无过敏性疾病（如哮喘、鼻炎、鼻窦炎等）、有无接触寄生虫的病史、药物暴露史、环境暴露情况等。除了肺部以外,体格检查应该仔细寻找有无心脏、肾脏、消化道、关节、肌肉、周围神经系统和皮肤异常征象。寻找药物性肺疾病,需要提供所有目前服用或最近停用的药物的情况,并与现有的电子数据库系统比较。胸部高分辨率 CT 表现能为诊断提供重要线索,如慢性嗜酸性粒细胞性肺病和 ABPA 相对特异性表现等,如有哮喘或者喘息,影像学显示有游走性肺部浸润或者中心性支气管扩张和黏液栓塞,应考虑 ABPA[11];如喘息合并肺外表现,影像学有肺血管炎表现（如出血、结节或细支气管炎征象）,应考虑 EGP;有可疑寄生虫流行病学史,病原学需要考虑寄生虫;有药物使用史,与网站列表对比较为符合,应考虑药物性。实验室检查包括血清、粪便和尿液中寻找寄生虫的证据,全血细胞计数和血生化,总 IgE 和特异性 IgE,抗中性粒细胞胞浆抗体（ANCA）等。诊断 HES 需要特殊的细胞和分子生物学标记。所有病例需进行 BAL 细胞分类及计数和微生物分析（包括细菌、真菌、病毒）。若存在耳鼻喉异常,可进行鼻旁窦成像、分泌物涂片和/或鼻黏膜组织活检。如果存在神经肌肉症状,需要进行检查寻找神经病变或肌肉改变,包括肌电图和肌活检,并寻找血管炎表现。如果怀疑血管炎,必须仔细检查皮肤病变并进行活检。

糖皮质激素是特发性 EP 治疗的最重要部分。由于其特效性,若未诊断之前给予激素治疗会使一些临床表现迅速消失,影响疾病的确诊,在分析本病时应注意本药的影响。

## 三、治疗

糖皮质激素是特发性 ELD 治疗的最重要部分,一旦开始激素治疗,临床医师必须决定用药剂量、应用激素的时间,以及是否有必要使用其他药物(尤其是免疫抑制剂)。在激素减量或停药过程中,部分可能复发,这是初步诊断 EP 后需要面临的挑战。诊断和治疗的不确定性可能导致对于疾病损伤器官控制不足,也可能导致过度治疗引起不必要的副作用。所以,在给予治疗方案之前应该尽快确诊。

(赵顺英　江载芳)

## 参考文献

[1] KLION AD, ACKERMAN SJ, BOCHNER BS. Contributions of eosinophils to human health and disease. Annu Rev Pathol, 2020, 15: 179-209.

[2] JEONG YJ, KIM KI, SEO IJ, et al. Eosinophilic lung diseases: a clinical, radiologic, and pathologic overview. Radiographics, 2007, 27(3): 617-637.

[3] ALLEN JN, DAVIS WB. Eosinophilic lung diseases. Am J Respir Crit Care Med, 1994, 150(5 Pt 1): 1423-1438.

[4] ALLEN J, WERT M. Eosinophilic pneumonias. J Allergy Clin Immunol Pract, 2018, 6(5): 1455-1461.

[5] COTTIN V. Eosinophilic lung diseases. Clin Chest Med, 2016, 37(3): 535-556.

[6] COTTIN V, CORDIER JF. Eosinophilic lung diseases. Immunol Allergy Clin North Am, 2012, 32(4): 557-586.

[7] GIOVANNINI-CHAMI L, BLANC S, HADCHOUEL A, et al. Eosinophilic pneumonias in children: A review of the epidemiology, diagnosis, and treatment. Pediatr Pulmonol, 2016, 51(2): 203-216.

[8] GIACOMI FD, VASSALLO R, YI ES, et al. Acute Eosinophilic Pneumonia. Causes, Diagnosis, and Management. Am J Respir Crit Care Med, 2018, 197(6): 728-736.

[9] GIOVANNINI-CHAMI L, HADCHOUEL A, NATHAN N, et al. Idiopathic eosinophilic pneumonia in children: the French experience. Orphanet J Rare Dis, 2014, 9: 28.

[10] WEISSLER JC. Eosinophilic Lung Disease. Am J Med Sci, 2017, 354(4): 339-349.

[11] BERNHEIM A, MCLOUD T. A Review of clinical and imaging findings in eosinophilic lung diseases. AJR Am J Roentgenol, 2017, 208(5): 1002-1010.

# 第二节　单纯型肺嗜酸性粒细胞增多症

单纯型肺嗜酸性粒细胞增多症(simple pulmonary eosinophilia, SPE),又称 Loeffler 综合征(Loeffler syndrome)。1932 年,Loeffler 首先报道,无或有轻微呼吸道症状、外周血嗜酸性粒细胞增多和游走性肺浸润、在 1 个月内自发消失为特点的临床综合征,命名为 Loeffler 综合征或急性肺嗜酸性粒细胞增多症[1]。

最早期的报道认为本病是人体对蛔虫产生的免疫反应引起。在发展中国家,蛔虫是引起 Loeffler 综合征的最常见病因。除了蛔虫外,一些患者可能继发于其他寄生虫,如钩虫、丝虫、绦虫、姜片吸虫、旋毛虫等。也见于变应性支气管肺曲霉病、花粉和真菌孢子吸入,一些药物如青霉素、阿司匹林、磺胺类药以及甲氨蝶呤等引起,药物和真菌感染引起的与急性嗜酸性粒细胞肺炎的区别尚不明确。一些病例原因不清。我们在临床诊治的患者绝大多数为蛔虫感染,现很少见,其次为变应性支气管肺曲霉病的早期表现和药物引起。

## 一、病理表现

肺部为暂时性过敏反应,表现为肺泡和间质水肿以及大量嗜酸性粒细胞浸润,也可见到大量吞噬细胞。

## 二、临床表现

症状轻微,常见症状为咳嗽、少量黏液痰或少量柠檬色痰,偶有痰中带血,痰中含有嗜酸性粒细胞来源的 Charcot-Leyden 晶体[2,3]。此外尚有胸痛和呼吸困难等,一般不发热,出现发热时也多为低热,偶有喘息,常在 1~2 天内恢复正常。可有个人或家族过敏史。我们收治的患者主要表现为咳嗽,以干咳为主,无呼吸困难和发热。偶有患者无症状,因手术前检查发现。变应性支气管肺曲霉病的早期表现者均在支气管扩张期确诊,早期表现为喘息、咳嗽,但痰液不多。

## 三、实验室检查

外周血白细胞总数正常,或轻-中度升高,嗜酸性粒细胞比例可增高,范围在 10%~70%。痰和支气管肺泡灌洗液中嗜酸性粒细胞也可增高。血清 IgE、IgM 高于正常值。

## 四、影像学表现

胸部 X 线片以及 CT 显示暂时性和游走性磨玻璃影或气腔结节,非肺段分布,单发或者多发,边界不清,主要分布于中叶和上叶的外周区域,周围围绕磨玻璃密度的晕轮征,通常在 1 个月内消失[2,3]。

## 五、诊断

主要依据症状轻、影像学呈一过性游走性阴影、血中嗜酸性粒细胞增高、病程短以及可自愈等特点诊断。应与肺泡出血、肺血管炎、机化性肺炎、感染性疾病如侵袭性肺曲霉菌病和念珠菌病等鉴别。

## 六、治疗

本病可自愈,明确病因者,可给予相应的治疗。症状明显或反复发作者,可应用糖皮质激素治疗,待症状控制和肺部阴影消失即可逐渐停药[4]。我们的

患者经驱虫治疗、停用可疑药物症状和影像学消失,变应性支气管肺曲霉病者给以抗真菌药物和糖皮质激素治疗。

（赵顺英 江载芳）

## 参考文献

[1] COTTIN V. Eosinophilic Lung Diseases. Clin Chest Med, 2016, 37(3): 535-556.
[2] BERNHEIM A, MCLOUD T. A Review of Clinical and Imaging Findings in Eosinophilic Lung Diseases. AJR Am J Roentgenol, 2017, 208(5): 1002-1010.
[3] PRICE M, GILMAN MD, CARTER BW, et al. Imaging of Eosinophilic Lung Diseases. Radiol Clin North Am, 2016, 54(6): 1151-1164.
[4] GIOVANNINI-CHAMI L, BLANC S, HADCHOUEL A, et al. Eosinophilic pneumonias in children: A review of the epidemiology, diagnosis, and treatment. Pediatr Pulmonol, 2016, 51(2): 203-216.

# 第三节 急性嗜酸性粒细胞性肺炎

急性嗜酸性粒细胞性肺炎(acute eosinophilic pneumonia, AEP)是一种原因不明的疾病,特征为急性过程,一般在症状出现后 7 天内就诊,可有严重的气体交换障碍,导致呼吸衰竭,影像学为弥漫性病变,发病时血嗜酸性粒细胞不高,但肺泡和支气管肺泡灌洗液嗜酸性粒细胞明显增多,短期应用糖皮质激素可迅速痊愈,不易复发[1,2]。

## 一、发病机制

除特发性 AEP 外,成人报道可由多种病因引起,其中吸烟是最常见的诱发因素。吸入性刺激因素如各种粉尘、药物和感染也与 AEP 有关,药物以抗生素和非甾体抗炎药常见。感染包括寄生虫感染(例如蛔虫属、粪圆线虫属、犬弓首线虫属)和真菌感染(如球虫病、毛孢子虫属和曲霉属)。

AEP 发病机制不清楚,可能代表机体对香烟烟雾或感染性病原体所呈现的一种急性 I 型超敏反应,某些感染性病原体可通过直接侵袭或与气道和肺实质中的细胞相互作用而引起嗜酸性粒细胞性肺炎,如某些真菌或寄生虫与气道或肺泡上皮细胞结合引起炎症信号激活,导致 IL-33 等分泌,再活化 Th2 淋巴细胞,产生 IL-5、IL-13 等细胞因子,引起嗜酸性粒细胞成熟、活化和脱颗粒,造成肺泡和间质损害[3]。

## 二、病理表现

肺泡、间质、支气管和细支气管有嗜酸性粒细胞浸润,可见嗜酸性脓肿,气道受累伴非坏死性血管炎,Ⅱ型肺泡上皮细胞增生,机化性肺泡内纤维蛋白性渗出,间质淋巴细胞增多[4]。在严重的 AEP 病例中,存在弥漫性肺泡损伤,包括透明膜形成和间质增宽。弥漫性肺泡损害合并嗜酸性粒细胞浸润应提示 AEP 的诊断[5]。

## 三、临床表现

既往认为本病不发生于哮喘患者,但目前证实哮喘患者可以患 AEP。症状和体征无特异性,通常急性发作(持续时间不到 4 周,多数持续时间不到 1 周),表现为急性呼吸困难、干咳、发热,可伴有肌痛、盗汗、畏寒、胸膜炎性胸痛[6-8],可出现喘息[9],体格检查肺部可闻及双肺底吸气相湿啰音,偶尔有干啰音,杵状指未见报道。就诊时常发现低氧血症[10],通常需要机械通气,也可能表现很轻,并能自愈,轻者容易误诊为病毒性疾病,重者易被误诊为社区获得性肺炎和 ARDS[7]。

## 四、实验室检查

常见白细胞和中性粒细胞升高,在发病初期嗜

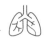

酸性粒细胞很少升高,但在随后几天,外周血嗜酸性粒细胞逐渐增多,这一变化过程是 IAEP 的显著特征。C 反应蛋白、红细胞沉降率均升高。BAL 嗜酸性粒细胞计数高于 25% 是 AEP 的特征表现和诊断的关键,淋巴细胞和中性粒细胞可升高[7,8]。胸腔积液中细胞计数显示嗜酸性粒细胞升高,从 10%~50% 不等[7,9,10]。BAL 嗜酸性粒细胞可以脱颗粒并表现出多个类似中性粒细胞的核叶,容易误认成中性粒细胞。

## 五、影像学表现

在疾病的早期,胸部 X 线片显示双侧网状影与 Kerley B 线,随着病情发展,表现为斑片状肺泡和间质混合浸润,随后演变为类似 ARDS 的致密肺泡浸润,治疗后迅速消失,少量胸腔积液很常见,常为双侧[11]。胸部 CT 表现为双侧随机分布的斑片状磨玻璃影,常伴有实变和小叶间隔增厚(外周间质嗜酸性粒细胞浸润,引起淋巴引流改变)[11,12]。也常见双侧胸腔积液,支气管血管束增厚和淋巴结肿大并存[13](图 13-1)。

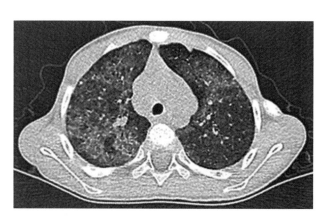

图 13-1　胸部影像学提示双肺可见弥漫性磨玻璃影和结节影

## 六、诊断

由于外周血嗜酸性粒细胞在疾病早期不高,支气管肺泡灌洗液在重症患者不易获得,AEP 早期容易误诊,诊断的关键在于早期识别,动态观察外周血嗜酸性粒细胞逐渐升高趋势、支气管肺泡灌洗液嗜酸性粒细胞 >25%,结合相关临床表现和肺部影像学表现,排除其他急性肺浸润的疾病时可以考虑本病[14,15]。另外,本病对大剂量激素反应迅速,通常在 24~48 小时,对本病有一定的提示意义。多器官功能衰竭和休克不是 IAEP 的特征,出现时应考虑其他疾病。真菌感染和药物可引起本病,应注意询问暴露史。

1989 年最早提出本病的诊断标准[1],后来经专家建议修改,目前修订版的 AEP 诊断标准如下[10]:①持续时间短的发热性疾病(≤1 个月,通常 <1 周);②低氧性呼吸衰竭;③胸部 X 线片或者 CT 提示肺部浸润;④肺嗜酸性粒细胞增多证据:BAL 嗜酸性粒细胞计数超过 25%,可伴有一定数量的淋巴细胞和中性粒细胞或者肺活检显示嗜酸性粒细胞肺炎;⑤除外特异性肺部嗜酸性粒细胞升高的疾病,如嗜酸性肉芽肿性血管炎、特发性嗜酸性粒细胞增多综合征和变应性支气管肺曲霉菌病等。在典型的 AEP 中,肺活检不是必要的检查,但必须寻找明确病因,特别注意感染和药物毒性。

诊断药物或毒素引起嗜酸性粒细胞肺炎的标准[14]:①符合单纯性、急性或慢性嗜酸性粒细胞性肺炎的诊断标准;②可疑药物或毒素暴露时间与发病有适当关系;③排除引起嗜酸性粒细胞性肺炎的其他原因,如真菌性或寄生性肺炎;④停止使用药物或停止毒素接触后临床改善;⑤再接触药物或者毒素又激发出疾病。在实践中,停止与可疑药物接触后临床改善,通常足以诊断,而无需再激发。

## 七、治疗

虽然 IAEP 也有轻型病例报道,但是通常表现为急性肺损伤或 ARDS,伴有严重的低氧血症,需要重症监护和机械通气。初始静脉应用糖皮质激素,临床症状可迅速改善,影像学和肺功能异常一般在 1 个月内消失[6,10,15],激素在 2~4 周内逐渐减量至停药,最佳给药剂量和治疗持续时间尚不统一[15]。临床通常痊愈,影像学上无明显后遗症,无复发。

(赵顺英　江载芳)

## 参考文献

[1] ALLEN JN, PACHT ER, GADEK JE, et al. Acute eosinophilic pneumonia as a reversible cause of noninfectious respiratory failure. N Engl J Med, 1989, 321 (9): 569-574.

[2] GIACOMI FD, VASSALLO R, YI ES, et al. Acute Eosinophilic Pneumonia. Causes, Diagnosis, and Management. Am J Respir Crit Care Med, 2018, 197(6): 728-736.

[3] ALLEN J, WERT M. Eosinophilic Pneumonia. J Allergy Clin Immunol Pract, 2018, 6(5): 1455-1461.

[4] MIOCHIMARU H, KAWAMOTO M, FUKUDA Y, et al. Clinicopathological differences between acute and chronic

eosinophilic pneumonia. Respirology,2005,10(1):76-85.

[5] TAZELAAR HD,LINZ LJ,COLBY TV,et al. Acute eosinophilic pneumonia:histopathologic findings in nine patients. Am J Respir Crit Care Med,1997,155(1):296-302.

[6] GIOVANNINI-CHAMI L,BLANC S,HADCHOUEL A,et al. Eosinophilic pneumonias in children:A review of the epidemiology,diagnosis,and treatment. Pediatric Pulmonology,2016,51(2):203-216.

[7] PHILIT F,ETIENNE-MASTROIANNI B,PARROT A, et al. Idiopathic acute eosinophilic pneumonia:a study of 22 patients. Am J Respir Crit Care Med,2002,166(9):1235-1239.

[8] HAYAKAWA H,SATO A,TOYOSHIMA M,et al. A clinical study of idiopathic eosinophilic pneumonia. Chest,1994,105(5):1462-1466.

[9] OGAWA H,FUJIMURA M,MATSUDA T,et al. Transient wheeze. Eosinophilic bronchobronchiolitis in acute eosinophilic pneumonia. Chest,1993,104(2):493-496.

[10] RHEE CK,MIN KH,YIM NY,et al. Clinical characteristics and corticosteroid treatment of acute eosinophilic pneumonia. Eur Respir J,2013,41(2):402-409.

[11] PRICE M,GILMAN MD,CARTER BW,et al. Imaging of Eosinophilic Lung Diseases. Radiol Clin North Am,2016,54(6):1151-1164.

[12] JOHKOH T,MÜLLER NL,AKIRA M,et al. Eosinophilic lung diseases:diagnostic accuracy of thin-section CT in 111 patients. Radiology,2000,216(3):773-780.

[13] WEISSLER JC. Eosinophilic Lung Disease. Am J Med Sci,2017,354(4):339-349.

[14] SOLOMON J,SCHWARZ M. Drug-,toxin-,and radiation therapy-induced eosinophilic pneumonia. Semin Respir Crit Care Med,2006,27(2):192-197.

[15] JHUN BW,KIM SJ,KIM K,et al. Outcome of rapid corticosteroid tapering in acute eosinophic pneumonia patients with initial eosinophilia. Respirology,2015,20(8):1241-1247.

# 第四节　慢性嗜酸性粒细胞性肺炎

慢性嗜酸性粒细胞性肺炎(chronic eosinophilic pneumonia,CEP)是一种罕见的慢性进行性疾病,属于特发性间质性肺疾病,其特征为咳嗽、亚急性呼吸困难持续2周以上、肺部浸润影及支气管肺泡灌洗液和外周血嗜酸性粒细胞增多[1]。其发病率和流行情况尚不清楚。特发性CEP(idiopathic CEP)主要发生于成人,通常在40~50岁之间,女性的发病率是男性的2倍,60%患者有特应性病史(包括药物过敏、鼻息肉、荨麻疹和/或湿疹),超过50%患者有哮喘病史,儿童少见,法国全国多中心数年登记病例,仅有5例报道[2],国内几乎无病例报道,我们8年来仅临床高度怀疑2例,未进行病理检查证实,但回顾发现不少病例可能误诊,与缺乏对该病的认识有关。

## 一、发病机制

ICEP的病因和机制仍不清楚,一般认为是嗜酸性粒细胞肺浸润的直接结果[3],包括嗜酸性粒细胞的积聚和活化、CD44过度表达,电镜发现嗜酸性粒细胞有脱颗粒,释放嗜酸性粒细胞阳离子蛋白等炎性介质[4]。淋巴细胞也发挥一定作用,一些研究表明,ICEP患者中通过嗜酸性粒细胞的作用,使促炎症分子释放和活化标志物表达增加。最近研究显示了ICEP中克隆血和肺组织T细胞的作用,与特发性高嗜酸性粒细胞综合征所看到的淋巴细胞变异相似[5]。

## 二、病理表现

ICEP的病变通常为弥漫性分布,但一些病例病变可局限,以支气管或血管中心分布。肺实质的结构通常无改变,也有报道存在间质性纤维化。病理最显著的特征是肺泡腔内充满嗜酸性粒细胞,有蛋白和纤维素渗出,巨噬细胞也可浸润,并有散在的多核巨细胞(非肉芽肿性),偶尔含有嗜酸性粒细胞颗粒或Charcot-Leyden结晶,可以观察到一些嗜酸性粒细胞微脓肿,肺泡内有局灶坏死的嗜酸性粒细胞浸润,周围绕以巨噬细胞和栅栏状排列的类上皮细胞[1,6]。肺泡间质可有不同程度的炎症细胞浸润,如嗜酸性粒细胞、淋巴细胞、浆细胞和组织细胞浸润。小气道可见黏液栓阻塞。可有肺泡炎症渗出物机化区域,但与机化性肺炎相比,远端管腔内组织机化很轻微,不是主要和显著的特征。本病可发生轻度的非坏死性血管炎,累及小动脉和小静脉,通常表现为血管周围炎,少部分血管壁出现细胞浸润。这些特点需与CSS血管炎前期的表现相鉴别。

## 三、临床表现

起病通常隐匿,渐进性或亚急性起病,呼吸系统和全身症状在数周甚至数月内逐渐进展,常有咳嗽表现,胸痛和咯血症状少见,一些患者有喘鸣音或湿啰音,呼吸困难通常为轻度或中度[1,2,7],与IAEP相比较,ICEP 很少需要应用机械通气。

半数以上 ICEP 的患者曾有过哮喘,通常较严重,哮喘可与 ICEP 同时并存[8],而且哮喘需要长期应用激素治疗。另外,ICEP 发病后也可以出现哮喘和持续的气流受限,偶有一些病例,即使持续口服皮质类固醇治疗,哮喘仍可出现。约有 1/2 病例曾有其他过敏史,如存在过敏性鼻炎、慢性鼻窦炎、鼻息肉、药物过敏和荨麻疹以及湿疹。ICEP 的临床表现在哮喘和非哮喘中相似。成人患者常伴疲劳、全身乏力、发热、厌食、盗汗和体重下降。偶尔出现肺外表现,可出现心包积液、心电图复极异常、关节痛、肝功改变、嗜酸性粒细胞性肠炎、腹泻、多发性神经炎、皮肤血管炎和皮肤结节,提示 ICEP 与其他嗜酸性粒细胞性疾病之间有重叠,特别是与嗜酸性肉芽肿性多血管炎的特征有些重叠[3,9],当出现这些表现,尤其是心脏表现时,应进一步评估是否有嗜酸性肉芽肿性多血管炎,ICEP 可能演变成明显的嗜酸性肉芽肿性多血管炎。

### 四、影像学表现

CEP 的特点为双侧外周分布的多发气腔浸润,边缘模糊不清,病变不呈叶或节段性分布,分布为上肺野、周围胸膜下区域,常分布在尖段或腋窝区域,其密度多样,为磨玻璃样或者实变,实变区可有支气管充气征,结节病变和网状病变不常见[1,9]。一些病例出现游走性改变。典型的表现是肺水肿征的"反转影",对诊断具有很高的特异性[10]。HRCT 上还具有其他一些特征,包括小叶间隔增厚和平行于胸壁的带状影,一般在病程后期出现。少数病例有纵隔淋巴结肿大,少数有少量胸腔积液[11]。法国对 5 例儿童病例总结,只有 1 例患者表现出典型的反肺水肿征,1 例患者表现为外周磨玻璃影和实变,与成人类似,3 个患者患有肺弥漫性间质改变,2 例晚期均出现薄壁囊肿[2]。

### 五、肺功能

通常为限制性通气障碍,少数患者可以正常,也可以表现为阻塞性通气功能障碍,尤其是合并哮喘者。

### 六、实验室检查

外周血嗜酸性粒细胞升高(≥$1.0 \times 10^9$/L),占白细胞总数的 20%~30%。红细胞沉降率和 C 反应蛋白升高。患者总血清 IgE 水平可升高。

BAL 嗜酸性粒细胞增多(≥25%)是 CEP 的特征,未经糖皮质激素治疗者嗜酸性粒细胞计数≥40%;其他细胞也可能增加,包括中性粒细胞、肥大细胞和淋巴细胞。儿科有作者根据临床病例分析,建议支气管肺泡灌洗嗜酸性粒细胞>20% 即有诊断意义[2]。

### 七、诊断

ICEP 的诊断通常是根据临床表现、胸部影像学表现显示主要在周边或胸膜下的中肺至上肺区阴影、支气管肺泡灌洗液显示嗜酸性粒细胞增多(≥25%)来综合判断。一般不需要外科肺活检,除非 BAL 未显示嗜酸性粒细胞增多、影像学表现不典型或全身性糖皮质激素治疗未迅速起效。应除外所有已知原因的 EP,如感染、药物和血管炎。

成人诊断标准如下[11]:

1. 弥漫性肺泡实变伴有支气管充气征和/或磨玻璃阴影,特别是外周。

2. BAL 嗜酸性粒细胞计数≥40%(或外周血 $1.0 \times 10^9$)。

3. 呼吸道症状持续至少 2~4 周。

4. 无其他明确原因。

### 八、鉴别诊断

应与其他嗜酸性粒细胞性肺病以及非嗜酸性粒细胞性肺病(如典型感染或恶性肿瘤)鉴别。

### 九、治疗

ICEP 的特征之一是对糖皮质激素的治疗高度敏感,治疗的目的是诱导疾病缓解,减少复发的风险,同时降低糖皮质激素的副作用[12]。对于 ICEP 的全身应用糖皮质激素治疗,起始剂量和治疗时间尚未完全确定,典型的治疗方案:泼尼松的最佳起始剂量尚未确定,典型为按 0.5mg/(kg·d) 予以 2 周,随后 0.25mg/(kg·d) 予以 2 周,然后逐渐减量,大约 6 个月停药,激素治疗反应较佳,2 天内临床症状改善,1 周内肺部阴影消失[3,4,11]。吸入性糖皮质激素是否对非哮喘 ICEP 患者有效还不甚了解。

大约 50% 的患者泼尼松减量或停药后而复发,然而再次增加给药剂量后治疗反应仍较好。也有报道对 CEP 复发患者或者难治性患者,应用奥马珠单抗(抗 IgE 单克隆抗体)和美泊利单抗(抗 IL-5 单克隆抗体)[13,14]。ICEP 患者没有后遗症,但有必要对患者进行临床和肺功能的随访。尽管应用了支气管扩张剂和 ICS 以及经常应用的低剂量口服糖皮质激素,但潜在发病率与口服糖皮质激素的不良事件以及与可能形成的持续性气流阻塞相关。

法国总结的上述 5 例儿童患者分为 2 个亚群,第 1 类 2 个患者,1 例有异常 T 细胞克隆,另 1 个病例未做细胞克隆,用皮质类固醇或低剂量环孢素治疗后临床、影像学和生物学明显改善,皮质类固醇的平均剂量为 1.5mg/(kg·d),中位持续时间为 4 个月。第 2 亚群具有持久的间质病变,其中 1 个患者具有本病典型的组织学特征,临床和放射学随访最后考虑特发性间质性肺炎,口服皮质类固醇治疗[2]。

## 十、预后

大多数 CEP 患者的结局非常好,不到 10% 的 CEP 患者能自发恢复或改善,偶尔会导致不可逆的肺纤维化,但很少引起死亡。尽管存在复发风险以及偶尔需要长期治疗。但复发不代表治疗失败、预后更差或并发症更多。CEP 复发患者仍对糖皮质激素治疗有反应,且对类似于复发前使用的糖皮质激素剂量也仍有反应。部分 CEP 康复患者出现固定的气流阻塞,但是其异常的临床意义通常仅为临界水平。

（赵顺英　江载芳）

## 参考文献

［1］ COTTIN V. Eosinophilic Lung Diseases. Clin Chest Med, 2016,37(3):535-556.

［2］ GIOVANNINI-CHAMI L,HADCHOUEL A,NATHAN N,et al. Idiopathic eosinophilic pneumonia in children: the French experience. Orphanet J Rare Dis,2014,9: 28.

［3］ ALLEN J,WERT M. Eosinophilic Pneumonias. J Allergy Clin Immunol Pract,2018,6(5):1455-1461.

［4］ JANIN A,TORPIER G,COURTIN P,et al. Segregation of eosinophil proteins in alveolar macrophage compartments in chronic eosinophilic pneumonia. Thorax,1993,48(1): 57-62.

［5］ FREYMOND N,KAHN JE,LEGRAND F,et al. Clonal expansion of T cells in patients with eosinophilic lung disease. Allergy,2011,66(11):1506-1508.

［6］ MIOCHIMARU H,KAWAMOTO M,FUKUDA Y,et al. Clinicopathological differences between acute and chronic eosinophilic pneumonia. Respirology,2005,10(1):76-85.

［7］ GIOVANNINI-CHAMI L, BLANC S,HADCHOUEL A,et al. Eosinophilic pneumonias in children:A review of the epidemiology,diagnosis,and treatment. Pediatr Pulmonol,2016,51(2):203-216.

［8］ BERNHEIM A,MCLOUD T. A Review of Clinical and Imaging Findings in Eosinophilic Lung Diseases. AJR Am J Roentgenol,2017,208(5):1002-1010.

［9］ PRICE WEISSLER JC. Eosinophilic Lung Disease. Am J Med Sci,2017,354(4):339-349.

［10］ PRICE M,GILMAN MD,CARTER BW,et al. Imaging of Eosinophilic Lung Diseases. Radiol Clin North Am, 2016,54(6):1151-1164.

［11］ UMEKI S. Reevaluation of eosinophilic pneumonia and its diagnostic criteria. Arch Intern Med,1992,152(9): 1913-1919.

［12］ OYAMA Y,FUJISAWA T,HASHIMOTO D,et al. Efficacy of short-term prednisolone treatment in patients with chronic eosinophilic pneumonia. Eur Respir J,2015, 45(6):1624-1631.

［13］ ISOMOTO K,BABA T,SEKINE A,et al. Promising Effects of Benralizumab on Chronic Eosinophilic Pneumonia. Intern Med,2020,59(9):1195-1198.

［14］ FOWLER C,HOOVER W. Dupilumab for chronic eosinophilic pneumonia. Pediatr Pulmonol,2020,55(12): 3229-3230.

# 第五节　嗜酸性粒细胞增多综合征

嗜酸性粒细胞增多综合征(hypereosinophilic syndromes,HES)是以嗜酸性粒细胞持续过量产生为特征的一组异质性疾病,定义为外周血嗜酸性粒细胞 $>1.5 \times 10^9$/L,可同时伴有组织受累。

## 一、病因和分类

根据不同的分类方法,HES 被分为不同的亚型,2012 年嗜酸性粒细胞增多症及相关综合征分类标准共识提出[1],HES 分为:①特发性 HES:未发现 HE 病因,无导致 HE 的反应性/肿瘤性基础性疾病,器官损伤由 HE 引起;②原发性(克隆性/肿瘤性)HES,即 $HES_N$:基础干细胞、髓系或嗜酸性粒细胞肿瘤情况下,嗜酸性粒细胞扩增,扩增为克隆性;③继发性(反应性)HES,即 $HES_R$:其他类型细胞过度释放嗜酸性粒细胞生成因子,引起嗜酸性粒细胞多克隆增殖,常见病因有寄生虫感染、过敏性疾病、某些实体瘤和 T 细胞淋巴瘤等。

2016 年世界卫生组织批准了疾病亚型的半分子分类方案[2],包括伴嗜酸性粒细胞增多和 PDGFRA、PDGFRB 或 FGFR1 或 PCM1-JAK2 重排的髓样/淋巴肿瘤（M-HES）、MPN 亚型（慢性嗜酸性粒细胞白血病）、无特定表型的类型（CEL、NOS）、淋巴细胞变异性嗜酸性粒细胞增多（L-HES）、特发性嗜酸性粒细胞增多综合征（IHES）。

一些特异/确定综合征包括胶原血管病、结节病、溃疡性结肠炎、自身免疫性淋巴细胞增生综合征、HIV 感染、高 IgE 综合征、发作性血管性水肿伴嗜酸性粒细胞增多（Gleich 综合征）、嗜酸性肉芽肿性多血管炎等可引起 HES。

## 二、发病机制

已知的 HES 发病机制有两种[3]：①嗜酸性粒细胞克隆性生成，包括 F/P 融合基因形成（该基因产生的蛋白有较强的酪氨酸激酶活性，通过激活 RAS-MAPK 及 JAK 信号通路增强嗜酸性粒细胞增殖能力）、PDGFRA 重排、PDGFRβ 重排、FGFR1 重排（JAK2）等。②细胞因子异常介导，寄生虫感染、过敏反应、病毒感染等诱导 TH2 细胞产生白细胞介素（如 IL-4、IL-3、IL-5）及粒细胞-巨噬细胞集落刺激因子（granulocyte-macrophage colony stimulating factor，GM-CSF）等因子促进嗜酸性粒细胞的分化、成熟及向炎症部位迁移，并可保护其免于凋亡。某些血液系统疾病也可以引起 HE，如霍奇金淋巴瘤、T/B 细胞非霍奇金淋巴瘤或急性淋巴细胞白血病，异常 T 淋巴细胞（主要为 CD3⁻CD4⁺T 淋巴细胞）克隆可产生 IL-5 激活酪氨酸激酶，通过 RAS-MAPK 及 JAK 信号转导通路延长嗜酸性粒细胞生存时间。

HES 引起的器官损伤是由于活化的嗜酸性粒细胞在局部释放有毒分子，包括嗜酸性粒细胞阳离子蛋白（eosinophilic cationic protein，ECP）、过氧化物酶（eosinophil peroxidase，EPO）、主要碱性蛋白（major basic protein，MBP）、促炎症细胞因子和脂质介质，但血液嗜酸性粒细胞水平与器官损伤严重程度之间没有明显的相关性。

## 三、病理表现

受累器官有明显的嗜酸性粒细胞浸润，伴有结构破坏和坏死区域，有嗜酸性粒细胞颗粒蛋白显著沉积[4]。嗜酸性粒细胞浸润直接引起的器官损伤类型包括：纤维化如肺、心、消化道及皮肤等；血管栓塞；皮肤（包括黏膜）红斑、水肿、溃疡、湿疹；外周或中枢神经病变伴慢性或复发性神经功能缺损，罕见器官损伤如肝、肾、胰腺等。

## 四、临床表现

一般起病隐匿，主要表现症状为疲劳、咳嗽和呼吸困难，最常累及的系统包括血液系统、肺、皮肤、心血管系统及神经系统、胃肠道、肾脏[4]。

1. **心血管系统** 心血管损害是 HES 发病和死亡的主要原因。Loeffler 心内膜炎是典型的 HES 心脏损害，多见于男性，常出现进行性心力衰竭、瓣膜反流、心包积液等临床表现，也可能出现心内血栓形成、心肌缺血、心律失常、心包炎；高嗜酸性粒细胞心肌炎、心内膜心肌纤维化是主要死因；FIP1L1-PDGFRA 融合患者心脏疾病发生率更高。

2. **皮肤** 常见皮肤表现有湿疹（累及手、摩擦部位或呈分散的斑块）、红皮病、泛发性皮肤增厚（苔藓样变）、皮肤划痕征、复发性荨麻疹和血管性水肿，淋巴瘤样丘疹病也有报道。L-HES 可表现出明显的皮肤症状（红皮病、荨麻疹、斑块）。

3. **肺部** 最常见的肺部表现是呼吸困难、咳嗽，部分肺受累者可无呼吸道症状。

4. **中枢神经系统** HES 累及中枢神经系统最常见于脑血管栓塞（可源于心内血栓，表现为栓塞性脑卒中或短暂性脑缺血发作），其次为 HES 脑病（行为改变、意识模糊、共济失调和记忆丧失，亦可能有肌张力高、病理征阳性等上运动神经元损伤体征），亦可累及周围神经（对称性或非对称性感觉异常，不一定累及运动神经，可导致多数性单神经炎或神经根病伴失神经性肌萎缩）。

5. **其他** HES 也可能出现血栓栓塞性疾病、胃肠道（如嗜酸性粒细胞性胃炎/肠炎/结肠炎、慢性活动性肝炎、嗜酸性粒细胞性胆管炎等）、肾脏以及关节损害。

## 五、辅助检查

需完善血生化、心电图、超声心动图、肺功能测定、胸部 X 线片、胸部 HRCT、腹部 CT、组织活检等。血清类胰蛋白酶、血清维生素 B₁₂ 在 M-HES 常升高，血清免疫球蛋白（特别是 IgE）在 L-HES 常升高。持续不明原因者，需完善骨髓穿刺和活检，血和形态分析，常规核型分析、荧光原位杂交和/或分子检测，流式免疫分型、细胞遗传分析筛查 *FIP1L1-PDGFRA* 融合基因、*PDGFRB* 和 *FGFR1* 融合基因、*BCR-ABL1*、*JAK2 V617F*、*KIT D816V* 和 T 细胞克隆等。

## 六、胸部影像学表现

1. **胸部 X 线的表现** 包括局灶性或弥漫性、间质性病变或气腔实变,非叶状分布,可合并胸腔积液,多数肺病变与严重心力衰竭有关。CT 显示结节周围有或无磨玻璃样影,局灶性或者弥漫磨玻璃影,其他表现包括胸腔积液、肺栓塞和间质浸润,肺部影像学也可无异常表现[5]。

**2. 超声心动图** 超声心动图最明显的特征是左心室或右心室心尖部表面高密度回声的纤维化心内膜,上面被大量附壁血栓覆盖,也出现心房扩大、心包脏层钙化、心包积液、二尖瓣活动受限、三尖瓣活动受限。

### 七、诊断

1968 年 Hardy 等首次报道并提出 HES 的概念,1975 年 Chusid 等第一次提出 HES 的诊断标准:①外周血中嗜酸性粒细胞 $>1.5 \times 10^9$/L 且持续 6 个月以上或因嗜酸性粒细胞增高于 6 个月内死亡;②排除其他引起嗜酸性粒细胞增高的原因,如寄生虫感染、变态反应性疾病;③患者具有器官受累的症状和体征。2012 年嗜酸性粒细胞增多症及相关综合征分类标准共识进行更新,诊断 HES 必须满足以下 3 条[1]:①两次外周血嗜酸性粒细胞 $>1.5 \times 10^9$/L(间隔≥1 个月);②组织嗜酸性粒细胞增多引起器官损伤和/或功能障碍,组织嗜酸性粒细胞增多的定义为骨髓涂片中嗜酸性粒细胞占有核细胞比例 $>20\%$,和/或病理上存在组织内嗜酸性粒细胞广泛浸润(HE 染色、迈-格-吉染色、瑞吉染色),和/或组织内有明显的嗜酸性粒细胞颗粒蛋白(伴或不伴嗜酸性粒细胞浸润);③排除其他疾病引起的器官损伤。

首先筛查有无反应性/继发性嗜酸性粒细胞增多的因素,若无上述因素则进一步检测融合基因(*FIP1L1/PDGFRA*、*ETV6*-PDGFRβ)排除血液系统肿瘤导致 HES,若结果阳性,诊断为伴有 HE 的髓系淋巴系统肿瘤。若阴性,再细分为 3 种情况:骨髓原始细胞占 5%~19%,或有异常遗传学改变,诊断为未分类的 CEL;若有异常 T 细胞免疫表型或 TH2 型细胞因子升高,诊断为 T 细胞介导的 HES;若既无原始细胞增多,又无遗传学和 T 淋巴细胞异常,诊断为特发性 HES[6]。

### 八、治疗

HES 治疗的主要目标是维持外周血嗜酸性粒细胞计数于 $1.5 \times 10^9$/L 或以下,减轻患者症状和体征,防止疾病进展。

无症状的家族性 HES 及意义未定的嗜酸性粒细胞增多,最初无需治疗,但应定期监测是否发生临床表现,最初每 3 个月监测一次,无明显变化时,每 6 个月监测一次,主要监测终末器官病变情况并观察有无发生心血管和血栓性并发症的症状和体征。

嗜酸性粒细胞水平极高($>100 \times 10^9$/L)、存在白细胞瘀滞的症状和体征(白细胞计数 $>50 \times 10^9$/L 时肺功能或神经功能障碍)、存在急性心力衰竭及血栓栓塞等并发症时,应紧急治疗,即应用大剂量糖皮质激素,治疗有效者的嗜酸性粒细胞计数在 24 小时内急剧下降,并在 1 周内稳定下来,初始治疗效果不佳时,通常继续使用糖皮质激素,联合另外一种药物包括伊马替尼、长春新碱、羟基脲、环磷酰胺。

对于不需要立即治疗者,若 PDGFRA 阳性的 M-HES,起始用伊马替尼,伊马替尼通常在治疗后 1~2 周内出现症状改善和嗜酸性粒细胞计数恢复正常,应减量维持治疗,有文献建议持续应用至少 7 年。伊马替尼治疗可加重心脏受累,出现左心室功能障碍、心源性休克,可能与伊马替尼局部破坏嗜酸性粒细胞和释放大量毒性分子从而损伤心肌,故有心脏受累证据者应早期联用糖皮质激素。若 2~4 周内无效,应停用伊马替尼并考虑其他疗法。一些病例可发生伊马替尼获得性耐药,可尝试增加伊马替尼剂量、使用其他酪氨酸激酶抑制剂、异基因造血干细胞移植[2,7]。

其他类型的 HES(如 L-HES、IHES)起始单用糖皮质激素治疗[2]。二线治疗用于糖皮质激素治疗无效的患者或作为糖皮质激素助减剂。使用糖皮质激素之前,必须评估感染类圆线虫属的风险,所有可能有暴露的患者都应采用伊维菌素治疗。起始剂量治疗 1 周内嗜酸性粒细胞无改善,应增加剂量,一旦改善且症状控制,应逐渐减少糖皮质激素用量至维持的最低剂量。羟基脲和 α-干扰素已被证明是有效的初始治疗,也可用于糖皮质难治性的病例。除羟基脲外,二线细胞毒性化疗药物和造血干细胞移植也被用于治疗侵袭性的 HES 和 CEL。抗白细胞介素-5(IL-5)(mepolizumab)、白细胞介素-5 受体(benralizumab)抗体以及其他针对嗜酸性粒细胞的靶点的使用正在研究,有认为如果存在异常克隆 T 细胞(如 L-HES),首选美泊利单抗(一种靶向 IL-5 的单克隆抗体)[8]。

(赵顺英 江载芳)

## 参考文献

[ 1 ] VALENT P,KLION AD,HORNY HP. Contemporary

consensus proposal on criteria and classification of eosinophilic disorders and related syndromes. J Allergy Clin Immunol,2012,130(3):607-612.e9.

[ 2 ] JASON GOTLIB.World Health Organization-defined eosinophilic disorders:2019 update on diagnosis,risk stratification,and management. Am J Hematol,2017,92(11):1243-1259.

[ 3 ] VALENT P,DEGENFELD-SCHONBURG L,SADOVNIK I,et al. Eosinophils and eosinophil-associated disorders:immunological,clinical, and molecular complexity. Semin Immunopathol,2021,43(3):423-438.

[ 4 ] HELBIG G,KLION AD. Hypereosinophilic syndromes—An enigmatic group of disorders with an intriguing clinical spectrum and challenging treatment. Blood Rev,2021,49:100809.

[ 5 ] BARRY J,GADRE A,AKUTHOTA P. Hypersensitivity pneumonitis,allergic bronchopulmonary aspergillosis and other eosinophilic lung diseases. Curr Opin Immunol, 2020,66:129-135.

[ 6 ] WANG SA. The Diagnostic Work-Up of Hypereosinophilia. Pathobiology,2019,86(1):39-52.

[ 7 ] SHOMALI W,GOTLIB J. World Health Organization-defined eosinophilic disorders:2019 update on diagnosis, risk stratification,and management. Am J Hematol,2019, 94(10):1149-1167.

[ 8 ] STELLA S,MASSIMINO M,MANZELLA L,et al. Molecular Pathogenesis and Treatment Perspectives for Hypereosinophilia and Hypereosinophilic Syndromes. Int J Mol Sci,2021,22(2):486.

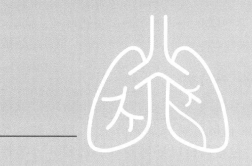

第十四章

肺组织细胞疾病

# 第一节　组织细胞疾病分类和诊治概述

"组织细胞"是具有单核形态特征的吞噬细胞，包括巨噬细胞及树突状细胞在内的免疫细胞。巨噬细胞在吞噬病原体、抗原加工和呈递、细胞因子合成以及其他免疫反应中发挥重要作用。树突状细胞是一种无吞噬作用的抗原呈递细胞。

组织细胞疾病为单核巨噬细胞系统功能、细胞分化或增殖异常的一组疾病，特征为组织细胞浸润某一器官或者全身多个器官，分为原发性和继发性（已知病因的组织细胞反应性）。

## 一、组织细胞疾病分类

在 2016 年的组织细胞学会议上，国际组织细胞协会对组织细胞疾病进行了五分类[1]，即 LCMRH 分类：L 组，包括朗格汉斯细胞组织细胞增生症（Langerhan cell histiocytosis，LCH）；C 组，累及皮肤黏膜的非朗格汉斯细胞组织细胞增生症；M 组，包括原发和继发恶性组织细胞疾病组；R 组，包括罗道病（Rosai-Dorfman disease，RDD）组；H 组，包括原发和继发噬血细胞性淋巴组织细胞增多症（hemophagocytic lymphohistiocytosis，HLH），又称噬血细胞综合征（hemophagocytic syndrome，HPS）。非朗格汉斯细胞组织细胞增生症（非 LCH）是指由不符合 LCH 或 HLH 诊断标准的组织细胞积聚的多种疾病。正常人的真皮中含有 CD45[+] HLA-DR[+] 树突状细胞（dendritic cell，DC）及 CD163[+]、FXⅢa[+] 和 CD14[+] 但 CD1a[-] 的巨噬细胞。非 LCH 疾病被认为是由 DC 或巨噬细胞所引起，临床上可分为三大类：皮肤受累为主、皮肤受累伴全身重要脏器受累以及全身受累为主，其中皮肤受累可能是疾病的一部分。

## 二、肺组织细胞疾病分类

肺内树突细胞位于支气管黏膜相关淋巴组织（bronchus associated lymphoid tissue，BALT，详见肺淋巴增殖性疾病）和气道周围结缔组织、肺泡壁、小叶间隔和胸膜内。朗格汉斯细胞（Langerhans cell）是树突状细胞分化过程中的一种亚型，少量存在于皮肤及支气管上皮中。树突状细胞和朗格汉斯细胞都能将吸入的抗原呈递给位于 BALT 内的淋巴细胞，维持 BALT 的功能非常重要。巨噬细胞主要存在于气道上皮表面、BALT 和肺间质内。

肺组织细胞病包括多种疾病，即单独发生于肺，亦可累及多个器官，主要病理特征为组织细胞在肺泡或肺间质浸润。最常见的疾病是肺朗格汉斯组织细胞增生症（PLCH）。

在原发性肺组织细胞病中，最常见的疾病为 LCH，其次为幼年黄色肉芽肿（juvenile xanthogranuloma，JXG）、窦组织细胞增生伴巨大淋巴结病（Rosai-Dorfman disease，RDD）和 Erdheim-Chester 病（Erdheim-Chester disease，ECD），组织细胞肿瘤极罕见。继发性肺组织细胞疾病最常见的病因为遗传代谢性疾病如戈谢病（Gaucher's disease）、尼曼-皮克病（Niemann-Pick disease，NPD）和法布里病（Fabry's disease）等，其次为感染性疾病如 Whipple 病和间质性肺炎。因噬血细胞综合征一般不累及肺组织，该章不包括本病。继发性组织细胞疾病分别见本书第二十一章遗传代谢性疾病的呼吸系统表现以及第四章肺部少见感染性疾病。

## 三、病理表现

共同的病理表现为组织细胞在肺泡和肺间质浸润，但免疫组织化学和其他征象可以区别，如 LCH 患者细胞具有朗格汉斯细胞特征、CD68、S100、CD1a 和 CD207（即 Langerin）均阳性，幼年黄色肉芽肿和 RDD 病更多的巨噬细胞特征呈 CD14、CD68、CD163、factor XⅢa 阳性表达而 CD1a 阴性表达，但 RDD 存在组织细胞吞噬淋巴细胞现象，幼年黄色肉芽肿存在图顿巨细胞（Touton giant cell）[2]。

## 四、临床表现

临床表现系病变侵犯肺部或气道所致，在 JXG 和 RDD 中也可由气管内病变或淋巴结肿大压迫气道引起。症状包括发热、咳嗽、喘息和呼吸困难，无特异性，当 LCH 发生气胸时，可出现胸痛，气管内病变可引起咯血，但很少见[3]。查体可发现肺内湿啰音、喘鸣音，可伴有特异性皮疹，如 LCH 的出血点、色素脱失、湿疹样皮疹，窦组织细胞增生伴巨大淋巴结病的黄棕色皮肤结节。幼年黄色肉芽肿和窦组织细胞增生伴巨大淋巴结病可有肝脾大，可出现双侧无痛性淋巴结肿大。

## 五、肺部影像学

因原发性肺组织细胞疾病共同的病理表现为组织细胞在肺泡和肺间质浸润，影像学共有的表现为肺内出现大小不等结节,结节可发生空洞,其中LCH出现典型的以上肺为主的囊泡影,幼年黄色肉芽肿和窦组织细胞增生伴巨大淋巴结病可以侵犯气道,引起气道狭窄和气道内肉芽肿病变,后者可引起纵隔淋巴结肿大[3,4]。

### 六、诊断和治疗

典型的影像学表现结合适当的临床特征有助于该病的正确诊断。确诊常靠肺组织活检或肺外病变的活检如皮肤、气管内病变以及外周淋巴结,结合临床、影像学特征综合判断[5]。

治疗上主要应用免疫抑制剂及糖皮质激素,激素为核心药物,具体疾病的治疗详见本章第二节至第五节。

(赵顺英)

## 参考文献

[1] EMILE JF,ABLA O,FRAITAG S,et al. Revised classification of histiocytoses and neoplasms of the macrophage-dendritic cell lineages. Blood,2016,127(22):2672-2681.

[2] DEMARTINO E,GO RS,VASSALLO R. Langerhans Cell Histiocytosis and Other Histiocytic Diseases of the Lung. Clin Chest Med,2016,37(3):421-430.

[3] AHUJA J,KANNE JP,MEYER CA,et al. Histiocytic Disorders of the Chest:Imaging Findings. Radiographics,2015,35(2):357-370.

[4] ZAVERI J,LA Q,YARMISH G,et al. More than just Langerhans cell histiocytosis:a radiologic review of histiocytic disorders. Radiographics,2014,34(7):2008-2024.

[5] KENNETH LM,CAMILLE B,MATTHEW C,et al. Histiocytic disorders. Nat Rev Dis Primers,2021,7(1):73.

## 第二节 朗格汉斯细胞组织细胞增生症

朗格汉斯细胞组织细胞增生症(Langerhan's cell histiocytosis,LCH)以朗格汉斯细胞(LC)克隆性增生和在各种组织浸润聚集为特点[1]。LC与位于皮肤和黏膜部位有抗原呈递作用的树突状细胞的免疫表型和超微结构类似。1961年Birbeck首次描述了LC的超微特征,于电镜下发现Birbeck颗粒。1973年提出致病性LC增生和播散导致组织细胞增生症X。1987年国际组织细胞协会将组织细胞增生症X重新命名为LCH。发病年龄自生后至成人不等,10岁以下常见,以1~3岁最常见。临床表现轻重不一,可呈自限性至快速进展致死性,30%~40%患者可遗留后遗症。本病包括嗜酸细胞性肉芽肿(单一病灶LCH),Hand-Shuller-Christian疾病(多灶性单一病灶)和Letterer-Siwe疾病(播散性多灶多系统LCH)。在单一病灶中,骨骼最常见,其次为皮肤、淋巴结和肺。多系统疾病包括皮肤、骨骼、肝、脾、肺和骨髓等。

### 一、发病机制

树突状细胞是泡沫样的组织细胞或白细胞,在机体免疫反应中起重要作用,可保护组织避免感染。其存在于皮肤(朗格汉斯组织细胞)、骨(破骨细胞)、肝脏(库普弗细胞)、脑(小神经胶质细胞)、血液(单核细胞)、骨髓(组织巨噬细胞)和肺(肺泡巨噬细胞),因此LCH可以累及多种组织。既往认为感染或环境因素可激发本病。既往认为由于CD207⁺细胞呈良性组织学表现,组织学上伴随炎性浸润以及存在局部和全身细胞因子风暴支持LCH为炎症起源,但后来发现LCH患者病变组织中可检测BRAF基因突变(V600E)[2],其与造血前体细胞共有,可能起源于骨髓干细胞前体,为骨髓不成熟的髓样树突细胞(表达高水平的Langerin-CD207,为形成Birbeck颗粒所必需的凝集素),故目前将LCH重新分类为髓系肿瘤性疾病[3]。BRAF是RAS-RAF-MEK-ERK信号转导通路的一种起关键作用的激酶,参与多种细胞功能。V600E突变引起致BRAF激酶区域持续活化,激活有丝分裂原活化的蛋白激酶(MAPK)通路,再激活ERK激酶磷酸化,引起基因转录增加,造成细胞克隆性增殖。无BRAF基因V600E突变的患儿也出现MEK通路的活化,在这些患者中,发现MAP2K1基因突变,它编码MEK1激酶,是无BRAF基因V600E突变患者中MAPK通路活化的原因。在MAPK通路中,可能MEK1是BRAF的下游,由于存在持续活化的MAPK信号通路驱动,成为靶标之一。此外,ARAF、NRAS、KRAS、PIK3CA、PIK3CD等基因也被发现出现突变。低危LCH起源于分化的树突细胞,可能是导致LCH临床表现多样化的原因之一。

### 二、临床及影像学表现

LCH患者临床症状由于受累器官多少和部位不同差异很大,几乎任何器官均可受累。

#### (一)肺部表现

肺部病变主要集中在呼吸性细支气管和邻近的

间质,典型的表现累及肺间质,但也可延伸至肺泡,尤其在疾病的早期阶段,一般损害发生在血管、支气管和胸膜附近[4]。肺部受累一般缓慢进展,也可快速进展。在病程较长的生存者中肺累及是最常见的死因,常死于致命性的机会性肺炎[5]。

**1. 临床表现**　常不典型。呼吸急促通常是首发也可能是唯一的临床征兆。此外也可表现为发热、体重减轻、干嗽、胸痛和复发性气胸[6]。少数患儿以自发性气胸发病,尤其是较大儿童,常以自发性气胸就诊,表现为呼吸困难和胸痛,而胸膜增厚和渗出很少见[7],体格检查的阳性体征不多见。

**2. 影像学表现**　胸部 X 线片最常见的表现为双侧间质浸润呈网状结节状,常伴有支气管周围增厚,后期可显示囊变和气胸。LCH 早期 CT 表现为双肺磨玻璃影和结节影(图 14-1),为朗格汉斯组织细胞大量浸润所致,结节一般 1~10mm,呈小叶中心结节,偶可见较大的结节或肿块,结节内可发生空洞,随着病情进展,在中晚期,囊性病变逐渐取代结节成为主要表现(图 14-2)[7-10],从结节变为空腔再发展为囊性损害的一系列胸部 CT 表现提示疾病逐步恶化[10]。典型的囊性病变是由炎症破坏细支气管壁和小气道扩张所致,也可能是结节的空化所致,表现为多发透亮区,肺囊腔大小不一,厚壁或薄壁囊肿,形态多不规则,呈蜂窝状(图 14-3),成人病例囊性病变通常以双肺上中肺为主,肺尖前段和肋膈角常不受累,儿童这一特征不如成人明显。小囊腔、小结节以及蜂窝状改变被认为是 LCH 的特征,发生在上叶和中叶时更有意义,尤其是囊性改变,对本病诊断具有提示意义,是重要的依据[7,9]。约 25% 的患者由于胸膜下囊腔破裂导致自发性气胸,

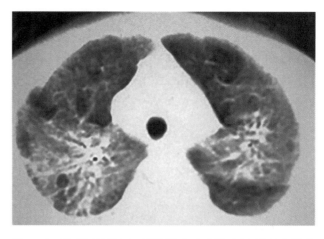

图 14-2　胸部 CT 提示双肺弥漫磨玻璃影,以上肺为主的囊泡影

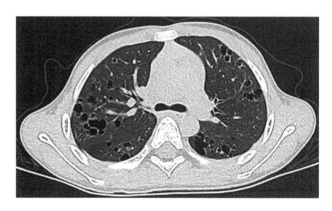

图 14-3　胸部影像学提示双肺多发囊泡影

可累及双侧且可反复发作,气胸可为本病的首发症状,尤其是年长儿,容易反复,可伴有间质增厚[7]。终末期 PLCH 以肺过度充气以及广泛的囊肿为特征,类似终末期肺气肿[10]。我们大多数患者依据典型影像上的囊性改变或者结节空洞以及典型皮疹考虑诊断,经皮疹活检明确,从而避免肺活检。

因本病可侵犯胸腺、甲状腺,因此,肺部表现可伴有胸腺增大和甲状腺肿大。我们 40 多例以肺部表现为主确诊的患儿,仅有 1 例侵犯甲状腺,胸腺受累 10 例。

**(二)肺外表现**

**1. 骨骼**　骨骼是 LCH 最常见受累部位,可见于 70% 以上的 LCH 患者[8,11]。任何骨骼均可受累,多见于扁骨、椎骨和颅骨,也见于股骨、骨盆、肱骨、锁骨、下颌骨、胫骨、桡骨等。溶骨性损害可无症状或伴发疼痛和功能性损伤,通常呈多发性,并逐渐出现。体检时累及部位有触痛。如果累及的骨骼部位于皮下可见局部肿胀。X 线检查骨损害相当敏感,表现为带有光滑边缘的小孔状破坏,通常无反应性

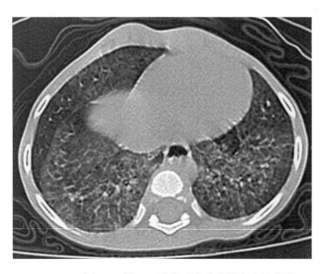

图 14-1　胸部 CT 提示双肺广泛磨玻璃影和小结节影

边缘硬化。X 线可见累及的长骨骨髓腔内出现溶骨区,并常与骨膜反应、骨膜隆起、梭形胀和皮质扩张同时存在。颅骨损害可表现为斜形损害,这是由于颅骨的内外骨板受损程度不同所致。椎骨损害的 X 线典型表现为孤立的椎体累及,整个椎体压缩变平,前后边缘消失,邻近的椎间隙变宽,被压缩的椎体密度均匀,而累及的椎体也可以无压缩。

**2. 皮肤** 皮肤受累常见。近 50% 的患者于起病早期出现,主要包括红斑、丘疹、结节、瘀点、囊泡、结痂的斑块、脂溢样病变和色素脱失[3,7,8]。典型皮损为小而半透明丘疹,皮损广泛而密集,直径 1~2mm,略高出皮面,颜色为淡褐色,表面被覆鳞痂,常伴瘀点,好发于头部、躯干和皱褶部,发生于头部和耳郭者,皮损可融合,呈脂溢性皮炎样外观,常被误诊为湿疹。婴儿也可见出血性皮疹。丘疹或结节,有棘手感,对诊断有提示意义,色素脱失对诊断也有提示意义(图 14-4)(彩图见文末彩插)。根据我们收治的患者发现,以肺部病变为主要表现者,往往皮疹散在出现,甚至仅 1~2 个丘疹,多伴有色素脱失,见于头皮、躯干部位和耳朵,皮疹对于肺部疾病的诊断非常有帮助,需要仔细查体。

**3. 肝脏和脾脏** 肝、脾被认为是 LCH 疾病中受累的高危器官[3,8]。LCH 患者常有肝损害,受累程度直接影响预后。主要表现为肝脾大和/或肝功能异常,肝脏的组织学检查胆管增生、组织细胞浸润、纤维化和肝硬化,而典型的 LCH 肉芽肿不多见,出现门静脉周围纤维化即硬化性胆管炎,晚期可出现胆汁性肝硬化,除偶然有肝内或肝外胆管阻塞引起的黄疸,肝累及通常没有症状。晚期出现门静脉高压及脾功能亢进等严重并发症。

**4. 血液系统** 血液受累是评价 LCH 疾病的高危器官,受累表现为血常规两系或两系以上减低,可继发噬血细胞综合征,进而危及生命。

**5. 中枢神经系统** 最常见的表现为垂体浸润,下丘脑-垂体轴以外部位累及并不多见[8,11]。有报道前叶单发或多发结节灶。脑实质、颈髓束、脑膜和硬脑膜受累者可出现头痛、头晕、癫痫、意识障碍和肢体功能障碍等。

**6. 内分泌系统** 尿崩症(diabetes insipidus, DI)是 LCH 患者内分泌系统最常见的异常表现,常由下丘脑-垂体损害所致,表现为高渗血症和多尿,可无口渴[8,11,12]。因中枢渗透压感受器反应迟钝,有低容量脱水的危险。下丘脑和/或垂体损害致使生长激素缺乏,引起生长迟缓,即线性生长速度的降低,青春期推

迟。除了生长激素缺乏以外,生长迟缓还与其他因素有关,如长期使用类固醇激素、慢性疾病、营养不良、多发椎体溶骨性损害、放疗与化疗等。

**7. 头颈部** 头颈受累的部位为颅骨、颞骨、下颌骨、头部皮疹、耳溢液和中耳炎、乳突炎、颈部淋巴结肿大。其他还有眼突和鼻窦炎、耳息肉以及由沿骨累及引起的面神经麻痹、失明和失聪。

**8. 口咽部** 也是常见的受累部位。临床症状包括疼痛,感觉异常,咀嚼困难,牙龈出血,早萌芽或恒牙的脱落,类似牙龈炎或牙周炎的损害,并可出现牙齿松动、牙龈出血和口腔溃疡,也可有口腔软组织损害。

### 三、诊断

临床和影像学提示该病。由于 LCH 可能影响身体的任何器官或系统,当皮肤、骨、肺、肝或中枢神经系统发生提示性临床症状时,应考虑该病[13]。实验室检查和肺部 CT 检查有参考价值。支气管肺泡灌洗液显示 >5% CD1a 阳性细胞和 CD207 阳性细胞支持诊断[14],结合临床和典型影像学表现,可避免肺活检。

病理组织检查可确诊 LCH,但如果典型临床和影像学表现,又存在皮疹,应取皮疹而不是肺活检或者支气管镜灌洗液检查。肺活检可选择经支气管镜,最好是经胸腔镜肺活检,但有风险性如手术后发生难治性气胸和死亡,应根据患儿状况和肺部影像学表现决定,当肺部囊性病变明显时更应慎重。光镜下病灶部位可见大量朗格汉斯细胞浸润,同时还有嗜酸性粒细胞、巨噬细胞和淋巴细胞等不同程度的增生。朗格汉斯细胞为 12~15μm 大小,卵圆形,非"树突状",核具有特征性,呈皱褶模式、可凹陷,具有"咖啡豆样"或者肾形核沟,胞质呈嗜酸性,也为特征之一(图 14-5A)(彩图见文末彩插)。也可见核皱褶的双核、多核细胞,核膜薄,染色质细致,分布均匀,核仁不清晰。病程进展后,可呈黄色瘤样或纤维化,可见局灶性坏死、出血,并可见含有含铁血黄素颗粒的巨噬细胞。电镜下在胞质内可见 Birbeck 颗粒。朗格汉斯细胞有特异性抗原和组织化学特性,免疫组化染色 CD1a(胸腺细胞标志)(图 14-5B)(彩图见文末彩插)和 CD207(即 Langerin)阳性,是确诊必需的依据,尤其是后者与电镜发现的 Birbeck 颗粒一致,不再需要电镜诊断[12,13]。CD207(+)的细胞簇以及 CD14+/CD207- 的细胞会同时表达 BRAF V600E[12,15]。LCH 在肺部的病理表现类似于其他部位的表现。出

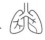

现胆管炎和肝硬化时,Birbeck 颗粒可不存在,CD1a 和/或 Langerin 染色可阴性,因此需肝脏活检。

## 四、基因检测

近年来对 LCH 基因异常的探究逐渐延伸,*BRAF V600E* 等基因突变检测已成为 LCH 诊断及治疗评估过程中重要的辅助检查项目,超半数患者基因突变为阳性结果。

## 五、鉴别诊断

LCH 可累及几乎全身各个脏器系统,故根据不同的临床表现与相应系统的疾病相鉴别,鉴别点主要为病理活检。肺部病变需注意除外其他肺部间质疾病,如肺孢子菌肺炎、粟粒性肺结核、脓毒症栓子型肺脓肿等。病理上应与幼年黄色肉芽肿病、窦组织细胞增生伴巨大淋巴结病(Rosai-Dorfman 病)、Erdheim-Chester 病、淋巴瘤等鉴别。Rosai-Dorfman 病 S100 表达阳性,但 CD1a 表达阴性,组织细胞吞噬淋巴细胞、浆细胞和红细胞。Erdheim-Chester 病为泡沫组织细胞增多,不表达 S100 和 CD1a。幼年黄色肉芽肿病也是泡沫组织细胞增多和图顿巨细胞增多。

## 六、治疗

### (一) 药物治疗

国际组织细胞协会制定了 LCH 的诊疗指南,将患者分为不同的治疗组。根据受累部位的不同将患者初步分为单系统组(SS)和多系统组(MS),多系统组(MS)又分为高危组和低危组,肝、脾、血液系统属于高危器官,肺不再为高危受累器官[12]。治疗原则是根据不同的受累部位进行分组和分级治疗;合理评估,根据评估结果调整化疗方案;注意控制和预防感染,并长期随访;建立起血液科、内分泌、骨科、耳鼻喉科、口腔科及影像科等多学科合作的诊疗模式。

对于多灶性单系统或多系统疾病,用泼尼松(prednisone,PRED)和长春碱(vinblastin,VBL)全身治疗 12 个月是标准的一线方案,既有效,副作用又小[12,16]。因为多系统疾病患者的复发率仍然很高(30%~50% 或以上),高危组除了这两种药物以外,再加巯嘌呤治疗 1 年。二线或补救治疗主要用于诱导治疗效果不佳的患儿,主要包括氯法拉滨、阿糖胞苷和 2-氯脱氧腺苷(2-chlorodeoxyadenosin,2CDA)[17]。

针对 *BRAF V600E* 基因突变的靶向治疗(莫非尼,vemurafenib)主要用于难治性病例,即化疗失败的

病例,有良好效果,但也有副作用[18],目前正在进行大样本研究。其他与 LCH 相关的突变,如 *MAP2K1*,BRAF indel 等对 MEK 抑制剂的靶向治疗有反应,可能未来用于本病的治疗[19,20]。

异基因造血细胞移植也可以治疗难治性或复发性 LCH 患者:美国和欧洲 2000—2013 年的注册数据显示,3 年的总生存率为 71%~77%[21]。

### (二) 气胸并发症治疗

除化疗外,肺部压缩者应进行胸腔引流,反复气胸者可采用胸腔粘连治疗,但疗效不确切。

## 七、预后

LCH 患儿发病年龄越小,受累器官越多,且合并脏器功能不良者预后差,死亡率高,尤其是肝脾受累或血液受累者。本病的死亡原因主要为严重肺浸润而造成的呼吸功能衰竭或肝与骨髓的功能衰竭。

肺部受累者可造成后遗症,如肺功能异常和肺纤维化,目前肺受累的处理仍然极具挑战性,如气胸并发症和感染预防的最佳管理方法尚不明确。另外,对于年幼儿严重肺受累者,早期使用靶向治疗的优势尚不明确。

(赵顺英)

## 参考文献

[1] BARCLAY M,DEVANEY R,BHATT JM. Paediatric pulmonary Langerhans cell histiocytosis. Breathe(Sheff),2020,16(2):200003.

[2] HÉRITIER S,EMILE JF,BARKAOUI MA,et al. BRAF mutation correlates with high-risk Langerhans cell Histiocytosis and increased resistance to first-line therapy. J Clin Oncol,2016,34(25):3023-3030.

[3] ALLEN CE,MERAD M,MCCLAIN KL. Langerhans-Cell Histiocytosis. N Engl J Med,2018,379(9):856-868.

[4] WANG D,CUI L,LI ZG,et al. Clinical Research of Pulmonary Langerhans Cell Histiocytosis in Children. Chin Med J(Engl),2018,131(15):1793-1798.

[5] RONCERAY L,PÖTSCHGER U,JANKA G,et al. Pulmonary Involvement in Pediatric-Onset Multisystem Langerhans Cell Histiocytosis:Effect on Course and Outcome. J Pediatrics,2012,161(1):129-133.e3

[6] ODAME I,LI P,LAU L,et al. Pulmonary Langerhans cell histiocytosis:a variable disease in childhood. Pediatr Blood Cancer,2006,47(7):889-893.

[7] 唐晓蕾,王维,刘金荣,等. 儿童肺受累的朗格罕细胞组织细胞增生症病例分析. 中华儿科杂志,2014,52(12):

902-905.

［8］LOUET SL，BARKAOUI M，MIRON J，et al. Childhood Langerhans cell histiocytosis with severe lung involvement：a nationwide cohort study. Orphanet J Rare Dis，2020，15（1）：241.

［9］AHUJA J，KANNE JP，MEYER CA，et al. Histiocytic Disorders of the Chest：Imaging Findings. Radiographics，2015，35（2）：357-370.

［10］TAZI A，MARC K，DOMINIQUE S，et al. Serial computed tomography and lung function testing in pulmonary Langerhans'cell histiocytosis. Eur Respir J，2012，40（4）：905-912.

［11］LEUNG AKC，LAM JM，LEONG KF. Childhood Langerhans cell histiocytosis：a disease with many faces. World J Pediatr，2019，15（6）：536-545.

［12］HAUPT R，MINKOV M，ASTIGARRAGA I，et al. Langerhans cell histiocytosis（LCH）：guidelines for diagnosis，clinical work-up，and treatment for patients till the age of 18 years. Pediatr Blood Cancer，2013，60（2）：175-184.

［13］JEZIERSKA M，STEFANOWICZ J，ROMANOWICZ G，et al. Langerhans cell histiocytosis in children — a disease with many faces. Recent advances in pathogenesis，diagnostic examinations and treatment. Postepy Dermatol Alergol，2018，35（1）：6-17.

［14］HARARI S，TORRE O，CASSANDRO R，et al. Bronchoscopic diagnosis of Langerhans cell histiocytosis and lymphangioleiomyomatosis. Respir Med，2012，106

（9）：1286-1292.

［15］RODEN AC，YI ES. Pulmonary langerhans cell histiocytosis：An update from the pathologists' perspective. Arch Pathol Lab Med，2016，140（3）：230-240.

［16］ALLEN CE，LADISCH S，MCCLAIN KL. How I treat Langerhans cell histiocytosis. Blood，2015，126（1）：26-35.

［17］SIMKO SJ，MCCLAIN KL，ALLEN CE. Upfront therapy for LCH：is it time to test an alternative to vinblastine/prednisone？ Br J Haematol，2015，169（2）：299-301.

［18］JEAN D，ISLAM AL，MATHILDE TARDIEU，et al. Vemurafenib for Refractory Multisystem Langerhans Cell Histiocytosis in Children：An International Observational Study. Clin Oncol，2019，37（31）：2857-2865.

［19］SIMKO SJ，TRAN HD，JONES J，et al. Clofarabine salvage therapy in refractory multifocal histiocytic disorders，including Langerhans cell histiocytosis，juvenile xanthogranuloma and Rosai-Dorfman disease. Pediatr Blood Cancer，2014，61（3）：479-487.

［20］HÉRITIER S，EMILE JF，HÉLIAS-RODZEWICZ Z，et al. Progress towards molecular-based management of childhood Langerhans cell histiocytosis. Arch Pediatr，2019，26（5）：301-307.

［21］KUDO K，MAEDA M，SUZUKI N，et al. Nationwide retrospective review of hematopoietic stem cell transplantation in children with refractory Langerhans cell histiocytosis. Int J Hematol，2020，111（1）：137-148.

# 第三节　幼年黄色肉芽肿

幼年黄色肉芽肿（juvenile xanthogranuloma，JXG），既往称痣黄内皮瘤（nevox xanthoendothelioma）或先天性黄色瘤复合体（congenital xanthoma multiplex），是相对少见的非朗格汉斯细胞组织细胞增多症。其特征是在皮肤、软组织和更少的内脏器官中组织细胞衍生细胞的异常浸润，黄色是由于细胞内脂肪积聚，可发生于婴儿和儿童，好发于婴幼儿。最常见的表现为局限于真皮的良性皮肤病变，通常无症状，呈自限性，也常发生于眼部，治疗效果好，并有自愈倾向，很少涉及其他器官如肺、上气道、心包、脑膜、肝、脾等处。内脏器官可单独发生病变或同时有多个器官受累，发生于多个器官者，称为播散型或者系统型幼年黄色肉芽肿[1]。

## 一、发病机制

发病与血浆中脂蛋白增高，血管壁通透性异常有关。血清脂蛋白透过血管壁沉积在血管周围结缔组织，被巨噬细胞或皮肤间质树突细胞摄入和处理，

导致巨噬细胞在组织聚集，形成病变。已有文献报道，本病具有类似于朗格汉斯细胞组织细胞增生症和 Erdheim-Chester 病的特点，部分携带 *BRAFV600E* 基因突变，也发现一些患者存在 *MAP2K1* 突变[2]。近年来发现部分患者存在 *ALK* 突变（易位）[3]，也称为 ALK 阳性的组织细胞疾病，与本病的表现重叠。我们发现 1 例患者存在 *NOD2* 基因突变，提示本病与结节病可能有类似机制。本病也存在活化的 MARK 通路基因的体细胞突变，引起 ERK 活化。

幼年黄色肉芽肿与幼年型髓单核细胞白血病（juvenile myelomonocytic leukemia，JMML）相关。JMML 也见于神经纤维瘤病，黄色肉芽肿和神经纤维瘤病同时发病者极少见，但一旦同时发生，患青少年髓单核细胞白血病的风险将增加 20~32 倍。

## 二、病理表现

病变内泡沫巨噬细胞浸润，由细胞内脂肪积聚形成。成熟阶段在 85% 的幼年黄色肉芽肿病患儿

中观察到特征性多核巨细胞(图顿巨细胞),这些细胞巨大,呈花环状,细胞质嗜酸性(图14-6)(彩图见文末彩插)。病变内其他浸润细胞包括组织细胞、淋巴细胞和其他炎症细胞。病变晚期,因纤维化而出现纤维细胞的增加。免疫组织化学在鉴别LCH和JXG具有重要作用,JXG病变通常对标志物CD68、ⅩⅢa因子和CD4呈现强阳性,而CD1和S-100蛋白是LCH的诊断标志物,本病为非朗格汉斯细胞组织细胞病,JXG在多数情况下,S-100蛋白呈现阴性反应,但散布的细胞可能表现出弱阳性,这与LCH呈现S-100强阳性不同,电镜下无Birbeck颗粒[4]。有人认为ⅩⅢa因子阴性和S-100阳性都不应该排除JXG的诊断。

### 三、临床表现

幼年黄色肉芽肿病最常见于儿童早期,5%~17%的病例在出生后不久发生,75%发生在出生后的前9个月。临床最常见的表现为良性皮肤病变,常为圆形隆起,典型者为橘黄色,也可为褐色或红蓝色结节或紫红色结节,单个结节占60%~82%,偶尔多个,一般不会超过10个,不会发生溃疡,也可表现为软组织皮下或深处的孤立瘤样包块。一些患儿出生时就有皮肤结节,2~5岁时消失。本病与神经纤维瘤病有某种关联,在患者躯干皮肤可发现咖啡牛奶斑。

全身型幼年黄色肉芽肿病约发生于4%的皮肤型儿童中,最常见于眼睛,其他受累器官和系统包括肝、脾、肺、骨骼、血液系统和内分泌系统[5]。眼睛表现常见为眼睑结节,单独存在或与面部皮肤结节并存。在婴儿中眼内病变常发生在虹膜和睫状体,引起自发性前房积血,并反复发作,可引起青光眼。脉络膜、视网膜、结膜、角膜和巩膜受累少见。85%的眼病患儿<1岁。眼病可能在皮肤病以前出现,病变可侵犯眶骨和蝶骨,引起严重的骨质破坏病变,多位于眶前部或眶后部,一些眶内病变侵犯眼外肌,视神经也可受到侵犯。眼部症状包括眼球突出、眶周可触及肿块等。约50%的全身型JXG病例并存皮肤病变,内脏受累者可能导致严重的并发症,不伴有皮肤病变的死亡率更高,总死亡率为5%~10%,主要死因为肝脏衰竭以及中枢神经系统病变。

肺部表现:本病可侵犯气道和肺部,临床主要表现为发热、咳嗽、喘息和呼吸困难,气道受累者可闻及哮鸣音,伴有皮肤和皮肤外的病变,但我们在临床发现,肺部病变出现时,皮肤病变可以很轻,容易被忽视,造成误诊。肺部影像学表现通常为多灶性,典型表现为双肺多发大、小不等的结节性病变,同皮肤结节一样,小结节直径2~5mm,大结节直径约1~2cm,两种类型的结节可能在同一患者中共存,巨大结节呈肿块样(图14-7)。一些患者伴有纵隔淋巴结肿大,可伴有间质性病变如网状阴影[6,7]。气道受累表现为声门下软组织肿块或主支气管内肿块,典型的肿物外观为黄色,对本病有提示性,肿块固定位于黏膜下,可阻塞管腔,发生反复肺炎或肺不张[8,9]。

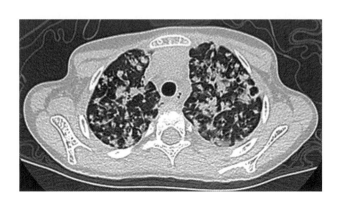

图14-7　胸部CT提示双肺多发大小不等结节,随机分布

### 四、诊断

组织病理学病变内发现大量含脂肪的组织细胞和图顿多核巨细胞可确诊。图顿多核巨细胞不常见于皮肤外组织。免疫组化染色显示CD68染色阳性,Ⅷa、CD163、CD68、CD14或波形蛋白阳性,C1a染色阴性,S-100蛋白阴性。

### 五、治疗

局限病变可手术或者介入切除,药物治疗包括糖皮质激素,也可应用免疫抑制剂或者化疗。化疗药物包括长春新碱、甲氨蝶呤以及阿糖胞苷,病例报道均有一定治疗效果。

气道病变可采用经支气管镜介入治疗[10],我们的病例应用糖皮质激素和环磷酰胺治疗,详见本节附病例14-1。

对于系统性幼年黄色肉芽肿ALK阳性表达者,可使用针对ALK的靶向药物如克唑替尼(crizotinib),对于BRAFV600E突变者,化疗治疗失败的病例,可使用为莫菲尼(vemurafenib),均取得很好的疗效[3]。我们也有1例有皮肤、肺内受累,肝脏轻度肿大,ALK表达阳性,未用药物治疗,自发缓解。

(杨海明)

## 参考文献

［1］ EMILE JF，ABLA O，FRAITAG S，et al. Revised classification of histiocytoses and neoplasms of the macrophage-dendritic cell lineages. Blood，2016，127(22)：2672-2681.

［2］ MAEDA M，MORIMOTO A，SHIODA Y，et al. Long-term outcomes of children with extracutaneous juvenile xanthogranulomas in Japan. Pediatr Blood Cancer，2020，67(7)：e28381.

［3］ JIAOSHENG XU 1，XIN HUANG 2，YANG WEN. Systemic Juvenile Xanthogranuloma has a Higher Frequency of ALK Translocations than BRAFV600E Mutations. J Am Acad Dermatol，2020，18；S0190-9622(20)：32445-2.

［4］ DEMARTINO E，GO RS，VASSALLO R. Langerhans Cell Histiocytosis and Other Histiocytic Diseases of the Lung. Clin Chest Med，2016，37(3)：421-430.

［5］ MURPHY JT，SOEKEN T，MEGISON S，et al. Juvenile Xanthogranuloma：Diverse Presentations of Noncutaneous Disease. Pediatr Hematol Oncol，2014，36(8)：641-645.

［6］ AHUJA J，KANNE JP，MEYER CA，et al. Histiocytic Disorders of the Chest：Imaging Findings. Radiographics，2015，35(2)：357-370.

［7］ ZAVERI J，LA Q，YARMISH G，et al. More than just Langerhans cell histiocytosis：a radiologic review of histiocytic disorders. Radiographics，2014，34(7)：2008-2024.

［8］ NAIMAN AN，BOUVIER R，COLREAVY MP，et al. Tracheal juvenile xanthogranuloma in a child. Int J Pediatr Otorhinolaryngol，2004，68(11)：1469-1472.

［9］ SOSNOWSKA I，ANTOSIK P，OSTALOWSKA A. Isolated endobronchial juvenile xanthogranuloma：a case report. Contemp Oncol(Pozn)，2020，24(3)：200-202.

［10］ SOMORAI M，GOLDSTEIN NA，ALEXIS R，et al. Managing Isolated Subglottic Juvenile Xanthogranuloma Without Tracheostomy：Case Report and Review of Literature. Pediatric Pulmonol，2007，42(2)：181-185.

病例 14-1

# 第四节　Rosai-Dorfman 病

Rosai-Dorfman 病(Rosai-Dorfman Disease，RDD)也称为窦组织细胞增生伴巨大淋巴结病(sinus histiocytosis with massive lymphade-nopathy，SHML)，特征是淋巴结窦内和内脏器官的淋巴管中 S100 阳性组织细胞的良性增殖，可表现为广泛的淋巴结病变。最初于 1965 报告 2 例淋巴结病和淋巴结窦组织细胞增生症，后来通过 Rosai 和 Dorfman 在 1969 年将其命名为"窦组织细胞增生伴巨大淋巴结病"(SHML)。

## 一、发病机制

RDD 的病因尚不清楚，认为组织细胞来源于巨噬细胞而不是树突细胞。由于自身免疫失调或继发于感染，细胞因子介导单核细胞迁移，可能参与组织细胞的集聚和活化，引起组织细胞增殖。有报道本病与 EB 病毒、人疱疹病毒 6 型、巨细胞病毒、诺卡菌、布鲁氏菌和硬鼻结克雷伯菌等可能有关，但目前未有明确定论。

最近发现，在淋巴结和结外 RDD 中，但不是皮肤 RDD 中，已发现激酶突变包括 *ARAF*、*MAP2K1*、*NRAS* 以及 *KRAS* 的突变[1]。本病与朗格汉斯细胞组织细胞增生症有相似的细胞因子和趋化因子网络，其中白细胞介素(IL)-6 和 IL-8 等在组织细胞和炎症细胞的募集和活化中起重要作用。肿瘤坏死因子在病变中也有表达，激活其他下游炎症因子，进一步加重组织损伤。

相关的疾病：①易感遗传性疾病：*SLC29A3* 种系突变在家族性 RDD 患者中已有报道。FAS 基因 *TNFRSF* 杂合种系突变可能与 RDD 有关。②血液系统恶性肿瘤：本病可与霍奇金/非霍奇金淋巴瘤先后发生或者发生于同一淋巴结。也可发生于急性白血病骨髓移植后或与其他组织细胞疾病(LCH 和组织细胞肉瘤)并存。③自身免疫疾病：本病可与自身免疫性溶血性贫血(AIHA)、系统性红斑狼疮(SLE)和幼年特发性关节炎(JIA)的患者并存。④发生于肺、肝和结肠部位的 RDD，IgG4 阳性浆细胞数量增加。

由于遗传性疾病、自身免疫性疾病和恶性肿瘤等多种疾病，可并存 Rosai-Dorfman 样增生，RDD 目前被认为是一种疾病模式而不是单个疾病。基于这一概念，又将 RDD 分为 5 型：家族型和散发型，散发型又分为经典型、结外型、恶性肿瘤相关型和自身免疫相关型 RDD[2]。

## 二、病理表现

典型的组织病理学表现为窦内组织细胞增生,伴周围散在的淋巴细胞和浆细胞浸润。组织细胞轮廓光滑,细胞核色淡,小而明显的核仁位于中央,丰富的细胞质淡染,嗜酸性,界限不清、苍白,常见细胞深入现象(红细胞、淋巴细胞和浆细胞被组织细胞吞噬,在完整细胞的细胞质中可见血细胞,但细胞无损害)或吞噬淋巴细胞现象,是本病的特征,但并不是必需的诊断依据[3],可见中性粒细胞,有时形成微脓肿,嗜酸性粒细胞缺乏,结外病变可能有明显的淋巴滤泡伴生发中心,更多的硬化和纤维化,更少组织细胞和更轻微的吞噬现象,可能伴有并存疾病的表现。免疫染色示组织细胞 S100 强阳性,CD68、CD163 阳性表达,CD1a 和ⅩⅢa 因子、CD207 阴性表达,可与其他疾病鉴别。可有丰富的浆细胞标记表达和 IgG4 阳性的浆细胞表达,需要对所有病例评价 IgG4 阳性的浆细胞[4]。

## 三、临床和影像学表现

### (一)肺部表现

RDD 好发于儿童及年轻人。Rosai-Dorfman 病可引起呼吸系统受累,气管、支气管以及相关淋巴结受累常见[5,6],其中纵隔淋巴结肿大是 RDD 最常见的表现。气管受累表现为声门下狭窄和气道内孤立性或多发息肉样病变[7-9]。肺部也可受累,影像学表现包括肺部肿块和结节、间质性肺疾病以及胸腔积液,胸膜受累时常伴有肺部弥漫性病变[10],蜂窝样改变和囊性改变很少。临床主要表现为慢性干咳,喘息,进行性呼吸困难,可发生呼吸衰竭。

### (二)肺外表现

RDD 最常见的临床表现是双侧多枚无痛的颈部淋巴结肿大,可伴有发热、盗汗和体重减轻,同时也可有纵隔和腹股沟淋巴等肿大,也可累及腋窝、纵隔、腹股沟和腹膜后淋巴。RDD 除主要累及淋巴结窦外,43% 的 RDD 伴有结外受累,最常见的部位是皮肤、软组织、骨(多部位)、鼻窦及副鼻窦、眼眶、乳腺、胃肠道、肝脏、胰腺、肾脏等[3,4]。皮肤病变通常是黄色瘤样,黄色或红棕色斑块或结节,可发生溃疡。患者头颈部受累,最常见部位是鼻腔,其次是腮腺。颅内 RDD 通常不伴颅外淋巴结受累,并且大多数颅内病变附着于硬脑膜,中枢神经系统表现与脑膜瘤类似,但脑脊液中的细胞侵入现象通常提示 RDD 的诊断。因结外病变可引起器官功能障碍,通常会导致死亡。

我们诊治的 1 例患儿以肺部受累住院,表现为持续高热、颈部巨大淋巴结肿大,纵隔淋巴结肿大,之后出现胸腔积液、肝大、肾脏肿大,多次颈部淋巴结活检提示本病,未见淋巴瘤等肿瘤征象,当时条件受限未做基因检测,最终死亡。

## 四、辅助检查

多数患者存在多克隆高丙种球蛋白血症和贫血,中度 IL-6 表达,与 Castleman 疾病类似。应常规进行血常规、C 反应蛋白、免疫球蛋白检查。对于本病,需要进行自身免疫方面、流式细胞检查,若血细胞减少或者异常血细胞时进行骨穿检查以除外自身免疫、淋巴组织增殖、恶性肿瘤等疾病。

## 五、诊断及鉴别诊断

根据临床和影像学表现考虑本病,但确诊需要病理检查。浆细胞丰富时也进行 IgG4 阳性的浆细胞检查。对于严重和难治性病例,应进行 *ARAF*、*MAP2K1*、*NRAS* 以及 *KRAS* 的突变检查。

本病需与慢性感染性病变(分枝杆菌或真菌)、淋巴瘤、转移瘤、卡斯尔曼病以及自身免疫性淋巴组织增生等疾病鉴别。

## 六、治疗

大多数局限于淋巴结的 RDD 病例呈现为良性过程,且可自行消退,但一些病例报道结外组织病变死亡率较高,本病也可以复发。

伴有重要结外器官(例如肝脏或中枢神经系统)受累或自身淋巴结病变可导致危险并发症的患者,通常需要治疗。放疗疗法在多数病例治疗效果有限。全身皮质类固醇通常有助于缩小淋巴结及缓解症状,但由于免疫抑制作用可能会导致 RDD 复发。

全身治疗包括皮质类固醇、西罗莫司、放疗、化疗和免疫调节。化疗药物有甲氨蝶呤、长春碱、MTX、6-MP 等,化疗药物对 RDD 的治疗效果一般,目前无标准化疗方案。推荐对于难治和严重的患者,可针对丝裂原活化蛋白激酶(MAPK)进行突变检查,如果发现基因突变,应靶向治疗[11]。其他特异性靶向细胞因子(TNF-α 和 IL-6)的药物,例如克拉屈滨或氯法拉滨,对复发性、难治性或严重的 RDD 病例有效。此外,抗 CD20 单克隆抗体利妥昔单抗也见有报道;也有报道对干扰素-α 和烷基化剂有效。已有报道发现 RDD 患者对酪氨酸激酶抑制剂甲磺酸伊马替尼反应良好。

(赵顺英)

# 参考文献

[1] DURHAM BH，LOPEZ RE，PICARSIC J，et al. Activating mutations in CSF1R and additional receptor tyrosine kinases in histiocytic neoplasms. Nat Med，2019，25（12）：1839-1842.

[2] EMILE JF，ABLA O，FRAITAG S，et al. Revised classification of histiocytoses and neoplasms of the macrophage-dendritic cell lineages. Blood，2016，127（22）：2672-2681.

[3] DALIA S，SAGATYS E，SOKOL L，et al. Rosai-Dorfman disease：tumor biology，clinical features，pathology，and treatment. Cancer Control，2014，21（4）：322-327.

[4] BRUCE BC，SCHNEIDER JW，SCHUBERT P. Rosai-Dorfman disease：an overview. Clin Pathol，2020，73（11）：697-705.

[5] JI H，ZHANG B，TIAN D，et al. Rosai-Dorfman disease of the lung. Respir Care，2012，57（10）：1679-1681.

[6] UMAIRI RA，BLUNT D，HANA W，et al. Rosai-Dorfman Disease：Rare Pulmonary Involvement Mimicking Pulmonary Langerhans Cell Histiocytosis and Review of the Literature. Case Rep Radiol，2018，5：2952084.

[7] SANTOSHAM R，SANTOSHAM R，JACOB SS，et al. Rosai-Dorfman disease of the trachea：an extremely rare benign tumor. Asian Cardiovasc Thorac Ann，2019，27（2）：132-134.

[8] VATS D，REDHA ALA，HOULI EA，et al. Rosai-Dorfman disease presenting as isolated subglottic mass—an extremely rare presentation. Lung Pulm Respir Res，2016，3（3）：92-94.

[9] UZUNHAN Y，CHABROL A，KAMBOUCHNER M，et al. Bronchial involvement in Rosai Dorfman disease. Ann Thorac Surg，2018，105（1）：e33.

[10] OHORI NP，YU J，LANDRENEAU RJ，et al. Rosai-Dorfman disease of the pleura：a rare extranodal presentation. Hum Pathol，2003，34（11）：1210-1211.

[11] ABLA O，JACOBSEN E，PICARSIC J，et al. Consensus recommendations for the diagnosis and clinical management of Rosai-Dorfman-Destombes disease. Blood，2018，131（26）：2877-2890.

# 第五节　Erdheim-Chester 病

Erdheim-Chester 病（Erdheim-Chester disease，ECD）又称 Erdheim-Chester 综合征或骨硬化性组织细胞增生（polyostotic sclerosing histiocytosis）。首次由 Chester 和 Erdheim 于 1930 年描述，当时命名为脂肪肉芽肿，后以此两人名字冠名该疾病，是少见的非朗格汉斯细胞组织细胞增多症。2016 年被 WHO 命名为组织细胞肿瘤。本病涉及多核巨细胞、骨髓淋巴细胞和组织浸润以及全身长骨硬化，以多系统浸润为特征，CD68 阳性的泡沫组织细胞（含脂巨噬细胞）成簇集聚为主形成黄色肉芽肿，常见图顿巨细胞，细胞周围包围纤维组织，淋巴细胞浸润和浆细胞等。本病是一种由纤维性和克隆性组织细胞组成的进展性疾病。ECD 主要见于成年人，是幼年黄色肉芽肿的成人型，极少发生于儿童，迄今只有 10 例的报道，包括 1 例 20 个月大的婴儿病例报道。

## 一、病理表现

与 LCH 不同，存在大量泡沫样脂质富集或嗜酸性胞质的组织细胞，周围有纤维化。免疫染色以 CD68（+）、CD1a（-）、S-100（+/-）为特征，电镜下 Birbeck 颗粒缺如。

## 二、临床和影像学表现

### （一）肺部表现

肺部受累也很常见，半数患者有一定程度的肺实质浸润，也有胸膜浸润。病变主要沿淋巴管分布，表现为小叶间隔增厚、支气管血管束周围及胸膜下间质增厚[1]。肺受累并不是 ECD 预后不良的预测因素。其他肺部表现包括肺结节、气道增厚和磨玻璃样影以及肺间质疾病，肺结节分布类型分为胸膜下、肺实质以及两者都有[2,3]。胸腔可以受累，伴有胸膜和纵隔增厚的肺受累也是经典累及的部位。最常见的纵隔表现是右冠状动脉鞘化，其次是胸主动脉鞘化。BRAF V600E 突变阳性与冠状动脉鞘化相关。

### （二）肺外表现

95% 病例有骨骼受累。长骨受累几乎见于所有患者，为双侧对称性，主要位于干骺端和骨干，骨骺端往往不被累及。影像学显示长期对称性骨质疏松，表现为骨密质不规则，骨膜增厚，骨松质缺失。1/2 以上患者有某些骨骼外表现，包括肾脏、皮肤、脑部和肺部；不常见为眶后组织、垂体和心脏。骨痛是最常见表现，主要涉及下肢、膝关节和踝关节。第二个最常见的受累器官是心血管系统，再发性心包积液可致心脏压塞，可有心肌浸润，少见瓣膜受累和致命性心肌梗死。大脑受累发生在 51% 的病例中，被认为是 ECD 患者预后恶化的唯一主要预测因素，包括小脑和锥体受累。其他神经症状包括癫痫、头痛、精神症状和阵发性肌张力障碍。尿崩症是 ECD 特有的内分泌表现，继发于下丘脑或垂体浸润，也可能有其他内分泌异常,如高泌乳素血症或促性腺激素缺乏。27% 的 ECD 患者有眼眶受累,常为双侧受累,表现为眶后浸润所致突眼。肾脏受累可出现尿路梗阻甚至肾衰竭。其他组织受累亦表现为该部位相应功能受损的症状。此外,该疾病还可以伴有发热、虚弱、体重减轻等非特异的表现。引起系统性和中枢神经系统疾病者预后往往较差。

### 三、诊断

典型的影像学表现,包括对称性骨干骨硬化或利用骨闪烁造影在四肢长骨中看到的对称摄取是该病的病理学特征。病变程度可以是轻微的局部受累,也可以是多系统累及甚至致死。严重程度依赖于受累的器官和严重程度。病理诊断为确诊依据。典型的组织学表现为:HE 染色可见大量泡沫样脂质富集或嗜酸性胞质的组织细胞,伴周围组织纤维化或黄色肉芽肿样病变,常见图顿巨细胞。免疫染色以 XIIIa$^+$/CD68$^+$/CD163$^+$,CD1a(−)/Langerin(−),S-100(+/−) 为特征。电镜下 Birbeck 颗粒缺如。同时也可检测是否存在 BRAF 突变,这对于治疗具有重要意义[2]。骨影像学可表现为 X 线片见骨髓质缺失,皮质不规则,骨膜增厚。骨闪烁显像技术可见 $^{99m}$Tc 异常摄取。MRI $T_1$ 加权相可见散在信号缺失,$T_2$ 加权相可见高低混合信号。

### 四、鉴别诊断

与朗格汉斯细胞组织细胞增生症(LCH)鉴别,其特征性免疫标志为 CD68(+)、CD1a(+)、S-100(+),电镜下可见特征性 Birbeck 颗粒。

### 五、治疗

在 2005 年之前,已经报道了许多治疗方案,包括类固醇、细胞毒制剂、长春碱和双自体造血干细胞移植。由于患者数量少、治疗方案不同以及随访时间短,这些方案的疗效难以确定。2005 年,Braiteh 等报道了 3 例 ECD 患者,在给予 IFN-α 治疗后,眼眶浸润、骨病变,骨痛和尿崩症得到快速缓解和改善。目前 IFN-α 似乎是 ECD 初始治疗的最佳选择。

克拉屈滨是一种核苷类似物,已被用于治疗新诊断和难治性 ECD,但有关其疗效的报道很少。重组人 IL-1 受体(Anakinra,阿那白滞素)治疗轻度 ECD(主要是骨痛)有一定效果,但总体治疗效果差。

有报道应用西罗莫司与泼尼松联合治疗,疗效可观。

研究表明 BRAF 抑制剂威罗菲尼(vemurafenib)将有可能成为治疗 ECD 的新型治疗药物,目前建议用于严重和难治性且伴有 BRAF-V600E 突变的 ECD 患者。

由于 ECD 中的部分病变组织具有丰富的 PDGFR-β 表达,因此伊马替尼治疗被推荐为二线治疗的首选药物。

(徐　慧)

### 参考文献

[1] MIRMOMEN SM,SIRAJUDDIN A,NIKPANAH M, et al. Thoracic involvement in Erdheim-Chester disease: computed tomography imaging findings and their association with the BRAFV600E mutation. Eur Radiol, 2018,28(11):4635-4642.

[2] ZANELLI M,SMITH M,MENGOLI MC,et al. Erdheim-Chester disease:description of two illustrative cases involving the lung. Histopathology,2018,73(1):167-172.

[3] FRANCO-PALACIOS D,MCDONALD A,AGUILLARD RN,et al. An unusual case of interstitial lung disease in a patient with cardiopulmonary syndrome as the initial presentation of Erdheim-Chester disease. BMJ Case Rep, 2017,24:bcr2017220659.

第十五章

肺部肿瘤

原发性肺肿瘤在儿童中很少见,多数为良性肺肿瘤和转移瘤,原发性肺恶性肿瘤在儿童罕见。肺肿瘤类型因年龄而异,新生儿和婴儿原发性肺肿瘤包括胸膜肺母细胞瘤、婴儿肺纤维肉瘤、胎儿肺间质瘤以及血管瘤。年长儿原发性肺肿瘤包括炎性肌成纤维细胞瘤、神经内分泌肿瘤、唾液腺型肺癌以及复发性呼吸道乳头瘤病等。根据我们近10年收治的儿童肺肿瘤患者分析,最常见的肺部肿瘤为胸膜肺母细胞瘤和炎性肌成纤维细胞瘤,类癌、腺癌和其他类型罕见,20年来仅收治各1例。本章重点介绍儿童相对常见的胸膜肺母细胞瘤、炎性肌成纤维细胞瘤、类癌和腺癌。

# 第一节 胸膜肺母细胞瘤

胸膜肺母细胞瘤(pleuropulmonary blastoma,PPB)是胚胎期发育不良的恶性肿瘤,起源于肺和胸膜间充质,虽然罕见,但确实是儿童最常见的原发性肺恶性肿瘤,主要发生在6岁以下儿童,尤其是婴幼儿,很少超过12岁[1,2]。

## 一、发病机制

PPB的特征是具有高度有丝分裂活性的芽生岛,伴有未分化或处于不同恶性分化阶段(横纹肌肉瘤、软骨肉瘤、脂肪肉瘤)的梭形细胞区域。该肿瘤是DICER1相关肿瘤中的种子疾病,PPB与位于14q32.13号染色体上的DICER1基因突变有关[3],DICER1基因突变为常染色体显性遗传,伴中等外显率,DICER1综合征的患者易患良性和恶性肿瘤。据估计,65%~70%的PPB儿童有一个DICER1杂合突变[4]。DICER1是一种多结构域蛋白,包含两个核糖核酸酶(RNaseⅢ)结构域,在大多数情况下,突变为无义突变、移码或剪接位点突变,引起蛋白质过早截断,导致RNaseⅢb功能丧失,其为微小RNA(miRNA)发挥生物功能所必需的酶,可将前体miRNA切割成成熟的miRNA,进而在转录后调控mRNA的表达,参与许多不同的生物学过程。DICER1的体细胞突变可引起DICER1综合征,也称为胸膜肺母细胞瘤家族性肿瘤易感综合征,是一种多效性的儿童癌症易感状态,可导致儿童和青年人的多种肿瘤类型,包括甲状腺肿瘤、胸膜肺母细胞瘤(PPB)、囊性肾瘤、卵巢性索间质肿瘤(卵巢Sertoli-Leydig细胞瘤、幼年型颗粒细胞瘤、两性母细胞瘤),以及睫状体髓质上皮瘤、子宫颈胚胎型横纹肌肉瘤、鼻软骨间叶错构瘤、垂体母细胞瘤、松果体母细胞瘤等。因此,胸膜肺母细胞瘤可为单发或多发,同一患者可同时或不同时期发现其他病变[5],最常见的为囊性肾瘤,其他如胚胎性肿瘤(肉瘤、髓母细胞瘤、恶性生殖细胞瘤)、甲状腺肿瘤、白血病、霍奇金淋巴瘤和朗格汉斯细胞组织细胞增多症等。另外,本病发病还涉及DICER1体细胞突变与其他致癌基因协同作用,如突变的TP53。

## 二、病理表现

PPB是一种多型间充质性恶性肿瘤,组织检验中存在母细胞性瘤以及肉瘤特质[6]。胸膜肺母细胞瘤根据大体形态分为单纯囊性病变(Ⅰ型)、实性和囊性病变(Ⅱ型)和单纯实性病变(Ⅲ型)。目前认为PPB从Ⅰ型到Ⅲ型为连续性过程,Ⅰ型病变可能发展到Ⅱ型或Ⅲ型病变,诊断时的中位年龄与PPB亚型相关,Ⅰ、Ⅱ和Ⅲ型的中位年龄逐渐递增[2,7,8]。Ⅰ型病变也可能进展为Ⅰr型,r代表退化(regressed/regressing),无恶性肿瘤细胞存在。Ⅱ和Ⅲ型为侵袭性。

低度恶性囊性病变(Ⅰ型)是一种囊性薄壁结构,无实性成分或结节,为纤维间隔分隔的多房囊肿,与先天性肺气道畸形(congenital pulmonary airway malformation,CPAM)很难区分。Ⅰ型PPB壁薄囊肿内衬良性单层立方或假复层纤毛柱状上皮,囊肿壁局部区域富含细胞和血管,可显示毛细血管增生、出血、坏死和营养不良性钙化,富含细胞的病灶由短梭形细胞和小圆形细胞组成,通常在囊肿壁的上皮下形成一层,在某些病例中有分化良好/正在分化的胎儿型软骨结节;Ⅰr型指囊壁内衬上皮下无原始胚胎性成分,有部分钙化灶,囊样变有自然退化/非进展倾向,Ⅱ型和Ⅲ型大体检查有实性成分,Ⅱ型PPB在大体检查时显示结节、空斑状增厚和实性息肉样区域延伸至囊内,囊壁部分类似Ⅰ型PPB,Ⅲ型PPB虽然完全为实性,可能伴有坏死和囊性变性的区域[7,8]。Ⅱ型PPB和Ⅲ型PPB的实性成分呈纺锤状和多形性,由母细胞、肉瘤成分以及软骨结节混合组成,有时为间变细胞,类似维尔姆斯瘤(Wilms tumor)(图15-1)(彩图见文末彩插)。

PPB的免疫组化显示原始细胞成分有波形蛋白(vimentin)表达,在某些情况下有肌源性分化,特别是结蛋白(desmin)、Myo-D1、肌特异性肌纤维蛋白

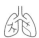

(muscle specific actin,MSA)、平滑肌肌动蛋白(smooth muscle actin,SMA)、肌细胞生成素(myogenin)的表达,向软骨分化的区域则表达S-100。电镜还可显示横纹肌母细胞分化伴肌原纤维和z-带形成,颗粒基质疏松,粗面内质网丰富,提示软骨细胞分化。

### 三、临床表现

主要表现为肿瘤压迫症状,如咳嗽、呼吸困难,可有发热,咯血不多见。全身症状表现为消瘦、食欲不佳、乏力等。

### 四、影像学表现

多数PPB占据半侧胸腔,胸部X线片显示半侧胸腔病变,伴占位效应,不累及胸壁,无钙化,可伴有胸腔积液和气胸。在胸部CT上,Ⅰ型病变可表现为单发或多发含气囊腔;Ⅱ型表现为含气或含液体的空洞,气液平面位于实性结节内(图15-2);Ⅲ型肿瘤为实性病灶,CT表现为低衰减征,静脉注射造影剂后呈均匀或不均匀强化[3,9,10]。MRI显示不均匀信号,有内出血、局部增强和限制性扩散[10]。肿瘤通常位于肺,PPB常伴有胸腔积液和气胸,可延伸至纵隔、膈和/或壁胸膜。Ⅰ型PPB是一种局限性肿瘤,但Ⅱ型或Ⅲ型PPB可能存在转移,最常见的转移部位为胸部或中枢神经系统内,也可能累及骨、肝和淋巴结。

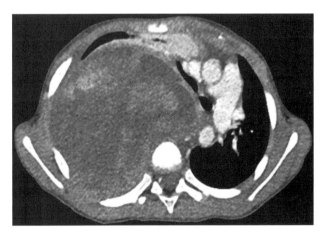

图15-2 胸部CT可见囊实性肿物,占据整个胸腔,不均匀强化

### 五、诊断

儿童PPB常被误认为是呼吸道感染、气胸或肺畸形。当幼儿出现单房或多房的完全囊性、囊实性或完全实性的肺部病变时,应怀疑PPB[11],需要与其他先天性肺囊性病变,尤其是先天性囊性腺瘤样畸形(胎儿期即存在)[12]、肺隔离症和周围支气管囊肿以及肺囊肿鉴别。实体病变需要与各种肺炎、其他肿瘤如神经母细胞瘤、横纹肌肉瘤、炎性肌成纤维细胞瘤鉴别。当怀疑Ⅱ型或Ⅲ型PPB时,须通过外科手术或芯针活检获得组织学诊断。当存在呼吸窘迫和/或纵隔压迫表现,全身麻醉风险性很高时,经皮穿刺活检可能更安全,活检组织应足够大,以确保充分诊断。首都医科大学附属北京儿童医院利用超声基本可确诊Ⅱ型或Ⅲ型PPB。

Ⅱ型和Ⅲ型需要腹部增强CT评估原发肿瘤及其局部区域淋巴结、纵隔、心脏和心包受累以及肿瘤是否延伸至膈肌和肝脏,胸部MRI可能有助于确定肿瘤是否区域性扩展。Ⅱ型或Ⅲ型PPB远处转移的评估应包括脑MRI或者放射性核素骨扫描或者电子发射断层扫描(PET)/CT。应该进行超声心动图来确定血管侵犯和心脏内受累。也应进行盆腔超声、甲状腺触诊和超声检查。所有PPB患儿均应评估DICER1基因突变。

### 六、治疗

PPB的主要治疗方法是手术切除,手术的完整切除对提高患儿的长期生存率至关重要。对于Ⅱ型和Ⅲ型,术后推荐规律、联合的化疗方案,包括异环磷酰胺、长春新碱、D-放线菌素或环磷酰胺等,以避免复发以及Ⅰ型PPB进展为Ⅱ型和Ⅲ型。建议仅在Ⅱ、Ⅲ型PPB化疗和二次手术后残留存活肿瘤的情况下进行放疗[11],Ⅰ型PPB不做放疗。根据笔者医院资料,PPB患者的无事件生存率目前明显提高。

(赵顺英)

## 参考文献

[1] 张旭,曾骐,张娜,等.儿童胸膜肺母细胞瘤38例诊治分析.临床小儿外科杂志,2020,19(01):63-68.

[2] HILL DA,JARZEMBOWSKI JA,PRIEST JR,et al. Type I pleuropulmonary blastoma:pathology and biology study of 51 cases from the international pleuropulmonary blastoma registry. Am J Surg Pathol,2008,32(2):282-295.

[3] CAI SY,ZHAO W, NIE XL,et al. Multimorbidity and Genetic Characteristics of DICER1 Syndrome Based on Systematic Review. Pediatr Hematol Oncol,2017,39(5):355-361.

[4] ENGELEN KV,VILLANI A,WASSERMAN JD,et al. DICER1 syndrome:approach to testing and management

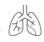
at a large pediatric tertiary care center. Pediatr Blood Cancer,2018,65(1):e26720.

[5] DEHNER LP,MESSINGER YH,SCHULTZ KAP,et al. Pleuropulmonary blastoma:evolution of an entity as an entry into a familial tumor predisposition syndrome. Pediatr Dev Pathol,2015,18(6):504-511.

[6] 张楠,伏利兵,周春菊,等.儿童胸膜肺母细胞瘤临床病理学观察.中华病理学杂志,2014,43(11):747-752.

[7] PRIEST JR,MCDERMOTT MB,BHATIA S,et al. Pleuropulmonary blastoma:a clinicopathologic study of 50 cases. Cancer,1997,80(1):147-161.

[8] MESSINGER YH,STEWART DR,PRIEST JR,et al. Pleuropulmonary blastoma:a report on 350 central pathology-confirmed pleuropulmonary blastoma cases by the International Pleuropulmonary Blastoma Registry. Cancer,2015,121(2):276-285.

[9] 孙应绮,乔中伟.儿童胸膜肺母细胞瘤影像学表现.实用放射学杂志,2018,34(7):1077-1079.

[10] NAFFAA LN,DONNELLY LF. Imaging findings in pleuropulmonary blastoma. Pediatr Radiol,2005,35(4):387-391.

[11] KUNISAKI SM,LAL DR,SAITO JM,et al. Pleuropulmonary Blastoma in Pediatric Lung Lesions. Pediatrics,2021,147(4):e2020028357.

[12] DEHNER LP,MESSINGER YH,WILLIAMS GM,et al. Type Ⅰ pleuropulmonary blastoma versus congenital pulmonary airway malformation type Ⅳ. Neonatology,2017,111(1):76.

病例 15-1

## 第二节　炎性肌成纤维细胞瘤

炎性肌成纤维细胞瘤(inflmmatory myofibroblastic tumor,IMT)由于病变内有炎症细胞浸润,既往被认为是炎症后的反应性增生,称为炎性假瘤,也曾称为浆细胞肉芽肿、肌成纤维细胞瘤以及纤维组织细胞瘤等。但随着研究的深入,发现病变中梭形细胞是主要成分,而且该病有局部浸润、复发和远处转移的潜能,肿瘤细胞遗传学研究发现有染色体的异常,支持这一病变为真性肿瘤,而非炎性假瘤。2002 年 WHO 定义 IMT 为"由分化的肌成纤维细胞性梭形细胞组成,常伴大量浆细胞和/或淋巴细胞的一种间质性肿瘤",并将其归为成纤维细胞瘤/肌成纤维细胞瘤、间变性、少数可转移类的肿瘤。IMT 可发生于全身各器官,肺是最常见的受累器官,在儿童和青少年。IMT 是儿童肺部最常见的原发性肿瘤[1]。

### 一、发病机制

病因尚不明,一些患者存在间变性淋巴瘤激酶(anaplastic lymphoma kinase,ALK)基因的高表达以及 ALK 基因易位和重排(t1:2),(q21;p23),也有一些患者存在 ROS1、PDGFRβ、RET 和 NTRK 的融合[2,3]。

ALK 基因位于 2 号染色体 2p23,编码经典的受体酪氨酸激酶(RTK),为胰岛素受体超家族成员,通常表达于大脑(特别是发育中的神经系统)、睾丸和小肠等。ALK 重排产生融合蛋白质,可自发性激活酪氨酸激酶,类似于其在间变性大细胞淋巴瘤、弥漫性大细胞淋巴瘤中的作用。由于 ALK 基因具有致

癌潜能,支持本病是真性肿瘤。另外,本病有血管侵袭性和远处转移,局部复发和侵袭性,进一步支持为真性肿瘤。

ROS-1 是胰岛素受体家族中的一种受体酪氨酸激酶(RTK),一些不存在 ALK 重排的病例存在 ROS-1 基因融合[4]。另外,缺乏 ALK 致癌活性的一些 IMT 病例含有位于染色体 12q15 的 HMGIC(也称为 HMGA2)基因的重排。在其他良性肿瘤,如脂肪瘤、子宫肌瘤或肺软骨样错构瘤中,涉及该区域的染色体畸变非常常见。IMT 中的易位与非整倍体发生率高存在着显著的关联,非整倍体的存在与局部复发和更具侵袭性密切相关,超二倍体的存在是 IMT 肿瘤性质的一个指标。

既往认为本病起源于炎症过程,类似于创伤或慢性反复感染引起的机化性肺炎,由于损伤后过度或异常炎症反应激活具有增殖潜能的肌成纤维细胞,使其显著增生或失控生长,形成肿瘤学病变。如在炎性假瘤中有多种感染证据,包括肺结核、肺假单胞菌感染、卡他莫拉菌、放线菌、支原体、分枝杆菌、EB 病毒和人类疱疹病毒-8 等[5]。目前认为与本病有关的反复感染不是原因,而是肿瘤阻塞支气管后引起的后果。另外,在本病中,发现细胞因子 IL-8、IL-6 等升高,在多克隆的浆细胞中有 IgG4 表达等证据,也发现个别病例发生于干燥综合征患者,以及在造血干细胞、移植物抗宿主病和实体器官移植后,肺和肺外 IMT 有报道,也认为本病有免疫性因素参与。

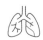

## 二、病理表现

IMT 大体解剖表现为肺实质内边界清楚的肿瘤或者支气管内大小不等的息肉样病变,大小不等,边界清楚,无包膜,边缘呈浸润性,但可形成假包膜,质地坚硬,切面轮廓呈结节状或分叶状,内部呈肉质状或凝胶状。

组织学上,可见不规则成纤维细胞、肌成纤维细胞增殖和炎症细胞浸润,后者主要是淋巴细胞和浆细胞[6]。肌成纤维细胞由 Gabbiani 等通过电镜首次提出,它既有成纤维细胞的特点,又有平滑肌细胞的某些特点,为梭形、纺锤形和/或上皮样和星状细胞交叉组成,具有突出的核仁,细胞嵌到黏液样胶原基质中。本病主要的细胞是梭形细胞,交织在由成熟浆细胞和小淋巴细胞组成的多形性炎症浸润物中,梭形细胞增殖显著。

免疫组织化学(IHC)显示几乎所有的病例波形蛋白(vimentin)表达阳性,诊断特异性不高;平滑肌肌动蛋白(smooth muscle actin,SMA)和肌特异性肌纤维蛋白(muscle specific actin,MSA)均可阳性表达,SMA 特异性较好,可作为 IMT 的诊断标记[7]。结蛋白(desmin)和局灶性细胞角蛋白(cytokeratin)表达见于一些病例。近年来发现,IMT 中 ALK-1 阳性表达率高,提示可作为一项诊断指标。肌细胞生成素(myogenin)、肌红蛋白(myoglobin)和 S-100 蛋白为阴性,多数报告将 S-100 作为 IMT 的阴性标志物。荧光原位杂交(FISH)对 ALK 位点进行重排。

本病可有 3 种主要组织类型变异[8]:①类似肉芽肿或结节性筋膜炎:束状分布的梭形肌成纤维细胞在大量不成熟新生血管及黏液变性的间质组织中,伴有不等量浆细胞、淋巴细胞、嗜酸性粒细胞;②类似纤维组织细胞瘤、平滑肌瘤或纤维肉瘤:紧密成团的梭形细胞为主,排列于黏液样和胶原化的背景中,混合有炎性浸润,弥漫性浆细胞簇和淋巴结节;③类似于瘢痕或硬纤维瘤:特征是成片的致密胶原和散在的浆细胞和嗜酸性粒细胞,局部可存在钙化或骨化。

## 三、临床表现

可以发生在任何年龄的任何部位,有文献报道好发于儿童和青少年,全身每个器官均可发生,最常见的部位为肺、大网膜和肠系膜,大网膜是除肺以外最多发的部位,其他部位包括软组织、纵隔、胃肠、胰腺、生殖器、口腔、乳腺、神经、骨和中枢神经系统。发生于肺部者,出现非特异性症状[1,9],如慢性咳嗽、呼吸困难或咯血,多伴有全身症状(如发热、体重下降、贫血等),可侵犯血管(如右肺动脉受累),也可侵犯左心室、隆突、食管和椎体等,并有腹腔转移和脑转移。发生在气管内的患者,表现为喘息、呼吸困难或咯血。肿瘤可侵犯纵隔,导致严重的纵隔硬化。其他部位转移到肺部者,伴有肿块压迫肺外脏器的表现,如腹痛等。我们收治的病例除原发于肺部外,也有单独发生于气道内的病例,后者更多见。

## 四、影像学表现

IMT 病灶内不同程度的纤维组织增生、炎症细胞浸润、凝固性坏死以及炎性过程中的动态变化是其影像表现多样性的病理基础。肺内 IMT 可以发生于肺的任何部位,但多见于肺的周围肺实质、邻近胸膜处或靠近叶间裂胸膜,常单发,CT 最常见的表现为孤立的、边界清楚的肿块或实性结节,内部可见致密、形态多样的钙化,纵隔和胸腔不受累,这些特征可与其他肿瘤鉴别[9,10](图 15-3A)。也可表现为浸润实变型,一些患者同时存在胸壁、血管和纵隔侵犯,空洞和淋巴结肿大很少见[11],可多发。由于组织结构内血管成分以及组织成分不同,增强扫描可分别出现高度均匀强化、肿块周围强化或肿块无强化(图 15-3B),其中肿块高度均匀强化及周围增强程度高于中心部及延迟强化是本病较为特征性的表现[10]。在磁共振 $T_1$ 和 $T_2$ 加权图像上,具有中等信号强度和高信号强度[12]。IMT 也多发生于气管和支气管内,可出现肺不张、气管和支气管腔内堵塞[7,13],我们收治的支气管内 IMT 病例多于肺内。

## 五、实验室检查

白细胞、CRP 可以升高,血沉加快,血小板可增多。

## 六、诊断及鉴别诊断

根据临床、影像学表现以及病理诊断,主要依靠病理学检查及免疫组化。本病需与机化性肺炎鉴别,后者肺泡和细支气管内存在纤维组织栓子。

## 七、治疗

**1. 手术治疗** 由于病变有进展以及有复发的趋势,一旦诊断应外科切除,能减少复发,延长生存期[14]。病灶位于中央气道者,可以进行经支气管镜介入治疗[15]。

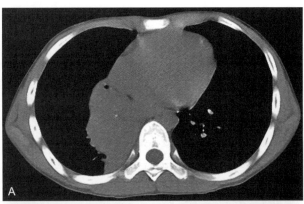
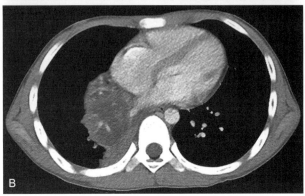

图 15-3　A. 胸部 CT 提示右下肺包块，边界清楚，其内有钙化；B. 胸部增强 CT 提示包块强化不均匀。

**2. 糖皮质激素**　糖皮质激素一般用于肿瘤部位太靠近重要组织如血管无法手术或者手术后复发者，也用于浆细胞浸润以及 IgG4 阳性的患者有效。

**3. 化疗和放疗**　化疗适用于多灶、侵袭性病变或局部复发的病例。据报道，卡铂和紫杉醇对一些病例有效。放疗对个例有一定效果。

**4. 靶向治疗**　靶向 LK-RTK 抑制剂克唑替尼（crizotinib）、阿雷替尼（alectinib）和赛立替尼（ceritinib），对于晚期或潜在无法手术切除以及转移的 ALK 重排的 IMT 患者，无论原发病灶的位置，都可能是有效药物，环唑替尼用于含有 ROS1 激酶融合突变的 IMT 患者[3]。

我们曾有支气管内 IMT 病例，经支气管镜介入治疗后有缓慢复发倾向，经阿霉素联合异环磷酰胺治疗 2 年内未见复发。

（赵顺英）

## 参考文献

［1］ YU DC，GRABOWSKI MJ，KOZAKEWICH HP，et al. Primary lung tumors in children and adolescents：a 90-year experience. J Pediatr Surg，2010，45（6）：1090-1095.

［2］ CHUN YS，WANG L，NASCIMENTO AG，et al. Pediatric inflammatory myofibroblastic tumor：anaplastic lymphoma kinase（ALK）expression and prognosis. Pediatr Blood Cancer，2005，45（6）：796-801.

［3］ MAHAJAN P，CASANOVA M，FERRARI A，et al. Inflammatory myofibroblastic tumor：molecular landscape，targeted therapeutics，and remaining challenges. Curr Probl Cancer，2021，45（4）：100768.

［4］ LOVLY CM，GUPTA A，LIPSON D，et al. Inflammatory myofibroblastic tumors harbor multiple potentially actionable kinase fusions. Cancer Discov，2014，4（8）：889-895.

［5］ MERGAN F，JAUBERT F，SAUVAT F，et al. Inflammatory myofibroblastic tumor in children：clinical review with anaplastic lymphoma kinase，Epstein-Barr virus，and human herpesvirus 8 detection analysis. J Pediatr Surg，2005，40（10）：1581-1586.

［6］ KHATRI A，AGRAWAL A，SIKACHI RR，et al. Inflammatory myofibroblastic tumor of the lung. Adv Respir Med，2018，86（1）：27-35.

［7］ KIM JH，CHO JH，PARK MS，et al. Pulmonary inflammatory pseudotumor—a report of 28 cases. Korean J Intern Med，2002，17（4）：252-258.

［8］ COFFIN CM. Inflammatory myofibroblastic tumour：World Health Organization classification of tumours. // Fletcher CDM，Mertens F. World Health Organization Classification of Tumours Pathology and Genetics of Tumours of Soft Tissue and Bone. Lyon：IARC Press，2002.

［9］ LEE EY，VARGAS SO，PARK HJ，et al. Thoracic Multidetector Computed Tomography Evaluation of Inflammatory Myofibroblastic Tumor of the Lung in Pediatric Patients in the Era of Modern Diagnosis. J Thorac Imaging，2021，36（5）：310-317.

［10］ AGRONS GA，ROSADO-DE-CHRISTENSON ML，KIREJCZYK WM，et al. Pulmonary inflammatory pseudotumor：radiologic features. Radiology，1998，206（2）：511-518.

［11］ LICHTENBERGER JP，BIKO DM，CARTER BW，et al. Primary Lung Tumors in Children：Radiologic-Pathologic Correlation. Radio Graphics，2018，38（7）：2151-2172.

［12］ KUIPERS ME，DIK H，WILLEMS，et al. Inflammatory myofibroblastic tumor of the lung：A rare endobronchial mass. Respir Med Case Rep，2020，31：101285.

［13］ FABRE D，FADEL E，SINGHAL S，et al. Complete resection of pulmonary inflammatory pseudotumors has excellent long-term prognosis. J Thorac Cardiovasc Surg，2009，137（2）：435-440.

［14］ IYER A，RADONIC T，HEUKAMP LC，et al. Inflammatory myofibroblastic tumour of the central airways：treatment and molecular analysis. ERJ Open Res,2021,7(1):00151-2020.

[15] RADHIKA ZR, YVONNE MC, DAVID WH. Pulmonary inflammatory pseudotumor causing lung collapse responding to corticosteroid therapy. Respir Med Case Rep, 2018,24:113-116.

# 第三节　神经内分泌肿瘤

神经内分泌细胞负责气道、消化器官等上皮组织的修复,这些细胞在某些方面像神经细胞,在其他方面像内分泌细胞。神经内分泌肿瘤(neuroendocrine tumors,NETs)是一组异质性肿瘤,在侵袭性、治疗反应和预后上有很大差异,可分泌类似体内激素样的物质。在肺部存在神经内分泌细胞,其可针对氧气和二氧化碳的变化作出应答反应,在维持空气和血液流动中发挥作用,还控制其他类型肺细胞的生长和修复,肺神经内分泌肿瘤被认为来源于支气管黏膜上的Kulchitsky神经内分泌细胞,肺是继消化道之后第二常见的神经内分泌肿瘤。

## 一、分类

WHO将肺神经内分泌肿瘤依据细胞形态、坏死程度和细胞增殖状态分为四个亚型:典型类癌(typical carcinoid,TC,Grade 1)、不典型类癌(atypical carcinoid,AC,Grade 2)、大细胞神经内分泌癌(large cell neuroendocrine carcinoma,LCNEC,Grade 3)和小细胞肺癌(small cell lung carcinoma,SCLC,Grade 3)[1]。TC、AC属于分化好的神经内分泌肿瘤,恶性程度相对低;LCNEC和SCLC属于分化差的神经内分泌肿瘤,恶性程度高。

类癌是起源于气道壁的局限性肿瘤,为低度恶性肿瘤,通常生长缓慢,可发生于任何年龄,是年长儿和青少年最常见的肺部肿瘤,主要有两种亚型:TC和AC[2]。TC是类癌中最常见的类型,约占90%,低度恶性,生长缓慢,通常在早期能被诊断出来。AC通常是中度分化,通常比TC更具侵袭性,治疗后比TC更容易转移或复发。LCNEC是非小细胞肺癌的一种亚型,生长迅速,往往发生在中央,靠近大气道,常在疾病早期引起症状。SCLC通常是一种生长迅速的恶性肿瘤,有早期播散倾向,诊断时常转移。LCNEC和SCLC非常少见。

## 二、病理表现

类癌外观于周围组织边界清楚,类癌细胞呈均匀的多边形,核染色质颗粒细小,核仁不明显,细胞质呈中度嗜酸性。类癌细胞常排列成典型的器官样,以玫瑰花结和乳头状等形状生长,多数以一种以上的形态混合生长,肿瘤间质富于毛细血管,可能有软骨和骨形成[1]。免疫组化上,肿瘤细胞对CK、5-HT、NSE、CgA、Leu-7、Syn及NF具有不恒定的反应性。一些肽类激素,如生长抑素、蛙皮素、促胃液素等可在部分类癌中表达。从分子水平看,TC、AC常存在第11号染色体上MEN1基因异常,而LCNEC和SCLC大多数发生p53基因异常。

## 三、临床表现

神经内分泌肿瘤常发生在大气道附近,最初表现常与肿瘤阻塞气道有关,出现持续的喘息、咳嗽或咯血,可表现反复支气管炎和肺炎,晚期患者可能有胸痛、呼吸困难、声音沙哑、体重减轻等。一些类癌肿瘤由于产生和分泌类似激素样的物质而产生独特的症状,如副肿瘤综合征,由肿瘤产生的血清素等可引起的一系列症状,包括面部和颈部发红、腹泻和其他症状。分泌促肾上腺皮质激素(adrenocorticotropic hormone,ACTH)的肿瘤可刺激肾上腺产生皮质醇和其他激素,导致库欣综合征,引起体重增加、乏力、皮肤变黑、面部和身体毛发过多(多毛症),分泌生长激素的肿瘤可能导致肢端肥大症,也可能会产生导致血钙升高(高钙血症)的物质,出现肌肉痉挛等症状[3]。另外,我们收治的病例多是以气道内肿瘤出现喘息和呼吸困难就诊,仅有1例肺部类癌患儿以库欣综合征就诊,入院后发现肺部病变。

## 四、影像学检查

类癌在胸部X线片最常见的表现为长期阻塞性肺炎或肺不张,肿瘤明显时,特征表现为肺门周围圆形或者卵圆形边界清楚的肿块。少数有钙化,不形成空洞。

胸部CT显示类癌为结节状肿瘤的特征[4],也可显示肿瘤是否生长到管腔或者突破支气管软骨进入肺部。通常部分肿瘤位于支气管内,部分位于肺内,常伴有反复感染和有黏液填充的支气管扩张,可有钙化,由于有高度的血管间质,增强后明显强化,这是与黏液表皮癌鉴别之点[5]。MRI 在类癌诊断中的作用有限,$T_2$ 加权 MRI 显示高信号强度,可强化。

PET 扫描可用于神经内分泌肿瘤的诊断,通过观察肿瘤的大小,肿瘤是否已经扩散到淋巴结,是否已经转移来确定肿瘤四个阶段的分期[6]。1、2 和 3A 期常被认为是早期肺癌,而 3B 期和 4 期被认为是晚期肺癌。典型的类癌通常诊断时为 1 期,而 1/2 的非典型类癌在诊断时至少为 2 期或 3 期。

### 五、实验室检查

可以在血液或尿液中检测一些神经内分泌细胞产生的物质如 ACTH、生长激素、黑素细胞刺激激素等。

### 六、诊断

神经内分泌肿瘤(特别是类癌)的诊断可能包括血液检查、影像学检查和肺活检。

Ki67 增殖指数可用于区分高度恶性肿瘤和低度恶性肿瘤(类癌)。对于类癌,Ki67 水平较高(超过 15%)的肿瘤更有可能对化疗产生反应,而那些 Ki67 水平较低(低于 10%)的肿瘤更有可能对生长抑素受体产生反应,大约 80% 的低级别类癌和 60% 的中度(非典型)肺神经内分泌肿瘤表达生长抑素受体。

### 七、治疗

类癌的治疗选择将取决于疾病的阶段、肿瘤的位置等。一些新的肺癌治疗方法,如靶向治疗和免疫治疗,对类癌的应用有限。类癌在早期发现时,手术可以治愈[7]。由于针对晚期类癌的最佳治疗方案的研究相对较少,目前对这些肿瘤没有标准的治疗。

**1. 生物制剂**　依维莫司(afinitor)于 2016 年获批,是唯一获批的肺类癌一线药物[8]。它是一种 mTOR 抑制剂,能干扰导致癌细胞分裂和生长的信号,推荐用于不分泌激素样物质的进展性和不能手术的类癌。对于典型和非典型类癌,已发现依维莫司可以减少疾病进展并提高生存率。大多数通常耐受性很好。

**2. 生长抑素类似物**　已被用于治疗消化道类癌肿瘤,可能对那些肿瘤分泌导致类癌综合征物质的患者有效,被推荐为惰性缓慢生长的生长抑素受体阳性类癌肺肿瘤患者的一线治疗。桑多司他汀(奥曲肽)、生长安定(兰瑞肽)和意普替(帕希瑞肽)可减轻类癌的症状,暂时缩小类癌的大小,但不是治疗性药物。

**3. 化疗**　类癌对化疗反应不太敏感,但化疗可用于对其他治疗无效的肿瘤,特别是 Ki67 增殖指数高的肿瘤。

**4. 放射治疗**　如果肿瘤处于早期,对于不能手术者,放射治疗可能是一种选择。

(赵顺英)

## 参考文献

[ 1 ]　ZHENG M. Classification and Pathology of Lung Cancer. Surg Oncol Clin N,2016,25(3):447-468.

[ 2 ]　IYODA A,AZUMA Y,SANO A. Neuroendocrine tumors of the lung:clinicopathological and molecular features. Surgery Today,2020,50(12):1578-1584.

[ 3 ]　YU DC,GRABOWSKI MJ,KOZAKEWICH HP,et al. Primary lung tumors in children and adolescents:a 90-year experience. J Pediatr Surg,2010,45(6):1090-1095.

[ 4 ]　LICHTENBERGER JP,BIKO DM,CARTE BW,et al. Primary Lung Tumors in Children:Radiologic-Pathologic Correlation. RadioGraphics,2018,38(7):2151-2172.

[ 5 ]　JEUNG MY,GASSER B,GANGI A,et al. Bronchial carcinoid tumors of the thorax:spectrum of radiologic findings. RadioGraphics,2002,22(2):351-365.

[ 6 ]　HUNG YP. Neuroendocrine Tumors of the Lung:Updates and Diagnostic Pitfalls. Surg Pathol Clin,2019,12(4):1055-1071.

[ 7 ]　SINGH S,BERGSLAND EK,CARD CM,et al. Commonwealth Neuroendocrine Tumour Research Collaboration and the North American Neuroendocrine Tumor Society Guidelines for the Diagnosis and Management of Patients With Lung Neuroendocrine Tumors:An International Collaborative Endorsement and Update of the 2015 European NeuroendocrineTumor Society Expert Consensus Guidelines. J Thorac Oncol,2020,15(10):1577-1598.

[ 8 ]　LEE L,ITO T,JENSEN RT. Everolimus in the treatment of neuroendocrine tumors:efficacy,side-effects,resistance,and factors affecting its place in the treatment sequence. Expert Opin Pharmacother,2018,19(8):909-928.

## 第四节 肺 腺 癌

腺癌是最常见的非小细胞肺癌亚型,包括一系列以腺体分化或黏液产生为特征的恶性上皮肿瘤。其中大部分与CPAM合并,多见于青少年。

### 一、发病机制

与多种致癌基因突变有关,包括 *EGFR*、*KRAS*、*BRAF*、*ROS-1*、*ALK* 与本病有关[1]。

### 二、病理表现和分类

由国际肺癌研究协会(IASLC)、美国胸科学会(ATS)以及欧洲呼吸学会(ERS)分为7类[2]:①侵袭前病变。②非典型腺瘤性增生:不典型Ⅱ型肺细胞、Clara细胞和呼吸性细支气管的小增殖,≤5mm。③原位腺癌:局限性,肿瘤细胞沿肺泡壁呈鳞屑样生长,无间质、血管或胸膜浸润的小腺癌。④微侵袭性腺癌:MIA则被定义为孤立性、以鳞屑样生长方式为主且浸润灶≤0.5cm的小腺癌。原位腺癌和微侵袭性腺癌通常表现为非黏液型或极罕见黏液型亚型。⑤侵袭性腺癌。⑥侵袭性腺癌:以胚层扩散和浸润≤5mm。⑦侵袭性腺癌的变种:侵袭性腺癌表达表皮生长因子受体或*KRAS*突变。

### 三、临床表现

任何年龄均可起病,但青少年多见,诊断时最常见的症状是咳嗽、胸痛、呼吸困难、咯血和喘息,由于症状不特异,导致诊断延误,诊断时半数患者发生转移。儿童肺腺癌通常有转移,预后不良[3]。

### 四、影像学表现

病变明显时胸部X线片表现为结节或者肿块,可合并胸腔积液。CT对于肺腺瘤的提示非常重要,非典型腺瘤样增生患者表现为局灶性磨玻璃结节,通常≤5mm,一些可以大到12mm。原位腺癌表现为磨玻璃或实性或部分实性小结节,≥3mm。微侵袭性腺癌通常表现为部分实性结节以磨玻璃为主,≤5mm。侵袭性腺癌表现为实性结节或肿块,可伴有胸膜和胸壁浸润,合并胸腔积液。通过淋巴转移者,可有淋巴淤滞表现[4,5]。

### 五、诊断

本病可发生于先天性肺气道畸形,考虑到多数肺原位腺癌(AIS)合并先天性肺气道畸形,任何囊性肺病变应排除本病可能性。

### 六、治疗

依据病理诊断。因多种致癌基因突变,包括*EGFR*、*KRAS*、*BRAF*、*ROS-1*、*ALK* 与本病有关,可予以靶向治疗。目前有针对这些特定突变的靶向抑制剂。儿科肺腺癌有报道应用克唑替尼(crizotinib)。阿雷替尼(alectinib)为二代ALK抑制剂,优于克唑替尼,但儿科的安全性和疗效尚无资料。

手术切除应根据患者病情的阶段和表现情况,指南建议仅在有限转移性疾病的情况下进行。根据美国国家综合癌症网络(National Comprehensive Cancer Network,NCCN)指南,弥散性转移性疾病应全身化疗,目前尚无专门针对儿科的治疗方案。一些患者按照成人方案接受了几个周期的不同的药物治疗,仍死亡。2000年后发表的病例从诊断到死亡的平均生存期为13个月。

(赵顺英)

## 参考文献

[1] PAN YJ, ZHANG Y, YE T, et al. Detection of Novel NRG1, EGFR, and MET Fusions in Lung Adenocarcinomas in the Chinese Population. J Thorac Oncol, 2019, 14(11): 2003-2008.

[2] YU DC, GRABOWSKI MJ, KOZAKEWICH HP, et al. Primary lung tumors in children and adolescents: a 90-year experience. J Pediatr Surg, 2010, 45(6): 1090-1095.

[3] LICHTENBERGER JP, BIKO DM, CARTER BW. Primary Lung Tumors in Children: Radiologic-Pathologic Correlation. RadioGraphics, 2018, 38(7): 2151-2172.

[4] PAN YJ, ZHANG Y, YE T, et al. Detection of Novel NRG1, EGFR, and MET Fusions in Lung Adenocarcinomas in the Chinese Population. J Thorac Oncol, 2019, 14(11): 2003-2008.

[5] PASCOE HM, KNIPE HC, PASCOE D, et al. The many faces of lung adenocarcinoma: A pictorial essay. J Med Imaging Radiat Oncol, 2018, 62(5): 654-661.

# 第五节 肺转移瘤

转移性肿瘤约占儿童所有肺部肿瘤的80%。根据我们收治的病例分析，以横纹肌肉瘤、肾母细胞瘤和骨肉瘤最常见。转移瘤表现为单个或多个局限性结节，也可为双肺弥漫性小结节。淋巴管播散的患者出现小叶间隔增厚和网结节状表现。血性和淋巴播散可以同时出现。

## 一、横纹肌肉瘤

横纹肌肉瘤（rhabdomyosarcoma，RMS）是一种高度恶性的骨骼肌肿瘤，来源于横纹肌细胞或向横纹肌细胞分化的间叶细胞，由各种不同分化程度的横纹肌母细胞组成，多见于青少年及儿童。RMS分为胚胎型RMS、腺泡状RMS、多形性RMS以及梭形细胞/硬化性RMS，其中胚胎型横纹肌肉瘤多见。本病发展快，转移早，预后不佳。我们发现，肺内转移的肿瘤多来源于上肢肌肉，少数来源于其他部位的软组织。肺内转移可以是首发就诊原因。

真正的原发性肺横纹肌肉瘤也会发生，但极罕见，通常表现为支气管内肿块，恶性度高。肺组织无横纹肌纤维，由肺发生的横纹肌肉瘤有三种可能来源，即原始间叶细胞的肌源性化生，其他结缔组织细胞的化生和由原始咽部或食管区横纹肌母细胞的异位游走所致。

### （一）病理表现

由各种不同分化阶段的成横纹肌细胞组成，细胞呈高度的多型性及异型性，排列紊乱或纵横交错的束状。组织学显示主要由未分化的梭形细胞和小圆细胞组成，与周围肺组织边界不清，呈浸润性生长（图15-4）（彩图见文末彩插）。免疫组化研究显示肌细胞生成素（myogenin）和Myo-D1的阳性核染色，细胞质对结蛋白（desmin）、CD56和波形蛋白（vimentin）强表达。胚胎型RMS的典型形态结构是在疏松黏液背景中见星芒状细胞，细胞密度不定，胞质少，少数细胞胞质粉染或出现带状、蝌蚪状和蜘蛛样横纹肌母细胞。

### （二）临床表现

肺内转移瘤，多表现为咳嗽，可有发热，广泛转移时可发生呼吸增快和困难，伴有消瘦和乏力等。原发部位的横纹肌肉瘤最常见的部位是头颈部、躯干和四肢，也可发生在其他部位，如泌尿生殖道和腹膜后。横纹肌肉瘤是儿童胸壁第二常见的恶性肿瘤，可直接累及胸腔或肺转移。肿物一般呈结节状，初期为无痛性的深部肿块，可迅速增大，并出现疼痛，增大到一定程度时可发生坏死、出血及感染。可发生血行及局部浸润型转移，可有淋巴结转移。肺内转移与原发肿瘤的大小无关，当原发肿瘤较小或者部位深隐匿如腹股沟等部位时，容易被家长忽视，查体时不易发现，容易误诊。

大多数病例是散发性的，无遗传倾向，我们进行了1例基因检测，为免疫功能缺陷病，为以抗体缺陷为主的免疫缺陷，既往有类风湿关节炎病史。

### （三）影像学表现

血行播散时胸部X线片常见双肺结节阴影，多较大，边界清楚，锐利，密度高而均匀（图15-5）。并有淋巴转移，可出现广泛小结节以及支气管血管束增粗以及斑片影（图15-6）。

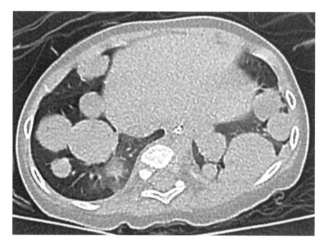

图15-5 胸部CT提示双肺大结节，边界清楚、锐利，密度高而均匀

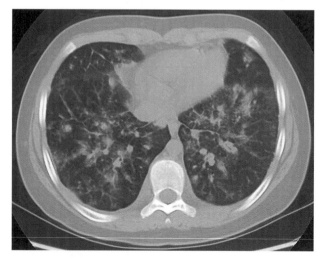

图15-6 胸部CT显示肺内多发结节，沿支气管血管束分布，支气管血管束增粗，小叶间隔增厚

CT 对于确定肿物位置、形状及大小更有帮助,有利于诊断[1]。

**（四）治疗**

主要采用手术、化疗和放疗的联合治疗。对肿瘤应争取早期做广泛性切除,根治性肺叶切除是首选。对于手术无法完整切除和已有多处转移者,采用手术联合局部放疗和全身化疗的综合治疗,化疗包括长春新碱、阿霉素和环磷酰胺联合,可明显改善患者的预后。

## 二、甲状腺癌

儿童甲状腺癌较成人容易发生淋巴结侵袭和肺转移,肺转移发生率为 7%~30%。

**（一）病理表现**

发生肺转移的病理类型有经典型、滤泡变异型、弥漫硬化变异型、实性变异、分化不良以及大细胞变异类型。提示更具有侵袭性的 *BRAF V600E* 突变,*NRAS*、*KRAS*、*HRA*、*PIK3CA*、*PTEN* 和 *TERT* 启动子突变在儿童 DTC 病例中极为罕见[2],融合基因改变在儿童 DTC 中最为常见。

**（二）临床表现**

发生肺内转移时,主要表现为咳嗽和气促。甲状腺肿大压迫气道时,出现痉挛性咳嗽、喘息以及呼吸困难。查体见甲状腺肿大,呈多灶型或者双侧弥漫性,可与周围组织粘连,质地硬,活度差,伴有局部淋巴结肿大。肺部听诊无异常。

**（三）影像学表现**

颈胸部 CT 提示甲状腺肿大,可向周围组织浸润并气道受压(图 15-7A),颈部淋巴结可肿大。胸部 X 线和 CT 可见双肺弥漫性微小结节,直径<1cm,少数患者或病情进展时出现大的结节(图 15-7B)。可合并大气道压迫。甲状腺超声检查可提示为癌症表现。

**（四）诊断**

患者可因长期咳嗽或者气促就诊,甲状腺查体容易忽视或者肿物较小时不易被发现,常造成漏诊。因此,当患者肺内存在弥漫性类似粟粒性病变,病史长,无明显发热时,应注意本病,注意与粟粒性肺结核鉴别。颈部 CT、超声、甲状腺功能检测、甲状腺活检确诊。

**（五）治疗**

应用 [131]I 和手术治疗[3]。大多数肺转移在第一个 10 年内,长期存活或者肺病变稳定,Ig 水平测不出,罕见进展或者死亡。我们的病例往往就诊过晚,

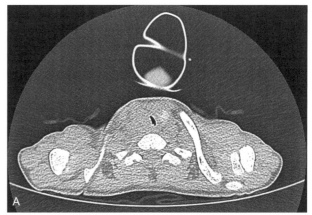
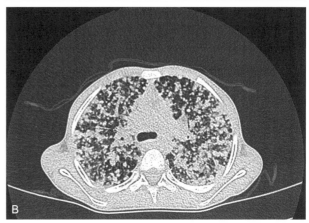

图 15-7 A.胸部 CT 提示甲状腺增大,浸润周围组织,压迫气道;B. 胸部 CT 提示双肺弥漫性微小结节和大结节。

出现周围组织浸润和颈部淋巴结转移,肺内广泛病变和大结节,气道压迫明显,失去 [131]I 和手术机会,预后不良。

## 三、其他肿瘤

**1. 肾母细胞瘤(Wilms 瘤)** 肺是肾母细胞瘤最常见的转移部位,是儿童第二常见的恶性实体瘤。肺转移瘤通常通过影像学发现。组织学良好的 Wilms 瘤患者仅接受化疗和/或放疗后生存率高,肺转移患者预后良好,4 年生存率约为 75%。因对化疗和放疗敏感,转移瘤切除术可用于化疗或放疗无效的病灶,或在骨髓移植前的患者。

**2. 骨肉瘤** 有 10%~15% 的骨肉瘤患儿会有肺转移,通常无症状,通过影像学检查发现。少数发生于骨肉瘤确诊之前,患者可表现为骨痛,容易被家长误认为生长痛,发生肺转移时才确诊。影像学表现为肺内多发的球形病变,边界清楚,需要与真菌和淋巴瘤等鉴别[4]。原发性和转移性病灶的完全切除与总生存率之间有很强的相关性,肺转移肿瘤切除术是骨肉瘤最常见的治疗方法。也联合化疗

和放射治疗。

**3. 尤因肉瘤** 尽管尤因肉瘤家族的肿瘤可能发生在身体的任何部位,包括软组织、骨骼和内脏,但胸壁是一个易发部位,即所谓的胸肺区 Askin 瘤。胸壁受累可导致胸内肿块生长、溶解性破坏、肋骨梭形扩张、皮质增厚、很少或没有骨膜反应,胸腔受累并伸入肺实质并不少见,可导致肺部分切除并胸壁切除。这些肿瘤很少主要发生在肺,但大多起源于肋骨或胸壁[5]。

**4. 神经母细胞瘤** 神经母细胞瘤患儿很少出现肺转移,一般为血行转移,可无症状,影像学表现为肺内球形小结节,边界清楚,可以为孤立的肺结节或者多个,应与结核病、真菌感染等鉴别,必要时活检病理确诊。一般累及肺时,转移性神经母细胞瘤也通常累及其他器官,治疗上全身化疗比肺转移切除更为合适[6,7]。

（赵顺英）

# 参考文献

[ 1 ] SILVA CT, AMARAL JG, MOINEDDIN R, et al. CT characteristics of lung nodules present at diagnosis of extrapulmonary malignancy in children. AJR Am J Roentgenol, 2010, 194(3):772-778.

[ 2 ] ALZAHRANI AS, ALSWAILEM M, MORIA Y, et al. Lung Metastasis in Pediatric Thyroid Cancer:Radiological Pattern, Molecular Genetics, Response to Therapy, and Outcome. J Clin Endocrinol Metab, 2019, 104(1): 103-110.

[ 3 ] FRANCIS GL, WAGUESPACK SG, BAUER AJ, et al. Management guidelines for children with thyroid nodules and differentiated thyroid cancer. Thyroid, 2015, 25(7): 716-759.

[ 4 ] KASTE SC, PRATT CB, CAIN AM, et al. Metastases detected at the time of diagnosis of primary pediatric extremity osteosarcoma at diagnosis:imaging features. Cancer, 1999, 86(8):1602-1608.

[ 5 ] PAULUSSEN M, AHRENS A, CRAFT AW, et al. Ewing's tumors with primary lung metastases:survival analysis of 114(European Intergroup) Cooperative Ewing's Sarcoma Studies patients. J Clin Oncol, 1998, 16(9):3044-3052.

[ 6 ] COWIE F, CORBETT R, PINKERTON CR. Lung involvement in neuroblastoma:incidence and characteristics. Med Pediatr Oncol, 1997, 28(6):429-432.

[ 7 ] DUBOIS SG, LONDON WB, ZHANG Y, et al. Lung metastases in neuroblastoma at initial diagnosis:a report from the International Neuroblastoma Risk Group(INRG) project. Pediatr Blood Cancer, 2008, 51(5):589-592.

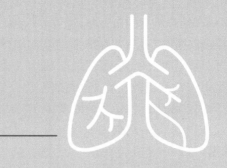

第十六章

与暴露相关的呼吸道疾病

# 第一节　过敏性肺炎

过敏性肺炎(hypersensitivity pneumonitis,HP)是一种累及肺实质和小气道的炎症和/或纤维化性疾病,通常由易感个体吸入明显或隐匿的抗原,通过免疫介导反应引起。与外源性过敏性肺泡炎(extrinsic allergic alveolitis)同义,可伴有或不伴有全身症状,常同时累及终末细支气管。既往依据病程,将过敏性肺炎分急性、亚急性或慢性,之间可有重叠,但目前考虑到影像学或组织病理学纤维化的出现是预后的主要决定因素,美国提出依据 HP 是否存在纤维化进行分类,将 HP 分为非纤维化型 HP(相当于急性和亚急性期)和纤维化型 HP(相当于慢性期,不再强调亚急性和慢性 HP 的区别)。临床表现受多种因素影响,由吸入抗原的性质和数量、接触的强度和频率以及宿主免疫反应等决定。

## 一、发病机制

本病为遗传易感性、吸入致敏原以及免疫失调共同作用导致[1]。

**1. 易感性**　目前研究最多的 HP 易感性因素是基因变异。文献报道主要组织相容性复合体Ⅱ、蛋白酶体、转运蛋白和基质金属蛋白酶组织抑制因子的基因多态性与 HP 发生相关,*MUC5B* 启动子基因多态性与 HP 相关,约 10% 的慢性 HP 患者存在端粒相关基因突变。我们在临床发现过敏性肺炎患儿多数有过敏性鼻炎或其他特应性疾病史,一些患儿为慢性肉芽肿病,过敏性肺泡炎为其首发表现,这些患者存在慢性肉芽肿病的表现如腋下淋巴结钙化或者卡疤增大,多为急性病程,提示存在遗传易感性。

**2. 免疫失调**　患者暴露于抗原后诱发的免疫反应包括体液免疫反应(如抗原特异性 IgG 抗体)和淋巴细胞免疫反应,进而导致淋巴细胞为主的炎症和肉芽肿性炎症[2]。中性粒细胞炎症参与病程早期和随后的纤维化进程。Th1、T 和 Th2/Th17 细胞均参与发病过程。另外,上皮细胞的凋亡和 Th17 细胞活化以及成纤维细胞的异常活化也参与了炎症和肺纤维化过程。

**3. 吸入抗原**　过敏性肺炎的致病抗原种类繁多,大小 <5μm,大致分为细菌、真菌、分枝杆菌、动植物蛋白质、化学品和金属。真菌包括曲霉属和青霉属,非典型分枝杆菌抗原通常在热浴缸、水池或金属工作液中存在,动物蛋白主要是鸟类和昆虫蛋白,化学品和金属主要是低分子的化合物,如异氰酸酯、

锌、墨水和染料[3,4]。这些抗原分布于许多环境中,抗原暴露和发病之间的潜伏期不定,从几个月到几十年不等,有时很难界定。儿童 HP 常见的抗原多为动物蛋白和真菌,动物蛋白分布于鸟和鸽子等动物的粪便、血清和皮毛中,含动物蛋白的羽绒床垫、枕头和羽绒被也可能为抗原来源。真菌主要存在于发霉的干草、谷物、肥料(含养花肥料)、木材、蘑菇以及潮湿或长时间不打扫的地下室和房间。化学物质包括聚氨酯泡沫、喷漆、染料以及胶水等。我们收治的病例有与鸽子、真菌和化学物质等接触者。

临床上根据起病急缓以及病程,将 HP 分为急性、亚急性和慢性三型,三型之间在临床表现、影像学以及病理表现、治疗反应和预后存在差别,分述如下:

### (一)急性过敏性肺炎

急性过敏性肺炎(acute hypersensitivity pneumonitis,AHP)通常因短期内吸入高浓度抗原所致,在大量接触后出现流感样症状,一般于暴露后数小时开始出现,在 6~24 小时内达到高峰,持续数小时或数天逐渐减轻,病程不超过 1 个月,但往往再次暴露后复发。

**1. 临床表现**　常见症状为咳嗽和呼吸困难,也可能出现喘息和气道高反应,一些患者出现发热。在症状发作期间,肺功能通常显示限制性通气障碍。AHP 表现为间歇性和非进展性,脱离抗原后症状好转或者消失。

**2. 影像学表现**　胸部 X 线可以正常或者在中、下肺野见弥漫性肺纹理增粗,有磨玻璃影或细小、边缘模糊的小结节影[5]。HRCT 异常同胸部 X 线片,表现为斑片状或弥漫性磨玻璃影和/或小叶中心性界限不清的小结节,气腔实变罕见,可见空气潴留[6,7],与支气管周围淋巴细胞浸润造成部分细支气管阻塞有关(图 16-1)。

**3. 病理表现**　病变主要累及肺泡、肺泡间隔和

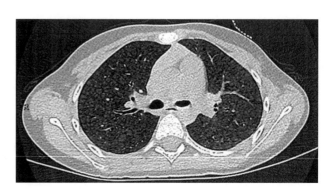

图 16-1　双肺弥漫分布边界模糊的小叶中心性小结节影

终末细支气管[1]。肺泡壁和细支气管壁水肿,有大量淋巴细胞浸润,浆细胞数量也增加,但少于淋巴细胞,可有组织细胞,嗜酸性粒细胞浸润较少。典型者出现小的非干酪性肉芽肿,常在发病3周内出现,主要位于间质,典型肉芽肿由疏松的组织细胞或散在的巨噬细胞组成[8-10]。

**（二）亚急性过敏性肺炎**

亚急性过敏性肺炎(subacute hypersensitivity pneumonitis)是由于反复低水平接触吸入抗原引起,病程可长达数月。

**1. 临床表现**　起病隐匿,数周至数月内出现持续性咳嗽、呼吸困难、乏力和体重减轻,发病时可有发热,症状呈进行性加重。

**2. 影像学表现**　胸部X线片表现为细小的结节和广泛的磨玻璃影。HRCT斑片状的空气潴留区域明显,通常呈小叶分布,小叶中心结节较急性过敏性肺炎更为突出,直径通常<5mm,呈弥漫性,但上、中叶为主[1,5-7](图16-2)。亚急性和慢性过敏性肺炎有相当多的重叠,亚急性过敏性肺炎可不同程度地表现为慢性过敏性肺炎征象,如存在薄壁囊泡,但数量少,大小在3~25mm之间,实变不常见,如存在,可能为机化性肺炎或叠加感染[1]。

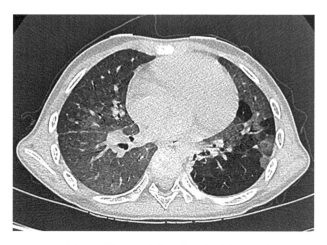

图16-2　胸部CT提示双肺弥漫分布小叶中心性结节,呈磨玻璃阴影,有气体潴留征,磨玻璃影、正常肺组织和气体潴留征构成"猪皮冻征"

**3. 病理学表现**　HP的典型"组织学三联体"包括间质性肺炎、细胞性细支气管炎和细支气管周围形成不良性、非干酪性肉芽肿,任何一个表现都是本病的主要特征[8-10]。间质性肺炎指在肺间质有淋巴细胞和浆细胞浸润,细胞性细支气管炎指管壁以淋巴细胞、浆细胞浸润为主,可见多核巨细胞,偶见嗜酸性粒细胞和中性粒细胞,细支气管周围气腔内泡沫巨噬细胞的局部聚集构成(图16-3)(彩图见文末彩插)。多核巨细胞也可随机分布在间质内,传统诊断HP的标准是间质是否存在肉芽肿/孤立的多核巨细胞(isolated multinucleated giant cells, MNGCs),多核巨细胞通常含有各种非特异性的细胞质内含物,如小行星体、胆固醇裂隙和双折射草酸晶体,间质沙曼体可能是先前存在肉芽肿的唯一证据[11],偶尔可发现形态良好的肉芽肿,但许多致密肉芽肿不是本病的特征,提示可能为其他诊断。常见细支气管损伤,包括细支气管周围化生、细支气管扩张和细支气管壁纤维化,其他表现包括机化性肺炎和淋巴滤泡形成,淋巴滤泡可有生发中心,嗜酸性粒细胞也可能存在,但并不突出[12]。

**（三）慢性过敏性肺炎**

慢性过敏性肺炎(chronic hypersensitivity pneumonitis, CHP)因长期低水平抗原暴露引起,未经识别和治疗的急性、亚急性发作可能进展为慢性。病程超过3个月[6]。

**1. 临床表现**　起病隐匿,通常在数月至数年内出现,缓慢进行性加重的慢性咳嗽和呼吸困难,运动时明显,严重者静息时有呼吸困难,有疲劳和体重减轻,常无可识别的急性发作史,多有杵状指[1,4,5]。慢性HP可发展为终末期纤维化和肺动脉高压,导致死亡率增加。

**2. 影像学表现**　特征表现包括小叶内和小叶间隔增厚、牵引性支气管扩张和蜂窝状,为纤维化改变,一般都伴有活动性疾病,如小叶中心结节、明显的空气潴留和磨玻璃衰减,纤维化的表现常见于中上肺,一些伴有薄壁囊泡,通常位于磨玻璃衰减区内[6,7](图16-4)。慢性过敏性肺炎HRCT表现以

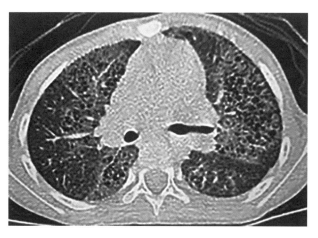

图16-4　胸部CT提示双肺可见弥漫磨玻璃影,以上肺为主的囊泡影

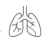

肺纤维化及小叶中心小结节为主[11]。"肉皮冻征"（headcheese sign）曾经被认为慢性过敏性肺炎（CHP）的典型特征，指高衰减的磨玻璃影、正常肺组织以及低衰减和血管影减少形成的透明肺三种模式混合存在，彼此分界清楚。2020年成人指南用"三密度征"（three-densitypattern）代替，作为纤维化型典型HP的特征性影像表现，不再使用"肉皮冻征"这一术语，更通俗地诠释了纤维化型典型HP的特征性影像表现[1]。

**3. 病理改变**　以间质纤维化、肺泡壁淋巴细胞浸润、胶原纤维增生为主，尤其在细支气管周围和所属小动脉，而肉芽肿病变此时可能基本消失或者轻微。由于纤维化的牵拉和收缩，最后可发展为肺气肿乃至蜂窝肺。

慢性HP可能与其他ILD重叠，区分慢性HP与IPF的主要特征是小叶中心纤维化/炎症（有时伴有"桥接"纤维化，由一个纤维网连接细支气管和胸膜/间隔区组成），显著的淋巴/浆细胞浸润（尤其是在纤维化区域外）和小肉芽肿/多核巨噬细胞[11-14]。诊断HP的标准是间质是否存在肉芽肿/孤立的多核巨细胞（isolated multinucleated giant cells，MNGCs）。多核巨细胞通常含有各种非特异性的细胞质内含物，如沙曼体、小行星体、胆固醇裂隙和双折射钙盐。

## 二、过敏性肺炎共同的辅助检查

**1. 外周血常规**　血白细胞总数可增多，以中性粒细胞为主，一些可有嗜酸性粒细胞升高。

**2. 血清沉淀素**　在血清中可以检测抗原沉淀IgG抗体（沉淀素），但沉淀素只是暴露的标志物。在适当的临床条件下，阳性试验支持HP的诊断。相反，血清沉淀素的缺乏不排除HP，主要是因为大多数商业实验试剂盒仅测试潜在致病性抗原的一小部分。此外，在急性和慢性HP，即使包括正确的抗原，测试也可能阴性。

**3. 支气管肺泡灌洗液（BALF）**　最典型的表现为淋巴细胞增多。亚急性HP的淋巴细胞计数通常高于50%，并伴有$CD8^+T$细胞增加，儿童HP病例文献报道与成人HP一致，为淋巴细胞增多[15]。BAL中存在肥大细胞、浆细胞和泡沫巨噬细胞也支持HP诊断。

**4. 涎液化糖链抗原（Krebs Von den Lungen-6，KL-6）**　表达于肺泡上皮细胞，我们发现KL-6在急性、亚急性、慢性过敏性肺炎尤其是亚急性过敏性肺炎时明显升高，有效治疗后降低，动态监测可指导治疗反应和判断预后。

**5. 肺功能**　典型表现为限制性通气功能障碍，也可表现为混合性。

## 三、诊断

依据抗原暴露史、临床表现和影像学表现、支气管肺泡灌洗液以及病理检查等确诊，抗原暴露史对诊断非常重要，大多数儿童有明确抗原暴露史，尤其是急性过敏性肺炎患儿，国外文献以及国内有关儿童间质性肺疾病诊断程序认为明确抗原暴露史、典型影像学表现（双肺弥漫边界模糊的小叶中心性结节）、脱离暴露环境后症状较快好转，除外其他疾病即可考虑急性过敏性肺炎，可不必进行肺活检。我们收治的患者多数为急性过敏性肺炎，国外报道的儿童病例从病程分析，亚急性过敏性肺炎病例更多。因急性、亚急性和慢性表现在同一患者中可共存或临床表现和病程有时难以界定，而且无论病程如何，临床表现类似，共同表现为咳嗽和呼吸困难，影像学表现也有共有表现，即小叶中心性结节、空气潴留征和磨玻璃影，因此，具有这些临床和影像学表现时，应考虑本病。BALF中淋巴细胞增多（尤其是≥40%）可能有助于临床诊断。肺组织的组织病理学检查可以确诊，在无病史的情况下尤为重要。HP病理经典表现为细胞性细支气管炎、间质性肺炎、间质非干酪坏死性肉芽肿[11,16]。

**1. 既往过敏性肺炎的诊断标准**　主要标准为：①临床表现符合过敏性肺炎；②有抗原暴露的病史或者血清、BALF中出现相关抗体；③胸部X线或者HRCT有HP相关的表现；④BALF提示淋巴细胞增多；⑤肺组织病理符合HP改变，为富细胞性间质性肺炎，肺间质中见较多的淋巴细胞和浆细胞浸润，病变常常以细支气管为中心，存在散在的上皮样细胞肉芽肿，一些存在细支气管和肺泡腔内的纤维化伴慢性炎症；⑥激发试验阳性（再次暴露于可疑的环境中症状复现及实验室检查异常。次要标准：①双下肺湿啰音；②肺功能显示弥散功能下降；③静息或活动时出现低氧血症。需满足4条主要标准及至少2条次要标准且排除其他具有相同症状的疾病，诊断为HP。

**2. 诊断标准更新[1]**　HP是一种在临床表现和预后方面具有异质性的疾病，虽然根据发病时的病程分为急性、亚急性或慢性。然而，在临床实践过程中发现这种分类对成人并不容易划分，一些研究存在定义模糊、分类随意、与结果并不一致的现象，这些无疑导致了目前对该疾病的自然进程发展认识有限。临床上可观察到部分患者的病程呈良性发展，相关暴露消除即可痊愈，而另一些患者，不管分类为急性、亚急性或慢性 HP，在暴露消除后病情仍不能减轻并逐渐进展为呼吸衰竭。另外，虽然证实许多致敏源与 HP 有关，明确的抗原暴露对确诊至关重要，但成人约 60% 的 HP 患者即使有详细的病史也无法确定潜在的致敏源，由于确定潜在的致敏源存在困难，无致敏源暴露史可能导致诊断延误和误诊，因此无暴露史的 HP 如何诊断存在挑战。成人认为无论 HP 在临床、影像及病理上的诊断方面均存在巨大挑战，为此，2020 年 8 月 1 日美国胸科学会（ATS）、日本呼吸病学会（JRS）和拉丁美洲胸科学会（ALAT）联合制定发表了成人过敏性肺炎诊断指南[1]，建立了 HP 诊断的国际标准，最大的改变是更新了 HP 的分类，考虑到影像学或组织病理学纤维化的出现是预后的主要决定因素，指南提出依据 HP 是否存在纤维化进行分类，将 HP 分为非纤维化型 HP（相当于急性和亚急性期）和纤维化型 HP（相当于慢性期），不再强调亚急性和慢性 HP 的区别。纤维化型 HP（病理和影像为混合炎症 + 纤维化或纯纤维化）以及非纤维化型 HP（即纯粹的炎症），有些患者可能有混合性特征，在这种情况下，分类由更有特征优势的表现决定。

这种新分类方法反映了纤维化型 HP 或非纤维化型 HP 的分类更客观，可能反映疾病的表现，而且可能更一致的与临床病程和其他结果相关。非纤维化型 HP 的未来走向，对预测 HP 的预后起了至关重要的作用。

2020 年指南在新分类标准上制定了对应的影像学和病理学分型，详细描述了各个分型的影像以及病理特征，详见表 16-1~ 表 16-4。

过敏性肺炎（HP）的诊断标准见表 16-4。

国际上儿童报告的 HP 病例数不多，我们从收治的病例数发现，由于与成人接触暴露物存在很大不同，儿童以急性和亚急性病例为主，慢性病例极少，分类相对较为清晰，暴露时相相对明确，因此这项新指南的分类以及诊断标准是否适合儿童有待进一步验证。我们认为根据临床、典型影像学表现、暴露史、脱离暴露源以及应用糖皮质激素治疗有效可作出临床诊断，而不必要进行肺活检。

## 四、鉴别诊断

**1. 淋巴细胞间质性肺炎** HP 淋巴细胞浸润通常以气道为中心，可伴有肺泡腔扩张和肺囊泡形成，某些病例可出现泡沫状巨噬细胞在细支气管周围的气腔聚集，充满气腔，这些有助于与淋巴细胞间质性肺炎鉴别。

**2. 滤泡性细支气管炎** 本病通常与免疫缺陷病尤其是自身炎症性疾病以及 CTD-ILD 相关，但也有认为滤泡性细支气管炎也见于 HP 患者。浆细胞过多或浆细胞：淋巴细胞比率升高是 CTD-ILD 的组织病理学线索。

**3. 非特异性间质性肺炎** 如果 HP 患者存在 NSIP 表现，与 CTD 相关 NSIP、药物诱导 NSIP、特发性 NSIP 的鉴别可能比较困难，但环境抗原接触史、无 CTDs 和药物史以及小叶中心分布结节可能有助于 HP 的诊断。

**4. 其他** 肺泡腔内肉芽肿/MNGCs 的存在常见

表 16-1 非纤维化型过敏性肺炎（HP）胸部高分辨率 CT（HRCT）特征[1]

| HRCT | 典型 HP | 符合 HP | 不确定 HP |
|---|---|---|---|
| 特征 | 具有至少 1 项肺实质浸润表现和至少 1 项小气道病变表现，且病变弥漫分布 | 存在可能出现但非特异性的胸部 HRCT 表现 | 不具有典型 HP 和符合 HP 的胸部 HRCT 表现 |
| 影像学表现 | **肺实质浸润表现：**<br>● 磨玻璃影<br>● 马赛克征 *<br>**小气道病变表现：**<br>● 边界不清的小叶中心性结节影<br>● 气体陷闭<br>**病变分布特点：**<br>● 头尾分布：弥漫（伴或不伴基底部受累）<br>● 轴向分布：弥漫 | **肺实质病变：**<br>● 均一且轻微的磨玻璃影<br>● 气腔实变影<br>● 肺囊状影<br>**病变分布特点：**<br>● 头尾分布：弥漫（可出现下叶为主分布）<br>● 轴向分布：弥漫（可出现支气管血管束周围分布） | 无特异<br><br><br><br><br><br>无特异 |

注:* 反映肺实质浸润的马赛克征由磨玻璃密度和邻近其的正常肺组织密度形成。

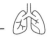

表 16-2　纤维化型过敏性肺炎(HP)胸部高分辨率 CT(HRCT)特征[1]

| HRCT | 典型 HP | 符合 HP | 不确定 HP |
|---|---|---|---|
| 特征 | 具有至少 1 项符合肺纤维化分布特点的表现和至少 1 项小气道病变表现 | 存在非特异性的肺纤维化表现和小气道病变表现 | 不具有典型 HP 和符合 HP 的胸部 HRCT 表现 |
| 影像学表现 | **肺纤维化 HRCT 表现:**通常为不规则线状影/网络状伴结构扭曲,可存在牵拉性支气管扩张和蜂窝样改变,但不突出<br>**纤维化分布:**<br>● 头尾和轴向随机分布<br>● 中肺野分布为主<br>● 下肺野相对受累较少<br>**小气道疾病的表现:**<br>● 边界不清的小叶中心结节影<br>● 马赛克征、三密度征 * 和/或气体陷闭(通常以小叶分布) | **非特异性的肺纤维化表现:**<br>● UIP* 模式:基底部胸膜下分布的蜂窝影伴或不伴牵拉性支气管扩张<br>● 广泛磨玻璃影和轻度纤维化<br>**纤维化分布:**<br>● 头尾位:上肺区<br>● 轴向位:支气管血管束周围或胸膜下<br>**小气道疾病的表现:**<br>● 边界不清的小叶中心结节影<br>● 马赛克征、三密度征和/或气体陷闭 | 孤立的影像模式(即不伴有其他提示 HP 的表现):<br>● UIP 模式<br>● 可能 UIP 模式<br>● 不确定 UIP 模式<br>● 纤维化型 NSIP* 模式<br>● 机化性肺炎样模式<br>● 不确定 HECT 模式 |

注:*UIP,寻常型间质性肺炎;NSIP,非特异性间质性肺炎;三密度征,既往称为"肉皮冻征",指胸部 HRCT 可见磨玻璃密度影、血管纹理减少的低密度影和正常肺组织密度 3 种不同密度影像同时存在。

表 16-3　HP 诊断的组织病理学标准(除"热水浴肺")[1]

| 非纤维化型过敏性肺炎(HP)组织病理特征 ª | | |
|---|---|---|
| **典型 HP** | **符合 HP** | **不确定 HP** |
| 至少 1 个活检部位组织病理具有以下 3 条病理特征:<br>1. 细胞性间质慢性炎<br>● 细支气管中心性(气道中心性)<br>● 细胞性 NSIP 样模式<br>● 淋巴细胞为主<br>2. 细胞性细支气管炎<br>淋巴细胞为主(淋巴细胞 > 浆细胞),且程度上不超过局灶性伴生发中心的细支气管周围淋巴聚集,可能存在伴 Masson 小体的机化性肺炎和/或终末气腔内泡沫状巨噬细胞<br>3. 形成不良的非坏死性肉芽肿<br>● 松散的上皮样细胞团和/或多核巨细胞团,可能存在胞质内包涵体<br>● 位于细支气管周围间质、终末气腔和/或机化性肺炎(Masson 小体中)<br>同时除外以下提示其他诊断的表现:<br>浆细胞 > 淋巴细胞<br>广泛的淋巴组织样增生<br>广泛的形成良好的结节病样肉芽肿和/或坏死性肉芽肿<br>吸入颗粒物 | 至少 1 个活检部位组织病理具有典型 HP 的第 1 条和第 2 条病理特征,同时除外提示其他诊断的表现 | 至少 1 个活检部分组织病理具有典型 HP 的第 1 条或第 2 条病理特征,同时除外提示其他诊断的表现<br>某些 IIPs 可表现为:<br>● 细胞性 NISP<br>● 机化性肺炎<br>● 细支气管周围化生但无其他 HP 特征性提示 |

续表

| 纤维化型过敏性肺炎(HP)组织病理特征 | | |
| --- | --- | --- |
| 典型 HP | 符合 HP | 不确定 HP |
| 至少 1 个活检部位组织病理具有下列第 1 条或第 2 条 + 第 3 条病理特征： | 至少 1 个活检部分组织病理具有典型 HP 的第 1 条和第 2 条病理特征，同时除外提示其他诊断的表现，可能伴有 | 至少 1 个活检部位组织病理具有典型 HP 的第 1 条或第 2 条病理特征，同时除外提示其他诊断的表现，可能伴有 |
| 1. 纤维性间质慢性炎<br>● 结构扭曲，成纤维细胞灶可能伴有胸膜下蜂窝<br>● 纤维化性 NSIP 样模式<br>2. 气道中心性纤维化，可能伴有细支气管周围化生<br>● 桥接纤维化<br>3. 形成不良的非坏死性肉芽肿，可能伴有<br>● 细胞性间质慢性炎<br>● 细胞性细支气管炎<br>● 机化性肺炎<br>同时除外提示其他诊断的表现<br>● 浆细胞 > 淋巴细胞<br>● 广泛的淋巴组织样增生<br>● 广泛的形成良好的结节病样肉芽肿和/或坏死性肉芽肿<br>● 吸入颗粒物 | ● 细胞性间质慢性炎<br>● 细胞性细支气管炎<br>● 机化性肺炎 | ● 细胞性间质慢性炎<br>● 细胞性细支气管炎<br>● 机化性肺炎 |

注：UIP，寻常型间质性肺炎；NSIP，非特异性间质性肺炎；IIPs，特发性间质性肺炎；a 不适用于"热水浴肺"，其他组织病理表现不同于经典 HP 表现。

表 16-4　过敏性肺炎(HP)诊断[1]

| 项目 | HRCT | | | | | |
| --- | --- | --- | --- | --- | --- | --- |
| | 典型 HP | | 符合 HP | | 不确定 HP | |
| 暴露史和/或血清 IgG 抗体检测 | 有暴露史 | 无暴露史 | 有暴露史 | 无暴露史 | 有暴露史 | 无暴露史 |
| 无 BALF 或 BALF 无淋巴细胞增多且没有组织病理或组织病理不确定 HP | 可能 | 低可能 | 低可能 | 不排除 | 不排除 | 不排除 |
| BALF 淋巴细胞增多但未行组织病理检查 | 很可能 | 可能 | 可能 | 低可能 | 低可能 | 不排除 |
| BALF 淋巴细胞增多但组织病理不确定 HP | 确诊 | 很可能 | 可能 | 可能 | 低可能 | 不排除 |
| 组织病理提示 HP 可能 | 确诊 | 很可能 | 很可能 | 可能 | 可能 | 低可能 |
| 组织病理学定型 HP 表现 | 确诊 | 确诊 | 确诊 | 确诊 | 确诊 | 很可能 |

于胃肠道内容物的吸入、环境吸入、损伤、病毒感染和尘肺等，但最近的一项研究发现，肺泡内肉芽肿和 MNGCs 对诊断 HP 也有意义。

## 五、治疗

**1. 抗原回避**　避免接触可疑抗原是 HP 治疗的基石，也是预后的主要决定因素。

**2. 糖皮质激素**　是治疗本病的首选药物，如果规避抗原暴露仍不能导致完全恢复，需要全身性皮质类固醇治疗[11,16]。临床上发现糖皮质激素对于缓解急性症状、阻止亚急性进展和减缓慢性病程均有一定作用，但目前糖皮质激素的使用尚无统一方案，尤其是儿童，至今最大儿童病例报道，应用大剂量甲泼尼松冲击 15mg/(kg·d)，连用 3 天，如果呼吸增快明显或者需要吸氧，肺功能下降或者弥散功能下降，冲击后应序贯口服泼尼松，如果治疗 2~3 个月后肺功能无明显改善或者复发，联用羟氯喹、硫唑嘌呤或环孢霉素[17]。也有应用吸入糖皮质激素治疗[18]。我们根据起病急缓、病情严重程度和病程，口服和静脉使用糖皮质激素，初始剂量以等量泼尼松

1~4mg/(kg·d)不等,以临床反应、肺功能、影像学改善以及KL-6水平指导逐渐减量至停用,急性HP一般持续1~2周,亚急性至少持续4~12周,慢性HP至少6个月以上。

**3. 肺移植**　以慢性晚期HP为特征的进行性肺纤维化对治疗无反应,在这种情况下应考虑。

(赵顺英)

# 参考文献

［1］ RAGHU G,REMY-JARDIN M,RYERSON CJ,et al. Diagnosis of Hypersensitivity Pneumonitis in Adults An Offcial ATS/JRS/ALAT Clinical Practice Guideline. Am J Respir Crit Care Med,2020,202(3):e36-e39.

［2］ VASAKOVA M,SELMAN M,MORELL F,et al. Hypersensitivity pneumonitis:current concepts of pathogenesis and potential targets for treatment. Am J Respir Crit Care Med,2019,200(3):301-308.

［3］ NOGUEIRA R,MELO N,NOVAIS HE,et al. Hypersensitivity pneumonitis:Antigen diversity and disease implications. Pulmonology,2019,25(2):97-108.

［4］ SFORZA GGR,MARINOU A,ANDROULA M. Hypersensitivity pneumonitis:a complex lung disease. Clin Mol Allergy,2017,15:6.

［5］ SPAGNOLO P,ROSSI G,CAVAZZA A,et al. Hypersensitivity Pneumonitis:A Comprehensive Review. J Investig Allergol Clin Immunol,2015,25(4):237-250.

［6］ COSTABEL U,MIYAZAKI Y,PARDO A,et al. Hypersensitivity pneumonitis. Nat Rev Dis Primers,2020,6(1):65.

［7］ DIAS OM,BALDI BG,PENNATI F,et al. Computed tomography in hypersensitivity pneumonitis:main findings, differential diagnosis and pitfalls. Expert Rev Respir Med,2018,12(1):5-13.

［8］ SELMAN M,PARDO A,KING TE. Hypersensitivity pneumonitis:insights in diagnosis and pathobiology. Am J Respir Crit Care Med,2012,186(4):314-324.

［9］ MILLER R,ALLEN TC,BARRIOS RJ,et al. Hypersensitivity Pneumonitis:A Perspective From Members of the Pulmonary Pathology Society. Arch Pathol Lab Med,2018,142(1):120-126.

［10］ MITRA S,DHOORIA S,AGARWAL R,et al. Histopathological spectrum of hypersensitivity pneumonitis with clinico-radiological correlation. APMIS,2019,127(9):616-626.

［11］ VASAKOVA M,MORELL F,WALSH S,et al. Hypersensitivity pneumonitis:perspectives in diagnosis and management. Am J Respir Crit Care Med,2017,196(6):680-689.

［12］ ABD EL-KAREEM D,AKL YM,NAKHLA GA,et al. Clinico-pathologic presentation of hypersensitivity pneumonitis in Egyptian patients:a multidisciplinary study. Multidiscip Respir Med,2017,12:10.

［13］ PEREIRA CA,GIMENEZ A,KURANISHI L,et al. Chronic hypersensitivity pneumonitis. J Asthma Allergy,2016,9:171-181.

［14］ WANG P,JONES KD,URISMAN A,et al. Pathologic findings and prognosis in a large prospective cohort of chronic hypersensitivity pneumonitis. Chest,2017,152(3):502-509.

［15］ WANIN S,MALKA-RUIMY C,DESCHILDRE A,et al. Usefulness of bronchoalveolar lavage in a French pediatric cohort with hypersensitivity pneumonitis. Pediatr Pulmonol,2020,55(1):136-140.

［16］ LEONE PM,RICHELDI L. Current Diagnosis and Management of Hypersensitivity Pneumonitis. Tuberc Respir Dis(Seoul),2020,83(2):122-131.

［17］ BUCHVALD F,PETERSEN BL,DAMGAARD K,et al. Frequency,treatment,and functional outcome in children with hypersensitivity pneumonitis. Pediatr Pulmonol,2011,46(11):1098-1107.

［18］ MATTHIAS G,MELANIE H,DOMINIK H,et al. Hypersensitivity pneumonitis:lessons for diagnosis and treatment of a rare entity in children. Orphanet Journal of Rare Diseases,2013,8:121-123.

# 第二节　药物性肺疾病

## 一、概述

药物性肺疾病(drug-induced lung diseases,DILD),也称药物性肺损伤(drug-induced pulmonary injury),定义为由于使用了特定的药物引起的肺损伤,指专门发生在肺系统的不良反应,包括肺、支气管、肺血管和胸膜。药物包括处方药、非处方药、草药以及非法麻醉毒品等,是药物及代谢产物通过直接细胞毒性作用和其他间接机制引起的肺部炎症反应,可以单独发生,也可以作为全身药物不良反应的一部分,可为短暂性病变,也可造成肺组织永久性损害,重者可发生致命性的呼吸窘迫综合征(ARDS)。DILD可以在药物治疗后几天内发生,也可以在几年内发生,与药物剂量有关或无关[1,2]。

**(一)引起肺疾病的药物**

许多药物可引起儿童肺部或者胸膜病变,主要包括细胞毒性药物、心血管药物、抗炎药物、抗微生物以及生物制剂等,最常见的药物是治疗肿瘤的化疗药物[3-6]。

**1.细胞毒性药物**　任何化疗药物均可能对肺部产生不利影响,但最常见的药物是博来霉素和环磷酰胺,还有阿糖胞苷和环孢素A等。肺部疾病可能在药物使用4周之内发生(早发性肺损伤)和10周以后出现(后期损伤),多发生于下肺。

**2.生物制剂**　引起DILD的生物制剂包括肿瘤坏死因子拮抗剂、利妥昔单抗、贝伐单抗以及曲妥珠单抗等。

**3.抗炎药物**　非甾体抗炎药物可引起急性过敏性肺炎,导致双侧间质浸润和嗜酸性粒细胞性升高,可能在第一次接触药物的第1周到3年内发生。

**4.抗微生物药物**　两性霉素B、异烟肼、乙胺丁醇、呋喃妥因、磺胺类药物、米诺霉素等可引起DILD。

**5.心血管药物**　胺碘酮是最常见的药物,可导致死亡。血管紧张素转换酶抑制剂、抗凝药、β-受体阻滞剂等可诱导DILD。

**6.抗惊厥药物**　卡马西平、苯妥英钠以及丙戊酸钠等均可引起肺部疾病。

在我们诊断的药物性肺部疾病病例中,以甲氨蝶呤最常见,其次是卡马西平,近年来生物制剂如肿瘤坏死因子拮抗剂、利妥昔单抗等也有发现。

**(二)发病机制**

药物性肺损伤的原因有:①某些物质在肺中浓度高于其他器官;②药物生物活性的发生或程度在肺部为特异性;③生物活性发生后产生的结果有肺部特异性[2]。此外,一些外来化合物可能优先积聚在肺组织中。

有关药物性肺疾病的发病机制目前尚不十分清楚,可能机制有:①氧自由基损伤;②细胞毒性药物对肺泡上皮细胞、毛细血管内皮细胞的直接毒性作用;③磷脂类物质在细胞内沉积;④免疫系统介导的损伤[3,7,8]。目前认为两个最基本机制在药物性肺疾病中发挥重要作用:其一为细胞毒性药物可能对肺泡I型上皮细胞、气道上皮细胞或者血管内皮细胞具有直接毒性。其二为药物可能作为半抗原或模拟抗原,刺激免疫细胞引起免疫反应包括过敏反应。这两种机制可能受多种宿主和环境因素影响,包括遗传易感性影响药物代谢或与免疫相关基因相互作

用、年龄、潜在的基础疾病特别是肺慢性炎症或纤维化等影响。

细胞毒性损害系直接损害肺泡上皮细胞、气管上皮细胞和毛细血管后而发生炎症,引起肺泡炎和间质炎症,肺实质损伤时机体启动组织修复和恢复屏障功能,如果损伤持续或者修复不佳,急性损伤可能发展为慢性炎症,最终导致纤维化。化疗药物可引起直接毒性反应,通常在临床表现之前已存在。大多数化学物质不会直接引起细胞毒性,需要通过某种形式的生物转化,这一过程可能通过产生活性代谢物而增加毒性,如果这些活性代谢物不容易被酶或非酶反应清除,可能导致细胞损伤和凋亡。直接损害与药物浓度有关,并呈不可逆性,常见于抗肿瘤药物、免疫抑制剂和干扰素等。细胞毒性药物损害的高危因素包括累积剂量、年龄、用药前或用药期间放疗、氧疗以及使用其他毒性药物。

过敏性损害则是免疫细胞激活所致,药物作为半抗原或抗原样物质而发挥作用,表现为I、III和IV型过敏反应。药物通过免疫介导可导致机体损害,肺血管改变包括血管中心性炎症和坏死,可能系III型或IV型变态反应所致。肺泡上皮细胞与内皮细胞受损以及巨噬细胞活化,释放细胞因子和炎症介质、炎症细胞浸润和活化,释放细胞因子和生长因子等激活成纤维细胞,释放胶原和细胞外基质产生纤维化。

氧化应激被认为组织损伤发生和进展的危险因素,在药物所致的急性肺损伤中是重要的损伤途径之一。一些药物可以使肺内细胞产生过量的过氧化氢($H_2O_2$)、氢氧离子($OH^-$)、超氧阴离子($O_2^-$)和单原子氧($O_2$),这些氧自由基可对重要细胞的功能产生损害,一些情况下可能引起广泛的肺泡损伤,肺泡上皮通透性增高,肺泡内有纤维素样渗出物、透明膜形成、出血、水肿,导致急性呼吸窘迫综合征,继之间质成纤维细胞增生,形成肺间质纤维化。临床氧疗可增强药物引起的氧化应激毒性。

目前已有20多种药物被确认可导致机体细胞,尤其是肺泡II型细胞的磷脂沉积,如胺碘酮已被证实在肺泡巨噬细胞和II型细胞中产生磷酸脂中毒。一般药物导致的磷脂沉积是由于细胞内磷脂分解代谢障碍所致,此作用可逆,停药后磷脂代谢可恢复正常。

**(三)临床表现**

药物性肺疾病从接触药物到发生DLI的潜伏期

差别很大,氢氯噻嗪可几分钟致肺水肿,胺碘酮需要数年引起间质性肺炎,潜伏期一般为几周至几个月。临床表现差异较大,可从亚临床浸润到 ARDS 的"白肺",可急性发病,也可呈亚急性或慢性起病,非心源性肺水肿(NCPE)、过敏性肺炎(HP)、嗜酸性粒细胞性肺炎(AEP)、弥漫性肺泡损伤为急性 DLIs,而间质性肺炎(NSIP)或机化性肺炎(OP)和弥漫性肺泡损伤(DAD)为慢性 DLIs 表现,可局限于肺部,也可为全身不良反应的一部分或可表现为药物引起的超敏反应综合征的表现之一[2,7,8]。

临床表现与药物种类及组织病理学类型有关。共同的表现为发热、干咳、喘息、呼吸困难、皮疹等。急性缺氧表现可为早期提示线索,慢性起病者主要表现为咳嗽、进行性呼吸困难和运动耐力下降,肺部体检可有爆裂音或者啰音,有时可见杵状指。肺泡出血患者通常出现咯血、呼吸困难、低氧血症和急性贫血表现[2-4]。有些药物所致病理生理变化为短暂可逆性的,停药后即可消失;有的则造成肺组织的永久性损害,严重者甚至危及生命。同一种药物可引起几种不同的肺损害,不同药物也可引起同种类型肺损伤。多数同类药物可导致相似的肺部受累表现,但也有一些同类药物可导致多种组织学表现[2,6]。主要肺损害类型如下:

**1. 暂时性肺部浸润** 轻型 DILD 表现为暂时性肺浸润,常由粒细胞-巨噬细胞集落刺激因子、血液制品、免疫球蛋白等引起。因无法进行活检,这些暂时性和良性浸润的组织病理不明[1]。

**2. 肺间质病变** 药物诱导的间质性肺疾病(drug-induced interstitial lung disease,DIILD)表现为间质炎症并最终导致肺间质纤维化。目前在综合肺网站(PNEUMOTOX On Line)报告已有超过 1 300 种药物,制药过程的一些程序或合成过程中的中间物质也会引起肺间质疾病。虽然较为公认 DIILD 是弥漫性实质性肺疾病的一种亚型,但临床、病理和放射学特征很少有特异性,很难与其他间质性肺炎区分开来,包括非特异间质性肺炎、机化性肺炎、脱屑性间质性肺炎和淋巴细胞性间质性肺炎、过敏性肺泡炎、肺浸润伴嗜酸性粒细胞增多等。此外,临床表现、影像学和组织病理学表现在药物之间和在同一药物的不同患者之间存在显著差异。

抗肿瘤药、抗风湿病药物、胺碘酮和抗生素是导致 DIILD 的最常见原因。引起非特异间质性肺炎的药物有环磷酰胺、甲氨蝶呤、西罗莫司、利妥昔单抗等。引起肺间质纤维化的药物众多,最常见的为

细胞毒性药物,这些药物导致肺弥漫性纤维化发生的危险因素与用药频度、用药总量、合并用药、高浓度氧疗、原有肺部疾病、肺功能状况、肝肾功能不全等均有一定关系。引起机化性肺炎的常见药物胺碘酮、博来霉素、环磷酰胺、甲氨蝶呤、丝裂霉素、柳氮磺吡啶、干扰素、两性霉素 B、米诺霉素等。引起脱屑性间质性肺炎的药物有白消安、干扰素-α、柳氮磺吡啶、呋喃妥因等。可导致淋巴细胞性间质性肺炎的药物有卡托普利、苯妥英钠等。有些药物可引起过敏性肺炎,如环磷酰胺、磺胺类药物、卡马西平、头孢菌素、环丙沙星、甲氨蝶呤、西罗莫司、呋喃妥因、非甾体类抗炎药等。许多药物可引起肺浸润伴肺嗜酸性粒细胞增多,如 β-内酰胺类、磺胺类、青霉素类、卡马西平、布洛芬、氟喹诺酮类、四环素类、大环内酯类抗生素、呋喃妥因、甲氨蝶呤、对氨基水杨酸、异烟肼、阿司匹林、呋喃唑酮、色甘酸钠、液状石蜡等。

**3. 肺水肿** 药物引起的肺水肿可发生在用药后数小时,主要临床表现为快速出现并进行性加重的呼吸困难和低氧血症、心动过速。胸部 X 线片表现为弥漫性肺泡浸润、可伴有胸腔积液。能引起肺水肿的药物很多,如免疫球蛋白和抗胸腺细胞球蛋白均可诱导肺水肿。

**4. 弥漫性肺泡损伤** 弥漫性肺泡损伤(diffuse alveolar damage,DAD)可出现 ARDS 表现,引起的药物有胺碘酮、博来霉素、集落刺激因子、甲氨蝶呤、丝裂霉素、呋喃妥因。组织病理表现包括急性细胞型非特异性间质性肺炎、急性嗜酸性粒细胞性肺炎、急性机化性肺炎(又称 BOOP)、急性肺水肿以及肺泡出血。

**5. 气道疾病** 包括支气管痉挛伴或不伴喉头水肿、支气管扩张和闭塞性细支气管炎。闭塞性细支气管炎表现为发热、呼吸困难、低氧血症、呼气相喘鸣音、对支气管扩张剂无明显反应,肺容积增加。

**6. 胸膜病变** 包括胸腔积液、血胸和气胸。胸腔积液一般为少至中量积液,大量少见,为单侧或双侧非特异性的胸腔积液,可伴有肺实质浸润。抗凝药物华法林不适当使用可引起血性胸腔积液。另外一些抗肿瘤药物如博来霉素等及放射治疗可引起肺间质纤维化而发生气胸。

**7. 肺泡出血** 药物如碘油、丝裂霉素、卡马西平、环孢素、呋喃妥因、苯妥英钠等可引起肺泡出血,常为弥漫性肺泡出血,此外也可引起肾脏出血,类似于古德帕斯丘综合征(Goodpasture syndrome)表现,ANCA 可阳性,有或无肺毛细血管炎。肺泡出血也

可由抗凝剂及其类似物长期和不当使用引起,如华法林、阿司匹林、纤维蛋白溶解剂、链激酶、尿激酶。

**8. 肺血管改变**　包括肺动脉高压、肺栓塞、肺血管炎以及肺静脉闭塞。肺动脉高压表现为进行性呼吸困难、劳力性胸痛、晕厥,体检可发现右心增大,引起肺动脉高压的常见药物有口服避孕药、丝裂霉素、白介素-2 和普萘洛尔等,沙利度胺、紫杉醇和环孢素也被认为是潜在肺动脉高压原因。烷基化和烷基化类化疗药物,如博来霉素、环磷酰胺等增加了发生肺静脉闭塞性疾病的风险。引起肺栓塞的药物有糖皮质激素、雌性激素、普鲁卡因胺、口服避孕药等。曲马多已被证实可引起严重的、短暂的和可逆的肺动脉高压。胺碘酮也可能通过公认的副作用引起肺动脉高压。

**9. 纵隔改变**　苯妥英钠、卡马西平、米诺环素、阿司匹林等可引起单侧或双侧肺门和/或纵隔淋巴结肿大。长期使用糖皮质激素可引起纵隔脂肪沉积而导致纵隔增宽。干扰素-α 和干扰素-β 可引起类结节病样表现,而干扰素-γ 则可引起胸腺增大。

**10. 神经肌肉病变**　麻醉剂、镇静剂、催眠剂和肌肉松弛剂等能引起神经肌肉病变,表现为肺泡低通气及呼吸衰竭,可出现不能解释的高碳酸血症性呼吸衰竭、吉兰-巴雷表现,胸部 X 线片表现正常或肺不张。

**11. 肺肉芽肿样反应**　药物可作为异物刺激引起肺组织反应,也可作为抗原引起机体过敏反应。许多药物可引起肺肉芽肿改变,如甲氨蝶呤、干扰素、英夫利昔单抗、依那西普、来氟米特、西罗莫司、博来霉素、卡马西平、苯妥英钠、长春新碱、米诺环素等。药物诱导的间质性肺病可表现为肉芽肿性肺病,通常为非坏死性的,肺部表现为多发结节样改变,伴有或不伴有肺门和/或纵隔淋巴结病变。诊断时需要进行特殊的染色和分子分析,以鉴别药物诱导的 ILD 与分枝杆菌、肺孢子菌或其他感染引起的病变。

**12. 药物诱发嗜酸性肉芽肿性多血管炎**　嗜酸性肉芽肿性多血管炎(EGPA)是以过敏性哮喘、嗜酸性粒细胞增多、发热和全身性肉芽肿性血管炎为特征的疾病,又称许尔许斯特劳斯综合征(Churg-Strauss syndrome,CSS)。使用阿司匹林、大环内酯类可引起 CSS,有报道哮喘患者使用白三烯拮抗剂也可引起本病。

**13. 药物引起的超敏反应综合征**　多数见于抗惊厥药物,涉及肝脏、脑、心脏、消化系统、骨髓、淋巴结。

在我们收治的病例中,最多见甲氨蝶呤以及卡马西平引起的间质性肺疾病,其他化疗药物引起的过敏性肺泡炎、肺水肿、肺泡出血、胸腔积液、肺静脉闭塞、肺泡出血和闭塞性细支气管炎也曾有发生。

**(四)辅助检查**

**1. 实验室检查**[2]　实验室分析对诊断有一定帮助。表现为肺嗜酸性粒细胞增多症时,一些患者可能显示外周嗜酸性粒细胞增多症,支气管肺泡灌洗液嗜酸性粒细胞增多。另外,过敏性肺泡炎也可能出现外周嗜酸性粒细胞增多。抗核抗体、抗中性粒细胞胞质抗体和抗肾小球基底膜抗体的检测有助于区分药物诱导(自身免疫与非自身免疫)与系统性疾病相关的弥漫性肺泡出血。KL-6 是间质性肺疾病的敏感标志,一些肺部损伤如弥漫性肺泡损伤时血清 KL-6 可升高。表面活性蛋白如 SP-A、SP-D 是纤维化标记,通过检测血清 SP-A、SP-D 和 KL-6 水平协助诊断。有报道血清分解素和金属蛋白酶 8(a disintegrin and a metalloproteinase 8,ADAM8)在药物诱发的嗜酸性粒细胞性肺炎中明显升高。

**2. 组织学检查**　作用机制类似的大多数药物导致类似的病理表现,但是一些药物可以在同一个患者体内产生多个组织病理学表现,这些反应可表现为急性、亚急性或慢性[2]。

药物引起间质性肺炎的病理表现几乎可见所有间质性肺炎的类型,包括过敏性肺炎、机化性肺炎、弥漫性肺泡损伤和非特异性间质性肺炎(nonspecific interstitial pneumonia,NSIP)、嗜酸性粒细胞性肺炎、闭塞性细支气管炎伴机化性肺炎(bronchiolitis obliterans with organizing pneumonia,BOOP)、肺出血和肉芽肿性肺炎[8,9]。过敏性肺炎时间质可见大量嗜酸性粒细胞浸润[3]。大多数药物性肺损伤是非特异性的,但少数药物如胺碘酮病理表现特异,甲氨蝶呤引起急性肉芽肿性 ILD,类似于机会性感染。如肺组织存在嗜酸性粒细胞浸润、非典型上皮细胞、多种性质病灶以及同一肺组织有混合病变通常提示为药物性肺疾病。

**3. 影像学表现**　DILD 可表现为多种影像学表现,并常与其他病因重叠,如移植后排斥反应、淋巴增殖性疾病和感染等。HRCT 比胸部 X 线更易发现异常征象,但很少能提示某种药物,也很难从影像学表现上推断药物反应的组织病理学表现,两者表现并不一致。

影像学常见弥漫性肺泡和/或间质性病变,也表现为非特异性间质性肺炎、过敏性肺泡炎以及极化性肺炎等的表现[8-11]。非特异性间质性肺炎 HRCT 最常显示斑片状磨玻璃影或实变及不规则网状影，多分布于外周和基底，主要由胺碘酮、甲氨蝶呤等引起[4]。过敏性肺泡炎最常见的表现为双侧斑片状磨玻璃样影伴上叶为主的小叶中心结节，在慢性病程中，出现 NSIP 或纤维化的特征。一些病例出现机化性肺炎的典型表现，表现为斑片状磨玻璃影或者实变影，伴有支气管充气征，通常位于外周，也可能为三角形影，底部位于胸膜表面，目前发现有 35 种以上的药物会引起这一类型，包括米诺环素、博来霉素、胺碘酮和干扰素等[5]，一些病例有小叶间隔增厚和磨玻璃影、"铺路石"征。急性嗜酸性粒细胞性肺炎表现为磨玻璃影，可有网状影，严重者呈弥漫性分布，常伴有胸腔积液，一些病例可出现肺门淋巴结肿大。慢性嗜酸性粒细胞性肺炎表现反肺水肿征，可游走。肺泡出血者表现与其他原因引起者表现相同。DAD 表现双肺弥漫磨玻璃影或实变渗出，伴有牵拉性支气管扩张和小叶间隔增厚，DAD 表现通常提示预后差。如表现为节段性或大叶性病变，尤其是单侧时，一般不支持药物性损害。

**4. 肺功能检查** 肺功能可以表现为阻塞性通气功能障碍，也可表现为限制性通气功能障碍。动脉血气分析可显示静息时低氧血症，也应测定动脉血氧饱和度，一些只有轻微疾病的患者在休息时尽管处于正常的饱和状态，但在运动过程中有血氧饱和度降低。

**5. 支气管镜检查** 支气管肺泡灌洗液（bronchoalveolar lavage fluid，BALF）细胞学分析可协助诊断，在药物诱导的过敏性肺泡炎中，BALF 发现淋巴细胞增多、CD4/CD8 比例下降，偶尔有中性粒细胞增多。嗜酸性粒细胞性肺炎的典型特征是 BALF 中嗜酸性粒细胞计数升高，如在 BALF 中未发现嗜酸性粒细胞浸润，嗜酸性粒细胞性肺炎可能不被支持。化疗药物引起的细胞毒性肺损伤通常以中性粒细胞为主。在药物诱导的 BOOP 中 BALF 显示淋巴细胞增加，也可有不同比例的中性粒细胞，嗜酸性粒细胞和肥大细胞，一些病例有泡沫型巨噬细胞和浆细胞。胺碘酮肺损伤的 BALF 显示泡沫状的巨噬细胞，与磷脂积累有关。含铁血黄素吞噬性肺泡巨噬细胞以及红细胞提示肺泡出血，灌洗液培养有助于排除感染，细胞学检查有助于排除肿瘤。另外，经支气管镜肺活检病理检查有助于确诊[11]。

**（五）诊断**

因药物性肺病的肺部改变为非特异性，诊断比

较困难。在诊断时应从药物接触史、临床和影像学表现、病理学证据以及除外其他病因引起的肺损害几方面考虑。儿童 DILD 的诊断主要是排它性诊断，需要仔细排除所有其他可能的原因。诊断最重要的是要有对药物性肺疾病的警惕性和可靠详细的用药史。

目前尚无统一的确诊标准，诊断时参考标准[2]：①有明确的目标药物暴露史、药物剂量和应用时间与药物引起的肺疾病符合；②临床表现、影像学及组织学或支气管灌洗液表现符合目标药物的报道；③排除其他肺疾病，在除外诊断中首先应该考虑到一些药物具有免疫抑制作用，所以患者容易合并各种机会性感染，其次还应该考虑到肺部原发疾病复发的可能；④可疑药物停药后症状改善，但晚期病例的组织学变化常呈不可逆性，故停药后症状持续并不能排除药物性肺病的可能；⑤药物激发试验后复发，但激发试验有危险性，在儿科一般不推荐再次使用高度可疑药物，因可能导致不可逆的肺损伤或死亡。

如果早期诊断 DILD，其预后尚可。另外，DILD 的预后与药物种类、肺损害的临床、生理和病理严重程度相关。晚期病例的组织学变化常呈不可逆性，因此临床医师应对各种药物的药理作用、适应证、剂量、给药途径和副作用等有所了解。若在用药过程中，一旦发现不良反应，应结合临床经过，作全面深入的分析，排除肺部其他疾病，作出正确的诊断，可疑病例应及时停药观察。在使用引起肺损伤的药物时，应评估危险性并检测如有无缺氧、肺功能检测等。

**（六）治疗**

对于药物性肺疾病，关键治疗为停药、应用糖皮质激素以及对症治疗。治疗的主要目的是抑制炎症反应，防止纤维组织的沉积，治疗方案取决于疾病的严重程度。

在排除其他可能性并高度怀疑 DILD 后，应停用药物，并适当处理肺部症状，支持性治疗如氧疗。药物引起的肺部疾病的急性发作通常在停药后 24~48 小时消失，但慢性患者可能需要更长的时间缓解。治疗反应不一，取决于疾病的类型，如嗜酸性粒细胞性肺炎、过敏性肺炎以及机化性肺炎临床过程良好，通常停药和/或用糖皮质激素治疗后病情控制，但如果患者再次服用药物，尤其是在糖皮质激素过早停用的情况下，可能会复发。但弥漫性肺泡损伤对治疗很少有反应，预后很差，即使痊愈也会

纤维化。慢性间质性肺炎（UIP）也难以治疗。文献推荐[2]中度 DLI 患者应使用糖皮质激素治疗，剂量为 0.5~1.0mg/(kg·d) 泼尼松（PSL），初始剂量，治疗应几周之后逐渐减量停用。严重 DLI 患者应该用甲泼尼龙（mPSL）冲击治疗 3 天左右，剂量是相当于 0.5~1.0mg/(kg·d) 的 PSL，持续 2~4 周，如果肺损伤和低氧血症迅速消失，糖皮质激素可以在 1~2 个月减停。

在药物造成 DILD 时，是否继续用药治疗原发病必须经过仔细权衡，取决于药物相关肺毒性的严重程度以及与不治疗潜在疾病相关的发病率。如果有替代药剂，应使用。

影像学和组织病理学对判断预后有帮助，组织病理结果提示炎症特征为淋巴细胞浸润或肉芽肿形成，无或有极其细微的组织损伤或纤维化的病变或组织学提示为 OP 或嗜酸性粒细胞性肺炎，对糖皮质激素反应好，而组织病理结果提示弥漫性肺泡损伤或晚期纤维化对皮质类固醇基本无反应。胸部 X 线及 HRCT 表现提示 EP、OP 或 HP 可能对糖皮质激素有反应，DAD 表现对糖皮质激素无反应[12,13]。

### （七）预后

如果早期诊断，急性 DILD 可以完全恢复。预后取决于具体的药物和潜在的临床、生理和病理的严重性。DILD 的典型并发症是肺纤维化和呼吸衰竭。但未能识别药物介导的肺病，异常损伤持续或修复异常，可能导致生理损伤恶化甚至死亡。

尽管停药和皮质类固醇治疗，有报道急性胺碘酮肺毒性的死亡率接近 40%~50%，尤其是诊断过晚或需要住院。在甲氨蝶呤所致药物性肺损伤中，有报道死亡率为 15%。

## 二、甲氨蝶呤肺损伤

甲氨蝶呤（methotrexate，MTX）引起的肺损伤多为急性或亚急性病程，常发生于治疗的第一年内，晚发病例也有报道。MTX 诱导的肺间质疾病的发病时间和发病率不一，一般没有明显的剂量依赖性。在一项研究中，48% 的病例在治疗开始后 32 周内出现。另一研究发现平均发病时间为 23 天。也有在开始治疗后或治疗停止后 4 年内发生的病例。据报道，约 1/3 的患者再用药后，肺间质疾病复发，死亡率高。MTX 诱导的肺间质疾病具有发病时间和发病率不同，并且有的患者无明显的剂量依赖性。

### （一）发病机制

成人报道甲氨蝶呤导致的肺损伤发病率在

7%~8% 左右，甲氨蝶呤对肺的毒性与剂量无关，但与用药频率有关，有研究表明每天或每周 1 次给药，肺毒性的发生率较每 2~3 周给药 1 次为高。其发病机制与 p38MAP 激酶信号通路活化、引起细胞因子的释放增多可能有关。多数以药物诱导的超敏反应为特征，最常见的肺损害是过敏性肺炎。

### （二）高危因素

成人文献报道 MTX 导致肺损伤的高危因素有男性、高龄、类风湿关节炎、糖尿病、低蛋白血症、肾功能不全、预先存在的肺部疾病、抗肿瘤坏死因子（tumor necrosis factor，TNF）药物与 MTX 联合使用，遗传因素及环境因素也可能起一定作用。有人认为，纬度的增加与肺损伤发生的风险增加有关。我们诊断的病例常与药物剂量有关。在类风湿关节炎患者中，甲氨蝶呤引起的肺间质疾病的风险在高炎症标志物、低白蛋白、关节外疾病和高致残水平的患者中增加。

### （三）病理表现

最常见的组织病理学类型是过敏性肺炎，表现为淋巴细胞、组织细胞，有时嗜酸性粒细胞在间质浸润，伴有小非干酪性肉芽肿，Ⅱ型肺泡细胞过度增生是甲氨蝶呤肺的显著特点。急性病例中，可共存弥漫性和机化性的肺泡损伤，可有细支气管炎表现，其他表现有机化性肺炎、急性间质性肺炎、肺纤维化和胸腔积液，血管周围炎症也较常见[14]。

### （四）临床表现

甲氨蝶呤肺损伤临床表现与过敏性肺炎一致，主要表现为呼吸困难和干咳，可伴有发热。我们诊断的患者均有呼吸困难，其中 1 例有发热。查体可有呼吸增快和啰音。少数甲氨蝶呤所致药物性肺损伤患者可有皮疹和外周血嗜酸性粒细胞增高。

### （五）影像学表现

发病时胸部 X 线片可接近正常，几天或 1~2 周后，肺损伤迅速加重，胸部 X 线片出现弥漫间质浸润或者间质和肺泡均有浸润，磨玻璃影，HRCT 出现小叶间隔增厚、弥漫间质或散在肺泡浸润影，为常见细胞型非特异性间质性肺炎（NSIP）表现（图 16-5），晚期可见纤维化，一些表现为闭塞性细支气管炎伴机化性肺炎（BOOP）表现，为结节样实变合并小叶中心结节、细支气管炎（树芽征）改变和支气管扩张。

### （六）辅助检查

**1. 血常规**　一些亚急性肺炎患者存在轻度外周血嗜酸性粒细胞增多。此外，有报道外周血淋巴细胞在肺炎时下降，并在肺损伤恢复后恢复正常。

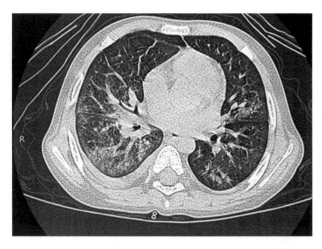

图 16-5　胸部 CT 提示双肺磨玻璃影,个别小叶间隔增厚

**2. 支气管镜检查**　支气管肺泡灌洗液提示 CD4+ 或 CD8+ 淋巴细胞计数增加,淋巴细胞比例或亚型变化较大,可能与灌洗时间、灌洗前是否应用激素治疗有关,可有中性粒细胞浸润,也有一些患者 CD4/CD8 比值降低或正常。

**3. 其他**　血清 KL-6 和表面活性蛋白 D 被认为是诊断和监测的生物标志物。

**（七）诊断及鉴别诊断**

MTX 肺损伤诊断基于药物接触史、临床和放射学表现,诊断前需通过血、痰、支气管肺泡灌洗液排除感染。尽管组织病理学不能单独诊断,但与药物接触史、临床、放射学、实验室等其他特征相结合可以除外其他疾病。

肺孢子菌肺炎、巨细胞病毒肺炎、隐球菌肺炎、带状疱疹病毒肺炎和诺卡菌肺炎常发生于甲氨蝶呤长期治疗者,尤其是 CD4+ 淋巴细胞计数降低,或甲氨蝶呤累积剂量较大者。这些机会性感染性肺炎的表现与甲氨蝶呤肺相似。因此,诊断甲氨蝶呤肺时支气管肺泡灌洗液检查排除机会性感染很重要。也需要与其他间质性肺炎鉴别。

**（八）治疗**

怀疑 MTX 肺损伤的患者应立即停药,给予大剂量静脉激素治疗[15],多数患者临床症状和气体交换功能数日内改善,肺部浸润逐渐消失,数周肺功能改善,数月后肺容量、弥散量正常。长期肺功能损伤常较少见。甲氨蝶呤肺如果不用甲氨蝶呤药物激发则不会复发。尽管一部分患者即便再次使用甲氨蝶呤药物激发不会复发,但再次使用仍有可能复发、死亡,因此药物激发是禁忌。激素疗程尚未确定,主要由临床反应、影像学改善和基础疾病(类风湿关节炎)控制情况决定,多为 2~3 个月减停。其他免疫抑制药物,如环磷酰胺也有病例应用。托珠单抗(tocilizumab,TCZ)作为风湿性关节炎的单药治疗,也是一种很具吸引力的治疗选择,有报道有效。

**（九）预后**

MTX 肺损伤的预后一般良好,大多数患者完全康复(8 例),但据报道死亡率较高,达 17.6%,甲氨蝶呤肺炎后肺纤维化也可出现,但较为少见。

### 三、卡马西平肺损伤

卡马西平是全面性强直痉挛发作的一线用药。卡马西平相关间质性肺炎可以发生,目前认为其发病机制是一种免疫介导的超敏反应肺损伤。有报道肺移植后使用高剂量免疫抑制剂(环孢素、硫唑嘌呤、泼尼松龙)的患者使用卡马西平后可发生药物性肺损害[16]。卡马西平相关超敏反应综合征与病毒感染再激活相关,如 HH6 病毒。

卡马西平肺损伤常于用药后 1~3 个月发病,主要表现为发热、干咳、呼吸困难,伴或不伴皮疹、嗜酸性粒细胞增多,可伴有全身浅表淋巴结肿大。影像学多表现为双侧间质性病变,以磨玻璃影为主,后期发生肺囊泡和纤维化,偶伴胸腔积液(图 16-6)。有认为卡马西平治疗过程中出现皮疹,预警可能进展为全身性反应,最后出现致命的间质性肺炎[17]。

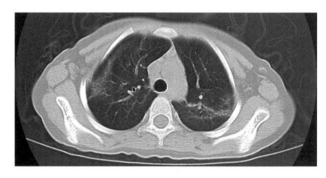

图 16-6　胸部 CT 显示双肺弥漫磨玻璃影,后期加重,类似 ARDS

治疗方面,部分患者停用卡马西平后症状显著改善,部分需联合应用激素治疗,病变可逆。

### 四、生物制剂肺损伤

毒性报道最多的生物制剂是贝伐单抗、利妥昔单抗和曲妥珠单抗,这些药物相关的肺损害较少见。其中利妥昔单抗肺损害多呈亚急性病程,首次给药后约 30 天出现,临床主要表现为咳嗽和呼吸困难,可伴有发热。影像学表现为双肺弥漫性浸润、间质改变、磨玻璃影、肺泡出血和肺泡炎。组织学表现为机化性肺炎、过敏性肺炎、间质纤维化，弥漫性肺泡损伤和脱屑性间质性肺炎、肺泡出血[18,19]。有病例报道利妥昔单抗相关肺损伤患者应用糖皮质激素有效[19]。我们发现1例利妥昔单抗呈肺纤维化表现，糖皮质素治疗以及停药后逐渐好转，肺病理提示为非特异性间质性肺炎和纤维化表现，加药后再次出现呼吸困难确诊。

托西利单抗引起的肺部不良反应包括感染性表现、过敏性肺炎、间质性纤维化等。

（赵顺英　赵宇红）

# 参考文献

[1] TAYLOR AC, VERMA N, SLATER R, et al. Bad for Breathing: A Pictorial of Drug-Induced Pulmonary Disease. Curr Probl Diagn Radiol, 2016, 45(6): 429-432.

[2] KUBO K, AZUMA A, KANAZAWA M, et al. Consensus statement for the diagnosis and treatment of drug-induced lung injuries. Respir Investig, 2013, 51(4): 260-277.

[3] SKEOCH S, WEATHERLEY N, SWIFT AJ, et al. Drug-induced interstitial lung disease: a systematic review. J Clin Med, 2018, 7(10): 356.

[4] SCHWAIBLMAIR M, BEHR W, HAECKEL T, et al. Drug induced interstitial lung disease. Open Respir Med J, 2012, 6: 63-74.

[5] RODEN AC, CAMUS P. Iatrogenic pulmonary lesions. Semin Diagn Pathol, 2018, 35(4): 260-271.

[6] MATSUMOTO K, NAKAO S, HASEGAWA S, et al. Analysis of drug-induced interstitial lung disease using the Japanese Adverse Drug Event Report database. SAGE Open Med, 2020, 8(7): 205031212091826.

[7] JESSURUN NT, DRENT M, PUIJENBROEK EPV, et al. Drug-induced interstitial lung disease: role of pharmacogenetics in predicting cytotoxic mechanisms and risks of side effects. Curr Opin Pulm Med, 2019, 25(5): 468-477.

[8] PRASAD R, GUPTA P, SINGH A, et al. Drug induced pulmonary parenchymal disease. Drug Discov Ther, 2014, 8(6): 232-237.

[9] ROSSI SE, ERASMUS JJ, MCADAMS HP, et al. Pulmonary Drug Toxicity: Radiologic and Pathologic Manifestations. RadioGraphics, 2000, 20(5): 1245-1259.

[10] DISTEFANO G, FANZONE L, PALERMO M, et al. HRCT Patterns of Drug-Induced Interstitial Lung Diseases: A Review. Diagnostics(Basel), 2020, 10(4): 244.

[11] PICIUCCHI S, ROMAGNOLI M, CHILOSI M, et al. Prospective evaluation of drug-induced lung toxicity with high-resolution CT and transbronchial biopsy. Radiol Med, 2011, 116(2): 246-263.

[12] SILVA CIS, MÜLLER NL. Drug-Induced Lung Diseases: Most Common Reaction Patterns and Corresponding High-Resolution CT Manifestations. Semin Ultrasound CT MR, 2006, 27(2): 111-116.

[13] LEE HN, KIM MY, KOO HJ, et al. Thin-Section CT Characteristics and Longitudinal CT Follow-up of Chemotherapy Induced Interstitial Pneumonitis: A Retrospective Cohort Study. Medicine, 2016, 95(2): e2460.

[14] IMOKAWA S, COLBY TV, LESLIE KO, et al. Methotrexate pneumonitis: review of the literature and histopathological findings in nine patients. Eur Respir J, 2000, 15(2): 373-381.

[15] FRAGOULIS GE, NIKIPHOROU E, LARSEN J, et al. Methotrexate-Associated Pneumonitis and Rheumatoid Arthritis-Interstitial Lung Disease: Current Concepts for the Diagnosis and Treatment. Front Med(Lausanne), 2019, 6: 238.

[16] ARCHIBALD N, YATES B, MURPHY D, et al. Carbamazepine-induced interstitial pneumonitis in a lung transplant patient. Respiratory Medicine, 2006, 100(9): 1660-1662.

[17] GONÇALVES D, MOURA R, FERRAZ C, et al. Carbamazepine-induced interstitial pneumonitis associated with pan-hypogammaglobulinemia. Respir Med Case Rep, 2012, 5: 6-8.

[18] YAMAGUCHI Y, TADA Y, TAKAYA S, et al. A Case of Drug-Induced Lung Injury Associated with Paclitaxel plus Bevacizumab Therapy. Gan To Kagaku Ryoho, 2016, 43(6): 781-784.

[19] LIOTÉ H, LIOTÉ F, SÉROUSSI B, et al. Rituximab-induced lung disease: A systematic literature review. Eur Respir J, 2010, 35(3): 681-687.

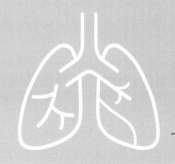

**第十七章**

结缔组织病的呼吸系统表现

# 第一节　结缔组织病的呼吸系统表现概述

结缔组织病（connective tissue disease，CTD）是一类以自身免疫性多脏器损害为特点的伴有自身抗体阳性的系统性疾病，肺是该病的常见受累器官之一。常见的可引起儿童肺损害的结缔组织病包括幼年特发性关节炎（juvenile idiopathic arthritis，JIA）、幼年多发性肌炎/幼年皮肌炎（juvenile polymyositis/juvenile dermatomyositis，JPM/JDM）、系统性硬化（systemic sclerosis，SSc）、系统性红斑狼疮（systemic lupus erythematosus，SLE）、干燥综合征（Sjögren syndrome，SS）、混合性结缔组织病（mixed connective tissue disease，MCTD）等。除已知的常见CTD外，临床上也常遇到不明原因的ILD患者，伴有特异性抗体阳性及CTD的某些特征性症状，但不能满足任何一种CTD诊断标准，被考虑为一种潜在的CTD，早期有学者将该类患者归类为广义的未分化结缔组织病[1]、"肺显现的结缔组织病（lung-dominant CTD）"[2]，后该类疾病被命名为伴有自身免疫特征的间质性肺炎（interstitial pneumonia with autoimmune features，IPAF）[3]，该类疾病常以ILD的起病表现，需动态随诊其后期是否发展为CTD。

CTD相关肺损害主要包括呼吸肌受累、胸膜病变（胸腔积液或胸膜增厚）、肺实质受累、弥漫性肺泡出血（diffuse alveolar hemorrhage，DAH）、间质性肺疾病（interstitial lung disease，ILD）、气道受累（包括细支气管炎和支气管扩张等）、肺动脉高压（pulmonary arterial hypertension，PAH）、肺血管炎和肺栓塞等，不同结缔组织疾病常见的呼吸道受累表现有所不同。

ILD是CTD相关肺损害的最常见且影响最大的表现，病理可有弥漫性肺泡损害（diffuse alveolar damage，DAD）、淋巴细胞间质性肺炎（lymphocytic interstitial pneumonia，LIP）、闭塞性细支气管炎伴机化性肺炎（bronchiolitis obliterans and organizing pneumonia，BOOP）目前又称机化性肺炎、非特异性间质性肺炎（non-specifie interstitial pneumonia，NSIP），病理特征详见第六章。DAH发生于肺泡毛细血管膜广泛损害之后，肺泡内红细胞和吞噬含铁血黄素的巨噬细胞聚积，有毛细血管炎时，肺泡壁中存在着明显的中性粒细胞浸润和纤维素性坏死，出血后可发生机化，反复出血可发展为间质纤维化，单纯肺泡出血和继发于肺毛细血管炎的DAH最多见于SLE，也可见于RA、SS、PM/DM和MCTD。继发于CTD的肺动脉高压与原发性的肺高压相同，常见于PSS及SLE、JRA和MCTD，是一种增殖性病变，累及小动脉和小肌性肺动脉，内皮细胞和平滑肌细胞增殖，中层肥厚，产生洋葱环样轮廓，导致管腔闭塞。SLE、抗磷脂综合征患者以及JPM/JDM患者可反复发生肺栓塞。肺血管炎常累及小动脉和小肌性动脉，血管壁出现纤维素性坏死，发生栓塞、弥漫性肺泡出血和肺栓塞，以SLE和JPM/JDM患者较多见。细支气管炎可为闭塞性细支气管炎或滤泡性细支气管炎，多见于JRA和PSS。儿童常见CTD相关呼吸系统表现见表17-1。

另外，患者发生社区获得性肺炎及免疫抑制药物相关肺损害的概率增加，某些细胞毒性药物，特别

表 17-1　儿童 CTD 相关肺损害的表现类型

| 肺损害类型 | CTD 类型 | | | | |
| --- | --- | --- | --- | --- | --- |
| | JIA | JPM/JDM | SSc | SLE | SS |
| ILD | 常见 | 常见 | 很常见 | 少见 | 常见 |
| 胸腔积液 | 常见 | 可见 | 少见 | 很常见 | 少见 |
| 气道病变 | 常见 | 可见 | 少见 | 少见 | 可见 |
| 类型 | BO,FB,BE | BO,BE | | BO | BO,FB,BE |
| PAH | 少见 | 少见 | 常见 | 可见 | 少见 |
| DAH | 少见 | 少见 | 少见 | 常见 | 少见 |
| 食管受累 | | | 常见 | | |
| 吸入性肺炎 | | 常见 | 可见 | | |
| 肺栓塞 | | | | 可见 | |

注：CTD，结缔组织病；JIA，幼年特发性关节炎；JPM，幼年皮肌炎；JDM，幼年多发性肌炎；SSc，系统性硬化；SLE，系统性红斑狼疮；SS，干燥综合征；ILD，间质性肺炎；PAH，肺动脉高压；DAH，弥漫性肺泡出血；BO，闭塞性细支气管炎；FB，滤泡性细支气管炎；BE，支气管扩张。

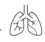

是 MTX 等可引起各种非感染性肺间质性病变,与结缔组织病本身造成的肺间质病变或者肺实质病变很难区分。结缔组织病的呼吸系统受累大多发生在已确诊的患者,常起病缓慢,起病时已伴多系统受累,可在病程中突然进行性加重,也可出现在结缔组织病确诊前或者提示发病,肺损害也可以是 CTD 的首发及早期唯一的表现,如 JIA、JPM/JDM,肺间质性病变(interstitial lung disease,ILD)可先发,由于关节和肌肉病变数月甚至数年,使临床诊断困难。

本章主要总结儿童常见 CTD 伴发肺损害类型、实验室特点、肺部影像、肺部病理及治疗等,协助早期识别儿童 CTD 相关的肺损害。

(唐晓蕾)

## 参考文献

[1] KINDER BW,COLLARD HR,KOTH L,et al. Idiopathic nonspecific interstitial pneumonia:lung manifestation of undifferentiated connective tissue disease? Am J Respir Crit Care Med,2007,176(7):691-697.

[2] FISCHER A, WEST SG, SWIGRIS JJ,et al. Connective tissue disease-associated interstitial lung disease:a call for clarification. Chest,2010,138(2):251-256.

[3] FISCHER A,ANTONIOU KM,BROWN KK, et al. An official European Respiratory Society/American Thoracic Society research statement:interstitial pneumonia with autoimmune features. Eur Respir J,2015,46(4):976-987.

# 第二节　幼年特发性关节炎

类风湿关节炎是一类侵犯关节等多系统的自身免疫性疾病,除关节受累外,可伴有肺、心血管、眼睛等受累,常见的血清学指标包括类风湿因子(RF)及抗环瓜氨酸肽(CCP)抗体,婴幼儿及儿童期起病的类风湿关节炎称为幼年特发性关节炎(juvenile idiopathic arthritis,JIA)或幼年类风湿关节炎(JRA),分为全身型、多关节型、少关节型。

JIA 患者关节炎及肺受累的发生机制可能与瓜氨酸介导的免疫应答异常有关,瓜氨酸化是一种蛋白质的转录后调节方式,在酶的作用下,精氨酸被转化为瓜氨酸,使蛋白质的三级结构发生改变从而产生了免疫原性。当人体蛋白质被瓜氨酸化,形成具有免疫原性的瓜氨酸肽(CCP),可诱导体内产生抗 CCP 抗体,进一步通过诱导免疫复合物沉积或抗原攻击等方式引起靶器官损害[1]。在成人的研究中,因类风湿关节炎患者早期合并 ILD 的发病率较高,约有 3.5% 的类风湿关节炎患者以 ILD 为首发症状[2],所以有学者提出类风湿关节炎相关的免疫调节紊乱可能起源于肺部[3,4]。有研究对一组抗 CCP 抗体阳性的 ILD 患者进行随访,部分高滴度 CCP 的患者在约 1 年多后逐渐出现关节症状并发展成类风湿关节炎[3]。另有研究发现在有类风湿关节炎家族史却尚无关节炎表现人群中,痰中抗 CCP 抗体与免疫球蛋白的比值已开始升高,而血中 CCP 抗体及 RF 均呈阴性[5],均提示这种与 CCP 介导的免疫异常相关的类风湿关节炎可能起源于肺部。

## 一、呼吸系统受累类型

肺受累在成人类风湿关节炎患者发生率约为 48%~67%[6],可以累及肺内各组织,包括胸膜受累(无菌性胸膜炎、胸腔积液、胸膜增厚等)、ILD、肺内结节、上气道受累(声带小结、声带运动异常、反复喉炎、声带麻痹、环勺关节炎等)、下气道受累(闭塞性细支气管炎、滤泡性细支气管炎、支气管扩张等)、肺血管炎、肺动脉高压、胸廓运动受限、肺尖纤维化等,可几种病变并存,如胸膜病变同时伴肺内病变,常伴心包积液,其中,以胸膜受累及 ILD 最为常见,ILD 在成人类风湿关节炎患者的发生率为 4.5%~55% 不等[7,8]。儿童 JIA 肺受累的发生率及严重程度均低于成人,但少数 JIA 可以 ILD 为首发表现,易被误诊。我国一项对 360 例 JIA 儿童肺部病变的研究发现 JIA 合并肺损害的发病率为 11.9%,好发年龄为 <3 岁或 ≥12 岁,肺损害主要为 ILD(占 53.5%),其次为胸膜炎和/或胸腔积液(占 38.1%)[9]。儿童 JIA 的全身型、多关节型、少关节型均有肺部受累的报道。我们收治的患者最常见以胸腔积液伴或不伴心包积液为首发表现,其次为 ILD,偶有滤泡性细支气管炎。

## 二、临床表现

JIA 全身型主要表现发热、皮疹,发热多为弛张型高热,皮疹有热出疹出热退疹退的特点,可伴有关节症状、肝脾淋巴结肿大,也可伴心包炎、神经系统表现。多关节型特点为慢性对称性多发性关节炎,受累关节 ≥5 个,可先累及大关节,随着病情进展手足小关节常受到侵犯,出现关节僵硬、肿痛和局部发热等,颞颌关节受累可引起小颌畸形,并出现咀嚼困难，颈椎关节受累可出现颈部活动受限。少关节炎型受累关节不超过 4 个，以大关节为主，膝、踝、肘、髋、骶髂关节为好发部位，合并强直性脊柱炎可有足跟痛及跟腱炎。常伴有虹膜睫状体炎[10]。1/4 的 RA 患者可有寰状软骨病的症状和体征。

呼吸系统表现：JIA 合并 ILD 时常见呼吸系统表现为咳嗽、气促、低氧，严重者可有进行性呼吸困难。胸膜受累时可有胸痛表现，合并 DAH 者可有咯血。环勺关节炎约发生于 75% 的类风湿关节炎的成人，大部分可无症状，可有咽痛、喉部异物感和吞咽困难，严重时可因声带中线内收引起声嘶或吸气性喘鸣，劳力性呼吸困难[6]。儿童 JIA 也可伴有气道受累，合并闭塞性细支气管炎时可表现为喘息、气促、三凹征、听诊喘鸣音等[11]。有个案报道 JIA 可合并肉芽肿性多血管炎，并引起声门下狭窄，出现吸气性喘鸣[12]。JIA 引起肺血管炎和肺动脉高压极少见，机制不明。

### 三、实验室检查

血常规可表现为白细胞升高、贫血、血小板升高、C 反应蛋白（CRP）升高。血沉明显增快。血生化可提示白蛋白减低、球蛋白升高。血清 IgG、IgM 及 IgA 常增高。自身抗体是诊断 JIA 的重要指标，常见的自身抗体为 RF 及 CCP。RF 在 JIA 中阳性率较低，仅在发病年龄较大、起病较晚、多关节受累并有骨质破坏的患儿中多为阳性[10]。RF 阳性与类风湿关节炎合并 ILD 有一定相关性[17]。此外，CCP 阳性与类风湿关节炎合并 ILD 显著相关，且高滴度的 CCP 阳性与类风湿关节炎合并气道病变显著相关[13]。另外，ANA 等其他自身抗体在 JIA 中可能升高。

合并胸腔积液者其胸腔积液实验室检查多为渗出性，生化检测显示葡萄糖含量明显降低（继发于胸膜葡萄糖输送的损伤）、pH 值降低，蛋白含量和乳酸脱氢酶升高，细胞分类常以中性粒细胞为主，也可见淋巴细胞为主及嗜酸性粒细胞浸润[11]。胸腔积液中补体成分如 C3、C4、CH50 均降低，可能为被免疫复合物消耗所致。胸腔积液类风湿因子滴度增高，但此表现也可见于结核、恶性肿瘤和其他感染性疾病。

### 四、肺部影像学

类风湿关节炎合并 ILD 以普通间质性肺炎（UIP）为最常见的表现形式，也可见非特异性间质性肺炎（NSIP）、机化性肺炎（OP）、弥漫性肺泡损害（DAD）、淋巴细胞间质性肺炎（LIP）等[7,11,14,15]。JIA 合并 ILD 时，肺部 HRCT 以磨玻璃、网格影最为常见，以两肺基底部多见，也可见支气管扩张，晚期可见蜂窝肺表现。

其他表现还包括纵隔淋巴结肿大、胸腔积液及胸膜增厚等，胸腔积液多为双侧，少-中量。此外，可伴有肺部结节，为小叶中心的小结节，或稍大模糊结节，结节可伴有空洞，结节可逐渐扩大、稳定或愈合。JIA 也可合并闭塞性细支气管炎，表现有空气滞留征。少数 JIA 患儿可合并 DAH，影像表现为双肺磨玻璃影。亦可合并肺泡蛋白沉积症，影像表现为"铺路石征"。也有少数 JIA 伴有 PAH[11,14,15]。环勺关节炎时 CT 可发现声带异常。

肺功能常提示限制性通气功能障碍，可伴或不伴弥散功能障碍，当合并气道病变可伴有阻塞性通气功能障碍[11]。发生环勺关节炎等引起上气道梗阻时，流量-容积曲线示吸气段呈锯齿形。

### 五、病理检查

类风湿关节炎相关 ILD 病理主要表现为 UIP 型，其次为 NSIP 型，也常见 OP 型和 DAD 型，而 LIP 及 DIP 较为少见。胸膜病变也是常见并发症，在成人类风湿关节炎发生率可达 38%~73%，胸腔积液发生率约为 5%[16]。此外，类风湿关节炎易合并气道受累，大气道及远端气道均易受累，可有支气管扩张、闭塞性细支气管炎、滤泡性细支气管炎、气道高反应性、环勺关节炎等表现[6,7,11]。类脂性肺炎在 JIA 全身型儿童中有散发报道，是一种较严重并发症，机制是巨噬细胞活化引起的肺泡及间质的胆固醇肉芽肿，病理可见小气道内填塞或周围包绕着嗜酸性物质，里面包含胆固醇结晶及泡沫巨噬细胞[17]。发生肺动脉高压时，炎症血管中层肥厚，内层纤维化，在瘢痕处的肺叶间隔中伴小动脉炎和静脉闭塞，动脉管腔狭小。

### 六、诊断和鉴别诊断

若 JRA 的呼吸道病变发生于 JRA 之后，较容易诊断，但出现于 JRA 诊断之前，较难诊断，应仔细随访有无关节症状，依据影像学表现、RF 和 CCP 阳性，除外其他原因可诊断。因 COPA 综合征可表现肺内间质病变、肺泡出血和关节炎，自身抗体如 RF 和 CCP 可阳性，与 JRA 引起的肺部病变很难鉴别，自身免疫性淋巴增殖综合征以及其他免疫缺陷病也可引起类似改变，鉴别需依赖于基因检测，建议对于 JRA 和肺部病变并存的患者，应除外 COPA 综合征和自身炎症疾病等基础疾病。

## 七、治疗

JIA 相关肺损害的治疗效果尚缺乏大宗随机对照试验证据，主要治疗基于糖皮质激素及免疫抑制剂。常用的免疫抑制剂包括硫唑嘌呤、麦考酚酯及环磷酰胺[6]。此外，利妥昔单抗对于成人难治性类风湿关节炎相关 ILD 的治疗可能有效[18]。环孢素、肿瘤坏死因子抑制剂也被用于治疗[6]。JIA 相关 ILD 的预后与病理类型有关，OP 型对于激素治疗反应最好，应积极予以治疗，NSIP 型比 UIP 型预后好，而大部分的 UIP、弥漫性肺泡损伤（DAD）型对于治疗的反应欠佳，预后较差[8]。对于以 NSIP 及 OP 型为表现的患者，可早期应用大剂量糖皮质激素及免疫抑制剂治疗，并定期评估疗效[8]。对于病变范围小、相对稳定无明显进展的 UIP 型，可以先不予治疗，随诊观察肺内情况变化。对所有症状明显、病变严重（HRCT 病变范围 >30% 或 DLCO<54%）或急性加重（DLCO 比基础值下降 15%，或 FVC 下降 10%）的 ILD，则均应免疫抑制剂治疗控制病情[8]。

同时，临床上需注意免疫抑制剂可能引起 ILD（如甲氨蝶呤）、闭塞性细支气管炎（如青霉胺）及嗜酸细胞性肺炎（如柳氮磺吡啶）等[19]，因此，对于 JIA 患者应仔细采集病史，注意症状出现的时间以及开始药物治疗的时间，如撤药后症状有改善则提示药物诱导的 ILD 可能。在成人，常见的引起 ILD 的药物有甲氨蝶呤、来氟米特、柳氮磺胺嘧啶以及抗肿瘤坏死因子抑制剂等，我们以及文献[20]均发现在儿童甲氨蝶呤也可诱发 ILD。因此对于伴有 JIA 相关 ILD 的患者，使用甲氨蝶呤需慎重，警惕其继发 ILD。另外，由于糖皮质激素和免疫抑制剂使用，发生社区或者医院获得性肺炎增加，应注意鉴别。

（唐晓蕾）

## 参考文献

［1］METAFRATZI ZM，GEORGIADIS AN，IOANNIDOU CV，et al. Pulmonary involvement in patients with early rheumatoid arthritis. Scand J Rheumatol，2007，36（5）：338-444.

［2］TURESSON C. Extra-articular rheumatoid arthritis. Cur Opin Rheumatol，2013，25（5）：360-366.

［3］FISCHER A，SOLOMON JJ，BOIS RMD，et al. Lung disease with anti-CCP antibodies but not rheumatoid arthritis or connective tissue disease. Respiratory Medicine，2012，106（7）：1040-1047.

［4］GIZINSKI AM，MASCOLO M，LOUCKS JL，et al. Rheumatoid arthritis（RA）-specific autoantibodies in patients with interstitial lung disease and absence of clinically apparent articular RA. Clin Rheumatol，2009，28（5）：611-613.

［5］WILLIS VC，DEMORUELLE MK，DERBER LA，et al. Sputum autoantibodies in patients with established rheumatoid arthritis and subjects at risk of future clinically apparent disease. Arthritis Rheum，2013，65（10）：2545-2554.

［6］YUNT ZX，SOLOMON JJ. Lung Disease in Rheumatoid Arthritis. Rheum Dis Clin North Am，2015，41（2）：225-236.

［7］LEE HK，KIM DS，YOO B. Histopathologic Pattern and Clinical Features of Rheumatoid Arthritis-Associated Interstitial Lung Disease. CHEST，2005，127（6）：2019-2027.

［8］LAKE F，PROUDMAN S. Rheumatoid Arthritis and Lung Disease：From Mechanisms to a Practical Approach. Semin Respir Crit Care Med，2014，35（2）：222-238.

［9］胡媛，卢美萍，滕丽萍，等. 幼年特发性关节炎肺胸膜病变的相关因素分析. 中国当代儿科杂志，2014，16（8）：783-786.

［10］王天有，申昆玲，沈颖. 诸福棠实用儿科学.9 版. 北京：人民卫生出版社，2022.

［11］唐晓蕾，李彩凤，赵顺英. 儿童结缔组织病相关肺损害. 中国循证儿科杂志，2016，11（2）：148-156.

［12］JAKEZ-OCAMPO J，RAMÍREZ J，PAULÍN-VERA CM，et al. Juvenile idiopathic arthritis and Wegener's Granulomatosis-Causal or casual acquaintances？ Joint Bone Spine，2010，77（4）：349-350.

［13］KELLY CA，SARAVANAN V，NISAR M，et al. Rheumatoid arthritis-related interstitial lung disease：associations，prognostic factors and physiological and radiological characteristics-a large multicentre UK study. Rheumatology，2014，53（9）：1676-1682.

［14］BRYSON T，SUNDARAM B，KHANNA D，et al. Connective Tissue Disease-Associated Interstitial Pneumonia and Idiopathic Interstitial Pneumonia：Similarity and Difference. Semin Ultrasound CT MR，2014，35（1）：29-38.

［15］NAKAMURA Y，SUDA T，KAIDA Y. Rheumatoid lung disease：Prognostic analysis of 54 biopsy-proven cases. Respiratory Medicine，2012，106（8）：1164-1169.

［16］KATIKIREDDY CK，KRISHNA G，BERRY G，et al. A 24-Year-Old Woman With Bilateral Pulmonary Infiltrates，Pericardial Effusion，and Bilateral Pleural Effusions. CHEST，2005，128（6）：4013-4017.

［17］LEBER A，CARETTE S，CHAPMAN KR，et al. A

21-year-old man with systemic-onset juvenile rheumatoid arthritis,cough and progressive dyspnea. Can Respir J, 2010,17(3):e42-e44.

[18] KEIR GJ,MAHER TM,MING D,et al. Rituximab in severe,treatment-refractory interstitial lung disease. Respirology,2014,19(3):353-359.

[19] CHAKRAVARTY K,WEBLEY M. A longitudinal study of pulmonary function in patients with rheumatoid arthritis treated with gold and D-penicillamine. Br J Rheumatol, 1992,31(12):829-833.

[20] LIU YC,TU YL,WU RC,et al. Life-Threatening Pneumonitis Complicating Low-Dose Methotrexate Treatment for Juvenile Idiopathic Arthritis in a Child. Pediatr Emer Care,2014,30:415-417.

# 第三节　幼年多发性肌炎/幼年皮肌炎

多发性肌炎/皮肌炎(polymyositis/dermatomyositis,PM/DM)是一类以皮疹及近端横纹肌炎症性病变为特征的系统性自身免疫性血管病,但也可有内脏肌肉受累。广泛血管炎是PM/DM的主要病理改变,小动脉、小静脉、毛细血管可见血管变性、栓塞等,后期可伴有钙质沉着。固有免疫系统和适应性免疫系统的体液和细胞成分都参与其致病过程。免疫复合物或补体在血管沉积引起血管内皮细胞损伤及小血管阻塞是该病最主要的病理机制[1]。婴幼儿及儿童起病的PM/DM称为幼年多发性肌炎/皮肌炎(juvenile polymyositis/juvenile dermatomyositis,JPM/JDM),16岁以下儿童发病率为1.9/10 000,平均发病年龄为7岁,女男比例约为2.2∶1[2]。

## 一、呼吸系统受累类型

肺受累在PM/DM患者中较为常见,其中HRCT异常者约占75%[3]。肺受累包括ILD、吸入性肺炎、肺栓塞、弥漫性肺泡出血(DAH)、呼吸肌受累、气道受累、胸膜受累、肺动脉高压等。文献[4]也报道可有胸腔积液。ILD是成人PM/DM最常见的肺损害,其发病率约为5%~30%不等[5]。成人PM/DM易合并肺栓塞,一项研究发现DM患者肺栓塞发病率约为正常人的7倍,肺栓塞多于DM诊断第一年内出现,并随着时间的进展发病率逐渐降低[6]。JDM/JPM可合并呼吸肌受累,引起吸入性肺炎和间质性肺疾病。儿童JPM/JDM中,ILD也是较常见的肺部并发症,病理上以NSIP、OP多见,是影响患儿预后的重要因素,ILD进展迅速时易合并气胸及纵隔气肿,可能引起患儿死亡。此外,儿童JPM/JDM常合并气道受累,其发生率约为15%,高于成人的发病率,主要为支气管扩张和闭塞性细支气管炎。儿童JPM/JDM伴发肺栓塞较为少见,有个别JPM/JDM患儿合并肺部脂肪栓的报道。一项JDM的研究发现,在143例JDM患儿中有1例患儿(占0.7%)伴有DAH,并以此为首发表现[7],胸腔积液在儿童JPM/JDM中较为少见。我们收治的病例分析,以肺部疾病为首发或者突出表现者,ILD最常见,其次为DAH、吸入性肺炎/肺间质疾病(伴有或不伴有吞咽困难、呛咳),个别为肺栓塞、胸腔积液以及呼吸肌受累表现。

## 二、临床表现

JPM/JDM多起病缓慢,常表现为全身不适、疲劳、肌无力、低热、关节痛、腹痛、食欲缺乏、体重减轻等。肌无力常见的表现为对称性近端肌力下降(肩胛带肌、骨盆带肌、颈肌),表现为平卧时抬头困难,后滴状征阳性,上臂抬举困难、蹲起困难等,可伴肌痛。但约有20%的患儿查体时未发现肌无力表现,易被误诊[2]。咽喉或上段食管横纹肌受累时可出现吞咽困难、声音嘶哑、呛咳等。消化道平滑肌也可受累,引起腹胀、胃食管反流。JDM同时合并皮肤受累,其特征性的皮疹包括表现为Gottron征(掌指关节、指间关节、肘、膝等关节伸面红色或紫红色斑丘疹)及向阳性皮疹(上眼睑、前额、颧部、鼻梁、颈前及胸上部V领形分布的暗紫红色皮疹)(图17-1A、B,图17-2)(彩图见文末彩插),此外,部分患者可观察到技工手(手足皮肤角化、增厚、皲裂、污秽,与手工劳动者的手部改变类似)、雷诺现象、甲周毛细血管扩张。其他表现包括非侵蚀性关节炎、营养不良性钙化等。钙化可发生在12%~47%的JPM/JDM患儿,可能出现皮下斑块或结节,并可引起皮肤溃疡[2,8]。

呼吸系统表现:呼吸系统症状包括气促、咳嗽、咳痰、活动耐力下降、呼吸困难、发绀等,严重者出现呼吸窘迫综合征。听诊双侧呼吸音不对称或有湿啰音。呼吸肌受累者病初表现为咳嗽减弱,呼吸动度小、呼吸增快,黏液不能排除,合并引起肺炎及肺不张,进展时出现呼吸肌无力,呼吸浅弱,矛盾呼吸和呼吸衰竭,$CO_2$潴留明显,需要呼吸机辅助呼吸。合并肺栓塞、胸腔积液者可有胸痛表现,合并DAH可有咯血表现[9]。JPM/JDM可以肺部疾病为首发或者突出表现,肌肉及皮疹表现轻微甚至缺乏,因此易被误诊,应仔细检查。

### 三、实验室检查

肌酸激酶(CK)、乳酸脱氢酶(LDH)、天冬氨酸氨基转移酶(AST)、醛缩酶等肌酶升高是协助判断JPM/JDM的重要指标,伴有横纹肌溶解时,肌红蛋白升高,但在部分JPM/JDM患儿中,CK、LDH均无升高,因此肌酶正常不能排除JPM/JDM。大部分JPM/JDM患儿血清中可检出自身抗体,包括肌炎特异性抗体和其他自身抗体。其中肌炎特异性抗体包括抗氨基酰tRNA合成酶抗体(抗Jo-1、抗PL-7、抗PL-12、抗EJ、抗OJ、抗KS、抗Zo、抗Ha等)、MDA5、Mi-2、SRP等。研究发现成人PM/DM相关ILD的发生与Jo-1抗体明显相关,抗Jo1抗体阳性的患者有严重的系统性疾病和间质性肺疾病,ILD也与其他的抗tRNA合成酶抗体有相关性[10]。相较成人,儿童Jo-1阳性率较低。抗-SRP抗体阳性的患者有明显的皮肤和肌肉疾病。MDA5抗体与PM/DM合并ILD明显相关,抗MDA-5抗体阳性和抗Mi2阳性的患者有更严重的皮肤疾病,而肌肉疾病轻微或不明显,伴有MDA5抗体阳性患者的ILD常迅速进展[11]。我们发现,MDA5抗体对于儿童JPM/JDM相关ILD的发生也有较高的敏感性及特异性,MDA5抗体阳性者进展快,治疗困难,预后较差,均已死亡。需要注意的是,部分JPM/JDM患儿自身抗体均阴性,因此自身抗体阴性,不能排除JPM/JDM。其他与PM/DM相关ILD发生相关的血清学预测指标包括KL-6、白细胞介素18、铁蛋白等[12]。

### 四、肺部影像

成人PM/DM患者HRCT异常者约占75%,在一项59例已诊断的JDM儿童的报道中,HRCT异常者占37%,其中包括ILD占14%,胸壁钙质沉着占14%,气道病变占15%[5]。JPM/JDM的肺部HRCT常见表现为磨玻璃影、网格影、实变、不张、结节、可累及胸膜,呈非特异性间质性肺炎表现(图17-3A、B),其次为机化性肺炎表现。也表现空气滞留征、支气管管壁增厚、支气管扩张等,后期有纤维化改变,气胸少见。当合并吸入性肺炎时常有肺实变及肺不张[13]。急性进展ILD的HRCT常表现为磨玻璃影及肺实变;慢性ILD的HRCT常表现为网格影、蜂窝,可伴支气管扩张[14]。发生肺栓塞和肺泡出血时,出现典型影像学表现。以胸腔积液为首发表现者,一

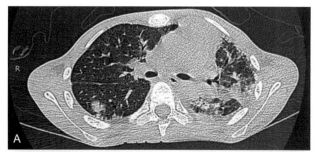
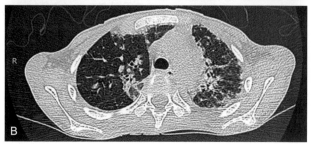

图17-3　A.同一患者不同层面,双肺实变,右下磨玻璃影,伴有左下肺不张;B.左肺网状索影,小叶间隔增厚,牵拉性支气管扩张,胸膜肥厚,胸膜下小囊泡影,左肺体积缩小,右肺实变和磨玻璃影。

般为小-中等量积液。

### 五、肺功能

肺功能常提示限制性通气功能障碍,可能与呼吸肌无力、ILD引起的肺顺应性减低及胸壁钙化有关,并可伴有弥散功能下降及阻塞性通气功能障碍[9]。

### 六、其他检查

肌肉MRI、肌电图检查可以协助JPM/JDM的诊断。肌肉MRI能够识别筋膜和皮下组织的异常信号,该异常信号与更高负荷的肌肉炎症有关,是疾病严重程度的潜在标志,也有助于选择肌肉活检部位,以降低盲活检的假阴性率,此外,肌肉MRI能够检测不同类型的肌肉炎症(斑片状与弥漫性),弥漫型可能与预后较差有关[2]。

### 七、病理检查

**1. 肺活检**　成人PM/DM相关ILD病理常见的表现为NSIP,NSIP常同时伴有OP,其次为UIP,偶见DAD表现[9]。儿童JPM/JDM合并ILD的病理及影像表现与成人类似。

**2. 肌肉活检**　肌活检可提示肌细胞受损、坏死、炎症细胞浸润,可伴有肌细胞萎缩、再生、肥大,肌肉组织被纤维化和脂肪所代替。肌活检是协助诊

断 JPM/JDM 的重要检查。

### 八、诊断和鉴别诊断

若呼吸道病变发生于 JPM/JDM 之后，容易诊断，但出现于之前，较难诊断，应仔细随访有无皮疹、肌肉力量和关节症状，依据临床表现、影像学表现、肌炎特异性抗体阳性，结合肌电图和 MRI 可诊断，我们在临床发现，即使以肺部病变为首发或者突出表现者，常有典型皮疹或肌肉无力表现，有时皮疹不明显或已消退，但仔细观察或者询问既往皮疹情况，还应进行正规的各组肌肉力量检查以确定有无肌肉受累。一些患儿以吸入性肺间质疾病起病，对于此类患者，应特别注意原发病可能为 JPM/JDM。对于不典型表现者，应进行基因检测以除外自身炎症疾病引起的皮肤、肌肉和关节症状以及肺内病变。

### 九、治疗

JPM/JDM 相关 ILD 的治疗主要药物为激素及免疫抑制剂，激素是 JPM/JDM 相关 ILD 治疗的一线治疗药物[15]。治疗主要基于口服激素，也联合应用大剂量甲泼尼龙冲击及免疫抑制剂。大剂量激素比小剂量激素对于 JDM/JPM 相关的 ILD 治疗更有效，甲泼尼龙冲击治疗有利于预防疾病复发。对于存在激素抵抗的儿童，应早期联合应用免疫抑制剂，对于伴有进展型 ILD 患者，环磷酰胺冲击联合高剂量激素治疗比单用激素治疗有效[16]。其他常用免疫抑制包括甲氨蝶呤、环孢素、硫唑嘌呤、他克莫司、吗替麦考酚酯、利妥昔单抗、抗肿瘤坏死因子、羟氯喹等，必要时可予静脉免疫球蛋白冲击[13]。抗 ARS 抗体阳性的 PM/DM 伴 ILD 患者比抗 ARS 抗体阴性者对治疗反应更好，预后更好。MDA5 抗体阳性者 ILD 常进展迅速，死亡率较高[4]。

（唐晓蕾）

## 参考文献

[ 1 ] DALAKAS MC. Molecular immunology and genetics of inflammatory muscle diseases. Arch Neurol, 1998, 55 (12): 1509-1512.

[ 2 ] NAVALLAS M, INAREJOS CLEMENTE EJ, IGLESIAS E, et al. Connective Tissue Disorders in Childhood: Are They All the Same? Radiographics, 2019, 39 (1): 229-250.

[ 3 ] FATHI M, DASTMALCHI M, RASMUSSEN E, et al. Interstitial lung disease, a common manifestation of newly diagnosed polymyositis and dermatomyositis. Ann Rheum Dis, 2004, 63 (3): 297-301.

[ 4 ] SANNER H, AALØKKEN TM, GRAN JT, et al. Pulmonary outcome in juvenile dermatomyositis: a case-control study. Ann Rheum Dis, 2011, 70 (1): 86-91.

[ 5 ] HOZUMI H, ENOMOTO N, KONO M, et al. Prognostic Significance of Anti-Aminoacyl-tRNA Synthetase Antibodies in Polymyositis/Dermatomyositis-Associated Interstitial Lung Disease: A Retrospective Case Control Study. PLoS ONE, 2015, 10 (3): e0120313.

[ 6 ] CARRUTHERS EC, CHOI HK, SAYRE EC, et al. Risk of deep venous thrombosis and pulmonary embolism in individuals with polymyositis and dermatomyositis: a general population-based study. Annals of the Rheumatic Diseases, 2016, 75 (1): 110.

[ 7 ] OMORI CH, JESUS AA, SALLUM AM, et al. Association between pulmonary hemosiderosis and juvenile dermatomyositis. Acta Reumatol Port, 2009, 34 (2A): 271-275.

[ 8 ] 王天有, 申昆玲, 沈颖. 诸福棠实用儿科学. 9 版. 北京: 人民卫生出版社, 2022.

[ 9 ] 唐晓蕾, 李彩凤, 赵顺英. 儿童结缔组织病相关肺损害. 中国循证儿科杂志, 2016, 11 (2): 148-156.

[ 10 ] CONNORS GR, CHRISTOPHER-STINE L, ODDIS CV, et al. Interstitial Lung Disease Associated With the Idiopathic Inflammatory Myopathies What Progress Has Been Made in the Past 35 Years? CHEST, 2010, 138 (6): 1464-1474.

[ 11 ] GONO T, KAWAGUCHI Y, SATOH T, et al. Clinical manifestation and prognostic factor in anti-melanoma differentiation-associated gene 5 antibody-associated interstitial lung disease as a complication of dermatomyositis. Rheumatology, 2010, 49 (9): 1713-1719.

[ 12 ] KOBAYASHI N, TAKEZAKI S, KOBAYASHI I, et al. Clinical and laboratory features of fatal rapidly progressive interstitial lung disease associated with juvenile dermatomyositis. Rheumatology, 2015, 54 (5): 784-791.

[ 13 ] POUESSEL G, DESCHILDRE A, BOURGEOIS ML, et al. The Lung Is Involved in Juvenile Dermatomyositis. Pediatric Pulmonology, 2013, 48 (10): 1016-1025.

[ 14 ] WON HUH J, SOON KIM D, KEUN LEE C, et al. Two distinct clinical types of interstitial lung disease associated with polymyositis-dermatomyositis. Respir Med, 2007, 101 (8): 1761-1769.

[ 15 ] GUTSCHE M, ROSEN GD, SWIGRIS JJ. Connective Tissue Disease-associated Interstitial Lung Disease: A review. Curr Respir Care Rep, 2013, 1 (4): 224-232.

[ 16 ] TILLIE-LEBLOND I, WISLEZ M, VALEYRE D, et al. Interstitial lung disease and anti-Jo-1 antibodies: difference between acute and gradual onset. Thorax, 2008, 63 (1): 53-59.

# 第四节 系统性红斑狼疮

系统性红斑狼疮(systemic lupus erythematosus, SLE)是一类以自身抗体阳性、自身免疫性多系统损害为特点的疾病,青少年 SLE 的发病率为 0.36~2.5/(10 万人·年),平均发病年龄 12 岁,5 岁以下少见,男女比例为 4.6∶1[1]。SLE 以免疫失调为特点,患者的固有免疫和适应性免疫都会发生改变。其致病机制复杂,遗传、激素、免疫和环境因素等都可能是致病因素[1]。

## 一、呼吸系统受累类型

SLE 的肺受累主要为胸膜炎(胸膜增厚、胸腔积液),其他肺受累表现包括:ILD、急性狼疮肺炎、DAH、肺栓塞、肺动脉高压、萎缩肺等[2]。继发性的肺部受累包括:心力衰竭、肾衰竭继发的胸膜肺部表现、膈肌功能异常引起的肺不张、机会菌感染引起的肺炎以及药物性肺损害等。一项 90 例 SLE 成人肺部尸检结果分析发现 SLE 死亡患者最常见的肺受累表现是胸膜炎(77.8%),其次为细菌感染(57.8%),再次为原发及继发肺泡出血(25.6%)、远端气道改变(21.1%)、机会致病菌感染(14.4%)及肺栓塞(7.8%)等[3]。

胸腔积液是儿童 SLE 最常合并的肺受累表现,约发生在 5%~67% 的 SLE 患儿[1]。SLE 合并胸腔积液可单侧可双侧,可为本病的首发症状,通常是少-中量,可反复出现。ILD 在 SLE 的发病率比其他类型 CTD 低,且病情相对轻,成人 SLE 合并 ILD 发病率约为 3%~13%[2]。

SLE 易合并 DAH,在儿童 SLE 患儿中的发病率约为 4.9%,多见于女孩。发病机制可能与免疫介导的肺泡及小血管破坏有关,免疫荧光检查可见毛细血管基底膜、肺泡壁、小血管有 IgG 及补体 C3 沉积[4]。此外,感染因素如播散性类圆线虫或 CMV 感染也可引起免疫球蛋白及补体沉积,并毛细血管基底膜造成破坏,形成 DAH。尿毒症、肺部感染、凝血障碍等可能在其致病过程中起到作用[2]。在 SLE 合并 DAH 患者中,约 11%~20% 以 DAH 为首发症状,儿童也有以 DAH 为首发的 SLE 的报道[2]。SLE 合并 DAH 死亡率较高,儿童比成人更易引起呼吸衰竭,预后更差。急性狼疮肺炎(acute lupus pneumonitis,ALP)在成人 SLE 发病率约 1%~4%,死亡率高[5]。有人认为 ALP 是一个独立的综合征,也有人认为 ALP 是 DAH 或感染等特异因素诱发的 DAD 的一种临床表现形式[6]。ALP 可以是 SLE 的首发表现,死亡率高,后期易合并 ILD

等并发症。SLE 可合并肺栓塞,成人及儿童均可见,该病主要见于 SLE 伴抗磷脂综合征(antiphospholipid syndrome,APS)的患者。有研究显示,伴有 APS 的 SLE 患者比不伴 APS 的 SLE 患者发生血栓的概率高 6 倍[7]。SLE 可合并肺动脉高压,其在成人 SLE 中发病率约为 4.2%。其机制可能包括:内膜损伤引起的内膜及平滑肌增生引起的小动脉重塑、血管炎、血管痉挛、凝血功能异常伴血栓形成、免疫介导的血管病等[8]。在成人的研究中发现,伴有肺动脉高压的 SLE 患者常伴发 APS、雷诺综合征及 ILD[9]。SLE 也可以合并萎缩肺,其发生机制可能与膈肌及呼吸肌功能受累,以及进行性胸膜炎症有关[10]。我们收治的患者大多数以胸腔积液伴或不伴有心包积液为首发表现,其次为 ILD、DAH 和肺栓塞。

## 二、肺病理检查

SLE 肺部病理可见肺泡壁受损、坏死,肺泡水肿、出血,透明膜形成,以及炎细胞浸润。有时也表现为血管炎,可见肺泡间隔中性粒细胞浸润,常伴肺泡壁破坏。ILD 的病理常见为 NSIP、OP 及 LIP 类型。ALP 常见的病理表现为 DAD,可伴有血管炎[2]。PAH 病理活检可见血管中膜增厚、内膜纤维化以及丛状改变等[2]。

## 三、临床表现

儿童 SLE 的临床表现多种多样,可能累及任何器官系统。常见的病初症状是反复发热、体重减轻和全身不适。查体皮肤表现包括跨越鼻梁的碟形红斑、日光过敏、盘状红斑、口腔溃疡、冻疮样皮疹、皮肤血管炎、雷诺现象等。此外,患儿可有关节肿痛、肌痛、肌无力表现,也可见全身淋巴结肿大和肝脾大等。其他表现包括肾脏(水肿、少尿、血尿、高血压、易感染等)、血液系统(贫血貌、皮肤出血点等)、神经精神系统(头痛、精神改变、意识障碍等)、消化系统(食欲缺乏、恶心、呕吐、腹泻、腹水等)及心脏(胸痛、心力衰竭表现)等受累表现[1,11]。

呼吸系统表现:肺受累患儿可表现为咳嗽、气促、呼吸费力、活动耐力下降等。合并胸膜受累或肺栓塞者可出现胸痛。合并 DAH 患儿可有咯血表现,同时可伴有突然出现的呼吸困难、气促、低氧血症、血红蛋白降低等表现。合并急性狼疮肺炎患儿表现为突然出现的高热、呼吸困难、呼吸急促、咳嗽、低氧血症,有时伴有胸痛、咯血,并可迅速进展为急性呼吸衰竭[2]。

### 四、实验室检查

血常规检查可有贫血、白细胞计数减少、血小板降低。肾脏受累时,尿液分析可显示蛋白尿、血尿。常有血沉和CRP可升高。生化检查可提示肝酶升高、肾功异常、低白蛋白血症和血脂紊乱。免疫学检查可见高球蛋白血症、血清IgG水平升高及补体水平常减低[1,11]。

自身抗体是诊断SLE的重要检查。临床常查的SLE相关自身抗体包括ANA、抗双链DNA(ds-DNA)抗体、可溶性抗原(ENA)抗体(如抗Sm、抗U1RNP、抗SSA/Ro、抗SSB/La、抗rRNP、抗Scl-70和抗Jo-1等)、抗核小体抗体、抗磷脂抗体、$β_2$-糖蛋白相关抗体等。SLE相关自身抗体阳性主要指:ANA、ds-DNA、抗Sm抗体阳性[11,12]。

合并胸腔积液时,其实验室检查多为渗出性,胸腔积液生化常伴糖明显降低,此白细胞多升高,分类以中性粒细胞及单核细胞为主,补体可降低及ANA显著升高(>1∶160)[2]。如合并DAH,支气管灌洗液检查可见含铁血黄素细胞。

### 五、肺部影像

SLE肺部影像学较常见表现是胸腔积液或胸膜增厚,也可出现ILD、支气管扩张、闭塞性细支气管炎、肺泡出血等。我们的病例以胸腔积液最常见,其次为肺泡出血。合并ILD时,其影像学多表现为NSIP型,其次为OP,或LIP型[2](图17-4)。伴DAH时,常表现为双肺弥漫磨玻璃影,可同时伴有小叶间隔增厚,形成类似"铺路石征"表现[2]。急性狼疮性肺炎的HRCT表现为双肺透光度减低,伴双侧实变或磨玻璃

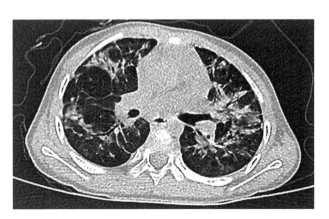

图17-4　双肺实变和索条影,实变区域内可见支气管充气征,类似机化性肺炎

影,以基底段显著[13],也可为结节样改变,可伴有胸腔积液。曾有报道以弥漫粟粒性结节起病的患儿,病初被误诊为肺结核[14]。萎缩肺影像学可见肺容积下降,但没有肺实质受累。伴有PAH时可见肺动脉增宽。

### 六、肺功能

SLE肺功能异常主要表现为弥散功能下降及限制性通气功能障碍。一项60例SLE儿童的研究中,37%患者有肺功能改变,主要表现为弥散功能下降[15]。

### 七、诊断

呼吸系统表现为首发表现者,依据自身抗体确诊。若本病诊断明确,出现呼吸系统表现时,除外感染等疾病后,可考虑诊断。

### 八、治疗

由于SLE常引起多系统受累且治疗过程中可能出现较多并发症,其治疗具有挑战性。主要治疗方法包括糖皮质激素类药物、免疫抑制剂、非甾体抗炎药、静脉免疫球蛋白和血浆置换术等。此外,生物疗法对于治疗儿童SLE正在研究中[2]。

SLE伴有胸腔积液多对激素敏感,激素治疗后可于数天内吸收,也有少数需进行胸腔穿刺及闭式引流,必要时予免疫抑制剂治疗。针对SLE合并ILD,激素是一线药物,必要时需联合免疫抑制剂治疗。已有研究显示吗替麦考酚酯、利妥昔单抗可能对于SLE相关ILD有效[16]。SLE合并DAH时,其治疗包括大剂量激素冲击、免疫抑制剂、静脉免疫球蛋白以及血浆置换。此外,对于DAH需全面评估感染,并积极抗感染,而预防性地使用抗生素能够提高存活率[2,17]。ALP治疗与DAH治疗相似,有报道激素冲击联合环磷酰胺治疗等能够降低SLE合并ALP的死亡率[2]。SLE合并肺栓塞治疗包括抗凝、激素及免疫抑制剂,必要时予血浆置换及静脉免疫球蛋白,而对于SLE合并APS但尚未合并肺栓塞及血栓的患者,是否进行预防性抗凝及抗血小板治疗目前尚存争议[5]。SLE合并PAH的治疗上,除加用激素及免疫抑制剂治疗外,需要口服血管扩张药及抗凝药,目前成人推荐的血管扩张药有磷酸二酯酶5抑制剂、内皮素拮抗剂、环前列素类似物,依前列醇对于SLE相关肺动脉高压的治疗有效。SLE合并PAH疗效比SSc合并肺动脉高压及特发性肺动脉高压更好[8]。SLE合并萎缩肺治疗包括激素、β-受体激动剂及茶碱等。

(唐晓蕾)

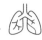

## 参考文献

[1] NAVALLAS M,INAREJOS CLEMENTE EJ,IGLESIAS E,et al. Connective Tissue Disorders in Childhood:Are They All the Same? Radiographics,2019,39(1):229-250.

[2] 唐晓蕾,李彩凤,赵顺英.儿童结缔组织病相关肺损害.中国循证儿科杂志,2016,11(2):148-156.

[3] QUADRELLI S,ALVAREZ C,ARCE S,et al. Pulmonary involvement of systemic lupus erythematosus:analysis of 90 necropsies. Lupus,2009,18(12):1053-1060.

[4] CHURG A,FRANKLIN W,CHAN KL,et al. Pulmonary hemorrhage and immune-complex deposition in the lung. Arch Pathol Lab Med,1980,104(7):388-391.

[5] TORRE O, HARARI S. Pleural and pulmonary involvement in systemic lupus erythematosus. Presse Med, 2011,40(1 Pt 2):e19-e29.

[6] SOLOMON JJ, FISCHER A. Connective Tissue Disease-Associated Interstitial Lung Disease:A Focused Review. J Intensive Care Med,2015,20(7):392-400.

[7] WAHL DG,GUILLEMIN F,DE MAISTRE E,et al. Risk for venous thrombosis related to antiphospholipid antibodies in sistemi lupus erythematosus:a meta-analysis. Lupus,1997,6(5):467-473.

[8] SCHREIBER BE, CONNOLLY MJ, COGHLAN JG. Pulmonary hypertension in systemic lupus erythematosus. Best Pract Res Clin Rheumatol,2013,27(3):425-434.

[9] MURIN S,WIEDEMANN HP,MATTHAY RA. Pulmonary manifestations of systemic lupus rythematosus. Clin Chest Med,1998,19(4):641-665.

[10] MIRA-AVENDANO IC, ABRIL A. Pulmonary manifestations of Sjögren syndrome,systemic lupus erythematosus,and mixed connective tissue disease. Rheum Dis Clin North Am,2015,41(2):263-277.

[11] 王天有,申昆玲,沈颖.诸福棠实用儿科学.9版.北京:人民卫生出版社,2022.

[12] ANTIN-OZERKIS D,HINCHCLIFF M. Connective Tissue Disease-Associated Interstitial Lung Disease Evaluation and Management. Clin Chest Med,2019,40(3):617-636.

[13] KIM JS,LEE KS,KOH EM,et al. Thoracic involvement of systemic lupus erythematosus:clinical,pathologic,and radiologic findings. J Comput Assist Tomogr,2000,24(1):9-18.

[14] HUANG YC,LIN YT,YANG YH,et al. Acute lupus pneumonitis mimicking pulmonary tuberculosis:a case report. J Microbiol Immunol Infect,2001,34(2):143-146.

[15] LILLEBY V,AALØKKEN TM,JOHANSEN B,et al. Pulmonary involvement in patients with childhood-onset systemic lupus erythematosus. Clin Exp Rheumatol,2006,24(2):203-208.

[16] WALLACE B,VUMMIDI D,KHANNA D. Management of connective tissue diseases associated interstitial lung disease:a review of the published literature. Curr Opin Rheumatol,2016,28(3):236-245.

[17] GUTSCHE M,ROSEN GD,SWIGRIS JJ. Connective Tissue Disease-associated Interstitial Lung Disease:A review. Curr Respir Care Rep,2013,1(4):224-232.

# 第五节 系统性硬化

系统性硬化(systemic sclerosis,SSc)是一类以内皮功能紊乱、成纤维细胞调节异常导致胶原产生过多以及免疫系统紊乱为特点的自身免疫性疾病[1],患者由于存在微血管病变以及进行性的皮肤及内脏器官的纤维化而呈现多种临床表现,其特征是皮肤和内脏(如食管、肠道、心脏、肺和肾脏)的对称性纤维增厚和硬化,儿童SSc最常见的首发表现为雷诺综合征及皮肤受累[2]。在<16岁儿童中,SSc发病率约为0.27例/(100万·年),在8岁以上儿童中,女孩SSc发病率是男孩的3倍[3]。

## 一、呼吸系统受累类型

SSc的肺受累最常见且对预后影响最大的表现为ILD及肺动脉高压,其他肺损害包括胸腔积液、肺静脉闭塞病(pulmonary veno-occlusive disease,PVOD)、肺肿瘤等[4]。

ILD在SSc中发病率高,为所有结缔组织病之首,约40%~80%[5],而有报道HRCT提示ILD者可高达90%[6]。在儿童中,一项153例样本的多中心研究发现,SSc儿童伴有HRCT提示为肺纤维化改变的概率23%[2]。ILD的发病与种族、自身抗体类型有关,与皮肤病变范围关系不大,ILD可以与皮肤等其他脏器病变同时出现,也可为首发独立表现而不伴皮肤受累,并可迅速进展为严重的纤维化及蜂窝肺。肺动脉高压在成人SSc患者中发病率高,约为10%~12%[7],在儿童SSc中发病率约为7%~13.3%[2]。病理机制可能包括:血管内膜增殖、中层增生以及外膜纤维化引起的闭塞性血管病、小肺静脉内膜纤维化引起的PVOD、合并ILD时肺纤维化引起血管阻力增高以及低氧引起的血管痉挛等[8]。肺动脉高压可以单独存在,也可与 ILD 共存。我们收治的病例以弥漫性肺泡出血为首发表现,其次为 ILD,相对于其他类型结缔组织疾病,本病引起的肺部疾病少见。

## 二、临床表现

儿童 SSc 最常见的首发表现为雷诺综合征及皮肤受累。其他症状包括关节痛、肌无力和肌痛、钙质沉着、吞咽困难等[2]。皮肤受累表现为逐渐出现的皮肤肿胀及硬化,可伴皮肤色素沉着或脱失,此外,可有指端溃疡、毛细血管扩张等。SSc 的关节炎经常累及膝盖、踝和手的小关节,可出现关节挛缩,常见于近端指间关节和肘关节,第一腕掌关节受累为特征性的。食管常在疾病早期受累,吞咽困难可能是其最初症状之一,此外,消化系统受累还包括胃食管反流、食管裂孔疝、胰腺炎、消化道溃疡、假性肠梗阻等,患儿可能出现腹痛、腹泻、反酸、嗳气、呕吐、便秘等表现消化系统表现。如合并肾脏受累可出现高血压,合并心脏受累可出现心力衰竭及心律失常的表现。三叉神经及周围神经可受累,出现面部麻木、疼痛、手足麻木。如患者出现皮肤钙化症、雷诺现象、食管功能障碍、指端硬化和毛细血管扩张症被称为 CREST 综合征[3,9]。

呼吸系统表现:合并 ILD 患儿可出现气促、咳嗽、呼吸困难及活动耐力下降,晚期可出现呼吸衰竭,合并 PAH 可出现气促、发绀、活动耐力下降等。

## 三、实验室检查

SSc 常伴有高滴度的 ANA,多为核仁型,此外 SSc 有 3 个特异性抗体:抗 RNA 聚合酶Ⅲ(pol3)、抗着丝点抗体(ACA)以及抗拓扑异构酶Ⅰ抗体/抗 Scl70 抗体。抗 Scl70 抗体与 ILD 发生显著相关,且其滴度与 ILD 的严重程度相关;ACA 既是 ILD 的预测抗体,同时与肺动脉高压发生的危险性增高有关;Pol3 在肺纤维化患者中少见[10]。儿童 ACA 的阳性率明显低于成人[11]。与许多其他儿童结缔组织疾病不同,在未合并感染时,SSc 患儿的 CRP 常不升高。

## 四、肺部影像

儿童 SSc 相关 ILD 常见的表现为 NSIP 型。HRCT 最常见磨玻璃影,常见于双肺下叶外带,其次为胸膜下结节及囊腔、网格影等[12]。亦可见蜂窝表现,以前上叶和下叶多见。此外可见胸腔积液、心包积液以及肺动脉高压引起的肺动脉增宽。另外,合并食管受累时,HRCT 上可表现有食管扩张、食管

内残存液体或食物;当合并胃食管反流、气道微吸入时,HRCT 可表现为支气管扩张、支气管黏液栓、树芽征等表现[13]。

## 五、肺功能

SSc 相关 ILD 肺功能常表现为限制性通气功能障碍及弥散功能减低,FVC 可以作为评估儿童 SSc 相关肺损害的有效指标[14]。

## 六、其他检查

甲襞毛细血管镜和食管测压可能有助于诊断。此外,超声可用于评估关节炎、腱鞘炎、钙质沉着、肢端骨溶解和远端血管化。MRI 可能有助于显示肌肉炎症和滑膜炎。心脏彩超可评估肺动脉高压、心脏增大、心包积液等情况,心脏 MRI 可以评估心脏的整体大小、形状和功能等[3]。

## 七、治疗

激素及免疫抑制剂被认为对 SSc 相关 ILD 的治疗是有效的,两项成人多中心的临床研究发现使用环磷酰胺治疗 SSc 相关 ILD 能够使 SSc 相关 ILD 患者 FVC 得到改善,此外,硫唑嘌呤可作为环磷酰胺治疗后维持治疗的免疫抑制剂使用,其他免疫抑制剂包括吗替麦考酚酯、伊马替尼、利妥昔单抗等[15]。因免疫抑制剂存在副作用并可诱发 ILD,轻度 SSc 相关 ILD 可先随诊观察不需要治疗,Goh 等人建议 HRCT 上肺受累>20% 以及 FVC<70% 需要积极治疗[16]。此外,吡非尼酮,作为抗肺纤维化药物,在一项对 63 例 SSc ILD 患者进行了为期 16 周治疗的研究后,显示出药物耐受性良好及经治疗后患者肺功能(FVC 和 DLCO)稳定[17]。其他治疗方法包括自体干细胞移植、肺移植。儿童尚无 SSc 相关 ILD 治疗的大规模临床研究,目前治疗方案与成人相似,有报道自体干细胞移植对于治疗儿童难治性进展型 SSc 相关 ILD 有效[18]。

激素及免疫抑制剂治疗虽对于 SSc 相关 PAH 的效果目前尚不确定。前列环素类如依前列醇静脉滴注可以改善 SSc 相关患者的运动耐力及血流动力学[19];磷酸二酯酶抑制剂如西地那非对于 SSc 相关 PAH 有效[20];内皮素受体拮抗剂如波生坦对于 SSc 相关 PAH 效果欠佳[4]。抗凝治疗对于 SSc 相关 PAH 是否有效目前尚不明确,需注意合并出血等并发症[4]。

(唐晓蕾)

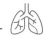

# 参考文献

[ 1 ] JIMENEZ SA, DERK CT. Following the molecular pathways toward an understanding of the pathogenesis of systemic sclerosis. Ann Intern Med, 2004, 140(1):37-50.

[ 2 ] MARTINI G, FOELDVARI I, RUSSO R, et al. Systemic sclerosis in childhood: clinical and immunologic features of 153 patients in an international database. Arthritis & Rheumatology, 2010, 54(12):3971-3978.

[ 3 ] NAVALLAS M, INAREJOS CLEMENTE EJ, IGLESIAS E, et al. Connective Tissue Disorders in Childhood: Are They All the Same? Radiographics, 2019, 39(1): 229-250.

[ 4 ] HASSOUN PM. Lung involvement in systemic sclerosis. Presse Med, 2011, 40(1 Pt 2):e3-e17.

[ 5 ] GUTSCHE M, ROSEN GD, SWIGRIS JJ. Connective Tissue Disease-associated Interstitial Lung Disease: A review. Curr Respir Care Rep, 2013, 1(4):224-232.

[ 6 ] SCHURAWITZKI H, STIGLBAUER R, GRANINGER W, et al. Interstitial lung disease in progressive systemic sclerosis: high-resolution CT ver-sus radiography. Radiology, 1990, 176(3):755-759.

[ 7 ] CONDLIFFE R, KIELY DG, PEACOCK AJ, et al. Connective tissue disease-associated pulmonary arterial hypertension in the modern treatment era. Am J Respir Crit Care Med, 2009, 179(2):151-157.

[ 8 ] BADESCH DB, CHAMPION HC, SANCHEZ MA, et al. Diagnosis and assessment of pulmonary arterial hypertension. J Am Coll Cardiol, 2009, 54(1):S55-66.

[ 9 ] 王天有, 申昆玲, 沈颖. 诸福棠实用儿科学. 9版. 北京: 人民卫生出版社, 2022.

[ 10 ] REVEILLE JD, SOLOMON DH. Evidence-based guidelines for the use of immunologic tests: anticentromere, Scl-70, and nucleolar antibodies. Arthritis Rheum, 2003, 49(3): 399-412.

[ 11 ] FOELDVARI I, TYNDALL A, ZULIAN F, et al. Juvenile and young adult-onset systemic sclerosis share the same organ involvement in adulthood: data from the EUSTAR database. Rheumatology, 2012, 51(10):1832-1837.

[ 12 ] SEELY JM, JONES LT, WALLACE C, et al. Systemic sclerosis: using high resolution CT to detect lung disease in children. Am J Roentgenol, 1998, 170(3):691-697.

[ 13 ] SOLOMON JJ, FISCHER A. Connective Tissue Disease-Associated Interstitial Lung Disease: A Focused Review. J Intensive Care Med, 2015, 20(7):392-400.

[ 14 ] PANIGADA S, RAVELLI A, GRANATA C, et al. HRCT and pulmonary function tests in monitoring of lung involvement in juvenile systemic sclerosis. Pediatric Pulmonology, 2010, 44(12):1226-1234.

[ 15 ] JEE AS, CORTE TJ. Current and Emerging Drug Therapies for Connective Tissue Disease-Interstitial Lung Disease (CTD-ILD). Drugs, 2019, 79(14):1511-1528.

[ 16 ] GOH NSL, DESAI SR, VEERARAGHAVAN S, et al. Interstitial lung disease in systemic sclerosis: a simple staging system. Am J Respir Crit Care Med, 2008, 177 (11):1248-1254.

[ 17 ] KHANNA D, ALBERA C, FISCHER A, et al. An open-label, phase ii study of the safety and tolerability of pirfenidone in patients with scleroderma-associated interstitial lung disease: the LOTUSS Trial. J Rheumatol, 2016, 43(9):1672-1679.

[ 18 ] MARTINI A, MACCARIO R, RAVELLI A, et al. Marked and sustained improvement two years after autologous stem cell transplantation in a girl with systemic sclerosis. Arthritis Rheum, 1999, 42(4):807-811.

[ 19 ] BADESCH DB, TAPSON VF, MCGOON MD, et al. Continuous intravenous epoprostenol for pulmonary hypertension due to the scleroderma spectrum of disease. A randomized, controlled trial. Ann Intern Med, 2000, 132 (6):425-434.

[ 20 ] BADESCH DB, HILL NS, BURGESS G, et al. Sildenafil for pulmonary arterial hypertension associated with connective tissue disease. J Rheumatol, 2007, 34(12): 2417-2422.

# 第六节　干燥综合征

干燥综合征(Sjögren syndrome, SS)是一类以外分泌腺淋巴细胞浸润为特征的自身免疫性疾病,常伴有角膜结膜炎、唾液腺低分泌等腺体受累及各体外症状,除唾液腺和泪腺受累外,也可累及皮肤、呼吸道、泌尿生殖道、血液系统、骨骼肌、中枢神经系统等,可伴有淋巴瘤风险增加。该病可以为原发性干燥综合征(primary Sjögren's syndrome, pSS),也可与其他结缔组织病共存,称为继发性干燥综合征(secondary Sjögren syndrome, sSS)。成人 pSS 并发临床症状明显的肺损害发病率约为 9%~24%,而无症状却伴肺功能异常、支气管灌洗液异常或 HRCT 异常者发病率可达 75%[1],而儿童 pSS 的发病率目前尚无大样本研究报道。pSS 伴发肺损害的危险因素包括高内种球蛋白血症、淋巴细胞减少、类风湿因子阳性、SSA 及 SSB 阳性、VC 及 $FEV_1$ 下降、男性等[2]。

## 一、呼吸系统受累类型

pSS 常见的肺受累为 ILD、气道病变和淋巴增生性疾病,ILD 最常见,pSS 伴 ILD 多起病晚且程度较轻,但在成人中也有报道以 ILD 起病并迅速发展为呼吸衰竭的 pSS 患者[3]。纵隔表现包括淋巴腺病、胸腺淋巴增生和多房性胸腺囊肿。sSS 的肺受累常以伴随的自身免疫性疾病为主。

pSS 也可合并肺动脉高压,儿童有 pSS 合并肺动脉高压的报道,较成人少见[3]。pSS 合并 DAH 罕见,成人曾有相关报道[4],儿童鲜有报道。另外,pSS 易合并肺淋巴瘤等淋巴增殖类恶性肿瘤,临床也需注意鉴别。

## 二、临床表现

pSS 的主要临床表现是口腔及眼睛黏膜干燥,表现为口干、难以控制的龋齿、眼干、眼睛异物感、泪少等,腮腺炎的腮腺肿大表现也是常见的。此外,患者还可出现全身症状,如乏力、低热,可出现皮疹、关节痛。肾脏受累时可出现水肿,伴有消化道腺体受累可形成萎缩性胃炎,出现消化不良、腹痛等消化系统症状。pSS 相关肺受累常表现为干咳、气促、反复感染及呼吸困难[2]。

## 三、实验室检查

pSS 患儿血常规可见白细胞、血小板减少,伴有肾脏受累时,尿常规可见蛋白尿,生化可提示肝功损害、低白蛋白血症等。自身抗体中,ANA、SSA、SSB 可呈阳性,此外可伴有 RF 阳性。

## 四、肺部影像

pSS 相关 ILD 的 HRCT 以 NSIP 型最为常见,并可见 OP、LIP、UIP 型,HRCT 常见磨玻璃影、网格影、肺实变,以双下肺为主,并可见薄壁肺囊泡,蜂窝肺少见。淀粉样变性可表现为小叶间隔增厚、弥漫小结节,可伴有囊泡变及钙化。气道受累可见马赛克灌注、小叶中心结节、支气管扩张等[5,6]。此外,部分患儿可见纵隔淋巴结增大、胸腺囊肿等。

## 五、肺功能

肺功能主要以小气道受累为主,可见弥散功能下降、限制性及阻塞性通气功能障碍[2]。

## 六、其他检查

用于检测 SS 外分泌腺相关结构变化的常规诊断方法包括腺体活检、唾液造影、闪烁扫描术。此外,超声和 MRI 对诊断是有价值的。唾液腺超声可见唾液腺结构异常,实质回声不均,低回声病灶或腺体实质中的多个囊样改变(称为良性淋巴上皮囊肿)。伴有自身免疫性甲状腺炎时,甲状腺超声显示腺体增大,弥漫性回声粗,可见多发高回声结节。腺体的 CT 和 MRI 对诊断有提示意义,常显示腺体正常或增大,MRI 可显示腺体异常信号,晚期 pSS 腺体 MRI 可表现为蜂窝状外观[7]。

## 七、病理检查

pSS 相关 ILD 肺部病理 NSIP 型最为常见,并可见 OP、LIP、UIP 以及间质淀粉样变性,气道受累可见滤泡性细支气管炎、闭塞性细支气管炎、支气管扩张等,其中滤泡性细支气管炎病理表现为淋巴滤泡增生及沿支气管血管束分布的生发中心形成[1,2]。

## 八、治疗

pSS 相关 ILD 治疗主要是激素,部分患者呼吸道症状可在激素治疗数周后好转,肺功能及影像学的改善多为数月后。与其他自身免疫性疾病相比,pSS 的病程较为缓慢,需要免疫抑制治疗的频率较低,常用的免疫抑制剂包括硫唑嘌呤、环磷酰胺、吗替麦考酚酯、利妥昔单抗等[8],羟氯喹也是较为常用的治疗方案[3]。OP、NSIP、LIP 型 pSS 相关 ILD 患者对于治疗反应较好,而 UIP 及间质淀粉样变性者治疗效果及预后差。对于 pSS 相关 PAH,激素及免疫抑制剂治疗多有效,曾报道一例 9 岁女童,诊断为 pSS 合并肺动脉高压,后期经激素、环磷酰胺、地尔硫䓬及抗凝治疗后肺动脉高压得到改善[3]。

(唐晓蕾)

# 参考文献

[1] LIN Y, YI Q, CHENG D. Rapid progressive interstitial lung disease as initial manifestation of primary Sjgren's syndrome: a case report. International Journal of Clinical & Experimental Medicine, 2014, 7(12): 5904-5908.

[2] MIRA-AVENDANO IC, ABRIL A. Pulmonary manifestations of Sjögren syndrome, systemic lupus erythematosus, and mixed connective tissue disease. Rheum Dis Clin North Am, 2015, 41(2): 263-277.

[3] 唐晓蕾, 李彩凤, 赵顺英. 儿童结缔组织病相关肺损害. 中国循证儿科杂志, 2016, 11(2): 148-156.

[4] TOMITA Y, MORI S, ARIMA N, et al. Rapidly progressive pulmonary fibrosis following the onset of diffuse

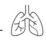

alveolar hemorrhage in Sjögren's syndrome：an autopsy case report. Intern Med，2012，51（3）：295-299.

［5］ BRYSON T，SUNDARAM B，KHANNA D，et al. Connective Tissue Disease-Associated Interstitial Pneumonia and Idiopathic Interstitial Pneumonia：Similarity and Difference. Semin Ultrasound CT MR，2014，35（1）：29-38.

［6］ PARAMBIL JG，MYERS JL，LINDELL RM，et al. Interstitial lung disease in primary Sjögren syndrome.

Chest，2006，130（5）：1489-1495.

［7］ NAVALLAS M，INAREJOS CLEMENTE EJ，IGLESIAS E，et al. Connective Tissue Disorders in Childhood：Are They All the Same？ Radiographics，2019，39（1）：229-250.

［8］ WALLACE B，VUMMIDI D，KHANNA D. Management of connective tissue diseases associated interstitial lung disease：a review of the published literature. Curr Opin Rheumatol，2016，28（3）：236-245.

# 第七节 混合性结缔组织病

儿童 MCTD 是一类具有 SLE、SSc、JPM/JDM、JIA 等不同结缔组织病的混合临床特征，且血中具有高滴度 U1RNP 抗体的疾病。儿童起病的 MCTD 肺部受累并不少见（约 35%~60% 的病例）[1]，根据美国儿科风湿病数据库，MCTD 的频率为 0.3%。发病的平均年龄约为 11 岁，女孩发病率是男孩的 3 倍[2,3]。

## 一、肺受累类型

MCTD 患者的肺受累主要表现为 ILD，也可见胸膜受累，肺动脉高压相对少见[4]。MCTD 的肺受累形式与其构成的 CTD 相关肺受累表现相似[2]。

## 二、临床表现

MCTD 常见临床表现是雷诺现象、手指肿胀或硬化，此外，患者可表现出构成本病的各个 CTD 的相关临床症状，可表现为乏力、易疲劳、发热、关节痛、可伴有肌痛和肌无力、吞咽障碍、淋巴结肿大、脱发、皮疹等。儿童 MCTD 中，多发性关节炎（93%）和雷诺现象（85%）是最常见的起病表现[2]。皮肤改变包括 SSc 样皮肤改变、SLE 样皮疹以及 JDM 样皮疹，可伴有皮肤血管炎。MCTD 的关节受累较 SLE 更常见、更严重。可能伴有滑膜炎、腱鞘炎、手畸形等，但严重破坏性关节炎很少发生。MCTD 也可伴组织细胞坏死性淋巴结炎，称为菊池-藤本病[2]。合并肺受累时可表现为气促、咳嗽、活动耐力下降等，严重时出现呼吸衰竭。

## 三、实验室检查

血液系统受累时，血常规可见白细胞降低、贫血或血小板减少。血清补体 C1q 含量显著降低多见于活动性 MCTD 患者。自身抗体中，ANA 几乎全部阳性，抗 U1RNP 抗体在 MCTD 中高滴度阳性，此外，可伴有其他自身抗体如 RF、抗核周因子等阳性。

## 四、肺部影像

肺部受累的 HRCT 表现往往是构成其 CTD 的综合表现，HRCT 最显著的表现为磨玻璃影伴小叶间隔增厚和胸膜下蜂窝改变，部分患者也有马赛克灌注表现。肺动脉扩张、胸腔积液和心包积液也较为常见[2]。

## 五、治疗

MCTD 相关 ILD 的药物与其他 CTD 相关 ILD 的药物治疗相似，为激素及免疫抑制剂治疗。

（唐晓蕾）

# 参考文献

［1］ RAMAMURTHY MB，GOH DY，LIM MT. Rare Lung Diseases：Interstitial Lung Diseases and Lung Manifestations of Rheumatological Diseases. Indian J Pediatr，2015，82（10）：956-961.

［2］ NAVALLAS M，INAREJOS CLEMENTE EJ，IGLESIAS E，et al. Connective Tissue Disorders in Childhood：Are They All the Same？ Radiographics，2019，39（1）：229-250.

［3］ BOWYER S，ROETTCHER P. Pediatric rheumatology clinic populations in the United States：results of a 3 year survey. Pediatric Rheumatology Database Research Group. J Rheumatol，1996，23（11）：1968-1974.

［4］ TSAI YY，YANG YH，YU HH，et al. Fifteen-year experience of pediatric-onset mixed connective tissue disease. Clin Rheumatol，2010，29（1）：53-58.

# 第八节　具有自身免疫特征的间质性肺病

具有自身免疫特征的间质性肺病（Interstitial Pneumonia with Autoimmune Features，IPAF）是欧洲呼吸学会/美国胸科学会在 2015 年针对未分化结缔组织疾病相关间质性肺病提出的一种研究分类，是指一类临床上具自身免疫特征，但又尚不符合任何一种既定的结缔组织疾病（connective tissue disease，CTD）的诊断标准的间质性肺病（interstitial lung disease，ILD）[1]。IPAF 一词是用来强调这一类 ILD 疾病带有自身免疫的独特性质，这些患者可能在以后的生活中发展成 CTD 或血管炎等，需要被随访。

## 一、临床表现

IPAF 的特征性临床表现与 CTD 的特征性临床表现相似。特征性表现包括：指/趾末端开裂（如技工手）、指/趾末端溃疡、关节炎或多关节晨僵 ≥ 60 分钟、手掌毛细血管扩张、雷诺现象、不能解释的远端指/趾水肿、不能解释的手指伸侧面皮疹（Gottron 征）[1]。雷诺现象、手掌毛细血管扩张、指/趾末端溃疡和指端水肿是系统性硬化症中常见的表现，而技工手和 Gottron 征是皮肌炎或系统性硬化-肌炎重叠综合征的标志[1]。在成人 IPAF 中，最常见的临床特征是雷诺现象（27.8%）[2]。对于雷诺现象患者，建议使用甲襞显微镜进行评估，因为毛细血管环异常可预测 CTD 如系统性硬化症或皮肌炎的发展[1]。此外，IPAF 也可有关节痛、肌痛、体重减轻、光敏性和干燥症状等表现，但这些表现在 IPAF 中并不具备特征性[2]。理想情况下，IPAF 临床表现应由经验丰富的医生在体检时进行评估，自我报告的症状不应单独用于确定临床领域特征[1,2]。

## 二、血清学检查

IPAF 的血清学指标主要关注自身抗体，而非特异性炎症标志物，如血沉或 C 反应蛋白对诊断没有提示意义。对于不太特异的自身抗体，如：抗核抗体（ANA）和类风湿因子（RF），需要足够高的滴度（ANA>1∶320、RF 升高 >2 倍）才能满足 IPAF 的血清学标准。但如 ANA 为核仁型或着丝点型，由于这些 ANA 模式与系统性自身免疫疾病密切相关，任何滴度的 ANA 都符合 IPAF 的血清学标准。据统计成人 IPAF 最常见的血清学特征是 ANA 阳性（77.6%）[2]。余血清学特征见表 17-2 中 IPAF 诊断标准[1]。

## 三、影像学表现

IPAF 的常见 HRCT 表现包括非特异性间质性肺炎（NSIP）、机化性肺炎（OP）、OP 伴 NSIP 和淋巴细胞性间质性肺炎（LIP），其中，NSIP 是 IPAF 最常见的模式，可与结缔组织相关性间质性肺疾病重叠[2,3]。当 HRCT 表现为 NSIP、OP 或 LIP 模式时，均需注意患者存在潜在的自身免疫过程。NSIP 的 HRCT 特征为基底为主的网格影，常有磨玻璃影，可伴有牵引性支气管扩张和囊状影，外周支气管血管增多，多有胸膜下保留表现（图 17-5）；OP 的 HRCT 特征为双侧斑片状实变区，以胸膜下和下肺为主；OP 伴 NSIP 的 HRCT 表现为基底为主的实变，常位于膈周，有纤维化特征（例如牵引性支气管扩张、网格影或下叶容积减少）；LIP 的 HRCT 表现主要是支气管血管周围的囊泡影，可伴有或不伴磨玻璃影或网格影[1]。尽管 HRCT 上的 UIP 模式是类风湿关节炎相关 ILD 中常见的模式，但由于 UIP 对 CTD 的特异性较低，因此不作为 IPAF 的特征性表现。IPAF 也可累及气道、血管、胸膜，HRCT 表现为胸腔积液或胸膜增厚、心包积液或心包增厚、小气道受累、肺动脉增宽等。

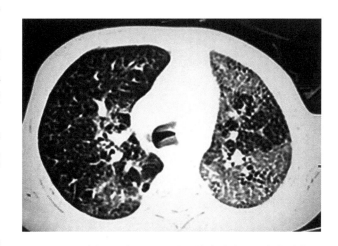

图 17-5　胸部 CT 提示左肺弥漫性磨玻璃影和囊状改变

## 四、病理表现

IPAF 的肺活检病理表现与 CTD 的病理相似，常见的表现为：NSIP、OP 及 LIP。此外，次要特征表现为：具有生发中心的间质淋巴细胞聚集、弥漫性淋巴浆细胞浸润伴或不伴淋巴滤泡[3]。NSIP 的组织学特征为不同数量的间质炎症和具有统一外观的肺泡壁纤维化。NSIP 模式分为细胞型 NSIP 及纤维化型 NSIP。

细胞型 NSIP 表现为轻至中度的间质慢性炎症浸润，几乎没有纤维化；而纤维化型 NSIP 由均匀同期的纤维化引起的间质增厚组成，通常能保持肺泡结构，并伴不同数量的细胞炎症。OP 的组织学特征是斑片状肺泡充盈，主要表现为肺泡导管和肺泡腔内成纤维细胞组织的簇状结构，可伴或不伴细支气管腔内息肉，伴随 OP 模式的其他表现包括单核细胞间质浸润、纤维蛋白渗出物、肺泡腔中的泡沫细胞和突出的Ⅱ型肺细胞。一些 OP 病例可表现出更明显的间质炎症，与细胞型 NSIP 重叠。LIP 的组织学模式以多克隆炎症细胞浸润为特征，这些浸润可能是弥漫性和间质性的，可能形成结节性淋巴聚集，伴或不伴生发中心。

尽管 HRCT 与肺活检病理模式有共同的命名法，但两者的模式常不相关，例如 HRCT 和病理之间 NSIP 和 OP 模式常缺乏相关性。因此 HRCT 表现不典型时，必要时需要进行肺活检[2]。

## 五、诊断

IPAF 诊断必须满足几个前提：①患者必须通过 HRCT 和/或肺活检有间质性肺炎的证据；②经彻底临床评估后，必须排除 ILD 的已知原因；③患者不符合 CTD 的特征标准。满足这 3 个前提条件后，在以下 3 方面中，具有至少 2 方面中的 1 项，方能诊断：①有肺外临床表现；②有特异性自身抗体；③有胸影像学特征、组织病理学特征或肺生理学特征[1]，诊断标准见表 17-2。

表 17-2　IPAF 诊断标准

| |
| --- |
| (1) 有间质性肺炎的 CT 及病理表现 |
| (2) 除外其他病因 |
| (3) 未达到某种结缔组织病的诊断标准 |
| (4) 在以下 ABC 三区中至少有两区中有 1 项符合： |
| A. 临床表现： |
| 1. 指/趾末端开裂（如技工手） |
| 2. 指/趾末端溃疡 |
| 3. 关节炎或多关节晨僵≥60min |
| 4. 手掌毛细血管扩张 |
| 5. 雷诺现象 |
| 6. 不能解释的远端指/趾水肿 |
| 7. 不能解释的手指伸侧面皮疹（Gottron 征） |
| B. 血清学： |
| 1. ANA>1∶320 |
| 　　　核仁型或着丝点型时，任何滴度 |
| 2. RF 升高 >2 倍 |
| 3. CCP 阳性 |
| 4. 抗 ds-DNA |
| 5. SSA 阳性 |

续表

| |
| --- |
| 6. SSB 阳性 |
| 7. RNP 阳性 |
| 8. 抗 Smith 阳性 |
| 9. Scl-70 阳性 |
| 10. 拓扑异构酶抗体（Jo-1、PL-7、PL-12、EJ、OJ、KS、Zo、Ha 等） |
| 11. PM/Scl 阳性 |
| 12. CADM140（MDA5 抗体）阳性 |
| C. 形态学： |
| 1. 有提示意义的 HRCT 表现（NSIP、OP、NSIP 或 OP 重叠、LIP） |
| 2. 特征性病理类型（NSIP、OP、NSIP 或 OP 重叠、LIP、间质淋巴样聚集伴生发中心、弥漫性淋巴浆细胞浸润伴或不伴淋巴滤泡） |
| 3. 多部位受累（不能解释的胸腔积液或胸膜增厚、不能解释的心包积液或心包增厚、小气道受累、肺血管病） |

## 六、治疗

糖皮质激素被认为对具有自身免疫特征的间质性肺病的治疗是有效的，我们的病例均应用糖皮质激素治疗，剂量和疗程根据个体的表现和治疗反应决定，初始一般为泼尼松 1~2mg/（kg·d），根据病情逐渐减量。

## 七、随访

IPAF 的患者可能在以后发展成 CTD 或血管炎，也可能在行基因检测后被更正诊断为免疫缺陷病等。我们曾有 2 例患儿最初被诊断为 IPAF，在随访 2~3 年期间发展为关节炎，最终诊断为 JIA，1 例最终诊断为原发性免疫缺陷病，1 例诊断为血管炎，因此该病需要长期定期随访。

（唐晓蕾）

## 参考文献

[1] FISCHER A, ANTONIOU KM, BROWN KK, et al. An official European Respiratory Society/American Thoracic Society research statement：interstitial pneumonia with autoimmune features. Eur Respir J, 2015, 46(4)：976-987.

[2] GRANEY BA, FISCHER A. Interstitial Pneumonia with Autoimmune Features. Ann Am Thorac Soc, 2019, 16(5)：525-533.

[3] LEE CT, OLDHAM JM. Interstitial Pneumonia with Autoimmune Features：Overview of proposed criteria and recent cohort characterization. Clin Pulm Med, 2017, 24(5)：191-196.

[4] JEE AS, PARKER MJS, BLEASEL JF, et al. Baseline Characteristics and Survival of an Australian Interstitial Pneumonia with Autoimmune Features Cohort. Respiration, 2021, 100(9)：853-864.

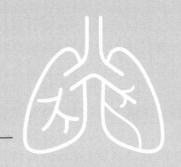

第十八章

系统性血管炎的呼吸
系统表现

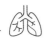

# 第一节　系统性血管炎分类和诊治概述

血管炎指血管壁存在炎症的疾病,分原发性和继发性。原发性为自身免疫性疾病,继发性与恶性肿瘤、感染、药物反应、辐射或结缔组织疾病有关。血管炎的特征为血管壁存在白细胞浸润和纤维素样坏死,引起血管完整性破坏、血管腔狭窄以及出血,导致下游组织缺血和坏死。

系统性血管炎(systemic vasculitis)是一组以血管壁炎症和坏死为主要病理改变的异质性全身炎症性疾病,因受累血管的类型、大小、部位和病理特点不同表现各异,常累及全身多个系统,引起多脏器功能损伤,如肾脏、皮肤、神经系统、肺,也可局限于某个脏器。由于肺泡上皮细胞可接触环境抗原以及肺部血管丰富,因此血管炎的肺部受累较为常见,在肺部可累及肺动脉至毛细血管,肺部血管炎的表现依赖于受累血管的大小以及原发血管炎的类型。

## 一、分类

系统性血管炎每一种疾病的临床特征与受累血管的部位、大小、类型以及炎症、血管毁损和组织坏死的程度有关。因此,1994 年首次在 Chapel Hill 共识会议(Chapel Hill Consensus Conference,CHCC)对血管炎进行了分类和命名。2012 年经专家讨论表决后,会议最终采纳了美国风湿病学会(ACR)、美国肾脏病学会(ASN)及欧洲抗风湿病联盟(EULAR)的意见,依据侵犯血管大小,将血管炎进行了重新分类。2012 年国际 CHCC[1]修改后的血管炎新命名和分类见表 18-1。

大血管是指主动脉及其主要分支,包括相应的静脉;中等血管包括主要内脏(肾、肝、冠状动脉和肠系膜)动静脉及其起始分支;小血管是指实质内的动脉、小动脉、毛细血管、小静脉和静脉。

2006 年欧洲儿童风湿病学会(Paediatric Rheumatology European Society,PRES)血管炎工作组经欧洲抗风湿病联盟(EULAR)授权,基于成人标准和文献复习,依据受累血管大小提出了儿童血管炎的第一次分类,将小血管炎又亚分为肉芽肿性血管炎和非肉芽肿性血管炎[2],但并没有得到广泛确认。2008 年在 Ankara 共识会议上,EULAR、PRES 和儿童风湿病国际试验机构(PRINTO)协会,根据不同中心 1 398 名儿童病例资料,建立了 PRES 的分类标准,并提出 4 种主要儿童血管炎的诊断标准,包括 IgA 血管炎、GPA、结节性多动脉炎和多发性大

表 18-1　2012 年国际 Chape Hill 共识会议血管炎新命名和分类

| 1. 大血管血管炎(LVV) |
| --- |
| 　巨细胞动脉炎 |
| 　大动脉炎(Takayasu) |
| 2. 中等血管血管炎(MVV) |
| 　结节性多动脉炎 |
| 　川崎病 |
| 3. 小血管血管炎(SVV) |
| 　ANCA 相关性血管炎: |
| 　　显微镜下多血管炎(microscopic polyangitiis,MPA) |
| 　　肉芽肿性多血管炎(granulomatosis with polyangiitis,GPA,原 Wegner's granulomatosis) |
| 　　嗜酸性肉芽肿性多血管炎(eosinophilic granulomatosis with polyangiitis,EGPA,原 Churg-Strauss 综合征) |
| 　免疫复合物血管炎: |
| 　　IgA 血管炎[过敏性紫癜(Henoch-Schönlein purpura)] |
| 　　抗肾小球基底膜病 |
| 　　冷球蛋白血管炎 |
| 　　低补体荨麻疹性血管炎(抗 C1q 性血管炎、HUV) |
| 4. 多血管性血管炎 |
| 　Cogan 综合征 |
| 　白塞病 |
| 5. 单一器官血管炎 |
| 　皮肤血管炎 |
| 　原发性中枢神经血管炎 |
| 6. 系统性疾病相关性血管炎 |
| 　类风湿关节炎、系统性红斑狼疮等 |
| 7. 可能病因相关性血管炎 |
| 　乙肝病毒相关性血管炎 |
| 　丙肝病毒相关性血管炎 |
| 　药物相关性血管炎 |

动脉炎[3],见表 18-2。

儿童系统性血管炎除包括上述分类中涉及的疾病外,根据我们收治的病例以及文献报道,还有与基因突变有关的遗传性血管炎包括 STING 相关的婴儿期起病的全身血管炎(STING-associated vasculopathy with onset in infancy,SAVI)、COPA 综合征、ADA2(adenosine deaminase 2)基因突变引起的以中等血管为主的血管炎,以及继发于免疫缺陷病的自身免疫性血管炎。另外,一些基因突变引起的疾病可能与 GPA 和 EGPA 相关或重叠,如核苷酸结合寡聚化结构域 2 基因(nucleotide-binding oligomerization domain 2,NOD2)突变可能与 EGPA 有关。

表 18-2　EULAR/PRES 儿童血管炎分类共识

1. 大血管为主
　　大动脉炎

2. 中等血管为主
　　儿童结节性多动脉炎
　　川崎病

3. 以小血管炎为主
　　肉芽肿性
　　　GPA、EGPA
　　非肉芽肿性
　　　MPA
　　　过敏性紫癜
　　　孤立性皮肤白细胞增生性血管炎
　　　低补体性荨麻疹性血管炎

4. 其他血管炎
　　白塞病
　　继发于感染的血管炎(包括乙型肝炎相关性结节性多动脉炎)
　　恶性肿瘤和药物
　　过敏性血管炎
　　结缔组织疾病相关血管炎
　　中枢神经系统孤立性血管炎
　　Cogan 综合征
　　未分类型

## 二、临床表现

**1. 呼吸系统的表现**　几乎所有的系统性血管炎均可能会累及呼吸系统,但概率不同,概括起来,各类血管炎均可累及动脉,小血管炎也可累及动脉,甚至偶可累及较大血管,但只有小血管炎累及毛细血管和小静脉。ANCA 相关性血管炎(AAV)常累及肺部,中等血管炎包括两个主要疾病:结节性多动脉炎和川崎病,罕见累及肺部,一般不影响肺毛细血管,不引起肺泡出血,免疫复合物相关性小血管炎较少累及肺部。而大血管炎既往认为罕见累及肺部,但近年来发现大动脉炎累及肺动脉的病例增多。

呼吸系统主要表现为鼻窦炎、鼻息肉、哮喘、气管支气管狭窄、肺泡出血、肺栓塞、肺结节和空洞以及间质性肺疾病等[3]。

**2. 其他系统表现**　系统性血管炎除呼吸系统受累外,还可有全身炎症表现以及侵犯其他脏器,临床表现包括不明原因发热、血管炎的皮疹、周围神经系统或中枢神经系统受累、原因不明的关节炎、肌痛、浆膜炎,不明原因的肺、胃肠、心血管或肾脏疾病。

## 三、影像学表现

胸部 X 线片和胸部 CT 可发现气道狭窄、肺结节、肺泡出血等病变。胸部血管增强 CT(CTA)、数字减影动脉造影术(DSA)以及通气/灌注扫描可发现肺血管受累[4]。

有症状时,腹部、脑部 CT 或者脑 MRI/MRA 检查可发现梗死和血管病变,多普勒超声检查可发现主动脉和主要分支、外周血管以及腹部血管异常,心电图和超声心动图可发现心脏受累和冠状动脉病变。骨/关节受累 X 线片可发现关节炎。

## 四、实验室检查

对于怀疑患有特定血管炎的患者,基本的筛查检查测量应包括血液学和急性期反应物、基本生化、感染指标、免疫指标等[5-7],具体如下:全血计数、血沉、CRP、凝血、血栓前筛查(手指或局部缺血)、外周血涂片,肾功能,肝功能,CPK、LDH、尿白蛋白与尿肌酐比值、抗链球菌溶血素 O 抗体滴度、PPD 检查筛查结核病、病毒感染(CMV、EBV、肠道病毒、腺病毒、VZV、HBV、HCV、细小病毒 B19)检查、立克次体、螺旋体、支原体血清学检查。自身抗体包括:ANA、ENA 抗体,ANCA(需要 ELISA 和 IF 两种方法检测),抗磷脂抗体,免疫球蛋白 IgG、IgA、IgM、IgE 以及补体(C3、C4)、类风湿因子、抗肾小球基底膜抗体,必要时脑/神经元特异性自身抗体等。

## 五、诊断

对于有呼吸系统受累的临床和影像学表现,尤其是合并不明原因发热以及肺外表现时(全身性炎症表现),结合实验室检查,应考虑本病,诊断往往很难,需要广泛的鉴别诊断,诊断特定类型的血管炎应包括临床、影像学、ANCA 测定以及组织病理学检查。

鉴别诊断包括感染、肿瘤等,因我们发现一些血管炎为自身炎症综合征的表现,如 *NLRP3*、*NOD2*、*ADA2* 等基因突变所致的自身炎症,也应鉴别,必要时进行基因检测。

## 六、治疗

严重系统性血管炎定义为威胁器官或潜在威胁生命的疾病。治疗分为诱导治疗和维持治疗。

治疗严重血管炎的方案包括:糖皮质激素(甲泼尼龙或泼尼松),静脉注射环磷酰胺、血浆置换治疗。静脉注射环磷酰胺优于口服环磷酰胺,因为其毒性较低,疗效相当,且能确保治疗的依从性。其他免疫调节剂用于一线维持治疗:如硫唑嘌呤、甲氨蝶呤、马替麦考酚酯和利妥昔单抗(用于 ANCA 相关血管炎)。

可用于诱导和/或维持的二线或三线治疗药物有:吗替麦考酚酯、甲氨蝶呤、利妥昔单抗、抗肿瘤坏死因子药物、静脉注射用丙种球蛋白和/或托西珠单抗抗 IL-6 治疗。

在复发或初次诱导治疗失败的病例中,通常增加糖皮质激素的剂量(口服或静脉注射)。如果患者在维持治疗中病情缓解至少 12 个月,可在至少 6 个月内慢慢停止治疗。

在免疫调节治疗期间,应考虑的其他重要管理方面包括:

抗血小板药物、抗生素预防(特别针对 PJP)、骨质疏松症预防、胃保护(PPI)。

如对 MESNA 不过敏,CYC 应与 MESNA 一起服用。在接受 CYC 之前,所有青春期后男性均可考虑精子冷冻保存。如果出现早期坏疽或其他严重缺血并发症,则应静脉注射依前列烯醇。推荐在 AAV 治疗中加入复方磺胺甲噁唑,以帮助预防细菌感染和肺孢子菌感染,并可预防 GPA 上呼吸道复发。如果使用生物制剂治疗,B 细胞耗竭疗法应是首选治疗方法。

严重系统性血管炎具体治疗方案如下[7]:

**1. 诱导治疗**　连续 3 天静脉注射甲泼尼龙 10~30mg/kg(最大剂量 1g/d),之后口服泼尼松 1~2mg/(kg·d)(最大剂量 60mg/d),第 1 个月逐渐减少至 0.8mg/(kg·d),随后每个月减少剂量 0.1~0.2mg/(kg·d),并在第 6 个月减少至 0.2mg/(kg·d)(或者是 10mg/d,即最低剂量)。

每 3~4 周静脉注射 500~1 000mg/m² 环磷酰胺(最大剂量 1.2g),通常持续 3~6 个月。如果出现肾衰竭或者肝衰竭,以及持续加重的淋巴细胞减少症/中性粒细胞减少症和感染,则应减少剂量。

应用阿司匹林 2~5mg/kg,每天 1 次或禁忌使用阿司匹林的患者,使用双嘧达莫 2.5mg/kg 每天 2 次,抗凝治疗。

在一些疾病亚型,应用利妥昔单抗(用于 ANCA 相关血管炎)或者马替麦考酚酯可以考虑作为诱导药物。

**2. 维持阶段**　泼尼松每天 0.1~0.2mg/kg,在最后一次环磷酰胺用药后至少 14 天开始使用硫唑嘌呤(2~3mg/kg 口服,每天 1 次)或者吗替麦考酚酯,有条件时,在开始硫唑嘌呤用药之前,应先测量硫代

嘌呤甲基转移酶含量。应用阿司匹林 2~5mg/kg,每天 1 次或禁忌使用阿司匹林的患者,使用双嘧达莫 2.5mg/kg 每天 2 次,抗凝治疗。

疗程:最少持续 1~3 年,某些血管炎综合征中可能需要延长治疗。

**3. 停药指征**　在维持治疗期间,停用泼尼松后至少 12 个月内病情无活动,在 6 个月内缓慢停止。

**4. 难治性疾病/初期诱导失败**　应用环磷酰胺、利妥昔单抗或吗替麦考酚酯代替目前的缓解药物,连续 3 天静脉注射甲泼尼龙(10~30mg/kg,最大剂量 1g/d),增加泼尼松剂量至 1mg/(kg·d),4 周内逐渐减量至 0.25mg/(kg·d),取决于临床状况进行进一步减量。进行血浆置换。

当病情达到缓解时,转换为维持治疗,但是要选择与之前不同的二线维持治疗。

在一些疾病,考虑使用生物制剂以进行诱导缓解:抗肿瘤坏死因子药物,静脉注射丙种球蛋白,托西珠单抗。

**5. 轻微复发**　定义为复发或新发疾病并未显著威胁器官或生命安全。增加泼尼松剂量至 0.5mg/(kg·d),随后在 4 周内减少到基线剂量。增加缓解药物的剂量或者保持维持剂量的缓解药物剂量。

**6. 严重复发**　复发或新发疾病威胁器官或潜在威胁生命的疾病,治疗方案同难治性疾病或者初期诱导失败。

(赵顺英　江载芳)

# 参考文献

[1] JENNETTE JC,FALK RJ,BACON PA,et al. 2012 revised International Chapel Hill Consensus Conference Nomenclature of Vasculitides. Arthritis Rheum,2013,65(1):1-11.

[2] OZEN S,RUPERTO N,DILLON MJ,et al. EULAR/PReS endorsed consensus criteria for the classification of childhood vasculitides. Ann Rheum Dis,2006,65(7):936-941.

[3] CUCEOGLU MK,OZEN S. Pulmonary Manifestations of Systemic Vasculitis in Children. Pediatr Clin North Am,2021,68(1):167-176.

[4] JARIWALA M,LAXER RM. Childhood GPA,EGPA,and MPA. Clin Immunol,2020,211:108325.

[5] JARIWALA MP,LAXER RM. Primary Vasculitis in Childhood:GPA and MPA in Childhood. Front Pediatr,2018,6:226.

[6] BARUT K,ŞAHIN S,ADROVIÇ A,et al. Diagnostic

approach and current treatment options in childhood vasculitis. Turk Pediatri Ars,2015,50(4):194-205.

[7] NIENKE DE GRAEFFl,NOORTJE GROOT,PAUL BROGAN,et al. European consensus-based recommendations for the diagnosis and treatment of rare paediatric vasculitides——the SHARE initiative. Rheumatology,2019,58:656-671.

# 第二节　儿童 ANCA 相关性血管炎

抗中性粒细胞胞质抗体(antineutrophil cytoplasmicantibodies,NCA)是一种以中性粒细胞胞质成分为靶抗原的自身抗体。ANCAs 的几个抗原靶点已经确认,与 ANCA 相关血管炎有关的主要抗原靶点为蛋白酶3(PR3)和髓过氧化物酶(MPO),用 ELISA 法检测可将 ANCA 分为 MPO-ANCA 和 PR3-ANCA。免疫荧光检查下可分为胞质型(cANCA)和核周型(pANCA),其中 cANCA 针对的靶抗原为 PR3(PR3-ANCA),间接免疫荧光显示为均匀弥漫分布在整个细胞质的颗粒型荧光,细胞核无荧光,而 pANCA 针对的靶抗原为 MPO(MPO-ANCA),间接免疫荧光显示为核周染色。

儿童 ANCA 相关性血管炎(ANCA-associated vasculitides,AAVs)为一组发病与 ANCA 相关的原发性系统性血管炎,按照 2012 年 Chapel Hill 共识会议(Chapel Hill Consensus Conference,CHCC)修订的血管炎分类,AAVs 是中等和小血管的坏死性血管炎,伴少量或不伴免疫复合物沉积,主要影响小血管(毛细血管、小静脉和小动脉),与 MPO-ANCA 或 PR3-ANCA 相关,包括 MPA、GPA、EGPA,但并不是所有的患者都有 ANCA[1]。

儿童 ANCA 相关性血管炎较成人少见,常见类型为 GPA 和 MPA,国际报道病例超过 200 多例。GPA 是唯一经 EULAR/PRES/PRINTO 联合委员会推出诊断标准的 AAVs,但目前尚无儿童 MPA 和 EGPA 的诊断标准。EGPA 国际报道病例很少,目前的研究仅限于病例报道或小样本的回顾研究。我们收治的以肺部表现为主的 ANCA 相关性血管炎以 MPA 最多,其次为 GPA,EGPA 最少。

## 一、发病机制

AAVs 的发病机制尚不完全清楚。遗传因素、环境因素以及先天性和适应性免疫反应异常在 AAVs 的发病中起作用[2]。

全基因组关联研究显示北欧高加索人 GPA 与 HLA-DP、SERPINA1(编码抗胰蛋白酶)和 PRTN3(编码 PR3)等有关,而 MPA 主要与 HLA-DQ 有关。几种环境因素可触发 AAVs,包括空气污染物(特别是二氧化硅)、感染(金黄色葡萄球菌和病毒感染)和药物(例如青霉胺、丙硫氧嘧啶、氨苯砜等)。ANCA 主要是免疫球蛋白 G(IgG)型自身抗体,在本病的发病中起中心作用,针对中性粒细胞胞质颗粒和单核细胞的溶酶体,中性粒细胞是效应细胞,IgG-ANCA 能够诱导氧化爆发,释放有毒的氧自由基,初级颗粒释放等,这个过程最终导致内皮损伤、组织损伤以及补体替代途径的激活,导致血管壁炎症和 GPA 肉芽肿形成,中性粒细胞明胶酶相关脂质运载蛋白(NGAL)是中性粒细胞脱颗粒的生物标志物,在 AAVs 的发病机制中起重要作用。辅助性 T 细胞和效应性 T 细胞之间的不平衡也与发病有关。最近的研究表明 C3 沉积在肾性 AAVs 患者中并不少见,提示补体替代途径激活也参与疾病发生。新近发现中性粒细胞细胞外捕获(NETs)在发病中起作用,可导致血管坏死、内皮损伤、暴露免疫刺激分子并激活补体替代途径。

## 二、临床表现

### (一)呼吸系统表现

AAVs 在肺部表现相对常见,病情轻重不一,可无症状,也可以出现致死性表现,尤其是大量肺泡出血。肺部可存在三种主要病理表现:①肺实质坏死伴炎症细胞浸润;②炎症引起的上呼吸道受累和气管支气管树狭窄;③肺毛细血管炎导致弥漫性肺泡出血。另外,血管炎不仅影响肺血管,引起肺泡出血、肺栓塞和肺动脉高压,还可影响肺实质,导致实变、结节和空洞等的发生,可合并胸腔积液[3]。GPA 上下呼吸道表现主要为鼻窦炎、声门下气管和其他部位气管狭窄等[4]。肺实质坏死伴炎症细胞浸润是表现之一。EGPA 常表现为哮喘、嗜酸性粒细胞增多症、鼻窦炎和鼻息肉以及肺部浸润,肺泡出血相对少见,可引起支气管壁增厚,偶有气道狭窄,但常出现细支气管炎的影像表现[5]。MPA 主要表现为肺泡出血,也可引起肺部浸润[6]。MPA 主要表现为弥漫性肺泡出血。

### (二)肺外表现

AAVs 是全身疾病,但也可以限于单器官。患者可出现全身症状,发热、乏力、食欲缺乏和体重减轻,

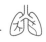

多为非特异性。肾脏疾病是 MPA 标记性的临床表现，肾脏受累通常为快速进展的肾小球肾炎。GPA 和 MPA 患者还可存在皮肤病变如紫癜、结节和非特异性皮疹。一些患者也存在非特异性肌肉骨骼症状如关节痛、乏力、关节炎。神经受累不常见，中枢神经系统受累似乎较外周神经系统更常见，抽搐是最常见的表现。心血管表现在儿童 AAVs 发生率低。EGPA 在儿童常见有心肌病，死亡率更高。胃肠道病变也可受累。其他临床特征为皮肤病变，常见紫癜或者荨麻疹。

### 三、影像学表现

常见表现为弥漫性肺泡出血，也可以肺内结节为主，可伴有空洞形成，肺内还可出现浸润影和支气管壁增厚以及细支气管炎征象，一些 GPA 患者气道可狭窄，肺泡出血和结节可以并存或者在病程的不同时期出现。当出现这些表现时，应注意 AAVs 可能。

### 四、实验室检查

主要表现包括血沉和 C 反应蛋白升高以及贫血。此外，儿童起病的 AAVs，ANCA 常阳性，有助于临床诊断[7,8]。研究发现 PR3-ANCA 和/或 C-ANCA 在 GPA 阳性率较高，甚至达到 90% 以上，但 MPA 患者也可出现 PR3-ANCA 和/或 C-ANCA，而 MPO-ANCA 和/或 P-ANCA 在 MPA 阳性率较高，也可高达 90% 以上，但 GPA 也可阳性。ANCA 阳性可见于 EGPA，通常为 P-ANCA 或者 MPO-ANCA。双 ANCA 阳性者很少，多见于药物性血管炎。以局限性疾病为主的 GPA 病例，ANCAs 常阴性，但病情发展时，ANCA 也转阳性。ANCA 阳性可见于其他情况，如自身免疫性肝炎、溃疡性结肠炎、丙型肝炎病毒或艾滋病毒感染、感染性心内膜炎以及药物。

目前 ANCA 除作为血管炎诊断的标志物外，并可作为复发的预测因子以及指导药物选择和疗程的指标。

### 五、病理诊断

并非所有患者都需要诊断性活检。若存在血管炎特征性的表现如声门下狭窄、空洞性肺结节，加之 ANCA 阳性可诊断 AAVs。在临床和血清学 ANCA 检查不能确诊的病例中，可进行肺活检。国外报道[9]在 14 例临床有呼吸道症状，血清 ANCA 阳性的 AAVs 中，11 例（78%）活检结果与 AAVs 的诊断一致，其中 MPA 有 6 例阳性（6/9，67%），GPA 患者中 5 例阳性（5/5，100%），组织病理学上最常见的表现为血管炎和肺泡出血，提示肺活检对 GPA 的诊断率高于 MPA。我们经支气管镜肺活检诊断了几例患者，但并不是所有病例均显示典型病变，阳性率（65%）略低于国外报告的 78%，这时需要结合临床和影像学等综合诊断。分析与国外存在差异的原因为国外选择的病例均为 ANCA 阳性的 AAVs，即达到临床诊断的病例，而我们的病例为临床表现与影像学表现符合，而 ANCA 阴性的可疑 AAVs 病例。

皮肤存在紫癜性病变时，活检通常会显示血管炎。大多数中、小血管炎可引起相同类型的组织学病变，但血管和血管外嗜酸性粒细胞浸润更提示 EGPA。鼻腔溃疡区和深层黏膜或鼻窦活检的敏感性较低。

当怀疑或确诊 AAVs 患者出现肾脏受累时，肾活检不仅帮助诊断，也是评价预后的重要预测因素[10]。病理表现为寡免疫性新月体和坏死性肾小球肾炎，光镜下可见病变肾小球内有坏死和新月体病变，电镜下可见内皮下水肿，微血栓形成和中性粒细胞脱颗粒。一些病例有免疫球蛋白和补体部分沉积，特别是 C3 的局灶性沉积，这些患者预后较差。MPA 中的肾小球肾炎不同于 GPA，缺乏肉芽肿性病变，慢性病变如肾小球硬化、纤维新月体、间质纤维化更常见。除肾小球受累外，也可显示肾小管间质性肾炎。肾小管病变是预后的重要预测因素。

### 六、治疗

采用序贯方法，包括诱导缓解和维持缓解两个阶段，诱导缓解期采用糖皮质激素和环磷酰胺联合治疗，预后大大改善，维持缓解期主张糖皮质激素联合其他口服免疫抑制剂如硫唑嘌呤、甲氨蝶呤、来氟米特、吗替麦考酚酯或环孢素[8,10,11]等，在这些维持治疗的药物中，推荐硫唑嘌呤为一线药物[12]，我们近年来应用环孢素，临床观察有效。总治疗疗程一般为 18~24 个月。基于 ANCA 在 AAVs 中的致病性，国外多中心研究评价了耗竭 B 细胞的靶向药物治疗的有效性和安全性。研究发现，对于肉芽肿性多血管炎和显微镜下多血管炎的治疗，利妥昔单抗在诱导缓解方面的作用不亚于环磷酰胺，在维持治疗、预防复发的效果似乎也优于硫唑嘌呤[13,14]。利妥昔单抗的优点是对生育能力无毒性作用，也不会导致恶性肿瘤，目前有趋势认为在维持缓解治疗方面，利妥昔单抗可作为首选治疗药物，但目前并未将所有 GPA 和 MPA 患者的治疗由环磷酰胺转向利妥昔单抗。在中国儿童 AAVs 患儿，尤其是以肺部表现为主的患儿中，利妥昔单抗用于初始诱导缓解和维持治疗是一种新的方法，目前缺乏关于其有效性、不良反应和长期结局的临床研究，成人多在病情不严重或有环磷酰胺使用禁忌证时推荐使用利妥昔单抗联合糖皮质激素治疗。目前利妥昔单抗的最佳治疗时间尚不明确。EGPA 的治疗策略仍以糖皮质激素或联合环磷酰胺为主，利妥昔单抗在 EGPA 患者的有益作用尚未确定，相关研究正在进行中。有研究证明美泊利单抗（mepolizumab），作为抗白介素-5的单克隆抗体，联合糖皮质激素能有效预防复发[15]，目前正在研究应用抗 IgE 抗体治疗复发性 EGPA。由于长期免疫抑制剂使用，必须预防继发感染的发生，如疫苗接种，预防卡氏肺孢子菌肺炎、肺部真菌感染等。推荐在 AAVs 治疗中加入复方磺胺甲噁唑，以帮助预防细菌感染、PJP，并帮助预防 GPA 上呼吸道复发。如果使用生物制剂治疗法，应是首选治疗方法。

## 七、预后

儿童 AAVs 可以复发，一项研究随访至 36 个月发现有肺泡出血表现的 MPA 有复发[16]，GPA 和 EGA 均可复发。我们也发现，以弥漫性肺泡出血为主者，即使无肾脏明显损伤，待糖皮质激素减到一定量时，肺泡出血易复发，联合环磷酰胺治疗以及其他免疫抑制剂治疗 18~24 个月复发病例明显减少。MPO-ANCA、PR3-ANCA 阳性和肺受累是 AAVs 复发的预测因素，中性粒细胞明胶酶相关脂质运载蛋白（neutrophil gelatinase-associated lipocalin，NGAL）可为反映疾病活动度或预测复发的生物标志物。此外，ANCA 滴度、CRP、D-二聚体水平、循环和尿中高迁移率族蛋白 B1 水平、抗血浆纤溶酶原抗体水平等也可预测复发，这些指标有待于在儿童中研究。

（赵顺英　江载芳）

## 参考文献

[1] JENNETTE JC, FALK RJ, BACON PA, et al. 2012 revised International Chapel Hill Consensus Conference Nomenclature of Vasculitides. Arthritis Rheum, 2013, 65 (1):1-11.

[2] ALBA MA, JENNETTE JC, FALK RJ. Pathogenesis of ANCA-Associated Pulmonary Vasculitis. Semin Respir Crit Care Med, 2018, 39 (4):413-424.

[3] CUCEOGLU MK, OZEN S. Pulmonary Manifestations of Systemic Vasculitis in Children. Pediatr Clin North Am, 2021, 68 (1):167-176.

[4] FILOCAMO G, TORREGGIANI S, AGOSTONI C, et al. Lung involvement in childhood onset granulomatosis with polyangiitis. Pediatric Rheumatol Online J, 2017, 15 (1): 28.

[5] LAWTON A, MACHTA J, SEMPLE T, et al. Pulmonary manifestations of systemic vasculitis in childhood. Breathe (Sheff), 2020, 16 (4):200211.

[6] BOSSUYT X, TERVAERT JWC, ARIMURA Y, et al. Position paper: Revised 2017 international consensus on testing of ANCAs in granulomatosis with polyangiitis and microscopic polyangiitis. Nat Rev Rheumatol, 2017, 13 (11): 683-692.

[7] CALATRONI M, OLIVA E, GIANFREDA D, et al. ANCA-associated vasculitis in childhood: recent advances. Ital J Pediatr, 2017, 43 (1):46.

[8] JARIWALA M, LAXER RM. Childhood GPA, EGPA, and MPA. Clin Immunol, 2020, 211:108325.

[9] SAYAD E, VOGEL TP, CORTES-SANTIAGO N, et al. Lung biopsy in the diagnosis of pediatric ANCA-associated vasculitis. Pediatr Pulmonol, 2021, 56 (1):145-152.

[10] JARIWALA MP, LAXER RM. Primary Vasculitis in Childhood: GPA and MPA in Childhood. Front Pediatr, 2018, 6:226.

[11] BARUT K, ŞAHIN S, ADROVIÇ A, et al. Diagnostic approach and current treatment options in childhood vasculitis. Turk Pediatri Ars, 2015, 50 (4):194-205.

[12] GRAEFF ND, GROOT N, BROGAN P, et al. European consensus-based recommendations for the diagnosis and treatment of rare paediatric vasculitides—the SHARE initiative. Rheumatology (Oxford), 2019, 58 (4):656-671.

[13] STONE JH, MERKEL PA, SPIERA R, et al. Rituximab versus cyclophosphamide for ANCA-associated vasculitis. N Engl J Med, 2010, 363 (3):221-232.

[14] CHARLES P, NÉEL A, TIEULIÉ N, et al. Rituximab for induction and maintenance treatment of ANCA-associated vasculitides: a multicentre retrospective study on 80 patients. Rheumatology (Oxford), 2014, 53 (3): 532-539.

[15] WECHSLER ME, AKUTHOTA P, JAYNE D, et al. Mepolizumab or Placebo for Eosinophilic Granulomatosis with Polyangiitis. N Engl J Med, 2017, 376 (20):1921-1932.

[16] SAYAD E, VOGEL TP, GUILLERMAN RP, et al. Pulmonary manifestations and outcomes in paediatric ANCA-associated vasculitis: a single-centre experience. Rheumatology (Oxford), 2021, 60 (7):3199-3208.

# 第三节 显微镜下多血管炎

显微镜下多血管炎（microscopic polyangiitis，MPA）是抗中性粒细胞胞质抗体相关性血管炎（AAVs）的一种，为坏死性小血管炎，无肉芽肿性炎症，无或少量免疫复合物沉积，主要影响小血管（毛细血管、小静脉或小动脉），可影响中小动脉。以肺毛细血管炎和肾小球肾炎为特征，坏死性肾小球肾炎很常见，肺毛细血管炎常发生，MPA是肺-肾综合征最常见的病因。此外，胃肠受累比较常见，其他器官包括周围神经系统，以及皮肤和关节也可受累。核周型ANCA（P-ANCA）的主要靶抗原MPO是其血清标志物。MPA的临床表现复杂，可累及全身各系统，常难以早期诊断，若诊治不及时，可出现严重贫血、大量肺出血及肾衰竭等表现，甚至危及生命。目前国内外尚缺乏统一的诊断标准，治疗药物包括糖皮质激素和免疫抑制剂[1]。

## 一、发病机制

MPA的确切病因目前尚不明确，与遗传、免疫、环境等多种因素有关。在遗传方面，与AAV高度相关的基因突变为主要组织相容复合物和蛋白络氨酸磷酸酶非受体性。感染是其重要诱因，研究较多的为金黄色葡萄球菌、革兰氏阴性菌感染等。与该病有密切关系的环境因素包括药物（如丙硫氧嘧啶）和二氧化硅粉尘等。使用丙硫氧嘧啶、肼屈嗪和青霉胺治疗后可出现AAVs，可能与这些药物对多克隆B细胞刺激有关。

ANCA对本病的发生起着重要作用，但并不是所有ANCA持续阳性患者最终都会发病，提示ANCA单独可能并不致病，需在炎症性环境中导致系统性血管炎的发生。在MPA小鼠模型，也证实ANCA单独可能并不致病[2]。

## 二、病理表现

MPA活检可表现为小血管或小中动脉节段性、非肉芽肿性坏死性血管炎和炎症细胞浸润，在病变部位无或有少量IgG的沉积即寡免疫反应[3]。肺组织病理显示肺泡毛细血管炎，有血液渗入肺泡腔（图18-1）（彩图见文末彩插），但免疫荧光无线性沉积，此点亦是与肺出血肾炎综合征（Good-Pasture syndrome）的鉴别要点[4]。肾组织活检受累早期表现为局灶节段性肾小球肾炎，而病情进展或发病时肾损害较重则表现为新月体肾炎。

## 三、临床表现

### （一）肺外表现

MPA可累及全身多个器官，如肺、肾、眼、皮肤、关节、肌肉、消化道及神经系统等。发病时可首先表现为个别器官受累，继而累及全身，常见的病变累及部位为肺和肾脏。MPA较特殊的一个临床综合征是肺肾综合征，即临床上突出表现为肺、肾受累者。目前国内虽有关于MPA引起肺泡出血合并肾脏病变的报道，但关于"肺肾综合征"的诊断仍较少。肾脏表现：肾脏是MPA易累及的重要脏器，是MPA的主要特征，几乎所有儿童在发病时存在。肾脏病变可以轻重不等，轻者可表现为无症状性尿检异常，包括蛋白尿、镜下血尿、颗粒或红细胞管型等，约1/5的MPA患儿进展为终末期肾病，需要透析。

### （二）肺部表现

临床表现 MPA累及肺时肺泡出血最常见，可表现为咯血、呼吸困难、胸痛等呼吸系统症状[2]。咯血是MPA肺泡出血的常见症状，在MPA患者中的发生率为12%~29%，咯血量与实际出血量并不一定成正比。呼吸困难是另一常见症状，严重者可出现急性呼吸窘迫，甚至需要呼吸机辅助呼吸。反复肺泡出血可引起肺间质纤维化。

## 四、肺部影像表现

活动期及稳定期MPA具有不同的表现，活动期以弥漫性肺泡出血为特点，表现为肺实变影、斑片状浸润影、磨玻璃影或结节影，病灶可为双侧，常见呈蝶形分布[2]，可有纵隔淋巴结肿大及胸腔积液[5]（图18-2）；稳定期以纤维条状密度增高影、散在网点影多见，病史较长、进展较快者可发生肺间质纤维化和弥漫性肺病[6]，表现为网格状阴影和肺泡间隔增厚，还可有胸膜增厚，纤维化严重时胸部CT上可呈蜂窝状改变。本病耳鼻喉受累少见，呈非特异性、非破坏性、非肉芽肿性表现。

## 五、实验室检查

pANCA（MPO）阳性对本病有诊断作用，ANCA虽然是诊断MPA较为特异的血清学指标，但其本身并不能替代组织活检。一些病例也可出现cANCA（PR3）阳性。另外，MPO阳性还可见于溃疡性结肠炎、原发性硬化性胆管炎、自身免疫性肝炎、结缔组织病和风

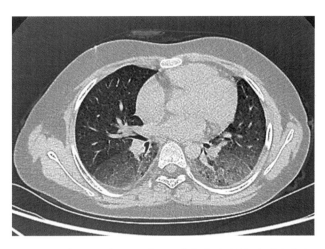

图 18-2　胸部 CT 提示双肺可见弥漫磨玻璃影,有肺泡出血

湿性关节炎等,应注意鉴别。pANCA(MPO)也有助于对疾病活动性判断、长期治疗方案的制订和预后评价。

### 六、诊断及鉴别诊断

由于 MPA 尚无单独的儿科分类标准,使用 Chapel Hill(2012)命名法进行定义。MPA 常见累及器官是肺和肾脏,故当出现肺和肾脏联合病变时,应考虑 MPA,及早行 ANCA 检测,肾脏早期损伤指标以及尿常规检测有助于早期诊断。对于弥漫性肺泡出血者,我们常规进行 ANCA 检测以及肾脏早期损伤指标以及尿常规检测。MPA 确诊的金指标为病理检查,肾活检及皮肤或肺组织活检有利于 MPA 的诊断,病理为坏死性小血管炎,无肉芽肿表现。有认为肺部病理活检的诊断价值不及肾活检,如有肾脏受累,可优先进行肾活检,国外发现儿童肺活检对于本病的诊断率为 67%[7]。

本病应与肺出血肾炎综合征进行鉴别,两者临床表现特点均为肺肾受累,鉴别上有一定难度,抗GBM 抗体对肺出血肾炎综合征的诊断及鉴别具有重要价值,同时可以结合核周型 ANCA(MPO)的滴度进行鉴别。部分患者需除外感染性心内膜炎及其他血管炎鉴别。

### 七、治疗

随着人们对其认识的不断加深,MPA 的治疗也逐步规范并有越来越多循证医学依据,分诱导缓解和维持缓解两个阶段治疗。糖皮质激素联合环磷酰胺(CTX)仍是诱导缓解期的主要治疗药物[8],相比于单纯糖皮质激素治疗,环磷酰胺和糖皮质激素联合治疗可明显提高患者生存率,降低复发率[2,3]。大、中剂量的糖皮质激素主要用于诱导缓解期以抑制急性免疫炎症反应。甲泼尼龙冲击疗法主要用于重症患者如急进性肾小球肾炎和严重肺泡出血,儿童用量为 20~30mg/kg,每天或隔天 1 次,连续 3 次为 1 个疗程,最大量不超过 1.0g,个别重症患者需要 2~3 个疗程。首都医科大学附属北京儿童医院环磷酰胺应用方案为每次 400~600mg/m$^2$,每月 1 次,连续应用 3~6 个月左右,根据患儿病情变化减至 3 个月 1 次并逐渐减停,一般 3~6 次。治疗总疗程为 1.5~2.0 年。在维持缓解治疗上硫唑嘌呤(AZA)或甲氨蝶呤(MTX)更具优势,也可应用吗替麦考酚酯(MMF)治疗难治性病例,我们近年来应用环孢素也取得很好的疗效。国外已发现利妥昔单抗在诱导缓解期的疗效相当于静脉或口服环磷酰胺,在缓解维持上似乎不亚于硫唑嘌呤[9,10],可能在未来的治疗建议中(包括儿童)推荐利妥昔单抗作为主要药物[2]。目前国际正在评估在重症 GPA 或 MPA 的儿童中利妥昔单抗的安全性和药代动力学(PEPRS 研究,NCT01750697)。

血浆置换可以有效置换出血液中的自身抗体和免疫复合物,应用于 MPA 患者,尤其是肾脏功能不全或以肺受累为首发表现者[1]。

由于长期应用免疫抑制药物,需预防感染。本病易复发,我们对于复发、大量肺泡出血、合并肾脏损伤、MPO-ANCA 阳性病例,采用联合上述诱导期糖皮质激素联合环磷酰胺、缓解期糖皮质激素联合环孢素或甲氨蝶呤治疗 18~24 个月方案后,2 年内复发病例明显减少。

(赵顺英　江载芳)

## 参考文献

[1] CALATRONI M,OLIVA E,GIANFREDA D,et al. ANCA-associated vasculitis in childhood:recent advances. Ital J Pediatr,2017,43(1):46.

[2] JARIWALA MP,LAXER RM. Childhood GPA,EGPA, and MPA. Clin Immunol,2020,211:108325.

[3] JARIWALA MP,LAXER RM. Primary vasculitis in Childhood:GPA and MPA in Childhood. Front Pediatr, 2018,6:226.

[4] SCAPA JV,FISHBEIN GA,WALLACE WD,et al. Diffuse Alveolar Hemorrhage and Pulmonary Vasculitides: Histopathologic Findings. Semin Respir Crit Care Med, 2018,39(4):425-433.

[5] AMEUR SA,NIAUDET P,BAUDOUIN V,et al. Lung manifestations in MPO-ANCA associated vasculitides in children. Pediatr Pulmonol,2014,49(3):285-290.

[6] CABRAL DA,CANTER DL,MUSCAL E,et al.

Comparing Presenting Clinical Features in 48 Children With Microscopic Polyangiitis to 183 Children Who Have Granulomatosis With Polyangiitis (Wegener's): An ARChiVe Cohort Study. Arthritis Rheumatol, 2016, 68 (10): 2514-2526.

[7] SAYAD E, VOGEL TP, CORTES-SANTIAGO N, et al. Lung biopsy in the diagnosis of pediatric ANCA-associated vasculitis. Pediatr Pulmonol, 2021, 56 (1): 145-152.

[8] IUDICI M, QUARTIER Q, TERRIER B, et al. Childhood-onset granulomatosis with polyangiitis and microscopic polyangiitis: systematic review and meta-analysis.

Orphanet J Rare Dis, 2016, 11 (1): 141.

[9] STONE JH, MERKEL PA, SPIERA R, et al. Rituximab versus cyclophosphamide for ANCA-associated vasculitis. N Engl J Med, 2010, 363 (3): 221-232.

[10] CHARLES P, NÉEL A, TIEULIÉ N, et al. Rituximab for induction and maintenance treatment of ANCA-associated vasculitides: a multicentre retrospective study on 80 patients. Rheumatology (Oxford), 2014, 53 (3): 532-539.

[11] GRAEFF ND, GROOT N, BROGAN P, et al. European consensus-based recommendations for the diagnosis and treatment of rare paediatric vasculitides-the SHARE initiative. Rheumatology (Oxford), 2019, 58 (4): 656-671.

# 第四节　肉芽肿性多血管炎

肉芽肿性多血管炎(granulomatosis with polyangiiti, GPA),既往称为韦氏肉芽肿病(Wegener's granulomatosis),为系统性血管炎,属于 ANCA 相关性小血管炎家族。其特征为上、下呼吸道的坏死性肉芽肿性炎,主要影响小至中等血管的坏死性血管炎(累及毛细血管、小动脉、小静脉及动静脉),常伴有坏死性、寡免疫复合物的肾小球肾炎,也累及其他器官,典型的临床三联症包括上呼吸道疾病(如鼻窦炎、中耳炎、溃疡、声门下和支气管狭窄)、下呼吸道受累(如咯血、胸痛、呼吸困难和咳嗽)和肾小球肾炎(血尿和氮质血症等)。多数患者表现为自身抗体升高,尤其是蛋白酶 3(PR3)和抗中性粒细胞胞质抗体(ANCA)[1]。

Klinger 将第一例 GPA 描述为结节性多动脉炎的变型。1936 年,Wegener 对以上、下呼吸道坏死性肉芽肿、局灶性肾小球肾炎及坏死性系统性血管炎为特征的第一批尸检病例进行了描述,并指出这些特征性表现的联合出现代表了一种起源于呼吸道的独立疾病。在 1992 年 Chapel Hill 共识会议(Chapel Hill Consensus Conference, CHCC)上,将 GPA 定义为以累及呼吸道的肉芽肿性炎症以及小至中等血管的坏死性血管炎为特征的疾病。

## 一、发病机制

GPA 的确切病因仍然不清楚,但环境和遗传因素被认为是这一自身免疫性疾病的两个重要因素。研究发现 GAP 患者一级亲属的相对危险度为 1.56, GPA 与 *HLA-DP*、*PRTN3*(编码 PR3-ANCA 的自身抗原)、*SERPINA1*(编码 $\alpha_1$-抗胰蛋白酶,能够分解PR3 的主要系统)的遗传缺陷有关,提示自身抗原在ANCA 的产生中起重要作用[2]。

感染被认为是 GPA 的诱发因素,尤其是金黄色葡萄球菌。近 2/3 的 GPA 患者为金黄色葡萄球菌鼻腔带菌者,较普通人群明显升高,而且被认为是 GPA 复发的强烈独立危险因素。

体外试验和动物模型的试验证据均提示 ANCA对疾病的发生起着重要的作用。体外实验发现,当中性粒细胞被低剂量的炎症因子(如肿瘤坏死因子 α)或微生物产物刺激时,其表面表达 PR3 和 MPO, PR3-ANCA 和 MPO-ANCA 可以通过与表达在活化中性粒细胞表面的抗原直接结合,导致中性粒细胞被活化,增强其对内皮细胞的黏附。当与内皮黏附后, ANCA 活化的中性粒细胞可释放活性氧和溶解酶,包括弹性蛋白酶、PR3 及 MPO,损伤血管壁,导致血管壁炎症和 GPA 肉芽肿形成[3]。其他免疫机制包括先天性和适应性免疫缺陷,B 细胞失调产生 ANCA以及不同 T 细胞亚群 I(Th1、Th2、Th17,调节性CD4+CD25+FoxP3+T 细胞)和/或细胞因子-趋化因子网络等参与自身免疫和过氧化物爆发,引起血管内皮损伤[4]。T 淋巴细胞在 GAP 的发病中有一定作用,与正常对照组相比,GPA 患者 CD4+CD25+ 调节性 T细胞功能下降,而且在调节性 T 细胞数目减少的患者,达到缓解所需的治疗时间更长,复发率更高。另外,出现自身反应性 T 淋巴细胞,这些 T 淋巴细胞的异常可能是本病呈慢性复发的原因之一。B 淋巴细胞在 GAP 发病中的作用更清楚,在 GAP 受累组织中可发现 B 淋巴细胞,抗原特异性 B 细胞产生 ANCA自身抗体。GPA 患者循环中活化 B 淋巴细胞的比例升高,在疾病活动的患者高于缓解期患者。环磷酰胺在 GAP 的良好治疗效果归因于其对 B 淋巴细胞的作用,利妥昔单抗的靶细胞主要也是 B 淋巴细胞。补体替代途径的作用最近得到了证实,C3 在肾脏 AAV 患者中并不少见,它是补体替代途径激活的表达,从而产生能促进炎症反应的趋化因子(例如 C3a、C5a),血清 C3 的消耗也是 AAV 不良结局的一个标志。

## 二、病理表现

由于病变呈斑片状,如果经支气管镜活检,不易获得足够多的病变组织,最好经胸腔镜获得肺组织,取含有较少坏死的组织更好。病理表现为肺小动脉和静脉呈坏死性或肉芽肿性血管炎。血管腔可被炎症浸润的细胞或血栓阻塞,血管壁有中性粒细胞及单个核细胞浸润,可见巨细胞、多形核巨细胞肉芽肿[3],肺实质坏死,破坏形成空洞。肉芽肿的中央有坏死,周围有组织细胞、淋巴细胞和巨细胞浸润,一些病例也有嗜酸性粒细胞浸润,为伴有炎症细胞浸润的坏死性肉芽肿形成(图 18-3)(彩图见文末彩插)。次要表现为肺间质纤维化、肺泡出血、内源性脂质性肺炎、各种细支气管性病变。肺泡出血的组织学通常表现为肺毛细血管炎,包括肺间质以中性粒细胞为主的浸润,肺泡和毛细血管壁有纤维素样坏死和中性粒细胞及单个核细胞浸润,随后肺泡毛细血管壁的完整性丧失[4]。肾脏病理为局灶性、节段性、新月体性坏死性肾小球肾炎,免疫荧光检测无或很少免疫球蛋白及补体沉积。

## 三、临床表现

GPA 的发病通常发生在 45~60 岁之间,但也可发生于儿童和青少年,文献报道发病的中位年龄为 11.6 岁,诊断的中位年龄为 14 岁。GAP 常侵犯上、下呼吸道和肾脏,称为三联症。临床表现有差异,从仅累及呼吸道以坏死性肉芽肿性炎性为主的局限性病变,到可导致器官功能衰竭危及生命的坏死性血管炎[5]。一项有关儿童病例的荟萃研究发现,儿童 GPA 起病时最常见的临床表现是耳-鼻-喉受累[82%(95% 置信区间为 78~87)],其次是全身症状[73%(95% 置信区间为 55~88)]、肾病[65%(95% 置信区间为 49~79)]和下呼吸道疾病[61%(95% 置信区间为 48~74)],半数以上患者三联症可同时出现[6]。

### (一)呼吸系统表现

GPA 的呼吸系统表现常见,而且其严重程度不一,从无症状的肺内结节到大气道受累和弥漫性肺泡出血相关的非特异性呼吸道症状。

**1. 耳-鼻-喉表现**　可以是本病初始的表现。耳的表现有浆液性中耳炎,感音性或传导性听力下降,耳朵软骨可破坏导致软骨炎。窦-鼻疾病是儿童 GPA 的常见表现。在诊断时 75%~93% 患者存在上呼吸道受累,在整个疾病过程中见于 99% 的患者[7]。慢性鼻窦炎是典型的临床表现,鼻腔存在慢性化脓性或血性分泌物,有持续鼻塞、鼻子或者鼻窦区疼痛,反复鼻出血、结痂、肉芽肿以及鼻炎,应与感染性鼻炎、过敏性鼻炎或鼻-鼻窦炎鉴别。坏死性肉芽肿炎症长期存在,可引起骨侵蚀和软骨破坏,导致鼻中隔穿孔或鞍鼻畸形,儿童鞍鼻发生率高于成人。一项儿童病例的荟萃研究报道约 5% 患者起病时出现鞍鼻,对诊断有提示性。面部和颅骨的骨软骨可破坏,个别患者出现腭裂或者鼻腔与眼眶之间形成瘘管。鼻窦、颅底和眼眶可能有肉芽肿性炎性假瘤,引起眼痛、突眼、脑神经和视神经受压。鼻窦 CT 提示鼻窦炎、骨软骨破坏和骨硬化,中耳炎和乳突炎,鼻窦、颅底和眼眶内肉芽肿性炎性假瘤。

声门下狭窄在儿童比成人更常见。有报道大约 40% 的患者在 8 年的随访中出现声门下狭窄,其发生率是成人调查报告的 5 倍。一项有关儿童病例的荟萃研究报道 9% 病例在就诊时已存在声门下狭窄。随着时间的推移,累计发病率从 16% 到 40%~48%[6]。偶尔声门下狭窄可以是本病的唯一表现或者突出表现,可引起发音困难、呼吸困难以及喘息。声门下狭窄可以独立出现,也可伴有支气管狭窄。可以与其他表现平行,也可以在其他表现出现之后仍继续进展。

**2. 气管-支气管狭窄**　儿童更容易发生气管-支气管受累[8],包括局灶性、多灶性或者弥漫性狭窄和软化,腔内外软组织团块(肉芽肿性病变),节段性支气管壁增厚,伴或不伴肺叶或肺段不张,典型表现是声门下区域狭窄。支气管扩张较少见。喉-气管-支气管狭窄被纳入儿童 EULAR/PRINTO/PRES 的诊断标准。有报道 36% 的患儿在诊断时有气道狭窄,50% 的患者在随访期间出现气道狭窄,30% 的病例涉及气管支气管树[7]。下气道病变往往伴有其他部位受累,但在少数情况下可局限于上呼吸道或肺部。症状一般包括声嘶、咳嗽、咯血、呼吸困难以及喘息。有报道 1 例儿童存在支气管内溃疡、出血点和黏膜下血管病变[9],我们也有声门下明显狭窄和支气管黏膜溃疡的病例。

**3. 肺部病变**　无论在发病时还是病情加重时,肺部受累是常见的表现,也可出现于病程后期,也有些患者并不出现肺部受累。肺部表现严重程度不一,从无症状肺部病变到危及生命的弥漫性肺泡出血。

临床表现咳嗽、呼吸困难、胸痛、咯血、贫血,也可因大量肺泡出血发生呼吸衰竭,少数病例在诊断或者随后随访期间发生肺栓塞,也可有静脉血栓[6,9],是疾病活动的表现,临床表现为胸痛和咯血,或者无明显症状。

**(二)呼吸系统外表现**

**1. 肾脏表现**　是本病的第三大表现。儿童较成人常见并且预后更差。一项儿童病例的荟萃研究报道肾脏疾病发生率约为65%,临床表现为孤立性尿异常,包括蛋白尿、显微镜下血尿和/或肉眼血尿[7,9]。多首先表现为显微镜下血尿,蛋白尿通常发生于肾脏疾病进展之前,严重者表现为快速进展的肾小球肾炎,病理为局灶性、节段性、新月体性坏死性肾小球肾炎。免疫荧光检测无或很少免疫球蛋白及补体沉积。肺泡出血和肾脏表现称为肺-肾综合征,不仅发生于显微镜下血管炎,抗肾小球基底膜抗体疾病和系统性红斑狼疮,也可发生于本病。

**2. 神经系统表现**　可累及中枢及外周神经系统。外周神经系统主要表现为非对称性非同步性多发性单神经炎,常见尺神经和腓神经,由于小血管外膜血管炎引起的轴突缺血所致。中枢神经可引起颅内肉芽肿性病变和/或动脉血管炎,垂体受累可引起尿崩症,也可表现为无菌性脑膜炎。主要症状为头痛、脑膜刺激征以及脑神经麻痹等。

**3. 皮肤和黏膜表现**　相对常见。可表现为可触性紫癜、斑疹、丘疹、溃疡,坏疽性脓皮病和坏死性结节,手指坏疽,隆起性红斑,常累及肘部、手的背面和指腹。皮肤活检可显示非特异性血管周围浸润和/或小血管白细胞性血管炎。在结节或丘疹中,可见血管或者血管外肉芽肿性浸润。浅表血管或者皮下可见坏死性血管炎。口腔可见溃疡、牙龈增生或者草莓牙龈,可有腮腺浸润肿大。

**4. 眼部表现**　眼部表现也相对常见。可由于眼肌麻痹引起突眼,可发生结膜炎、巩膜炎、泪腺炎、眼眶肉芽肿性假性肿瘤等。角膜溃疡和坏死性结节性巩膜炎可引起穿孔,导致失明。

**5. 其他表现**　心脏、消化道、泌尿生殖系统、甲状腺受累少见。

**6. 全身表现**　包括发热、乏力、体重减轻、广泛肌痛和关节痛等。

## 四、影像学表现

### (一)气道改变

HRCT可见局限、多灶性或弥漫性气管支气管管壁增厚伴或不伴钙化,后壁也受累,可有肺不张和支气管扩张。支气管镜检查可确定气道狭窄的部位和严重程度,区分活动性病变和瘢痕,并可见管腔狭窄、黏膜红斑和溃疡、炎性息肉。在某些炎症活跃期的患者,可见黏膜鹅卵石样改变。小气道感染的典型小叶中心结节和树芽征、小叶间隔增厚、纵隔及肺门淋巴结肿大也可在GPA中出现,但少见。

### (二)肺部表现

呈多样性、多发性和多变性,最典型的表现为结节、肿块病变和肺浸润/气腔实变、空洞形成[7,10],代表肉芽肿性炎症和坏死。结节可多发或单发,直径从数毫米到10cm以上不等(呈团块阴影),常与血管有关,沿支气管血管束分布,常位于肺野外带及胸膜下,上、下肺均可发生,周围可以围绕肺泡出血,呈晕轮征表现[11],也可能出现反晕征,可能是局灶性出血周围的组织炎症反应所致,结节内出现支气管充气征也是典型改变,可见动脉进入结节或肿块,即"供血血管征"(提示病变以血管为中心生长)。结节常伴有空洞,通常为厚壁(图18-4A、B),以内边缘不规则和无钙化为特征,厚空洞在病程中逐渐变薄。肺

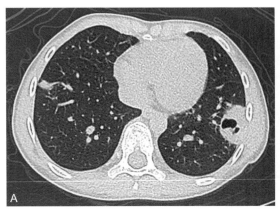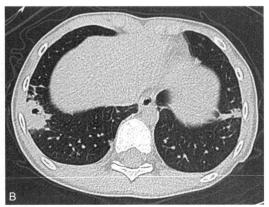

图18-4　双肺结节病变,有厚壁空洞,可见动脉进入结节

结节和气腔实变快速变化为本病的特点。肺结节发生时有的患者临床可无症状,持续性结节存在可能提示疾病活动,也可能因合并细菌感染引起,合并感染时可出现液平。结节也可为肺泡出血的表现。本病也可表现为弥漫性肺泡出血[12],影像学显示双侧斑片肺泡浸润和/或磨玻璃影,多累及肺门周围和基底部位,急性期后常呈铺路石改变,可伴有肺部结节,我们的病例不少以肺泡出血起病,数月或数年后出现肺结节,或者同时存在。一些患者出现肺栓塞,影像学表现为靠近胸膜的楔形实变,可游走,为坏死性血管炎累及小动脉、小静脉引起出血性肺梗死。胸膜受累发生于少数患者,包括胸腔积液、胸膜增厚、气胸或脓气胸,由周围空洞性病变破裂进入胸膜腔引起。也可出现间质性肺疾病表现,但少见。

有认为肺部出现磨玻璃影,空洞和 >3cm 的肿块常代表疾病活动,非空洞性小结节和线条影可代表瘢痕性病变或弥漫性肺泡出血[13]。

### 五、肺功能检查

气管狭窄在流量-容积曲线的吸气相或呼气相上可见平台期,或者两者均可见,这取决于气道狭窄的位置以及气道梗阻在呼吸循环中是固定的或是可变的。脉冲震动测定可显示阻力增加。

### 六、实验室检查

可疑 GPA 时,初始实验室检查包括全血细胞计数及分类,尿液分析及镜检,血肌酐和肝功能以及血沉和 CRP。自身免疫异常检查(如抗核抗体)有助于鉴别诊断。

全血细胞计数及分类提示中性粒细胞可升高,淋巴细胞可减少。一些患者可出现中等程度一过性嗜酸性粒细胞升高,伴有 IgE 升高。活动期几乎所有患者血沉和 CRP 升高。

ANCA 检测有助于 GPA 的诊断,c-ANCA 是与 PR3 相作用产生的自身抗体,应用间接免疫荧光检查 c-ANCA 和 ELISA 方法检查靶向蛋白酶 3(PR3-ANCA)阳性,结合典型临床表现,具有诊断意义,而不需要进行活检病理检查。其他疾病如心内膜炎、结核病、真菌感染、炎症性肠病、自身免疫性肝炎等疾病以及某些药物可引起一过性阳性,少数 MPA 和 EGPA 可有 PR3-ANCA 阳性,需注意鉴别。

### 七、诊断和鉴别诊断

GPA 可表现为多系统疾病,但早期可为局部型表现,早期诊断和及时治疗对于预防不可逆的器官受损非常重要。上、下呼吸道和/或肾脏表现是本病的核心表现,以下情况,应考虑本病的可能性:①当不明原因长期发热伴有呼吸道症状;②一个疾病同时出现肺部和肾脏表现时;③存在复发性鼻窦炎、慢性鼻炎、中耳炎,尤其抗生素治疗无效,经检查有黏膜糜烂、肉芽组织增生;④肺泡出血。鞍鼻畸形或者肺结节空洞对本病有提示性。

原有诊断标准采用 1990 年美国风湿病学会(ACR)分类标准,符合 2 条或 2 条以上时可诊断[14]。但 ACR 标准对儿童诊断的敏感性尚不足,诊断为 GPA 的可能是显微镜下血管炎,因此 EULAR/PRINTO/PRES 根据儿科数据制定了儿童标准和分类定义[15],与基于成人的 ACR 标准相比,敏感性有所提高(93% vs. 83%),符合 6 项中的 3 项即可诊断,详见表 18-3。

表 18-3 儿童肉芽肿性多血管炎的 EULAR/PRINTO/PRES 标准

| 1. 组织病理学 | 动脉壁、血管周围或者血管外区域肉芽肿性炎症 |
|---|---|
| 2. 上气道受累 | 慢性化脓性或血性鼻分泌物或反复鼻出血/结痂/肉芽肿 |
| | 鼻中隔穿孔或者鞍鼻畸形 |
| | 慢性或反复鼻窦炎症 |
| 3. 喉-气管-支气管受累 | 声门下、气管、支气管狭窄 |
| 4. 肺受累 | 胸部 X 线或者 CT 显示有结节、空洞或固定性浸润 |
| 5. ANCA | 免疫荧光或 ELISA 方法检查 ANCA 阳性(MPO/p 或者 PR3/c-ANCA) |
| 6. 肾脏受累 | 晨起现场样本的蛋白尿 >0.3g/24h 或 >30mmol/mg 尿白蛋白/肌酐比值 |
| | 血尿或红细胞管型:>5 个红细胞/高倍镜或尿沉渣中的红细胞管或试纸上的 ≥(++) |
| | 坏死性寡复合物形免疫性肾小球肾炎 |

应与肺肾综合征相关的其他疾病如古德帕斯丘综合征(Goodpasture syndrome)、结节性多动脉炎、系统性红斑狼疮或混合结缔组织病等鉴别,表现为肺部结节性病变或者肺部固定浸润者应与淋巴瘤、隐源性机化性肺炎(闭塞性细支气管炎伴机化性肺炎),各种感染包括肺结核、侵袭性肺真菌病、诺卡菌肺炎等鉴别。有肺泡出血表现者应与其他原因鉴别,伴

有上气道和肾脏病变、c-ANCA 或 PR3-ANCA 阳性支持 GPA 的诊断。另外,应与显微镜下多血管炎鉴别,后者上呼吸道受累少,病理无肉芽肿表现,常见坏死性肾小球肾炎和肺毛细血管炎,临床上若肺部固定浸润、结节或空洞超过 1 个月,基本排除 MPA 诊断。

## 八、治疗

GPA 复发率高,治疗的终极目标是预防疾病本身或治疗引起的不可逆的器官损伤以及预防复发。为达到这些目标,应尽早诊断,并及时给予恰当的针对性治疗,避免药物毒性作用。经典治疗包括诱导缓解和长时期的维持缓解治疗,标准的治疗包括诱导缓解期糖皮质激素和环磷酰胺,维持缓解的糖皮质激素和其他免疫抑制剂的联合治疗。

### (一)诱导缓解治疗

诱导缓解药物的选择通常是根据病情的严重程度决定[16]。EULAR 关于原发性小和中血管炎的管理文件中,以病情的严重程度将 AAV 分为与治疗相关的不同类型。这些包括"局部病变型"(病变局限于上和/或下呼吸道,不伴全身性症状)、"早期系统型"(无器官功能受损或生命危险的任何系统性疾病)、"全身型"(现定义为呼吸道以外,有终末器官受累证据的系统性血管炎,可以进展为严重型,伴器官功能衰竭证据,如 Scr>500μmol/L)。在美国,"严重型"是指可危及生命的或器官存在不可逆功能损害的(如肾脏受累、Scr>500μmol/L,或其他重要器官功能衰竭)。"难治型"(对激素和环磷酰胺治疗无反应,病情不断进展性疾病);"局限型"的定义包括"局部病变型"和"早期系统型"。因此美国的"严重型"包括欧洲的"全身型"和"严重型"。"难治型"定义在美国和欧洲一致。

**1. 局限型 GPA 诱导缓解治疗**　局限型 GPA 的许多表现是由上呼吸道和肺的坏死性肉芽肿性炎症引起,无其他器官受累。单独弥漫性肺泡出血(DAH)不属于此类,因为其可能是危及生命的,因此属严重型疾病。对局限型和早期系统型病变,甲氨蝶呤(MTX)联合糖皮质激素口服已经成为标准治疗。有文献对 MTX 和环磷酰胺(CYC)进行了对比,结果显示 MTX 的治疗效果并不差,而且副作用较少,但是在病变广泛患者和有肺部受累患者 MTX 组似乎所需时间更长。

**2. 全身型和严重型 GAP 诱导缓解治疗**　糖皮质激素联合 CYC 一直是全身型或严重型 GPA 诱导缓解的主要治疗[2,3]。环磷酰胺可以口服或静脉冲击给药,对肺泡出血的严重病例,环磷酰胺和糖皮质激素应静脉冲击治疗。肺泡出血严重病例需要呼吸机支持,甚至需要体外膜治疗。

目前利妥昔单抗(RTX)有趋势成为成人全身型和严重型 GAP 诱导缓解治疗的一线药物。RAVE 试验表明利妥昔单抗在诱导缓解方面不次于环磷酰胺,对复发性疾病更有效,在抗 PR3 阳性患者中利妥昔单抗的疗效更好,利妥昔单抗也应被认为是儿童的一种治疗选择。目前在一项儿科系列报道中,包括 10 例原发性系统性血管炎患者,其中 4 例为 GPA 患儿,应用利妥昔单抗治疗,降低了疾病活动性和糖皮质激素剂量,但其中 3 例出现不良事件,1 例未能分类的血管炎患儿在第二次使用时出现轻度头痛,1 例 GPA 患儿在接受利妥昔单抗治疗后 2 个月后出现甲真菌病,1 例 GPA 治疗后分别在停药 7 个月和 9 个月后,出现假单胞菌尿路感染和并发肺炎。由于在小儿血管炎中使用利妥昔单抗的长期安全数据仍不清楚,目前国际正在评估在重症 GPA 或 MPA 的儿童中利妥昔单抗的安全性和药代动力学(PEPRS 研究,NCT01750697)。

在暴发性肾衰竭和/或 DAH 患者,应早期考虑血浆置换。

**3. 难治型诱导缓解期治疗**　少数患者尽管给予 CYC 的最大耐受剂量,病情仍持续活动,还有一些患者因反复使用 CYC 出现禁忌证,均被认为难治型。在这些患者显示利妥昔单抗效果最好,可以有效防止慢性复发性 GPA 的复发,也可以降低糖皮质激素的用量,但可出现复发,复发时对再次治疗有效。静脉注射免疫球蛋白被推荐为难治型或复发性病例的另一种替代治疗,但一些病例不能获得长期缓解。

### (二)维持治疗

大多数 GPA 患者有病情复发,因此需要维持治疗。欧洲血管炎研究组(EUVAS)推荐在口服糖皮质激素逐渐减量的基础上,可选药物包括 MTX、硫唑嘌呤(AZA)、来氟米特(LEF)和麦考酚酸莫酯(MMF),也有应用环孢素 A。在 CYC 冲击诱导缓解后,给予 AZA 2mg/(kg·d)或 MTX 0.3mg/(kg·w),逐渐加量至 25mg/w,治疗 12 个月,两组间在无复发和不良事件发生率之间无差异。MMF 可作为 MTX 或 AZA 的替代药物,但复发率略高,MMF 一般不作为维持缓解的一线药物。目前认为利妥昔单抗在维持治疗方面具有优势,避免了环磷酰胺后期不育和可能增加肿瘤的风险。甲氧苄啶-磺胺甲噁唑(TMP-SMX)尤其对上呼吸道受累的 GPA 患者,减少复发率。

维持缓解治疗应该至少持续18~24个月,有研究组建议时间更长(24个月),因为早期停药有更高的复发率。

### (三)气道狭窄治疗

气道和肺部受累的治疗包括药物和非药物治疗。大多数患者对恰当的药物治疗反应良好,包括全身糖皮质激素和免疫抑制剂。轻度气管支气管病变患者吸入糖皮质激素可能有益。某些患者损伤持续存在(如气管支气管狭窄),可用球囊扩张以及激光治疗,病变局部注射糖皮质激素,必要时经支气管镜下支架置入等,但应避免在炎症的活跃期行气道介入,容易导致过度的瘢痕形成。据报道,应用丝裂霉素C可以预防气管再狭窄的发生。在支气管镜介入及系统性治疗无效的情况下,可行切除病灶、气道重建手术或气管切开。有人认为对于气管支气管病变,利妥昔单抗似乎比全身糖皮质激素和免疫抑制剂更有效。

所有正在接受免疫抑制剂治疗的GPA患者,包括单一的维持缓解治疗,均应予预防卡氏肺孢菌肺炎治疗。应用利妥昔单抗后卡氏肺孢子菌肺炎预防应最少持续9个月,因为文献报道在B淋巴细胞消失后会出现卡氏肺孢子菌肺炎。接受糖皮质激素治疗的患者应预防骨质疏松。

总之,糖皮质激素联合环磷酰胺诱导缓解的免疫抑制治疗是过去治疗的基石。但目前这一治疗模式受到了挑战,利妥昔单抗对新诊断的GPA和显微镜下多血管炎的诱导缓解治疗效果并不比CYC差,而且对于严重病例复发的疗效优于CYC,也是难治型GPA的实际标准治疗。

(赵顺英　江载芳)

# 参考文献

[1] JENNETTE JC, FALK RJ, BACON PA, et al. 2012 revised International Chapel Hill Consensus Conference Nomenclature of Vasculitides. Arthritis Rheum, 2013, 65 (1):1-11.

[2] CALATRONI M, OLIVA E, GIANFREDA D, et al. ANCA-associated vasculitis in childhood: recent advances. Ital J Pediatr, 2017, 43(1):46.

[3] JARIWALA M, LAXER RM. Childhood GPA, EGPA, and MPA. Clin Immunol, 2020, 211:108325.

[4] SAYAD E, VOGEL TP, CORTES-SANTIAGON, et al. Lung biopsy in the diagnosis of pediatric ANCA-associated vasculitis. Pediatr Pulmonol, 2021, 56

(1):145-152.

[5] JARIWALA MP, LAXER RM. Primary Vasculitis in Childhood: GPA and MPA in Childhood. Front Pediatr, 2018, 6:226.

[6] IUDICI M, QUARTIER P, TERRIER B, et al. Childhood-onset granulomatosis with polyangiitis and microscopic polyangiitis: systematic review and meta-analysis. Orphanet J Rare Dis, 2016, 11(1):141.

[7] FILOCAMO G, TORREGGIANI S, AGOSTONI C, et al. Lung involvement in childhood onset granulomatosis with polyangiitis. Pediatr Rheumatol Online, 2017, 15(1):28.

[8] FOWLER NM, BEACH JM, KRAKOVITZ P, et al. Airway manifestations in childhood granulomatosis with polyangiitis (wegener's) Arthritis. Care Res (Hoboken), 2012, 64(3):434-440.

[9] WONG MD, GAULD LM. Endobronchial vasculitis in childhood granulomatosis with polyangiitis vasculitis. Respirology Case Reports, 2021, 9(4):e00729.

[10] CABRAL DA, CANTER DL, MUSCAL E, et al. Comparing Presenting Clinical Features in 48 Children with Microscopic Polyangiitis to 183 Children Who Have Granulomatosis with Polyangiitis (Wegener's): An ARChiVe Cohort Study. Arthritis Rheumatol, 2016, 68(10):2514-2526.

[11] FERAGALLI B, MANTINI C, SPERANDEO M, et al. The lung in systemic vasculitis: radiological patterns and differential diagnosis. Br J Radiol, 2016, 89(1061): 20150992.

[12] WADSWORTH DT, SIEGEL MJ, DAY DL. Wegener's granulomatosis in children: chest radiographic manifestations. AJR Am J Roentgenol, 1994, 163(4):901-904.

[13] KOMOCSI A, REUTER M, HELLER M, et al. Active disease and residual damage in treated wegener's granulomatosis: an observational study using pulmonary high-resolution computed tomography. Eur Radiol, 2003, 13(1):36-42.

[14] MASI AT, HUNDER GG, LIE JT, et al. The American College of Rheumatology 1990 criteria for the classification of Churg-Strauss syndrome (allergic granulomatosis and angiitis). Arthritis Rheum, 1990, 33(8):1094-1100.

[15] RUPERTO N, OZEN S, PISTORIO A, et al. EULAR/PRINTO/PRES criteria for Henoch-Schönlein purpura, childhood polyarteritis nodosa, childhood Wegener granulomatosis and childhood Takayasu arteritis: Ankara 2008. Part I: Overall methodology and clinical characterisation. Ann Rheum Dis, 2010, 69(5):790-797.

[16] GRAEFF ND, GROOT N, BROGAN P, et al. European consensus-based recommendations for the diagnosis and treatment of rare paediatric vasculitides —the SHARE initiative. Rheumatology (Oxford), 2019, 58(4): 656-671.

## 第五节　嗜酸性肉芽肿性多血管炎

嗜酸性肉芽肿性多血管炎(eosinophilic granulomatosis with polyangiitis,EGPA)是一种原发性系统性小血管炎,涉及小血管和中血管,但血管炎最初并不明显。1951年由病理学家 Churg 和 Strauss 首先报道,称为 Churg-Strauss 综合征。由于强调哮喘和过敏性鼻炎等过敏性症状,2012年国际 Chapel Hill 共识会议将 Churg-Strauss 综合征更名为嗜酸性肉芽肿性多血管炎,指出 EGPA 的定义包括:富含嗜酸性粒细胞的坏死性肉芽肿性炎症,常累及呼吸道,坏死性血管炎主要影响中小血管,并有哮喘和嗜酸性粒细胞增多症,ANCA 阳性更常出现于有肾小球肾炎者。EGPA 通常表现为鼻-鼻窦炎、哮喘和肺浸润,胃肠道系统、周围神经、心脏和皮肤受累,并伴有嗜酸性粒细胞增多症,特征是肺受累,几乎所有患者均有哮喘,肺泡出血和肾小球肾炎在 EGPA 中较其他类型的 AAVs 少见。部分患者有抗中性粒细胞胞质抗体(ANCA),通常针对髓过氧化物酶(MPO)[1]。EGPA 活动期的患者,35%~75% p-ANCA(或抗 MPO)阳性。另外,10% 的患者 c-ANCA 阳性。

儿童发病率不高,以频度分析,在 AAVs 中 GPA 最常见,其次是 MPA,EGPA 最少见。有报道 EGPA 不到儿童血管炎的 2% 病例。文献报告 33 例,目前对本病的认识仅限于个例报道和小样本病例回顾分析,首都医科大学附属北京儿童医院呼吸二科已收治 9 例。

### 一、发病机制

病因尚不清楚。p-ANCA 阳性患者更多见血管炎表现,如肾小球肾炎、多发性单神经炎和肺泡出血,提示 p-ANCA 在发病中起主要作用,它可激活中性粒细胞,使其产生氧自由基,释放溶酶体蛋白溶酶,引起血管炎发生。另外,p-ANCA 也可引起血管内皮细胞损伤,使其渗透性增加,诱导内皮细胞产生许多细胞因子如 IL-1、IL6、IL-8 等,动物实验发现 p-ANCA 可以产生血管炎和肾小球肾炎。由于不是所有患者均存在 p-ANCA,提示其他因素参与发病。

多数患者经历三个连续阶段:哮喘、血液和组织嗜酸性粒细胞增多,最后表现为血管炎。由于哮喘、鼻窦炎和鼻息肉为初始表现,推测触发本病的事件是对吸入抗原的炎症反应。患者总 IgE 升高以及存在 IgE 免疫复合物,支持开始可能是由于过敏原诱导,免疫复合物性血管炎。嗜酸性粒细胞无一例外在本病增加,提示在发病中起主要作用。嗜酸性粒细胞活化后释放阳离子蛋白等毒性物质,引起组织损伤,但它的激活需要特定细胞因子刺激,细胞因子来源于淋巴细胞,Th2 细胞因子如 IL-4、IL-5、IL-13,特别是 IL-5 引起嗜酸性粒细胞的活化、成熟和生存。Eotaxin-3,由内皮细胞和炎症细胞分泌,可吸引嗜酸性粒细胞到组织。

另外,本病诱发因素包括感染、药物、脱敏治疗及疫苗接种等。这些致敏原传递给 T 淋巴细胞受体后导致 IL-10 启动因子上调,导致 Th1 和 Th17 细胞分泌大量的 IL-2、IL-17 和 IFN-r,从而引起肉芽肿性血管炎。有认为本病 Th1 和 Th2 细胞在不同阶段参与疾病,前者引起肉芽肿性血管炎,后者引起全身嗜酸性粒细胞升高。在本病,B 淋巴细胞起重要作用,受抗原刺激后,产生 ANCA 抗体,主要是 p-ANCA。除此以外,有些患者还有 IgG1 和 IgG4 的增高,也有人认为它是否为 IgG4 的一个亚型,需要进一步的证据。本病还有 Treg 细胞的降低,提示可能发挥作用[2,3]。

### 二、病理表现

EGPA 的组织学特征是坏死性小血管炎伴嗜酸性粒细胞浸润及血管周围和血管外肉芽肿。血管炎表现为血管壁纤维素样坏死和内弹力层破裂。EGPA 患者的肉芽肿由嗜酸性坏死基质组成,周围有栅栏状巨细胞,称为栅栏状肉芽肿。但这些发现并不总是在同一个部位出现,不同脏器的病理表现不一,肺炎和肺结节中可见坏死血管炎和嗜酸性肉芽肿[4,5]。

### 三、临床表现

其临床表现为多系统受累。全身症状包括发热、乏力、体重减轻等。临床以过敏性鼻炎、哮喘和持续性血嗜酸性粒细胞增多为主[6]。最常见受累器官是肺,其次是皮肤、心血管、胃肠道、肾脏和中枢神经系统均可受累。据报道 ANCA 阳性者主要以血管炎表现为主,表现为外周神经炎、肺出血、肾小球肾炎、紫癜等,而 ANCA 阴性的主要以嗜酸性粒细胞浸润表现为主,表现为心肌、肺、胃肠道受累,鼻息肉等,可能有更多的心脏疾病表现,但肾或周围神经受累较少[7]。

#### (一)全身症状

主要表现为疲劳、乏力、发热和体重减轻。当哮喘患者出现这些症状,应检查嗜酸性粒细胞,若升高应警惕本病。

**（二）呼吸系统症状**

**1. 上呼吸道**　大多数存在变应性鼻炎，是本病的典型初始症状，反复发作。另外，也有非糜烂性鼻窦炎和鼻息肉。鼻息肉需要手术切除，但术后仍可复发。鼻窦 CT 可发现鼻窦炎。

**2. 气道**　个别报道本病有气道狭窄表现[8]。

**3. 哮喘**　儿童病例大多有哮喘病史。哮喘的严重程度与血管炎进展程度无明显关系，可为难治性和复发性[9]。一些表现在血管炎出现之前，哮喘恶化，呈重度发作和糖皮质激素依赖，常伴有慢性鼻-鼻窦炎和鼻息肉病。哮喘越重，发生气道异常包括磨玻璃阴影、支气管周围实变和支气管增厚的比例越高。成人文献发现在长期随访期间，虽然其他表现已控制，即使维持治疗，但孤立性哮喘和鼻-鼻窦炎的恶化在血管炎消退后很长一段时间内仍然很高。高达 50% 的患者哮喘仍重和/或糖皮质激素依赖。

**4. 肺部表现**　症状呈非特异性，除咳嗽和喘息外，少见呼吸困难[10]。

**（三）呼吸系统外表现**

**1. 心脏表现**　表现为嗜酸性粒细胞心肌炎、嗜酸性粒细胞心内膜炎、冠状动脉炎、心脏瓣膜病，可有心肌梗死、心律失常、充血性心力衰竭、高血压和急性心包炎等[10]。少数患者有肺动脉高压、动脉瘤等表现，常提示预后不佳。儿童较成人更易有心脏受累，为预后不良的指标[11]。ANCA 阴性更易有扩张型心肌病，预示心脏表现可能不仅与冠状动脉血管炎有关，主要是由于心肌肉芽肿或嗜酸性粒细胞释放的毒性物质引起。组织学损害是坏死性血管炎、嗜酸性粒细胞炎症浸润、血管外肉芽肿、冠状动脉炎、腔内血栓和心肌内纤维化。增强心脏磁共振断层扫描显示纤维化，典型的表现为心内膜下纤维化。嗜酸性心肌炎是 EGPA 的一个重要且可能致命的并发症。

**2. 胃肠道表现**　胃肠道表现也为另一预后不良的指标[6,11]，常表现为恶心、呕吐、腹痛、腹泻，可伴有肝功损害，严重时有消化道出血、穿孔以及肠梗阻的表现，也可表现为胰腺炎和脾梗死。病理显示为血管外肉芽肿，有时与息肉病变类似，胃肠壁嗜酸性粒细胞浸润，可累及整个胃肠道，少部分可见肉芽肿形成或结节性肿块导致肠梗阻，后期表现为血管炎，引起溃疡缺血病变，引起肠道出血和穿孔。

**3. 神经系统表现**　多见于 ANCA 阳性者，表现为多发性单神经炎，其中腓神经受累最常见[6,10,11]。也可见于腘神经、尺神经、正中神经、胫后神经等，表现为足下垂或者垂腕、肌无力、肢体麻木、疼痛、腱反射减退或消失等。累及脑神经时，可表现为视力或听力受损、眼球运动障碍、面瘫等。少数可累及中枢神经系统，包括缺血性脑血管病变、脑出血或蛛网膜下腔出血，可致死亡。任何合并神经系统症状的哮喘患者均需除外本病。

**4. 肾脏表现**　部分患者可出现肾脏受累，也是预后不良的指标[4,6,11]，表现为镜下血尿、蛋白尿、肾功能异常等。通常病情较轻，肾衰竭少见。也有表现为快速进展性肾小球肾炎和慢性肾病，表现为血尿、蛋白尿和肾功能不全。大多数肾活检显示寡免疫节段性坏死性肾小球肾炎。ANCA 阳性与更频繁的肾和神经复发相关。

**5. 皮肤和关节表现**　皮肤病变常见，有时为本病的首发症状[4,6,11]，是血管炎期的主要表现之一。因有血管炎和血管外肉芽肿病变，皮肤表现多样。紫癜见于约 1/2 患者，主要位于下肢。也可见红色斑丘疹、荨麻疹样皮疹、雷诺综合征、水疱和网状青斑。皮下结节为 EGPA 特征性表现，为红色或紫色，可有痛疼，位于肘部伸面、手指和头皮。结节活检可见血管外嗜酸性粒细胞浸润、血管炎、肉芽肿形成等病理改变。可有关节痛和肿胀。

## 四、临床病程

临床表现分为 3 期：前驱期、嗜酸性粒细胞浸润期、血管炎期（小血管炎表现）。

1 期（前驱期）：前驱期持续数月至数年不等，主要表现为过敏性鼻炎、复发性或慢性鼻窦炎，常有多组鼻窦受累，可有鼻息肉，少数患者可累及眼眶，极少数出现鼻腔或鼻窦肉芽肿、出血和鼻腔结痂等肉芽肿性血管炎改变。几乎所有患者有喘息。其他表现为关节痛、肌肉痛、肢体乏力、发热、体重减轻等。

2 期（嗜酸性粒细胞浸润期）：外周血嗜酸性粒细胞增多、组织嗜酸性粒细胞浸润和嗜酸性粒细胞诱导的器官损伤，可持续数月或者数年。

3 期（全身坏死性血管炎期）：有严重喘息、器官受累和全身症状，包括肺、心脏和胃肠道受累。全身症状较为明显，如发热、消瘦、乏力、关节痛等。在 ANCA 阳性患者中，血管炎表现似乎更为常见。

然而，并不是所有患者清晰地经历这三个逐步进展的阶段，不同阶段的症状可以重叠，一些患者可能同时出现哮喘和嗜酸性粒细胞升高，几周后出现血管炎表现[4,11,12]。我们诊断的 6 例儿童患儿，1 例鼻窦炎和哮喘反复发作，外周血和支气管肺泡灌洗液嗜酸性粒细胞比例明显升高，分别高达 40% 和 30%，入院后出现皮肤表现和关节痛,肺部有浸润阴影,皮肤活检证实。2 例哮喘和肺部表现同时出现,其中 1 例出现胸腔积液,2 例哮喘史不明显,喘息和心力衰竭、胃肠道症状同时发生,1 例有皮肤荨麻疹和反复喘息史,有溶血性贫血史,有肺高压病史,这 5 例外周血发现嗜酸性粒细胞比例明显升高,经肺活检、胃黏膜活检和临床诊断。

### 五、肺部影像学

游走性短暂性浸润影是本病的特征性影像学表现之一,CT 上最常见的发现是双侧磨玻璃影或实变,可呈游走性,非肺段分布,病变区域通常以下叶为主,分布在周围,与机化性肺炎、嗜酸性粒细胞性肺炎类似。也可出现肺外周肉芽肿性小结节影、斑片状磨玻璃影、肺小血管纹理增粗、肺泡出血和肺梗死[3,4,11]。有时也可以看到支气管周围和随机分布的病变。气道受累是 EGPA 重要的表现之一,与嗜酸性细支气管炎、淋巴细胞浸润和细支气管堵塞相关,患者多出现广泛的支气管壁增厚和支气管扩张、小叶中心结节、树芽征、空气潴留征、支气管痰栓,类似细支气管炎[11,12](图 18-5)。我们患者除肺内斑片状磨玻璃影,树芽征外,还发现本病可出现单侧或者双侧胸腔积液和胸膜肥厚。一些患者可见小叶间隔增厚,与心源性肺水肿、嗜酸细胞间隔浸润或轻度纤维化有关。出现少见肺不张、肺间质改变、纵隔或肺门淋巴结增大表现。合并气道受累者治疗反应相对较差。

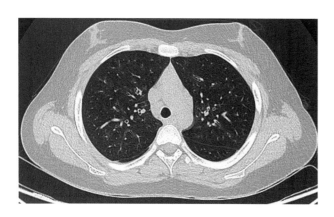

图 18-5　胸部 CT 提示双肺散在树芽征,右肺明显

### 六、实验室检查

外周血嗜酸性粒细胞升高是本病的特征之一,可出现于病程的任何阶段。外周血嗜酸性粒细胞绝对值 >$1.5 \times 10^9$/L,比例 >10%,绝对值和百分数升高较符合,糖皮质激素治疗后迅速下降。支气管肺泡灌洗液中嗜酸性粒细胞比例明显升高也是重要特征之一。喘息症状存在时常伴有外周血嗜酸性粒细胞升高。

EGPA 血管炎期血清 IgG 和 IgE 水平升高,为本病的特征表现之一,与病情相关。血管炎反复时,IgG 和 IgE 可持续升高,缓解时下降。

ESR 和 CRP 升高与疾病活动性相关。类风湿因子可阳性,可有贫血表现。

间接免疫荧光或酶联免疫吸附测定法检测发现约 30%~35% 的 EGPA 患者 ANCA 阳性,高达 90%~100% 的患者为 MPO-ANCA 阳性,极少数病例 c-ANCA 阳性,或者两者混合[13]。ANCA 阳性的 ANCA 可有波动性,若阴性,而又高度怀疑的患者需要多次检查。部分类似 AAV 的多种炎性疾病中也会出现 MPO-ANCA 阳性,应注意结合临床表现等判断。MPO-ANCA 阳性的 EGPA 患者相对于 ANCA 阴性的患者,有更多的血管炎特征,如肾小球肾炎、神经病变和皮肤表现,但仅凭 MPO-ANCA 的结果,不足以进一步将 EGPA 分为血管炎型和嗜酸性粒细胞性 EGPA。

### 七、诊断和鉴别诊断

嗜酸性粒细胞升高的哮喘患者应怀疑 EGPA,提示本病的临床表现包括:全身症状,紫癜,多发性神经病,不明原因的心脏、胃肠道、肾脏疾病和/或肺部浸润或肺出血。常规检测包含 MPO-ANCA 的 ANCA 检测,嗜酸性粒细胞和 ANCA 检查有助于诊断。病理检查不是必需检查。

目前 EGPA 的诊断标准仍主要参考 1990 年美国风湿病学会提出的分类标准[14],见表 18-4。特别指出,该标准中的第 1 条"哮喘"的真正含义是指哮喘样表现,包括喘息、咳嗽、胸闷和呼吸困难。EGPA 可分为局限型和全身型两类。满足 6 条标准中的至少 4 条,且仅有肺部和呼吸系统受累(包括耳鼻喉)的患者,称为局限型。若满足 6 条标准中的至少 4 条,有至少 2 个及以上脏器受累者,则为全身型。

1994 年、2012 年 Chapel Hill 血管炎共识会议对本病的分类标准仍沿用上述 ACR 标准,同时指出病理并非诊断 EGPA 必需,更多依赖临床资料,但需密切随诊及检测[1]。

在任何怀疑 EGPA 的儿科患者中,都应排除寄生虫感染、原发性嗜酸性粒细胞增多/嗜酸性粒细胞增多综合征和嗜酸性粒细胞白血病的鉴别诊断。寄生虫包括肺孢子菌、肺吸虫、弓形虫病,曲霉菌和隐球菌等感染鉴别。也应与变应性支气管肺曲霉菌病、单纯嗜酸性粒细胞性肺炎［莱夫勒综合征(Loeffler's syndrome)］、慢性嗜酸性粒细胞性肺炎、机化性肺炎、亚急性过敏性肺炎、特发性高嗜酸性粒细胞综合征、感染性细支气管炎、肉芽肿性多血管炎和显微镜下多血管炎鉴别。本病有哮喘病史,血中嗜酸性粒细胞增多及组织中嗜酸性粒细胞浸润为主要表现,有别于肉芽肿性多血管炎和显微镜下多血管炎。

表 18-4　EGPA 的诊断标准

**标准:**
(1) 哮喘样表现
(2) 外周血嗜酸性粒细胞比例 >10%
(3) 鼻窦病变
(4) 非固定性肺部浸润影
(5) 单发或多发性神经病变
(6) 组织学证实血管外嗜酸性粒细胞浸润(包括动脉、小动脉、小静脉)

**诊断标准:**
局限型:满足 6 条标准中的至少 4 条,且仅有肺部和呼吸系统受累(包括耳鼻喉)。
全身型:满足 6 条标准中的至少 4 条,有至少 2 个及以上脏器受累者。

由于嗜酸性心肌炎是 EGPA 的一个重要且可能致命的并发症。对于这种特定的器官表现,所有患者都有必要仔细评估心脏,包括心电图和超声心动图。

## 八、治疗

治疗取决于疾病的严重程度、受累的器官、病情活动性等因素。一旦确诊 EGPA,应评估肺、肾、心、胃肠道和/或周围神经。

参照 2015 全球最新的 EGPA 诊治专家共识工作小组提出的治疗推荐[4],首先对本病严重程度进行分层,分为局限型(局限在上呼吸道和肺)、早期系统型(无危及生命/脏器受损)、全身型(肾脏或累及其他脏器)、严重型(肾脏或其他重要脏器功能衰竭)、难治性(对标准治疗方案无反应)。

具体治疗如下:①无危及生命和/或器官受累者,可单独使用糖皮质激素,如 3~4 个月后糖皮质激素不能减到 7.5mg/d 或复发,可加免疫抑制剂;②有器官受累(如心脏、胃肠道、严重周围神经病变、严重眼病、肺泡出血和/或肾小球肾炎):糖皮质激素加环磷酰胺诱导缓解,并推荐使用 AZA 或 MTX 进行维持治疗,治疗时间为疾病达到缓解后至少 24 个月。

血浆置换通常对 EGPA 无效,可考虑选择用于 ANCA 阳性的快速进展的肾小球肾炎或肺肾综合征患者。

丙种球蛋白可考虑用于妊娠期使用糖皮质激素(或其他免疫抑制剂)治疗中复发且其他治疗耐药的 EGPA,以及药物诱发的低丙种球蛋白血症伴严重/复发性感染或者难治性神经或心脏受累者。

静脉血栓或肺栓塞应根据血栓性疾病处理指南治疗,对于复发或病情持续者的抗凝治疗是否需延长,暂时不明确。

生物制剂包括 IgE 抗体、抗白介素-5 抗体、利妥昔单抗等已有研究用于本病。利妥昔单抗可考虑选择用于 ANCA 阳性肾脏受累者或难治性 EGPA。IL-5 能够调节嗜酸性粒细胞的生长、活化等,并能为嗜酸性粒细胞从骨髓迁移至肺部及其他器官提供重要的信号,抗白介素-5 抗体(美泊利单抗)能降低嗜酸性粒细胞,减轻哮喘,减少激素用量,MIRRA 试验显示抗 IL-5 的单克隆抗体可使 EGPA 患者临床获益[15],但有效性和长期安全性尚待证实。IgE 抗体(奥马珠单抗)为人源化的抗 IgE 单克隆抗体,阻断 IgE 与效应细胞结合,从而阻断I型变态反应,有效地减轻哮喘症状,减少激素用量,减少哮喘急性加重[15]。

EGPA 患者 ANCA 阳性可能提示需要接受更强的免疫抑制治疗,例如加用环磷酰胺或利妥昔单抗或美泊利单抗。MPO-ANCA 的水平与疾病的活动性相关,可以检测有无疾病活动和复发。

EGPA 缓解标准为:除哮喘和/或耳鼻喉体征外,无系统性表现。EGPA 复发的标准为:除哮喘和/或耳鼻喉体征外,(新出现的或复发或不断恶化)EGPA 临床表现需额外增加、更改或增加糖皮质激素和/或其他免疫抑制剂剂量。

疫苗接种:EGPA 不再被视为其他疫苗的禁忌证。尽管服用免疫抑制剂和/或每日泼尼松剂量 >20mg 的 EGPA 患者禁用减毒活疫苗,但应鼓励在不使用环磷酰胺和利妥昔单抗治疗的时间段内,可以接种灭活疫苗和流感及肺炎球菌疫苗。理想情况下,对环磷酰胺或利妥昔单抗患者建议预防肺孢子菌肺炎。

## 九、预后

EGPA 的预后与受累器官直接相关,首位死亡原因是心力衰竭和心肌梗死,其次是肾衰竭。哮喘频繁发作及全身血管炎进展迅速者预后不佳。

主要死因是心肌梗死、心功能不全或心律失常。无心脏受累患者的 5 年生存率为 91%,心脏受累患者的 5 年生存率为 78%。

主要后遗症为慢性气道阻塞、神经系统损害,特别是周围神经病变、慢性鼻炎和慢性鼻窦炎、严重肺病、慢性肾病和慢性心力衰竭。

多发性单神经炎是严重复发的原因。

(赵顺英　江载芳)

## 参考文献

[ 1 ] JENNETTE JC,FALK RJ,BACON PA,et al. 2012 revised International Chapel Hill Consensus Conference Nomenclature of Vasculitides. Arthritis Rheum,2013,65 (1):1-11.

[ 2 ] FURUTA S,IWAMOTO T,NAKAJIMA H. Update on eosinophilic granulomatosis with polyangiitis. Allergol Int. 2019,68(4):430-436.

[ 3 ] CALATRONI M,OLIVA E,GIANFREDA D,et al. ANCA-associated vasculitis in childhood:recent advances. Ital J Pediatr,2017,43(1):46.

[ 4 ] JARIWALA M,LAXER RM. Childhood GPA,EGPA, and MPA. Clin Immunol,2020,211:108325.

[ 5 ] MOUTHON L,DUNOGUE B,GUILLEVIN L. Diagnosis and classification of eosinophilic granulomatosis with polyangiitis(formerly named Churg-Strauss syndrome). J Autoimmun,2014,48-49:99-103.

[ 6 ] BERTI A,BOUKHLAL S,GROH M,et al. Eosinophilic granulomatosis with polyangiitis:the multifaceted spectrum of clinical manifestations at different stages of the disease. Expert Rev Clin Immunol,2020,16(1):51-61.

[ 7 ] SOKOŁOWSKA BM,SZCZEKLIK WK,WLUDARCZYK A,et al. ANCA-positive and ANCA-negative phenotypes of eosinophilic granulomatosis with polyangiitis (EGPA): Outcome and long-term follow-up of 50 patients from a single polish centre. Clin Exp Rheumatol,2014,32(3 suppl 82):S41-S47.

[ 8 ] MOKHTARI TE,MILLER LE,JAYAWARDENA ADL, et alal.Eosinophilic Granulomatosis With Polyangiitis:

An Unusual Case of Pediatric Subglottic Stenosis. Laryngoscope,2021,131(3):656-659.

[ 9 ] BERTI A,VOLCHECK GW,CORNEC D,et al. Severe/uncontrolled asthma and overall survival in atopic patients with eosinophilic granulomatosis with polyangiitis. Respir Med,2018,142:66-72.

[ 10 ] COTTIN V,BEL E,BOTTERO P,et al. Revisiting the systemic vasculitis in eosinophilic granulomatosis with polyangiitis(Churg-Strauss):A study of 157 patients by the Groupe Orphelines Pulmonaires and the European Respiratory Society Taskforce on eosinophilic granulomatosis with polyangiitis(Churg-Strauss). Autoimmun Rev,2017,16(1):1-9.

[ 11 ] FINA A,DUBUS J,TRAN A,et al. Eosinophilic granulomatosis with polyangiitis in children:Data from the French RespiRare® cohort. Pediatr Pulmonol,2018,53 (12):1640-1650.

[ 12 ] 张清玲. 嗜酸性肉芽肿性多血管炎诊治规范多学科专家共识. 中华结核和呼吸杂志,2018,41(7):514-521.

[ 13 ] MOISEEV S,BOSSUYT X,ARIMURA Y,et al. International Consensus on ANCA Testing in Eosinophilic Granulomatosis with Polyangiitis. Am J Respir Crit Care Med,2020,19(9):102618.

[ 14 ] MASI AT,HUNDER GG,LIE JT,et al. The American College of Rheumatology 1990 criteria for the classification of Churg-Strauss syndrome (allergic granulomatosis and angiitis). Arthritis Rheum,1990,33(8):1094-1100.

[ 15 ] WECHSLER ME,AKUTHOTA P,JAYNE D,et al. Mepolizumab or Placebo for Eosinophilic Granulomatosis with Polyangiitis. N Engl J Med,2017,376(20): 1921-1932.

## 第六节　Takayasu 动脉炎

Takayasu 动脉炎是大和中等血管的慢性炎症,通常影响主动脉及其主要分支。由于发生阶段性和斑片状肉芽肿性炎症,导致动脉阻塞或狭窄,一些患者发生动脉瘤,最常见的受累动脉是锁骨下动脉和无名动脉(innominate),引起上肢"无脉症"。

### 一、临床表现

大动脉炎的临床表现依赖于受累动脉病变的部位以及程度。急性期可观察到系统性症状包括疲劳、体

重减轻,夜间盗汗、发热以及关节痛,通常伴有贫血以及血沉增快。典型表现包括脉搏减弱或无脉、血管性挫伤、高血压、主动脉反流以及神经系统症状等。50%患者合并肺动脉受累,最典型的是叶和/或主肺动脉的狭窄以及阻塞,上叶肺动脉的分支常受累,可有肺内结节病变,既往认为单独的肺动脉受累少见,几乎均伴有主动脉以及分支受累,但目前成人发现肺动脉受累可以为本病的早期或者突出表现,而且病例逐渐增多。肺动脉受累表现为呼吸道症状,如胸痛、呼吸困难、胸

腔积液以及咯血,由于中央或外周肺动脉阻塞可出现肺动脉高压[1,2]。在儿童,本病可由于结核分枝杆菌感染诱发,因此,部分患者出现活动性肺结核表现或者有潜伏结核感染,少见有肺外结核病。

## 二、影像学表现

常规胸部 X 线片可无异常,也可以出现纵隔增宽、主动脉增宽、心脏扩大、血管纹理减少、肺实质结节病变。血管超声可发现主动脉以及分支血管狭窄,能明确诊断,推荐为本病诊断的首选方法[3],也可能看到肺动脉狭窄和内膜增粗。CT 肺血管造影可发现肺动脉病变有助于诊断。通气灌注扫描可发现肺动脉腔内阻塞引起的灌注缺陷。

## 三、实验室检查

急性时相反应物如 CRP、白细胞和中性粒细胞在大动脉炎的早期通常升高,我们收治的 6 例患者 CRP 均超过 100mg/L 以上,但正常的急性期反应物水平并不能排除大动脉炎的诊断,中晚期和有效糖皮质激素治疗后正常。

## 四、诊断

采用 ACR 标准和 Ankara 2008 认可的 EULAR/PRINTO/PReS 标准。EULAR/PRINTO/PReS(Ankara 2008)标准应用于对儿科人群中的大动脉炎进行分类。

## 五、治疗[4]

在诱导缓解期,应用糖皮质激素剂量较大,在临床缓解后逐渐减量,维持至少 1 年。对于难治性和复发病例,可考虑生物制剂如肿瘤坏死因子抑制剂。儿童本病多为结核分枝杆菌感染诱发,如为活动期结核病,需要同时抗结核治疗。如为潜伏结核感染,也应抗结核治疗。

我们收治的 3 例患者,均以呼吸系统表现为主要表现,3 例均有长期发热,第 1 例胸部 CT 提示纵隔增宽,有下肢皮肤坏疽,经血管超声提示主动脉增粗,内膜明显增厚;第 2 例除发热外,有少量胸腔积液,经血管超声发现主动脉内膜粗糙和增厚诊断。第 3 例下肢也有皮肤坏疽,肺 CT 提示左肺少许不张和磨玻璃影,支气管镜下发现黏膜大量坏死,皮肤活检提示血管炎。

(赵顺英　江载芳)

## 参考文献

[1] OZEN S,SAG E. Childhood vasculitis. Rheumatology (Oxford),2020,59(Suppl 3):iii95-iii100.

[2] CUCEOGLU MK,OZEN S. Pulmonary Manifestations of Systemic Vasculitis in Children. Pediatr Clin North Am, 2021,68(1):167-176.

[3] DEJACO C,RAMIRO S,DUFTNER C,et al. EULAR recommendations for the use of imaging in large vessel vasculitis in clinical practice Ann Rheum Dis,2018,77(5): 636-643.

[4] HELLMICH B,AGUEDA A,MONTI S,et al. Update of the EULAR recommendations for the management of large vessel vasculitis. Ann Rheum Dis,2018,79(1):19-30.

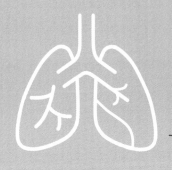

**第十九章**

原发性免疫缺陷病的呼吸
系统表现

# 第一节　原发性免疫缺陷病分类和诊治概述

原发性免疫缺陷病(primary immunodeficiency disease,PID)是主要由单基因突变导致免疫细胞数量异常或功能缺陷,导致免疫功能降低、缺如或免疫调节功能失衡,临床表现为机体抗感染能力减低,发生自身免疫性疾病、过敏性疾病、自身炎症性疾病、淋巴增生性疾病以及易感肿瘤等的一类疾病。1970年世界卫生组织(World Health Organization,WHO)首次对PID进行了分类和定义。国际免疫学会联合会(International Union of Immunology Societies,IUIS)PID专家组每2年对PID分类进行更新。2017年起,IUIS专家委员会将PID更名为免疫出生错误(inborn errors of immunity,IEI),随着基础免疫学的快速发展和高通量测序技术在临床的广泛应用,大量新发PID致病基因及相关新发疾病被报道。

## 一、分类

2019年国际免疫学会联合会(IUIS)PID专家组会对PID进行了最新的分类和阐述[1],共纳入404种疾病,包含430种不同的基因缺陷,其中包括自上次更新以来,在过去两年中发现的64个基因缺陷(2018年1月发布)[2]。自上次更新之后,将PID共分为10大类,分别是:①联合免疫缺陷病(combined immunodeficiency,CID);②伴典型表现的联合免疫缺陷综合征;③抗体免疫缺陷病;④免疫失调性疾病;⑤吞噬细胞缺陷;⑥固有免疫和天然免疫缺陷;⑦自身炎症性疾病(autoinflammatory diseases,AIDs);⑧补体缺陷;⑨单基因骨髓衰竭综合征;⑩拟表型免疫疾病。

**1. 联合免疫缺陷病**　是一组以T细胞缺陷为主,同时伴有其他细胞(如B细胞、NK细胞)不同程度缺陷的异质性疾病。根据疾病严重程度又分为重症联合免疫缺陷病(severe combined immunodeficiency,SCID)和普通型CID两大类。

SCID是CID中最为严重的类型,由于T细胞数量减少和/或功能降低并常继发B细胞功能缺陷,致机体体液免疫、细胞免疫功能同时受损,患儿对多种病原微生物均易感,如不经严格隔离、有效的免疫重建治疗,患儿常于2岁以内死亡。

2019版分类[1]列出58种不同基因突变所导致的50种CID,新增8种疾病,包括RAC2基因获得性功能显性突变导致T-B-型SCID,另外7种新增疾病均为普通型CID,分别为ICOSL基因缺陷导致的ICOSL缺陷、POLD1和POLD2基因缺陷导致的聚合酶D缺陷I型和II型、REL基因缺陷导致的c-REL缺陷、RelA基因缺陷导致的RelA单倍剂量不足、FCHO1基因缺陷导致的FCHO1缺陷和IKZF1基因DN突变导致的IKAROS缺陷。

ITK基因突变导致的ITK缺陷和ZAP70基因复合杂合LOF或GOF导致的自身免疫性疾病,亦存在CD8+T细胞显著减少和T细胞增殖障碍,部分可伴B细胞减少和体液免疫应答受损,故2019版分类将两者从免疫失调性疾病调整至普通型CID。

**2. 伴有典型表现的联合免疫缺陷综合征**　是指伴有特征性临床表现的联合免疫缺陷病,包括9个亚类、64种基因突变和3种染色体部分缺失导致的60种疾病。①遗传性血小板减少伴免疫缺陷(如Wiskott-Aldrich综合征);②上述联合免疫缺陷病以外的DNA修复缺陷性疾病(如共济失调毛细血管扩张症);③胸腺缺陷伴先天畸形(如DiGeorge综合征);④免疫-骨发育不良疾病;⑤高IgE综合征(HIES);⑥维生素$B_{12}$和叶酸代谢缺陷;⑦无汗性外胚层发育不良伴免疫缺陷病(EDA-ID);⑧钙通道缺陷;⑨其他联合免疫缺陷综合征。

**3. 抗体免疫缺陷病**　是最常见的原发性免疫缺陷病,其特征是低丙种球蛋白血症和不能产生有效的体液免疫反应,共分为4个亚类,分别为:①全部血清Ig严重降低伴B细胞显著降低或缺如的X连锁无丙种球蛋白血症(XLA);②至少两种血清Ig显著降低伴B细胞正常或降低的普通变异性免疫缺陷病(CVID);③血清IgG和IgA严重降低伴IgM正常/升高且B细胞数量正常(高IgM血症);④B细胞数量正常的同型、轻链或功能缺陷。

2019版分类包括了39种基因突变和1种染色体部分缺失所导致的46种原发性抗体缺陷病,新增9种疾病,分别是TOP2B基因突变导致的Hoffman综合征或TOP2B缺陷、ARHGEF1基因突变导致的ARHGEF1缺陷、TCF3基因纯合或复合杂合突变导致的E47转录因子缺陷、SLC39A7基因突变导致的ZIP7缺陷、SEC61A1基因突变导致的SEC61A1缺陷、SH3KBP1基因突变导致的SH3KBP1缺陷、RAC2基因LOF导致的RAC2缺陷、AICDA基因突变导致表现为常染色体显性遗传的AID缺陷、PIK3CD基因纯合突变导致的PIK3CD缺陷。

**4. 免疫失调性疾病**　具体分为7个亚类:①家族性噬血细胞淋巴组织细胞增生症(FHL);②伴有色

素减退的 FHL;③调节性 T 细胞功能缺陷;④伴或不伴淋巴细胞增生的自身免疫性疾病;⑤自身免疫性淋巴细胞增生综合征(ALPS);⑥伴结肠炎的免疫失调性疾病;⑦易感 EB 病毒的淋巴增殖性疾病。共包含 44 种疾病,45 种突变基因,新增 7 种疾病,包括 SLC7A7、DEF6、FERMT1、IL2RB、TGFB1、RIPK1 和 TNFRSF9 基因突变引起的疾病。

**5. 吞噬细胞缺陷** 主要包括先天性中性粒细胞减少症、趋化功能缺陷、呼吸爆发缺陷、其他非淋巴组织缺陷四大类,共包含 34 种疾病,41 种突变基因,新增 3 种疾病,包括 EFL1 缺陷和 SRP54 缺陷,另一种 CYBC1 基因突变则导致常染色体隐性遗传的慢性肉芽肿,属呼吸爆发缺陷。

**6. 固有免疫和天然免疫缺陷** 共有 64 种基因突变导致 53 种天然免疫缺陷,新增 13 种疾病,分为 9 个亚类,分别是呈孟德尔遗传的分枝杆菌易感性疾病(MSMD)、疣状表皮发育不良(HPV)、严重病毒易感性疾病、单纯疱疹病毒脑炎(HSE)、侵袭性真菌易感、慢性皮肤黏膜念珠菌病、Toll 样受体信号通路缺陷伴细菌易感染、其他非造血组织相关的固有免疫缺陷、其他与白细胞相关的固有免疫缺陷。新增疾病包括 IL12RB2、IL23R 和 SPPL2a 缺陷属 MSMD;CIB1 缺陷表现为疣状表皮发育不良,易出现人乳头瘤病毒感染和皮肤癌;IFNAR1 和 IRF9 缺陷、由 IFIH1 基因 LOF 导致的 MDA5 缺陷及分别由 POLR3A、POLR3C 或 POLR3F 基因突变导致的 RNA 聚合酶Ⅲ缺陷属严重病毒易感;DBR1 缺陷将导致Ⅰ型单纯疱疹病毒性脑炎;IL18BP 缺陷表现为暴发性病毒性肝炎;IRF4 单倍剂量不足将导致 Whipple 病,表现为慢性细菌感染,常累及消化系统和关节,亦可出现心、肺、眼部及神经系统症状。

**7. 自身炎症性疾病** 主要由固有免疫系统的细胞和分子异常,导致复发性或持续性的系统性炎症性疾病,与自身免疫性疾病不同,患者体内不能检测到特异性抗原和高滴度自身抗体或特异性 T 细胞克隆异常活化。分为Ⅰ型干扰素病、炎症小体缺陷和非炎症小体相关疾病,共包含 45 种疾病,42 种突变基因,新增 9 种疾病。DNASE1L3 缺陷、DNASE2 缺陷和 OAS1 基因 GOF 相关性疾病属于Ⅰ型干扰素病;MEFV 基因 p.M694del 杂合突变导致的晚发型家族性地中海热、NLRP1 基因缺陷相关性疾病均属炎症小体相关 AIDs;PSMG2 基因突变导致的慢性非典型嗜中性皮炎伴脂肪营养不良、ALPI 和 HAVCR2 缺陷以及 TRIM22 基因缺陷相关性肉芽肿性肠炎属非炎症小体相关自身炎症性疾病。

**8. 补体缺陷** 是少见的原发性免疫缺陷病,通常由基因突变引起纯合子蛋白表达缺失所致,大多数为常染色体隐性遗传。共包含 30 种疾病,36 种突变基因,新增了 C1R 和 C1S 基因获得性功能突变导致的埃勒斯-当洛综合征。

**9. 单基因骨髓衰竭综合征** 临床特点包括全血细胞减少、先天性畸形及易患肿瘤,多数还具有反复感染,T、B 或 NK 细胞数量异常或功能缺陷,低免疫球蛋白血症等典型 PID 表型,为 2019 年新增分类,包括原来伴有典型症状的免疫缺陷综合征中的第 6 亚类先天性角化不良(DKC)伴骨髓衰竭和端粒功能失调(除 DCLRE1B 基因缺陷致 AR DKC)以及新增的骨髓衰竭综合征(bone marrow failure syndrome,BMFS)、范科尼贫血、MIRAGE 综合征、共济失调全血细胞减少综合征等组成,共包含 43 种疾病,42 种突变基因。

根据临床表型差异分为两种不同类型:①范科尼贫血(Fanconi anemia,FA);②先天性角化不良(dyskeratosis congenita,DKC)。FANCA、FANCB、FANCC、BRCA2、FANCD2、FANCE、FANCF、XRCC9、FANCI、BRIP1、FANCL、FANCM、PALB2、SLX4、ERCC4、RAD51C、BRCA1、SAMD9、SAMD9L、UBE2T、MAD2L2、RAD51、RFWD3 和 XRCC2 基因突变导致 FA 疾病表型。CTC1、DKC1、PARN、RTEL1、STN1、TERC、TERT、TINF2、WRAP53、ACD、NOLA2、NOLA3、SRP72 和 TP53 缺陷均导致不同 DKC 疾病表型。

**10. 免疫出生缺陷的拟表型** 是指由获得性因素导致的一组疾病,包括由体细胞突变或对特定细胞因子或免疫因子的自身抗体导致的和经典 PID 表现类似的疾病,目前共包含 12 种疾病。

有关原发性免疫缺陷病的最新分类见表 19-1。

表 19-1　原发性免疫缺陷病分类

| 联合免疫缺陷病 | T-B+SCID |
| --- | --- |
| | T-B-SCID |
| | 症状较轻的 CID |
| 伴有典型症状的免疫缺陷综合征 | 伴先天性血小板减少的免疫缺陷 |
| | 除第一类 CID 以外的 DNA 修复障碍性疾病 |
| | 胸腺缺陷伴先天性畸形 |
| | 免疫-骨发育不良性疾病 |
| | 高 IgE 综合征 |
| | 维生素 $B_{12}$ 和叶酸代谢缺陷 |
| | 无汗性外胚层发育不良伴免疫缺陷 |
| | 钙通道缺陷 |
| | 其他缺陷 |

续表

| | |
|---|---|
| 抗体免疫缺陷病 | 全部血清 Ig 严重降低伴 B 细胞显著降低或缺如,无丙种球蛋白血症 |
| | 至少两种血清 Ig 显著降低伴 B 细胞正常或降低,CVID 表型 |
| | 血清 IgG 及 IgA 显著降低伴 IgM 正常或升高,B 细胞数量正常,高 IgM |
| | 同型、轻链或功能缺陷伴 B 细胞数目大致正常 |
| 免疫失调性疾病 | 家族性噬血淋巴组织细胞增生症(FHL) |
| | 伴有色素减退的 FHL |
| | 调节性 T 细胞功能缺陷 |
| | 伴或不伴淋巴组织增生的自身免疫性疾病 |
| | 伴结肠炎的免疫失调性疾病 |
| | 自身免疫性淋巴细胞增生综合征(ALPS,Canale-Smith 综合征) |
| | 易感 EB 病毒(EBV)和淋巴增殖性疾病 |
| 先天性吞噬细胞数量或功能缺陷 | 先天性中性粒细胞减少 |
| | 趋化功能缺陷 |
| | 呼吸爆发缺陷 |
| | 其他非淋巴组织缺陷 |
| 固有免疫和先天免疫缺陷 | 呈孟德尔遗传的分枝杆菌病(MSMD) |
| | 疣状表皮发育不良(HPV) |
| | 易发生严重病毒感染 |
| | 单纯疱疹病毒脑炎(HSE) |
| | 易感侵袭性真菌 |
| | 易患皮肤黏膜念珠菌病 |
| | TLR 信号通路缺陷伴细菌易感染 |
| | 其他非造血组织相关的先天性免疫缺陷 |
| | 其他与白细胞相关的先天性免疫缺陷 |
| 自身炎症性疾病 | I型干扰素病 |
| | 炎症小体缺陷 |
| | 非炎症小体相关情况 |
| 补体缺陷 | |
| 单基因骨髓衰竭综合征 | |
| 免疫出生缺陷的拟表型 | 与体细胞突变有关 |
| | 与自身抗体相关 |

注:SCID,重症联合免疫缺陷病(severe combined immune deficiency);CID,联合免疫缺陷病(combined immune deficiency);CVID,普通变异性免疫缺陷病(common variable immunodeficiency disorders);FHL,家族性噬血淋巴组织细胞增生症(familial hemophagocytic lymphohistiocytosis);ALPS,自身免疫性淋巴细胞增生综合征(autoimmune lymphoproliferative syndrome);MSMD,呈孟德尔遗传的分枝杆菌病(Mendelian susceptibility to mycobacterial disease);HPV,人乳头瘤病毒(human papillomavirus);HES,单纯疱疹病毒脑炎(herpes simplex encephalitis);TLR,Toll 样受体(Toll-like receptor)。

## 二、发病机制

根据免疫系统受累的主要成分分类,有适应性免疫缺陷病和先天性免疫缺陷病。目前发现 PID 的主要表现为与自身免疫和免疫失调相关的综合征,而不是明显的感染。此外,过去 2 年的主要发现深刻表明,疾病的独特机制如功能获得性突变(GOF)、功能缺失型突变(LOF)、显性负性效应、单倍体不足以及同一基因变异的不同遗传方式[常染色体隐性(AR),常染色体显性(AD)]可以导致不同的临床情况,这也是原发性免疫缺陷病独特的性质。另外,以前被认为只有纯合突变所致的疾病在很多杂合突变的患者也同样出现临床表型,如最近 PID 更新中的条目至少有 35 个基因反映了突变导致疾病的不同机制,如 STAT1、STAT3、NLRP1、RAC2、ZAP70、CARD11、IKBKB、WAS、JAK1、IFIH1、C3、C1R、C1S-GOF 或 LOF;STAT5、STAT1、CARD11、ACD、CFH、CFHR1-5、FOXN1、RAC2、TCF3、AICDA、PIK3R1、IFNGR1、TREX1、TICAM1、IRF8-AD 或 AR;PIK3CD-ADGOF、ARLOF;IKZF1-AD,或单倍体不足以及 NLRP3 不同的疾病表型,包括 Muckle-Wells 综合征、家族性寒冷自身炎症综合征、新生儿起病的多系统炎症性疾病(NOMID)或慢性婴儿神经皮肤关节综合征(CINCA),均由 GOF 等位基因突变引起[3-8]。

**1. 适应性免疫缺陷病**　T 细胞和 B 细胞是适应性免疫系统的主要细胞。B 细胞介导抗体的产生,因此在抗体介导(体液)免疫中起主要作用。T 细胞控制细胞介导的免疫反应,在细胞发育、分化和成熟的任何阶段出现缺陷都会导致 T 细胞(细胞)免疫缺陷,而与 B 细胞发育和/或成熟有关的缺陷则会导致 B 细胞(抗体缺陷)疾病。由于 B 细胞介导的抗体产生需要完整的 T 细胞功能,大多数 T 细胞缺陷导致(B 细胞和 T 细胞)联合免疫缺陷病。

**2. 先天免疫缺陷病**　先天免疫反应是抵御潜在病原体的第一道防线,适当的识别外来病原体和诱导炎症级联反应是清除病原体必不可少的步骤,若先天识别病原体方面存在缺陷,引起后期免疫应答延缓,可导致感染加重。许多细胞和蛋白质参与天然免疫反应,包括吞噬细胞(中性粒细胞和巨噬细胞)、树突状细胞和补体蛋白等,吞噬细胞主要负责吞噬作用,补体蛋白的功能是识别和调理外来抗原,使其易被吞噬。先天免疫中任何一种成分的发育和功能缺陷都可能导致 PID。

### 三、临床表现

**1. 联合免疫缺陷病（CID）** 存在特异性 T 细胞缺陷的患者可能表现淋巴细胞减少和中性粒细胞减少。SCID 是由于功能性 T 细胞和免疫反应缺失引起。分类为 T 细胞缺乏，但存在 B 细胞（T-，B+）或 T 细胞和 B 细胞的同时缺失（T-，B-）。自然杀伤（NK）细胞数也有助于确定 SCID 的遗传表型。T 细胞数量正常不能排除 T 细胞缺陷的可能性，在怀疑的患者中，需要做 T 细胞功能研究[9]。

SCID 患者通常在生后第一年内出现慢性腹泻和生长不良，严重和复发性机会性病原体感染（例如白色念珠菌、肺孢子菌或巨细胞病毒）和皮疹。一些患者也可能有神经系统异常。其他不太严重的普通 CID 包括 Wiskott-Aldrich 综合征、DiGeorge 综合征、共济失调毛细血管扩张症和 X 连锁淋巴增生性疾病等。这些疾病的发病时间可能较晚，表现反复感染和一些特定的该综合征所具有的临床表现，自身免疫和免疫失调也是这些 CIDs 的常见并发症。

*ITK* 基因突变导致的 ITK 缺陷除表现为 EB 病毒相关淋巴增殖性疾病，其主要临床特征还包括反复感染、低免疫球蛋白血症、CD4+T 细胞和 NK-T 细胞显著减少；*ZAP70* 基因复合杂合 LOF 或 GOF 导致的自身免疫性疾病，亦存在 CD8+T 细胞显著减少和 T 细胞增殖障碍，部分可伴 B 细胞减少和体液免疫应答受损。

在成年人中，迟发性联合免疫缺陷（LOCID）是一种新出现的 PID，2009 年首次被描述。LOCID 患者 CD4+T 细胞数量低，可能存在机会性感染，并可出现其他重要表现包括脾大和肉芽肿形成。高 IgE 综合征是另一种 CID 综合征，其特征是葡萄球菌感染皮肤和肺、骨骼异常和 IgE 水平升高。

**2. 伴有典型症状的免疫缺陷综合征** 常见综合征包括[10]：①以先天性血小板减少为主要表现的免疫缺陷，如 Wiskott-Aldrich 综合征（WAS LOF），表现为血小板减少症伴小血小板、湿疹、复发性细菌/病毒感染、血性腹泻、淋巴瘤、自身免疫性疾病及 IgA-肾病等；② DNA 修复障碍：如共济失调伴毛细血管扩张综合征（ATM AR），通常出现低 IgA、IgE 和 IgG 亚类，IgM 升高，共济失调，毛细血管扩张症，尤其是巩膜，肺部感染，淋巴网状和其他恶性肿瘤，放射敏感性增加及染色体不稳定性和染色体易位；③胸腺缺陷合并其他先天发育异常，如

DiGeorge/velocardio-facial 综合征，由染色体 22q11.2 大片段缺失（22q11.2DS），AD 遗传，5% 新生儿期 TREC 较低并且 CD3+T 细胞计数 <$1.5 \times 10^9$/L，伴有甲状旁腺功能减退症、心脏畸形、异常的面容及智力残疾；④免疫性骨发育不良，如软骨毛发发育不全综合征（RMRP AR）表现为干骺端短肢侏儒症、骨质疏松症、头发稀疏、骨髓衰竭、自身免疫、易感性淋巴瘤和其他癌症、精子功能受损发生及神经元发育不良等；⑤高 IgE 综合征（HIES），AD-HIES 由 *STAT3 AD LOF* 所致，记忆 B 细胞减少，IgE 升高，临床出现独特的面部特征（宽鼻桥），由于金黄色葡萄球菌、肺曲霉菌、肺孢子菌等感染所致的肺脓肿及肺气肿等，湿疹，皮肤黏膜念珠菌病，关节过度伸展、骨质疏松和骨折，脊柱侧弯，保留乳牙，部分患儿出现冠状动脉和脑动脉瘤；⑥维生素 $B_{12}$ 和叶酸代谢缺陷，如钴胺素 2 缺乏症（TCN2 AR），表现为巨幼细胞性贫血、全血细胞减少症及如长时间未经维生素 $B_{12}$ 处理可导致智力障碍；⑦无汗性外胚层发育不良伴免疫缺陷（EDA-ID），由于 *NEMO/IKBKG* 缺陷导致的 EDA-ID（外胚层发育不良，免疫不足）（IKBKG XL），表现为无汗性外胚层发育不良，各种感染（细菌、分枝杆菌、病毒、真菌），结肠炎，锥形牙齿，皮肤头发和牙齿缺陷等；⑧钙通道缺陷（ORAI1 AR），临床表现为自身免疫、外胚层发育不良及肌病等。

**3. 抗体缺陷病** 是 PID 中最常见的类型，约占所有 PID 诊断的 50%，包括一组异质性疾病，表现特征是对呼吸道细菌感染的易感性增加，特别是肺炎链球菌和流感嗜血杆菌。患者自出生 6 个月后发生反复窦肺感染，如中耳炎、鼻窦炎和肺炎，常伴有腹泻、疲劳、自身免疫表现（尤其是自身免疫性细胞减少症）和听力损害。患者常出现血清 Ig 水平降低或缺失，也可表现为血清 Ig 水平正常或升高，但功能异常。

XLA 是由 *BTK* 基因突变引起的，它负责调节 B 细胞的发育和成熟。临床特征是循环 B 细胞和血清 IgG、IgA 和 IgM 水平显著降低，常在生后 2 年内出现反复窦肺部感染，淋巴结和扁桃体缺失。

CVID 表现特征是血清 IgG 水平显著降低，IgA 和/或 IgM 水平低，男女性均可发病，通常比其他抗体缺乏性疾病发病年龄晚。临床表现为反复的窦肺感染，自身免疫和肉芽肿性疾病，胃肠道并发症和恶性肿瘤的风险增加，一些患者也可能出现支气管扩张。

IgA 缺乏症，其特征是在 IgG 和 IgM 水平正常

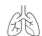

的情况下,血清 IgA 水平低或检测不到。多数 IgA 缺乏症患者无症状,在有症状的患者中,有 1/3 表现为反复感染和自身免疫性疾病。常见的自身免疫性疾病包括特发性血小板减少性紫癜、Graves 病、自身免疫性溶血性贫血、1 型糖尿病、类风湿关节炎、甲状腺炎、系统性红斑狼疮等。其发病机制可能与在缺少 IgA 的情况下,环境抗原可以很容易地穿透黏膜,导致分子模拟和与自身抗原的交叉反应,进而可能导致自身反应性抗体的形成。还有研究表明 IgA 缺乏症与异常的 T 细胞调节相关联。

**4. 免疫失调性疾病**　免疫系统失调疾病可引起自身免疫性疾病。在许多这些疾病中,淋巴细胞可以存在但功能失调,导致过度的自身反应,由此产生自身免疫性疾病和/或其他免疫失调的症状[11]。

**5. 吞噬细胞功能缺陷**　吞噬细胞疾病的典型症状和体征是皮肤、呼吸道和内脏的严重化脓性细菌和真菌感染等。慢性肉芽肿性疾病(CGD)是最常见的吞噬细胞缺陷,对某些细菌(过氧化氢酶阳性)和真菌易感,典型临床表现为反复致命感染,主要为细菌和/或真菌感染,以及在慢性炎症部位形成肉芽肿。新增的两种疾病 EFL1 缺陷和 SRP54 缺陷均表现为先天性中性粒细胞缺乏,临床特征还包括骨干骺端改变、身材矮小、发育迟缓、胰腺功能障碍和骨髓衰竭。

**6. 固有免疫和天然免疫缺陷**　固有免疫和天然免疫缺陷主要表现为易患侵袭性细菌感染,主要病原菌为肺炎链球菌、金黄色葡萄球菌和铜绿假单胞菌,可表现为脑膜炎、败血症、关节炎、骨髓炎等;还可表现为对寄生虫和真菌易感,可见侵袭性真菌感染,还可见孟德尔遗传性分枝杆菌易感和易患病毒感染,如疣状表皮发育不良和单纯疱疹性脑炎[12]。其他表现如 STAT1 GOF 缺陷可见自身免疫表现如甲状腺功能亢进、糖尿病、细胞减少症等。

**7. 自身炎症性疾病**　自身炎症性疾病共同表现常为发热(尤其是周期性发热)和各部位的炎症反应,多伴有皮肤和关节损害,可表现为皮疹、腹痛、关节炎、血管炎、炎症性肠病、眼部病变等。DNASE1L3 缺陷表现为系统性红斑狼疮样综合征、肾炎和低补体血症;DNASE2 缺陷可导致肾炎、关节病和血管炎;OAS1 基因缺陷相关性疾病属临床特征为肺泡蛋白沉积症和皮疹;ALPI 缺陷表现为炎症性肠病;PSMG2 缺陷表现为脂膜炎、脂肪营养不良和自身免疫溶血性贫血;HAVCR2 缺陷主要临床特征为 T 细胞淋巴瘤、皮肤黏膜毛囊炎和噬血细胞综合征。

**8. 补体缺陷**　在所有的 PIDS 中,补体缺陷占不到 1%,常常表现为系统性自身免疫性疾病,类似红斑狼疮或出现严重或反复的含荚膜细菌感染。新增的 C1R 和 C1S 基因获得性功能突变导致的 Ehlers-Danlos 综合征,其主要表现为早发性牙周炎、牙齿过早脱落、关节活动过度、关节痛、皮肤及血管脆弱、皮肤弹性增加及反复感染,少数可出现恶性肿瘤、动脉瘤及自身免疫现象等。

**9. 导致骨髓衰竭的基因缺陷**　导致骨髓衰竭的基因缺陷,除影响造血干细胞外,范科尼贫血主要表现为贫血,T、B 和 NK 细胞数量正常或降低,神经系统、皮肤、骨骼牙齿、心血管系统、泌尿生殖系统或消化系统畸形,染色体易断裂和 DNA 修复功能缺陷;先天性角化不良(DKC)伴骨髓衰竭和端粒功能失调,可见胎儿生长受限、小头畸形、肺和肝纤维化、指甲营养不良、毛发稀疏等;骨髓衰竭综合征(BMFS)可见脊髓发育不良、先天性神经性耳聋、B 细胞缺乏;MIRAGE 综合征还可见性腺异常、肾上腺功能衰竭、肠病、脾脏缺失、易感染;共济失调全血细胞减少综合征可见进行性小脑功能障碍;COATS plus 综合征还可见颅内钙化、血管扩张导致消化道出血、早衰等表现。

**10. 免疫出生缺陷的拟表型**　与体细胞突变相关可见淋巴结和脾大,自身免疫性细胞减少和淋巴细胞凋亡缺陷,还可见皮疹、关节炎、腹泻和神经系统症状;与自身抗体相关可见慢性皮肤黏膜念珠菌病、成人期发病的对分枝杆菌易感、反复皮肤葡萄球菌感染、肺泡蛋白沉积症、血管性水肿、不典型溶血性尿毒症综合征。胸腺瘤伴低丙种球蛋白血症可见侵袭性细菌、病毒或机会性感染、自身免疫、纯红细胞再生障碍性贫血、扁平苔藓、结肠炎、慢性腹泻等。

## 四、呼吸系统表现

气道、肺、胸腔、纵隔均可受累,其中肺部并发症最常见,大大增加了发病率和死亡率[13]。

### (一)肺部表现

**1. 肺部感染**　可为原发免疫缺陷病的首发表现,多数为急性感染,也可表现为反复感染或长期慢行感染。病原体依据免疫缺陷病的类型不同而有差异,少见病原体感染如真菌对免疫缺陷病的诊断有提示作用[14]。

(1)肺孢子菌肺炎:常见于高 IgM 综合征、CARD11

缺陷、SCID、Wiskott-Aldrich Syndrome（WAS）、IKBKB 缺陷等。

（2）金黄色葡萄球菌肺炎：常见于常染色体显性遗传高 IgE 综合征（AD-HIE、STAT3 缺陷）、慢性肉芽肿病、固有免疫缺陷病、ZNF341 缺陷、ERBIN 缺陷、IL-6ST（IL-6 信号转导子）缺陷、TLR 信号通路缺陷伴细菌敏感等。

（3）流感嗜血杆菌、肺炎链球菌肺炎：可见于许多原发免疫缺陷病，主要为普通变异性免疫缺陷病（CVID）。

（4）铜绿假单胞菌肺炎：主要见于 SCID、抗体缺陷病、慢性肉芽肿病、先天性严重粒细胞缺乏等，可引起脓毒血症。

（5）侵袭性曲霉菌肺炎：主要见于慢性肉芽肿病、AD-HIE、CARD9 缺陷、先天性严重粒细胞缺乏。

（6）念珠菌感染：多为血流感染和播散性感染播散到肺部，主要见于 SCID、CARD9 缺陷、CARD11 缺陷、STK4 缺陷、STAT1 功能获得性突变（GOF）、AD-HIE、IL7Ra 缺陷等。

（7）少见真菌肺炎：包括隐球菌、组织胞浆菌等，常见于高 IgM 综合征、CVID 等。

（8）非结核分枝杆菌肺炎：包括非典型结核分枝肺炎以及引起的血流感染，主要见于 SCID 和慢性肉芽肿病、STAT1 功能缺失性突变（LOF）、STAT3 GOF、Il-12B 基因突变、Il-12RB1 基因突变、TYK2 基因突变、TFNGR1,2 基因突变等。非典型结核分枝肺炎也见于胸腺发育不良（DiGeorge syndrome，CHARGE）、GATA2 缺陷等。

**2. 肺淋巴组织增殖性疾病**　根据我们的病例统计，淋巴组织增殖性疾病为原发性免疫缺陷病非感染性肺并发症的最常见表现，疾病类型包括滤泡性支气管炎、淋巴细胞间质性肺炎、肉芽肿性淋巴细胞间质性肺疾病（granulomatous lymphocytic interstitial lung disease，GLILD）以及淋巴瘤等[15]。淋巴组织增殖性疾病对原发免疫缺陷病的诊断有提示作用。主要发生于 CVID 和类 CVID，如 CTLA4 单倍体功能不足等、COPA 综合征、I 型干扰素病、自身免疫性淋巴细胞增殖症、不典型联合免疫缺陷病、STAT5b 缺陷病、WAS 等。

**3. 肺间质性疾病**　包括机化性肺炎、非特异性间质性肺炎、过敏性肺炎、肺泡蛋白沉积症、限制性肺病、肺纤维化等。常见于联合免疫缺陷病、WAS、CD45 缺乏等。我们收治的个别慢性肉芽肿病以过敏性肺泡炎起病，也有以双肺弥漫结节病变（非感染

性肉芽肿）表现者。

**4. 肺泡蛋白沉积症**　腺苷脱氨酶引起的 SCID 缺陷亚型易并发肺泡蛋白沉积症[16]。GATA2 缺陷可引起肺泡巨噬细胞功能异常可发生肺泡蛋白沉积症。

**5. 肺部恶性肿瘤**　我们收治的原发肺淋巴瘤以及横纹肌肉瘤肺转移的患者存在免疫缺陷病，主要见于抗体缺陷病、WAS、DNA 连接酶Ⅳ缺陷、MHC Ⅱ缺陷等。

**6. 肺结构改变**　包括肺大疱、肺不张、肺纤维化、钙化等，由于感染留有后遗症。

**（二）气道疾病**

包括哮喘、支气管扩张、闭塞性细支气管炎、急性感染性细支气管炎。哮喘和支气管扩张见于许多类型 PID，但最常见于抗体缺陷病，气道壁增厚和支气管扩张是 CVID 和类似 CVID 的最常见的表现[17]。我们最新发现闭塞性细支气管炎和急性感染性细支气管炎可见于抗体缺陷病、MHC Ⅱ缺陷病以及自身炎症性疾病。DiGeorge 综合征可引起巨大气管，伴或不伴圆锥动脉干血管异常，包括双主动脉弓、右主动脉弓，左主动脉弓伴异常的右锁骨下动脉。

**（三）肺血管和淋巴管疾病**

包括血管炎、肺栓塞、肺高血压、肺血管畸形、淋巴管发育畸形等。自身炎症疾病、WAS 患者可发生坏死性血管炎和动脉瘤性动脉扩张。自身炎症疾病可因血管炎导致肺栓塞发生。高 IgE 综合征可合并血管畸形。慢性肉芽肿病偶见引起肺动脉高压。TACI 突变可引起淋巴管畸形，发生乳糜性塑型性支气管炎和乳糜胸等。

**（四）胸腔疾病**

气胸、脓胸和支气管胸膜瘘、纵隔气肿主要由于肺部感染所致，常见于高 IgE 综合征和抗体缺陷病。

**（五）纵隔疾病**

主要表现为纵隔淋巴结肿大，多伴有肺淋巴增殖疾病或与感染有关。

## 五、诊断

**1. 新生儿筛查**　当 T 细胞受体产生时，一段 DNA 从基因组中被切下，称为 T 细胞受体切除环（TREC）。TREC 计数可用于量化新生儿 T 细胞的产生，并可鉴别出许多 SCID 病例，但并非全部。

**2. 临床线索**　对于反复或者持续肺炎，存在过度自身炎症反应或自身免疫性表现，肺淋巴组织增殖性疾病，感染和过敏性疾病并存，影像学存在支气

管扩张、可疑侵袭性真菌感染或非分枝杆菌感染征象的儿童等，应怀疑 PID 的可能。

**3. 免疫学评估** 完整的血液细胞计数（CBC）用于观察是否有淋巴细胞减少、异常淋巴细胞或吞噬细胞以及任何可能的血液学异常。其他重要的诊断实验包括淋巴细胞增殖试验和流式细胞术，用于 B 细胞亚群、T 细胞亚群、NK 细胞计数以及淋巴细胞功能等的评价。中性粒细胞功能测定（如二氢罗丹明流式细胞仪分析方法，呼吸爆发实验）等有助于筛查和确诊。

**4. 蛋白质和基因检测** 细胞蛋白质的表达变化或功能检查以及基因检测可确诊。

## 六、治疗

**1. 丙种球蛋白替代** 丙种球蛋白（IVIG）替代治疗适用于抗体免疫缺陷病，除静脉注射外，皮下注射剂型正在国内研究，剂量多为 400~1 000mg/(kg·d)，3~4 周 1 次。高剂量的 IVIG 可降低支气管扩张的发生率和进展，血清 IgG>600mg/dl 水平可以更好地控制肺部感染及并发症，血清 IgG 总水平保持在 800~1 100mg/dl 之间，可明显减缓与年龄相关的肺功能下降[18]。目前建议 IVIG 治疗后，血清 IgG 起始目标为 500mg/dl，以此进行剂量和时间调整，应达到维持患者不受感染的水平。

**2. 抗感染** 感染为原发免疫缺陷病常见表现，不同缺陷类型常见病原体有所不同，可根据缺陷类型或者临床、影像学表现以及痰液、支气管肺泡灌洗液检查，必要时病原体二代测序结果选择抗生素。一些类型容易导致侵袭性真菌感染，一些类型容易导致非典型分支感染，应注意及时治疗。

**3. 糖皮质激素和其他免疫抑制剂** 当感染合并过度炎症反应、自身免疫疾病、淋巴组织增殖性疾病、间质性肺疾病时，首选糖皮质激素治疗，如病情严重、反应不佳或者复发时，联合应用其他免疫抑制剂如硫唑嘌呤、甲氨蝶呤、环孢素等治疗。

**4. 生物制剂（靶向治疗）** 一些免疫缺陷病靶向治疗取得疗效，如 CTLA-4 单倍功能不全和 LRBA 缺乏的患者发生 GLILD 的治疗常采用 Abatacept；利妥昔单抗用于普通变异型免疫缺陷病并发 GLILD。

**5. 造血干细胞治疗** PID 特别是起源于造血池的缺陷，可以进行造血干细胞移植（HSCT）。但胸腺基质缺损存在，因造血干细胞不能在胸腺进行功能上的成熟，免疫重建较差，不适合 HSCT 治疗，其他造血功能外的缺陷也不适于 HSCT 治疗[19]。

**6. 基因治疗** 目前基因治疗已试用于 *Il-2R* 突变重症联合免疫缺陷病以及腺苷脱氨酶引起的 SCID 缺陷病，慢性肉芽肿病等疾病也正在进行研究，基因治疗为未来的潜在治疗方向[20]。

（张 越 赵顺英）

## 参考文献

[1] TANGYE SG, AL-HERZ W, BOUSFIHA A, et al. Human Inborn Errors of Immunity: 2019 Update on the Classification from the International Union of Immunological Societies Expert Committee. Clin Immunol, 2020, 40(1): 24-64.

[2] PICARD C, BOBBY GH, AL-HERZ W, et al. International Union of Immunological Societies: 2017 primary immunodeficiency diseases committee report on inborn errors of immunity. Clin Immunol, 2018, 38(1): 96-128.

[3] CASANOVA JL, ABEL L. Human genetics of infectious diseases: unique insights into immunological redundancy. Semin Immunol, 2018, 36: 1-12.

[4] FISCHER A, RAUSELL A. What do primary immunodeficiencies tell us about the essentiality/redundancy of immune responses? Semin Immunol, 2018, 36: 13-16.

[5] ZHANG SY, JOUANGUY E, ZHANG Q, et al. Human inborn errors of immunity to infection affecting cells other than leukocytes: from the immune system to the whole organism. Curr Opin Immunol, 2019, 59: 88-100.

[6] BUCCIOL G, MOENS L, BOSCH B, et al. Lessons learned from the study of human inborn errors of innate immunity. Allergy Clin Immunol, 2019, 143(2): 507-527.

[7] MEYTS I, BOSCH B, BOLZE A, et al. Exome and genome sequencing for inborn errors of immunity. J Allergy Clin Immunol, 2016, 138(4): 957-969.

[8] PICARD C, FISCHER A. Contribution of high-throughput DNA sequencing to the study of primary immunodeficiencies. Eur J Immunol, 2014, 44(10): 2854-2861.

[9] ZHANG Q, FRANGE P, BLANCHE S, et al. Pathogenesis of infections in HIV-infected individuals: insights from primary mmunodeficiencies. Curr Opin Immunol, 2017, 48: 122-133.

[10] KERNER G, RAMIREZ-ALEJO N, SEELEUTHNER Y, et al. Homozygosity for TYK2 P1104A underlies tuberculosis in about 1% of patients in a cohort of European ancestry. Proc Natl Acad Sci U S A, 2019, 116(21): 10430-10434.

[11] LEIDING JW, FORBES LR. Mechanism-based precision therapy for the treatment of primary immunodeficiency and primary immunodysregulatory diseases. J Allergy Clin

Immunol Pract,2019,7(3):761-773.

[12] CONLEY ME,DOBBS AK,FARMER DM,et al. Primary B cell immunodeficiencies:comparisons and contrasts. Annu Rev Immunol,2009,27:199-227.

[13] YAZDANI R,ABOLHASSANI H,ASGARDOON MH,et al. Infectious and Noninfectious Pulmonary Complications in Patients With Primary Immunodeficiency Disorders. J Investig Allergol Clin Immunol,2017,27(4):213-224.

[14] SHERWANI P,BHALLA AS,JANA M,et al. Toracic Manifestations of Primary Immunodefciency Disorders. Indian J Pediatr,2020,87(10):846-849.

[15] JESENAK M,BANOVCIN P,JESENAKOVA B. Pulmonary manifestations of primary immunodeficiency disorders in children. Front Pediatr,2014,25(2):77-80.

[16] GRUNEBAUM E,CUTZ E,ROIFMAN CM. Pulmonary alveolar proteinosis in patients with adenosine deaminase defciency. J Allergy Clin Immunol,2012,129(6):1588-1593.

[17] EY WU,EHRLICH L,HANDLY B,et al. Clinical and imaging considerations in primary immunodefciency disorders:an update. Pediatr Radiol,2016,46(12):1630-1644.

[18] BONILLA FA,BARLAN I,CHAPEL H,et al. International Consensus Document (ICON):common variable immunodeficiency disorders. J Allergy Clin Immunol,2016,4(1):38-59.

[19] CASTAGNOLI R,DELMONTE OM,CALZONI E,et al. Hematopoietic Stem Cell Transplantation in Primary Immunodeficiency Diseases:Current Status and Future Perspectives. Front Pediatr,2019,7:295.

[20] FOX TA,BOOTH C. Gene therapy for primary immunodeficiencies. Br J Haematol,2021,193(6):1044-1059.

# 第二节　重症联合免疫缺陷病的肺部表现

联合免疫缺陷疾病(T 和 B 淋巴细胞缺乏症)的患者常在生命早期出现反复感染。严重的联合免疫缺陷疾病(SCID)是联合免疫缺陷疾病中最严重的类型,T 细胞和 B 细胞的功能均受到干扰或完全消失,通常在 6 个月或更早的年龄发病,并伴有细菌、病毒、真菌等感染,这些感染可能导致早期死亡。

## 一、病因

T⁻B⁻NK⁻SCID(T、B、NK 细胞均缺乏)可见于因缺乏干细胞而引起的网状系统发育不全。腺苷脱氨酶(ADA)缺乏症是因为缺陷的 ADA 基因会导致在 T、B 和 NK 细胞中产生毒性代谢产物,也会出现类似的表型(T⁻B⁻NK⁻)[1-5]。

T⁻B⁻NK⁺SCID(RAG1/2 缺陷)可能由于 RAG1/2 酶剪断 DNA 进行 TCR(T 细胞受体)和 BCR(B 细胞受体)的 VDJ 重排而导致 SCID[4]。一个相似的表型是 Artemis 缺乏症,其特征是 RAG1/2 剪断后无法修复 DNA。

T⁻B⁺NK⁻SCID 多为 X 连锁,并且由于缺乏常见的 γ 链而缺乏一系列细胞因子的 IL 受体。Jak 3 激酶缺乏症的类似表型是由于缺乏 Jak 3 激酶来通过 IL-R 结合跟踪信号所致。当没有导致 T 细胞分化失败的 IL-7α 链时,T⁻B⁺NK⁺ SCID 是 IL-7 缺乏的表型。CD3 激活失败中存在相似的表型,其特征在于信号传导缺陷,例如 ZAP-70 缺陷。T⁺B⁺NK⁺MHC 缺陷具有两种表型:MHC Ⅰ类缺陷(裸淋巴细胞综合征)和 MHC Ⅱ类缺陷。第一种情况是由于 TAP-2 转录缺陷导致无法表达Ⅰ类 MHC 引起的。第二种情况是由于 MHC Ⅱ类蛋白的转录缺陷。

## 二、临床表现

SCID 患者通常在生命的头几周或几个月出现严重的感染,尽管可以发生细菌和原虫感染,但主要是病毒或真菌感染,尤其是念珠菌感染、肺孢子菌感染,常出现血流感染、脑膜炎、骨髓炎等多个脏器感染。卡介苗接种后异常反应如腋窝淋巴结结核、接种处化脓多为首发表现。慢性腹泻可致发育落后,身材矮小。部分患者出现移植物抗宿主反应(皮疹、全血细胞减少和肝功能异常),由胎盘获得的母体 T 细胞引起[6,7]。

少数患者表现为不典型 SCID:发病晚,感染相对较轻,抗感染疗效好,但感染易反复,非感染症状较为突出,如湿疹、炎症性肠病、间质性肺炎等,应用激素治疗有效[8-11](图 19-1)。我们发现个别患者发生哮喘,也因炎症性肠病或者牛奶过敏引起吸入性肺炎和间质性肺疾病。

## 三、免疫表型

典型表现为外周血缺乏 T 淋巴细胞和 NK 淋巴细胞,B 细胞通常存在,但免疫球蛋白严重减少,不典型者上述改变不明显。淋巴细胞刺激测定、B 细胞功能及 NK 细胞功能存在相应的缺陷[12]。

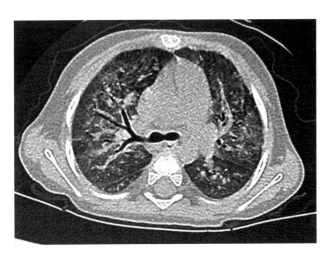

图 19-1　肺部 CT 提示双肺广泛磨玻璃影和斑片影,少许小叶间隔增厚和胸膜下小囊泡影,牵拉性支气管扩张

## 四、治疗/管理

骨髓移植可能对以下亚组有益:RAG1/2 SCID,ADA-SCID,Artemis SCID,Wiskott-Aldrich 综合征。丙种球蛋白的使用可能对以下亚组有益:ADA-SCID,RAG1/2 SCID,Jak 3 激酶缺乏症,Artemis SCID,裸淋巴细胞综合征,MHC Ⅱ类缺陷,X 连锁的 SCID。其他治疗选项包括:转移因子使用,抗感染药物使用,辐射输血等,基因治疗处于实验阶段。不典型 SCID 以非感染性疾病为主要表现,需要使用抗炎药物及糖皮质激素辅助治疗[13-15]。

## 五、预后

除非成功进行了骨髓移植或基因治疗(实验性),SCID 的预后一般最差,未经有效治疗的患者大部分死于 1 岁以内。通常为了改善原发性免疫缺陷患者的生活质量,需要长期服用抗菌药物。

（刘　辉）

## 参考文献

[ 1 ] ALURI J,DESAI M,GUPTA M,et al. Clinical,Immunological,and Molecular Findings in 57 Patients with Severe Combined Immunodeficiency（SCID）from India. Front Immunol,2019,10:23.

[ 2 ] WEKELL P,HERTTING O,HOLMGREN D,et al. Fifteen-minute consultation:Recognising primary immune deficiencies in children. Arch Dis Child Educ Pract Ed,2019,104（5）:235-243.

[ 3 ] NOTARANGELO LD,FISCHER A,GEHA RS,et al. International Union of Immunological Societies Expert Committee on Primary Immunodeficiencies. Primary immunodeficiencies:2009 update. J Allergy Clin Immunol,2009,124（6）:1161-1178.

[ 4 ] GENNERY A. Recent advances in understanding RAG deficiencies. F1000Res,2019,8:F1000 Faculty Rev-148.

[ 5 ] FLINN AM,GENNERY AR. Adenosine deaminase deficiency:a review. Orphanet J Rare Dis,2018,13（1）:65.

[ 6 ] MODELL V,QUINN J,ORANGE J,et al. Primary immunodeficiencies worldwide:an updated overview from the Jeffrey Modell Centers Global Network.Immunol Res,2016,64（3）:736-753.

[ 7 ] AL-HERZ W,AL-MOUSA H. Combined immunodeficiency:the Middle East experience.J Allergy Clin Immunol,2013,131（3）:658-660.

[ 8 ] CHINN IK,SHEARER WT. Severe Combined Immunodeficiency Disorders. Immunol Allergy Clin North Am,2015,35（4）:671-694.

[ 9 ] BOONE ATS,CHINN IK,ALAEZ-VERSÓN C,et al. Failing to Make Ends Meet:The Broad Clinical Spectrum of DNA Ligase IV Deficiency. Case Series and Review of the Literature. Front Pediatr,2019,6:426.

[ 10 ] AMATUNI GS,CURRIER RJ,CHURCH JA,et al. Newborn Screening for Severe Combined Immunodeficiency and T-cell Lymphopenia in California,2010-2017. Pediatrics,2019,143（2）:e20182300.

[ 11 ] MURATA C,RAMÍREZ AB,RAMÍREZ G,et al. Discriminant analysis to predict the clinical diagnosis of primary immunodeficiencies:a preliminary report. Rev Alerg Mex,2015,62（2）:125-133.

[ 12 ] ROUTES J,ABINUN M,AL-HERZ W,et al. ICON:the early diagnosis of congenital immunodeficiencies. J Clin Immunol,2014,34（4）:398-424.

[ 13 ] SHAMRIZ O,CHANDRAKASAN S. Update on Advances in Hematopoietic Cell Transplantation for Primary Immunodeficiency Disorders.Immunol Allergy Clin North Am,2019,39（1）:113-128.

[ 14 ] BORZUTZKY A,CROMPTON B,BERGMANN AK,et al. Reversible severe combined immunodeficiency phenotype secondary to a mutation of the proton-coupled folate transporter. Clin Immunol,2009,133（3）:287-294.

[ 15 ] TANAKA R,TACHIBANA K,SUDA K,et al. A severe combined immunodeficiency disease mouse model of human adenocarcinoma with lepidic-predominant growth. Pathol Res Pract, 2018,214（12）:2000-2003.

## 第三节 抗体免疫缺陷病的肺部表现

### 一、普通变异免疫缺陷病

普通变异免疫缺陷病(common variable immuno-deficiency,CVID)是一组以 Ig 水平低下为特征的异质性疾病,主要特征是 B 细胞分化缺陷,低丙种球蛋白血症,抗体产生缺陷,细胞免疫缺陷,反复窦肺感染,自身免疫和炎症引起的器官损伤等[1]。CVID 一词是由世界卫生组织于 1971 年提出,但最近被"CVID 疾病"一词所取代,以强调本病的异质性,包括经典的 CVID 和类 CVID 样疾病。经典 CVID 为散发病例,无基因异常和家族病例,而 CVID 样疾病与基因突变有关,如 *TACI*、*BAFF*、*TWEAK*、*ICOS*、*CD19*、*CD21*、*CD20*、*CTLA4*、*LRBA*、*IK3CD*、*PIK3R1*、*PTEN*、*TRNT1*、*TTC37*、*NFKB1*、*NFKB2*、*IKZF1*、*TBFB* 及 *ATP6AP1* 等[2]。

大多数 CVID 病例和类 CVID 样疾病表现为反复呼吸道感染,通常是由常见的呼吸道病原体(肺炎链球菌、流感嗜血杆菌和肺炎支原体)引起,可并发脓胸和血流感染,反复肺炎可导致支气管扩张,是本病的常见表现,还可引起肺淋巴增生性疾病和慢性肺部疾病[3]。肺外表现包括胃肠道疾病、肝炎、慢性结膜炎、细菌性脑膜炎、脑膜脑炎和由肠道病毒引起的皮肌炎样综合征、炎症性疾病、自身免疫性疾病、反复感染引起脾大,本病也可发生恶性肿瘤,特别是淋巴瘤[4]。

免疫球蛋白替代治疗后,感染性并发症减少,而非感染性并发症包括自身免疫和炎症性疾病,成为发病和死亡的主要原因。CVID 患者和类 CVID 患者可发生淋巴细胞间质性肺炎、滤泡性细支气管炎以及肉芽肿性淋巴细胞间质性肺病(granulomatous lymphocytic interstitial lung disease,GLILD)[1],前两种疾病详见肺淋巴细胞增殖性疾病,因 GLILD 是 CVID 患者较严重肺部非感染性并发症,本节重点介绍。

肉芽肿性淋巴细胞间质性肺病:肉芽肿性淋巴细胞间质性肺病(GLILD)指发生于 CVID 和类 CVID 患者,与肺组织中淋巴细胞浸润和/或肉芽肿有关的间质性肺疾病,被认为是多系统免疫失调的肺部表现。10%~20% 的 CVID 患者可发生 GLILD,本病对患者的预后有不良影响,显著降低了患者的生存率。

**1. 发病机制** 确切病因机制尚不清楚。研究发现淋巴细胞扩增伴有 B 细胞活化因子(BAFF)的增加,进而导致抗凋亡因子 Bcl-2 的激活,促进 B 细胞存活及产生 IgM 的低表达 CD21 的 B 细胞增加,低表达 CD21 的 B 细胞扩增伴有 Th1 细胞增加以及干扰素-γ 表达增加,提示 T-B 的异常相互作用在 CVID 间质性肺病的发病中起主要作用[5]。既往也认为 T 细胞异常、抗原处理缺陷或炎症因子失调可能与肉芽肿的形成或失控的淋巴增殖有关。此外,感染如疱疹病毒 8 或巨细胞病毒也可能起到触发作用。本病除肺部外,多伴有其他系统肉芽肿和/或炎症性疾病,如肝、脾。

**2. 病理表现** T 细胞和/或 B 细胞的良性淋巴增生聚集和/或非干酪性肉芽肿引起的肉芽肿性炎症[6]。T 细胞尤其以 CD4[+] 浸润为主,一些病例 B 细胞和 T 细胞均有浸润,但 B 细胞较少。可伴松散的上皮样组织细胞积聚和多核巨细胞浸润,也可出现机化性肺炎和纤维化。

**3. 临床表现** 典型的症状是慢性咳嗽和呼吸急促,有些患者可能无症状,常伴有深部淋巴结肿大,脾大和肝大,尤其是脾大[7,8]。

**4. 影像学表现** 影像学检查对 GLILD 的诊断很重要,病变明显的患者胸部 X 线片可显示肺门淋巴结肿大和肺内弥漫小结节。HRCT 显示肺部弥漫小结节、磨玻璃影、斑片影以及肺门、纵隔淋巴结肿大[9,10](图 19-2)。

**5. 免疫学检查** 多数患者 T 细胞有不同程度的异常,可能与 CVID 患者的临床不一致,常表现为 T 细胞数量低,尤其是 CD4[+]T 细胞数量降低,淋巴细胞增殖不良。特殊 B 细胞亚群与 CVID 患者肉芽肿并发

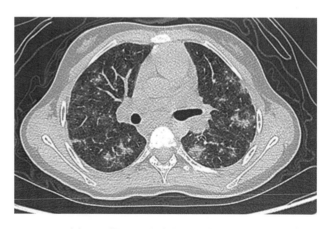

图 19-2 肺部 CT 提示双肺分布小结节影、斑片影和磨玻璃影,左肺门淋巴结肿大

症和淋巴增生的发生有关,如 CD21 低 B 细胞的扩增。另外,与健康对照组相比,CVID 患者外周血 Tregs 数量和/或功能减少,有报道肺活检组织中未见到 Treg 细胞[11],硫唑嘌呤和利妥昔单抗联合治疗后 Tregs 计数增加,提示有免疫失调迹象。

**6. 实验室检查**　可有白细胞减少、转氨酶升高和乳酸脱氢酶水平升高。

**7. 诊断**　根据临床表现、免疫表型以及病理诊断 GLILD[12]。

**8. 治疗**　目前治疗尚不一致,有报道丙种球蛋白替代治疗后肺部疾病消失。根据英国原发免疫缺陷协作组共识[13],糖皮质激素是治疗 GLILD 的一线药物,但一些患者只有部分反应,不能完全维持缓解。因肺活检显示 B 细胞和 T 细胞增殖,支持联合免疫抑制剂治疗,麦考酚酯(MMF)、硫唑嘌呤、环孢素、西罗莫司和英夫利昔单抗均在单例报告中显示有效。西罗莫司是一种 mTOR 抑制剂,能降低淋巴细胞存活率并主要影响效应 T 细胞,由于本病有 T 淋巴细胞浸润和 Treg 受损等,为西罗莫司治疗有效的理论基础,但长期服用,应注意西罗莫司副作用,如口腔炎、高胆固醇血症、高甘油三酯血症、高血糖、高血压、腹痛、便秘、痤疮、关节痛和血肌酐水平升高,需要定期测量副作用。

利妥昔单抗是糖皮质激素无效时的二线选择。在大多数情况下,利妥昔单抗治疗有效,但当 B 细胞重建后,可能复发。利妥昔单抗和硫唑嘌呤联合化疗是另一种 CVID 和 GLILD 患者的潜在治疗方法,所有病例包括其他治疗失败者均缓解,但也可能发生复发[14]。利妥昔单抗单药和基于利妥昔单抗的联合化疗均是 CVID 患者 GLILD 的有效治疗方法,目前不确定利妥昔单抗单药治疗是否优于联合化疗。

CTLA-4 单倍功能不全和 LRBA 缺乏的患者发生 GLILD 时,可采用 Abatacept。

造血干细胞移植是一种潜在的免疫缺陷和 GLILD 的治愈方法,但与严重并发症的风险有关。荟萃分析[14]显示当移植成功时,大多数患者 GLILD 症状消失,但移植后死亡率相对较高,高于其他类型 PID 移植患者。

我科室 1 例患儿使用丙种球蛋白和西罗莫司治疗,肺部影像学提示肺内弥漫性小结节和网状阴影基本控制,肺功能基本正常,脾脏明显缩小。另外 1 例患儿通过丙种球蛋白替代治疗和糖皮质激素治疗后,肺门和纵隔淋巴结、肺内散在小结节病变完全消失,肝脾轻度肿大消失。

## 二、细胞毒性 T 淋巴细胞抗原 4 缺陷

细胞毒性 T 淋巴细胞抗原 4(CTLA-4)缺陷是由于 CTLA-4 基因突变引起,为常染色体显性遗传。本病严重损害免疫系统的正常调节,导致肠道疾病、呼吸道感染、自身免疫、淋巴结肿大、肝脏和脾大[15]。

### (一)发病机制

CTLA-4 也称为 CD152,为 Treg 中表达的抑制性受体,它在 Treg 功能中起重要作用,为免疫系统"制动器"[16]。CD28 共刺激是 T 细胞发挥效应功能和记忆产生的必要条件。在抗原呈递细胞中,CTLA-4 通过与共刺激分子 CD28 竞争配体 CD80 和 CD86,抑制 CD28 信号途径,导致抗原呈递细胞介导的 T 细胞活化减少,并通过从抗原呈递细胞中去除这些配体,消除随后的 T 效应细胞激活,因此 CTLA-4 通过抑制 T 细胞的增殖和分化来维持自身的免疫耐受性和免疫平衡。CTLA-4 基因编码 4 个外显子:外显子 1 编码信号肽,外显子 2 编码配体结合和二聚结构域,外显子 3 编码跨膜结构域,外显子 4 编码细胞质尾,CTLA-4 突变可引起单倍体功能不全和 CTLA-4 形成二聚体过程受损或与配体的结合受损,导致伴有免疫缺陷的免疫失调综合征[17]。

### (二)临床表现

本病外显率为 60%~70%,发病年龄中位数为 11 岁,特征是免疫细胞浸润到肠道、肺部、骨髓、中枢神经系统、肾脏和其他器官。临床表现为低丙种球蛋白血症,呼吸道受累,自身免疫性血细胞减少,炎症性肠病,特应性皮炎,内分泌病如 1 型糖尿病、甲状腺疾病和艾迪生病,生长发育迟缓,神经症状(癫痫、头痛和恶心),脱发,原发性胆汁性肝硬化等[18]。也可有广泛的淋巴结病变,自身免疫性淋巴增生综合征样表型,类似 X 连锁多发性内分泌病肠病综合征(IPEX)表型,类风湿关节炎和银屑病性关节炎[19]。疱疹病毒感染,包括慢性活动性 CMV 感染、EBV 感染引起的噬血细胞性淋巴组织细胞增多症、相关性肺或脑淋巴肉芽肿。

呼吸系统表现包括反复上下呼吸道感染,如肺炎、鼻窦炎、中耳炎、支气管扩张症和哮喘等,可发生肉芽肿性淋巴细胞间质性肺病(GLILD)。反复肺炎的病原体常为流感嗜血杆菌和肺炎链球菌。侵袭性曲霉菌肺炎和念珠菌肺炎也可发生。

### (三)免疫学表现

患者多有低丙种球蛋白血症[20],大多数患者抗核抗体和抗中性粒细胞胞质抗体阴性,绝对 CD19+B 细胞数量减少,B 细胞亚群显示型别转换记忆 B 细

胞减少,幼稚 B 细胞相对增加。绝对的 CD16⁺56⁺NK 细胞减少。CD3⁺ 细胞绝对计数下降,绝对 CD3⁺CD4⁺ 减少,由于 B、NK 细胞减少,CD3⁺CD4⁺ 比例上升。γδ-CD8⁺T 细胞克隆增生浸润并抑制骨髓、淋巴细胞在非淋巴器官浸润。CD4⁺FOXp3⁺Treg 细胞百分率明显增加,绝对的 CD3⁺CD8⁺ 细胞毒性 T 细胞计数正常,双阴性 T 细胞计数增加。

**（四）诊断**

根据临床表现、免疫表型发现和基因检测诊断。

**（五）治疗**

包括对自身免疫疾病治疗和免疫球蛋白替代治疗。目前推出一种新疗法,使用抗 CTLA-4-抗体阿巴西普(abatacept),用于治疗类风湿关节炎等自身免疫性疾病,其治疗 CTLA4 缺乏症具有很好的疗效[21]。目前也有应用西罗莫司及干细胞移植报道。

我科室收治的患者中,使用药物为糖皮质激素和/或西罗莫司,也联合 MMF。病例中其中 2 例为姐弟,先证者为男孩,自 1 岁起反复呼吸道感染,5 岁时被诊断为 EBV+ 弥漫性淋巴结肿大、脾大,6 岁时出现特发性血小板减少症,7 岁时有腮腺炎,8 岁出现持续咳嗽和运动耐量降低,无消化系统和神经系统的症状。胸部 CT 扫描显示沿支气管血管束和胸膜下分布大小不等结节和双肺弥漫磨玻璃影,经支气管镜肺活检显示间质中局灶性 CD4⁺T 细胞浸润。免疫学测试显示 IgA、IgG、IgM 减少,CD8⁺T 细胞减少。由于反复呼吸道感染、低丙种球蛋白血症和肺内淋巴组织浸润,考虑为普通变异性免疫缺陷合并 GLILD,应用糖皮质激素和每月 1 次静脉注射丙种球蛋白,症状改善,但并不理想。患儿 11 岁的姐姐也表现出肺部浸润、低丙种球蛋白血症和自身免疫性血小板减少症。患儿母亲有自身免疫性甲状腺炎。全外显子组测序的遗传分析确定姐弟均为 CTLA4 基因杂合错义 c.208C>T(p.R70W)突变,为已报道的致病位点,来自母亲,Sanger 测序证实了这一位点突变。遂姐弟治疗上加用西罗莫司联合每月丙种球蛋白治疗,但两人效果均不见明显好转,更换为糖皮质激素联合 MMF 治疗,现病情稳定,小剂量糖皮质激素维持中。

## 三、LRBA 缺乏症

由 LRBA 基因突变引起的,常染色体隐性遗传,又称常见变异免疫缺陷-8 伴自身免疫病。

**（一）发病机制**

LRBA 称为脂多糖反应性锚定蛋白质,属于 BEACH-WD40 蛋白家族。编码 LRBA 的基因位于 4q31.3,在多种器官表达包括大脑、心脏、胎盘、肝脏、骨骼肌、肾脏和胰腺。LRBA 蛋白在 CD4⁺和 FOXP3⁺T 细胞的细胞毒 T 淋巴细胞抗原(CTLA)-4 表达中起重要作用。LRBA 蛋白质参与特定细胞成分的循环过程,包括 CTLA 成分,缺乏 LRBA 时,CTLA 使溶酶体降解,回收速度加快,没有足够时间和机会保持对免疫系统的抑制控制活动,损害正常的免疫系统调节,导致过度淋巴细胞增殖,各器官发生特异性自身免疫,低蛋白血症和复发性感染[22]。

**（二）临床表现**

过多的淋巴细胞在许多器官积聚,最常见于非淋巴器官如肠、肺和大脑,引起脏器损伤症状。常见症状是血小板减少性紫癜,溶血性贫血,炎症性肠病,结肠炎,反复肺、泌尿系统感染和中耳炎,淋巴细胞间质性肺病,淋巴结肿大,肝脾大。可发生自身免疫疾病如糖尿病、自身免疫性甲状腺功能减退、胰腺功能低下、关节炎和特应性皮炎、银屑病、白癜风等。LRBA 缺乏有时被称为 LATAIE 病,表现为自身抗体阳性,调节 T 细胞缺陷、自身免疫性浸润和肠病[23-25]。

呼吸系统表现:多数患者生后早期发生肺炎,少数患者有支气管扩张,也可有慢性咳嗽。发生间质性肺疾病者,存在呼吸困难、口周发绀以及杵状指。可发生哮喘。肺部影像学表现肺实变,支气管扩张,可有纵隔和肺门淋巴结肿大。有肺间质疾病者,表现为小叶间隔增厚、斑片和磨玻璃阴影等。有报道肺内可出现结节,多为 2~5 个肺结节。可以发生肺部肉芽肿性疾病(GLILD),见前述[26-27]。

**（三）免疫学检查**

调节性 T 细胞 Treg 细胞数量减少,Treg 细胞 LRBA 蛋白表达降低,血液 B 细胞减少,记忆 B 细胞减少。多数免疫球蛋白水平降低。

**（四）治疗**

免疫球蛋白替代治疗。免疫抑制药物包括糖皮质激素、西罗莫司和霉酚酸酯以及羟氯喹等用于自身免疫性疾病的治疗,均有报道。利妥昔单抗可以用于治疗自身免疫性细胞减少症。骨髓移植可使大部分患者病情控制。

（刘　辉）

## 参考文献

[1] BONILLA FA, BARLAN I, CHAPEL H, et al. International Consensus Document (ICON):common variable immunodeficiency disorders. J Allergy Clin

Immunol,2016,4(1):38-59.

[2] AMERATUNGA R,LEHNERT K,WOON ST,et al. Review:Diagnosing Common Variable Immunodeficiency Disorder in the Era of Genome Sequencing. Clin Rev Allergy Immunol,2018,54(2):261-268.

[3] GUPTA S,PATTANAIK D,KRISHNASWAMY G. Common Variable Immune Deficiency and Associated Complications. Chest,2019,156(3):579-593.

[4] SCHUSSLER E,BEASLEY MB,MAGLIONE PJ. Lung disease in primary antibody deficiencies. J Allergy Clin Immunol Pract,2016,4(6):1039-1052.

[5] MAGLIONE PJ,GYIMESI G,COLS M,et al. BAFF-driven B cell hyperplasia underlies lung disease in common variable immunodeficiency. JCI Insight,2019,4(5):1-15.

[6] DHALLA F,LOCHLAINN DJM,CHAPEL H,et al. Histology of Interstitial Lung Disease in Common Variable Immune Deficiency. Front Immunol,2020,20(11):60-62.

[7] PRASSE A,KAYSER G,WARNATZ K. Common variable immunodeficiency- associated granulomatous and interstitial lung disease. Curr Opin Pulm Med,2013, 19(5):503-509.

[8] BASHTOUSH B,MEMARPOUR R,RAMIREZ J,et al. Granulomatous-lymphocytic interstitial lung disease as the first manifestation of common variable immunodeficiency. Clin Respir J,2018,12(1):337-343.

[9] BANG TJ,RICHARDS JC,OLSON AL,et al. Pulmonary Manifestations of Common Variable Immunodefciency. J Torac Imaging,2018,33(6):377-383.

[10] MAGLIONE PJ,OVERBEY JR,RADIGAN L,et al. Pulmonary radiologic findings in common variable immunodeficiency:clinical and immunological correlations. Ann Allergy Asthma Immunol,2014,113(4):452-459.

[11] YU GP,CHIANG D,SONG SJ,et al. Regulatory T cell dysfunction in subjects with common variable immunodeficiency complicated by autoimmune disease. Clin Immunol,2009,131(2):240-253.

[12] AMERATUNGA R,WOON ST,GILLIS D,et al. New diagnostic criteria for common variable immune deficiency (CVID),which may assist with decisions to treat with intravenous or subcutaneous immunoglobulin. Clin Exp Immunol,2013,174(2):203-211.

[13] HURST JR,VERMA N,LOWE D,et al. British Lung Foundation/United Kingdom Primary Immunodeficiency Network's Consensus statement on the definition,diagnosis, and management of granulomatous-lymphocytic interstitial lung diseases in common variable immunodeficiency disorders. J Allergy Clin Immunol Pract,2017,5(4):938-945.

[14] LAMERS OAC,SMITS BM,LEAVIS HL,et al. Treatment Strategies for GLILD in Common Variable Immunodeficiency:A Systematic Review. Front Immunol,

2021,12:606099.

[15] SCHUBERT D,BODE C,KENEFECK R,et al. Autosomal dominant immune dysregulation syndrome in humans with CTLA4 mutations. Nat Med,2014,20(12): 1410-1416.

[16] KHAILAIE S,ROWSHANRAVAN B,ROBERT PA,et al. Characterization of CTLA4 Trafficking and Implications for Its Function. Biophys J,2018,115(7):1330-1343.

[17] VAN COILLIE S,WIERNICKI B,XU J. Molecular and Cellular Functions of CTLA-4. Adv Exp Med Biol,2020, 1248:7-32.

[18] SCHWAB C,GABRYSCH A,OLBRICH P,et al. Phenotype,penetrance,and treatment of 133 cytotoxic T-lymphocyte antigen 4-insufficient subjects. J Allergy Clin Immunol,2018,142(6):1932-1946.

[19] KUEHN HS,OUYANG W,LO B,et al. Immune dysregulation in human subjects with heterozygous germline mutations in CTLA4. Science,2014,345(6204): 1623-1627.

[20] MITSUIKI N,SCHWAB C, GRIMBACHER B. What did we learn from CTLA-4 insufficiency on the human immune system？ Immunol Rev,2019,287(1):33-49.

[21] YANG L,XUE X,CHEN X,et al. Abatacept is effective in Chinese patients with LRBA and CTLA4 deficiency. Genes Dis,2020,8(5):662-668.

[22] ALANGARI A,ALSULTAN A,ADLY N,et al. LPS-responsive beige-like anchor(LRBA) gene mutation in a family with inflammatory bowel disease and combined immunodeficiency. J Allergy Clin Immun,2012,130(2): 481-488. e2.

[23] ALKHAIRY OK,ABOLHASSANI H,REZAEI N,et al. Spectrum of phenotypes associated with mutations in LRBA. J Clin Immunol,2016,36(1):33-45.

[24] BURNS SO,ZENNER HL,PLAGNOL V,et al. LRBA gene deletion in a patient presenting with autoimmunity without hypogammaglobulinemia. J Allergy Clin Immun, 2012,130(6):1428-1432.

[25] CHARBONNIER LM,JANSSEN E,CHOU J,et al. Regulatory T-cell deficiency and immune dysregulation, polyendocrinopathy,enteropathy,X-linked-like disorder caused by loss-of-function mutations in LRBA. J Allergy Clin Immun,2015,135(1):217-227.

[26] LO B,ZHANG K,LU W,et al. Patients with LRBA deficiency show CTLA4 loss and immune dysregulation responsive to abatacept therapy. Science,2015,349(6246): 436-440.

[27] LOPEZ-HERRERA G,TAMPELLA G,HAMMARSTRÖM Q,et al. Deleterious mutations in LRBA are associated with a syndrome of immune deficiency and autoimmunity. Am J Hum Genet,2012,90(6):986-1001.

# 第四节 慢性肉芽肿病的肺部表现

慢性肉芽肿病(chronic granulomatous disease,CGD)是一种少见的原发性吞噬细胞功能缺陷性疾病,于1954年由Janeway首次提出。1968年,Baehner和Karnovsky发现CGD与吞噬细胞内还原型烟酰胺腺嘌呤二核苷酸磷酸(NADPH,又称还原型辅酶Ⅱ)氧化酶复合物功能异常有关,吞噬细胞不能产生超氧化物,失去杀菌能力。美国的发病率约为1/250 000~1/200 000,我国的发病率尚不明确。本病主要表现为反复严重的细菌或/和真菌感染,以及过度炎症反应导致肉芽肿形成。另外,CGD患者易合并自身免疫性疾病[1,2]。

## 一、病因及发病机制

正常情况下,当病原体侵入机体时,吞噬细胞受到刺激后可活化细胞内的NADPH氧化酶复合物,分子$O_2$被还原为$O_2^-$或其他活性氧,快速地产生超氧化物,即"呼吸爆发"。超氧化物分别激活细胞内及细胞外两种途径杀灭病原体。在细胞内,一方面,超氧化物本身可以杀灭病原体;另一方面,超氧化物生成时电子涌入吞噬溶酶体内,促进钾离子内流,进而引起吞噬小体内的多肽类物质如弹性蛋白酶、组织蛋白酶G等释放,杀灭病原体。细胞外途径(neutrophil extracellular traps,NETs)由中性粒细胞死亡后释放出的染色质及抗菌肽组成,具有杀菌作用,而NETs功能取决于活性氧(reactive oxygen species,ROS)的水平。CGD患者由于基因缺失或突变导致NADPH氧化酶复合物功能异常,不能产生超氧化物,致使吞噬细胞杀菌能力减弱或丧失,导致反复感染。

肉芽肿形成是否与感染有关是存在争议的,但一致认为,肉芽肿是由过度炎症反应导致。有研究提出过度炎症反应与炎症介质失调有关,一方面,吞噬细胞在吞噬过程中产生的抗炎介质如PGD2、转化生长因子β减少,无法抑制炎症反应。另一方面,CGD患者过氧化酶功能受损,活性氧中间体产生减少,导致炎症因子如白介素IL-6、IL-8、肿瘤坏死因子(TNF-α)及干扰素(IFN-γ)释放过多。另外,CGD患者中性粒细胞表面缺乏磷脂酰丝氨酸(phosphatidylserine,PS),不能被吞噬细胞识别及吞噬,亦可引起过度炎症反应。

## 二、分子遗传学

### (一) NADPH 氧化酶复合物

NADPH氧化酶复合物由5个亚基组成,其中亚基p22phox及gp91phox位于细胞膜上,并组成细胞色素b558,而亚基p47phox、p67phox及p40phox位于胞质内。当病原体入侵后,胞质内的亚基转移至细胞膜上与细胞色素b558相互作用,激活NADPH氧化酶复合物,将$O_2$还原为$O_2^-$,起到杀菌作用。

此外,两种鸟苷酸结合蛋白(G蛋白)也参与了NADPH氧化酶的活化。一种是Rap1A,位于中性粒细胞膜表面,与细胞色素b558结合;一种是Rac2,位于中性粒细胞胞质内,与GTP结合后转移至细胞膜上,促进p67phox亚基与细胞色素b558之间的相互作用。上述五种亚基或G蛋白异常,均可致氧化酶复合物功能异常。

### (二) 基因缺陷及遗传类型

NADPH氧化酶复合物的5个亚基gp91phox、p22phox、p47phox、p67phox和p40phox所对应的编码基因分别为CYBB、CYBA、NCF1、NCF2、NCF4,前4种为主要突变类型,其中CYBB最常见,其次为NCF1,两者构成90%以上病例,NCF4基因突变及Rac2基因突变较为罕见,仅为个例报道。除CYBB为X连锁遗传外,其余均为常染色体隐性遗传。

## 三、临床表现

大多数CGD患者在1岁以内发病,76%的患者在5岁以前确诊。也有少部分患者到青少年或成年才确诊,主要与当前卫生条件提高、积极有效抗感染治疗及部分AR-CGD患者病变较轻有关。有研究提出AR-CGD患者的发病年龄及诊断年龄比X-CGD患者晚,临床表现较轻,生存时间较长,与吞噬细胞内残余NADPH氧化酶活性有关。

CGD临床表现包括反复细菌或真菌感染、肉芽肿形成及自身免疫性疾病。感染性疾病包括肺炎、卡介苗异常反应、淋巴结炎、皮肤脓疱疹、肝脾大或肝脓肿、肛周脓肿、败血症、骨髓炎等。肉芽肿性疾病多发生于消化道及泌尿道,如食管狭窄、幽门梗阻、肉芽肿性结肠炎、输尿管梗阻、肉芽肿性膀胱炎等。CGD患者的自身免疫性疾病的发生率比非CGD患者较高,主要有盘状红斑、类风湿关节炎、皮肌炎、结节病、IgA肾病、抗磷脂综合征、特发性血小板减少症等。另外，编码 gp91phox 的基因突变，可同时引起红细胞膜上K 抗原缺乏，导致棘红细胞增多症，因此 X-CGD 患者可出现溶血性贫血。文献报道 32% 孩子发生肉芽肿病结肠炎。CGD 的胃肠道表现可先于感染症状的出现，与 IBD 表现类似，特别是克罗恩病。CGD 患者胃肠道的任何部分都可能受累，尽管结肠最常受累，涉及直肠和肛门尤其常见，胃肠道症状包括腹痛、腹泻、体重减轻、发热和恶心、直肠出血、肛周脓肿、肠梗阻、瘘管和狭窄。此外，肠道内的大型肉芽肿可导致肠梗阻。内镜评估和组织活检在鉴别胃肠道病变中具有重要意义。在 CGD 患者的胃肠活检标本中发现局部炎症和肉芽肿，有时与克罗恩病患者的发现难以区分，但固有层内存在色素沉积的巨噬细胞、组织嗜酸性粒细胞增多和肉芽肿中有组织细胞聚集与 CGD 有关。

呼吸系统临床和影像学表现：根据美国及欧洲统计数据，肺部感染是最常见的并发症，约 80% 的患者合并肺炎。5 种常见病原体为曲霉菌、金黄色葡萄球菌、洋葱伯克霍尔德菌、黏质沙雷菌、诺卡菌，而曲霉菌是引起肺部感染最常见的病原体，是引起 CGD 患者死亡的首要原因。其他肺部并发症还有肺脓肿、肺门及纵隔淋巴结肿大、间质性肺疾病、支气管扩张等。肺部病变是 CGD 患者死亡的首要原因[3-6]。

**1. 感染性疾病**

（1）侵袭性真菌性感染（IFIs）：在所有免疫缺陷性疾病中，CGD 最易合并侵袭性曲霉感染，以烟曲霉占首位，其次是构巢曲霉菌[7,8]。大多数侵袭性真菌性感染的临床表现不典型，1/3 的患者无症状，仅有 20%的患者有发热表现。然而法国的一项研究提示生长发育迟缓是侵袭性真菌性感染最常见的表现，其次是呼吸道症状、发热。影像学特点是多发结节影及团块影，可见晕轮征及空洞[8-11]，结节病变对本病有诊断意义。病变可侵袭胸膜及胸壁，合并胸壁脓肿，CT 及MRI 可见胸壁脓肿、胸膜增厚、骨膜反应及骨质破坏。

（2）洋葱伯克霍尔德菌感染：洋葱伯克霍尔德菌是一种机会致病菌，常侵袭免疫功能低下的患者，是引起 CGD 患者感染的主要病原体。病变主要累及肺部，影像学表现为结节实变、团块影以及大叶实变（图19-3），还可引起败血症，严重者可出现死亡。洋葱伯克霍尔德菌引起的肺炎或败血症是导致 CGD 患者死亡的第二大原因。长期预防使用复方磺胺甲基异噁唑可有效减少感染次数及感染程度[12]。

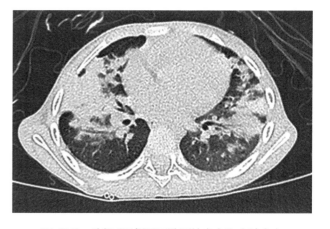

图 19-3　肺部 CT 提示双肺团块实变和大叶实变

（3）金黄色葡萄球菌感染：金黄色葡萄球菌也是引起 CGD 患者感染的常见病原体，主要引起皮下脓肿、肝脓肿、肛周脓肿及化脓性淋巴结炎，也可引起肺炎，表现为高热、咳嗽、咳痰，严重者可有败血症表现。影像学检查可见肺内实变影、肺脓肿、脓胸、脓气胸等。但随着抗生素的广泛使用金黄色葡萄球菌性肺炎的发病率逐渐下降，而机会致病菌及真菌的感染率逐渐上升。

（4）分枝杆菌感染：一项关于中国儿童卡介苗异常反应的随访研究提出 CGD 是引起儿童卡介苗相关疾病的最常见的原发免疫缺陷病。卡介苗相关疾病包括局部性、区域性、远距离性及播散性卡介苗病。我国新生儿出生后常规接种卡介苗，故卡介苗相关疾病发生率高，卡介苗感染引起的肺结核也是常见的肺部感染性疾病。因此，CGD 患者应避免接种卡介苗，而对于卡介苗接种部位异常或同侧淋巴结异常的患者，应注意 CGD 可能[13,14]。

（5）诺卡菌感染：诺卡菌感染一般仅见于免疫缺陷病患者，是引起 CGD 患者感染的常见病原体。诺卡菌感染可累及肺部、皮肤、眼睛，也可引起全身播散性疾病，其中肺部是最常见的感染部位。Dorman[15]的回顾性研究提出 23 名 CGD 患者共发生 28 次诺卡菌感染，均累及肺部，其胸部 X 线片表现多样，包括浸润影（78%）、结节（19%）、空洞（15%）。1/3 的患者同时合并其他病原体感染，其中以曲霉菌感染多见。诺卡菌感染的临床表现无特异性，诊断困难。但若治疗得当，诺卡菌感染一般不会引起 CGD 患者死亡[16]。

（6）放线菌感染：放线菌是过氧化酶阴性菌，亦可引起 CGD 患者感染。常见的感染部位是颜面部，其次是胸腹部，常由口腔或胃肠道内定植的放线菌由破损黏膜侵入引起邻近部位感染。儿童 CGD 患者合并肺部放线菌感染很少见，并且缺乏典型的临床表现及影像学特征。临床上可表现为咳嗽、胸痛、体重下降、发热等，肺部影像学检查可表现为片状影、坏死、空洞、纵隔或肺门淋巴结肿大、钙化、胸腔积液、局部支气管扩张、支气管周围脓肿等，与肺结核、肺脓肿、肿瘤、真菌感染、肺梗死等疾病难以鉴别。若 CGD 患者有慢性肉芽肿性炎性改变或脓肿形成，并且不支持结核分枝杆菌及真菌感染时，应注意放线菌感染可能[16,17]。

CGD 患者合并放线菌感染提示过氧化物酶缺乏并不是 CGD 患者发生感染的充分必要条件，今后需进一步研究 CGD 的易感性及发病机制。

**2. 非感染性炎症性疾病**　尽管在 CGD 患者中，肺炎和肺脓肿等感染性肺部疾病比非感染性肺部疾病更为常见，但炎症并发症对 CGD 相关的发病率和治疗也产生深远影响。这些非感染性呼吸事件在本质上是炎症性疾病，其发生与 CGD 相关的慢性失调性炎症相关。这些炎症性呼吸事件可以独立或与感染同时发生或由感染触发。CGD 患者非感染性肺表现的流行病学和患病率尚不清楚。与 AR-CGD 患者相比，X 连锁 CGD 患者出现炎症发作的风险似乎更高。

常见的非感染性肺部并发症包括间质性肺病（interstitial lung disease，ILD）、非感染性自身免疫性肉芽肿性结节、胸腔积液和慢性阻塞性肺病。

（1）过度炎症反应：一些 CGD 患者感染后可发生高细胞因子血症，即细胞因子风暴，出现巨噬细胞活化或者噬血细胞综合征。

（2）ILD：病理表现为肺泡壁炎症，此炎症可部分或完全缓解，也可进展，导致肺泡结构破坏和不同程度纤维化[3-5]。肺部 CT 表现为弥漫磨玻璃影、结节影和实变等。肺功能表现为限制性通气功能障碍和/或气体交换异常。胸部影像学表现为弥漫性肺病变，最常见的是磨玻璃影、小结节影、斑片影及小叶间隔增厚。由于本病可合并自身免疫性疾病如红斑狼疮，究竟是疾病本身还是自身免疫疾病引起 ILD 尚不清楚。

（3）暴发性肺炎：CGD 患者暴露于霉菌环境，吸入大量抗原，肺组织内单核细胞被激活，产生大量炎症因子，引起过度炎症反应，可出现"暴发性肺炎"[18]。本病潜伏期短，多在接触霉菌环境后 10 天以内发病，病初即可表现为发热、咳嗽、呼吸困难，并且病情进展快，呼吸困难进行性加重，常需气管插管及机械通气支持，对激素及免疫抑制剂治疗有效。肺部 CT 可表现为网状及结节状改变，血清 KL-6 水平升高，组织病理学检查可见多发均匀的肉芽肿，并有炎症细胞浸

润。早期诊断及积极有效治疗可防止远期并发症如肺纤维化等的发生[19,20]。

（4）非感染性自身免疫性肉芽肿：病理上为肉芽肿改变，有多核巨细胞存在，病变内通常无菌，无炎症细胞浸润（图 19-4）（彩图见文末彩插），称为"自身免疫性肉芽肿"，可引起局部阻塞症状，对糖皮质激素等免疫抑制剂治疗有效。有的患者在曲霉菌感染后出现，但无曲霉侵袭的证据，提示对感染的反应出现失调。肺部影像学表现为双肺大小不等的类圆形结节病变，病变不融合[21]，有些分布均匀的小肉芽肿性增生类似于粟粒肺，侵犯气道时表现为树芽征、中心性小结节和支气管扩张等（图 19-5）。

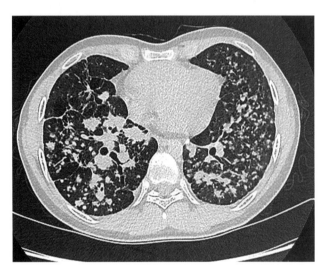

图 19-5　胸部 CT 提示双肺弥漫性小叶中心性小结节和大类圆形结节影，不融合

（5）过敏性肺炎：过敏性肺炎可以是本病的首发表现，若过敏性肺炎由曲霉菌吸入引起，随后可以发展为侵袭性真菌肺炎，我们已报道以过敏性肺炎起病，并恶化成侵袭性真菌肺炎的病例。过敏性肺炎在病理上与非感染性自身免疫性肉芽肿类似，均用糖皮质激素治疗，但影像学不同，过敏性肺炎一般为小结节，而非感染性自身免疫性肉芽肿可以为较大结节，两者的发病机制和重叠机制目前尚不清楚。

（6）肺动脉高压：也有文献发现本病肺静脉闭塞引起肺动脉高压，肺组织学表现为弥漫性血管病变，包括小动脉和小静脉结构异常，含有色素沉积的巨噬细胞在血管壁浸润，可能是造成慢性肺血管损伤，引起肺动脉高压的原因之一。色素沉积组织细胞来源不明，似乎由溶酶体结构组成，可能与肺泡内巨噬细胞不能产生足够数量的氧化代谢物有关。我们曾有 2 例患者发现肺动脉高压（图 19-6）。

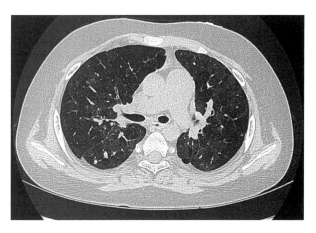

图 19-6　胸部 CT 提示双肺马赛克灌注和肺动脉高压（主肺动脉直径明显宽于升主动脉直径）

### 四、实验室检查

**1. NBT 试验（四唑氮蓝染料试验）**　最早用于诊断 CGD，是一种对中性粒细胞内 NADPH 氧化酶活性做定性检测的方法。在体外，正常的中性粒细胞受刺激后产生的超氧化物可将黄色的 NBT 还原为蓝色或黑色，并在细胞内形成沉淀物。正常人 95% 以上的中性粒细胞可将 NBT 还原，而 CGD 患者的中性粒细胞几乎不能产生超氧化物，不能还原 NBT。本试验有一定局限性，若 CGD 患者的 NADPH 氧化酶部分表达，可出现假阴性。

**2. DHR 试验**　目前最常用的诊断方法，原理是采用流式细胞仪技术检测中性粒细胞受佛波酯（PMA）刺激后产生的过氧化物将无荧光的二羟罗丹明（DHR123）氧化为有荧光的罗丹明的能力。中性粒细胞产生的超氧化物可氧化染料，生成荧光产物，因此，荧光的强度可直接反映超氧化物的水平。

**3. 基因检测**　可从分子水平明确 CGD 诊断，并检测携带者及产前诊断。但需注意的是对于 *NCF1* 基因，通常发现的突变是外显子 2 起始部分 GTGT 二核苷酸序列中 GT 缺失，而由于两个 *NCF1* 假基因重组，虽无 GT 序列，但其他部分与 *NCF1* 基因非常类似（一致 >99%）。因为假基因的存在可靠地检测其他突变非常困难，需使用 cDNA 进行基因或假基因特异性 PCR 方法对进行明确诊断。

### 五、治疗

#### （一）预防感染

**1. 预防细菌感染**　患者均应予复方磺胺甲噁唑预防细菌感染。尽管复方磺胺甲噁唑有一定副作用，如 Stevens-Johnson 综合征，但一般 CGD 患者均能耐受。

复方磺胺甲噁唑的抗菌谱很广，可明显减少严重感染的发病率，但不能抵抗肠道厌氧菌感染。

**2. 预防真菌感染**　首先，患者应避开容易滋生霉菌的环境，如花园、草地、废弃的房屋等。其次，患者均应予伊曲康唑预防真菌感染。伊曲康唑的副作用有肝功损害、周围神经病变及 Stevens-Johnson 综合征，因此在用药时应定期监测肝功。

**3. IFN-γ**　有研究表明 IFN-γ 可增强 CGD 患者免疫功能，减少 CGD 患者严重感染次数。

慢性肉芽肿患者药物预防剂量见表 19-2。

表 19-2　预防药物及剂量

| 药物 | 剂量 |
| --- | --- |
| 复方磺胺甲噁唑 | 甲氧苄氨嘧啶 5mg/(kg·d)，分 2 次 |
| 伊曲康唑 | <13 岁或 <50kg：100mg/d |
| | ≥13 岁或≥50kg：200mg/d |
| IFN-γ | S<0.5m²：1.5mg/kg，每周 3 次 |
| | S>0.5m²：50mg/kg，每周 3 次 |

#### （二）急性感染治疗

根据英国 CGD 诊疗指南，当其他抗生素效果不佳时，可选用环丙沙星治疗，儿童：7.5mg/(kg·d)，每 12 小时 1 次。当合并严重败血症时，首选替考拉宁及环丙沙星。若膈以下脏器感染时，可加用甲硝唑。若合并葡萄球菌感染，可选用氟氯西林及梭链孢酸钠（或克林霉素、克拉霉素）。若形成积脓或脓肿，药物很难进入脓腔发挥杀菌作用，需要外科手术引流。

异烟肼、利福平、吡嗪酰胺、乙胺丁醇等抗痨药物可控制分枝杆菌感染灶，但病情易反复。IFN-γ 对抵御分枝杆菌感染有一定疗效，因此，当 CGD 患者合并分枝杆菌感染时可予 IFN-γ 治疗。

美国感染病学会（Infectious Diseases Society of America，IDSA）提出伏立康唑可作为治疗侵袭性真菌性感染的一线药物。当真菌类型不确定或感染较重时，需联合使用两性霉素 B 及伏立康唑或卡泊芬净抗感染治疗。若药物治疗效果不佳或为丝状真菌或构巢霉菌感染时，需行外科手术清创治疗。

#### （三）糖皮质激素治疗和其他免疫抑制剂

用于自身炎症和自身免疫合并症。对于暴发性肺炎，必须及时采用糖皮质激素和抗真菌药物进行适当治疗，以尽量减少发病率和死亡风险。

#### （四）造血干细胞移植

目前，治疗 CGD 有效的方法是造血干细胞移植（HSCT），但移植后可能出现严重感染、移植排斥反应及移植物抗宿主病等并发症,引起死亡。目前随着移植研究,成功率越来越高,有研究发现年龄越大,移植成功率随之降低,移植后可死于播散性真菌感染,移植后常发生移植物抗宿主病[22,23]。虽然,与保守治疗相比,HSCT 可减少感染的频率及程度,改善患者的生存质量,但仍有一定死亡率。因此,患者、家属和医生需要综合评估患者的健康状态、供体选择、移植并发症、治疗费用、治疗效果及预后,慎重选择 HSCT。

### (五)基因疗法

基因疗法是将正常基因通过载体导入造血干细胞,使造血干细胞分化正常的中性粒细胞。虽可暂时缓解严重的感染,但基因疗法的作用时间有限,约 3~6 个月后,这些细胞的氧化活性就会逐渐消失。并且基因疗法有一定风险,若正常的基因转入到癌基因位点,则导致细胞克隆性增生、骨髓异常增生,有癌变可能。

(刘 辉 赵顺英)

## 参考文献

[1] WINKELSTEIN JA, MARINO MC, JOHNSTON RJ, et al. Chronic granulomatous disease. Report on a national registry of 368 patients. Medicine (Baltimore), 2000, 79 (3): 155-169.

[2] DE RAVIN SS, NAUMANN N, COWEN EW, et al. Chronic granulomatous disease as a risk factor for autoimmune disease. J Allergy Cli Immunol, 2008, 122 (6): 1097-1103.

[3] MAHDAVIANI SA, MOHAJERANI SA, REZAEI N, et al. Pulmonary manifestations of chronic granulomatous disease. Expert Rev Clin Immunol, 2013, 9 (2): 153-160.

[4] LIU H, LIU J, LI H, et al. Mimicking hypersensitivity pneumonitis as an uncommon initial presentation of chronic granulomatous disease in children. Orphanet J Rare Dis, 2017, 12 (1): 169.

[5] LIU H, YANG HM, LI HM, et al. Hypersensitive Pneumonitis: an Initial Presentation of Chronic Granulomatous Disease in a Child. J Clin Immunol, 2018, 38 (2): 155-158.

[6] MATUTE JD, ARIAS AA, WRIGHT NAM, et al. A new genetic subgroup of chronic granulomatous disease with autosomal recessive mutations in p40phox and selective defects in neutrophil NADPH oxidase activity. Blood, 2009, 114 (15): 3309-3315.

[7] BERG JMVD, KOPPEN EV, AHLIN A, et al. Chronic granulomatous disease: the European experience. PLoS One, 2009, 4 (4): e5234.

[8] SEGER RA. Chronic granulomatous disease: recent advances in pathophysiology and treatment. Neth J Med, 2010, 68 (11): 334-340.

[9] SEGAL BH, DECARLO ES, KWON-CHUNG KJ, et al. Aspergillus nidulans infection in chronic granulomatous disease. Medicine (Baltimore), 1998, 77 (5): 345-354.

[10] BLUMENTAL S, MOUY R, MAHLAOUI N, et al. Invasive mold infections in chronic granulomatous disease: a 25-year retrospective survey. Clin Infect Dis, 2011, 53 (12): e159-e169.

[11] FALCONE EL, HOLLAND SM. Invasive fungal infection in chronic granulomatous disease: insights into pathogenesis and management. Curr Opin Infect Dis, 2012, 25 (6): 658-669.

[12] GREENBERG DE, GOLDBERG JB, STOCK F, et al. Recurrent Burkholderia infection in patients with chronic granulomatous disease: 11-year experience at a large referral center. Clin Infect Dis, 2009, 48 (11): 1577-1579.

[13] YING W, SUN J, LIU D, et al. Clinical characteristics and immunogenetics of BCGosis/BCGitis in Chinese children: a 6 year follow-up study. PLoS One, 2014, 9 (4): e94485.

[14] BUSTAMANTE J, AKSU G, VOGT G, et al. BCG-osis and tuberculosis in a child with chronic granulomatous disease. J Allergy Clin Immunol, 2007, 120 (1): 32-38.

[15] DORMAN SE, GUIDE SV, CONVILLE PS, et al. Nocardia infection in chronic granulomatous disease. Clin Infect Dis, 2002, 35 (4): 390-394.

[16] BASSIRI-JAHROMI S, DOOSTKAM A. Actinomyces and nocardia infections in chronic granulomatous disease. Glob Infect Dis, 2011, 3 (4): 348-352.

[17] REICHENBACH J, LOPATIN U, MAHLAOUI N, et al. Actinomyces in chronic granulomatous disease: an emerging and unanticipated pathogen. Clin Infect Dis, 2009, 49 (11): 1703-1710.

[18] SIDDIQUI S, ANDERSON VL, HILLIGOSS DM, et al. Fulminant mulch pneumonitis: an emergency presentation of chronic granulomatous disease. Clin Infect Dis, 2007, 45 (6): 673-681.

[19] KAWAI T, WATANABE N, YOKOYAMA M, et al. Interstitial lung disease with multiple microgranulomas in chronic granulomatous disease. Clin Immunol, 2014, 34 (8): 933-940.

[20] MOGHTADERI M, KASHEF S, REZAEI N. Interstitial lung disease in a patient with chronic granulomatous disease. Iran J Pediatr, 2012, 22 (1): 129-133.

[21] HENRICKSON SE, JONGCO AM, THOMSEN KF, et al. Noninfectious Manifestations and Complications of Chronic Granulomatous Disease. J Pediatric Infect Dis Soc, 2018, 7 (suppl1): S18-S24.

[22] CHIESA R, WANG J, BLOK HJ, et al. Hematopoietic cell transplantation in chronic granulomatous disease: a study of 712 children and adults. Blood, 2020, 136 (10): 1201-1211.

[23] YANAGIMACHI M, KATO K, IGUCHI A, et al. Hematopoietic Cell Transplantation for Chronic Granulomatous Disease in Japan. Front Immunol, 2020, 11: 1617.

# 第五节 自身免疫性淋巴细胞增生综合征

自身免疫性淋巴细胞增生综合征（autoimmune lymphoproliferative syndrome，ALPS）是由于淋巴细胞凋亡机制缺陷，淋巴细胞不能保持稳态，导致淋巴增生性疾病，临床表现包括淋巴结增大、肝大、脾大、自身免疫性疾病（通常涉及造血细胞系）以及继发淋巴瘤的风险增加。有诊断意义的实验室异常是外周血和组织样本中表达 CD3 和 α β T 细胞受体（TCRα β），但缺乏 CD4 和 CD8 的双阴性 T 细胞（DNTs）克隆增加。1992 年报道，其他实验室异常包括血浆或血清中白细胞介素-10（IL-10）、IL-18、维生素 $B_{12}$ 水平以及可溶性 Fas 配体（SFASL）和 IgG 水平升高。大约 2/3 的病例存在 Fas 基因的遗传缺陷，但在一些病例中，基因不明确[1-5]。ALPS 的分类见表 19-3。

由于基因技术的改进，发现了一些类似自身免疫和淋巴增生性疾病，包括与 RAS 相关的白细胞增生性疾病（RALD）、caspase-8 缺乏状态（CEDS）、p110 δ 活化突变引起衰老的 T 细胞、淋巴结肿大和免疫缺陷（PASLI 或活化的 PI3k-δ 综合征）；CTLA-4 单倍体不足，伴有自身免疫浸润（CHAI）；功能增强（GOF）的信号转导子和转录激活子 3（STAT3）突变；LRBA 缺乏所致早期出现的低丙种球蛋白血症、反复感染、自身免疫现象和慢性腹泻，其中 CTLA-4 单倍体不足和 LRBA 缺乏见前述。

## 一、遗传机制

虽然本病由单基因突变引起，但具有不同程度的外显率和严重性。目前 ALPS 突变数据库中已超过 90 个不同的突变。FAS 杂合子生殖细胞突变引起的常染色体显性遗传最常见，占 70% 左右，其次是 Fas 的体细胞突变（10% 的患者）或编码 FasL 和

Casp10 的基因突变均很少见。一些患者有多个突变，包括一个 Fas 等位基因的生殖细胞突变和另一个 Fas 等位基因的体细胞突变[6]。

大多数类型的遗传模式为常染色体显性遗传（ALPS-Fas、ALPS-FasL 和 ALPS-Casp10）。ALPS-Fas 和 ALPS-FasL 也可以常染色体隐性方式遗传引起，但未确定型（ALPS-U）基因突变包括 KRAS、NRAS、CTLA4、LRBA、PIK3CD、MAGT1、STAT3 和 TNFAIP3，这些基因突变可引起 ALPS 样疾病特征，我们已发现 CTLA4、LRBA、PIK3CD、STAT3 突变患者表现类似 ALPS。Fas 通路的基因改变不仅影响 ALPS 的发展，而且还通过其他突变的并存效应引起表型的变化。

## 二、发病机制

本病实际的发病率和患病率尚不清楚，据报道，该病可发生于不同种族，一些报告显示男性占优势。

正常情况下，T 细胞活化诱导 FASL 的表达，FASL 可与同一细胞或邻近细胞上的 FAS 受体结合，导致 FAS 受体聚集以及 FAS 相关蛋白与死亡结构域结合（FADD）。FADD 再募集 pro-caspase8 和 pro-caspase10，形成死亡诱导信号复合物（DISC），DISC 放大信号，导致 caspase 最终激活和细胞凋亡，这个过程称为活化诱导细胞死亡（AICD）[6,7]。

在健康个体中，与自身抗原反应的外周血 T 细胞经历反复刺激，导致 FASL 产生、DISC 形成和 AICD 增加，这个体系可以阻止自身反应性 T 细胞扩张，不发生自身免疫性疾病。相反，ALPS 患者 FAS 通路上的相关基因发生突变，T 细胞在 AICD 过程中存在缺陷，导致淋巴细胞克隆增加，包括自身抗原特

表 19-3 ALPS 分类[5]

| 先前描述 | 修订描述 | 基因 | 定义 |
|---|---|---|---|
| ALPS type 0 | ALPS-FAS | FAS | 患者符合 ALPS 诊断标准，且 FAS 发生生殖细胞突变 |
| ALPS type Ia | ALPS-FAS | FAS | 患者符合 ALPS 诊断标准，并且 FAS 发生体细胞突变 |
| ALPS type Im | ALPS-sFAS | FAS | 患者符合 ALPS 诊断标准，并且 FAS 发生体细胞突变 |
| ALPS type Ib | ALPS-FASL | FASL | 患者符合 ALPS 诊断标准，并且生殖细胞具有 FASL 突变 |
| ALPS type IIa | ALPS-CASP10 | CASP10 | 患者符合 ALPS 诊断标准，并且生殖细胞有 CASP10 突变 |
| ALPS type III | ALPS-U | Unknown | 患者符合 ALPS 诊断标准，但遗传缺陷尚未确定（没有 FAS、FASL 或 CASP10 缺陷） |

异性的淋巴细胞以及自身免疫性淋巴细胞。Fas 也在抑制淋巴细胞的恶性转化中起作用,导致淋巴瘤的风险增加。尽管患者总 T 细胞和 B 细胞的绝对数量增加,但明显的淋巴增生主要为病理性的 DNT 积聚,这些 DNT 类似于终末分化的 T 细胞,但高度增殖的部分原因是哺乳动物靶向雷帕霉素(mTOR)和其他生长途径上调[7]。

本病的外显率存在差异,一些无症状突变者可能有严重的淋巴细胞凋亡缺陷,但双阴性 T 细胞无明显增多,且无疾病表现。因此,提出发病机制中存在“双重打击”假说,第二次打击可能是额外的其他基因突变或环境因素暴露。

## 三、病理表现

淋巴结内淋巴滤泡增生,小增殖淋巴细胞、免疫母细胞和浆细胞在皮质旁区明显增殖,并可见有丝分裂象,淋巴结结构保留,有别于 T 细胞淋巴瘤。淋巴结也可能表现为皮质旁区组织细胞明显增殖,但缺乏朗格汉斯型特征,有淋巴细胞吞噬现象(细胞深入现象),此特征在窦组织细胞增生伴巨大淋巴结病(SHML)中更常见。

免疫组化显示窦区双阴性 T 细胞即 CD3+、CD4- 和 CD8- 数量增加,这些双阴性 T 细胞 HLADR 呈阳性,CD45RA 也常呈阳性,泛 T 细胞抗原(CD2、CD5、CD7)标记存在,与 T 细胞淋巴瘤不同,Ki-67 染色在窦区升高,末端脱氧核苷酸转移酶缺口末端标记(TUNEL)染色显示生发中心的细胞凋亡水平正常,窦区细胞凋亡明显减少或消失,TUNEL 阳性时,窦组织细胞可能 S100 呈阳性反应,同样类似于 SHML。

脾脏显示出明显的红髓和白髓扩张,双阴性 T 细胞增加,白髓可见明显的滤泡增生,而红髓含有更多的淋巴细胞、免疫母细胞和浆细胞。骨髓显示正常细胞。其他器官的活组织检查通常显示非破坏性淋巴细胞浸润,主要由双阴性 T 细胞。肝大可能存在,可并发门脉周围纤维化,髓外造血和慢性活动性肝炎也有报道。

## 四、临床表现

个体之间和亚型之间症状存在差异,有的表现较轻。本病常在儿童早期表现严重,到青少年和成人早期症状消失。

本病在某一年龄段出现淋巴结肿大(>95%的患者)和脾大(>90%)或肝大(40%~50%),最早和最主要的临床表现是慢性弥漫性淋巴结肿大,伴有或不

伴有脾大或肝大。大多数患儿在年幼时(中位数年龄为 11.5 个月)发生淋巴结增生,一般没有其他症状。淋巴增生往往随年龄增长而好转,可时大时小。多数患者表现为长期的非触痛性淋巴结肿大。

自身免疫性疾病是本病的第二大常见的临床表现,在生后前几年发生,为提示本病的线索。最常见的自身免疫表现为一个或多个血细胞系发生自身免疫性破坏[8],自身免疫性血细胞减少可从无症状的实验室异常到危及生命的多谱系血细胞减少,最初可能表现为溶血性贫血,出现乏力、苍白和黄疸或血小板减少出现瘀伤和黏膜皮肤出血或中性粒细胞减少引起细菌感染或联合出现,可为感染后反复发作,也可呈慢性持续性。自身免疫性血细胞减少一般在儿童早期最为严重,随着年龄增长,严重程度可减轻,血细胞减少的类型也会随着时间推移而发生变化,如初始影响一种细胞类型,随着年龄增长,可转变为另一个细胞类型[9]。除血细胞减少外,自身免疫性疾病的表现可以发生于其他任何器官系统,最常见的是皮疹(通常但不仅是荨麻疹),其他包括免疫介导的肺间质疾病、自身免疫性甲状腺炎、葡萄膜炎、肝炎、肾炎、胃炎、胰腺炎、结肠炎、横断性脊髓炎、小脑共济失调、心肌炎和关节炎、哮喘等,并存自身免疫表现最常见于 ALPS-U 患者[10-13],也见于其他类型。我们收治的病例有发生为幼年型皮肌炎合并肺间质疾病,也有发生自身免疫性闭塞性细支气管炎和肺气肿。

呼吸系统表现:

(1)非感染性疾病:可发生肺淋巴细胞增殖性疾病,引起肺间质病变或肺结节实变,影像学分别表现为双肺弥漫性结节影,可伴有细支气管炎、支气管壁增厚、支气管扩张以及肺门淋巴结肿大,也可表现为肺内大结节实变,伴有胸腔积液(图 19-7)。婴儿可

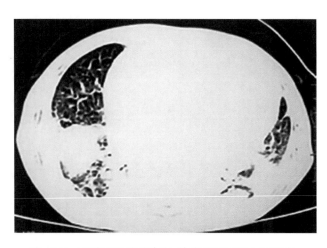

图 19-7　双肺可见结节病变,伴胸腔积液和心包积液

表现高度过敏如牛奶过敏、药物过敏等,牛奶过敏引起吸入性肺间质疾病或者吸入性肺炎表现,药物过敏可引起严重喘息,甚至引起皮肤多形性红斑,也有哮喘[14,15]。

(2) 肺部感染:表现为反复肺炎,发生肺结核、肺部隐球菌病合并全身播散以及重症支原体肺炎。

## 五、实验室检查

根据 2010 年修订的标准,循环 DNTs 数量增加,至少超过 1.5% 的总淋巴细胞或 2.5% 的总 T 细胞。如果患者有慢性淋巴结肿大或脾大超过 6 个月,为临床诊断 ALPS 必需的 2 项标准。DNTs 可以在其他自身免疫性疾病如系统性红斑狼疮、混合结缔组织病和抗核抗体阳性的少关节或多关节少年特发性关节炎的患者外周血中呈非特异性增加,致病作用不清楚。但在本病,DNTs 细胞的升高超过淋巴细胞总数的 3%(或超过 T 淋巴细胞的 5%),其他疾病很少出现。

当满足上述 2 项标准时,次要实验室检查有助于疑似诊断,这些检查并非严格要求,包括血浆可溶性 FASL(sFASL)水平高于 200pg/ml,血浆白细胞介素 10(IL-10)水平升高,血浆白细胞介素 18(IL-18)水平升高或维生素 $B_{12}$ 水平升高,这些检查在伴有 Fas 突变的 ALPS 患者中升高,但在不明基因突变的患者中可能无异常[15]。

常存在高丙种球蛋白血症。由于自身免疫破坏或脾脏吞噬引起的细胞减少,可出现嗜酸性粒细胞增多和单核细胞增多。自身抗体可能存在,包括阳性直接抗球蛋白试验、类风湿因子(RF)或抗核抗体(ANA)。

## 六、诊断

本病的三个典型表现是慢性淋巴结肿大和脾大、淋巴细胞凋亡功能缺陷和 DNT 细胞增加。2009 年美国国立卫生研究院(National Institutes of Health,NIH)更新了 ALPS 的最新诊断标准,修订后的标准将淋巴细胞凋亡检测不作为必要的标准之一,加入了遗传信息和其他生物标志物[10]。具体诊断表现如下:

2 项必要标准:①慢性(>6 个月)、非恶性、非感染性淋巴结肿大和/或脾增大;②外周血 DNTs 水平升高,总淋巴计数可以正常或者升高情况下,≥外周血总淋巴计数的 1.5% 或 CD3+ 淋巴细胞的 2.5%。

附加标准:

2 项主要附加标准:①淋巴细胞凋亡缺陷(2 项独立试验);②体细胞或生殖细胞的 FAS、FASL 或 CASP10 基因致病突变。

4 项次要附加条件:①血浆可溶性 FAS 配体(sFASL)升高 >200ng/L,或血浆白细胞介素 IL-10 水平升高 >20ng/L,或血浆 IL-18 水平升高 >500ng/L,或血清、血浆维生素 $B_{12}$ 水平 >1 500ng/L;②典型的免疫组织化学表现;③自身免疫性血细胞减少(溶血性贫血、血小板减少或者中性粒细胞减少)伴高 IgG 水平;④非恶性、非感染性淋巴组织增生伴或不伴自身免疫现象的家族病史。

确诊需要 2 项必要标准和至少 1 项主要附加条件,疑诊诊断需 2 项必要标准和 1 项次要附加条件,其中淋巴结肿大必须是慢性的(>6 个月),并且影响到两个不同区域的淋巴结,伴有或不伴有脾大,同时排除肿瘤和感染性病因。DNTs 升高有诊断意义,应超过淋巴细胞总数的 1.5% 以上或 T 淋巴细胞总数的 2.5% 以上,但这一标准适用于淋巴细胞计数正常或升高者,在淋巴细胞减少症中 DNTs 细胞的相对分布尚不清楚。

生物标志物,包括血浆/血清中可溶性 IL-10、IL-18、sFasL 和维生素 $B_{12}$ 水平的升高,有助于 ALPS 的疑似诊断,但在其他疾病如 CVID 或 ES 患者,维生素 $B_{12}$ 和 SFASL 也可以升高。

为了包含更多类似于本病的新的免疫疾病,修订后的诊断标准引入了疑似诊断标准,一些疑似患者存在类似本病的其他疾病,如 Evans 综合征、嗜血性淋巴组织细胞增多症(HLH)、卡斯尔曼病和 Rosai-Dorfman 病、X 连锁淋巴增生性疾病等其他淋巴增生性疾病、感染性疾病、自身免疫和风湿性疾病以及其他原发性免疫缺陷等进行鉴别。如果排除了其他疾病,疑似患者应该和明确诊断的患者一样接受治疗。随着类 ALPS 综合征的更多发现,必须在可能 ALPS 或 ALPS-U 患者中鉴别其他疾病。

## 七、治疗

总的来说,本病的管理重点是治疗原发性疾病和并发症,主要治疗集中在特定的并发症,包括淋巴增生和自身免疫性细胞减少症等。

唯一已知的治疗方法是造血干细胞移植(hematopoietic stem cell transplantation,HSCT)。HSCT 适用于对免疫抑制不敏感的严重患者。大多数 ALPS 患者无需 HSCT 即可过上相对正常的健康生活,总体预后良好。近 50%~60% 的 ALPS 患者需要免疫抑制治疗来控制自身免疫,但绝大多数患者可以通过单一免疫抑制治疗[16]。

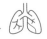

ALPS的一线治疗通常包括静脉注射皮质类固醇和免疫球蛋白（IVIG）。许多患者对皮质类固醇（1~2mg/kg）的反应通常良好。由于本病是慢性病，许多患者需要慢性治疗，尽量用低剂量的激素和其他免疫抑制剂联合治疗。

与激素相比，除单一自身免疫性血小板减少症外，其他患者对IVIG的反应较差，IVIG具有快速反应（48小时内）和良好的耐受性，但作用短暂，需要反复注射。单独的中性粒细胞减少症，无论是急性还是慢性，可能受益于粒细胞集落刺激因子，但一般建议只有在自身免疫性中性粒细胞减少症患者发生感染时才对其进行治疗。

脾切除术和利妥昔单抗等治疗通常用于自身免疫性疾病，但如果有普通的更有效的治疗方案，不应选择这些治疗。利妥昔单抗是一种抗CD20分子的单克隆抗体，对本病的疗效不一，一些ALPS患者使用利妥昔单抗后，B细胞功能不能恢复正常，导致持续性永久性低丙种球蛋白血症。目前缺乏前瞻性试验，尚不清楚利妥昔单抗的真正益处，而且增加终生用IVIG的风险。因此，除非其他治疗方法失败，应避免使用利妥昔单抗，仅用于替代免疫抑制剂失效的病例，并且血小板减少似乎是主要表现者。在过去，脾切除术治疗ALPS慢性难治性细胞减少症，许多研究表明，尽管进行了疫苗接种和抗菌预防，接受脾切除术的患者感染肺炎链球菌的风险增加，半数患者出现一次或多次脓毒症，并且可死于严重的败血症。尽管经所有可供选择的治疗失败的难治性病例中，可考虑本治疗方法，但脾切除术通常无效，很少能在脾切除后得到永久性缓解，一些病例仍复发，因此，现不推荐脾切除术治疗慢性难治性细胞减少，可考虑二线药物治疗，部分脾切除术或脾栓塞术可作为完全脾切除术的替代方法。

两种最常用的ALPS免疫调节药物，分别是霉酚酸酯（MMF）和西罗莫司。MMF在体内代谢为麦考酚酸（MPA），抑制肌苷-5-磷酸脱氢酶。MPA作用于T和B细胞，使鸟苷核苷酸优先减少，从而抑制增殖，MMF可使大多数ALPS患者的自身免疫性细胞减少改善。MMF不需要药物监测，不存在明显的药物相互作用，副作用少，安全性高，最常见的副作用包括腹泻和中性粒细胞减少。由于它是一种耐受性良好的药物，又对许多患者有效，常被推荐作为二线药物，特别用于轻-中度自身免疫性疾病、无明显淋巴增生的患者。二线疗法通常需要几周甚至几个月才起效，因此通常需要重叠服用类固醇，待其起效后，逐渐减少

类固醇，应用3~6个月后判断疗效。虽然患者自身免疫性疾病有明显改善，但MMF并不引起淋巴细胞死亡或对淋巴细胞增殖或DNTs的耗竭有任何影响，有些患者有部分反应，有些患者反应不持久，需要在疾病发作期间停止使用或使用激素冲击治疗。MMF治疗本病引起的血细胞减少，通常与大剂量静脉注射皮质类固醇同时使用，然后逐渐减少口服泼尼松使用，重叠至少2周，以使MMF达到治疗水平。MMF还用于本病的其他自身免疫并发症，包括葡萄膜炎、肾小球肾炎、肝炎和自身免疫性浸润性肺病。

西罗莫司作为一种极为有效的药物越来越被认可。使用西罗莫司的主要依据是患者存在DNT细胞，CD4和CD8 T细胞亚群在体内高度增殖，mTOR途径活化增加。mTOR抑制的其他潜在益处为西罗莫司促进Tregs的形成、扩展和功能。有研究显示使用西罗莫司1~3个月，难治性自身免疫性多系细胞减少症患者表现出完全反应（CR）或接近完全反应，包括自身免疫性疾病、淋巴结病和脾大的持续快速改善。另外，那些有完全反应的患者，生物标志物也正常化，包括DNTS和血清维生素B和IL-10水平，随访10年仍有效。因MMF治疗的一些患者有部分反应，需继续联合类固醇，一些患者有复发，MMF治疗的DNT细胞仍具有异常分化和有丝分裂活性，提示西罗莫司可能优于MMF治疗，此外，对MMF治疗无反应的患者通常对西罗莫司有反应。目前西罗莫司有成为治疗本病自身免疫的一线治疗药物的趋势，对于皮质类固醇，MMF失败的患儿是一个很好的选择。目前文献报道用西罗莫司治疗的儿童，尚未发现功能性免疫抑制。尽管西罗莫司治疗时间延长，但不会增加机会感染的发生率。因此，不建议单用西罗莫司治疗患儿，预防肺孢子虫病、真菌或细菌感染。但一些用MMF治疗的ALPS患者会出现严重的淋巴细胞减少。

西罗莫司的主要缺点之一是需要监测血清水平，达到5~15ng/ml为理想浓度，通常约为每天2~2.5mg/m² 的剂量。短期副作用包括黏膜炎、高血压和高甘油三酯血症。其他问题包括监测高脂血症、肾功能和骨髓抑制情况，剂量与副作用之间可能存在剂量-毒性关系。口腔黏膜炎可以发生，最明显的是在治疗的第一个月，往往随着时间的推移消失。此外，西罗莫司的药代动力学与其他多种药物有相互作用，高脂血症患者可能需要鱼油或他汀类药物治疗。

国外推荐本病的治疗方案为起始泼尼松1mg/kg，

每天 2 次给药。对该治疗不耐受、难治或需要 2 周以上治疗时，更换方案如下：轻-中度自身免疫性细胞减少症，没有明显淋巴增生的患者，应用 MMF 治疗，600mg/m²，每天 2 次；对于 MMF 失败、中重度自身免疫性细胞减少或有淋巴增殖的患者，推荐西罗莫司 2mg/m²。

据报道，戊他汀类药物对一些难治性细胞减少症患儿有一些疗效，但作用有限。喷司他丁（pentostatin）是一种不可逆的腺苷脱氨酶（ADA）抑制剂，它导致细胞内脱氧腺苷-5-三磷酸（d-ATP）的积累，通过激活细胞凋亡而导致细胞毒性和细胞死亡。已证明该药能改善高白细胞血症，降低红细胞和血小板输注的频率。

也有文献报道将甲氨蝶呤和西罗莫司联合应用于单药治疗失败的患者。另外，也有文献对难治性自身免疫性细胞减少症患者应用了急性淋巴细胞白血病维持性治疗，包括巯基嘌呤和口服甲氨蝶呤联合长春新碱/泼尼松脉冲治疗。也用蛋白酶体抑制剂硼替佐米治疗了一些类似本病的患者。

自身免疫性细胞减少症的初步治疗与其他免疫介导的慢性和持续性细胞减少症相似，初始的治疗包括高剂量皮质类固醇或联合静脉免疫球蛋白（IVIG）。大剂量甲泼尼龙冲击治疗（从 5~10mg/kg 开始，也有用高达 30mg/kg 的剂量），随后用小剂量口服泼尼松（1~2mg/kg）维持治疗。静脉免疫球蛋白通常与大剂量甲泼尼龙同时使用，剂量为 1~2g/kg。其他与糖皮质激素共同使用的药物包括利妥昔单抗、MMF 和西罗莫司。

在体外，已发现 IL-17 可抑制 Fas 诱导的细胞死亡。IL-17 的中和作用似乎可以改善 ALPS 患者的淋巴细胞凋亡，抗 IL-17A 抗体治疗已被证明可以改善小鼠模型的自身免疫表现和淋巴增生表型，延长生存期。

目前对 ALPS 的唯一治疗方法是造血干细胞移植（HCT）。移植指征包括淋巴瘤、严重和顽固性自身免疫性细胞减少症，以及有严重疾病表型的患者（通常是纯合子和复合杂合子 Fas 缺陷的患者），但目前干细胞移植的经验极为有限。

除自身免疫性疾病外，患者患淋巴瘤的风险也很高。尽管有淋巴瘤和危及生命的细胞减少的风险，许多患者特别是有 *Fas* 突变的患者，随着时间的推移，淋巴结病有所减少，自身免疫并发症仍然可以控制。

（刘　辉）

## 参考文献

［1］　mATSON dr，yANG dt. Autoimmune Lymphoproliferative Syndrome：An Overview. Arch Pathol Lab Med，2020，144（2）：245-251.

［2］　STRASSER A，JOST P J，NAGATA S. The many roles of FAS receptor signaling in the immune system. Immunity，2009，30（2）：180-192.

［3］　TEACHEY DT，SEIF AE，GRUPP SA. Advances in the management and understanding of autoimmune lymphoproliferative syndrome（ALPS）. Br J Haematol，2010，148（2）：205-216.

［4］　BRIDE K，TEACHEY D. Autoimmune lymphoproliferative syndrome：more than a FAScinating disease. F1000Res，2017，6：1928.

［5］　OLIVEIRA JB，BLEESING JJ，DIANZANI U，et al. Revised diagnostic criteria and classification for the autoimmune lymphoproliferative syndrome（ALPS）：report from the 2009 NIH International Workshop. Blood，2010，116（14）：e35-e40.

［6］　LIM MS，STRAUS SE，DALE JK，et al. Pathological findings in human autoimmune lymphoproliferative syndrome. Am J Pathol，1998，153（5）：1541-1550.

［7］　VÖLKL S，RENSING-EHL A，ALLGÄUER A，et al. Hyperactive mTOR pathway promotes lymphoproliferation and abnormal differentiation in autoimmune lymphoproliferative syndrome. Blood，2016，128（2）：227-238.

［8］　KLEMANN C，ESQUIVEL M，MAGERUS-CHATINET A，et al. Evolution of disease activity and biomarkers on and off rapamycin in 28 patients with autoimmune lymphoproliferative syndrome. Haematologica，2017，102（2）：e52-e56.

［9］　GEORGE LA，TEACHEY DT. Optimal Management of Autoimmune Lymphoproliferative Syndrome in Children. Paediatr Drugs，2016，18（4）：261-272.

［10］　OLIVEIRA JB，BLEESING JJ，DIANZANI U，et al. Revised diagnostic criteria and classification for the autoimmune lymphoproliferative syndrome（ALPS）：report from the 2009 NIH International Workshop. Blood，2010，116（14）：e35-e40.

［11］　TEACHEY DT. Autoimmune lymphoproliferative syndrome：new approaches to diagnosis and management. Clin Adv Hematol Oncol，2011，9（3）：233-235.

［12］　FISHER GH，ROSENBERG FJ，STRAUS SE，et al. Dominant interfering Fas gene mutations impair apoptosis in a human autoimmune lymphoproliferative syndrome. Cell，1995，81（6）：935-946.

［13］　DEIST FL，EMILE JF，RIEUX-LAUCAT F，et al. Clinical，immunological，and pathological consequences of

Fas-deficient conditions. Lancet,1996,348(9029):719-723.

[14] HOLZELOVA E,VONARBOURG C,STOLZENBERG MC,et al. Autoimmune lymphoproliferative syndrome with somatic Fas mutations. N Engl J Med,2004,351(14):1409-1418.

[15] DOWDELL KC,NIEMELA JE,PRICE S,et al. Somatic

FAS mutations are common in patients with genetically undefined autoimmune lymphoproliferative syndrome (ALPS). Blood,2010,115(25):5125-5216.

[16] RAO VK,OLIVEIRA JB. How I treat autoimmune lymphoproliferative syndrome. Blood,2011,118(22):5741-5751.

# 第六节 活化 PI3 激酶 δ 综合征

活化 PI3 激酶 δ 综合征(activated PI3Kδ syndrome,APDS)是一种由编码磷酸肌醇 3 激酶 δ(PI3K-δ)基因,获得性功能突变引起的 PID。磷脂酰肌醇-3-激酶 δ 是一种 IA 类脂质激酶,它磷酸化磷脂酰肌醇-4,5-二磷酸以产生磷脂酰肌醇-3,4,5-三磷酸。哺乳动物细胞中存在三类 IA-PI3Ks:α、β 和 δ。每一类 IA-PI3K 都由一个催化亚基组成:p110α、p110β 或 p110δ(分别由 *PI3KCA*、*PI3KCB* 和 *PI3KCD* 基因编码)。以及 5 个调节亚基之一:p85α、p55α、p50α(均由 *PI3KR1* 基因的不同转录本编码)、p85β(由 *PI3KR2* 基因编码)、p55γ(由 *PI3KR3* 基因编码)。调节亚单位稳定催化亚单位以防止其蛋白酶体降解,抑制催化亚单位的活性,并将其招募到质膜。催化亚单位 p110α 和 p110β 广泛在体内表达,p110δ 主要表达于造血系统细胞,主要是淋巴细胞和髓细胞。在免疫细胞中,PI3Kδ 在细胞因子受体、Toll 受体、B 细胞和 T 细胞受体以及小 GTPase 的 Ras 超家族下游被激活。

2013 年,英国和美国的两组研究团队,对病因不明的 PID 患者进行了全外显子序列分析,报告了一种由 *PIK3CD* 基因的杂合生殖系功能获得突变引起的新 PID[1]。突变导致 PI3Kδ 活性增加,这种疾病被称为 APDS 或 p110δ 活化突变综合征,导致 T 细胞衰老、淋巴结病变和免疫缺陷。随后,*PI3KR1* 基因杂合生殖系突变也被描述为 PI3Kδ 活性增加和免疫缺陷,临床表现与 *PIK3CD* 突变一样,这种疾病被称为 APDS2。由活化 *PIK3CD* 基因突变引起的 PID 被称为 APDS1,这两种疾病统称为 APDS。

目前在 *PIK3CD* 基因中,引起 p110δ 激酶结构域 c 区的 E1021K 变异是报道最多的 *APDS* 突变。在 p110δ 蛋白中,E1021K 定位与另一个 PI3K 亚型 p110α 的体细胞突变 H1047R 相似。E1021K 和 H1047R 都通过增强催化亚基与膜的结合和促进 PIP2 更有效的磷酸化来提高 PI3K 活性。p110δ 激酶结构域 c 区中的 *R929C* 突变也可能以类似的方式起作用。位于 c2 结构域(N334K,C416R)和螺旋结构域(E525K)中的其他 *p110δ* 突变可能干扰 p110δ

和 p85α 之间的抑制性接触[2]。

在 *PI3KR1* 基因中发现了一些导致 APDS2 的突变。其中包括 1 个错义突变和 7 个影响外显子 11(编码外显子 10)剪接位点的突变,1 个影响剪接受体位点,6 个影响剪接供体位点。所有剪接位点突变导致 p85α 的 SH2 螺旋区 434-475 位点的第 11 外显子的 42 个氨基酸残基的框内缺失。p85α 中额外的 *N564K* 变异也存在于 SH2 结构域中。已知 p85α 的 SH2 间结构域通过与其 c2 结构域(2)相互作用抑制催化 p110 亚基。有趣的是,p85α 的 APDS2 突变导致了 *APDS1* 的表型突变,尽管 p85α 广泛表达,并且不仅与 p110δ 而且与 p110α 和 p110β 相互作用。然而,已经证明,p85α 中 42 个氨基酸的缺失有效地阻断了 p85α 与 p110δ 之间的抑制作用,导致 PI3Kδ 的强烈本底激活,虽然只微弱地增加了 PI3Kα 的活性。这种差异效应解释了为什么这种突变的影响很大程度上局限于免疫系统。

## 一、临床表现

本病外显率很高。主要表现如下[3]:

**1. 疱疹病毒感染** 部分 APDS1 和 APDS2 患儿可发生严重、持续或反复的疱疹病毒感染,包括 EBV、CMV、HSV 和 VZV 感染,可发生病毒血症、播散性感染,并伴有淋巴结肿大。也有报道有腺病毒感染。

**2. 淋巴增殖** 主要表现为脾大、肝大、黏膜结节状淋巴组织增生,其中气道内淋巴组织结节样增生为其典型改变。慢性淋巴结肿大,可再发或持续,也可发生于纵隔。淋巴结显示不典型的滤泡增生,滤泡膜区缺失或减弱,生发中心常被许多 T 细胞破坏和部分消失。单核细胞样 B 细胞聚集可反复出现。IgG1 浆细胞数量减少。偶有淋巴结类似于移植后淋巴增生性疾病的特征,B 细胞、T 细胞、上皮样巨噬细胞和轻链限制性浆细胞的多形浸润,单核细胞样 B 细胞增生,以及不明确的免疫球蛋白基因重排。EBV 阳性细胞、CMV 阳性细胞或两者同时存在于多个淋巴结中,但未发现明显的传染性单核细胞增多症样病理改变。黏膜结节增生表现为鹅卵石样斑块或息肉。胃肠道黏膜淋巴组织增生从会厌到直肠的任何部位,并伴有腹泻、出血和直肠脱垂。呼吸道黏膜结节样淋巴增生,活检标本显示滤泡增生。偶尔PCR显示EBV、CMV阳性[4]。淋巴结肿大可发生于颈部,我们少数病例有颈部淋巴结肿大,几乎所有病例均有腺样体、扁桃体、咽后壁和喉部淋巴结增生致呼吸睡眠障碍,夜间打鼾明显,个别病例出现舌根部淋巴组织增殖。

**3. 自身炎症和自身免疫表现**　部分患儿有自身免疫或炎症表现如肠病、免疫性细胞减少包括Coombs阳性溶血性贫血、三系细胞减少。肾小球肾炎,肾活检显示增生性、膜增生性、局灶性和节段性改变。外分泌性胰腺功能不全。自身抗体阳性的甲状腺疾病。血清阴性关节炎,复发性心包炎。另有肝硬化、硬化性胆管炎、慢性腹泻等报道[5,6]。我们的病例有合并哮喘和肾小球肾炎者。

**4. 呼吸系统表现**　反复细菌性呼吸道感染。文献报道几乎所有的APDS1和APDS2患儿都存在反复呼吸道感染,由细菌引起,主要是肺炎链球菌和流感嗜血杆菌,也有金黄色葡萄球菌、铜绿假单胞菌等,包括肺炎、慢性鼻窦炎、复发性中耳炎可致持久耳聋、扁桃体炎。支气管扩张症是肺部感染的常见并发症,多达60%的APDS1患者可以发生,大多数支气管扩张症患者的IgG水平正常,导致误诊。也可发生皮肤等部位脓肿,眼部感染。肺部病理显示大气道和细支气管炎周围淋巴组织增生,滤泡破坏。我们发现,气道内淋巴组织结节样增生为APDS1的典型表现,可成为国内诊断该病的线索之一(图19-8)(彩图见文末彩插)。淋巴组织结节样增生发生在大气道,不仅引起支气管扩张,还可引起气道堵塞,导致肺不张(图19-9)。肺实质也有可能发生结节样淋巴组织增生,影像学上表现为肺结节。发生在小气道,可出现马赛克灌注征,影像学上类似闭塞性细支气管炎的影像改变[6-9](图19-10)。

**5. 其他**　卡介苗接种诱导APDS患者肉芽肿性炎症。两个APDS队列报道,常有神经发育迟缓表现,提示PI3Kδ可能在中枢神经系统发育中有重要作用。此外,APDS2患者常有生长迟缓,在APDS1患者中一般不出现。位于p85α的NSH2和ISH2结构域内一些其他显性生殖系突变,减少PI3K信号转导,可导致SHORT综合征,包括身材矮小、关节过度伸展、疝气、眼睛异常和出牙延迟。也有文献报道1例*PI3KR1*基因纯合功能缺失的

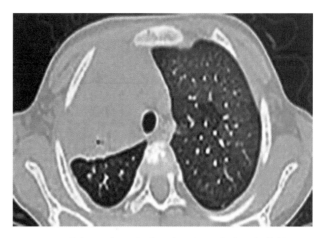

图19-9　胸部CT提示右肺上叶不张,局部有支气管扩张

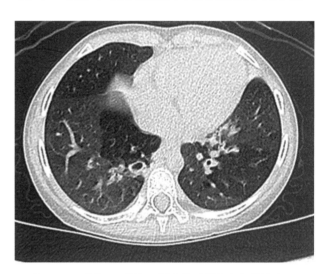

图19-10　胸部CT提示双肺气体潴留和支气管扩张

突变病例,该突变导致p85α缺失,p110δ表达减少,B淋巴细胞减少和低丙种球蛋白血症,并患有复发性弯曲杆菌菌血症和炎症性肠病。此外,一名*PIK3CD*双等位基因功能缺失突变和p110δ表达减少的患者,B淋巴细胞减少症和低丙种球蛋白血症、窦肺感染、败血性关节炎、炎症性肠病和自身免疫性肝炎[10-12]。APDS患者淋巴瘤的发病率也较高。

## 二、免疫学检查

免疫学上,在APDS患者中经常观察到转换型B细胞增加。许多患者有血清IgM水平升高,易误诊为IgM综合征。幼稚CD4和幼稚CD8细胞数量减少,而CD8效应/记忆T细胞数量增加是主要的免疫学特征[13,14]。

## 三、治疗

APDS患者的治疗方案包括抗生素预防和免疫球蛋白替代治疗[15]。造血干细胞移植(HSCT)作为

一种治疗选择已成功应用于多例 APDS 患者,尤其是年轻患者,减少淋巴增殖的免疫抑制疗法包括用利妥昔单抗(抗 CD20 单克隆抗体)和西罗莫司[16]。西罗莫司治疗可改善免疫指标,减少脾大和淋巴结病变。我们 6 例患者应用西罗莫司治疗,本药起效快,2~3 天打鼾和呼吸困难减轻,1 个月左右气道结节增生好转,5 例经 6 个月~1 年治疗停药,但停用后病情复发。1 例应用阿奇霉素治疗咳痰和反复呼吸道感染好转。

PI3Kδ 抑制剂已开发试用,其中一种 idelalisib 已被批准用于治疗慢性淋巴细胞白血病和非霍奇金淋巴瘤。目前正在进行两个II期临床试验,以研究 PI3Kδ 抑制剂在 APDS 患者中的安全性、药代动力学、药效学和疗效。诺华赞助的临床试验 NCT 02435173 使用口服 PI3Kδ 抑制剂 Leniolisib(CDZ173),而 GSK 赞助的临床试验 NCT 02593539 使用吸入型 PI3Kδ 抑制剂 Nemiralisib(GSK2269557),该药最初是为治疗慢性阻塞性肺病开发的。

(刘 辉)

## 参考文献

[ 1 ] ANGULO I, VADAS O, GARÇON F, et al. Phosphoinositide 3-kinase delta gene mutation predisposes to respiratory infection and airway damage. Science, 2013, 342(6160): 866-871.

[ 2 ] BURKE JE, WILLIAMS RL. Synergy in activating class I PI3Ks. Trends Biochem Sci, 2015, 40(2): 88-100.

[ 3 ] BOUSFIHA A, JEDDANE L, PICARD C, et al. The 2017 IUIS phenotypic classification for primary immunodeficiencies. J Clin Immunol, 2018, 38(1): 129-143.

[ 4 ] LUCAS CL, CHANDRA A, NEJENTSEV S, et al. PI3Kdelta and primary immunodeficiencies. Nat Rev Immunol, 2016, 16(11): 702-714.

[ 5 ] OKKENHAUG K. Signaling by the phosphoinositide 3-kinase family in immune cells. Annu Rev Immunol, 2013, 31: 675-704.

[ 6 ] LUCAS CL, KUEHN HS, ZHAO F, et al. Dominant-activating germline mutations in the gene encoding the PI3K catalytic subunit p110delta result in T cell senescence and human immunodeficiency. Nat Immunol, 2014, 15(1): 88-97.

[ 7 ] DEAU MC, HEURTIER L, FRANGE P, et al. A human immunodeficiency caused by mutations in the PIK3R1 gene. J Clin Invest, 2014, 124(9): 3923-3928.

[ 8 ] LUCAS CL, ZHANG Y, VENIDA A, et al. Heterozygous splice mutation in PIK3R1 causes human immunodeficiency with lymphoproliferation due to dominant activation of PI3K. J Exp Med, 2014, 211(13): 2537-2547.

[ 9 ] CONDLIFFE AM, CHANDRA A. Respiratory Manifestations of the Activated Phosphoinositide 3-Kinase Delta Syndrome. Front Immunol, 2018, 9: 338.

[ 10 ] TSUJITA Y, MITSUI-SEKINAKA K, IMAI K, et al. Phosphatase and tensin homolog (PTEN) mutation can cause activated phosphatidylinositol 3-kinase delta syndrome-like immunodeficiency. J Allergy Clin Immunol, 2016, 138(6): 1672-1680.

[ 11 ] TAKEDA AJ, ZHANG Y, DORNAN GL, et al. Novel PIK3CD mutations affecting N-terminal residues of p110delta cause activated PI3Kdelta syndrome (APDS) in humans. J Allergy Clin Immunol, 2017, 140(4): 1152-1156.

[ 12 ] HEURTIER L, LAMRINI H, CHENTOUT L, et al. Mutations in the adaptor-binding domain and associated linker region of p110delta cause activated PI3K-delta syndrome 1 (APDS1). Haematologica, 2017, 102(7): e278-e281.

[ 13 ] RAE W, GAO Y, WARD D, et al. A novel germline gain-of-function variant in PIK3CD. Clin Immunol, 2017, 181: 29-31.

[ 14 ] WENTINK M, DALM V, LANKESTER AC, et al. Genetic defects in PI3Kdelta affect B-cell differentiation and maturation leading to hypogammaglobulineamia and recurrent infections. Clin Immunol, 2017, 176: 77-86.

[ 15 ] FLOREA AED, BRAYLAN RC, SCHAFERNAK K, et al. Abnormal B-cell maturation in the bone marrow of patients with germline mutations in PIK3CD. Allergy Clin Immunol, 2017, 139(3): 1032-1035.

[ 16 ] JAMEE M, MONIRI S, ZAKI-DIZAJI M, et al. Clinical, Immunological, and Genetic Features in Patients with Activated PI3Kdelta Syndrome (APDS): a Systematic Review. Clin Rev Allergy Immunol, 2020, 59(3): 323-333.

## 第七节 与 STATs 功能异常相关的疾病

### 一、概述

STATs 蛋白是一类转录因子,可调节细胞对细胞因子和生长因子的反应,是参与I型和II型细胞因子受体诱导的细胞内信号传递的胞质蛋白。7 个已鉴定的

STAT 家族蛋白(STAT1、-2、-3、-4、-5a、-5b 和-6)共享由 SH2 组成的公共结构区域,通过同型或异形二聚体介导 STAT 之间的相互作用。STAT 保守的结构域中卷曲螺旋结构域对二聚体的细胞核定位非常重要,而 DNA 结合结构域和目标基因转录有关。其中 4 个

STAT 家族基因的突变可引起 8 种疾病(表 19-4)[1,2]。

表 19-4　STATs 家族基因突变的疾病表型和遗传方式[1]

| 基因 | 疾病表型 | 遗传方式/功能 |
| --- | --- | --- |
| STAT1 | 易感分枝杆菌(MSMD),沙门菌 | AD LOF |
| STAT1 | 严重的病毒、分枝杆菌感染 | AR LOF |
| STAT1 | 易感真菌(CMC),自身免疫和炎症 | AD GOF |
| STAT2 | 严重的病毒感染 | AR LOF |
| STAT3 | 高 IgE 综合征 | AD LOF |
| STAT3 | 淋巴增殖,自身免疫,反复感染 | AD GOF |
| STAT3 | T 大颗粒淋巴细胞白血病 | Somatic GOF |
| STAT5B | 侏儒症,湿疹,淋巴细胞间质肺炎,自身免疫 | AR LOF |
| STAT5B | 嗜酸性粒细胞增多症,特应性皮炎,腹泻 | Somatic GOF |

编码 STAT1、-2、-3 和-5b 的基因的生殖系或体细胞突变影响蛋白质结构并干扰它们的表达、定位和功能,从而影响了独特的基因表达程序的活化。STAT1、-3 和-5B 的功能丧失(LOF)和功能增强(GOF)错义突变导致的免疫失调综合征,是一组异质性遗传疾病。根据引起的信号通路缺陷的不同及其相关基因表达的变异,可引起原发性免疫缺陷到自身免疫性疾病,两者在临床表现和实验室检查结果之间存在明显的重叠和区别[2]。

常染色体显性遗传性 STAT1-LOF 突变选择性地使个体易患分枝杆菌病,而双等位基因(完全或部分)突变分别引起危及生命和较轻细胞内的细菌和病毒性疾病。STAT3-LOF 突变导致常染色体显性遗传高 IgE 综合征(HIES)。

STAT1-GOF 突变是慢性皮肤念珠菌病的主要病因。活化的 STAT3-GOF 突变导致早发性多器官自身免疫和免疫缺陷。人类 STAT5B-LOF 突变是一种罕见的疾病,也涉及免疫缺陷和严重的生长衰竭。最近,有两名 STAT5B-GOF 突变患者出现早期非克隆性嗜酸性粒细胞增多症、荨麻疹、皮炎和腹泻[1,2]。

## 二、STAT1 突变

STAT1 是一种参与I型干扰素(IFN-α 和 IFN-β)和 IFN-γ 信号转导的胞质蛋白,两种途径对抗病毒和抗分枝杆菌的防御至关重要。通过多种机制,

STAT1 控制 T 细胞介导的免疫。STAT1 在树突状细胞成熟和发挥功能中至关重要,包括刺激抗原特异性细胞毒性 T 淋巴细胞应答[1]。

在病毒感染时,IFN-α 和 IFN-β 结合到 IFN 受体,通过诱导酪氨酸磷酸化,激活 Janus 非受体酪氨酸激酶家族成员 JAK1 和 TYK2,两者使 STAT1/STAT2 蛋白质发生磷酸化,导致 STAT1-STAT2 异质二聚体形成,这些异二聚体结合到 IRF 家族成员 p48,形成 ISGF3 复合体,该复合体再转移到细胞核内,激活 IFN 下游基因。在巨噬细胞中,IFN-γ 可诱导多种基因的表达,包括参与 IL-12 表达的转录因子 IRF8,调节成熟巨噬细胞的转录因子等,编码与病毒有关的 RNA 降解酶,反转录病毒基因的转录抑制因子,抗原呈递分子和呼吸爆发氧化酶。I型干扰素诱导的基因,如单核细胞中的 TNF-α 和 IL-12 等[3-5]。

在分枝杆菌感染期间,T 细胞和 NK 细胞在巨噬细胞分泌的 IL-12 刺激后产生 IFN-γ,进入上述途径[3]。

IFN-α/β 信号在小鼠中的损伤导致对病毒(包括 ssRNA 和 dsDNA 病毒,如 HSV 和 CMV)的易感性增加,而 IFN-γ 反应的缺陷导致对分枝杆菌、寄生虫和其他细胞内病原体的易感性。而 STAT1 缺陷小鼠对白色念珠菌反应正常。

### (一) STAT1-LOF 突变

STAT1 缺乏症患者表现出广泛的遗传和临床异质性。STAT1 部分缺失与易感性有关,而完全缺失 STAT1 则会导致播散性分枝杆菌和病毒的感染[6]。

常染色体显性遗传 STAT1 缺陷引起分枝杆菌病的遗传病因之一,称为孟德尔易感分枝杆菌病(MSMD),主要导致弱毒性非典型分枝杆菌和弱毒卡介苗(BCG)株的严重感染。部分 STAT1 缺失是由 STAT1 纯合或复合杂合错义突变引起的,是染色体隐性遗传性。这些突变导致 STAT1 表达减少,导致针对 IFN-α/β 或 IFN-γ 刺激发生的 STAT1 酪氨酸磷酸化受损,ISGF3 和/或 GAF 的激活不完全,导致 STAT1 介导的靶基因转录受损。ISGF3 激活的缺陷比 GAF 的要轻,可能是因为 ISGF3 复合物的形成只需要一个 STAT1 分子,GAF 同源二聚体需要 2 个野生型 STAT1 亚单位发挥功能,在二聚体复合物中包含突变的 STAT1 蛋白将导致信号转导减少,因此,I型 IFN-α/β 和 IFN-γ 诱导基因的转录在 STAT1 缺陷患者中部分保留,因此部分 STAT1 基因缺陷患者对细胞内病原体引起的严重感染的易感性增加,但对病毒感染的易感性没有增加,而病毒感染通常对治疗有反应。也解释了为什么 STAT1 缺乏症可以

AD 特征遗传，并构成 MSMD 的原因之一。

STAT1 完全缺失，是 STAT1 纯合 *LOF* 突变，是一种常染色体隐性遗传。患者 STAT1 功能完全丧失，对 IFN-α/β 和 IFN-γ 均无反应，甚至对 IFN-λ 和 IL27 也无反应。突变导致针对 IFN-α/β 和 IFN-γ 刺激而发生的 STAT1 酪氨酸磷酸化严重受损，导致 ISGF3 和 GAF 形成障碍，防止 STAT1 易位进入细胞核及其 DNA 结合活性。除了 MSMD 表现外，对严重病毒感染的易感性也增加，特别是疱疹病毒，可发生 HSV、CMV 或 EBV 持续的侵袭性感染。此外，患者对某些细胞内细菌，包括单核细胞增生李斯特菌和沙门菌以及真菌的易感性增加。文献报道 6 名 STAT1 完全缺乏的患者经骨髓移植只有 1 人存活，而其他人则死于暴发性病毒疾病。STAT1 次等位因素对偶基因为 AR STAT1 缺陷的基础，并显示出较温和的部分表型[6]。

对分枝杆菌的免疫中，巨噬细胞/树突状髓细胞和 T/NK 细胞之间的信号传递涉及 IL12-IFNγ 信号途径，这些通路中的一些缺陷分子导致了 MSMD，与 AD STAT1 缺陷引起的表现型非常相似。因此，MSMD 也可以由 *IL12p40*、*IL12rβ1*、*IFN-γR1*、*FN-γR2*、*Nemo*、*ISG15*、*TYK2*、*CTBB*、*IRF8*、*SPPl2α*、*GATA2* 等基因突变引起。

MSMD 除抗分枝杆菌治疗，可加用 IFN-γ 治疗，我们已应用此药进行治疗，效果较好。目前造血干细胞移植（HSCT）可用于 MSMD 的治疗。

### （二）*STAT1-GOF* 突变

与 STAT1 缺陷引起的疾病完全不同。在 2011 年，报道了单等位基因常染色体显性遗传（AD）STAT1 功能增强（GOF）（OMIM 614162），也被称为免疫缺陷 31C。*STAT1 GOF* 突变，是由于 STAT1 在细胞核内的去磷酸化过程延迟减少，使 STAT1 水平升高，在 IFN-α、IFN-β、IFN-γ 或者 IL-27 刺激后 STAT1 活化增强，导致 STAT3 介导的诱导 IL-17 的 T 细胞生成缺陷，IL-17 和 IL-22 水平降低，STAT1 GOF 引起 TH17 缺乏和慢性黏膜皮肤念珠菌病（CMC），从口咽真菌病到侵袭性念珠菌病。目前发现更多的 *STAT1-GOF* 突变患者，这些突变在儿童早期也可无 CMC 的表现[6]。

van de Veerdonk 等人分析了 AD-CMC 的 5 个不同家系共 14 例患者，发现 IFN-β、IL-17 和 IL-22 在念珠菌应答中产生缺陷，并鉴定了 STAT1 第 10 外显子保守残基内的杂合子突变，以后也鉴定出 cc 结构域内 STAT1 基因的杂合子变异。对突变等位基因的功能分析显示，GOF 突变机制涉及 STAT1 的核去磷酸化受损，而不是胞质高磷酸化。这些患者表现为自身免疫疾病如甲状腺疾病、肠病、脱发、自身免疫性细胞减少症、1 型糖尿病和系统性红斑狼疮样疾病。最近，报道了由 JC 病毒再次激活引起的进行性多灶性白质脑病（PML），提示存在严重的 T 细胞缺乏。Toubina 等人报道了携带杂合 *STAT1-GOF* 突变的最多患者队列，为多个中心收集的 274 名患者。超过 1/3 的患者有自身免疫/炎症性疾病，包括复发性和严重的自身免疫性血液细胞减少，自身免疫性甲状腺功能减退，糖尿病，肝炎，脑/腹腔动脉瘤导致颅内和腹腔出血，多数自身免疫患者自身抗体阳性。JAK1/2 抑制剂鲁索利替尼已经被证明能有效降低疾病的严重程度。几乎所有受试者在儿童时期都患有 CMC，74% 的患者还有皮肤和呼吸道的细菌感染，主要是金黄色葡萄球菌，还有肺炎链球菌、铜绿假单胞菌、流感嗜血杆菌。也有病毒感染，38% 患者发生全身、非典型性或复发性病毒感染，最常见的是 HSV 和 VZV，不常见的是 CMV、EBV 和传染性软疣。此外，患者也发生严重侵袭性真菌感染包括念珠菌、毛霉病、隐球菌、球孢子菌、组织胞浆菌和曲霉菌，也有肺孢子菌，局部和播散性分枝杆菌感染。一些患者发生支气管扩张症。1/3 以上的患者有自身免疫并发症（或自身抗体），主要为甲状腺（甲状腺功能减退）和胰腺（1 型糖尿病、T1DM）。也报道了白癜风、脱发、银屑病、自身免疫性细胞减少症、自身免疫性肝炎和结肠炎等。患者也可能会出现系统性红斑狼疮样疾病、X 连锁免疫失调，多内分泌腺病和肠病（IPEX）样。有潜在自身免疫并发症的患者在青年早期表现血管异常和动脉瘤的倾向，有这些表现者预后差。STAT1-GOF 突变会增加癌症的风险；恶性肿瘤，通常是鳞状细胞癌，在有食管炎史的年轻患者中更为频繁。我们收治的 2 个患者均发生肺部自身炎症性疾病，表现为肺实变（图 19-11），糖皮质素治疗有效。

目前有几种假说解释 STAT1 GOF 损害 TH-17 细胞发育和 IL-17 反应的分子机制，STAT1 抵消了 TH-17 细胞的下游 STAT3 诱导的基因表达，这些基因编码的蛋白质负责 TH-17 细胞发育和分化，如 IL-6、IL-21 和 IL-23 信号。另一种观点是，过强的 IFN-α/β 和 IL-27 反应抑制了 T 细胞 th17 亚群的发育。但 STAT3 信号受损背后的确切分子机制仍不清楚。

也观察到 STAT1 GOF 患者的某些特征与单基因疾病组（称为干扰素病）重叠，包括 IFN 信号升高，即血液中 ISG 的上调。

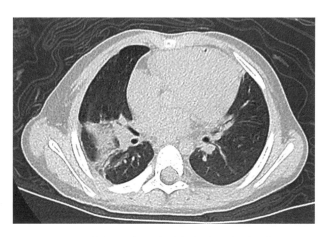

图 19-11　胸部 CT 提示右肺实变,有支气管充气征

STAT1-GOF 突变大多数位于卷曲螺旋和 DNA 结合结构域中,从而导致临界增加的信号,可能损害核去磷酸化。最近报道了一种新的连接因子域突变,它在不影响去磷酸化激酶的基础上增加了细胞因子诱导的 STAT1 磷酸化。

治疗包括长期系统性抗真菌药物用于 STAT GOF 疾病,根据感染的类型,使用抗生素和抗病毒药物。发生自身免疫时,使用免疫抑制药物。JAK 抑制剂(JAKINIBS)已成为 STAT1 GOF 患者的一种治疗选择。利妥昔单抗已成功治疗慢性皮肤黏膜念珠菌病。文献报道一部分患者接受 HSCT,但出现并发症。

### 三、STAT3 突变

#### (一) STAT3-LOF 突变

可引起高 IgE 综合征(HIES),为常染色体显性遗传(AD-HIES),也称 Job 综合征,以金黄色葡萄球菌引起肺脓肿、肺大疱、肝脏或皮肤等部位"冷"脓肿,新生儿期出现湿疹样皮疹、复发性窦肺感染、慢性黏膜皮肤念珠菌病(CMC)和嗜酸性粒细胞增多症,伴有显著升高的血清 IgE,>2 000U/ml 甚至更高为特征,但我们发现血清 IgE 水平随病情和时间发生变化,一些患者血清 IgE 水平在诊断时升高并不明显。真菌感染包括肺孢子菌、组织胞浆菌、球孢子病和隐球菌感染,可引起皮肤黏膜、肺部和胃肠道感染以及脑膜炎。此外,据报道 AD-HIES 患者对 VZV 再激活和 EBV 病毒血症的易感性增加。异常的颅面特征包括特征性的面容,面部皮肤粗糙,有湿疹感染后遗留的瘢痕,鼻孔增大、鼻梁塌陷、颅骨骨化、高弓腭,乳牙延迟脱落、肌肉过度伸展、脊柱侧弯、骨质疏松和轻微创伤发生骨折(图 19-12)(彩图见文末彩插),血管异常包括冠状动脉动脉瘤和高血压,我

们发现患者可有肺血管发育异常[7],患者患恶性肿瘤的风险增加,特别是非霍奇金淋巴瘤。

STAT3 突变或错义突变或框架内缺失,局限于分子的 SH2 结构域或 DBD 内,STAT3 的 DBD 中存在突变时,STAT3 的表达、磷酸化和核移位与健康对照组相比无异常。影响 SH2 结构域或反式激活结构域的 STAT3 突变的患者中,酪氨酸 705 处的细胞 STAT3 磷酸化降低。

除感染时积极抗感染外,HSCT 可用于 AD-HIES 的治疗。

#### (二) STAT3-GOF 突变

STAT3 GOF(OMIM 615952)是由杂合生殖系突变,导致早期多器官自身免疫和免疫缺陷[8-10]。Flanagan 等人首次于 2014 年报道 5 名无关患者。自首次描述该病以来,共报告了 25 名患者和 16 个突变,临床表型存在差异。此外,也描述了两个无症状携带者,提示本病有不完全外显率以及有轻度临床表现。

临床表现多样,自身免疫表现影响多个器官和组织,类似 IPEX 样表现,常见的是免疫细胞减少,包括红细胞、中性粒细胞和/或血小板,淋巴腺肿大和肝脾大等淋巴增生表现,肠道表现包括肠病、肠道激惹和非特异性结肠炎。其他自身免疫性疾病包括内分泌疾病,主要是 T1DM 和甲状腺功能减退、淋巴间质性肺炎(图 19-13)、关节炎、葡萄膜炎和皮肤表现(湿疹和脱发)[11,12]。

患者也常发生反复感染,包括细菌、病毒(HSV)、真菌和分枝杆菌感染的风险增加。IFN-STAT1 信号受损可以解释异常的免疫能力,因为在一部分患者中观察到分枝杆菌病。STAT3-GOF 突变的大多数

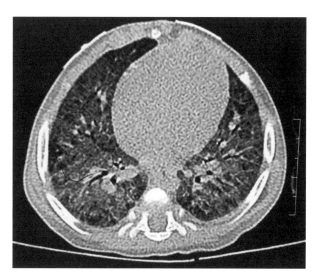

图 19-13　胸部 CT 提示双肺弥漫性磨玻璃影、网结节影,小叶间隔增厚,支气管血管束粗乱,牵拉性支气管扩张

患者身材矮小,类似 STAT5B 缺乏,但生长激素(GH)治疗有效。

STAT3 功能增强可能与 STAT3 过度磷酸化无关,而与 STAT3 在基线时的转录活性增加有关。*STAT3 GOF* 突变的患者显示 STAT5B 的磷酸化和 CD25 的表达减少,伴有 Treg 减少。

STAT3 的体细胞突变在肿瘤发生中起重要作用。30%~40% 的 T 细胞大颗粒淋巴细胞(T-LGL)白血病和慢性自然杀伤淋巴增殖性疾病(CLD-NK)患者有 *STAT3* 突变。但在霍奇金淋巴瘤和 T-LGL 中,*STAT3-GOF* 突变很少。免疫学显示 B 细胞池的改变,同型转换记忆 B 细胞减少和低丙种球蛋白血症。中度 T 细胞减少、NK 细胞减少细胞毒性正常。大多数患者的循环 Foxp3 Tregs 细胞比例降低,抑制功能受损。一些患者 CD4、CD8 双阴性 CD3 -TCR Ab T 细胞(DNT)减少,类似于自身免疫性淋巴细胞增殖综合征(ALPS)。

由于 STAT3-GOF 表型多样,因有肠病和糖尿病的表现,与 IPEX 综合征类似;又由于可发生血细胞减少和淋巴组织增殖,与 ALPS 类似;由于存在身材矮小、自身免疫性并发症以及淋巴细胞间质性肺炎与 STAT5B 缺乏类似,应注意鉴别。

治疗方法包括抗菌治疗、静脉注射或皮下免疫球蛋白以及使用免疫抑制剂。免疫调节包括甲泼尼龙、霉酚酸酯、利妥昔单抗、西罗莫司和他克莫司,均具有不同的反应。对于免疫失调,可使用靶向治疗包括抗 IL-6 和/或选择性 JAK 抑制剂。选择性 JAK 抑制剂用于干扰素病中由 Sting 或其他 DNA 传感通路中其他分子突变引起的I型干扰素产生过度,因I型 IFN 自身免疫中起作用,故也可用于 STAT1-GOF 和 HIES[13]的治疗。

HSCT 已被用作免疫抑制治疗不理想时的替代疗法,应在并发症发生之前进行早期诊断和 HSCT 治疗。

在 STAT1 和 STAT3 缺乏引起的 MSMD 和 AD-HIES 中,可能是未来基因编辑的候选基因。

## 四、STAT5B 缺乏症

人类 STAT5B 缺乏症(OMIM 245590)是一种罕见的常染色体隐性遗传疾病,包括严重的生长不良与 GH 不敏感综合征和 ID[14]。在 2003 年,人类 STAT5B 遗传缺陷首次报道。临床表现为身材矮小、自身免疫表现和严重感染,自身免疫性疾病谱包括自身免疫性甲状腺炎、早发性慢性腹泻、特发性血小板减少性紫癜、淋巴细胞性间质性肺炎、湿疹和脱发。面部畸形包括前额突出、鞍鼻,也有声音高调。生长不良发生于出生后,青春期发病轻微延迟,在妊娠期生长和出生时大小通常是正常的。感染性疾病包括复发性细菌性/病毒性肺炎等。

目前全世界只有 10 名患者登记。最近,文献报道了在 3 个不相关的家庭中报道了 3 个新的生殖系 *STAT5B* 错义突变,具有明显的显性负效应,表现为身材矮小、轻度 GHIS 和较轻的免疫缺陷。

STAT5B 在 IL-2 受体和生长激素受体(GHR)下游起着关键作用,因此 STAT5B 缺陷导致复杂的感染和生长激素不敏感综合征(GHIS)[15]。

患者也可能表现出轻度-重度 T 淋巴细胞减少,$CD4^+CD25$ 高 $Foxp3^+$ 细胞数量减少,这被认为是导致疾病免疫失调的原因。高丙种球蛋白血症。STAT5B 缺陷的许多特征与 CD25 缺陷患者的特征相似,临床表现比 CD25 缺乏症更易变,也不严重。

## 五、*STAT2-LOF* 突变与暴发疫苗麻疹病毒株感染

STAT2 缺乏在 2013 年报道,导致儿童 MMR 疫苗接种后暴发性感染,这例 STAT2 的内含子 4 的纯合突变阻止了患者 RNA 的正确剪接,患者细胞没有 STAT2 蛋白表达,I型干扰素信号明显受损,不能抵挡病毒的复制。STAT2 缺乏症患者无分枝杆菌感染,也无广泛的病毒感染[16]。

(刘　辉)

## 参考文献

[1] LORENZINI T,DOTTA L,GIACOMELLI M,et al. STAT mutations as program switchers:turning primary immunodeficiencies into autoimmune diseases. Leukoc Biol,2017,101(1):29-38.

[2] JHAMNANI RD,ROSENZWEIG SD. An update on gain-of-function mutations in primary immunodeficiency diseases. Curr Opin Allergy Clin Immunol,2017,17(6):391-397.

[3] LIANG S,WEI H,SUN R,et al. IFNalpha regulates NK-cell cytotoxicity through STAT1 pathway. Cytokine,2003,23(6):190-199.

[4] AU-YEUNG N,MANDHANA R,HORVATH CM. Transcriptional regulation by STAT1 and STAT2 in the interferon JAK-STAT pathway. JAKSTAT,2013,2(3):e23931.

[5] MIYAGI T,GIL MP,WANG X,et al. High basal STAT4

balanced by STAT1 induction to control type 1 interferon effects in natural killer cells. J Exp Med,2007,204(10): 2383-2396.

[6] ZHANG W,CHEN X,GAO G,et al. Clinical Relevance of Gain-and Loss-of-Function Germline Mutations in STAT1:A Systematic Review. Front Immunol,2021,12: 654406.

[7] 刘金荣,段晓岷,郭爱新,等. 高 IgE 综合征合并肺血管病变一例. 中华儿科杂志,2013,51(9):692-693.

[8] FLANAGAN SE,HAAPANIEMI E,RUSSELL MA,et al. Activating germline mutations in STAT3 cause early-onset multi-organ autoimmune disease. Nat Genet,2014,46(8): 812-814.

[9] FABRE A,MARCHAL S,BARLOGIS V,et al. Clinical Aspects of STAT₃ Gain-of-Function Germline Mutations: A Systematic Review. J Allergy Clin Immunol Pract,2019,7 (6):1958-1969.

[10] MILNER JD,VOGEL TP,FORBES L,et al. Early-onset lymphoproliferation and autoimmunity caused by germline STAT3 gain-of-function mutations. Blood, 2015,125(4):591-599.

[11] HAAPANIEMI EM,KAUSTIO M,RAJALA HLM, et al. Autoimmunity,hypogammaglobulinemia, lymphoproliferation,and mycobacterial disease in patients with activating mutations in STAT3. Blood,2015,125(4): 639-648.

[12] AL-SHAIKHLY T,OCHS HD. Hyper IgE syndromes: clinical and molecular characteristics. Immunol Cell Biol, 2019,97(4):368-379.

[13] XIN P,XU X,DENG C,et al. The role of JAK/STAT signaling pathway and its inhibitors in diseases. Int Immunopharmacol,2020,80:106210.

[14] HWA V. STAT5B deficiency:Impacts on human growth and immunity. Growth Horm IGF Res,2016,28:16-20.

[15] FOLEY CL,AL REMEITHI SS,TOWE CT,et al. Developmental Adaptive Immune Defects Associated with STAT5B Deficiency in Three Young Siblings. J Clin Immunol,2021,41(1):136-146.

[16] HAMBLETON S,GOODBOURN S,YOUNG DF,et al. STAT2 deficiency and susceptibility to viral illness in humans. Proc Natl Acad Sci U S A,2013,110(8): 3053-3058.

# 第八节　X 连锁多内分泌腺病肠病伴免疫失调综合征

X 连锁多内分泌腺病肠病伴免疫失调综合征（immunedysregulation,polyendocrinopathy,enteropathy,X-linked syndrome,IPEX）是由于编码 FOXP3 的基因缺陷所致的一种原发性免疫缺陷病。FOXP3 的基因位于 X 染色体,美国报道的发病率为 1/160 万,中国尚无发病率的统计,但由于对该病的认识不足,误诊漏诊率高,故 IPEX 实际上比通常认为的更为普遍。由于呈 X 连锁的遗传模式,IPEX 仅影响男性,女性通常是健康携带者。FOXP3 的基因缺陷导致胸腺来源的具有调控自身及外来抗原免疫应答的 CD4⁺CD25⁺ 调节性 T(Treg) 细胞功能降低,从而引起多种自身免疫失调的临床表现,包括严重的肠病、1 型糖尿病和湿疹等。值得注意的是,临床上发现大约 1/3 的患者出现类似 IPEX 综合征的症状,但未发现 FOXP3 基因突变,这些被称为"IPEX 样"综合征,这类疾病的致病基因是未知的,少数患者被发现存在 IL2RA、STAT5b 和 ITCH 的基因突变。IPEX 患者体内 Treg 细胞不仅仅功能异常,而且部分患者外周循环中 Treg 细胞数量异常,从而导致的调节性 T 细胞和效应 T 细胞之间的不平衡。目前已知多种基因缺陷所在的 PID 与 Treg 细胞数量减少或功能缺陷有关,例如 Di George 综合征和湿疹血小板减少伴免疫缺陷综合征(Wiscott Aldrich syndrome,WAS)[1-3]。

## 一、发病机制

无论是何种突变类型和突变位点,IPEX 的自身免疫表现都是由于 Treg 细胞部分或全部丧失功能而引起的,Treg 细胞被认为是疾病的主要原因。FOXP3 是转录因子 forkhead/winged-helix(叉头样/翼状螺旋)家族的成员,主要在 Treg 细胞上表达,是 Treg 细胞发育和功能的决定因素。迄今已确定 FOXP3 基因中 60 多个不同的致病突变,在编码和非编码区中都可以找到突变位点,大多数位于 DNA 结合叉头结构域 FOXP3 蛋白[4,5]。

FOXP3 突变的 Treg 细胞显示出体外抑制功能缺陷以及在炎症反应中的不稳定行为,调节性 T 细胞向效应性 T(effector T,Teff)细胞转化增多,IL-17 分泌增多。IPEX 患者的外周 T 细胞产生的细胞因子发生失衡,Th1 相关的细胞因子减少,而 Th2 细胞因子相对增多。患者外周血单核细胞(PBMC)和肠道细胞中产生 IL-17 的细胞比例增加。尽管有证据表明 Teff 细胞的参与程度取决于活化的 Teff 细胞中突变 FOXP3 的表达,但 B 细胞缺陷很可能是 Treg 细胞功能障碍的间接后果。IPEX 患者的外周血中聚积自身反应性成熟的幼稚 B 细胞,提示外周 B 细胞耐受性检查点发生改变。此外,在 IPEX 血清中通常会检测到多种针对肠细胞抗原的组织特异性自身抗体。基于此观点,在 IPEX 综合征中,Treg 细胞功能的障碍对于 IPEX 的发病机制至关重要,这表明旨在改善和/或恢复功能性 Treg 的治疗应对 IPEX 患者有益[6,7]。

## 二、临床表现

IPEX 是一种罕见疾病,在过去 10 年中,全世界不到 160 例病例报道。临床表现为生命早期发病危及生命的多器官自身免疫损害[8,9]。

严重的肠病和难治性腹泻是 IPEX 的突出临床表现,通常伴有肠道绒毛萎缩、1 型糖尿病和特应性皮炎。因此 IPEX 临床常常表现为早年出现伴有自身免疫性肠病、自身免疫性内分泌病和湿疹三联症。其他自身免疫性表现包括自身免疫性内分泌异常,如甲状腺炎、血细胞减少症(包括溶血性贫血、血小板减少症和中性粒细胞减少症)以及自身抗体阳性的肝炎等。

湿疹和食物过敏的过敏性失调很常见,IgE 水平极度升高,伴有强烈的外周嗜酸性粒细胞增多。感染是 IPEX 常见的临床表现之一,其中有些感染和患者使用免疫抑制剂治疗有一定关系。

IPEX 的临床表型差异很大,即便携带相同的 *FOXP3* 突变的兄弟姐妹,临床表现可能有所不同,不相关患者之间的差异很大。有研究表明,环境和表观遗传因素对疾病的病程和严重程度产生影响。除了早期发病并具有典型的临床表现的患者外,具有轻微的临床表型的患者常常被误诊。到目前为止,尚未发现明确的基因型与临床表型相关性。但无论疾病的严重程度如何,特定的抗肠道上皮细胞自身抗体,例如抗调和蛋白和抗 villin 自身抗体都对 IPEX 综合征具有高度特异性。通过筛查这些自身抗体可以提高医生对具有胃肠道症状的非典型 IPEX 患者的识别能力。

呼吸系统表现:可发生反复肺炎,高度过敏引起胃食管反流引起吸入性肺间质疾病,反复感染引起支气管扩张。

## 三、诊断

对于大多数患者而言,初始免疫功能评估应该包括血常规,T 细胞、B 细胞和 NK 细胞计数的淋巴细胞亚群,CD45RA/RO 亚群和 B 细胞精细分型,中性粒细胞呼吸爆发和调节 T 细胞(CD4$^+$CD25$^+$FOXP3$^+$)细胞计数。之后,根据初始免疫表型或功能性免疫研究进行针对性免疫功能验证及基因检测[10]。通过检测 FOXP3 蛋白表达帮助诊断 IPEX 仍具有很大

的挑战。鉴于不同突变方式表达 FOXP3 的数量不同,通过流式细胞仪分析 FOXP3 蛋白表达不一定与病程和严重程度有关。尽管 FOXP3 mRNA 或蛋白质表达完全缺乏强烈提示存在 *FOXP3* 突变,临床仍然发现一些严重病例的 FOXP3 表达水平正常。因此表达正常水平的 FOXP3,不能除外 IPEX 的诊断。*FOXP3* 基因检测可确诊。但是,如果不能清楚了解突变位点对分子和细胞的影响,就无法判断预后。因此,阐明 *FOXP3* 中特定突变对分子及细胞的影响可以帮助预测 IPEX 的严重程度、病程或预后[11-13]。

## 四、治疗

IPEX 综合征通常在婴儿早期发病,在没有出现重要脏器免疫损害之前给予治疗,可改善预后,因此早期诊断非常重要。目前治疗 IPEX 方法包括支持疗法、免疫抑制剂的使用、造血干细胞移植(HSCT)。基于文献报道,同种异体造血干细胞移植是迄今为止可获得的最好的治疗方法[14]。

### (一)支持疗法

对于未接受 HSCT 的患者,目前仅限于支持疗法,包括营养支持、内分泌疾病的治疗和替代疗法。

### (二)免疫抑制剂

大部分患者需要多种免疫抑制剂药物的联合治疗,但仍无法长期控制患者的自身免疫异常。通常婴幼儿炎症性肠病对常用的免疫抑制剂和生物制剂无反应。

**1. IL-1β 拮抗剂阿那白滞素(anakinra)**　Anakinra 已被证明可有效治疗慢性肉芽肿病(CGD)患者的结肠炎,但是,最近的一份报告显示,Anakinra 对于 CGD 结肠炎患者的疗效差异很大,而且难以持续,提示 anakinra 对 CGD 相关性结肠炎只有部分有效。但由于与 TNF 拮抗剂相比,Anakinra 的感染并发症少,因此 Anakinra 还是 CGD 相关性结肠炎的早期治疗的常选药物。

**2. 西罗莫司**　据报道,西罗莫司可改善 Treg 的数量和功能。对 4 名 IPEX 患者进行了长期随访发现西罗莫司临床效果优于其他免疫抑制药物。西罗莫司已被用于 IPEX 和类 IPEX 患者。尽管有这些可喜的治疗效果,但婴幼儿对该药治疗的反应较差。

**3. 造血干细胞移植(HSCT)**　对于原发性免疫缺陷患者,持续长期免疫抑制治疗肠病充满挑战。除了复发和机会感染的风险外,淋巴瘤、噬血细胞综合征、骨髓衰竭和多系统自身免疫疾病进展的风险也增加。HSCT 是目前唯一可用的治疗方法,不仅可

以纠正潜在的免疫失调,还可以纠正潜在的免疫缺陷。HSCT 后充分的免疫重建不仅可以改善肠病和其他自身免疫表现,而且可以纠正机会性感染的易感性。但事实上,并非所有患者都有合适的 HSCT 供体。

**4. 基于 Treg 细胞的免疫疗法**　Treg 细胞在人体对自身和非自身抗原(包括同种抗原、肿瘤抗原和过敏原)的免疫反应的控制中发挥重要作用。它们可能诱导长期的抗原特异性耐受,而不会限制对病原体的保护性反应。由于其作为特定的免疫调节剂的功能,研究人员已提出将其用于临床相关环境,以抑制不良的免疫反应,例如在实体器官或骨髓移植后的耐受性增强、炎性疾病和自身免疫性糖尿病中。Treg 细胞,包括 CD25$^+$Treg 细胞和调节型 T1 细胞(Tr1),已被用于一些临床试验中,目的是预防同种异体造血干细胞移植术后发生移植物抗宿主病(GvHD)。结果表明该方法的可行性和整体安全性,其中一些还显示出一定的疗效。在最近完成的一项试验中,Treg 细胞的临床应用已扩展到炎症疾病,该试验中使用抗原特异的 Tr1 细胞克隆治疗克罗恩病患者,导致克罗恩病患者活动指数显著降低。这些令人鼓舞的结果为在治疗环境中更广泛地应用 Treg 细胞铺平了道路。

**5. 基于基因组编辑的基因治疗**　尽管使用基因转移慢病毒方法进行 IPEX 的基因治疗的临床预期结果令人鼓舞,但在调节性 T 细胞谱系中特异性表达的实现仍然值得怀疑,并且存在插入致癌的风险,提示基因组编辑/基因校正可能是最佳的长期基因治疗策略。一般的基因校正方法是将工程化的核酸酶和供体 DNA 基因校正片段同时输送到造血干细胞,祖细胞或 T 细胞前体,工程化的核酸酶将被设计为在 FOXP3 基因中产生定点 DNA 双链断裂(DSB)。然后,该 DSB 将激活细胞同源重组机制,该机制将利用 DNA 供体校正片段作为修复模板,从而治愈 DSB 并校正基因突变。现在,有多种不同的平台可用于工程化核酸酶的设计,包括归巢内切核酸酶/大范围核酸酶、锌指核酸酶(ZFN)、TAL 效应子核酸酶(TALEN)和 RNA 引导的内切核酸酶(CRISPR/Cas9 家族的 RGEN)。这些平台中的每一个都有不同的优缺点,但最终,临床级核酸酶既具有很高的靶向活性,可以模拟大部分细胞中的基因校正,又具有很高的特异性,因此在该基因的其他位点几乎没有基因突变。基因组是在基因校正过程中创建的。天然的大范围核酸酶是最特异性的,但对将其改造成与疾病相关的新靶位具有挑战性。ZFNs 是

目前进入临床试验的最先进的临床方法,作为一种通过破坏 CCR5 基因来产生对 HIV 耐药的自体细胞的方法。另外,最近有报道称靶向 IL2RG 的 ZFN 可以纠正 X 连锁 SCID 患者的造血干细胞。TALENs 比 ZFNs 更易于工程改造,与 ZFNs 相比显示出更高的特异性,并已用于遗传疾病的许多临床前研究中。最后,CRISPR/Cas9 RGENs 是最简单的工程设计,已在多种不同细胞类型中显示出巨大的活性,但由于自 2013 年以来它们仅用于基因组编辑,因此涉及原代体细胞(包括 HSC)。因为导致 IPEX 的突变分散在整个基因中,所以最有效的基因编辑策略可能是功能性基因校正方法。在这种方法中,将野生型 FOXP3 cDNA 精确地插入,使其利用内源性起始密码子。以这种方式,野生型 cDNA 将由内源性调控元件表达和调控,并且通过正确设计供体构建体,也可以维持任何剪接调控。通过靶向野生型 cDNA 功能上纠正内源基因,可以解决慢病毒策略中可能发生的插入致癌作用和基因表达失调的潜在弊端。

(刘　辉)

# 参考文献

[ 1 ] WILDIN RS, SMYK-PEARSON S, FILIPOVICH AH. Clinical and molecular features of the immunodysregulation, polyendocrinopathy, enteropathy, X linked (IPEX) syndrome. Med Genet, 2002, 39(8): 537-545.

[ 2 ] MORAES-VASCONCELOS D, COSTA-CARVALHO BT, TORGERSON TR, et al. Primary immune deficiency disorders presenting as autoimmune diseases: IPEX and APECED. J Clin Immunol, 2008, Suppl 1: S11-S19.

[ 3 ] BARZAGHI F, PASSERINI R, BACCHETTA R. Immune dysregulation, polyendocrinopathy, enteropathy, x-linked syndrome: a paradigm of immunodeficiency with autoimmunity. Front Immunol, 2012, 3: 211.

[ 4 ] MODIGLIANI Y, BANDEIRA A, COUTINHO A. A model for developmentally acquired thymus-dependent tolerance to central and peripheral antigens. Immunol Rev, 1996, 149(1): 155-174.

[ 5 ] HORI S, NOMURA T, SAKAGUCHI S. Control of regulatory T cell development by the transcription factor FOXP3. Science, 2003, 299(5609): 1057-1061.

[ 6 ] SAKAGUCHI S, YAMAGUCHI T, NOMURA T, et al. Regulatory T cells and immune tolerance. Cell, 2008, 133(5): 775-787.

[ 7 ] BENOIST C, MATHIS D. Treg cells, life history, and diversity. Cold Spring Harb Perspect Biol, 2012, 4(9): a007021.

[8] BENNETT CL，CHRISTIE J，RAMSDELL F，et al. The immune dysregulation，polyendocrinopathy，enteropathy，X-linked syndrome（IPEX）is caused by mutations of FOXP3. Nat Genet，2001，27（1）：20-21.

[9] WILDIN RS，RAMSDELL F，PEAKE J，et al. X-linked neonatal diabetes mellitus，enteropathy and endocrinopathy syndrome is the human equivalent of mouse scurfy. Nat Genet，2001，27（1）：18-20.

[10] COSTA-CARVALHO BT，MORAES-PINTO MI，ALMEIDA LC，et al. A remarkable depletion of both naive CD4+ and CD8+ with high proportion of memory T cells in an IPEX infant with a FOXP3 mutation in the forkhead domain. Scand J Immunol，2008，68（1）：85-91.

[11] TSUDA M，TORGERSON TR，SELMI C，et al. The spectrum of autoantibodies in IPEX syndrome is broad and includes anti-mitochondrial autoantibodies. J Autoimmun，2010，35（3）：265-268.

[12] D'HENNEZEL E，BIN DHUBAN K，TORGERSON T，et al. The immunogenetics of immune dysregulation，polyendocrinopathy，enteropathy，X linked（IPEX）syndrome. J Med Genet，2012，49（5）：291-302.

[13] MOES N，RIEUX-LAUCAT F，BEGUE B，et al. Reduced expression of FOXP3 and regulatory T-cell function in severe forms of early-onset autoimmune enteropathy. Gastroenterology，2010，139（3）：1770-1778.

[14] BARZAGHI F，HERNANDEZ LCA，NEVEN B，et al. Long-term follow-up of IPEX syndrome patients after different therapeutic strategies：An international multicenter retrospective study. J Allergy Clin Immunol，2018，141（3）：1036-1049.

# 第九节　慢性黏膜皮肤念珠菌病和肺部感染

　　慢性黏膜皮肤念珠菌病（chronic dermatomucoso candidiasis，CMC）的特征是念珠菌属反复或持续的有症状的黏膜皮肤感染。由于遗传或后天的原因，CMC 与产生 IL-17 的 T 细胞数量或质量严重不足有关。值得注意的是，如果存在中性粒细胞缺陷，就会发生侵袭性真菌感染，而不是皮肤黏膜感染。虽然念珠菌病可能是某些 PIDs 的表现，如高 IgE 综合征，由于信号转导和转录激活因子-3（STAT3）基因的突变，而 CMC 是一个独特的术语，表达念珠菌感染的显著性。几年前，自身免疫调节基因（AIRE）的突变一直被认为是 CMC 唯一的遗传缺陷。它被认为是自身免疫性多发性神经病伴外胚层发育不良（APECED）的念珠菌病的潜在基因缺陷，也称为自身免疫性多发性神经病综合征 1 型（APS-1）（OMIM 240300）。然而，最近发现分离的 CMC 是 IL-17 受体 A（IL-17RA）缺乏（OMIM 605461）和 IL-17F 缺乏（OMIM 606496）的主要表现，并伴有功能突变（OMIM 614162）。含有 Caspase 募集域的蛋白 9（CARD9）缺乏也可能使个体易患多种真菌感染，包括念珠菌病[1-3]。

　　STAT1-GOF 突变可导致常染色体显性遗传家族性 CMC，是遗传性 CMC 最常见的遗传原因。这些突变损害 STAT1 去磷酸化，并促进 STAT1 依赖性细胞因子的产生（干扰素 α/β、干扰素-γ 和 IL-27），可能会抑制 STAT3 依赖的基因转录，并损害产生 IL-17 的 T 细胞的发育。STAT 家族所致的免疫异常已在前面章节中描述，本节重点描述 AIRE、CARD9 级 IL-17 家族的基因缺陷和 CMC。

## 一、AIRE 基因缺陷

　　由 AIRE 基因突变所导致的自身免疫性多内分泌腺病-念珠菌病-外胚层营养障碍病（autoimmune polyndocrinopathy-dandidiasis-ectodermal dystrophy，APECED）是一种临床上罕见的常染色体隐性遗传病，致病基因为 AIRE，主要表现为慢性念珠菌病、甲状旁腺功能降低和特发性肾上腺皮质功能不全。APECED 的 3 种主要临床表现通常呈序贯性发生，而并非同时出现[4]。

　　AIRE 基因为自身免疫调节基因，位于 21q22.3，该基因有 14 个外显子，跨越基因组 DNA 的 11.9kb，可能是一个转录因子，编码 545 个氨基酸。AIRE 蛋白存在于多个人体组织，包括胸腺细胞亚群、脾脏、淋巴结和部分血液单核细胞。

　　男女发病率相等，儿童或青少年起病，一般最早于幼年发病，在 20 岁前陆续出现 3 个主要表现，而其他伴随疾病可于 50 岁才出现。多数最早出现念珠菌病，通常与 5 岁前发病，继之出现甲状旁腺功能减退，平均年龄 10 岁左右，然后再发生肾上腺皮质功能减退，通常于 15 岁之前发病，但是仅有 1/3~1/2 患者出现三种表现，并且第一种表现出现越早，越容易出现多种表现，反之表现相对单纯。

　　AIRE 所致的 CMC 常见于 73%~100% 的患者，最早可出现于出生后 1 个月，也可晚至 21 岁，多数出现于幼儿早期。常累及指 / 趾甲、真皮、口腔、阴道和食管黏膜，多数感染面积限于体表 5% 以内，极少数病例可以引起严重的并发症，如肺部真菌感染和食管炎引起食管狭窄。CMC 时免疫选择性 T 细胞缺乏,对念珠菌抗原的在体和离体无反应,但是患者对念珠菌抗原的 B 细胞抗体反应正常,从而发生全身念珠菌病。也可以出现脾缺如。

早期报道的 APECED 预后差,多数死于 30 岁之前,常见死亡原因包括肾上腺危象、严重的念珠菌感染、糖尿病酮症酸中毒及口腔黏膜癌等。

## 二、CARD9 缺乏症

CARD9 缺乏症是一种 AR 遗传性疾病,2009年首次在一个伊朗家庭中被描述,并被认为是一种易患普通真菌疾病(OMIM# 212050)。CARD9 位于 PRR 信号通路的十字路口,调节促炎细胞因子的产生。受影响的患者有 CMC 和侵袭性真菌感染。CARD9 位于与真菌感染易感性相关的所有已鉴定蛋白的上游,这可能解释了 CARD9 缺陷患者与其他类型 CMC 患者相比更严重的表型。CARD9 缺乏的患者 Th17 细胞数量少[5-7]。

目前已报道常染色体隐性遗传 CARD9 缺陷有4 种不同的临床表型,分别为深度皮肤真菌感染,中枢神经系统的念珠菌感染,慢性皮肤黏膜念珠菌病和浅表皮肤真菌感染等。皮肤癣菌病通常感染角化组织,形成不同类型的皮肤癣菌相关的侵袭性感染。

深度皮肤真菌感染患者的临床症状从童年开始,具有复发和严重的体癣和灰指甲,在青春期期间恶化导致侵袭性疾病,但没有其他严重感染报道,我们 1 例患者不仅有慢性皮肤黏膜念珠菌病,有慢性咳嗽,有痰,发生支气管扩张,有咯血表现。CARD9突变导致患者单核细胞衍生的树突状细胞较低的表达水平,因此巨噬细胞、树突状细胞、角质细胞的缺陷可能是引起皮肤癣菌入侵 CARD9 缺陷患者真皮的原因。

真菌疾病易感性的细胞和分子基础仍不清楚,尤其是深度皮肤真菌感染。从皮肤真菌感染到念珠菌性脑膜炎,CARD9 缺陷的不同临床表现表明CARD9 控制多种细胞类型的多个分子信号通路。因此,还需要更多的研究来确定 CARD9 依赖的人类骨髓细胞和淋巴样细胞两个途径的特征,以及其他负责控制宿主防御念珠菌和皮肤癣菌的基因。

## 三、IL-17F 及其受体 IL-17RA 的缺乏

IL-17F 及其受体 IL-17RA 的缺乏与 CMC 为主要表现感染有关。IL-17F 缺乏以 AR 方式遗传,IL-17RA以 AD 方式遗传。这些患者对白色念珠菌的反应有缺

陷,并可能表现出多药耐药性真菌感染。IL-17F 缺陷首次发现于 2011 年,在一个 CMC 家族中,同时在一个患有 CMC 和葡萄球菌皮肤感染的儿童中也发现了IL-17RA 缺陷。

IL-17 是近年来发现的一种促炎症细胞因子,是一种含有 155 个氨基酸的糖蛋白。IL-17 通过与受体特异性结合发挥生物学作用,IL-17 与炎症发展、免疫应答、免疫排斥等多种生物学活性有关。IL-17家族在人类中至少存在 6 个家族成员(IL-17A-F),均为 IL-17 的同源分子,与 IL-17 有相同或相近的生物学效应,其家族主要成分为 IL-17(IL-17A)[8,9]。

IL-17 在抗真菌感染中具有重要作用,CMC 易感人群外周血单个核细胞表达 IL-17 在 mRNA 水平和蛋白质水平明显低于健康人群。IL-17 同时具有促炎症因子的特征,主要通过激活中性粒细胞,募集到炎症部位,发挥免疫损伤作用。

IL-17 是预防皮肤黏膜念珠菌病的最重要的细胞因子,并且在较小程度上是对金黄色葡萄球菌的保护[10,11]。

## 四、免疫学检查

多数患者对念珠菌抗原的迟发性皮肤过敏试验无反应,体外抗念珠菌抗原增生反应缺如和淋巴激活素移动抑制因子合成反应减弱,而抗念珠菌和其他抗原的抗体反应则正常。免疫球蛋白含量正常或增高,T 细胞与 B 细胞计数一般也正常,但单核细胞功能减退。患者 B 细胞数及体液免疫功能正常,血清免疫球蛋白含量正常。

## 五、组织学检查

皮损组织学检查呈念珠菌性肉芽肿表现。

## 六、诊断

根据病史、临床表现及实验室检查可作出诊断。

## 七、并发症

本病可并发糖尿病、甲状旁腺功能减退、艾迪生病、缺铁性贫血、维生素 A 缺乏等疾病。因此当临床上遇到 CMC 患者,需要评估内分泌功能及其他系统的表现,完善基因检测可进一步分型诊断。

## 八、治疗

主要是抗霉菌治疗。口腔可用龙胆紫、制霉菌素和克霉唑;全身则用酮康唑和两性霉素 B 治疗。

指甲霉菌感染可手术清除。用转移因子进行免疫刺激，并联合应用两性霉素 B，可提高疗效，减少药物毒性。此外，还可采用胸腺上皮、胸腺激素或免疫淋巴细胞进行治疗，亦可取得暂时疗效[12]。

（刘　辉）

## 参考文献

[ 1 ] ALMIRANTE B，RODRÍGUEZ D，PARK BJ，et al. Epidemiology and predictors of mortality in cases of Candida bloodstream infection：results from population-based surveillance，Barcelona，Spain，from 2002 to 2003. J Clin Microbiol，2005，43（4）：1829-1835.

[ 2 ] ANTACHOPOULOS C，WALSH TJ，ROILIDES E. Fungal infections in primary immunodeficiencies. Eur J Pediatr，2017，166（11）：1099-1117.

[ 3 ] BADER O，WEIG MS，GROSS U，et al. Photo quiz. A 32-year-old man with ulcerative mucositis，skin lesions，and nail dystrophy. Chronic mucocutaneous candidiasis by multidrug-resistant Candida albicans. Clin Infect Dis，2012，54（7）：972，1035-1036.

[ 4 ] KISAND K，PETERSON P. Autoimmune polyendocrinopathy candidiasis ectodermal dystrophy. J Clin Immunol，2015，35（5）：463-478.

[ 5 ] MEDEIROS AKA，LODEWICK E，BOGAERT DJ，et al. Chronic and invasive fungal infections in a family with CARD9 deficiency. J Clin Immunol，2016，36（3）：204-209.

[ 6 ] CELMELI F，OZTOPRAK N，TURKKAHRAMAN D，et al. Successful granulocyte colony-stimulating factor treatment of relapsing Candida albicans meningoencephalitis caused by card9 deficiency. Pediatr Infect Dis J，2016，35（4）：428-431.

[ 7 ] CETINKAYA PG，AYVAZ DC，KARAATMACA B，et al. A young girl with severe cerebral fungal infection due to card 9 deficiency. Clin Immunol，2018，191：21-26.

[ 8 ] BOISSON B，WANG C，PEDERGNANA V，et al. An ACT1 mutation selectively abolishes interleukin-17 responses in humans with chronic mucocutaneous candidiasis. Immunity，2013，39（4）：676-686.

[ 9 ] BOISSON-DUPUIS S，KONG XF，OKADA S，et al. Inborn errors of human STAT1：allelic heterogeneity governs the diversity of immunological and infectious phenotypes. Curr Opin Immunol，2012，24（4）：364-378.

[ 10 ] BUSTAMANTE J，BOISSON-DUPUIS S，ABEL L，et al. Mendelian susceptibility to mycobacterial disease：genetic，immunological，and clinical features of inborn errors of IFN-gamma immunity. Semin Immunol，2014，26（6）：454-470.

[ 11 ] CHANG SH，DONG C. Signaling of interleukin-17 family cytokines in immunity and inflammation. Cell Signal，2011，23（7）：1069-1075.

[ 12 ] CONSTANTINE GM，LIONAKIS MS. Lessons from primary immunodeficiencies：autoimmune regulator and autoimmune polyendocrinopathy-candidiasis-ectodermal dystrophy. Immunol Rev，2019，287（1）：103-120.

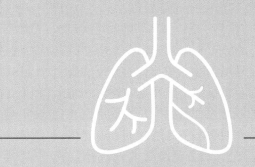

第二十章

自身炎症性疾病的
呼吸系统表现

# 第一节 自身炎症性疾病分类和肺部表现概述

自身炎症性疾病是一组少见的遗传性非侵袭性炎症性疾病,以往又被称为"遗传性周期性发热""自身炎症发热综合征"等。1999 年 McDermot MF[1]等,首次提出了"自身炎症性疾病(auto-inflammatory diseases, AIDs)"的概念:"无明显激发因素诱发的反复发作性炎症,无自身抗体/抗原特异性 T 细胞参与",后者是与自身免疫性疾病(autoimmune diseases, ADs)的区别所在,即无适应性免疫反应参与。随着对病因学认识的快速进展,2010 年 Kastner DL[2]等对 AIDs 进行了重新定义,认为 AIDs 主要是由固有免疫细胞和免疫分子介导(固有免疫细胞主要是中性粒细胞和巨噬细胞),临床以反复发作性的全身炎症反应和器官损伤为特征,具有明显宿主易感性的一组遗传性免疫系统疾病,这一定义被普遍接受并一直沿用。

但近年来随着对新疾病和致病基因的发现,对 AIDs 的认识又发生了变化,尤其是单基因突变引起的 AIDs 可伴有复杂表型,除自身炎症外,还可伴有获得性和/或固有性免疫系统缺陷的联合受累,引起感染、自身免疫和/或难于控制的高炎症过程。如发现在经典的周期热综合征中,甲羟戊酸激酶缺乏症(MKD)、高 IgD 综合征,不仅存在自身炎症表型,常常伴有反复性细菌感染、自身免疫性血细胞减少和明显的全身炎症反应。也有一些自身炎症性疾病还可伴有淋巴细胞增殖的表现。因此,2017 年 Wekell P[3]等,对 Kastner DL 的定义进行了进一步修订:AIDs 是由于构成固有免疫系统的免疫细胞和免疫分子失调引起的异常升高的炎症反应,宿主易感性是必要的先决条件,常常与适应性免疫系统的活化及免疫功能缺陷相关,表现为对感染易感、自身免疫或免疫失调的过度炎症反应。

按目前普遍接受的分类标准,AIDs 属于原发性免疫缺陷病的范畴[4]。已发现的 AIDs 有 20 多种,主要包括一组单基因遗传疾病及数个多基因遗传病。单基因遗传疾病主要包括家族性地中海热、TNF 受体相关周期性综合征(TNF receptor-associated periodic syndrome, TRAPS)、甲羟戊酸激酶缺乏症(mevalonate kinase deficiency, MKD)、家族性冷性自身炎症综合征(familial cold autoinflammatory syndrome, FCAS)、慢性婴儿起病的神经皮肤关节综合征(chronic infantile neurologic, cutaneous, articular syndrome, CINCA)、Blau 综合征、贝赫切特综合征(Behçet syndrome)、化脓性无菌性关节炎-坏疽性脓皮病-痤疮综合征(pyogenic aseptic arthritis-gangrenous pyoderma-acne syndrome, PAPAS)、Majeed 综合征等。多基因遗传病包括 PFAPA 综合征、白塞病、全身型幼年特发性关节炎等,后两者之前被认为是自身免疫性疾病的多基因病,目前被重新分类为 AIDs。

根据不同炎症信号通路,AIDs 可分为炎症小体疾病、受体拮抗剂缺陷病及蛋白酶体缺陷综合征三大类[5]。炎症小体是细胞质中的一种多蛋白复合物,通过活化 pro-caspase-1,诱导促炎因子 IL-1β 和 IL-18 的产生和释放,其编码基因突变与一些 AIDs 相关,包括 NLRP3、NLRP1、NLRP12、NLRC4 和嘌呤相关自身炎症性疾病。受体拮抗剂缺陷病主要指白细胞介素受体拮抗剂(IL-RA)缺陷,IL-RA 是对 IL 受体具有拮抗作用的内源性的分子,属于 IL 家族的新成员;不同的 IL-RA 可以特异性与相应的 IL 受体结合,从而拮抗 IL 的信号转导和多种生物学活性。目前已报道的受体拮抗剂缺陷病包括 IL-1RA 缺陷综合征(deficiency of the IL-1 RA, DIRA)和 IL-36 RA 缺陷综合征(deficiency of the IL-1 RA, DIRA)。蛋白酶体是细胞内主要的蛋白溶解系统之一,含有 β1i、β2i 和 β5i 亚单位的蛋白酶体称为免疫蛋白酶体,可将其特异病原体裂解成适合与主要组织相容性复合物(MHC)I 型分子结合的片段。蛋白酶体缺陷病是由于编码人类蛋白酶体 B5i 亚基的 PSMB8 基因缺陷导致免疫蛋白酶体组装异常的一组疾病,以周期性发热、皮疹、关节挛缩和脂肪萎缩为主要表现,伴有炎症指标的明显升高,被认为是 AIDs 的另一大类疾病,包括:中条-西村综合征(Nakajo-Nishimura syndrome, NNS)、关节挛缩-肌肉萎缩-贫血-脂膜炎性脂肪萎缩综合征(joint contractures, muscular atrophy, microcytic anemia, and panniculitis induced lipodystrophy syndrome, JMP)和伴发热和脂肪萎缩慢性非典型中性粒细胞皮病(chronic atypical neutrophilic dermatosis with lipodystrophy and elevated temperature syndrome, CANDLE)。

AIDs 大多发病较早,从出生后数小时到青少年期均可发病,少数成年后发病。临床表现为反复发作发热和全身炎症表现,以及伴器官特异性受累表现,容易侵犯浆膜、皮肤、骨-关节、血管和胃肠道等。另外,单基因自身炎症性疾病可表现为类似血管炎,如家族性地中海热也可表现为小血管、中等、大血管或变异性血管炎,干扰素基因刺激蛋白相关婴儿期起病的血管病表现为类似中等或者小血管炎,而腺苷脱氨酶2蛋白缺陷(DADA2)可以类似中等血管炎,伴有免疫缺陷。少数 TRAPS 和 CINCA 也可表现为血管炎。实验室检查可见急性期炎症反应蛋白升高,中性粒细胞浸润为主,可有自身抗体。

近年发现 AIDs 的肺部受累情况较前增多,且可为疾病的主要和/或首发表现,可引起肺部受累的 AIDs 主要包括 COPA 综合征、SAVI、自身炎症伴 PLCγ2 相关抗体缺陷与免疫失调(APLAID)、DADA2、FMF、Blau 综合征、炎症小体病及 Yao 综合征等。有关自身炎症性疾病类型和肺部表现,见表 20-1。

表 20-1　引起肺部受累的 AIDs

| 疾病 | 基因 | 蛋白 | 遗传方式 | 主要肺部表现 |
| --- | --- | --- | --- | --- |
| COPA 综合征 | *COPA* | Copa | AR | 弥漫性肺泡出血、淋巴细胞间质性肺炎/滤泡性细支气管炎 |
| SAVI | *TMEM173* | 转膜蛋白 173 | AD | 间质性肺疾病、肺血管炎 |
| APLAID | *PLCG2* | PLCγ2 | AD | 反复肺部感染、非特异性间质性肺炎 |
| DADA2 | *CECR1* | ADA2 | AR | 反复肺部感染、肺血管炎 |
| Blau 综合征 | *NOD2/CARD15* | NBODCP-2 | AD | 间质性肺炎、支气管内膜肉芽肿、闭塞性细支气管炎 |
| NLRP3-AID | *NLRP3/CIASI* | NLRP3 | AD | 闭塞性细支气管炎 |
| NLRC4-AID | *NLRC4* | NLR-CCDP4 | AD | 肺泡出血、类似重症肺炎(MAS 相关) |
| NLRC12-AID | *NLRC12* | NLRC12 | AD | 反复肺部感染、间质性肺疾病 |
| FMF | *MEFV* | Pyrin | AD | 胸膜炎、肺不张、坏死性肉芽肿、肺栓塞、淀粉样变性 |

（张晓艳）

## 参考文献

［1］ MCDERMOTT MF,AKSENTIJEVICH I,GALON J,et al. Germline mutations in the extracellular domains of the 55 kDa TNF receptor,TNFR1,define a family of dominantly inherited autoinflammatory syndromes. Cell,1999,97(1):133-144.

［2］ KASTNER DL,AKSENTIJEVICH I,GOLDBACH-MANSKY R. Autoinflammatory disease reloaded:a clinical perspective. Cell,2010,140(6):784-790.

［3］ WEKELL P,BERG S,KARLSSON A,et al. Toward an Inclusive,Congruent,and Precise Definition of Autoinflammatory Diseases. Front Immunol,2017,8:497.

［4］ PICARD C,BOBBY GH,A1-HERZ W,et al. International Union of Immunological Societies:2017 primary immunodeficiency diseases committee report on inborn errors of immunity. J Clin Immunol,2018,38(1):96-128.

［5］ KANAZAWA N. Rare hereditary autoinflammatory disorders:towards an understanding of critical in vivo inflammatory pathways. J Dermatol Sci,2012,66(3):183-189.

# 第二节　COPA 综合征

2015 年国际免疫协会联盟专家委员会在原发性免疫缺陷病中新增加了本病,命名为 COPA 综合征,该病由 Watkin 等人于 2015 年首次报道,目前共报道 36 例,女性外显率高于男性,在白人、亚洲人、非裔美国人及北欧人等种族人群中均有报道[1]。由 *COPA* 基因错义杂合突变,特别是在 WD40 区域的突变引起,为染色体显性遗传自身炎症性疾病,实际上,本病介于自身免疫和自身炎症之间。临床表型不一,多 5 岁前起病,主要表现为弥漫性肺泡出血、间质性肺炎、关节炎以及肾脏疾病多系统受累。

## 一、发病机制

COPA 基因编码衣被蛋白复合物(coatomer protein complex I,COPI)的α亚单位,为高尔基复合体到内质网(endoplasmic reticulum,ER)的逆向折返蛋白质所需要的携带复合物。目前报道的该基因 6 个突变,均位于 8 号和 9 号外显子区,聚焦在 14 个氨基酸范围,导致在相应的 COPIα 蛋白位置 230、233、241 和 243(K230N,R233H,E241K,D243G)的氨基酸变化,位于蛋白高度保守的 WD40 重要功能区。COPA 突变后导致蛋白质由高尔基复合体到内质网的返回路程发生损害,蛋白质缺陷由增加的蛋白质易位代偿,由此增加了 ER 压力,进而引起内质网应激和细胞异常自噬[2,3]。内质网应激引起促炎症细胞因子(IL-1β、IL-6 等)释放,而这些因子可使 Th17 细胞反应性增多。患者体内 Th17 细胞及其细胞刺激因子 IL-1β、IL-6、IL-23 显著升高,自身抗体升高,而 Th1 减少,引起自身炎症疾病。研究显示,Ⅰ 型干扰素信号通路亦参与本病的发生[2,3]。

## 二、病理表现

常见特征为滤泡性细支气管炎或者淋巴细胞间质性肺炎,小气道壁或肺间质存在淋巴滤泡增殖,伴有生发中心。还有弥漫性肺泡出血表现,可见肺泡腔内红细胞增加和含铁血黄素细胞,多数有肺血管炎的表现,血管壁有坏死,常有中性粒细胞浸润,与免疫介导的出血一致。也可为不常见表现,为气道周围淋巴细胞聚焦和肺泡出血,但无血管炎。

## 三、临床和影像学表现

通常在儿童早期发病,最小发病年龄 6 个月,平均起病年龄 3.5 岁,多数患者在 5 岁前出现临床症状,如咳嗽、气促、咯血,可伴有关节疼痛、活动耐力下降等。所有患者均有肺部受累。几乎所有患者均有咳嗽症状,呈持续性干咳,合并感染后,可为湿性咳嗽,常伴间断发热,部分患者有咯血,逐渐出现气促、呼吸困难,活动耐力下降,病史长者有杵状指。

**1. 肺部临床和影像学表现** 所有患者均有肺部受累,典型病理表现包括弥漫性肺泡出血或淋巴细胞间质性肺炎/滤泡性细支气管炎或者两者并存。多数 COPA 患者发病较早,在 5 岁前出现症状,可以肺泡出血呈现,出血常隐匿,但部分患者可表现为威胁生命的肺泡出血,表现为呼吸急促、咳嗽和咯血,需要插管和辅助机械通气[4,5]。胸部 X 线片通常显示弥漫性肺泡出血,CT 显示弥漫性磨玻璃影,斑片状出血病灶,小叶间隔增厚和囊泡形成,随着病程进展,磨玻璃影减少,囊泡增加,囊泡形成可提示本病(图 20-1)[6]。一些患儿呈现为淋巴细胞间质性肺炎/滤泡性细支气管炎,早期往往被诊断为过敏性肺炎,两者 CT 表现类似,可有弥漫性小叶中心结节,磨玻璃样的网状影和斑片影,伴有囊泡,囊泡沿支气管血管束和胸膜下分布,小叶间隔和支气管壁增厚[6](图 20-2),淋巴细胞间质性肺炎/滤泡性细支气管炎对本病有提示意义。

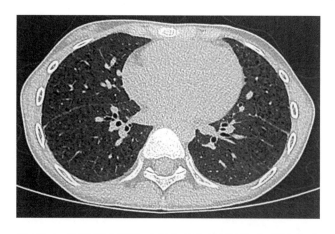

图 20-1 双肺磨玻璃影,有肺泡出血以及囊泡影,囊泡大小不等

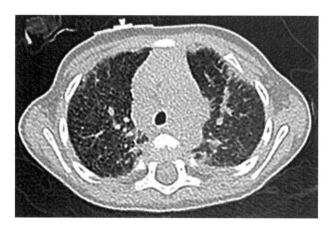

图 20-2 双肺弥漫模糊小叶中心结节、斑片影,小叶间隔增厚和少许囊泡影

本病也可出现罕见的弥漫性间质性肺神经内分泌细胞增生,病情严重,需要肺移植[7]。目前尚不清楚 COPA 综合征的肺表现是遗传性肺实质细胞异常还是免疫反应导致。

**2. 关节表现** 为本病的常见表现,报道 95% 患者有非侵袭性多关节炎,常发生于青少年早期,关节疼痛为常见症状,发热时加重,热退后减轻或缓解,常伴有活动受限,为多关节炎或少关节炎,大小关节均可受累,其中膝关节及手指间关节最常受累。关节炎可伴有骨质破坏,这可能与疾病本身或糖皮质激素应用有关。80% 患者 ANA 阳性,43%~75% 患者类风湿因子阳性[1,5]。有报道发生骨坏死。许多患者病初表现为关节痛,随肺部疾病恶化而加重,抗炎和免疫抑制治疗后改善。一般不出现骨性过度生长、关节僵硬或侵袭性改变的慢性变化。一些患者可有肌肉乏力表现。关节 X 线检查可见广泛的骨质减少伴或不伴病理性骨折,可见骨坏死、关节松弛及关节软骨破坏。

**3. 肾脏疾病**　肾脏疾病的风险随发病年龄的增加而增加,发病年龄为中晚期青少年。肾脏表现无特异性,患者可有蛋白尿、血尿,水肿报道罕见。肾脏受累往往较重,肾脏病理改变多种多样,44%患者有肾小球疾病特征,伴或不伴有免疫复合物沉积和肾功能下降,常见病理类型有新月体形成、免疫复合物沉积、局灶性节段性肾小球肾炎、IgA肾病伴坏死性病变、系膜增生性病变及硬化性肾小球肾炎。高达75%的肾脏活检提示存在坏死性病变或新月体形成[5,8]。尚未有病例报道以肾脏表现为首发症状者。透明细胞肾癌、肾囊肿、肾结石和肾盂肾炎亦是该病的重要临床表现。研究表明,某些基因突变可能无肾脏相关表现,提示本病可能存在一定的基因型表型关系,由于目前报道病例数有限,其基因型表型关系有待进一步研究。

**4. 其他**　非特异性症状有贫血、乏力、生长发育落后及胃食管反流、复发性视神经脊髓炎、神经系统感染所致听力丧失等。

### 四、实验室检查

血常规无特异性,白细胞可正常或增加,中性和嗜酸性粒细胞可增高,少数患者血常规检查可见轻中度贫血。C反应蛋白升高,红细胞沉降速率增快等炎症指标升高,约80%的患者ANA阳性(其滴度高达1∶1 280),均质、斑点和弥散型均有报道。其他可能存在的自身抗体包括胞质抗中性粒细胞胞质抗体(cANCA)和核周抗中性粒细胞胞质抗体(pANCA)、抗髓过氧化物酶抗体和类风湿因子抗体等,HLAB27阳性[1,3,5]。抗体的存在和滴度随时间和疾病活动而变化,目前尚无一种单一抗体作为疾病严重性、疾病活动或者疾病进展的标记物。免疫球蛋白水平、绝对淋巴细胞计数和CD4/CD8的比率正常。流式细胞仪分析Th17细胞增加而Th1细胞减少,Th17细胞刺激细胞因子IL-1β、IL-6、IL-23 mRNA增加,组织内Th17细胞升高。尿常规可有红细胞、蛋白[1,3,5]。

### 五、诊断

肺出血或间质性肺炎、关节表现等临床表现及基因检测证实存在*Copa*基因突变可确诊。

### 六、治疗

目前关于本病的治疗尚无公认确定有效的治疗方案。治疗原则以控制症状、缓解疾病进展、提高生活质量为主。与其他肺出血和自身免疫综合征处理类似,对于严重肺泡出血,全身糖皮质激素冲击治疗或者联合环磷酰胺或者利妥昔单抗[1,5,6]。另外,激素也用于其关节炎和间质性肺炎/滤泡性细支气管炎。维持期治疗常用甲氨蝶呤、硫唑嘌呤,并应用激素间断冲击和逐渐减量。其他维持治疗可包括羟氯喹、依那西普和静脉丙种球蛋白[1,5,6]。对于肺出血,理想治疗的疗程不明。

多能干细胞移植未应用于本病。鉴于COPA突变影响到体细胞突变以及血液多能干细胞(潜在性的胸腺上皮细胞),目前不清楚造血干细胞移植是否有效。

由于高尔基复合体-内质网转运缺陷导致内质网压力水平增加,最后增加mTOR活性,西罗莫司可以抑制mTOR活性,减轻内质网压力的下游效应,可能有效。首都医科大学附属北京儿童医院呼吸二科收治的2例COPA患者使用西罗莫司治疗,肺部表现和关节炎均得到有效控制。

由于自噬增强,羟氯喹可以抑制溶酶体酸性化,损害自噬小体和溶酶体融合,阻止自噬,也可能有效。

即使联合治疗,仍有一部分人需要肺移植或肾脏移植治疗。新近研究表明,JAK1/2酶抑制剂鲁索利替尼及巴瑞替尼可有效缓解临床症状[9,10],但其远期预后仍需进一步研究。

（张晓艳）

## 参考文献

[ 1 ] WATKIN LB,JESSEN B,WISZNIEWSKI W,et al. COPA mutations impair ER-Golgi transport and cause hereditary autoimmune-mediated lung disease and arthritis. Nat Genet,2015,47(6):654-660.

[ 2 ] KUMRAH R,MATHEW B,VIGNESH P,et al. Genetics of COPA syndrome. Appl Clin Genet,2019,8(12):11-18.

[ 3 ] VOLPI S,PICCO P,CAORSI R,et al. Type I interferon pathway activation in COPA syndrome. Clin Immunol,2018,187(2):33-36.

[ 4 ] TAVEIRA-DASILVA AM,MARKELLO TC,KLEINER DE,et al. Expanding the phenotype of COPA syndrome:a kindred with typical and atypical features. J Med Genet,2018,56(11):1-5.

[ 5 ] VECE TJ,WATKIN LB,NICHOLAS S,et al. Copa Syndrome:a Novel Autosomal Dominant Immune Dysregulatory Disease. J Clin Immunol,2016,36(4):377-387.

[ 6 ] JESSICA LT,OSCAR AE,ZIMU DENG,et al. Analysis of pulmonary features and treatment approaches in the COPA

syndrome. ERJ Open Res,2018,4(2):1-10.

[7] GOMES VC,SILVA MC,MAIA FJ,et al. Diagnostic criteria and follow-up in neuroendocrine cell hyperplasia of infancy:a case series. J Bras Pneumol,2013,39(5):569-578.

[8] KHALIfi SB,VIEL S,LAHOCHE A,et al. COPA Syndrome as a Cause of Lupus Nephritis. Kidney Int Rep,2019,4(8):1187-1189.

[9] FRÉMOND ML,LEGENDRE M,FAYON M,et al. Use of ruxolitinib in COPA syndrome manifesting as life-threatening alveolar haemorrhage. Thorax,2020,75

(1):92-95.

[10] KRUTZKE S,RIETSCHEL C,HORNEFF G. Baricitinib in therapy of COPA syndrome in a 15-year-old girl. Eur J Rheumatol,2019,20(8):1-4.

# 第三节　STING 相关婴儿期起病的血管病

干扰素基因刺激蛋白(STING)相关婴儿期起病的血管病(STING-associated vasculopathy with onset in infancy,SAVI)是一种较为严重的单基因遗传的 AIDs,也是 I 型干扰素通路疾病家族中的重要成员之一,为常染色体显性遗传疾病,2014 年被首次报道,由 STING 编码基因 *TMEM173* 杂合新生功能获得性突变,导致 IFN 信号通路活化引起[1]。典型表现为生后 8 周内起病的全身炎症反应,严重的皮肤血管病致组织坏死以及间质性肺病。

## 一、发病机制

STING 蛋白是一种内质网跨膜连接分子,分子量约 48kD,包括 N 端 4 个跨膜结构以及暴露在细胞质中的球状 C 端结构,主要定位在内质网及高尔基复合体上。STING 广泛表达于内皮细胞、肺泡上皮细胞、支气管上皮、自然杀伤细胞、T 淋巴细胞和髓质细胞,是胞质 DNA 介导的 I 型 IFN 应答的重要衔接蛋白,对机体的固有免疫反应和适应性免疫反应具有重要作用。

STING 蛋白能形成二聚体,聚合后处于自我抑制状态。细胞内的第二信使(cGAMP)与 STING 二聚体具有高亲和力,当细胞受到外界刺激,产生 cGAMP 后,STING 二聚体发生构型变化,C 端尾部结构暴露在外,导致 STING 激活,通过活化 TANK 结合激酶 1(TANK-binding kinase 1,TBK1)和转录因子干扰素受体因子 3(interferon receptor factor 3,IRF-3),诱导干扰素基因转录,导致 I 型干扰素(IFN-α 和 IFN-β)产生。I 型干扰素与 STING 表达阳性细胞表面的受体结合后,进一步与下游磷酸化的 TYK2 和 Janus 激酶(JAK1)结合,从而使信号转导子和转录激活子(STAT1 和 STAT2)与干扰素受体因子 9(IRF-9)结合形成复合物,称为干扰素刺激基因因子 3(ISGF3),再

次诱导 I 型干扰素基因表达,不断产生 I 型干扰素(IFN-α 和 IFN-β),下游的炎症因子也随之过度产生,导致炎症反应失衡。

SAVI 时由于编码基因 *TMEM173* 功能获得性突变引起,导致 STING 蛋白质活化,引起严重失控的干扰素和下游基因活化所致[1],几乎所有的 SAVI 患者都有持续性全身炎症,内皮细胞功能失衡致炎性小血管栓塞为本病的重要病理生理改变。STING 功能异常也可引起肺血管闭塞,激活局部巨噬细胞和肺泡 II 型细胞,从而导致肺部间质性改变。

目前已知与 SAVI 有关的 TMEM173 的致病突变位点为 p.S102P、p.V147L、p.V147M、p.N154S、p.V155M、p.C206Y、p.F279L、p.R281Q、p.G166E、p.N154S、p.Arg281、p.R284G 等[1-8]。首都医科大学附属北京儿童医院呼吸二科收治的 SAVI 均为 p.V155M 突变[9]。p.V155M 突变体可以增强 STING 二聚体的稳定性,在没有配体刺激的情况下可诱导 STING 活化。

## 二、临床和影像学表现

**1. 皮肤血管炎表现**　本病最常见首发症状为皮疹,患者可有严重的新生儿期或者生后不久起病(6 个月以内)的小血管炎,导致微血管病性血栓形成,血管堵塞,甚至坏疽危险,表现为寒冷敏感区域皮肤如鼻尖、耳朵、面部和肢端部位出现毛细血管扩张性斑块、冻疮样皮疹、红斑或紫癜性皮疹,溃疡性皮疹,疼痛,可伴皮肤皮损和水疱、脓疱样改变、手指肿胀、甲板破裂、甲板部分或完全破坏等,严重病例可发生鼻中隔穿孔、耳朵坏死,指甲破坏及指/趾端坏疽(图 20-3)(彩图见文末彩插),疾病通常于冬季发作。皮肤活检显示血管炎和微血栓血管变化。首都医科大学附属北京儿童医院呼吸二科收治的 SAVI 患者中

个别病例无皮肤表现。

**2. 肺部表现**　目前报道的 SAVI 患者几乎均有间质性肺疾病(图 20-4),多数肺部疾病在皮肤表现之后出现,一些患者肺部表现为首发和/或主要表现,症状从反复喘息到进行性加重的呼吸困难,随着病程进展,肺部表现逐渐明显,呼吸系统并发症是导致 SAVI 死亡的主要原因。也有报道 1 例发生闭塞性细支气管炎。肺活检的典型特征是Ⅱ型肺泡细胞增生、淋巴样浸润或淋巴滤泡增生,间质纤维化,支气管扩张和细支气管上皮增生,也有报道全身和肺血管系统存在广泛的血管病变(图 20-5)(彩图见文末彩插)。胸部影像通常表现为肺间质和支气管周围增厚,弥漫性网状影,肺过度通气、气体滞留,蜂窝肺,淋巴结肿大以及牵拉性支气管扩张。

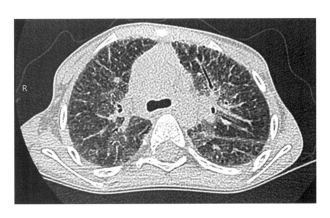

图 20-4　胸部 CT 提示双肺磨玻璃影,小叶间隔增厚,牵拉性支气管扩张和胸膜下小囊泡

**3. 其他**　包括全身症状,如发热、贫血、营养不良和生长发育迟滞。关节炎、肌炎和慢性肌萎缩、脑血管病引起的急性脑梗死。可反复肺部感染。

### 三、实验室检查

可出现 ESR 和 CRP 水平升高,IgG 升高,CD4+T 细胞群减少,自身抗体阳性,如低滴度抗核抗体(ANA),抗中性粒细胞胞质抗体(ANCA),抗心磷脂抗体和抗 $\beta_2$-糖蛋白抗体。肺泡灌洗液可见大量淋巴细胞。

### 四、诊断

生后早期出现发热、结合生后 8 周出现肺间质疾病、冻疮样皮疹、生长不良提示 SAVI;基因检测证实存在 TMEM173 杂合突变可确诊。

因本病常伴自身抗体升高,应注意与其他血管炎性疾病鉴别,尤其是 ANCA 相关性小血管炎等。

### 五、治疗

目前 SAVI 的治疗手段较为有限,大剂量激素和免疫抑制剂无效[1,7]。部分病例尝试使用丙种球蛋白、利妥昔单抗、英夫利昔单抗等亦无明显疗效。因为 JAK-STAT 通路在疾病的发生发展中为重要的一环,JAK 抑制剂有报道可控制 SAVI[7,8]。

首都医科大学附属北京儿童医院呼吸二科报道了 4 名存在相同的 TMEM173 V155M 突变引起的 SAVI 病例,均为新发突变。发病年龄 3 个月~4.5 岁。4 例患儿均以间质性肺病为首发症状,1 例患者表现为弥漫性肺泡出血,支气管肺泡灌洗液中有大量含铁血黄素的巨噬细胞,可能由于肺血管炎引起,国外未见 SAVI 与 DAH 相关的病例。4 名儿童中有 3 例出现皮疹,其中一名患者发病较晚,但皮疹严重,一名患者在 2 年的随访中没有出现皮疹。除肺部和皮肤受累外,4 名儿童均出现发热和营养不良。此外,也有关节炎、肌炎、脑血管受累、贫血和胃食管反流。1 例有持续性肛周脓肿和 CMV 感染。3 例 ANCA 阳性,1 例类风湿因子阳性。胸部 HRCT,4 例患儿均可见磨玻璃病变,并且是早期 HRCT 的主要特征,逐渐出现囊性病变,主要出现在上叶和胸膜下。也观察到网状阴影、实变和牵拉性支气管扩张。总之,V155M-TMEM173 突变有多种表现,可能与 ANCA 相关性血管炎和 JIA 相似,可无皮疹或迟发皮疹,使得诊断困难[9]。

(唐晓蕾)

## 参考文献

[1] LIU Y, JESUS A A, MARRERO B, et al. Activated STING in a vascular and pulmonary syndrome. N Engl J Med, 2014, 371(6): 507-518.

[2] JEREMIAH N, NEVEN B, GENTILI M, et al. Inherited STING-activating mutation underlies a familial inflammatory syndrome with lupus-like manifestations. J Clin Invest, 2014, 124(12): 5516-5520.

[3] PICARD C, THOUVENIN G, KANNENGIESSER C, et al. Severe pulmonary fibrosis as the first manifestation of interferonopathy (TMEM173 mutation). Chest, 2016, 150(3): e65-71.

[4] MUNOZ J, RODIÈRE M, JEREMIAH N, et al. Stimulator of interferon genes-associated vasculopathy with onset in infancy a mimic of childhood granulomatosis with polyangiitis. JAMA Dermatol, 2015, 151(8): 872-877.

[5] MELKI I, ROSE Y, UGGENTI C, et al. Disease-associated

mutations identify a novel region in human STING necessary for the control of type I interferon signaling. J Allergy Clin Immunol, 2017, 140(2):543-552.

[6] SALDANHA RG, BALKA KR, DAVIDSON S, et al. A mutation outside the dimerization domain causing atypical STING-associated vasculopathy with onset in infancy. Front Immunol, 2018, 9:1535.

[7] SEO J, KANG JA, SUH DI, et al. Tofacitinib relieves symptoms of stimulator of interferon genes (STING)-associated vasculopathy with onset in infancy caused by 2 de novo variants in TMEM173. J Allergy Clin Immunol,

2017, 139(4):1396-1399.

[8] FRÉMOND ML, RODERO MP, JEREMIAH N, et al. Efficacy of the Janus kinase 1/2 inhibitor ruxolitinib in the treatment of vasculopathy associated with TMEM173-activating mutations in 3 children. J Allergy Clin Immunol, 2016, 138(6):1752-1755.

[9] TANG X, XU H, ZHOU C, et al. STING-Associated Vasculopathy with Onset in Infancy in Three Children with New Clinical Aspect and Unsatisfactory Therapeutic Responses to Tofacitinib. J Clin Immunol, 2020, 40(1):114-122.

# 第四节　自身炎症伴 PLCγ2 相关抗体缺陷与免疫失调

2012 年 Ombrello MJ 等首次提出了 PLCγ2 相关抗体缺陷与免疫失调(PLCγ2-associated antibody deficiency and immune dysregulation, PLAID)的概念,因编码 PLCγ2 的基因 PLCG2 缺失所致的功能获得性突变引起,临床表现为寒冷诱导的荨麻疹和变异型免疫缺陷[1]。随后 Zhou Q 等在另一家系的两位患者描述了自身炎症伴 PLCγ2 相关抗体缺陷与免疫失调(auto inflammation and PLCγ2-associated antibody deficiency and immune dysregulation, APLAID),是由 PLCG2 基因错义突变引起,以与 PLAID 相区别[2]。APLAID 表现为早发性疱疹样皮损、眼炎伴眼压升高、炎症性肠病(IBD)、关节痛、非特异性间质性肺炎及因免疫缺陷导致的反复窦-肺感染,缺乏自身抗体和寒冷诱导的荨麻疹。

## 一、发病机制

磷脂酶 C 是催化水解磷脂酰基醇 4,5-二磷酸,生产第二信使分子二酰甘油(DAG)和三磷酸肌醇(IP3)的酶家族。PLCγ2 是表达在 B 淋巴细胞、肥大细胞和 NK 细胞的信号转导分子,在多种免疫和炎症通路中起重要的调节作用。PLAID 相关 PLCG2 基因缺失突变可导致磷脂酶的结构性激活,在生理温度下(37.0℃)细胞内信号转导减少,而在亚生理温度下(subphysiologic temperatures)细胞内信号转导增强[1]。在 APLAID 患者 PLCG2 基因错义突变可破坏 PLCγ2 自身抑制性 SH2 决定簇,导致生理温度下细胞内信号转导增加,细胞内 IP3 产生增加和钙从内质网向细胞内释放增加,使受刺激的 CD19+B 细胞内 ERK 信号通路激活[2]。PLCG2 错义突变并不导致酶的结构性激活,而需要上游信号通路的活化。PLAID

和 APLAID 均呈常染色体显性遗传。

## 二、临床和影像学表现

PLAID 和 APLAID 均婴儿期起病。所有 PLAID 患者均有早发性寒冷诱导的荨麻疹,表现为冷空气或冷风诱导的荨麻疹(非寒冷物体),其他表现包括过敏(如湿疹、过敏性哮喘、过敏性鼻炎、过敏性结膜炎及食物或药物过敏史等)、肉芽肿性皮炎、反复窦-肺感染、自身免疫疾病(如自身免疫性甲状腺炎)及常见变异型免疫缺陷。APLAID 主要表现为早发性疱疹样皮损、非特异性间质性肺炎、关节痛、眼炎伴眼压升高、小肠结肠炎及免疫缺陷,而无寒冷诱导的荨麻疹。

PLAID 和 APLAID 的肺部表现均为反复的窦-肺感染外,但 APLAID 还可表现为非特异性间质性肺炎伴呼吸性细支气管炎[2,3]。我们收治的 APLAID 患者表现为肺炎支原体感染性细支气管炎,遗留闭塞性细支气管炎(图 20-6)。

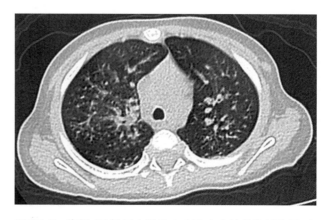

图 20-6　胸部 CT 提示右肺为主小叶中心结节和树芽征,支气管壁增厚,有轻度的气体潴留征

## 三、实验室检查

血 IgM、IgA 降低,T 细胞数目一般正常,类别转换记忆性 B 细胞明显减少;PLAID 大部分血 IgE 升高,约半数出现抗核抗体;APLAID 患者自身抗体检测阴性。

## 四、诊断

根据临床表现及基因检测显示 *PLCG2* 突变可诊断。

## 五、治疗

大剂量糖皮质激素可控制炎症反应,IL-1 拮抗剂部分有效,非激素类抗炎药及 TNF 拮抗剂治疗无效[2,3]。

（张晓艳）

## 参考文献

［1］ OMBRELLO MJ,REMMERS EF,SUN G,et al. Cold urticaria,immunodeficiency,and autoimmunity related to PLCG2 deletions. N Engl J Med,2012,366(4):330-338.

［2］ ZHOU Q,LEE GS,BRADY J,et al. A hypermorphic missense mutation in PLCG2,encoding phospholipase Cgamma2,causes a dominantly inherited autoinflammatory disease with immunodeficiency. Am J Hum Genet,2012,91(4):713-720.

［3］ NEVES JF,DOFFINGER R,BARCENA-MORALES G,et al. Novel PLCG2 Mutation in a Patient With APLAID and Cutis Laxa. Front Immunol,2018,9:2863.

# 第五节　NOD2 相关疾病

核苷酸寡聚化结构域(nucleotide-binding oligomer-ization domain,NOD)2,属于 NOD 蛋白家族,系胞质中的模式识别受体(pattern-recognition receptors,PRRs),主要表达于单核细胞、巨噬细胞、树突状细胞、小肠帕内特细胞及肠上皮细胞,识别大多数 $G^+$ 或 $G^-$ 菌的肽聚糖,触发固有免疫反应。NOD2 主要包括 3 个结构域:C 端是亮氨酸重复序列(leucine-rich repeats,LRRs)结构域,识别并结合相应配体;中间是中央核苷酸结合与寡聚结构域(central nucleotide binding and oligomerization domain,NACHT);N 端由 2 个半胱氨酸天冬酶募集结构域(caspase recruitment domains,CARD)构成,是具有下游信号转导功能的效应耦联结构域。LRRs 与配体结合后发生构象改变,诱导 NACHT 发生寡聚化,进而通过 CARD 分子招募并激活受体相互作用蛋白 2(receptor-interacting protein 2,RIP2),最终激活 NF-κB 和促炎因子的转录。此外,RIP2 还可激活有丝分裂原激活蛋白激酶(mitogenactivated protein kinase,MAPK)和干扰素调节因子家族。

NOD2 相关疾病,是指因 *NOD2* 基因突变导致的一组自身炎症性疾病,包括 Blau 综合征(Blau syndrome,BS)、NDO2 相关自身炎症性疾病(NOD2-associated auto-inflammatory disease,NAID)及克罗恩病(Crohn's disease,CD)。BS 是因 *CARD15/NOD* 基因突变导致的一种肉芽肿性单基因 AIDs。NAID 是一种新近认识的自身炎症性疾病,2011 年由 Yao 等首次报道,具有 *CARD15/NOD2* 基因变异,也被称为 Yao 综合征。NAID/Yao 综合征和 CDs 是与 *CARD15/NOD* 基因变异相关的多基因 AIDs。

## 一、Blau 综合征

Blau 综合征又称儿童肉芽肿性关节炎,是一种常染色体显性遗传性单基因自身炎症性疾病(AIDs),在 1985 年由 Blau 等首次报道[1]。之前,以家族形式发病者,为 Blau 综合征,而散发病例,称为早发性结节病,目前统称为 Blau 综合征。通常在 4 岁前发病。典型表现为非干酪样坏死性肉芽肿炎,主要累及关节、皮肤和葡萄膜,常伴全身炎症表现,可出现内脏、肺部等其他多脏器受累[2]。

### （一）发病机制

Blau 综合征呈常染色体显性遗传,系 *CARD15* 基因突变所致。CARD15 位于常染色体 16q12 上,编码核苷酸寡聚化结构域(nucleotide-binding oligomerization domain,NOD)2,也称 *NOD2* 基因。迄今,Blau 综合征患儿中发现的基因突变位点均位于 NACHT 结构域,其中最常见为 *R334W* 与 *R334Q* 位点突变(>80%),*E383K* 位点突变约占 5%[2,3]。目前认为 *NOD2* 基因突变为一种功能获得性突变,可能造成 NACHT 的持续寡聚化,从而降低核转录因子 NF-κB 的活化阈值,轻微刺激或无刺激即可致 NF-κB 活化及相关促炎细胞因子释放[2]。

### （二）临床表现

多 4 岁前起病,临床表现为典型的三联症,即肉芽肿性皮疹、对称性肉芽肿性关节炎以及反复发作的葡萄膜炎。可伴有内脏和肺部受累及大血管炎。

**1. 皮肤-关节-眼部症状** 皮疹可在 1 岁以内出现,90% 可见典型鱼鳞病皮疹,通常对称分布于躯干和/或四肢。下肢的皮下结节是另一常见皮损表现,临床易与结节性红斑混淆。显著腱鞘炎致沼泽样外观的对称性多关节炎最具特征,常累及掌指关节、近端指间关节、腕关节、跖趾关节、踝关节,膝关节等;肘关节受累少见。关节受累者半数可见手部小关节对称性、肥厚性腱鞘炎及腱鞘囊肿。病程后期,受累关节可并发畸形、强直及骨侵蚀。手指挛缩是其特殊体征。60%~80% 患者出现眼部受累,多为双侧,反复发作。肉芽肿性中间葡萄膜炎或全葡萄膜炎是其特征表现。

**2. 肺部表现** Blau 综合征患儿肺部受累,可表现为间质性肺炎[4-6],支气管内膜肉芽肿[6]以及闭塞性细支气管炎[7]等。

**3. 全身表现** 全身表现包括间歇低热或持续性发热,伴头痛,大血管炎,肾脏受累(双侧肾小球病变、钙化及慢性肾衰竭),可出现神经系统受累,尤其是脑神经病变和一过性面瘫。肝脏非干酪坏死性肉芽肿,肝脾大及肉芽肿性淋巴结炎也有报道。心脏受累少见。

**(三)实验室检查**

实验室检查常无特异性,CRP 和 ESR 等炎症指标升高,可能反映疾病活动程度。

**(四)诊断**

尚无明确的诊断标准,目前公认的是患者具有眼、关节、皮肤三联症以及基因检测发现 NOD2 突变,则可诊断。

**(五)治疗**

治疗的主要目的是防止眼部和关节病变进展,避免严重的致残性并发症发生。急性发作期大剂量糖皮质激素治疗有效,静止期小剂量糖皮质激素有助于控制眼部和关节症状[2]。对激素不敏感病例,可应用免疫抑制剂,主要是甲氨蝶呤和巯唑嘌呤,对控制病情具有良好效果[2,8]。对于激素联合免疫抑制剂治疗效果欠佳的患儿,推荐应用肿瘤坏死因子(TNF)-α 拮抗剂、阿达利木单抗和英夫利昔单抗。文献报道英夫利昔单抗 5~10mg/kg,每 4~6 周 1 次可获得临床症状缓解[9,10]。

## 二、NOD2-相关自身炎症性疾病(Yao综合征)

NDO2 相关自身炎症性疾病(NAID)是一种新近认识的自身炎症性疾病,2011 年由 Yao 等首次报道,具有 CARD15/NOD2 基因变异,但临床表型和基因突

变位点不同于 Blau 综合征和克罗恩病[11]。典型的临床表现为周期性发热、皮炎、关节炎、胃肠道症状和眼干、口干症状,也可伴有免疫缺陷。NAID 从 2011 年发现开始,报告的病例数逐年增多[11-14],文献一度称为 NAID,后因其命名容易与 NOD2-相关疾病(NOD2-associated disease)混淆,重新命名为 Yao 综合征。

**(一)发病机制**

本病具有 CARD15/NOD2 基因变异,绝大多数为 IVS8+158,部分同时合并或 R702W 变异[2];也有 p.T189M、p.R703C 杂合突变及 CARD15/NOD2 基因多态性(IVS8+158、L1007fsinsC 和 R709Q)与 NAID 相关的报道[15]。

**(二)临床表现**

主要临床表现为周期性发热、皮炎、关节炎、胃肠道症状和眼干、口干症状。2016 年 Yao 等首次指出 NAID 可伴有免疫缺陷,除 NAID 的前述表现外,伴频繁低丙种球蛋白血症和反复感染[13]。

**1. 全身表现** 60% 以上 NAID 患者有反复发热,其中半数为高热,一般持续数天,发热间隔为数周到数月。90% 以上有间歇性皮肤表现,主要表现为红色斑疹或丘疹,主要见于躯干,可持续数小时至数周,但一般持续数天。关节症状常见,主要表现为少关节痛/炎。上肢和下肢关节均可受累,但主要累及下肢,约 1/3 患者有下肢远端(足踝及足)肿胀,一般为单侧。约 2/3 患者有不同程度的腹痛和/或腹泻,部分患者结肠镜下可表现有非特异性结肠炎和肉芽肿性改变,但没有炎症性肠病的确切依据(不足以诊断 IBD)。约半数患者有眼干和或口干表现,但没有明确的原发干燥综合征依据。

**2. 肺部表现** 约 15% 有胸痛,因胸膜炎和/或心包炎引起。可伴有肺部受累,如支气管炎和非特异性间质性肺炎[2](图 20-7),部分患者因伴有免疫缺陷,出现反复支气管-肺部感染[13]。

**(三)实验室检查**

为非特异性,白细胞升高,轻度贫血;急性期反应物 CRP、ESR 升高;自身抗体检测阴性。在 Yao 等 2015 年报道的 54 例患者中,4 例有低水平的 ANA (1∶80)[12]。

**(四)诊断**

诊断需满足以下 2 项主要标准及至少 1 项次要标准,具有下述 NOD2 基因变异并符合排除标准[14],见表 20-2。

主要标准:①两次及以上自限性、周期性发作;②反复发热和/或皮炎。

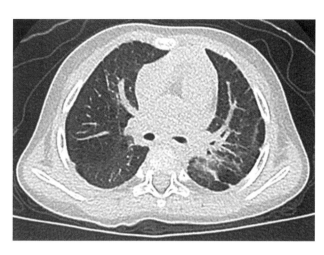

图 20-7　胸部 CT 提示双肺磨玻璃影和斑片影，小叶间隔增厚

表 20-2　NOD2-相关自身炎症性疾病（Yao 综合征）诊断标准

**主要标准**
1. 两次及以上自限性、周期性发作
2. 反复发热和/或皮炎

**次要标准**
1. 少关节或多关节关节炎/痛，或肢体远端肿胀
2. 腹痛和/或腹泻
3. 口干眼干
4. 心包炎和/或胸膜炎

**分子标准**
*NOD2* 基因变异：IVS8+158 和/或 R702W，或其他罕见变异

**排除标准**
高滴度抗核抗体
炎症性肠病
结节病
干燥综合征和其他单基因 SAIDs（Blau 综合征和家族性地中海热等）

**诊断**：2 项主要标准+≥1 项次要标准+*NOD2* 基因变异，并符合排除标准

次要标准：①少关节或多关节关节炎/痛，或肢体远端肿胀；②腹痛和/或腹泻；③口干眼干；④心包炎和/或胸膜炎。

分子标准：*NOD2* 基因变异：IVS8$^{+158}$ 和/或 R702W，或其他罕见变异。

除外标准：高滴度抗核抗体、炎症性肠病、结节病、干燥综合征和其他单基因 *SAIDs*（BS 和家族性地中海热等）。

（五）治疗

糖皮质激素或柳氮磺吡啶为一线治疗选择，难治性病例可选择（IL）-1/IL-6 抑制剂[15]。

（张晓艳）

## 参考文献

[ 1 ] BLAU EB. Familial granulomatous arthritis, iritis, and rash. J Pediatr, 1985, 107(5): 689-693.

[ 2 ] CASO F, COSTA L, RIGANTE D, et al. Caveats and truths in genetic, clinical, autoimmune and autoinflammatory issues in Blau syndrome and early onset sarcoidosis. Autoimmun Rev, 2014, 13(12): 1220-1229.

[ 3 ] CASO F, GALOZZI P, COSTA L, et al. Autoinflammatory granulomatous diseases: from Blau syndrome and early-onset sarcoidosis to NOD2-mediated disease and Crohn's disease. RMD Open, 2015, 1(1): e000097.

[ 4 ] BECKER ML, MARTIN TM, DOYLE TM, et al. Interstitial pneumonitis in Blau syndrome with documented mutation in CARD15. Arthritis Rheum, 2007, 56(4): 1292-1294.

[ 5 ] JIMENEZ-MARTINEZ MC, CRUZ F, GROMAN-LUPA S, et al. Immunophenotyping in peripheral blood mononuclear cells, aqueous humour and vitreous in a Blau syndrome patient caused by a novel NOD2 mutation. Int J Immunogenet, 2011, 38(3): 233-242.

[ 6 ] OKAFUJI I, NISHIKOMORI R, KANAZAWA N, et al. Role of the NOD2 genotype in the clinical phenotype of Blau syndrome and early-onset sarcoidosis. Arthritis Rheum, 2009, 60(1): 242-250.

[ 7 ] CHAUHAN K, MICHET C. A case of blau syndrome. Case Rep Rheumatol, 2014, 2014(5): 216056.

[ 8 ] SFRISO P, CASO F, TOGNON S, et al. Blau syndrome, clinical and genetic aspects. Autoimmun Rev, 2012, 12(1): 44-51.

[ 9 ] MILMAN N, ANDERSEN CB, HANSEN A, et al. Favourable effect of TNF-alpha inhibitor (infliximab) on Blau syndrome in monozygotic twins with a de novo CARD15 mutation. APMIS, 2006, 114(12): 912-919.

[ 10 ] RAIJI VR, MILLER MM, JUNG LK. Uveitis in Blau syndrome from a de novo mutation of the NOD2/CARD15 gene. J AAPOS, 2011, 15(2): 205-207.

[ 11 ] YAO Q, ZHOU L, CUSUMANO P, et al. A new category of autoinflammatory disease associated with NOD2 gene mutations. Arthritis Res Ther, 2011, 13(5): R148.

[ 12 ] YAO Q, SHEN M, MCDONALD C, et al. NOD2-associated autoinflammatory disease: a large cohort study. Rheumatology (Oxford), 2015, 54(10): 1904-1912.

[ 13 ] YAO Q, SHEN M, FERNANDEZ J. NOD2-associated autoinflammatory disease and immune deficiency. J Allergy Clin Immunol Pract, 2016, 4(4): 780-782.

[ 14 ] YAO Q, SHEN B. A Systematic Analysis of Treatment and Outcomes of NOD2-Associated Autoinflammatory Disease. Am J Med, 2017, 130(3): 365.e13-365.e18.

[ 15 ] CASO F, GALOZZI P, COSTA L, et al. Autoinflammatory granulomatous diseases: from Blau syndrome and early-onset sarcoidosis to NOD2-mediated disease and Crohn's disease. RMD Open, 2015, 20(1): e000097.

# 第六节　炎症小体病

2002 年 Martion 等首次提出了"炎症小体"的概念。炎症小体是由受体蛋白、接头蛋白和效应蛋白三部分构成的多蛋白复合物，通过使无活性的半胱氨酸天冬氨酸蛋白水解酶 1 前体（pro-caspase-1）切割为有活性的 caspase-1，从而促进 IL-1β 前体（pro-IL-1β）和 IL-18 前体（proIL-18）切割为成熟的 IL-1β 和 IL-18 并释放到细胞外，参与机体的炎症过程。

构成炎症小体的受体蛋白为细胞质内的模式感受器，可以识别病原体和危险信号；接头蛋白为凋亡相关斑点样蛋白（apoptosis associated speck like protein containing a CARD，ASC），将受体蛋白和效应分子连接起来；效应分子为无活性的 pro-caspase-1。受体蛋白与病原相关分子模式（pathogen-associated molecular patterns，PAMPs）或危险相关分子模式（damage-associated molecular patterns，DAMPs）结合后被激活，通过 ASC 招募并激活 pro-caspase-1，进而促使 IL-1β 和 IL-18 的成熟和释放。

炎症小体根据其受体蛋白命名，构成炎症小体的受体蛋白主要为来自核结合寡聚化结构域样受体（nucleotide-binding oligomerization domain like receptors，NLRs）家族的 NLRP1、NLRP3、NLRP4、NLRP6、NLRP7 和 NLRP12。NLRs 主要包括 3 个结构域：C 端的亮氨酸重复序列（leucine-rich repeats，LRRs）构成的配体识别结构域，中央核苷酸结合寡聚结构域（central nucleotide binding and oligomerization domain，NACHT），N 端的半胱天冬酶募集结构域（caspase recruitment domains，CARD）或热蛋白结构域（pyrin domain，PYD），其中 CARD 和 PYD 对炎症小体的形成必不可少。此外，维 A 酸诱导基因 I 样受体、AIM2 样受体和热蛋白也可形成炎症小体。目前已发现与自身炎症性疾病相关的炎症小体包括 NLRP3、NLRP12、NLRP4、NLRP1 和 pyrin 蛋白。

## 一、NLRP3 相关自身炎症性疾病

冷炎素相关周期热综合征（cryopyrin-associated periodic syndromes，CAPS）是由于 *NLRP3* 基因突变导致的一组 AIDs，主要包括家族性寒冷自身炎症性综合征（familial cold auto-inflammatory syndrome，FCAS）、穆-韦二氏综合征（Muckle-Wells syndrome，MWS）及新生儿多系统炎症性疾病（neonatal onset multisystem inflammatory disease，NOMID）3 种亚型。CAPS 通常在婴幼儿期起病，主要表现为寒冷暴露诱导的发热、荨麻疹样皮疹、关节痛或关节炎、感音性神经性聋、眼部病变和无菌性脑膜炎。

### （一）发病机制

*NLRP3* 基因（即 *CIASI* 基因）定位于染色体 1q44 区域，编码 NLRP3 蛋白（又称 cryopyrin 蛋白）。CAPS 为 *NLRP3* 基因功能获得性突变所致，导致 NLRP3 炎症小体结构性激活及 IL-1β 和 IL-18 的过度表达。FCAS 和 MWS 一般呈常染色体显性遗传，而 NOMID 多为新生突变。大约 30%~50% NOMID 患者未能检测到 NLRP3 突变，考虑可能存在体细胞嵌合[1]。目前已报道的 *NLRP3* 基因突变有 177 种，最常见的变异包括 *R260W*、*E311K*、*V198M*、*T348M*、*D303N* 和 *A439* 突变[2]。

### （二）临床表现

婴幼儿期或新生儿期起病，病情由轻到重依次为 FCAS、MWS 和 NOMID。FCAS 典型表现为间歇发作的寒冷暴露诱导的发热（一般为低热）、急性荨麻疹和多关节痛，也可见葡萄膜炎、头痛等症状。皮疹于寒冷暴露后 1~2 小时出现，多见于躯干和四肢，持续不超过 24 小时。继发淀粉样变性罕见。MWS 发病与寒冷暴露关系不大，皮疹呈慢性病程，可持续数天；复发性关节痛和葡萄膜炎常频繁发作，因耳蜗炎导致的感音性神经性聋是其典型表现。约 25% MWS 患者晚期合并淀粉样变性。NOMID 病情最严重，新生儿期起病，发作几乎为连续性。表现为持续性低热，伴急性加重发作，无菌性脑膜炎、关节病、骨骼畸形、葡萄膜炎和智力低下。神经系统受累为其特征，典型表现为慢性无菌性中性粒细胞性脑膜炎。慢性炎症持续可导致永久性器官损伤，出现感音性神经性聋，颅内压升高、脑积水、慢性视神经乳头水肿伴视神经萎缩和视力下降，甚至失明。脑积水患儿通常呈特殊面容（前额凸出、鞍鼻和面中部发育不良）。

**肺部表现：** 在 Li 等[3]报道的 15 例 CAPS 患儿中，有 7 例（46.7%）有肺部受累，呼吸道症状较轻，影像学表现：1 例为胸膜增厚，3 例为肺实质浸润，3 例为不同程度的结节性和囊性病变，我们 1 例患者表现为长期发热、腹泻，肺内囊性病变。

### （三）实验室检查

实验室检查为非特异性。血常规可见白细胞升高，中性粒细胞为主，轻度贫血，血小板升高；CRP 升

高,血沉增快,血清蛋白 A(SAA)和纤维蛋白(FIB)升高;ANA、抗 dsDNA、类风湿因子(RF)和 ANCA 正常,病原学检查阴性。

**(四)诊断**

因存在体细胞嵌合可能影响基因确诊。本病诊断主要根据典型的临床症状,基因检测有助于诊断。根据国际专家组的 CAPS 诊断标准[4],急相反应物升高,伴至少 2 项典型症状/体征:①荨麻疹样皮疹;②寒冷激发的发作;③感音性神经性聋;④肌肉骨骼症状;⑤慢性无菌性脑膜炎;⑥骨骼异常:如前额凸起、骨骺过度生长。这一诊断标准的敏感性和特异性分别为 81% 和 94%。

**(五)治疗**

IL-1 拮抗剂是 CAPS 的标准治疗[5-7]。目前已批准的 IL-1 受体拮抗剂有短效的阿那白滞素(anakinra)及长效的利纳西普(rilonacept)和卡纳努单抗(canakinumab)。在 FCAS 患者避免寒冷暴露可改善病情,IL-1 抑制剂可使绝大多数患者症状完全缓解。在 WMS 和 NOMID 需要早期使用 IL-1 拮抗剂以阻止不可逆性器官损伤。阿那白滞素用于治疗 NOMID 已有 10 余年,可迅速改善所有患者的发热、皮疹和急相反应物水平,对于控制器官炎症,尤其是中枢神经系统和内耳炎症需要逐级加量以达到病情控制[5]。在发作期,短效非甾体抗炎药及糖皮质激素可作为辅助治疗。

## 二、NLRP12 相关自身炎症性疾病

NLRP12 相关自身炎症性疾病(NLRP12-AID),是由于 NLRP12 编码基因(*NARP12* 或 *MONAECH-1*)突变引起的一种非常罕见的常染色体显性遗传性 AIDs。2008 年 Jéru 等[8]对 2 个家系的 5 例具有 CAPS 类似表现患者的基因检测发现 *NLRP12* 突变,而非 *NLRP3* 基因突变,首次对 NLRP12-AID 进行了报道。临床表现与 FCAS 相似,大部分儿童期起病,半数以上有寒冷诱因,可伴有免疫缺陷的特征[9],也被称为家族性寒冷自身炎症性综合征 2 型(familial cold autoinflammatory syndrome 2,FCAS2)。

**(一)发病机制**

NLRP12-AID 呈常染色体显性遗传。NLRP12 对 NF-κB 信号通路起负向调节作用,其基因突变可能导致 NLRP12 对 NF-κB 信号通路的抑制活性降低或丧失,进而引起 IL-1β 的过度表达[8,10]。此外,*NLRP12* 基因与 *NLRP3* 基因有高度的同源性(58%),因此 *NLRP12* 基因突变可能与 *NLRP3* 基因突变机制相似,通过炎症

小体激活促进 IL-1β 和 IL-18 产生[8,10]。Borghini 等的研究提示氧化还原状态的改变和 IL-1β 分泌加速参与了 NLRP12-AID 的发病[10]。NLRP12-AID 患者外周血单个核细胞(PBMC)可自发分泌大量的 IL-1β。

**(二)临床表现**

本病临床表现不一,大部分儿童期发病(约70%),半数以上有寒冷诱因,绝大部分患者出现周期性发热、荨麻疹、关节炎/关节痛、腹痛和腹泻、头痛,少数患者出现感音性神经性聋、胸痛、淋巴结肿大及脾大等[11]。最近研究显示,NLRP12-AID 可具有原发免疫缺陷特征,表现为对感染易感,如频繁或严重的呼吸道和肠道感染,生长发育迟缓,普通变异型免疫缺陷(自身免疫性溶血性贫血、全血细胞减少、脾大和间质性肺疾病)[9]。

肺部表现:因免疫缺陷导致的反复呼吸道和肺部感染,以及间质性肺疾病,我科室 1 例患者表现为非特异性肺间质疾病。

**(三)实验室检查**

实验室检查为非特异性。发作时血常规可见白细胞、中性粒细胞升高;CRP 和血沉等急相反应物升高。

**(四)诊断**

临床表现以及基因证实存在 *NLRP12* 基因突变可确诊。

**(五)治疗**

糖皮质激素、抗组胺药物对大部分患者有效[11]。鉴于 IL-1β 在 NLRP12-AID 发病中的关键作用,Jéru 等对 IL-1 受体拮抗剂在 NLRP12-AID 治疗作用进行了评价,发现阿那白滞素(anakinra)在治疗初始可使临床症状明显改善,IL-1β 水平快速恢复到接近正常水平,然而在治疗 2 个月后逐渐出现阿那白滞素抵抗,临床复发和 TNF-α 和 IL-1β 等的持续升高[12]。因此,IL-1 受体拮抗剂 NLRP12-AID 治疗效果有待进一步评估。

## 三、NLRC4 相关自身炎症性疾病

NLRC4 相关自身炎症性疾病(NLRC4-AID),是指由于 *NLRC4* 基因突变引起的 AIDs,2014 年首次被报道[13,14]。危及生命的自身炎症伴婴儿小肠结肠炎(auto-inflammation with infantile enterocolitis,AIFEC)为其最主要表型,典型表现为早发腹泻,伴巨噬细胞活化综合征(MAS)反复发作,血清 IL-18 显著升高。

**(一)发病机制**

主要为 NLRC4 功能获得性突变引起。*NLRC4*

基因突变可导致自发性 NLRC4 炎症小体的形成，促使 IL-18 和 IL-1β 的产生和炎症细胞的死亡。目前已报到的突变位点主要有 T337S、V341A、T337N、S171F、H443P、S445P、T177A 等[15]。

**（二）临床表现**

2014 年，Canna[13]和 Romberg 等[14]率先报道了因 NLRC4（分别为 T337S 和 V341A）功能获得性突变导致的 AIDs。典型表现为早发反复发热，伴巨噬细胞活化综合征（macrophage activation synthesis，MAS）和小肠结肠炎，血清 IL-18 持续升高。NLRC4-AID 还可表现为寒冷诱导的发热、荨麻疹、关节炎、胃肠炎等症状，类似家族性寒冷自身炎症性综合征（familial cold auto-inflammatory syndrome，FCAS），见于 H443P 位点突变，该种类型也被称为 FCAS4 型[16]。Kawasaki 等报道了一例因 NLRC4（T177A）突变引起的周期性发热、皮疹、关节痛、感音性神经性聋、慢性脑膜炎和脑萎缩患儿，与新生儿多系统炎症性疾病（neonatal-onset multisystem inflammatory disease，NOMID）表现一致[17]。此外，近期 Siahanidou 等报道 1 例患儿除 AIFEC 典型表现外，伴有反复肛周脓肿和明显的牛奶蛋白过敏[18]。

肺部表现：肺部可严重受累，尤其在 AIFEC，可表现为弥漫性肺泡出血或类似重症肺炎表现[13,14]。我们也发现患儿有间质性肺炎的表现。

**（三）实验室检查**

血清 IL-18 水平显著升高（>10⁴pg/ml）。急性发作期可见与 MAS 相关的全血细胞减少、凝血指标异常、肝功能异常、血清铁蛋白明显升高。

**（四）诊断**

临床表现，血清 IL-18 升高，结合 NLRC4 基因突变可确诊。

**（五）治疗**

目前可用于治疗的药物有 IL-1 受体拮抗剂阿那白滞素（anakinra）、糖皮质激素、环孢素 A、静脉免疫球蛋白以及处于临床试验阶段的重组 IL-18 结合蛋白（IL-18BP）和 IFN-γ 单克隆抗体[15]。糖皮质激素、环孢素和静脉免疫球蛋白可控制 MAS 发作。在 IL-1 受体抑制剂、糖皮质素和 TNF 抑制剂联合治疗无效 NLRC4-MAS 婴儿，重组 IL-18BP 取得良好治疗效果[19]。

## 四、NLRP1 相关自身炎症性疾病

NLRP1-AIDs 主要表现为自身炎症伴角化不良。包括 NLRP1 相关自身炎症伴关节炎和角化不良综合征（NLRP1-associated auto-inflammation with arthritis and dyskeratosis，NAIAD）[20]，家族良性慢性苔藓样角化病（FKLC）和多发自愈性鳞状上皮瘤（MSPC）[21]。NLRP1-AIDs 主要为皮肤表现，故不做具体介绍。

## 五、家族性地中海热

家族性地中海热（familial Mediterranean fever，FMF）是由编码 pyrin 蛋白的地中海热基因（Mediterranean fever，MEFV）突变引起，因多见于地中海沿岸地区的人群而得名。FMF 在日本及我国也均有报道。大多数 10 岁以前发病，典型表现为自限性复发性发热、浆膜炎（累及腹膜、胸膜和滑膜），伴不同程度的全身炎症表现，持续 1~3 天，自行缓解，发作间期表现正常。

**（一）发病机制**

FMF 的致病基因 *MEFV* 位于染色体 16p13.3[22]。FMF 传统上被认为是常染色体隐性遗传，但在近期多篇报道中，临床诊断为 FMF 的患者仅检测到一个突变，单突变可占到 30%~62.3%；复合杂合占 25.6%，纯和突变仅有 15.2%[23]。Pyrin 蛋白能竞争性与凋亡相关斑点样蛋白（ASC）结合，从而抑制 NALP3 炎症小体形成。目前认为，MVEF 突变系功能丧失性突变，可导致 pyrin 蛋白数量减少或功能改变，致使 NALP3 炎症小体过度活化。

**（二）临床表现**

约 80% 患儿在 10 岁以前发病，某些患儿首次发作在 1 岁以内。典型表现为自限性复发性发热、浆膜炎（累及腹膜、胸膜和滑膜），伴不同程度的全身炎症表现，持续 1~3 天，自行缓解，发作间期表现正常。

肺部影像学表现：胸部最常见表现为单侧胸膜炎，一般持续 <4 天，自行缓解。胸部影像学检查可出现肋膈角变钝，反复发作可引起胸膜增厚和/或粘连。一般胸腔积液中性粒细胞比例升高，但也有淋巴细胞渗出性胸膜炎的报道[24]。

FMF 患者不易患反复感染及反复肺炎，但因胸膜炎可继发肺不张，常常被误诊为肺炎[25]。极少数情况下，肺部浸润可由肺血管栓塞或血管炎引起，见于未经治疗的 FMF，需要在鉴别诊断时考虑[26,27]，我们诊治的患者曾出现肺部结节、实变、血管纹理粗乱和胸膜肥厚（图 20-8），抗感染治疗无效，糖皮质激素治疗有效，考虑可能发生血管炎。肺部淀粉样变性为未经治疗的 FMF 的罕见可致死性并发症，多为疾病的晚期，伴其脏器受累（如肾脏淀粉样变性）。FMF 继发弥漫性肺淀粉样变性，虽不常见，但可出现

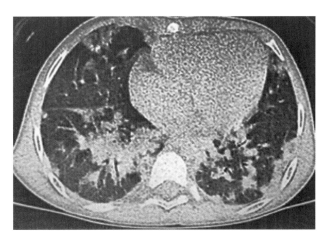

图 20-8　胸部 CT 提示双肺结节和实变影,胸膜肥厚

类似慢性间质性肺疾病的临床和影像学表现[28]。

（三）治疗

秋水仙碱连续性治疗,可以使大部分患者病情控制,对淀粉样变性的预防几乎达 100%[29]。

（张晓艳）

# 参考文献

[ 1 ] SÖNMEZ HE,ÖZEN S. A clinical update on inflammasomopathies. Int Immunol,2017,29(9):393-400.

[ 2 ] DE TORRE-MINGUELA C,MESA DEL CASTILLO P,PELEGRÍN P. The NLRP3 and Pyrin Inflammasomes:Implications in the Pathophysiology of Autoinflammatory Diseases. Front Immunol,2017,8:43.

[ 3 ] LI C,TAN X,ZHANG J,et al. Gene mutations and clinical phenotypes in 15 Chinese children with cryopyrin-associated periodic syndrome(CAPS). Sci China Life Sci,2017,60(12):1436-1444.

[ 4 ] KUEMMERLE-DESCHNER JB,OZEN S,TYRRELL PN,et al. Diagnostic criteria for cryopyrin-associated periodic syndrome(CAPS). Ann Rheum Dis,2017,76(6):942-947.

[ 5 ] GOLDBACH-MANSKY R,DAILEY NJ,CANNA SW,et al. Neonatal-onset multisystem inflammatory disease responsive to interleukin-1beta inhibition. N Engl J Med,2006,355(6):581-592.

[ 6 ] NEVEN B,MARVILLET I,TERRADA C,et al. Long-term efficacy of the interleukin-1 receptor antagonist anakinra in ten patients with neonatal-onset multisystem inflammatory disease/chronic infantile neurologic,cutaneous,articular syndrome. Arthritis Rheum,2010,62(1):258-267.

[ 7 ] KONE-PAUT I,LACHMANN HJ,KUEMMERLE-DESCHNER JB,et al. Sustained remission of symptoms and improved health-related quality of life in patients with cryopyrin-associated periodic syndrome treated with canakinumab:results of a double-blind placebo-controlled randomized withdrawal study. Arthritis Res Ther,2011,13(6):R202.

[ 8 ] JÉRU I,DUQUESNOY P,FERNANDES-ALNEMRI T,et al. Mutations in NALP12 cause hereditary periodic fever syndromes. Proc Natl Acad Sci U S A,2008,105(5):1614-1619.

[ 9 ] KOSTIK MM,SUSPITSIN EN,GUSEVA MN,et al. Multigene sequencing reveals heterogeneity of NLRP12-related autoinflammatory disorders. Rheumatol Int,2018,38(5):887-893.

[ 10 ] BORGHINI S,TASSI S,CHIESA S,et al. Clinical presentation and pathogenesis of cold-induced autoinflammatory disease in a family with recurrence of an NLRP12 mutation. Arthritis Rheum,2011,63(3):830-839.

[ 11 ] SHEN M,TANG L,SHI X,et al. NLRP12 autoinflammatory disease:a Chinese case series and literature review. Clin Rheumatol,2017,36(7):1661-1667.

[ 12 ] JÉRU I,HENTGEN V,NORMAND S,et al. Role of interleukin-1β in NLRP12-associated autoinflammatory disorders and resistance to anti-interleukin-1 therapy. Arthritis Rheum,2011,63(7):2142-2148.

[ 13 ] CANNA SW,DE JESUS AA,GOUNI S,et al. An activating NLRC4 inflammasome mutation causes autoinflammation with recurrent macrophage activation syndrome. Nature Genetics,2014,46(10):1140-1146.

[ 14 ] ROMBERG N,AL MOUSSAWI K,NELSON-WILLIAMS C,et al. Mutation of NLRC4 causes a syndrome of enterocolitis and autoinflammation. Nature Genetics,2014,46(10):1135-1139.

[ 15 ] ROMBERG N,VOGEL TP,CANNA SW. NLRC4 inflammasomopathies. Curr Opin Allergy Clin Immunol,2017,17(6):398-404.

[ 16 ] KITAMURA A,SASAKI Y,ABE T,et al. An inherited mutation in NLRC4 causes autoinflammation in human and mice. J Exp Med,2014,211(12):2385-2396.

[ 17 ] KAWASAKI Y,ODA H,ITO J,et al. Identification of a high-frequency somatic NLRC4 mutation as a cause of autoinflammation by pluripotent cell-based phenotype dissection. Arthritis Rheum,2017,69(2):447-459.

[ 18 ] SIAHANIDOU T,NIKAINA E,KONTOGIORGOU C,et al. Autoinflammation with Infantile Enterocolitis Associated with Recurrent Perianal Abscesses. J Clin Immunol,2019,39(3):237-240.

[ 19 ] CANNA SW,GIRARD C,MALLE L,et al. Life-threatening NLRC4-associated hyperinflammation successfully treated with IL-18 inhibition. J Allergy Clin Immunol,2017,139(5):1698-701.

[ 20 ] GRANDEMANGE S,SANCHEZ E,LOUIS-PLENCE P,et al. A new autoinflammatory and autoimmune

syndrome associated with NLRP1 mutations: NAIAD (NLRP1-associated autoinflammation with arthritis and dyskeratosis). Ann Rheum Dis, 2017, 76(7): 1191-1198.

[21] ZHONG FL, MAMAÏ O, SBORGI L, et al. Germline NLRP1 mutations cause skin inflammatory and cancer susceptibility syndromes via inflammasome activation. Cell, 2016, 167(1): 187-202.e17.

[22] PRAS E, AKSENTIJEVICH I, GRUBERG L. Mapping of a gene causing familial Mediterranean fever to the short arm of chromosome 16. N Engl J Med, 1992, 326(23): 1509-1513.

[23] ZEN M, GATTO M, DOMENEGHETTI M, et al. Clinical Guidelines and Definitions of Autoinflammatory Diseases: Contrasts and Comparisons with Autoimmunity - a Comprehensive Review. Clinic Rev Allerg Immunol, 2013, 45(2): 227-235.

[24] KATSENOS S, MERMIGKIS C, PSATHAKIS K, et al. Unilateral lymphocytic pleuritis as a manifestation of familial Mediterranean fever. Chest, 2008, 133(4): 999-1001.

[25] OZKAYA S, BUTUN SE, FINDIK S, et al. A very rare cause of pleuritic chest pain: bilateral pleuritis as a first sign of familial mediterranean Fever. Case Rep Pulmonol, 2013, 2013: 315751.

[26] BRAUN E, SCHAPIRA D, GURALNIK L, et al. Acute vasculitis with multiorgan involvement in a patient with familial Mediterranean fever. Am J Med Sci, 2003, 325(6): 363-364.

[27] RUIZ XD, GADEA CM. Familial Mediterranean fever presenting with pulmonary embolism. Conn Med, 2011, 75(1): 17-19.

[28] KOKSAL D, MUTLUAY N, BAYIZ H, et al. Diffuse pulmonary amyloidosis due to Familial Mediterranean Fever, a rare presentation. Libyan J Med, 2012, 7: 18482.

[29] ZADEH N, GETZUG T, GRODY WW. Diagnosis and management of familial Mediterranean fever: integrating medical genetics in a dedicated interdisciplinary clinic. Genet Med, 2011, 13(3): 263-269.

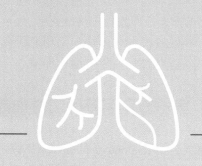

第二十一章

遗传代谢病的呼吸系统表现

遗传代谢病(inherited metabolic disease,IMD)是由于基因突变引起酶缺陷,导致机体生化物质代谢紊乱,致使酶底物和旁路代谢产物堆积、生理活性物质减少的一组疾病。根据受累的细胞器类型分为溶酶体病、过氧化物酶体病、线粒体病、脂肪酸代谢病、有机酸代谢病以及氨基酸代谢病。溶酶体病包括戈谢病、糖原贮积症、尼曼-皮克病、黏多糖贮积症、法布里病等;线粒体病包括 Leigh 综合征、丙酮酸脱氢酶复合物缺陷、线粒体脑肌病伴高乳酸血症和卒中样发作等;脂肪酸代谢病包括原发性肉碱缺乏症、线粒体脂肪酸氧化障碍等;有机酸代谢病包括甲基丙二酸血症以及生物素代谢障碍等;氨基酸代谢病包括同型半胱氨酸血症、枫糖尿症以及赖氨酸尿性蛋白不耐受症。

尽管遗传代谢病的发病率低,但随着诊断水平的提高和技术的发展,发现本病的种类迅速增加,目前超过 600 种。遗传代谢病可累及多器官和多系统,对各脏器的损害程度因发病机制不同而异,主要表现为神经系统受累及消化系统症状,常伴有呼吸系统受累,部分病例甚至以呼吸系统表现为首发症状。呼吸系统多表现为阻塞性气道疾病、间质性肺部疾病、限制性肺部疾病以及肺动脉高压等。随着新疗法的出现,如酶替代和基因治疗,早期诊断和治疗对长期预后有良好影响。

# 第一节 甲基丙二酸血症伴高同型半胱氨酸血症

甲基丙二酸血症(methylmalonic acidemia,MMA)是一种主要由于甲基丙二酰辅酶 A 变位酶缺陷或其辅酶钴胺素(维生素 $B_{12}$)代谢途径发生缺陷,导致血液和尿液中甲基丙二酸浓度升高的有机酸代谢病,为常染色体隐性遗传,是中国患儿最常见的有机酸血症,并且以甲基丙二酸血症合并高同型半胱氨酸血症最常见。

## 一、发病机制

甲基丙二酰辅酶 A 变位酶蛋白缺陷(MUT 型)分为两类:无活性者 mut0 型及残余活性 mut⁻ 者。钴胺素代谢障碍(Cbl 型)包括 5 类:2 种为腺苷钴胺素合成缺陷,即线粒体钴胺素还原酶缺乏(CblA)和线粒体钴胺素腺苷转移酶缺乏(CblB),3 种为胞质和溶酶体钴胺素代谢异常所致腺苷钴胺素和甲基钴胺素合成缺陷(CblC、CblD、CblF)。MUT 型、CblA 和 CblB 缺陷型患者仅存在 MMA,称为单纯型 MMA。CblC、CblD、CblF 型患者存在 MMA 的同时合并高同型半胱氨酸血症,称为合并型 MMA。CblD 缺陷型存在两种变异型 CblD-1 和 CblD-2,CblD-1 缺陷导致单独高同型半胱氨酸血症,CblD-2 缺陷导致单独甲基丙二酸尿症。中国患儿以 MMA 合并高同型半胱氨酸血症最常见,占 MMA 的 60%~80% 左右[1],其中 CblC 型多见,占 95%。

本病是由于异亮氨酸、缬氨酸、甲硫氨酸、苏氨酸、胆固醇和奇数链脂肪酸分解代谢障碍,导致甲基丙二酸、3-羟基丙酸、甲基枸橼酸、同型半胱氨酸等有机酸增多,造成一系列的多脏器损伤。高同型半胱氨酸血症可导致血管损害,形成静脉血栓。

## 二、病理表现

甲基丙二酸血症伴同型半胱氨酸血症肺部有静脉受损,内膜增厚,有血栓形成,为导致肺动脉高压的主要原因,可有肺间质液体和红细胞渗出。

## 三、临床表现

MMA 在新生儿期可有新生儿窒息、羊水吸入性肺炎,也有合并持续性肺动脉高压的报道[2]。新生儿期以后表现为反复感染及咳嗽、气促,严重者可出现呼吸困难、呼吸暂停以及不明原因肺动脉高压[3,4]。大多数合并型 MMA 患者首发表现为肺动脉高压,出现呼吸急促和低氧血症,严重者发生右心衰竭,出现下肢水肿、尿少、肝大等表现,一些患儿因肺动脉高压危象死亡[5]。部分病例可出现严重的周围神经受累,导致呼吸肌无力及呼吸衰竭,以呼吸困难为首发症状。几乎所有患儿都有巨幼红细胞贫血,一些患儿伴有肺外表现如肾脏损害和血小板减少。神经系统表现为癫痫、智力低下等。我们收治的患者大多数以肺动脉高压就诊[5,6],个别突出表现为弥漫性肺泡出血[7],可伴有肺动脉高压。无论肺动脉高压还是弥漫性肺泡出血临床均表现为气促和咳嗽。

## 四、影像学表现

胸部 X 线片可提示肺动脉高压,表现肺动脉增宽,可伴有右心室增大。胸部 HRCT 对本病有提示作用,纵隔窗显示主肺动脉增宽,直径大于升主动脉,严重肺动脉高压和肺血管炎引起静脉压升高,血流淤滞和渗出,侧支循环建立,双肺出现结节病变,小叶间隔增厚和磨玻璃阴影等,这些提示存在肺静脉闭塞病[5,6](图21-1),偶有伴有胸腔积液。

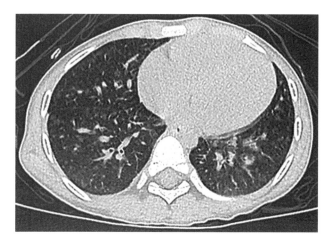

图21-1 胸部CT提示双肺有模糊的结节病变和磨玻璃影等,小叶间隔增厚

### 五、实验室检查

可有大细胞性贫血、中性粒细胞减少、血小板减少、酸中毒、低血糖、高氨血症等。血氨基酸及酯酰肉碱谱分析可见丙酰肉碱增高,丙酰肉碱/游离肉碱、丙酰肉碱/乙酰肉碱比值增高,尿有机酸分析可见甲基枸橼酸、甲基丙二酸及3-羟基丙酸等有机酸增高,合并型MMA患者血清中同型半胱氨酸升高。

### 六、诊断

血尿筛查、同型半胱氨酸升高有助于诊断。基因检测存在纯合或复合杂合致病变异可明确诊断。

### 七、治疗

本病急性期需保证能量供给,限制蛋白质摄入不超过48小时,及时降血氨、纠正酸中毒和代谢紊乱,必要时血液透析。长期治疗需根据基因型进行合理饮食,包括特殊配方奶粉、维生素$B_{12}$(每周1次或2次肌内注射1mg)、左卡尼汀[50~100mg/(kg·d)]、合并型MMA患者口服甜菜碱[2~9g/d,起始剂量为250mg/(kg·d)]等治疗[8,9]。

我们收治的患者治疗上应用维生素$B_{12}$、左卡尼汀以及甜菜碱,肺动脉高压者加用一种或者两种靶向治疗,除2例死亡外,其他患者肺动脉高压控制,肺泡出血消失。

（贺蔚萱 赵顺英）

## 参考文献

[1] 刘怡,刘玉鹏,张尧,等. 中国1003例甲基丙二酸血症的复杂临床表型,基因型及防治情况分析. 中华儿科杂志,2018,56(6):414-420.

[2] AGARWAL R,FELDMAN GL,POULIK J,et al. Methylmalonic acidemia presenting as persistent pulmonary hypertension of the newborn. J Neonatal Perinatal Med,2014,7(3):247-251.

[3] GÜNDÜZ M,EKICI F,ÖZAYDIN E,et al. Reversible pulmonary arterial hypertension in cobalamin-dependent cobalamin C disease due to a novel mutation in the MMACHC gene. Eur J Pediatr,2014,173(12):1707-1710.

[4] 张尧,宋金青,刘平,等. 甲基丙二酸尿症合并同型半胱氨酸血症57例临床分析. 中华儿科杂志,2007,45(7):513-517.

[5] LIU J,PENG Y,ZHOU N,et al. Combined methylmalonic acidemia and homocysteinemia presenting predominantly with late-onset diffuse lung disease:a case series of four patients. Orphanet J Rare Dis,2017,12(1):58.

[6] 唐晓蕾,杨海明,刘辉,等. 以弥漫性肺疾病为突出或首发表现的甲基丙二酸血症合并高同型半胱氨酸血症临床分析. 中华儿科杂志,2019,57(8):620-624.

[7] LIU JR,TANG XL,ZHOU CJ,et al. Cobalamin C deficiency presenting with diffuse alveolar hemorrhage and pulmonary microangiopathy. Pediatr Pulmonol,2020,55(6):1481-1486.

[8] 杨艳玲,莫若,陈哲晖. 甲基丙二酸血症的多学科综合治疗与防控. 中华实用儿科临床杂志. 2020,035(009):647-652.

[9] HUEMER M,DIODATO D,SCHWAHN B,et al. Guidelines for diagnosis and management of the cobalamin-related remethylation disorders cblC,cblD,cblE,cblF,cblG,cblJ and MTHFR deficiency. J Inherit Metab Dis,2017,40(1):21-48.

## 第二节 尼曼-皮克病

尼曼-皮克病(Niemann-Pick disease,NPD)又称神经鞘磷脂沉积症,是一种罕见的先天性脂代谢异常综合征,为常染色体隐性遗传。由于酸性鞘磷脂酶缺乏,导致鞘磷脂在组织积聚,该病的症状是由于空泡状充满脂质的泡沫巨噬细胞(称为尼曼-皮克细胞)积聚在多器官,如肝、脾、骨髓、肺和中枢神经系统引起。

## 一、发病机制

NPD 分为 4 个亚型,从 A 到 D,取决于受影响的器官和临床病程的严重程度。A 型、B 型是由于鞘磷脂磷酸二酯酶-1(*SMPD1*)基因突变引起细胞内酸性鞘磷脂酶(ASM)活性缺乏或不足,导致鞘磷脂在肺泡、肝、脾、骨髓等组织积聚[1]。尼曼-皮克病 A 型为严重早发型,B 型为较轻晚发型。肺部病变是由于肺泡腔、肺泡间隔、支气管壁和胸膜中积聚了尼曼-皮克细胞所致。由于糖脂物质积聚于巨噬细胞,干扰了细胞内囊泡的正常循环,导致损伤性的促炎级联反应,引起相应的呼吸功能障碍。

尼曼-皮克病 C 型(NPC)是由两个互补型 *NPC1* 和 *NPC2* 基因突变所致,引起 NPC 蛋白通路阻断,NPC 蛋白由大的跨膜 NPC 蛋白 1 和可溶性溶酶体 NPC 蛋白 2 组成,这个通路对于胆固醇在 Ⅱ 型肺泡上皮细胞和肺泡巨噬细胞内转运,最终形成表面活性物质中起关键作用。由于通路受阻,胆固醇积聚在 Ⅱ 型肺泡上皮细胞内,引起肺泡蛋白沉积症。在尼曼-皮克病 C 型中 NPC1 占 95%,NPC2 患儿常见在新生儿期发生严重的肺泡蛋白沉积症,但肺部表现在 NPC1 中比较少见,而以神经系统受累为主,也有报道 NPC1 患者伴有肺病表现,可能与吸入性肺炎有关[2]。D 型也是由 *NPC1* 基因突变所致,较罕见。

## 二、病理表现

尼曼-皮克细胞或"海蓝组织细胞"为较大的、有多个空泡的巨噬细胞。骨髓活检标本显示含脂质的巨噬细胞(海蓝组织细胞)积聚。肺活检组织学显示肺泡腔内、肺泡壁、淋巴管、间质、支气管血管束和胸膜下有尼曼-皮克细胞聚集。此外,可见弥漫性内源性类脂性肺炎,肺结构基本保持不变。

## 三、临床表现

本病以中枢神经系统退行性病变和肝脾大为主要表现。三种类型均可伴有肺部受累,可以肺部表现首诊,最常见于 B 型和 C2 型患儿[3]。A 型是一种致命的婴儿神经退行性疾病,患儿神经症状明显,病情进展快,由于吞咽困难增加肺部感染和吸入性肺炎的风险,最终可因严重感染引起呼吸衰竭而死亡[4]。B 型是尼曼-皮克病中一种较轻的疾病,大多数患者活到成年,神经系统受累较轻,以肝脾大、高脂血症和肺部受累为特征,可有生长迟缓,骨髓也可受累,脾大更明显,脾脏可出现低密度结节,肺部受

累很常见,是引起患儿就诊和死亡的主要原因之一。临床常可无症状而于偶然发现,严重者可以发展为呼吸衰竭,症状无特异性,包括反复咳嗽、喘息、呼吸困难、反复肺部感染。当干咳明显,出现活动耐力下降时,提示出现间质性肺病。随着年龄增加,肺功能缓慢下降,出现慢性呼吸衰竭。部分病例呈急性进展性,较快致死。另外也报道合并其他部位出血和关节痛表现。C 型尼曼-皮克病临床表现以神经系统受累为主,NPC2 患儿可出现婴儿期早发严重的肺病,呈肺泡蛋白沉积症表现,表现为发育停滞、呼吸急促和低氧血症表现[5]。也有 NPC1 引起阻塞性和限制性肺部疾病的报道[2],可导致呼吸衰竭,NPC1 脑损伤明显,吞咽困难会增加吸入和肺部感染的风险。我们收治的患儿,年龄从生后 2 个月到 5 岁不等,主要表现为轻微干咳或者无症状,大多数以肺间质疾病就诊,1 例表现为反复肺炎和轻度支气管扩张,纤毛活检发现尼曼-皮克细胞,提示本病可引起气道损害。也有因胃食管反流导致反复吸入性肺炎或重症喘息发作就诊。患者伴肝脾大或神经发育障碍。

## 四、影像学表现

胸部 X 线片表现为弥漫性网状或网状结节样浸润。CT 最常见的改变是磨玻璃影、弥漫小结节影,光滑的小叶间隔和小叶内间隔增厚以及铺路石征(图 21-2),最终呈蜂窝状改变,主要累及下肺[4]。个别文献报道有空气潴留征和囊状病变以及小叶中心结节[6]。可伴有吸入性肺炎和肺部感染表现。

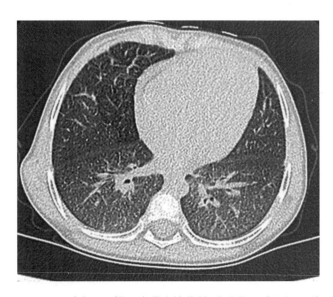

图 21-2 胸部 CT 提示弥漫小结节影,光滑的小叶内间隔增厚,铺路石征

## 五、实验室检查

低密度脂蛋白、极低密度脂蛋白和甘油三酯升高，高密度脂蛋白和酸性鞘磷脂酶活性降低。另外，可有血小板减少，肝功能异常。血浆壳三糖苷酶活性可有轻度增高。

## 六、诊断

临床表现和放射学检查提示诊断，如存在肝脾大和相对有特征性的 HRCT 表现，如小叶间隔增厚、磨玻璃影或铺路石征，提示本病。支气管肺泡灌洗（BAL）可见典型的尼曼-皮克细胞聚集在肺泡腔巨噬细胞内。外周血白细胞和培养的成纤维细胞中测定酸性鞘磷脂酶活性降低，也可诊断。基因检测可以确诊。

## 七、治疗

无特效治疗。肺泡灌洗治疗可以暂时去除肺泡表面活性物质，但是病情仍然进展出现呼吸衰竭而死亡。对于 C 型尼曼-皮克的患者可给予美格鲁特治疗[7]，基因重组酶替代治疗尚在研究中。造血干细胞移植也可用于治疗肺受累。

（贺蒿萱　赵顺英）

## 参考文献

［1］ KOLODNY EH. Niemann-Pick disease. Curr Opin Hematol, 2000, 7(1): 48-52.

［2］ STARETZ-CHACHAM O, AVIRAM M, MORAG I, et al. Pulmonary involvement in Niemann-Pick C type 1. Eur J Pediatr, 2018, 177(11): 1609-1615.

［3］ FAVERIO P, STAINER A, DE GIACOMI F, et al. Molecular pathways and respiratory involvement in lysosomal storage diseases. Int J Mol Sci, 2019, 20(2): 327.

［4］ RANKE FM, FREITAS HMP, MANÇANO AD, et al. Pulmonary involvement in Niemann-Pick disease: a state-of-the-art review. Lung, 2016, 194(4): 511-518.

［5］ SHETH J, JOSEPH JJ, SHAH K, et al. Pulmonary manifestations in Niemann-Pick type C disease with mutations in NPC2 gene: case report and review of literature. BMC Med Genet, 2017, 18(1): 5.

［6］ BALDI BG, SANTANA ANC, TAKAGAKI TY, et al. Lung cyst: An unusual manifestation of Niemann-Pick disease. Respirology, 2009, 14(1): 134-136.

［7］ PATTERSON MC, HENDRIKSZ CJ, WALTERFANG M, et al. Recommendations for the diagnosis and management of Niemann-Pick disease type C: an update. Mol Genet Metab, 2012, 106(3): 330-244.

# 第三节　糖原贮积症

糖原贮积症（glycogen storage disease, GSD）是由先天性酶缺陷导致糖代谢障碍的一种疾病，患儿不能正常合成或分解糖原，导致糖原大量沉积于组织中而致病。根据缺陷酶的不同、受累脏器和临床表现的不同分 15 型，除Ⅸa~d 型磷酸化酶激酶缺陷为伴 X-连锁隐性遗传外，其余均为常染色体隐性遗传[1]。其中 0、Ⅰ、Ⅲ、Ⅵ、Ⅸ型以肝脏病变为主，Ⅱ、Ⅴ、Ⅶ型以肌肉受损为主。

## 一、发病机制

糖原是机体中葡萄糖的储存形式，为葡萄糖构成的带有分支的多糖，可稳定血糖。不同酶缺陷和不同的分型见表 21-1。

## 二、临床表现

**1. 糖原贮积症Ⅰ型**　在临床最为常见，是由于 *G6PC* 突变，导致葡萄糖-6-磷酸酶缺陷，不能将葡萄糖 6 磷酸（G6P）水解为葡萄糖和磷酸，主要表现为低血糖、惊厥甚至昏迷，伴酮症和乳酸性酸中毒，存在高脂血症，臀和四肢伸面有黄色瘤，向心性肥胖，高尿酸血症，肝大，肾脏增大，生长迟缓，肺动脉高压是少见但严重的并发症，引起肺动脉高压的病因不清，有认为是引起血管收缩的因素增加，包括严重而持续的代谢性酸中毒和低氧血症，肝脏损伤减少了对循环中的肾上腺素、去甲肾上腺素、血管收缩素、组胺的清除作用等[2,3]。Ⅰb 型为 *SLC37A4* 基因突变，导致葡萄糖-6-磷酸转运体缺陷，表现为出生后最初几个月出现中性粒细胞减少，反复感染，可有肺动脉高压，先天性心脏病，还有与炎症性肠病相关的报道[4]。我们收治的此型病例表现为呛咳、吸入性肺炎和肺动脉高压，有中性粒细胞减少。

**2. 糖原贮积症Ⅱ型**　即庞贝病（Pompe disease），是严重的糖原贮积病，由于酸性 α-葡萄糖苷酶（GAA）缺陷，导致溶酶体介导的糖原降解障碍，糖原积聚在骨骼肌和平滑肌细胞、肝细胞、内皮细胞和神

表 21-1 糖原贮积症的分型及酶缺陷

| 分型 | OMIM | 酶 | 基因 | 染色体位置 | 遗传模式 |
|---|---|---|---|---|---|
| GSD 0a 型 | 240600 | 肝糖原合酶 | GSY2 | 12p12.1 | AR |
| GSD 0b 型 | 611556 | 肌糖原合酶 | GSY1 | 19q13.33 | AR |
| GSD Ia 型 | 232200 | 葡萄糖-6-磷酸酶 | G6PC | 17q21.31 | AR |
| GSD Ib 型 | 232220 | 葡萄糖-6-磷酸转运体 | SLC37A4 | 11q23.3 | AR |
| GSD Ic 型 | 232240 | 葡萄糖-6-磷酸转运体 | SLC37A4 | 11q23.3 | AR |
| GSD II 型 | 232300 | α-1,4-葡萄糖苷酶 | GAA | 17q25.3 | AR |
| GSD III 型 | 232400 | 糖原脱支酶 | AGL | 1p21.2 | AR |
| GSD IV 型 | 232500 | 糖原分支酶 | GBE1 | 3p12.2 | AR |
| GSD V 型 | 232600 | 肌肉糖原磷酸化酶 | PYGM | 11q13.1 | AR |
| GSD VI 型 | 232700 | 肝脏糖原磷酸化酶 | PYGL | 14q22.1 | AR |
| GSD VII 型 | 232800 | 肌肉型磷酸果糖激酶 | PFKM | 12q13.11 | AR |
| GSD IXa 型 | 306000 | 肝磷酸化酶激酶 | PHKA2 | Xp22.13 | XL |
| GSD IXb 型 | 261750 | 肝磷酸化酶激酶 | PHKB | 16q12.1 | AR |
| GSD IXc 型 | 613027 | 肝、肌肉磷酸化酶激酶 | PHKG2 | 12p11.2 | AR |
| GSD IXd 型 | 300559 | 肌肉磷酸化酶激酶 | PHKA1 | Xq13.1 | XL |
| GSD X 型 | 261670 | 肌肉磷酸甘油酸变位酶 | PGAM2 | 7p13 | AR |
| GSD XI 型 | 612933 | 乳酸脱氢酶 | LDHA | 11p15.1 | AR |
| GSD XII 型 | 611881 | 果糖-1,6-二磷酸醛缩酶 A | ALDOA | 16p11.2 | AR |
| GSD XIII 型 | 612932 | β-烯醇化酶 | ENO3 | 17p13.2 | AR |
| GSD XIV 型 | 612934 | 磷酸葡萄糖变位酶 | PGM1 | 1p31.3 | AR |
| GSD XV 型 | 613507 | 糖原蛋白-1 | GYG1 | 3q24 | AR |

经元等的溶酶体中。溶酶体内糖原的逐渐积累引起溶酶体膜破裂,水溶性物质漏入细胞质,导致脏器损害。又分为婴儿型(经典型)和迟发型(非经典型),两型临床表现差异很大,在发病年龄、疾病进展和临床表型上存在显著差异。典型的婴儿起病的庞贝病是一种严重的疾病,GAA 活性缺乏或显著降低,最早于出生后 1 个月发病,心肌糖原浸润肥大明显,通常在生命的第一年内导致死亡。患儿面容类似克汀病,舌大、呛咳,痰多,咳嗽无力,可有呼吸困难和呼吸衰竭,影像学以吸入性肺炎为主要表现。晚发型庞贝病通常在成年期发病,因为残留 GAA 的活性较高,通常以近端肌肉和呼吸肌受累为主,也可表现为延髓肌肉受累,骨质疏松,脊柱弯曲(侧弯或后凸都有),睡眠呼吸障碍,感音神经性听力丧失,脑和颅内动脉瘤,心肌肥大,心律异常,胃功能和胃肠动力受损,下

尿路和肛门括约肌受累等,最终导致进行性呼吸肌损伤和呼吸衰竭。在四肢肌肉受累之前,可能出现慢性呼吸衰竭和睡眠质量下降(疲劳、白天困倦、头痛),劳累性呼吸困难,查体可见呼吸肌无力和膈肌力量下降,继发外周肺泡换气不足,使肺活量(VC)下降,开始主要发生在睡眠时,逐渐发生于全天。呼吸和腹壁肌肉无力会导致无效的咳嗽和分泌物清除障碍,导致反复感染和肺不张[5]。

**3. 糖原贮积症VII型** 也称 Tarui 病。是由于磷酸果糖激酶基因(PFKM)复合突变,导致肌肉磷酸果糖激酶缺乏,不能催化 6-磷酸果糖转化为 1,6-二磷酸果糖,导致糖酵解阻断。临床表现乏力、肌肉痉挛、运动不耐受,肌肉无力和劳累性肌肉痉挛,常常在童年期明显,由于肌肉肌糖原含量增加,极端劳累后出现肌红蛋白尿和溶血性贫血,有网织红细胞和升高

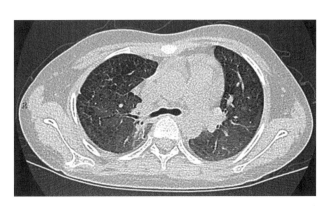

图 21-3　胸部 CT 提示弥漫性磨玻璃影和囊性改变

胆红素增加。我们收治 1 例以弥漫性肺泡出血就诊（图 21-3），2 年来持续存在轻至中度小细胞低色素贫血，与肺部出血不一致，在上呼吸道感染、肠道感染时或者劳累后肌肉乏力，2 次出现肌红蛋白尿，同时出现溶血性贫血，有轻度网织红细胞和胆红素增加，黄疸和脾轻度大，感染时肺泡出血加重。自幼上学时，体育运动后肌肉疼痛痉挛，逐渐出现肌肉疲劳无力，上楼和走路困难，基因检测存在 PFKM 复合杂合致病性突变。有关本病引起肺泡出血文献未见报道，我们考虑肺泡毛细血管内皮细胞内有糖原沉积，造成内皮细胞损害，导致肺泡出血。

**4. 糖原贮积症Ⅸa 型**　是由于磷酸化激酶（PhK）缺陷的 X 连锁隐性遗传病。包括肝脏受累为主和肌肉受累为主的两种类型，可有肝脏增大、生长发育落后以及空腹低血糖表现。我们收治 1 例患者，无肝脾大，无低血糖表现和肌肉痉挛，因行阑尾手术时发现肺内弥漫小结节，基因分析证实为Ⅸa 型，有

*PHKA2* 突变。

### 三、诊断

本病可结合临床表现、体征、生化检测临床诊断，确诊依赖于肌肉、肝脏和肺部活检，基因学检测确诊。

### 四、治疗

本病主要采用口服生玉米淀粉以防止发生低血糖。酶替代治疗价格昂贵，需要终生使用。

（贺蒿萱　赵顺英）

### 参考文献

[ 1 ] MUNDY H,LEE PJ. The glycogen storage diseases. Curr Paediatr,2004,14(5):407-413.

[ 2 ] HAMAOKA K,NAKAGAWA M,FURUKAWA N,et al. Pulmonary hypertension in type Ⅰ glycogen storage disease. Pediatr Cardiol,1990,11(1):54-56.

[ 3 ] HUMBERT M,LABRUNE P,SITBON O,et al. Pulmonary arterial hypertension and type-Ⅰ glycogen-storage disease：the serotonin hypothesis. Eur Respir J,2002,20(1):59-65.

[ 4 ] DIECKGRAEFE BK,KORZENIK JR,HUSAIN A,et al. Association of glycogen storage disease 1b and Crohn disease：results of a North American survey. Eur J Pediatr,2002,161(Suppl 1):S88-S92.

[ 5 ] FAVERIO P,STAINER A,DE GIACOMI F,et al. Molecular pathways and respiratory involvement in lysosomal storage diseases. Int J Mol Sci,2019,20(2):327.

## 第四节　黏多糖贮积症和黏脂质贮积症

黏多糖贮积症（mucopolysaccharidoses，MPS）是一种罕见的溶酶体疾病，由于溶酶体内几种降解糖氨聚糖（glycosaminoglycan，GAG，又称黏多糖）的酶缺乏或者活性降低，造成 GAG 不能降解或降解不完全，在溶酶体内贮积，影响细胞的正常功能，破坏身体多个器官，包括心脏、骨骼、关节、呼吸系统、神经系统。

GAG 在气道沉积，引起气道黏膜逐渐增厚，气道变窄。骨骼受累导致胸壁逐渐变硬，引起限制性肺疾病。由于神经系统发育落后，可引起反复吸入性肺炎和感染性肺炎。

目前已知有 10 种溶酶体糖苷酶、硫酸酯酶和乙酰转移酶参与其降解过程，任何一种酶缺陷均会造成黏多糖分解障碍，沉积于体内，无法自尿中排出。

根据致病基因和临床表现的差异分为 7 种不同类型（Ⅰ、Ⅱ、Ⅲ、Ⅳ、Ⅵ、Ⅶ、Ⅸ），Ⅰ型包括 Hurler、Hurler/Scheie 和 Scheie 三个亚型，Ⅲ型又分为ⅢA、ⅢB、ⅢC、ⅢD 四个亚型，Ⅳ型分为ⅣA 和ⅣB 亚型。中国人以Ⅱ型最常见，其次是ⅣA 型。除了 MPSⅡ型（Hunter disease）为伴 X 连锁遗传外，其他类型均为常染色体隐性遗传。

黏脂质贮积症（mucolipidosis，ML）是一种常染色体隐性病，主要分为 4 型：Ⅰ型（涎酸贮积症）、Ⅱ型（一种严重的形式）、Ⅲ型（假 Hurler 病）和Ⅳ型。

### 一、发病机制

GAG 的蓄积在 MPS 和 ML 的发病机制中起基

础性作用,能启动继发事件。GAG 是普遍存在的含氮多糖,正常情况下,黏多糖与蛋白质结合,为结缔组织的重要结构成分,广泛地分布于软骨、角膜、血管壁和皮下组织等,具有多种生物功能,主要种类有硫酸皮肤素(DS)、硫酸类肝素(HS)、硫酸角质素(KS)、硫酸软骨素(CS)和透明质酸(HA)等,每种有不同的功能,如硫酸皮肤素分解代谢途径缺陷与阻塞性疾病有关,其积聚影响细胞外基质结构和气道生长及口径,硫酸类肝素主要影响神经组织。在细胞水平,未降解的底物积累驱动许多细胞内的级联反应,影响从细胞内吞循环到线粒体功能的一切活动,最终导致局部促炎反应,反应程度和临床症状与局部沉积的程度和底物的性质有关。

## 二、临床表现

由于 GAG 贮存于黏膜、结缔组织和器官内,可引起面部、胸廓和骨骼畸形和呼吸系统疾病受累。主要表现为生长落后、特殊面容、多发骨骼畸形、关节松弛、肝脾大、智力落后以及呼吸道受累等。特殊的面部特征包括头大、舟型头、前额突出、眉毛浓密、眼睛突出、眼睑肿胀、面颊骨突出、颈部短、嘴唇丰满、大而厚、舌体巨大、鼻梁扁平和鼻孔上翻等。牙龈增生,牙齿细小且间距宽,皮肤厚,汗毛多,头发浓密粗糙。胸壁畸形是 MPS 常见的多发性骨骼异常的一部分,特别是漏斗胸,脊柱后凸,肋骨异常和横膈膜的升高。随着疾病的进展,角膜混浊逐渐明显严重,可致失明。可累及大关节,如肘关节、肩关节及膝关节,使这些关节的活动度受限;手关节受累,显示出“爪形手”的特征。

呼吸系统受累是本病发病和死亡的主要原因,阻塞型上、下气道受累常常发生在本病的早期,即使临床症状较轻的病例也可出现,最常发生于 MPS Ⅰ、Ⅱ、Ⅵ和Ⅶ患儿,由于 GAG 沉积在气道各水平的软骨细胞和细胞外基质以及并发炎症引起。最初表现在上气道沉积导致鼻黏膜肥厚,舌体肥大,扁桃体和腺样体增大,咽喉部淀积导致声门上黏膜,声门和喉黏膜增厚,组织增多,多余的组织可随着气流移动脱垂于喉部入口,使上呼吸道变窄,也导致气道阻力增加,出现喉鸣音、阻塞性睡眠呼吸暂停和上气道阻塞性呼吸困难[1]。下气道表现为多段气管支气管阻塞和气道狭窄,气道扭曲,气管生长和胸廓生长不平衡以及限制性肺疾病。另外,沉积通常伴有局部炎症和功能下降,引起咽喉软化和塌陷以及喉气管支气管软化,患者伴有明显呛咳,最严重的气管异常见于

MPS Ⅳ(弯曲和“屈曲”),2 岁前可以很明显,可能是由于气管纵向生长相对“正常”,但胸廓异常限制气管发育。其他常见表现为鼻-鼻窦炎、慢性中耳炎、上下呼吸道积聚大量黏稠分泌物导致频繁呼吸道感染,听力受损,呼吸时有异常噪音和睡眠呼吸暂停。其他耳鼻喉并发症包括慢性鼻炎、分泌性中耳炎、急性中耳炎和听力损害。睡眠呼吸障碍(SDB)在 MPS 患者中常见,国外一项回顾分析发现 MPS Ⅰ、Ⅱ和Ⅵ患者半数以上存在阻塞性睡眠呼吸暂停,主要发生于 MPS Ⅰ和Ⅱ型。中枢性呼吸暂停是由多种因素引起,包括脊髓压迫、颅内压升高导致脑干睡眠调节中心受压、神经递质改变、睡眠周期异常等[2]。限制性肺疾病常见于骨骼严重受累的患者,尤其是Ⅳ和Ⅵ型。限制性肺疾病特征是肺容量减少,可由胸壁畸形、呼吸道肌无力或间质炎症过程引起。

气管支气管受累加之上气道阻塞可引起反复呼吸道感染,活动耐力下降,肺动脉高压,阻塞性肺疾病,最终导致肺心病和呼吸衰竭,导致死亡,尤其是 MPS Ⅰ患者,特别是 Hurler 表型[3,4]。Ⅲ型(Sanfilippo)由于硫酸乙酰肝素主要蓄积在大脑,较少出现呼吸系统受累,患者以智力落后为主要的临床表现,患者可因颞下颌关节功能障碍和/或下颌冠状突过度生长出现张口困难。

MPS Ⅰ、Ⅳ和Ⅵ可发生寰枢椎半脱位和齿状突发育不全,可能导致脊髓压迫,如果累及 $C_{3-5}$ 神经根,也可减少膈功能与通气。

我们收治的病例主要是黏多糖Ⅱ型,首发症状为明显上气道阻塞和反复吸入性肺炎住院,也有以气道狭窄反复肺炎住院,因面部畸形、舌体肥大以及上气道堵塞明显确诊。较大年龄患者常为Ⅳ型,因胸廓畸形,限制性肺病就诊,因面部畸形考虑本病,基因确诊。

黏脂质贮积症患者常见表现为发育落后,面容粗糙,身材矮小,心脏增大及严重骨骼病变,患者常见死亡原因为心肺并发症,由于黏脂质在气道黏膜及肺部沉积,常见肺部受累主要表现为阻塞性睡眠呼吸暂停,反复呼吸道感染以及由于胸廓畸形造成的限制性肺疾病,此外,也有黏脂质贮积症Ⅱ型患者合并肺出血的报道[5]。

## 三、辅助检查

1. **影像学表现**　常见上气道阻塞和气管支气管狭窄、扭曲表现,可并存肺部感染。胸部 X 线片显示

肋骨似"飘带样",侧位脊柱片显示胸腰椎椎体发育不良,有"鸟嘴样"突起,手正位片显示掌骨近端变尖,各指骨似"子弹头"样。

**2. 肺功能测试(PFTs)**　常为限制性肺病,主要是由于胸部和脊柱的骨骼异常,肺泡和间质性肺损伤伴肺动脉高压。

**3. 喉镜检查**　可见喉黏膜增厚、脱垂,鼻咽组织增多。

**4. 支气管镜检查**　可见气管软化、狭窄以及扭曲表现。

### 四、诊断

此类疾病临床表现复杂,对于疑似病例可以结合一般检查、尿黏多糖和寡糖分析、酶活性分析及基因分析明确诊断。

### 五、治疗

可用酶替代和骨髓移植治疗,重型患者若能在2岁以前进行造血干细胞移植,可以改变 MPS 的自然病程。骨髓移植可以一定程度缓解 MLⅡ患者的症状,减少肺部并发症的发生[6]。无创呼吸支持(NIV)可用于缓解阻塞症状[7]。也有研究基因治疗。

(贺蒿萱　赵顺英)

## 参考文献

[1] BERGER KI,FAGONDES SC,GIUGLIANI R,et al. Respiratory and sleep disorders in mucopolysaccharidosis. J Inherit Metab Dis,2013,36(2):201-210.

[2] FAVERIO P,STAINER A,GIACOMI FD,et al. Molecular pathways and respiratory involvement in lysosomal storage diseases. Int J Mol Sci,2019,20(2):327.

[3] KENTH JJ,THOMPSON G,FULLWOOD C,et al. The characterisation of pulmonary function in patients with mucopolysaccharidoses IVA:A longitudinal analysis. Mol Genet Metab Rep,2019,20:100487.

[4] SEMENZA GL,PYERITZ RE. Respiratory complications of mucopolysaccharide storage disorders. Medicine,1988,67(4):209-219.

[5] ISHAK M,ZAMBRANO EV,BAZZY-ASAAD A,et al. Unusual pulmonary findings in mucolipidosis Ⅱ. Pediatr Pulmonol,2012,47(7):719-721.

[6] MUHLEBACH MS,WOOTEN W,MUENZER J. Respiratory Manifestations in Mucopolysaccharidoses. Paediatr Respir Rev,2011,12(2):133-138.

[7] RAPOPORT DM,MITCHELL JJ. Pathophysiology,evaluation,and management of sleep disorders in the mucopolysaccharidoses. Mol Genet Metab,2017,122S:49-54.

# 第五节　戈　谢　病

葡萄糖脑苷脂是一种可溶性的糖脂类物质,是细胞的组成成分之一,在人体内广泛存在。戈谢病(Gaucher disease)是最常见的溶酶体贮积病之一,为常染色体隐性遗传,该病是由于葡萄糖脑苷脂酶缺乏,引起葡萄糖脑苷脂及其脂质代谢产物在肝、脾、骨骼、肺和中枢神经系统的单核巨噬细胞内蓄积,富含脂质的巨噬细胞,称为戈谢细胞。

### 一、发病机制

本病是由于 GBA 基因突变所致葡萄糖脑苷脂酶活性缺陷,导致底物不能正常降解,在受累组织中蓄积,形成典型的戈谢细胞,引起各器官受累。根据神经系统是否受累,分为非神经病变型(Ⅰ型)及神经病变型(Ⅱ型及Ⅲ型),在各型戈谢病中均有肺部受累报道[1]。

### 二、临床表现

本病主要以肝脾大、血液病和骨骼受累为特征。Ⅰ型戈谢病最常见,通常没有神经损伤,临床表现轻重不等,从一生无症状到早期出现症状,发病越早,残余酶活性越低,一般进展缓慢,主要表现为肝脾大,脾功能亢进引起的血细胞减少,骨病和肺部受累,脾切除后可长期存活,智力正常,但生长发育落后,对葡糖脑苷脂酶制剂替代治疗反应显著,预后最好。Ⅱ型是较少见的亚型,其特点是早期和严重的神经功能损害,全身受累,肝脾大,一般3岁前死亡。Ⅲ型也称为青少年或亚急性神经性戈谢病,早期与Ⅰ型表现相似,有肝脾大、贫血、血小板减少等,逐渐出现神经系统症状,通常合并动眼神经受累,大多数情况下出现在20岁以前,多由于神经系统症状较重,死于并发症。皮肤可呈鱼鳞样皮肤改变,暴露部位皮肤可见棕黄色斑。骨骼受侵会导致骨重塑异常,骨坏死、梗死,骨质疏松和骨折[2]。

肺部表现为反复肺炎,进行性呼吸困难或严重呼吸衰竭和肺出血。Ⅰ型患者肺部受累主要表现为间质性肺病、肺实变、肺纤维化和肺动脉高压等[3],

肺部受累可发生于没有呼吸道症状的患者中。戈谢病肺部受累由多因素引起,戈谢细胞可浸润肺泡内、肺泡壁、间质和支气管周围间隙时,实质和肺间质受累。戈谢病细胞干扰正常肺泡巨噬细胞内囊泡循环,导致损伤性的促炎级联反应,引起相应的呼吸功能障碍。戈谢病细胞阻塞肺毛细血管时,可能导致肺动脉高压,也有认为循环血管活性物质绕过病变肝脏或间质疾病继发慢性缺氧也与肺动脉高压相关[4]。此外,肝肺综合征是本病罕见的并发症,可发生在脾切除术之后或肝硬化患者发生门静脉高压之后。在戈谢病中可有肺动脉高压的杵状指的表现。在Ⅰ型戈谢病中由于构成肺表面活性物质的磷脂酰胆碱水平增加而更易引起呼吸道感染[5]。在严重的神经系统受累的病例中由于吞咽障碍可引起吸入性肺炎。

### 三、影像学改变

胸部影像学没有特异性。戈谢细胞填充于肺泡引起磨玻璃密度影,也可表现为双肺弥漫细网状模糊影、小叶间隔增厚[6]。可有肺动脉高压。肝肺综合征时表现肺毛细血管扩张、动静脉分流。

### 四、诊断

对于不明原因的肝脾大、贫血、脾功能亢进、肺部受累、神经系统受累的患儿,需要考虑本病,骨髓涂片、支气管肺泡灌洗液可见"戈谢细胞"。戈谢细胞体积大,直径约20~80μm,多呈卵圆形,含有一或数个偏心胞核,核染色质染色深,胞质量多,充满网状或洋葱皮样的条纹结构。电镜检查可见细胞胞质中有特异性的管状的脑苷脂包涵体。在白细胞或培养的皮肤成纤维细胞中测定酸性β-葡萄糖苷酶活性降低,壳三糖酶活性升高。*GBA* 基因突变分析有助于确诊。

### 五、治疗

目前有两种治疗包括酶替代疗法(ERT)和底物清除疗法(SRT),目的是在患儿出现不可逆并发症(如肺纤维化)之前进行治疗。ERT 的原理是供应细胞中缺乏的葡萄糖脑糖苷酶,一旦开始治疗,一般必须终生服用。SRT 包括:美格鲁特(miglustat)和伊格司他(eligustat)旨在通过减少细胞内葡萄糖脑苷脂的产生来减少细胞内葡萄糖脑苷脂的过度积累。对于Ⅰ型患儿,只允许 eligustat 作为一线治疗,当 ERT 不被患儿接受或由于不耐受而不能使用时,启用 miglustat 二线治疗[7]。Ⅲ型不适合酶学替代治疗。

(贺蒿萱　赵顺英)

### 参考文献

[1] FAVERIO P,STAINER A,GIACOMI FD,et al. Molecular pathways and respiratory involvement in lysosomal storage diseases. Int J Mol Sci,2019,20(2):327.

[2] JMOUDIAK M,FUTERMAN AH. Gaucher disease:pathological mechanisms and modern management. Br J Haematol,2015,129(2):178-188.

[3] MILLER A,BROWN LK,PASTORES GM,et al. Pulmonary involvement in type 1 Gaucher disease:functional and exercise findings in patients with and without clinical interstitial lung disease. Clin Genet,2003,63(5):368-376.

[4] THEISE ND,URSELL PC. Pulmonary hypertension and Gaucher's disease:logical association or mere coincidence? Am J Pediatr Hematol Oncol,1990,12(1):74-76.

[5] BUCCOLIERO R,PALMERI S,CIARLEGLIO G,et al. Increased lung surfactant phosphatidylcholine in patients affected by lysosomal storage diseases. J Inherit Metab Dis,2007,30(6):983.

[6] GÜLHAN B,OZÇELIK U,GÜRAKAN F,et al. Different features of lung involvement in Niemann-Pick disease and Gaucher disease. Respir Med,2012,106(9):1278-1285.

[7] 中华医学会儿科学分会遗传代谢内分泌学组,中华医学会儿科学分会血液学组,中华医学会血液学分会红细胞疾病(贫血)学组. 中国戈谢病诊治专家共识(2015). 中华儿科杂志,2015,53(4):256-261.

## 第六节　脯肽酶缺乏症

脯肽酶(prolidase)是一种普遍存在的位于细胞质的二肽酶,脯肽酶缺乏症[prolidase deficiency,PD(OMIM#170100)]是一种罕见的常染色体隐性遗传性疾病,是由于编码 prolidase 的 PEPD 基因(OMIM*613230)致病性变异,导致氨酰基脯氨酸二肽酶(prolidase)的功能丧失引起。Goodman 等人于 1968 首次报道[1],估计发病率为每百万新生儿中1~2例。采用多系统疗法治疗每种症状,目前尚无绝对治愈。

### 一、发病机制

脯氨酸肽酶为二肽酶,是一种广泛存在的金属蛋白酶,为糖蛋白。内源性蛋白和膳食蛋白分解代谢的最后阶段释放脯氨酸或羟脯氨酸,有助于胶原以及其他含有脯氨酸蛋白的更新(turnover)。胶原蛋白是人体各种结缔组织中的细胞外基质的结构蛋白,含有的二肽结构为脯肽酶的底物,因此脯氨酸酶是细胞外基质重塑的关键因子。该酶由 *PEPD* 基因编码,可裂解细胞内胶原以及其他含脯氨酸的蛋白质包括膳食蛋白质分解所产生的亚氨基二肽,特别是甘氨酰脯氨酸二肽。PEPD 发生突变时,导致酶功能丧失,不能分解二肽物质,引起其在人体组织积聚,出现大量的亚氨基二肽尿,酶的缺乏也降低了胶原代谢的效率。脯氨酸酶(也称为脯氨酸酶Ⅰ)有一个亚型;脯氨酸酶Ⅱ也能水解亚氨基二肽,但与脯氨酸酶Ⅰ相反,脯氨酸酶Ⅱ与蛋氨酸脯氨酸二肽具有较高的活性,肺部病变发生的机制尚不明确,可能与细胞死亡和氧化损伤增加有关,如 PD 导致的游离脯氨酸缺乏可能损害通过脯氨酸氧化酶途径介导的细胞凋亡,大量积累二肽物质可能对肺泡细胞功能有影响。

## 二、临床表现

本病严重程度不一,常有多系统受损。最先多表现不同程度的智力低下和发育迟缓,多数患儿出现,也有一些患者无发育延迟,表现程度在兄弟姐妹之间可能存在差异,提示其他因素对表型的严重程度也有影响。除此之外,还可以出现双侧混合性耳聋、弱视、视神经萎缩和混合感觉神经性耳聋。绝大多数患者存在面部畸形,呈特殊面容,表现为眼睛突出和/或双眼距离增宽和鞍鼻。有报道,70% 的患者有皮肤溃疡,发生于儿童早期,呈慢性、复发性、广泛性,多为双侧,可伴有疼痛,主要位于下肢。溃疡对本病具有提示性,但缺失这一表现并不排除本病。溃疡也可出现在脚背部和脚底,并延伸到整个腿部,有时会导致跟腱损伤和严重皮肤感染。一些患者有湿疹或皮炎,多数患者出现毛细血管扩张,主要位于下肢,还可发生于脸颊、肩膀和膝盖。一些皮疹表现为持续性鳞屑、红斑伴继发痂、微小紫癜、斑丘疹等。少数患者有光敏感。因在年幼儿时胶原的合成和降解最高,本病可出现骨骼异常、身材矮小、小头畸形、骨质减少、膝外翻。多数患者有脾大、肝大,有时需要脾切除术。个别病例报道有散在胃和结肠溃疡、活动性结肠炎,甚至全结肠炎,呈现与早期克罗恩病一致的匍性溃疡和假息肉。另外,多数患者有贫血,贫血可呈小细胞低色素,也可以为溶血性贫血,Coombs 试验阳性。半数左右患者有血小板减少。免疫紊乱包括高 IgE 水平,个例报道显著升高,达到 7 万以上。IgG 水平升高、中性粒细胞趋化降低也有报道。可发生 SLE,血 C3~C4 低[2]。多数在 2 岁之前出现首发症状。同一家庭的患者在发病年龄和症状严重程度上存在异质性。肺部表现为反复呼吸道感染,也有表现为进行性阻塞性肺部病变,出现干咳和气促,还可表现为哮喘样慢性气道高反应性,有喘息[3]。可表现为严重进行性肺病[4]。1 例报道为 ANCA 相关血管炎,有肺泡出血表现,尽管病情控制,随后出现进行性呼吸困难,发生肺纤维化[5]。也有报道有汗液氯离子升高,出现类似囊性纤维化的支气管扩张。患者多死于呼吸衰竭。我们收治的 4 例患者,3 例均表现咳嗽和气促,1 例有哮喘和皮疹,主要发生在上呼吸道感染时,3 例有不同程度智力低下,2 例鼻梁扁平和眼距增宽。肺部影像学可见磨玻璃影,2 例伴有囊泡影。1 例详见病例 21-1。

## 三、影像学改变

最常见的表现为磨玻璃影和囊性改变,可有小叶间隔增厚,囊性改变以胸膜下为主(图 21-4),也可分布于支气管血管束和叶间裂,可有支气管扩张、肺动脉高压以及肺纤维化[3]。我们的患者主要表现为肺部磨玻璃影或者广泛囊性病变,经基因测定确诊。

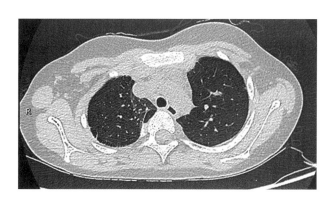

图 21-4　胸部 CT 提示右肺为主的局限性磨玻璃影和囊性改变,囊性改变以胸膜下为主

## 四、诊断

本病可以通过测定红细胞、白细胞或成纤维细胞中的脯氨酸肽酶活性以及尿液氨基酸分析,存在大量亚氨基二肽尿诊断,血中脯氨酸或羟脯氨酸升高,但含量低于尿液中的含量,早在新生儿时期,甚至是无症状者,可发现亚氨基二肽尿,但其增加也见于骨更新增加、多发骨折及佝偻病中,因此细胞酶活性的测定和/或 PEPD 基因检测确认诊断。PEPD 基因包含 493 个氨基酸,位于 19q13.11,全长 134kb,包含 15 个外显子(NM_000285.4),转录为 2.3kb 信使 mRNA。报道的 75 例 PD 患者中发现 35 种变异,包括 16 种错义/无意义变异、9 个剪接变异、9 个插入/缺失和 1 个大的缺失(拷贝数变化)。大多数突变存在于编码 Ct 的催化区域,特别是错义突变。Ct 区域无义变异不能预测疾病的严重程度。基因变异型、酶缺乏和临床症状之间的相关性尚未得到证实。

## 五、治疗

PD 目前既没有明确的治愈方法,也没有一致的治疗方法。酶替代治疗可通过输血或异基因造血干细胞移植。红细胞输血,即单成分细胞置换,用正常过滤的红细胞替代酶不足的红细胞,每月重复,连续 4 个月显示有效。一例异基因造血干细胞移植报道提高脯氨酸肽酶活性,但该患者死于继发性感染[6]。

目前主要的治疗是激素的局部治疗,但吸入性类固醇在肺表现患者中的作用至今尚未评估。另外,增强胶原代谢与口服补充抗坏血酸或甘氨酸/脯氨酸,也可用抗组胺。局部应用脯氨酸或 5% 脯氨酸和 5% 甘氨酸。也有报道高压氧治疗,可减少皮肤溃疡扩展和细菌数量。

(贺蒿萱　赵顺英)

## 参考文献

[1] GOODMAN SI,SOLOMONS CC,MUSCHENHEIM F,et al. A syndrome resembling lathyrism associated with iminodipeptiduria. Am J Med,1968,45(1):152-159.

[2] AVIEL YB,MANDEL H,HERSH EA,et al. Prolidase deficiency associated with systemic lupus erythematosus(SLE):single site experience and literature review. Pediatr Rheumatol,2012,10(1):18.

[3] WANG H,KURIEN BT,LUNDGREN D,et al. A nonsense mutation of PEPD in four Amish children with prolidase deficiency. Am J Med Genet A,2006,140(6):580-585.

[4] LUDER AS,MANDEL H,KHAYAT M,et al. Chronic lung disease and cystic fibrosis phenotype in prolidase deficiency:a newly recognized association. J Pediatr,2007,150(6):656-658.

[5] RAYMENT JH,JOBLING R,BOWDIN S,et al. Prolidase deficiency diagnosed by whole exome sequencing in a child with pulmonary capillaritis. ERJ Open Res,2019,5(2):00205-2018.

[6] CASELLI D,CIMAZ R,BESIO R,et al. Partial Rescue of Biochemical Parameters After Hematopoietic Stem Cell Transplantation in a Patient with Prolidase Deficiency Due to Two Novel PEPD Mutations. JIMD Rep,2012,3:71-77.

## 第七节　β-甘露糖苷贮积症

β-甘露糖苷贮积症(beta-mannosidosis,MANSB)是一种罕见的溶酶体贮存疾病,估计发病率为 0.1/10 万。1986 年,由 Wenger 和 Cooper 在 NEJM 首次报道了这种疾病[1,2]。迄今为止,已有来自 17 个家庭的 21 名患者被报道。临床表现存在广泛的异质性,发病年龄从围产期到成人不等。由于缺乏典型的临床特征,诊断困难。

### 一、发病机制

人 β-甘露糖苷酶主要在胰腺、胎盘、肾脏、肺、肝、心、脑等组织中表达。β-甘露糖苷贮积症是由编码 β-甘露糖苷酶(MANBA)的 MANBA 基因突变引起的。β-甘露糖苷酶是一种溶酶体外糖苷酶,是糖蛋白 N-端低聚糖降解途径中的最后一个外糖苷酶,可破坏二糖[甘露糖苷 β(1,4)-N-乙酰葡萄糖胺]的 β-甘露糖苷键,参与糖蛋白的 N 末端寡糖降解途径。MANBA 缺乏可导致糖蛋白分解代谢紊乱,酸性黏多糖在溶酶体中储存,特异性二糖在尿液中排泄增加。此外,蛋白质的 N-寡糖结构不仅影响连接肽链的生物活性和免疫原性,而且与细胞膜表面的识别和黏附有关。

## 二、病理表现

本病最早在山羊中发现,观察了山羊组织的病理改变,包括重要的神经元空泡化、髓鞘缺乏、肝细胞、肺细胞和胰腺细胞的空泡化。在已报道的人皮肤成纤维细胞和淋巴细胞中也可见胞质空泡[3]。

## 三、临床和影像学表现

主要包括不同程度的智力低下、反复呼吸道感染、听力丧失、言语障碍、张力减退、癫痫、面部畸形和行为问题[4]。其他相关症状包括血管水肿、脱髓鞘周围神经病变、癫痫性脑病、周围神经病变、抽动秽语综合征、脑积水和肾衰竭[5]。

我们诊断一例患者以反复肺部真菌感染和肺出血为主要表现,神经系统受累轻微,仅表现为语言略迟缓,无听力下降和骨骼畸形。以肺部受累为主者,目前未见国内外报道。我们推测反复肺炎可能是由于β-甘露糖苷酶的缺陷,导致白细胞膜识别过程损伤所致。我们的患者肺部影像学表现为急性感染时肺实质和肺泡出血,后期出现双肺囊泡样改变(图 21-5)。

## 四、诊断

检测外周血白细胞、血浆或成纤维细胞β-甘露糖苷酶活性,外周血淋巴细胞或皮肤成纤维细胞胞质空泡化,尿中特异性双糖排泄增加,有助于本病的诊断。基因突变检测可以诊断和鉴别其他溶酶体贮存疾病。

## 五、治疗

目前针对本病无有效的根治疗法,主要的对症治疗为造血干细胞移植,但是无法阻止神经系统损伤的进展[6]。未来可能的治疗方法包括酶替代治疗(ERT)和基因治疗,目前尚处于研究阶段。

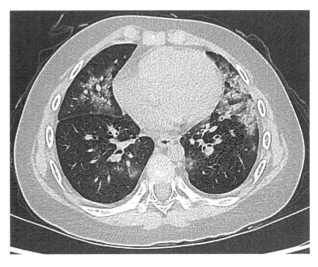

图 21-5 胸部 CT 提示双肺斑片状肺泡出血,右中下肺和左下肺弥漫囊泡影

(贺蓓萱 赵顺英)

## 参考文献

[1] WENGER DA, SUJANSKY E, FENNESSEY PV, et al. Human β-mannosidase deficiency. N Engl J Med, 1986, 315(19):1201-1205.

[2] COOPER A. Human β-mannosidase deficiency. N Engl J Med, 1986, 315:1231.

[3] PERCHERON F, FOGLIETTI M, BERNARD M, et al. Mammalian β-d-mannosidase and β-mannosidosis. Biochimie, 1992, 74(1):5-11.

[4] BEDILU R, NUMMY KA, COOPER A, et al. Variable clinical presentation of lysosomal beta-mannosidosis in patients with null mutations. Mol Genet Metab, 2002, 77(4):282-290.

[5] SEDEL F, FRIDERICI K, NUMMY K, et al. Atypical Gilles de la Tourette syndrome with β-mannosidase deficiency. Arch Neurol, 2006, 63(1):129-131.

[6] LUND TC, MILLER WP, EISENGART JB, et al. Biochemical and clinical response after umbilical cord blood transplant in a boy with early childhood-onset beta-mannosidosis. Mol Genet Genom Med, 2019, 7(7):7.

# 第八节 赖氨酸尿性蛋白不耐受症

赖氨酸尿性蛋白不耐受症(lysinuric protein intolerance, LPI)是由于 *SLC7A7* 基因突变,导致肠道和肾小管上皮细胞的阳离子氨基酸转运障碍,尿素循环的效能因底物不足而降低,尿中排泄大量赖氨酸、鸟氨酸和精氨酸[1]。本病为常染色体隐性遗传。

## 一、发病机制

本病是由于 y+LAT1 蛋白缺陷,从而使得赖氨酸、精氨酸和鸟氨酸在肠道吸收和肾小管重吸收障碍,引起体内阳离子氨基酸降低,尿中排泄增加,导致营养不良、发育迟缓、贫血、骨质疏松,尿素循环障

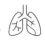

碍而引起高氨血症。肺泡蛋白沉积的原因目前尚不明确,目前认为 y+LAT1 蛋白在白细胞及巨噬细胞中活性降低,LPI 患者肺泡巨噬细胞存在功能异常,使得肺泡表面活性物质清除障碍,在肺泡腔内聚积,导致肺泡蛋白沉积症的发生。最近的研究认为,SLC1A7/y+LAT1 有抑制炎症反应的作用,肺纤维化可能是由于炎症细胞聚积引起的慢性炎症反应引起,也可由异常激活的气道上皮细胞驱使[2]。LPI 患者巨噬细胞中 Toll 样受体 9(TLR 9)通路受损,I 型干扰素合成减少,这对防御细菌和病毒至关重要[3]。

## 二、病理表现

肺活检可见胆固醇肉芽肿、肺泡蛋白沉积症、肺纤维化,合并肺泡蛋白沉积症(pulmonary alveolar proteinosis,PAP)的患儿支气管肺泡灌洗液病理检查可见细胞总数升高,巨噬细胞内可见泡沫样物质[4]。

## 三、临床表现

患儿可由于蛋白不耐受表现为体格发育障碍,智力障碍,高氨血症,骨质疏松,胃肠道疾病,肾脏疾病,并发症中肺部受累较为常见,也预示着病情的加重,可发生于无症状患儿,也可表现为急性或慢性进展病程,症状也有很大差异,包括咳嗽、呼吸困难,慢性缺氧可有杵状指。呼吸衰竭是常见的致死原因,主要表现为肺部间质性疾病,易发生肺出血、肺泡蛋白沉积症、肺纤维化,也有闭塞性细气管炎、胸膜下囊肿表现相关病例[5-7]。Simell 等报道发现这种肺部间质性改变可早于急性期出现,也可出现在没有呼吸道症状的患者中,急性期时可表现为弥漫间质网织结节影,进展的实质浸润影,严重时可导致呼吸衰竭。儿童时期的肺部间质改变多提示预后不良,有可能出现急性加重及最终肺纤维化[8]。

## 四、影像学表现

肺部影像学无特异性,主要表现为间质性肺病改变,类似肺泡蛋白沉积症,胸部 X 线片主要表现为双肺浸润,HRCT 显示磨玻璃影和小叶间隔增厚(铺路石征)。我们病例影像学为肺泡蛋白沉积症表现。

## 五、诊断

本病主要可通过临床表现,有多系统受累,结合肺部受累的特点,血氨,血、尿氨基酸检查以及基因分析 SLC7A7 基因存在纯合或复合杂合致病突变,可明确诊断。

## 六、治疗

本病需要限制天然蛋白质的摄入,同时保证营养以及必需氨基酸,减少氨基酸代谢,监测血氨、肺部影像学,预防感染,对于合并肺泡蛋白沉积症的患儿,支气管肺泡灌洗治疗可以缓解病情,但仍可复发,对于糖皮质激素的应用存在一定的争议,可增加感染的风险,患者往往死于不可控制的肺部感染和呼吸衰竭。

(贺蒿萱　赵顺英)

## 参考文献

[1] BAULNY HO,SCHIFF M,DIONISI VC. Lysinuric protein intolerance(LPI):a multi organ disease by far more complex than a classic urea cycle disorder. Mol Genet Metab,2012,106(1):12-17.

[2] ROTOLI BM,BARILLI A,VISIGALLI R,et al. Downregulation of SLC7A7 triggers an inflammatory phenotype in human macrophages and airway epithelial cells. Front Immunol,2018,9:508.

[3] MAUHIN W,HABAROU F,GOBIN S,et al. Update on Lysinuric Protein Intolerance,a Multi-faceted Disease Retrospective cohort analysis from birth to adulthood. Orphanet J Rare Dis,2017,12(1):3.

[4] SEBASTIO G,SPERANDEO MP,ANDRIA G. Lysinuric protein intolerance:reviewing concepts on a multisystem disease. Am J Med Genet C Semin Med Genet,2011,157C(1):54-62.

[5] VALIMAHAMED MS,BERTELOOT L,DUCOIN H,et al. Lung involvement in children with lysinuric protein intolerance. J Inherit Metab Dis,2015,38(2):257-263.

[6] YANG Q,MA HL,ZHENG YJ. Lysinuric protein intolerance with interstitial lung disease as the main manifestation. Zhonghua Er Ke Za Zhi,2019,57(1):60-62.

[7] DURMUSALIOGLU EA,ISIK E,EMECEN DA,et al. The utility of reverse phenotyping:a case of lysinuric protein intolerance presented with childhood osteoporosis. J Pediatr Endocrinol Metab,2021,34(7):957-960.

[8] PARTO K,SVEDSTRÖM E,MAJURIN ML,et al. Pulmonary manifestations in lysinuric protein intolerance. Chest,1993,104(4):1176-1182.

# 第九节 法 布 里 病

法布里病(Fabry disease)是一种伴 X 连锁隐性遗传的溶酶体贮存病,由于 α-半乳糖苷酶 A(α-Gal A)功能缺陷,导致多种细胞的溶酶体中出现糖脂积聚,特别是三己糖酰基鞘脂醇(globotriaosylceramide, GL3)或脱乙酰基 GL-3(lyso-GL3),从而引起脏器损伤。大致发病率约为 1/100 000[1]。

## 一、发病机制

法布里病主要影响肾脏、心脏和神经系统,由于溶酶体中积聚糖脂,最终溶酶体破裂到细胞外基质,激发炎症反应,引起炎性肉芽肿和纤维化[2]。鞘糖脂在肺泡和间质、小气道、肺上皮细胞、黏液杯状细胞、支气管纤毛上皮、支气管平滑肌细胞以及肺血管中积聚[3],引起间质性肺炎、阻塞性睡眠呼吸暂停综合征和小气道阻塞[4]。

## 二、临床和影像学表现

心脏受累是法布里病的常见表现,也是其致死的常见原因。鞘糖脂在心脏的聚集可以导致左心室肥大、心律失常、冠状动脉疾病和心力衰竭。可有心肌纤维化。当出现心肌纤维化后,酶替代疗法效果就不好了。

神经系统表现不明显者,存活时间长,可出现渐进性关节变形,并有挛缩、皮下结节和炎性肉芽肿形成,而这些肉芽肿最典型的位于关节周围。

呼吸系统主要表现为呼吸困难、干咳、喘息、气胸、咯血以及反复肺部感染,与鞘糖脂在肺泡和气道沉积有关。肺部影像表现包括磨玻璃影(肺泡内鞘糖脂填充)和马赛克样密度减低(小气道沉积)[4]。

## 三、诊断

本病早期可能以蛋白尿和肾功能异常就诊,酶学分析 α-Gal A 酶活性降低,女性患者酶活性可在正常范围,血和尿中 GL-3(lyso-GL3)水平升高。基因分析可以明确诊断。

## 四、治疗

酶替代、分子伴侣治疗可改善患者生活质量[5]。目前,α-半乳糖苷酶 A(α-Gal A)替代体内缺陷的酶,可以用于治疗,早期的酶替代治疗似乎可以保护肺功能。对于支气管扩张剂对法布里病和气道阻塞患者的疗效尚有待评估。

(贺蒨萱 赵顺英)

## 参考文献

[1] 中国法布里病专家协作组. 中国法布里病诊疗专家共识(2021 年版). 中华内科杂志, 2021, 60(4):321-330.
[2] FRANZEN D, HAILE SR, KASPER DC, et al. Pulmonary involvement in Fabry disease:effect of plasma globotriaosy-lsphingosine and time to initiation of enzyme replacement therapy. BMJ Open Respir Res, 2018, 5(1):e000277.
[3] FAVERIO P, STAINER A, GIACOMI FD, et al. Molecular pathways and respiratory involvement in lysosomal storage diseases. Int J Mol Sci, 2019, 20(2):327.
[4] SVENSSON CK, FELDT-RASMUSSEN U, BACKER V. Fabry disease, respiratory symptoms, and airway limitation-a systematic review. Eur Clin Respir J, 2015, 2(1):9.
[5] LIDOVE O, WEST ML, PINTOS-MORELL G, et al. Effects of enzyme replacement therapy in Fabry disease-A comprehensive review of the medical literature. Genet Med, 2010, 12(11):668-679.

# 第十节 Krabbe 病

Krabb 病又称球形细胞脑白质营养不良,是溶酶体贮积症,属于神经鞘脂类代谢障碍性疾病[1]。由于 GALC 基因变异引起,导致半乳糖脑苷脂酶缺乏引起半乳糖脑苷脂在脏器溶酶体沉积,主要累及脑白质的遗传代谢性疾病,多呈常染色体隐性遗传[2]。

## 一、临床表现

主要为神经系统受损的表现如生长停滞、进行性的神经功能恶化,癫痫发作,视神经萎缩性失明等[3]。

由于肺泡内及间质内含脂的巨噬细胞沉积,出现肺间质和实质疾病,可出现咳嗽、气促和呼吸衰竭[4]。也可由于癫痫发作或者神经受损,可引起吸入性肺炎。

## 二、影像学表现

肺部 CT 可有磨玻璃影,也可出现小叶间质增厚。可伴有吸入性肺炎阴影。我们收治的 1 例患者为 5.5 岁男孩,生后出现癫痫,言语发育略落后,

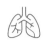

行走不灵活,入院2个月前出现呼吸急促,阵发性加重,肺部CT表现为双肺磨玻璃影,伴小叶间隔增厚,类似肺泡蛋白沉积症(图21-6)。GALC基因复合变异 c.1459C>T. Pro487Ser;c.1901T>C,p.Leu634Ser,确诊本病,后因癫痫大发作死亡。

### 三、诊断

主要依靠半乳糖脑苷脂酶活性检测、基因测定。

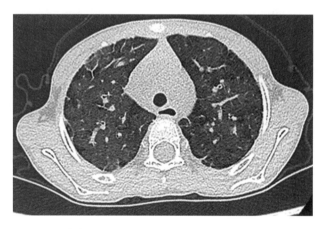

图21-6　胸部CT表现为双肺弥漫磨玻璃影,小叶间隔增厚呈多边形

### 四、治疗

目前尚无特异性疗法,主要为对症治疗。在神经症状出现之前可进行造血干细胞移植[5]。

(贺蒿萱　赵顺英)

### 参考文献

[1] SVENNERHOLM L, VANIER MT, MANSSON JE. Krabbe disease: a galactosylsphingosine (psychosine) lipidosis. J Lipid Res, 1980, 21(1): 53-64.

[2] GRAZIANO ACE, CARDILE V. History, genetic, and recent advances on Krabbe disease. Gene, 2015, 555(1): 2-13.

[3] DUFFNER PK, BARCZYKOWSKI A, JALAL K, et al. Early infantile Krabbe disease: results of the World-Wide Krabbe Registry. Pediatr Neurol, 2011, 45(3): 141-148.

[4] CLARKE JTR, OZERE RL, KRAUSE VW. Early infantile variant of Krabbe globoid cell leucodystrophy with lung involvement. Arch Dis Child, 1981, 56(8): 640-642.

[5] CARTIER N, AUBOURG P. Hematopoietic stem cell gene therapy in Hurler syndrome, globoid cell leukodystrophy, metachromatic leukodystrophy and X-adrenoleukodystrophy. Curr Opin Mol Ther, 2008, 10(5): 471-478.

## 第十一节　枫糖尿症

枫糖尿症(maple syrup urine disease, MSUD)是由于支链氨基酸(亮氨酸、缬氨酸、异亮氨酸)的代谢障碍,而引起的体内支链氨基酸及酮酸衍生物蓄积,尿中排出大量α-支链酮酸,带有特殊的枫糖香甜味。世界范围内新生儿的发病率为1/185 000[1]。

### 一、发病机制

本病是由于支链α-酮酸脱氢酶复合(branched-chainα-ketoaciddehydrogenase, BCKD)缺陷,使得支链氨基酸代谢途径中的支链α-酮酸氧化脱羧障碍,体内的支链氨基酸及其代谢产物蓄积,造成脑内细胞功能障碍、脑水肿等引起神经系统损害。致病基因包括4种,为 BCKDHA、BCKDHB、DBT、DLD 基因[2]。

### 二、临床表现

本病根据临床特点以及发病早晚,可分为5型:经典型、中间型、间歇型、硫胺有效型及二氢硫辛酰胺酰基脱氢酶(E3)亚单位缺陷型,症状严重程度与残余酶活性有关,主要表现为神经系统受累及尿液枫糖味。其中经典型是新生儿期发病最多、最严重的类型,可于出生后4~5天可由于脑病表现出现间歇性呼吸暂停,生后7~10天可出现中枢性呼吸衰竭[3]。巴西有报道对80例患儿的临床表现统计中有48.7%伴有呼吸模式改变,中间型的患儿常见呼吸异常表现,间歇型可表现为癫痫和呼吸异常[4]。

### 三、辅助检查

1. 影像学表现　肺部影像学表现为透过度减低。

2. 低血糖、高氨血症、乳酸酸中毒、酮尿等。血液中支链氨基酸、别异亮氨酸和支链有机酸增高,尿中支链α-酮酸增高。酶学检测可见BCKD活性降低。

### 四、诊断

依据临床表现,主要以神经系统受累及呼吸状况,尿液特殊枫糖气味,血液氨基酸及尿液有机酸检测,酶活性检测及基因分析有助于确定诊断。

### 五、治疗

早期治疗可以避免脑损伤的发生,急性期主要保证热量供给,降低支链氨基酸,减少分解代谢,硫胺素有效型患者可给予维生素 $B_1$ 治疗。慢性期需要合理限制支链氨基酸的摄入,保证营养供给,减少代谢危象发生[5]。对于经典型患儿,可考虑肝移植治疗[6]。

(贺蓂萱　赵顺英)

## 参考文献

[ 1 ] QUENTAL S,VILARINHO L,MARTINS E,et al. Incidence of maple syrup urine disease in Portugal. Mol Genet Metab, 2010,100(4):385-387.

[ 2 ] BLACKBURN PR,GASS JM,VAIRO FPE,et al. Maple syrup urine disease:mechanisms and management. Appl Clin Genet,2017,10:57-66.

[ 3 ] STRAUSS KA,CARSON VJ,SOLTYS K,et al. Branched-chain α-ketoacid dehydrogenase deficiency(maple syrup urine disease):Treatment,biomarkers,and outcomes. Mol Genet Metab,2020,129(3):193-206.

[ 4 ] HERBER S,SCHWARTZ IVD,NALIN T,et al. Maple syrup urine disease in Brazil:a panorama of the last two decades. J Pediatr(Rio J),2015,91(3):292-298.

[ 5 ] FRAZIER DM,ALLGEIER C,HOMER C,et al. Nutrition management guideline for maple syrup urine disease:An evidence-and consensus-based approach. Mol Genet Metab, 2014,112(3):210-217.

[ 6 ] MAZARIEGOS GV,MORTON DH,SINDHI R,et al. Liver transplantation for classical maple syrup urine disease: long-term follow-up in 37 patients and comparative United Network for Organ Sharing experience. J Pediatr,2012,160 (1):116-121.

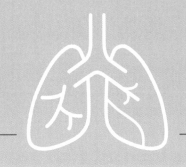

第二十二章

消化系统疾病的呼吸
系统表现

## 第一节　肝肺综合征

肝肺综合征（hepatopulmonary syndrome，HPS）是肝病和/或门静脉高压患者发生肺内血管扩张（intrapulmonary vascular dilatation，IPVD），进而引起氧合异常，出现低氧血症及一系列病理生理变化和临床表现的临床综合征[1,2]。1884 年 Fluckige 首次报道了 1 例肝硬化出现发绀杵状指的患者，之后 Kennedy 和 Knudson 于 1977 年提出 HPS 这一概念[3]。20 世纪 90 年代初，Rodriguez 等重新定义了 HPS，指出该病是一种以临床三联症为特征的综合征，包括晚期慢性肝病、气体交换异常导致低氧血症以及 IPVD[4]。

### 一、病因和流行病学

引起 HPS 的最常见原因为伴有门静脉高压的肝硬化，也可见于肝炎、无肝硬化的门静脉高压、$\alpha_1$ 抗胰蛋白酶缺乏症和 Wilson 病的患者[5]。HPS 可发生于任何病因的肝硬化者（如病毒性或酒精性肝炎、非酒精性脂肪性肝炎等），上述患者即使症状轻微甚至缺如，亦可发生 HPS。HPS 也可继发于肝功能正常的非肝硬化性门静脉高压如门静脉血栓形成。成人肝病患者中，5%~30% 发生 HPS，40%~60% 发生 IPVD，虽然只有 15%~30% 伴有低氧血症，但亦符合 HPS 诊断标准。失代偿性肝硬化患者中约 1/3 发生低氧血症。终末期肝脏疾病成人患者 HPS 的发病率为 4%~47%，儿童患者 HPS 的发病率为 9%~20%。

### 二、发病机制

目前认为 HPS 为多因素引起，主要包括 IPVD、红细胞转运时间减少、氧气扩散能力障碍[6]。

肝功能异常导致血管活性物质功能紊乱，血管舒张剂和血管收缩剂之间的平衡被破坏，刺激血管扩张的物质进入肺循环，从而导致微血管扩张，主要是毛细血管前后肺血管。有观点认为，正常情况下成人肺毛细血管的直径范围为 8~15μm，而当存在 HPS 时，则会增至 15~500μm。肺血管扩张导致肺血流增加，大量的血液通过正常通气的肺泡（肺通气功能未受影响），引起通气/血流比值异常，导致肺循环中不能进行有效气体交换的部分增多。另外，肺内分流即右向左的直接血液分流引起的通气-血流比值异常，此为 HPS 患者出现低氧血症的主要原因。HPS 的发生亦与肝内门静脉分支梗阻有关。

此外，HPS 患者体内一氧化氮（NO）和一氧化碳（CO）产生过多是导致肺血管扩张的另一原因。呼出气 NO 升高反映了 NO 在肺泡中产生增多，而非来自肝脏（肝移植后呼出气 NO 可恢复至正常）。服用亚甲蓝以及两种一氧化氮合酶抑制剂及其介导物，可以改善 HPS 的一些低氧参数，动物模型研究发现，与肺血管扩张有关的主要介质为内皮素-1、血红素加氧酶-1 及肿瘤坏死因子-α（tumor necrosis factor-α，TNF-α）等。HPS 中，肝脏产生和释放内皮素-1 增多，后者与肺表面受体结合，活化内皮细胞和诱导型 NO 合酶（eNOS、iNOS），导致 NO 产生过多。TNF-α 可诱导内皮细胞 eNOS 活化而刺激 NO 的生成。肝硬化时内皮素-1 和内毒素血症促进血管内巨噬细胞大量积聚，促进肺内 eNOS 和 iNOS 激活。肺部细菌易位和 NO 激活可触发血红素加氧酶表达，通过血红素降解导致更高的 CO 产量。

另一方面，HPS 患者肺血管生成增多，主要由于血管内皮生长因子（vascular endothelial growth factor，VEGF）表达增多引起。早期组织学发现，肝硬化患者肺泡壁动脉密度增高，因新生血管形成引起"解剖性"胸膜和肺动静脉分流，使不含氧气的血液直接通过静脉进入全身循环，导致低氧血症的发生。低氧血症的严重程度似乎与肺血管扩张和动静脉分流的程度有关。实验动物模型显示，肺组织中 CD68$^+$ 巨噬细胞和炎性趋化因子与 TNF-α 结合后，可触发 VEGF 血管生成信号通路。使用索拉非尼治疗可改善 HPS 的缺氧和肺内分流，但在最近一次随机调查中，HPS 患者应用索拉非尼治疗 3 个月后，循环血管生成标志物水平虽有降低，但临床症状无明显改善。HPS 患者肺毛细血管发生重塑，胶原在毛细血管和肺泡小静脉内沉积，引起血管壁增厚，因此氧分子需要在更短的时间移动更长的距离才能到达位于扩张毛细血管中央的红细胞内，导致氧气扩散能力减弱，并伴有 CO 弥散能力下降。

### 三、临床表现

进行性呼吸困难伴动脉低氧血症是 HPS 最常见的临床表现，患者常首诊于呼吸科。喜卧位呼吸是本病呼吸困难的特殊表现，当患者从卧位转向立位时，肺底部的血管扩张更为严重，肺底血液灌注增加，导致肺内分流率升高，呼吸困难加重，动脉氧分压下降≥5%（或氧分压下降≥4mmHg），称为立性低氧血症[4,5]。也有研究发现，一些患者表现相反，即平卧时呼吸困难加重。此外,HPS可出现右向左分流引起的肺外并发症,如脑脓肿、颅内出血和红细胞增多症。

体格检查可显示发绀、疲劳、杵状指、蜘蛛痣和扑翼样震颤。在轻度氧合功能障碍的患者中,HPS也可无症状。我们发现,HPS患儿颜面部可见扩张的毛细血管。

## 四、影像学检查

**1. 胸部 X 线**　由于肺内血管扩张,表现为间质纹理粗乱增多,尤其是双下肺基底网状影,但对 HPS 的诊断价值有限,而有助于排除其他引起低氧血症的疾病。

**2. 胸部 CT**　双肺胸膜下区域肺动脉和静脉明显扩张(图 22-1A),外周动脉和支气管口径/的比值可提示血管扩张,由于血管扩张,比值缩小,但判断折点不明。胸部可发现肝大,有肝硬化表现(图 22-1B)。

## 五、诊断

HPS 的特征是肝脏疾病、动脉氧合降低和肺内血管扩张,当存在肝病和不明原因动脉血氧饱和度低于 96% 时,结合影像学表现,应考虑本病。有的患者可无肝病史,故出现不明原因的低氧血症时也应考虑本病。另外,存在斜卧/平卧呼吸、立性低氧血症、杵状指或发绀的患者也应考虑本病,需与遗传性肺毛细血管扩张症、门静脉高压性肺动脉高压等鉴别。在进行肝移植之前,应常规评价有无本病。

## (一)诊断方法

**1. 经胸对比增强超声心动图(CE-TTE)**　为检测肺内血管扩张的金标准,为无创性、敏感性高的定量方法[6]。原理为从外周静脉注射一种能形成气泡的液体介质,观察气泡进入右心后,是否再进入左心腔。在生理条件下,在右心看到的气泡,会困在肺血管床上,因而无法在左心看到,而在 HPS 中,气泡通过肺循环,在左心室可见。心内结构异常所致的心内分流时,在左心室可以看到气泡,但气泡出现得更早,在第一个和第三个心动周期之间。产生气泡的介质包括生理盐水、甘露醇、聚明胶等,目前推荐 0.9% 盐水溶液。操作如下:在四腔超声心动图研究中,从周围静脉注射生理盐水,正常情况下生理盐水在血流运动过程中与空气混合后,产生直径 >10μm 的微气泡,不能通过正常毛细血管(因肺毛细血管直径为 8~15μm,<8μm 的微气泡能通过毛细血管,并被肺泡完全吸收,左房与左室不显像),当发生 HPS 时,肺内血管扩张,直径可达 100μm,这些直径 >10μm 的气泡快速通过肺循环,不能被充分吸收,进入左心腔,如果含气泡的左房在右心房完全充盈后第 4~6 个心动周期延迟显像,强烈提示肺内血管分流,含气泡的左房快速显像的时间少于 3 个心动周期,提示存在右向左的心内分流[7]。根据这种分级,肺内分流的严重程度可分为 1 期(<30 微泡)、2 期(30~100 微泡)和 3 期(>100 微泡)[8]。左房增大(≥50ml)可作为超声心动图预测肝硬化是否发生 HPS 的强预测因子[9]。

**2. 肺血流灌注扫描**　是另一种确诊肺内血管分流的可靠方法[10]。99m 锝标记大颗粒聚合人血清白蛋白(99mTc MAA)颗粒(直径 20~90mm)只能在肺

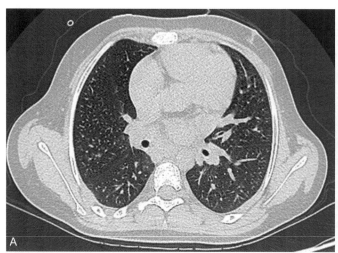
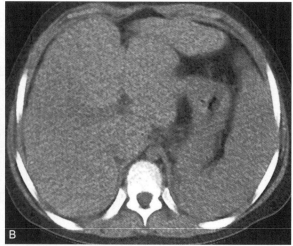

图 22-1　A. 肝肺综合征:双肺血管扩张,有血管性树芽征,右下肺血管束有小结节;B. 肝肺综合征:肝大,密度增高,有结节表现。

血管扩张时通过肺血管床,因此如在肺外器官如脑组织中检测阳性,即提示肺内血管存在分流。目前多认为脑摄取≥6%提示为病理性,即存在分流。一些研究以5%为临界值,也有认为标准则是7%甚至更高。此方法可对肺内分流进行量化,但其灵敏度低于超声心动图,且不能区分肺内分流和心内分流,诊断肺内血管分流的敏感性从20%至96%不等,似乎与HPS的严重程度相关。此法在严重和非常严重的病例中灵敏度高,在轻度和中度的患者中灵敏度较低。

**3. 肺血管造影**　本病可分为两种不同类型的血管扩张,一类是弥散型,又分为两个亚型,一种亚型为血管正常或轻微扩张,呈弥漫性蜘蛛状;另一亚种为进展型,扩张明显,呈海绵状(Ⅱ型),局灶分布。其特征是存在动静脉分流,类似遗传性出血性毛细血管扩张症。肺血管造影为有创性检查,很少用于诊断肝肺综合征,主要用于Ⅱ型,有严重低氧血症,100%氧气吸入无好转,有可能进行动静脉瘘栓塞治疗时。另外,肺血管造影可排除肺栓塞、肺动脉高压等。

**4. 脉搏血氧饱和度检测**　为一种廉价、快速、无痛的动脉血氧饱和度测定方法,用于筛选和监测肝硬化患者特别是儿童有无HPS,也有助于诊断HPS和严重性分级,$SpO_2 < 96\%$预示$PaO_2 < 60mmHg$的灵敏度和特异性为100%。但该检查不能代替动脉血气体分析(见病情分度),因为脉搏血氧饱和度可能高估动脉氧合,单凭脉搏血氧饱和度不足以诊断HPS。

**5. 经食管超声心动检查**　可用于肺内和心内分流的诊断,比经胸对比超声心动图有更好的灵敏度,经食管超声会导致肝功能损害及食管静脉曲张,也需要麻醉,目前应用不广泛。

**(二)诊断标准**

**1. 肝脏和/或门静脉高压病史**　①肝源性疾病:隐源性肝硬化;②胆道发育异常:胆道闭锁最常见;③血管疾病:先天性肝外门体静脉分流、门静脉血栓等;④遗传代谢病:肝豆状核变性最常见;⑤其他继发性肝病。

**2. 氧合障碍/低氧血症**　如脉搏氧饱和度低于96%。

**3. 肺内血管分流的依据**　经胸对比超声心动图或肺血流灌注扫描阳性。

**(三)病情分度**

根据吸入空气时的动脉血氧分压的数值大小分为四种程度:轻度($PaO_2 \geq 80mmHg$),中等($60mmHg \leq$ $PaO_2 < 80mmHg$),严重($50mmHg \leq PaO_2 < 60mmHg$)和非常严重($PaO_2 < 50mmHg$)[10]。目前肝脏疾病的严重程度和HPS的严重程度之间的相关性不明。

## 六、治疗

轻度至中度HPS患者必须定期随访,每6个月进行动脉血气分析。当动脉氧分压低于60mmHg时,应及时给予氧疗。

**1. 药物**　目前尚缺乏有效的治疗药物[11]。已酮可可碱(pentoxifylline)疗效不确定,吸入性伊洛前列素对低氧血症有一定的疗效。抗血管生成因子如生长抑素类似物和索拉非尼对HPS的低氧血症无效。有儿科使用NO吸入用于肝移植后顽固低氧血症者[12],TNF-α抑制剂对HPS的进展似乎无显著的临床影响。抗糖尿病药物二甲双胍和吡格列酮改善胆道肝硬化患者的肺内分流,但无法改善低氧血症。

**2. 肝内门体静脉分流术**　有个案报道有效,但目前发现在一些严重HPS的病例,经颈静脉肝内门体静脉分流效果不明显。

**3. 血管栓塞**　对于有明确动静脉分流的患者,在肝移植术前或术后,进行线圈栓塞可改善患者的顽固性低氧血症。

**4. 肝移植**　直到1988年,HPS一直被认为是肝移植的禁忌证,后来人们认识到肝移植可以逆转低氧血症,移植后存活率可提高到约70%。目前肝移植是唯一有效的治疗方法[11],移植后6~12个月肺内气体交换异常基本恢复。欧洲肝脏研究协会(European Association for the Study of the Liver,EASL)建议对动脉氧分压低于60mmHg的患者进行肝移植评估,在下降到50mmHg以下之前,优先对等待肝移植的患者进行常规6个月的动脉血气分析[13]。美国肝病研究学会(American Association for the Study of Liver Diseases)推荐对肝脏疾病中存在HPS者进行脉搏血氧筛查,严重HPS者进行肝移植评估[14]。总之,目前对本病进行肝移植治疗普遍的共识是无论患者肝病的严重程度如何,对于合并HPS和严重低氧血症者均应优先考虑肝移植。

（刘金荣）

# 参考文献

[ 1 ] RODRÍGUEZ-ROISIN R,KROWKA MJ,HERVÉ P,et al. Pulmonary-Hepatic vascular Disorders(PHD). Eur Respir J,2004,24(5):861-880.

[2] RODRIGUEZ-ROISIN R,KROWKA MJ. Hepatopulmonary syndrome—a liver-induced lung vascular disorder. N Engl J Med,2008,358(22):2378-2387.

[3] KENNEDY TC,KNUDSON RJ. Exercise-aggravated hypoxemia and orthodeoxia in cirrhosis. Chest,1977,72(3):305-309.

[4] RODRIGUEZ-ROISIN R,ROCA J. Hepatopulmonary syndrome:the paradigm of liver-induced hypoxaemia. Baillieres Clin Gastroenterol,1997,11(2):387-406.

[5] KROWKA MJ,CORTESE DA. Hepatopulmonary syndrome. Chest,1990,98(5):1053-1054.

[6] SOULAIDOPOULOS S,GOULIS I,CHOLONGITAS E. Pulmonary manifestations of chronic liver disease:a comprehensive review. Ann Gastroenterol,2020,33(3):237-249.

[7] RODRÍGUEZ-ROISIN R,KROWKA MJ,AGUSTÍ A. Hepatopulmonary Disorders:Gas Exchange and Vascular Manifestations in Chronic Liver Disease. Compr Physiol,2018,8(2):711-729.

[8] KOCH DG,FALLON MB. Hepatopulmonary syndrome. Curr Opin Gastroenterol,2014,30(3):260-264.

[9] LV Y,FAN D. Hepatopulmonary Syndrome. Dig Dis Sci,2015,60(7):1914-1923.

[10] RODRÍGUEZ-ROISIN R,KROWKA MJ,AGUSTÍ A. Hepatopulmonary Disorders:Gas Exchange and Vascular Manifestations in Chronic Liver Disease. Compr Physiol,2018,8(2):711-729.

[11] FUHRMANN V,KROWKA M. Hepatopulmonary syndrome. J Hepatol,2018,69(3):744-745.

[12] RAGHUNATHAN V,MOHAN N,DHALIWAL M,et al. Pediatric liver transplantation in severe hepatopulmonary syndrome and use of inhaled nitric oxide for post-transplant hypoxemia-a single center experience. Pediatr Transplant,2020,24(7):e13792.

[13] KROWKA MJ,FALLON MB,KAWUT SM,et al. International Liver Transplant Society Practice Guidelines:Diagnosis and Management of Hepatopulmonary Syndrome and Portopulmonary Hypertension.Transplantation,2016,100(7):1440-1452.

[14] MARTIN P,DIMARTINI A,FENG S,et al. Evaluation for liver transplantation in adults:2013 Practice Guidelines by the American association of Liver Diseases and the American Society of transplantation. Hepatology,2014,59(3):1144-1164.

# 第二节　胰腺胸膜瘘

胰腺胸膜瘘(pancreaticopleural fistula,PPF)是指胰腺与胸膜间的相通形成胸膜积液,是胰腺疾病引起的少见严重并发症。PPF是儿童血性胸腔积液常见原因之一,早期多表现胸部症状,缺乏腹部症状,易造成诊治延误。胸腔积液分析尤其是淀粉酶水平是获得诊断的关键。

## 一、病因和发病机制

Cameron等于1976年首次提出胰内瘘概念,指胰腺分泌的外分泌液不进入十二指肠而排入体腔。胰内瘘形成的机制是胰腺主胰管破裂和胰腺假性囊肿的渗漏。如果渗漏发生在胰腺的前部,胰液渗漏进入腹腔,形成胰腹腔瘘,导致胰性腹水。如果破解发生胰腺的后部,胰液渗漏通过腹膜后经主动脉或食管裂孔进入纵隔,并突破脏层胸膜,形成胰胸膜瘘,出现胸腔积液,通常为血性。罕见的情况下,瘘管也可能与心包(胰腺心包)、气管支气管(胰支气管)或食管相通(胰食管)。胰腺胸膜瘘与3%~17%急性胰腺炎并发的少量反应性自限性的左侧胸腔积液不同[1]。

胰胸膜瘘在成人通常继发于慢性酒精性胰腺

炎,儿童的胰腺疾病相对少见,且多为急性胰腺炎,主要病因是病毒感染、药物和外伤,另外少数存在先天畸形如先天胰液流出道阻塞和胰腺分离等。Nacoti等曾报道1例18个月幼儿反复血性胸腔积液和呼吸困难1年,最后MRCP提示存在胰腺分离畸形[2]。

## 二、临床表现

PPF常以胸部症状为主,最常见的表现是呼吸困难,出现在65%~76%的病例中,其他表现可有胸痛、咳嗽和腹痛,较少症状包括发热、体重减轻和咯血。胸腔积液通常发生在左侧(42%~67%),但右侧也不少见(19%~40%)或双侧(14%~17%)积液。胸腔积液一般为血性,常反复大量出现,需要反复插管引流。PPF中20%同时有腹水,4%合并心包炎。主要并发症是感染,与死亡率有关[1,3]。

## 三、影像学表现

可见胸腔积液,多少不等,无胸膜粘连和肥厚表现,不伴有肺部病变。腹部B超、腹部CT以及腹部磁共振检查常对胰腺病变有提示作用,可以显示胰腺炎症和存在假性囊肿,但难以准确显示瘘管。

### 四、胸腔积液检查

外观通常为血性,常规和生化无异常,胸腔积液淀粉酶显著升高,其水平往往 >1 000U/L。目前尚无胸腔积液淀粉酶诊断阈值,PPF 患者平均淀粉酶水平常高于 10 000U/L(13 000~53 000U/L),如胸腔积液中胰淀粉酶高于 50 000U/L 可以肯定胰胸膜瘘诊断。根据我们经验,胸腔积液淀粉酶升高超过血淀粉酶即有诊断意义。胸腔积液淀粉酶升高也见于急性胰腺炎、肺炎旁胸腔积液、肺结核、食管破裂、肝硬化、肾积水、白血病、淋巴瘤以及肺、胰腺、直肠和女性生殖系统恶性肿瘤,但只有 PPF 患者胸腔积液淀粉酶水平可高于 50 000U/L。由于胸膜表面慢性炎症胸腔积液蛋白水平升高(>30g/L)。血淀粉酶水平常轻度升高,部分是因为胸膜表面淀粉酶的再吸收所致。

### 五、诊断

PPF 诊断通常被延误,文献报道可延迟 12~49 天。首要的检查是确定胸腔积液淀粉酶的水平,是诊断 PPF 一项简单可靠的指标。

一旦确定胸腔积液淀粉酶水平升高怀疑 PPF,下一步需要几种影像检查来发现胰腺病变和瘘管的存在。磁共振胰胆管成像(MRCP)可显示胰腺实质、导管结构变化及发现狭窄远处的瘘管,并可检测胰腺内外的假性囊肿和胰腺周围积液,同时非侵袭性和不需要注射造影剂,可作为初始诊断选择,但不能进行治疗干预。

内镜逆行胰胆管造影(ERCP)曾被推荐确诊 PPF 的首选方法,可视化整个胰腺导管树,能够诊断 80% 的病例,59%~74% 能显示瘘管,同时可进行内镜治疗性操作。ERCP 缺点是具有侵袭性,如果胰腺导管破裂的部位发生在阻塞或狭窄远端的部位,则不能清楚地显示瘘管,对于这些患者腹部 CT 或 MRCP 是有帮助的。由于 ERCP 期间注射造影剂,如果 ERCP 后立即进行腹部 CT 检查,可增加检测瘘的灵敏度,可以显示瘘管的走向[4]。ERCP 术后并发症包括感染、胰腺炎、出血和穿孔等。

### 六、治疗

PPF 治疗分为保守和手术治疗,保守治疗包括内科和内镜治疗。一般首先经过 2~3 周内科治疗,内科治疗失败或发生并发症是内镜或外科干预的适应证。

**1. 内科治疗** 目的是减少胰腺外分泌液的刺激,包括胸腔引流、全胃肠外营养和生长抑素类似物奥曲肽使用。胸腔引流时间一般 6~24 天,长期引流可能在狭窄胰管的远端产生一个胰腺分泌液较低阻力的途径,使瘘管持续存在。奥曲肽可显著减少胰腺外分泌液的漏出量,缩短瘘管闭合时间,开始剂量 50μg,皮下注射,3 次/d,疗程可 2.5~6 个月。单独内科管理 PPF 成功率报告为 31%~65%。内科治疗相关并发症包括营养不良、中心静脉插管感染、深静脉血栓、长期禁食肠黏膜萎缩相关败血症等[5]。

**2. 内镜下安放支架** ERCP 不仅是 PPF 的诊断手段,也可以通过 ERCP 进行内镜下胰管内安放支架来治疗 PPF。通过 ERCP 在胰腺导管破裂处安放支架,可桥接导管中断部位,使胰液较少阻力引流向十二指肠,降低胰导管内压,达到关闭瘘管的目的。随内科奥曲肽使用和内镜安放支架,住院治疗时间缩短,保守治疗成功率显著提高。安放支架引流瘘管时间大约 4~12 周,引流狭窄的胰管可以持续 2~12 个月,部分患者可能仍需要手术治疗,尤其是继发主胰管狭窄或破裂的持续或复发性胸腔积液。

**3. 外科手术治疗** 手术被视为最后的治疗手段,仅在内科和内镜治疗失败后使用。但对于瘘管有较少机会自发闭合的患者,内科治疗失败将导致并发症发生率更高和治疗时间延长,可较早选择手术治疗。PPF 外科治疗包括胰腺切除、胰腺肠吻合术和切除假囊肿使胰液引流通畅。如瘘管近端主胰管的阻塞可行远端胰腺切除术,然后胰管空肠吻合术。如果胰腺头部包块压迫邻近结构,可以进行切除部分胰头。

PPF 治疗方案的选择可以依据 MRCP 胰腺导管影像表现决定。正常或轻度胰管扩张而没有狭窄可以采用内科管理,胰头、体部胰管破裂或狭窄下游破裂的患者应当采用内镜作为一线治疗。如果胰管完全阻塞,渗漏发生在胰腺尾部,下游狭窄不能安放支架或胰管破裂的部位不能通过支架搭桥,这些情况下推荐早期外科干预。内镜治疗失败的患者应该尽早外科治疗,因为延误可能导致感染并发症如腹腔内脓肿和胸膜或胰液双重感染导致的脓胸。

(李惠民)

## 参考文献

[1] CAMERON JL,KIEFFER RS,ANDERSON WJ,et al.

Internal pancreatic fistulas:pancreatic ascites and pleural effusions. Annals of Surgery,1976,184(5):587-593.

[2] NAEOTI M,RIVA L,VEDOVAFI S,et al. Internal pancreatic fistula in a child with pancreas divisum:an unusual manifestation of an uncommon anomaly. Pediatr Crit Care Med,2006,7: 174-176.

[3] 李惠民,赵顺英,周锦,等.胰腺胸膜瘘致反复大量血性胸腔积液一例. 中华儿科杂志,2009,47(8):621-623.

[4] TAY CM,CHANG SKY. Diagnosis and management of pancreaticopleural fistula. Singapore Medical Journal, 2013,54(4):190-194.

[5] WRONSKI M,SLODKOWSKI M,CEBULSKI W,et al. Optimizing management of pancreaticopleural fistulas. World Journal of Gastroenterology,2011,17(42):4696-4703.

# 第三节　胰腺炎相关性肺损伤

急性胰腺炎是一种以腹痛、血清淀粉酶和脂肪酶升高为特征的疾病,典型腹痛为上腹部、后背疼痛,可为刺痛,伴随症状有恶心、呕吐和腹胀。

儿童胰腺炎诱因尚不清楚,除了感染和药物,目前一些代谢性紊乱和遗传因素被认为可能是复发性胰腺炎的病因。肺部损伤一直被认为是急性胰腺炎非常严重的并发症,其中肺部损伤症状表现为急性呼吸窘迫综合征(acute respiratory distress syndrome, ARDS)者,死亡率高达50%~75%。成人患者中约15%~55%可出现肺部并发症,儿童患者的数据尚不明确,慢性胰腺炎也可引起呼吸衰竭。另外,胰腺炎可并发胸腔积液,为渗出性或者血性。偶可并发肺栓塞。

## 一、发病机制

胰腺炎发生肺部损伤的病理生理机制尚未完全明确,与肠道黏膜屏障破坏和全身炎症反应有关[1],在肠道和肠系膜淋巴管中可发现胰腺炎相关急性肺损伤(acute lung injury,ALI)的促发因素[2],炎症介质包括多种细胞因子和趋化因子、促炎介质和多种细胞,它们调节中性粒细胞向间质组织的迁移和肺灌注,从而导致肺间质和实质的损伤和破坏。同时,细胞毒性物质和血管活性物质的局部释放可介导肺血管屏障的物理化学改变,使肺微血管通透性增加,血液中富含胰酶等蛋白质的渗出液溢出到肺泡腔,导致肺顺应性降低,引起ALI。胰腺炎还会引起肺泡内水肿、远端气道收缩、内皮细胞损伤。胰酶的释放可以导致炎症细胞尤其是中性粒细胞等活化,无限活化的中性粒细胞滞留于肺部,导致强的细胞毒性,分泌蛋白酶,导致内皮和上皮损害,使肺组织损伤破坏[2]。上皮参与ALI的早期发展,产生促炎性趋化因子并触发中性粒细胞迁移。此外,上皮细胞与肺巨噬细胞相互作用,加剧促炎介质的产生。白细胞介素-6诱导的JAK2/STAT3通路等信号通路参与炎症和氧化应激活动,引起ALI[3]。动物实验中,小檗碱(berberine,BBR)能通过抑制核因子κB等活化,抑制胰腺及肺组织损伤,降低血清淀粉酶和脂肪酶水平,降低髓过氧化物酶活性,降低细胞因子的产生,降低死亡率[4],提示炎症因子在发病中的作用。

## 二、病理表现

急性胰腺炎相关肺损伤通常第1天为渗出期,主要为弥漫性肺泡损伤和微血管损伤,Ⅰ型肺上皮细胞坏死,炎症细胞和液体流入肺间质;第3~7天为纤维增殖期,Ⅱ型肺细胞增生、成纤维细胞增殖和肺修复发生。急性肺损伤合并肺水肿是急性胰腺炎第一周内致命并发症的其中一个原因,而感染和败血症疾病后期主要的严重并发症。

## 三、临床表现

在急性胰腺炎发生早期,肺部可能已经出现无症状低氧血症到爆发性呼吸衰竭。低氧血症的程度与累及的胰腺损伤程度无关,临床表现为呼吸变浅、急促、呼吸困难等。胸腔积液多为左侧,为渗出性或者血性,其原因尚不明确,可能与横膈膜的直接刺激有关,胸腔积液中通常富含淀粉酶,超过血清淀粉酶浓度。肺栓塞时可出现胸痛。

胰腺炎最严重的并发症是进展为重症坏死性胰腺炎,胰腺自身消化,通过各种炎症介质激活炎症途径,快速进展为系统性炎症综合征、毛细血管渗出和不可逆性休克,肺部的改变表现为亚临床缺氧或急性呼吸窘迫综合征,严重影响患儿的预后。

## 四、影像学表现

肺部影像学可表现为单侧或双侧肺部弥漫性损害,肺水肿,肺栓塞,可伴有胸腔积液或者胸腔积液独立存在(常为少量反应性,自限性)。有时伴有持续性肺不张易并发感染。

有关胰腺疾病引起的胰腺胸膜瘘,导致的血性胸腔积液详见上一节。

## 五、治疗

保护性肺通气、血流动力学管理(如有休克,需及早纠正)和营养支持(必要时肠外营养),抗炎策略和抗感染的管理是治疗急性胰腺炎相关肺损伤的重要治疗原则。

优化肺泡复张和维持肺容量从而改善 ARDS 患者的肺力学和氧合。低潮气量通气(约 6ml/kg)可降低死亡率,当与呼气末正压相结合时,引起的肺损伤与高频振荡通气一样小[2]。吸入一氧化氮、雾化高渗盐水改善胰腺炎诱导 ARDS 患者预后[2]。胃肠道选择性净化(selective decontamination of the GI tract)、肠内营养和预防性抗生物治疗可降低急性坏死性胰腺炎后期败血症并发症的发生率和死亡率。奥曲肽或生长抑素抑制胰腺外分泌。抗凝剂作为抗炎药在肺损伤中可能也是一种治疗选择[5]。有报道在急性重症胰腺炎合并呼吸衰竭患者,进行胸导管引流(thoracic duct drainage)[6]。

(李惠民)

## 参考文献

［1］GE P,LUO Y,OKOYE CS,et al. Intestinal barrier damage,systemic inflammatory response syndrome,and acute lung injury:A troublesome trio for acute pancreatitis. Biomed Pharmacother,2020,132:110770.
［2］LANDAHL P,ANSARI D,ANDERSSON R. Severe Acute Pancreatitis:Gut Barrier Failure,Systemic Inflammatory Response,Acute Lung Injury,and the Role of the Mesenteric Lymph. Surg Infect(Larchmt),2015,16(6):651-656.
［3］PIAO X,ZOU Y,SUI X,et al. Hydrostatin-SN10 Ameliorates Pancreatitis-Induced Lung Injury by Affecting IL-6-Induced JAK2/STAT3-Associated Inflammation and Oxidative Stress. Oxid Med Cell Longev,2019:9659757.
［4］CHOI SB,BAE GS,JO IJ,et al. Effects of Berberine on Acute Necrotizing Pancreatitis and Associated Lung Injury. Pancreas,2017,46(8):1046-1055.
［5］PASTOR CM,MATTHAY MA,FROSSARD JL. Pancreatitis-associated acute lung injury:new insights. Chest,2003,124(6):2341-2351.
［6］DUGERNIER T,REYNAERT MS,DEBY-DUPONT G,et al. Prospective evaluation of thoracic-duct drainage in the treatment of respiratory failure complicating severe acute pancreatitis. Intensive Care Med,1989,15(6):372-378.

## 第四节　胃食管反流与间质性肺疾病

胃食管反流为胃内容物进入食管,是常见于大多数婴幼儿的生理现象,反流可以发生于全天任何时间,餐后即刻尤其频繁。在 3 月龄前,>50% 足月婴儿每天至少有 1 次反流,15% 的婴儿每天至少有 4 次反流。4~6 月龄的婴儿反流比例不断增加,甚至反流症状比例超过 80%。当长到 18 个月时,永久性反流降低至 5%。

胃食管反流病为过多的反流所致的严重临床表现,可表现在多方面,包括:易怒、喂养困难(特别是拒食)、生长发育落后,可导致慢性咳嗽,哮喘,慢性声嘶,声带水肿致上气道梗阻,反复支气管炎和肺炎、闭塞性细支气管炎和局限性支气管扩张[1,2]等。

对于胃食管反流与肺间质性疾病的因果关系目前尚未定论,一致看法为胃食管反流使气道和肺部暴露于酸性物质、胃蛋白酶以及碱性物质可加重肺间质性疾病,肺间质疾病患者胃食管反流发生率增高[3,4]。我们通过收治患者首次确定胃食管反流可引起儿童肺间质性疾病[5],而且病例数有增加趋势,主要引起机化性肺炎和非特异性间质性肺炎,我们未见肺纤维化病例。

## 一、发病机制

造成胃食管反流的疾病包括早产、先天口咽畸形或中线结构发育异常(如腭裂、喉裂),婴儿不成比例的大舌头或小下颌(巨舌,见于多种综合征及皮埃尔·罗班综合征患者、食管闭锁合并或不合并气管食管瘘、先天性膈疝、婴儿期慢性肺部疾病、神经肌肉障碍性疾病、胃和十二指肠溃疡以及肠系膜上动脉压迫综合征等[6]。气管食管瘘导致唾液及食物颗粒可以进入气道,大部分孩子存在前肠运动障碍,胃食管反流更严重。其他导致反流的因素包括胃造瘘喂养、食管电容降低、腹压增高、胃底顺应性降低、胃排空失调、腹腔内食管变短等。儿童的神经肌肉病,包括某些形式的痉挛性脑瘫、脊髓性肌萎缩或延髓受累,可因形成喉内肌的五大肌群不协调而导致反复误吸。感觉神经和自主神经功能障碍可导致危及生命的肺部疾病。先天性膈疝除伴有不同程度的肺动脉高压,也可能对食管产生严重影响,往往导致相关的胃排空延迟及喂养不耐受,在手术修复膈肌后胃食管反流是主要问题。一些患儿,胃食管反流可合并碱性液体反流,主要见于

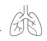

肠道疾病者。

儿童胃食管反流的基本机制是胃酸、胃蛋白酶、碱性液甚至气体反流,微量吸入引起炎症,导致炎症途径激活,活化炎症细胞和炎症介质,损伤肺泡Ⅱ型上皮细胞,刺激纤维化增生,最终引起肺间质炎症和纤维化[7]。婴幼儿发生的突然严重喘息机制为反流物到达上喉部或将要穿透气道时,上呼吸道的保护性反射被激活,导致呼吸道梗阻,进一步导致呼吸暂停,迷走神经介导的反射导致反流发作后的血管收缩及心肺改变。

我们发现胃食管反流导致间质性肺疾病多为年长儿,主要为胃肠道疾病,包括食管裂孔疝、胃和十二指肠溃疡、肠系膜上动脉压迫综合征、肠旋转不良、假性肠麻痹等。肠道疾病可引起十二指肠-胃流-食管反流,这些患儿合并有碱性液体反流。其他引起胃食管反流的疾病主要是自身炎症疾病。此外,奶类或食物过敏也可引起胃食管反流。

## 二、病理表现

类似机化性肺炎或者非特异性间质性肺炎,可以见到含脂质的吞噬细胞或胆固醇结晶(图 22-2)(彩图见文末彩插)。

## 三、临床表现

肺部表现主要为咳嗽、尤其是夜间咳嗽,干咳为主,有时可咳出泡沫样痰,可伴有咽痛,严重时出现气促和呼吸困难[2,3,5],少数在呼吸道症状出现之前或者同时伴有消化系统,如呕吐,颈部后仰姿态(类似公鸡脖子,婴儿甚至表现为打挺动作),食欲差甚至拒食,反酸甚至胸骨后疼痛,部分患儿睡眠中可有咀嚼样吞咽动作,可伴有或者不伴有发热,多数无发热[5,8]。婴幼儿可突然发生气哽和严重窒息等急性威胁生命事件,需要紧急复苏,也可表现为面色发绀或苍白,呼吸急促[9]。与胃食管反流有关的线索为多数在餐后 1 小时内发生,且婴儿处于清醒(或半清醒)状态,多见于仰卧位。

## 四、影像学表现

表现为机化性肺炎或者非特异性间质性肺炎。

**1. 胸部 X 线**　双肺以外周分布为主的斑片影或者实变影,可有支气管充气征或者表现为双肺弥漫磨玻璃影或者斑片影。

**2. 胸部高分辨率 CT**　双肺靠近胸膜以外周分布为主的斑片影或者实变影,边界清楚,可有支气管

充气征,伴有肺内索条影以及支气管和细支气管壁增厚(图 22-3)。也可表现为双肺弥漫磨玻璃影或者斑片影,可伴有小叶间隔增厚等征象。

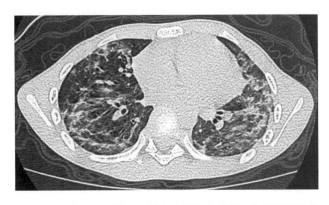

图 22-3　胸部 CT 提示双肺索条影和斑片影,病理提示机化性肺炎

## 五、诊断

当患儿出现病因不明的肺间质疾病,无论伴还是不伴胃肠道症状,应考虑胃食管反流的可能性,需进一步检查确定,尤其是询问胃肠道疾病史以及观察患儿进食及进食后的状态包括胃肠道及呼吸道症状。有关胃食管反流的诊断方法如下:

**1. 24 小时食管 pH 测定**　目前被认为是最有价值的诊断方法[9]。但并不是所有患者均有酸反流,有些患者为碱性反流或者主要为胃蛋白酶的作用,少数存在气体反流。

**2. 24 小时食管阻抗测定**　有助于碱性反流的诊断。

**3. 唾液或者支气管肺泡灌洗液胃蛋白酶测定**　对于胃蛋白酶反流有诊断意义,但目前为科研阶段,尚未用于临床。

**4. 支气管肺泡灌洗液含脂类巨噬细胞检查**　有提示作用,但不能确定。

**5. 胃扫描[99m]锝标记餐**　适用于婴幼儿,可以监测胃排空 2 小时后的反流,在某些情况下,也可以监测为排空延迟后的反流。

**6. 胃镜**　可明确胃肠道溃疡、食管裂孔疝等。

**7. 腹部及消化道超声**　有助于诊断食管裂孔疝、肠系膜上动脉压迫、肠旋转不良、结肠冗长症或巨结肠症等。

**8. 上消化道造影检查**　有助于食管裂孔疝以及肠系膜上动脉压迫等的诊断。

**9. 下消化道造影检查**　有助于结肠冗长症或不

典型巨结肠症的诊断。

### 六、治疗

**1. 一般治疗** 依据潜在疾病进行治疗,改善喂养方法,包括食物增稠、吞咽训练和改变喂养姿势等。如果胃食管反流严重,可以用空肠喂养。

**2. 促进胃动力药物** 婴儿可使用胃动力药如红霉素,但需注意红霉素副作用。

**3. 抑酸药物** 应用质子泵药物治疗,可以减少酸性反流[9,10],但并不减少非酸性反流。

**4. 原发病治疗** 如规律治疗胃溃疡。

**5. 糖皮质激素** 轻度患者仅原发病治疗。根据既往经验,对于弥漫性肺疾病以及气促者,除上述治疗外,应加用糖皮质激素治疗,根据病情轻重以及原发病情况,可静脉或者口服,剂量和疗程因人而异。我们收治的胃食管反流引起的间质性肺疾病患者,在抗酸反流的基础上联合激素治疗,病情均控制,肺内病变基本消失。

**6. 手术治疗** 如果患者有严重并发症,如存在进展性肺损伤,可考虑手术治疗[9],胃底折叠术通常能有效缓解胃食管反流,病情严重也可联合留置胃管。

(刘金荣)

## 参考文献

[1] CHANG AB,OPPENHEIMER JJ,KAHRILAS PJ,et al. Chronic Cough and Gastroesophageal Reflux in Children:CHEST Guideline and Expert Panel Report. Chest,2019,156(1):131-140.

[2] BENEDICTIS FM,GUIDI R,BUSH A. Reflux-Aspiration in Chronic Lung Disease. Ann Am Thorac Soc,2020,17(8):1030.

[3] DZIEKIEWICZ MA,KAROLEWSKA-BOCHENEK K,DEMBIŃSKI Ł,et al. Gastroesophageal Reflux Disease in Children with Interstitial Lung Disease. Adv Exp Med Biol,2016,912:57-64.

[4] MEYER KC. Gastroesophageal reflux and lung disease. Expert Rev Respir Med,2015,9(4):383-385.

[5] LIU JR,XU XF,ZHOU CJ,et al. Bronchiolitis obliterans organizing pneumonia due to gastroesophageal reflux. Pediatrics,2015,135(6):e1510-e1513.

[6] MOUSA H,HASSAN M. Gastroesophageal Reflux Disease. Pediatr Clin North Am,2017,64(3):487-505.

[7] MENEZES MA,HERBELLA FAM. Pathophysiology of Gastroesophageal Reflux Disease. World J Surg,2017,41(7):1666-1671.

[8] GRIFFITHS TL,NASSAR M,SOUBANI AO. Pulmonary manifestations of gastroesophageal reflux disease. Expert Rev Respir Med,2020,14(8):767-775.

[9] ROSEN R,VANDENPLAS Y,SINGENDONK M,et al. Pediatric Gastroesophageal Reflux Clinical Practice Guidelines:Joint Recommendations of the North American Society for Pediatric Gastroenterology,Hepatology,and Nutrition and the European Society for Pediatric Gastroenterology,Hepatology,and Nutrition. J Pediatr Gastroenterol Nutr,2018,66(3):516-554.

[10] AKIYAMA J,KURIBAYASHI S,BAEG MK,et al. Current and future perspectives in the management of gastroesophagealreflux disease. Ann N Y Acad Sci,2018,1434(1):70-83.

## 第五节　炎症性肠病的呼吸系统表现

炎症性肠病(inflammatory bowel disease,IBD)包括克罗恩病(Crohn disease,CD)和溃疡性结肠炎(ulcerative colitis,UC),发病与遗传因素、环境因素及免疫紊乱有关。克罗恩病是一种原因不明的肉芽肿性系统性疾病,炎症为透壁性及节段性,常导致瘢痕性狭窄。溃疡性结肠炎仅局限于大肠部分,其炎症仅局限于黏膜,自直肠起有连续非跳跃性病变,也可影响全结肠,有时只局限于直肠或是左半结肠。根据炎症的程度及侵及的部位可表现为轻症和重症,伴或不伴肠外表现等不同临床表现。通常认为克罗恩病的肺部表现较常见,但溃疡性结肠炎的肺部并发症也可发生,在一些患者中,肠道炎症程度与呼吸道疾病之间无相关性[1]。

### 一、发生机制

与以下几方面有关:①肺与胃肠道起源于相同的胚胎(原始前肠,肺起源于原始前肠的肠道系统);②肺与肠道具有相似的免疫系统,均有黏膜相关淋巴组织;③肠道黏膜屏障破坏后,渗透性增高,导致粪便抗原进入肺部,激活后天免疫系统,活化炎症细胞和介质,免疫细胞从肠组织转移到外周,再转移到肠外黏膜表面,也可能是呼吸道炎症的原因;④肠道或者细菌抗原与气道抗原交叉反应,产生自身免疫抗体;⑤表观遗传和基因的影响;⑥药物对肺部不良影响等[2,3]。

近年来,我们发现,原来认识的个别炎症性肠病伴有肺部异常者,实际上两者为同一疾病的不同表现,如慢性肉芽肿病既可引起炎症性肠病,又可引起间质性肺疾病等肺部损害,肺部病变容易诊断为炎症性肠病引起的肺部表现;PIK3-δ过度活化综合征患者有腹痛等症状,肠道有鹅卵石样黏膜增生性结节,咽喉以及各级支气管、肺部也可能出现结节性病变,以肠道症状就诊者,可能误诊为克罗恩病,肺部病变可能误诊为炎症性肠病的肺部表现。

## 二、临床表现

### (一)呼吸系统表现

呼吸系统表现包括气道疾病、肺实质疾病、间质性肺疾病、肺血管异常、胸膜疾病以及药物相关性肺疾病,炎症性肠病一般发生在呼吸道疾病之前[1]。

**1. 肺实质和间质表现**　肺实质受累主要为感染病变如非典型分枝杆菌或侵袭性真菌感染,有咳痰表现,可合并脓气胸[4]。肺间质受累表现为肺泡气腔有炎症细胞浸润或者肺泡间隔增厚,在 CD 患者中可出现肉芽肿性间质性肺疾病,与肺实质结节病类似,其他类型间质性肺疾病包括非特异性间质性肺炎、普通间质性肺炎、隐源性机化性肺炎[以前称为闭塞性细支气管炎伴机化性肺炎(BOOP)]、淋巴细胞性间质性肺炎、脱屑性间质性肺炎、嗜酸性间质性肺炎和过敏性肺炎等[5-7],最常见的表现为隐源性机化性肺炎[8]。在大多数患者中,肺部疾病的发展与肠道疾病活动和/或其他肠外表现的发展相平行,临床症状主要为呼吸困难和低氧血症。

其他罕见的表现有回肠、结肠甚至食管-肺瘘,中性粒细胞浸润引起的无菌性坏死结节,常为球状,并伴空洞形成。

另外,在肺部疾病中,应注意炎症性肠病治疗过程使用的药物如甲氨蝶呤、抗肿瘤坏死因子可诱导间质性肺炎、嗜酸细胞胸膜炎和过敏性肺炎等[9],与药物剂量有关或无关,而与个体特异性有关,多数在药物使用后 2~6 个月出现症状,少数在几天或几年后出现,可在停药后恢复,对激素治疗有效。药物相关性肺病变的临床表现为非特异性,包括发热、呼吸困难、胸痛和咳嗽,外周血嗜酸性粒细胞可升高。

**2. 肺血管表现**　可引起肺血管炎、肺动脉高压和肺栓塞等。

**3. 气道病变**　最常见的表现是气道炎症,大小气道均可受累,可发生在各级气管和支气管中,从声门到小气道[10],炎症病变与消化道的炎性表现相似,持续的气道炎症可导致气道出现局限性增厚和狭窄,并可使患者气道结构发生不可逆破坏,导致喉、声门下/气管狭窄、慢性支气管炎、支气管扩张或闭塞性细支气管炎。支气管镜下可观察到气管-支气管弥漫性炎症,伴有弥漫性散在结节病变以及支气管管腔狭窄,病理显示气道上皮细胞化生、炎症细胞浸润、黏膜溃疡以及炎性肉芽肿,松散的多核巨细胞聚集的上皮样肉芽肿是确诊本病的依据。支气管扩张常见表现咳嗽和咳痰,通常发生于疾病活动期,病理上有上皮细胞溃疡和混合炎症细胞浸润。

小气道病变有两类:细胞性细支气管炎和闭塞性细支气管炎,也有弥漫性泛细支气管炎的报道[11]。在 UC 和 CD 中,均发生细胞性细支气管炎(图 22-4),气道壁有轻度-中度的单核细胞浸润,细支气管壁的非坏死性肉芽肿性炎症提示为克罗恩病相关细支气管炎,有时可发现许多巨细胞。与 IBD 相关细支气管炎也可表现为明显的急性炎症伴坏死和微脓肿形成,通常在邻近的肺实质,需要与结核和真菌感染,吸入和药物反应鉴别。闭塞性毛细支气管炎分为息肉样和缩窄性两种,可单独存在,也可同时存在于同一肺甚至同一气道。息肉样(增生性)闭塞性毛细支气管炎伴或不伴机化性肺炎,以腔内形成息肉样肉芽组织增生为特征,通常无多核巨细胞。缩窄性细支气管炎的病理表现为管壁肉芽组织增生。

**4. 胸膜病变**　可发生气胸、胸膜增厚、胸膜炎和胸腔积液[7,12]。胸腔积液常与心包炎并存,为渗出液,以中性粒细胞为主,也可为血性。抗核抗体阳性的患者,用美沙拉嗪时可诱发狼疮样症状,如关节

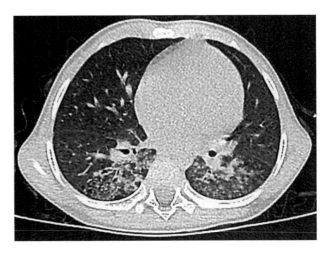

图 22-4　胸部 CT 提示双下肺小叶中心小结节影,细支气管壁增厚,有细支气管炎

痛、心包炎、胸腔积液。

### （二）亚临床改变

肺功能检查出现异常[13]和支气管肺泡灌洗液细胞升高，临床无呼吸道症状，肺部 X 线检查阴性。支气管肺泡灌洗液中性粒细胞增加提示有肺潜在的损伤和亚临床肺炎的存在，淋巴细胞异常提示免疫异常。呼出气 NO 可升高，并与疾病活动性有关。

### 三、诊断

IBD 有呼吸系统临床表现时，需要进行高分辨率 CT 检查，可发现肺内病变和气道病变，但需要与感染、吸入以及药物肺损伤鉴别。

### 四、治疗

当炎症性肠病患者合并呼吸道疾病时，可使用糖皮质激素、免疫调节剂以及生物制剂[1,5,10]。大气道病变通常对吸入和/或全身性激素治疗有效[10]。广泛的间质性肺病需静脉甲泼尼龙冲击，必要时联合环磷酰胺或英夫利昔单抗治疗。激素抵抗或高剂量激素依赖的难治性肺病患者，应采用免疫调节剂和/或生物治疗。抗肿瘤坏死因子治疗 CD 相关肺部疾病的疗效已肯定。

（赵顺英）

## 参考文献

[1] MASSART A, HUNT DP. Pulmonary Manifestations of Inflammatory Bowel Disease. Am J Med, 2020, 133 (1): 39-43.

[2] MATEER SW, MALTBY S, MARKS E, et al. potential mechanisms regulating pulmonary pathology in inflammatory bowel disease. J Leukoc Biol, 2015, 98 (5): 727-737.

[3] TULIC MK, PICHE T, VERHASSELT V. Lung-gut cross-talk: evidence, mechanisms and implications for the mucosal inflammatory diseases. Clin Exp Allergy, 2016, 46 (4): 519-528.

[4] JI XQ, WANG LX, LU DG. Pulmonary manifestations of inflammatory bowel disease. World J Gastroenterol, 2014, 20 (37): 13501-13511.

[5] BARFIELD, DESHMUKH F, SLIGHTON E, et al. Pulmonary Manifestations in Adolescents With Inflammatory Bowel Disease. Clin Pediatr (Phila), 2020, 59 (6): 573-579.

[6] TAYLOR MA, ZHOU H, DANSIE DM, et al. Pulmonary Manifestations of Inflammatory Bowel Disease in Children. Cureus, 2020, 12 (11): e11369.

[7] COZZI D, MORONI C, ADDEO G, et al. Radiological Patterns of Lung Involvement in Inflammatory Bowel Disease. Gastroenterol Res Pract, 2018, 2018: 5697846.

[8] INOUE K, KUSUNOKI T, FUJII T. Organizing pneumonia as an extraintestinal manifestation of Crohn's disease in a child. Pediatr Pulmonol, 2017, 52 (10): E64-E66.

[9] MAJEWSKI S, PIOTROWSKI W. Pulmonary manifestations of inflammatory bowel disease. Arch Med Sci, 2015, 11 (6): 1179-1188.

[10] VUTCOVICI M, BRASSARD P, BITTON A. Inflammatory bowel disease and airway diseases. World J Gastroenterol, 2016, 22 (34): 7735-7741.

[11] CHIU K, WRIGHT JL. Large and Small Airway Disease Related to Inflammatory Bowel Disease. Arch Pathol Lab Med, 2017, 141 (3): 470-473.

[12] HARBORD M, ANNESE V, VAVRICKA SR, et al. The first European evidence-based consensus on extra-intestinal manifestations in inflammatory bowel disease. J Crohns Colitis, 2016, 10 (3): 239-254.

[13] ZHAO Y, WANG J, LIU Z, et al. Pulmonary dysfunction in 114 patients with inflammatory bowel disease. Medicine (Baltimore), 2017, 96 (18): e6808.

## 第六节 海纳综合征

海纳综合征（Heiner syndrome, HS）是由 Heiner 等学者发现的一种食物过敏性肺病，主要由摄入牛奶引起[1]。在一些喂养牛奶配方奶粉或其他食物蛋白如大豆、鸡蛋和猪肉的婴儿中，也会发生该病，常引起婴幼儿肺部疾病，通常表现为慢性呼吸系统疾病的症状和体征，少数可引起急性呼吸道症状，包括弥漫性肺泡出血。我们也看到麦角蛋白过敏除乳糜泻外，有慢性咳嗽、咳痰，偶有乳糜痰。

### 一、发病机制

HS 所致的食物诱导性肺病，通常认为多种免疫机制参与。目前主要认为 HS 为非 IgE 介导的过敏反应综合征，牛奶抗原激发抗原抗体复合物和其他血管相关的变态反应（主要为Ⅲ型超敏反应）可导致细胞损伤和出血，作为食物诱导性肺部病变的主要致病因素[2]。细胞介导的Ⅳ免疫反应也可能起作用[3]。也有认为同一患者可同时发生 1~4 型变态反应,有研究提示牛奶沉淀抗体与小肠黏膜微出血和儿童缺铁性贫血有关。

## 二、临床表现

婴幼儿发病,特别是婴儿,多有过敏家族史,表现为慢性或反复上、下呼吸道症状。下呼吸道症状如慢性咳嗽、喘息、贫血、呼吸急促,可伴反复发热[4,5],表现为肺泡出血的患者,出现咯血,甚至出现呼吸困难[6-8],上呼吸道症状包括慢性鼻炎、复发性中耳炎[3,5]。可伴有胃肠道症状如反复腹泻、呕吐、吐血、便血、乳糜泻及嗜酸性粒细胞增多[9],全身症状有生长发育迟缓[10]。随着年龄增长,几年后对牛奶过敏消失(outgrow)。

我科室收治的患者多数表现为长期喘息,伴有或不伴有有痰咳嗽,少数表现为咯血和贫血,一些伴有鼻炎和中耳炎,均为小婴儿,甚至自生后喂牛奶时即出现喘息和呼吸困难。

## 三、肺部影像学

已报道表现为多种类型,包括间质改变、浸润和实变影以及肺泡出血等征象,斑片状浸润可呈游走性,实变为肺段性或大叶性,也可以出现节段性肺不张,不规则的局限性结节影。少数患儿存在胸膜增厚,肺气肿和肺门淋巴结肿大。我们收治的患者除表现肺实变和肺不张外,由于长期牛奶过敏,或引起胃食管反流或者牛奶直接诱发免疫反应,几个患者出现闭塞性细支气管炎的影像学表现,误诊为支气管肺发育不良,还有一些患者表现为弥漫性肺泡出血和间质性肺疾病。

## 四、诊断

对于不明原因的慢性肺浸润,有临床过敏证据和血清牛乳蛋白沉淀抗体(IgG)水平升高的幼儿,需注意 HS。偶有患者有牛奶特异性免疫球蛋白E(IgE)阳性。

停止摄入牛奶后呼吸系统症状、体征及肺部影像学显著改善是最重要的诊断依据[2,3],再次摄入牛奶,可复发,但与 IgE 介导的食物过敏患者不同,HS 患儿在摄入需要规避食物的几天到几周后,才复发。

合并肺泡出血者,可伴有缺铁性贫血,肺泡灌洗液及空腹胃液中病理检查可以发现含有肺含铁血黄素的巨噬细胞。

## 五、鉴别诊断

需与甲基丙二酸合并同型半胱氨酸血症、其他原因的肺泡出血、吸入性肺炎、哮喘、囊性纤维化以及过敏性肺炎等鉴别。

## 六、治疗

一旦诊断,应停止食用牛奶,给予深度水解的蛋白质或氨基酸奶粉。合并肺出血时,除了停止牛奶和支持性治疗包括输血、氧疗或机械通气,糖皮质激素仍然是一线治疗[3,6,7],严重患者,应评估是否需要其他免疫调节治疗如羟氯喹或环磷酰胺,防止肺纤维化,但一般 HS 患儿基本不需要长期应用免疫抑制。

(赵顺英)

## 参考文献

[ 1 ] CHANG CH, WITTIG HJ. Heiner's syndrome. Radiology, 1969, 92 (3): 507-508.

[ 2 ] BURRIS AD, BURRIS J, JÄRVINEN KM. Cow's Milk Protein Allergy in Term and Preterm Infants: Clinical Manifestations, Immunologic Pathophysiology, and Management Strategies. Neoreviews, 2020, 21 (12): e795-e808.

[ 3 ] ARASI S, MASTRORILLI C, PECORARO L, et al. Heiner Syndrome and Milk Hypersensitivity: An Updated Overview on the Current Evidence. Nutrients, 2021, 13 (5): 1710-1712.

[ 4 ] SIGUA JA, ZACHARISEN M. Heiner syndrome mimicking an immune deficiency. WMJ, 2013, 112 (5): 215-217.

[ 5 ] MOISSIDIS I, CHAIDAROON D, VICHYANOND P, et al. Milk-induced pulmonary disease in infants (Heiner syndrome). Pediatr Allergy Immunol, 2005, 16 (6): 545-552.

[ 6 ] KOC AS, SUCU A, CELIK U. A different clinical presentation of Heiner syndrome: The case of diffuse alveolar hemorrhage causing massive hemoptysis and hematemesis. Respir Med Case Rep, 2019, 26: 206-208.

[ 7 ] MOURAD AA, PAREKH H, BAHNA SL. A 17-month-old patient with severe anemia and respiratory distress. Allergy Asthma Proc, 2015, 36 (6): 506-511.

[ 8 ] ALSUKHON J, LEONOV A, ELISA A, et al. P327 Food-induced pulmonary hemosiderosis. Ann Allergy Asthma Immunol, 2017, 119: S77.

[ 9 ] LIU XY, HUANG XR, ZHANG JW, et al. Hematochezia in a Child With Heiner Syndrome. Front Pediatr, 2020, 7: 551.

[ 10 ] OJUAWO AB, OJUAWO OB, ALADESANMI AO, et al. Heiner Syndrome: An uncommon cause of failure to thrive. Malawi Med J, 2019, 31 (3): 227-229.

第二十三章

纵隔少见疾病

# 第一节　纵隔分区和纵隔疾病的诊治概述

纵隔介于左右两侧胸腔之间,前方为胸骨,后方为胸椎,下为膈肌,上与颈部相连,内含心脏及大血管、气管、胸腺、迷走神经、淋巴结、结缔组织和脂肪组织。

## 一、纵隔分区和纵隔疾病的分类

有根据解剖学,把纵隔分成四个部分,以胸骨角和第四胸椎下缘的水平连线分成上、下隔腔,下隔腔又分为三部分:前纵隔、中纵隔和后纵隔。中纵隔包括心包以及主要血管和气道,前纵隔位于中纵隔前部和胸骨后部,后纵隔位于中纵隔后部和胸椎前部,后来经改进将整个纵隔分为前、中、后三个隔室。另有基于侧位胸部 X 线片的分类,但在儿童不适用。也有将纵隔分成以下解剖区域:胸廓入口、前纵隔、主动脉上区(主动脉弓上方)、主动脉下区(主动脉弓下)、奇静脉上区(奇静脉弓上方)和奇静脉下区(奇静脉弓以下)。纵隔的划分并不是绝对的,但参考纵隔划分的局部解剖,有助于缩小疾病的鉴别诊断范围。

日本胸腺研究会(Japanese Association for Research of the Thymus,JART)根据 CT 对纵隔进行分区,具体分区和对应的区内好发疾病见表 23-1[1]。国际胸腺恶性肿瘤兴趣小组(International Thymic Malignancy Interest Group,ITMIG)CT 纵隔分类的解剖学界限和常见疾病见表 23-2[2]。

## 二、影像学检查

**1. 胸部 X 线**　在临床怀疑纵隔疾病时,胸部 X 线对于检测和定位纵隔肿块很重要。纵隔和肺实质之

表 23-1　基于 JART 的纵隔分类和常见疾病(四分区法)

| 分区 | 边界 | 常见疾病 | |
| --- | --- | --- | --- |
| | | 实体瘤 | 囊性瘤 |
| 纵隔上段 | 上:胸腔入口<br>下:左头臂静脉尾缘与气管交叉点的水平<br>后:胸椎体前缘<br>后外侧:在胸椎横突外侧缘水平垂直于背侧胸壁的线 | 胸腔内甲状腺肿<br>甲状旁腺瘤<br>周围神经瘤<br>交感神经瘤<br>副神经节瘤<br>胸腺瘤<br>淋巴结病变 | 甲状腺囊肿<br>甲状旁腺囊肿<br>伴囊性改变的神经源性肿瘤<br>胸腺囊肿<br>支气管囊肿<br>脑膜外侧膨出<br>神经管原肠囊肿<br>胸导管囊肿<br>囊性淋巴管瘤 |
| 前纵隔(血管前区) | 上:纵隔上段的下边界<br>下:膈肌<br>侧:纵隔胸膜、胸内动脉和静脉、右上肺静脉、左上肺静脉、右下肺静脉、左下肺静脉<br>后:心包、左头臂静脉、上腔静脉、右上肺静脉、左上肺静脉、右下肺静脉、左下肺静脉、升主动脉前缘,主动脉弓侧缘 | 胸腺瘤<br>恶性淋巴瘤<br>生殖细胞肿瘤<br>胸腔内甲状腺肿<br>周围神经瘤<br>副神经节瘤<br>淋巴结病变 | 胸腺囊肿<br>心包囊肿<br>囊性畸胎瘤<br>囊性淋巴管瘤 |
| 纵隔中段(气管食管周围区) | 上:纵隔上段的下边界<br>下:膈肌<br>前:左头臂静脉、上腔静脉、双侧肺主动脉、升主动脉、心脏后缘<br>后:降主动脉、M-PBL* 前缘 | 淋巴结病变<br>胸腔内甲状腺肿<br>周围神经瘤<br>副神经节瘤 | 支气管囊肿<br>食管囊肿<br>心包囊肿<br>胸导管囊肿<br>胰腺假性囊肿 |
| 后纵隔(椎旁区) | 上:纵隔上段的下边界<br>下:膈肌<br>前:M-PBL*<br>后外侧:在胸椎横突外侧缘水平垂直于背侧胸壁的线 | 周围神经瘤<br>交感神经瘤<br>副神经节瘤<br>淋巴结病变<br>髓外造血<br>髓脂肪瘤 | 伴囊性改变的神经源性肿瘤<br>脑膜外侧膨出<br>神经管原肠囊肿<br>胸导管囊肿<br>胰腺假性囊肿 |

注:*M-PBL,中后边界线,胸椎椎体前缘后 1cm 的连接线。

表 23-2　基于 ITMIG 的纵隔分类和常见疾病(三分区法)

| 分区 | 边界 | 好发肿瘤 | |
| --- | --- | --- | --- |
| | | 实体瘤 | 囊性瘤 |
| 血管前区(前纵隔) | 上:胸腔入口<br>下:纵隔<br>侧:纵隔胸膜、胸内动脉和静脉、右上肺静脉、左上肺静脉、右下肺静脉、左下肺静脉<br>后:心包、左头臂静脉、上腔静脉、右上肺静脉、左上肺静脉、右下肺静脉、左下肺静脉、升主动脉前缘、主动脉弓侧缘 | 胸腺瘤<br>恶性淋巴瘤<br>生殖细胞肿瘤<br>胸腔内甲状腺肿<br>周围神经瘤<br>副神经节瘤<br>淋巴结病变 | 胸腺囊肿<br>心包囊肿<br>囊性畸胎瘤<br>囊性淋巴管瘤 |
| 脏器区(中纵隔) | 上:胸腔入口<br>下:膈肌<br>前:血管前区(前纵隔)后边界<br>后:V-PBL* | 淋巴结病变<br>胸腔内甲状腺肿<br>周围神经瘤<br>副神经节瘤 | 支气管囊肿<br>食管囊肿<br>心包囊肿<br>胸导管囊肿<br>胰腺假性囊肿 |
| 椎旁区(后纵隔) | 上:胸腔入口<br>下:膈肌<br>前:脏器区(中纵隔)后边界<br>后外侧:在胸椎横突外侧缘水平垂直于背侧胸壁的线 | 周围神经瘤<br>交感神经瘤<br>副神经节瘤<br>淋巴结病变<br>髓外造血<br>髓脂肪瘤 | 伴囊性改变的神经源性肿瘤<br>脑膜外侧膨出<br>神经管原肠囊肿<br>胸导管囊肿<br>胰腺假性囊肿 |

注:*V-PBL,内脏-椎旁边界线,胸椎椎体前缘后 1cm 的连接线。

间的分界在 X 线上表现为纵隔线,纵隔线增厚、变窄和变形等是纵隔异常的标志。

**2. 胸部 CT**　胸部 CT 可用于确定纵隔病变的位置、形态、与周围组织结构的关系等,CT 在显示钙化和不同程度衰减方面也很有优势,有助于疾病的鉴别诊断,可将正常变异、充满脂肪和液体的囊肿与其他纵隔疾病区分开[1,3]。同时 CT 还可指导活检,指导手术的部位选择并跟踪治疗后的反应。增强 CT 可以更准确地评估纵隔结构,包括冠状面和矢状面的血管以及纵隔肿块是否存在增强[4]。

**3. 胸部磁共振检查**　磁共振成像(MRI)在区分囊性病变与实性病变、鉴定囊性肿瘤中的分隔和固体成分以及区分良性囊性病变与囊性肿瘤方面具有价值[5,6]。MRI 可对神经源性肿瘤进行成像,显示纵隔肿块在脊柱内的延伸以及进一步评估邻近心脏、心包和胸腔内大血管与肿块之间的关系。MRI 亦可确定肿块是否侵入邻近组织结构[7]。与增强 CT 相比,MRI 能够更好地区分实体组织和相邻血管的关系,但 MRI 对钙化的敏感性不高。

### 三、诊断

纵隔疾病的诊断主要依靠临床表现和胸部 X 线片或 CT 检查。确诊后,病因分析需进一步依据增强 CT 或者 MRI 检查和/或病理活检。如果 CT 发现结构为囊性,则需进行 MRI 检查。可以通过穿刺活检对许多纵隔肿块作出明确诊断,细针穿刺术获得的标本通常足以确诊癌性病变,但如怀疑淋巴瘤、胸腺瘤或神经源性肿瘤,则应进行病理活检[8]。

### 四、治疗

根据原发病不同,应用不同的治疗方案。

(张　翔)

## 参考文献

[1] NAKAZONO T,YAMAGUCHI K,EGASHIRA R,et al. CT-based mediastinal compartment classifications and differential diagnosis of mediastinal tumors. Jpn J Radiol, 2019,37(2):117-134.

[2] WHITTEN CR,KHAN S,MUNNEKE GJ,et al. A diagnostic approach to mediastinal abnormalities. RadioGraphics,2007,27(3):657-671.

[3] THACKER PG,MAHANI MG,HEIDER A,et al. Imaging evaluation of mediastinal masses in children and adults. J Thorac Imaging,2015,30(4):247-267.

[4] CARTER BW,BENVENISTE MF,MADAN R,et al. ITMIG Classification of Mediastinal Compartments and Multidisciplinary Approach to Mediastinal Masses.

Radiographics,2017,37(2):413-436.

［5］ RANGANATH SH,LEE EY,RESTREPO R,et al. Mediastinal Masses in Children. AJR Am J Roentgenol, 2012,198(3):W197-W216.

［6］ ACHARYA PT,ALI S,STANESCU AL,et al. Pediatric Mediastinal Masses:Role of MR Imaging as a Problem-Solving Tool. Magn Reson Imaging Clin N Am,2019,27

(2):227-242.

［7］ MANSON DE. Magnetic resonance imaging of the mediastinum,chest wall and pleura in children. Pediatr Radiol,2016,46(6):902-915.

［8］ BARDO DME,BIYYAM DR,PATEL MC,et al. Magnetic resonance imaging of the pediatric mediastinum. Pediatr Radiol,2018,48(9):1209-1222.

# 第二节　纵隔肿瘤

## 一、淋巴瘤

淋巴瘤是儿童纵隔肿块最常见的病因[1],约有1/2的非霍奇金淋巴瘤和2/3的霍奇金淋巴瘤患儿表现为前纵隔肿块。在大多数情况下,前纵隔肿块为淋巴瘤浸润胸腺或纵隔淋巴结引起。

### (一)病理表现

原发性纵隔淋巴瘤的主要组织学亚型包括原发性纵隔大B细胞淋巴瘤、结节性硬化性霍奇金淋巴瘤以及T淋巴母细胞性淋巴瘤(图23-1)(彩图见文末彩插)。参见第十二章淋巴组织增殖性肺疾病。

### (二)临床表现

肿瘤压迫和浸润气管和上腔静脉,引起咳嗽、喘息以及呼吸困难或面颈部水肿。此外,淋巴瘤可直接侵犯心包引起心包积液,也可直接侵犯胸膜引起胸腔积液。纵隔淋巴瘤可合并肺内肿块或者肺内淋巴管阻塞,造成淋巴瘀滞。

### (三)影像学表现

胸部X线片的典型表现为位于大血管前的肿块。CT或MRI可确诊并进行疾病分期,多数表现为孤立或融合的淋巴结病变或表现为单个大的、分叶的肿块或结节,常呈异质性,并取代邻近的正常结构,并可侵犯胸腺,伴有胸腔积液、肺结节和胸壁受累(图23-2A、B)治疗后可发生钙化,但钙化在治疗前非常罕见[2,3]。原发性纵隔大B细胞淋巴瘤表现为前纵隔巨大不均匀肿块,常见坏死、囊变、出血和

淋巴结肿大,1/3病例可见胸腔积液和心包积液。结节性硬化霍奇金淋巴瘤通常表现为相对均匀的肿块,伴有局限性坏死和囊性改变。淋巴结肿大可见于原发灶附近区域。T淋巴母细胞性淋巴瘤表现为较大的异质性肿块伴坏死,通常伴有胸膜、心包积液和淋巴结肿大,肿块迅速增大。

### (四)诊断

依据病理活检诊断,但当气管被压缩到小于其正常直径的50%时,由于存在气道阻塞的风险,对患者进行镇静或麻醉时应慎重。

### (五)治疗

详见本书第十二章。

## 二、生殖细胞肿瘤

生殖细胞肿瘤(germ cell tumors,GCTs)是发生于生殖腺或生殖腺外的肿瘤,由原始生殖细胞或多能胚细胞转型而成。原始生殖腺从卵黄囊移行至后腹膜的生殖脊,发育成熟为卵巢或睾丸,并分别下降至盆腔、阴囊。在下降过程中,原始生殖腺也可发生异位移行,如移行至松果体、纵隔、后腹膜、骶尾部等。因此生殖细胞肿瘤除可以原发于卵巢和睾丸外,还可发生在性腺外,且多位于中线附近,如松果体、骶尾椎、纵隔腔、后腹腔等。

生殖细胞肿瘤一般分为三类:①畸胎瘤(成熟畸胎瘤、未成熟畸胎瘤、恶变畸胎瘤);②精原细胞瘤;③非精原细胞恶性生殖细胞瘤(胚胎癌、卵黄囊瘤、

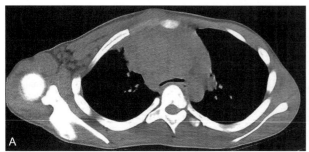
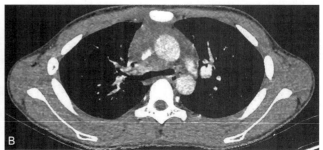

图23-2　A.胸部CT提示纵隔内巨大肿物,压迫气道;B.胸部增强CT未见明显强化。

绒毛膜癌、混合生殖细胞瘤)[4]。生殖细胞肿瘤约占纵隔肿块的 6%~18%,纵隔原发 GCTs 占全部 GCTs 的 1%~3%,绝大多数纵隔生殖细胞肿瘤发生在前纵隔,通常位于胸腺内或胸腺附近,但也可起源于心脏或心包内。约 3% 发生在后纵隔。发病有两个年龄高峰,为大约 2 岁和青春期。大多数恶性 GCTs 患儿为青春期男孩。

超过 80% 的生殖细胞肿瘤是良性病变,其中大部分是成熟畸胎瘤,我们收治的病例也是如此。其他肿瘤根据生长部位和病理较易确诊,而成熟畸胎瘤临床表现多样,容易漏诊,故此处重点介绍畸胎瘤。

纵隔畸胎瘤:畸胎瘤(teratoma)来源于生殖细胞,具有 2~3 个胚层分化,大多数(约 90%~95%)为良性,少数为恶性。根据病理形态分为成熟畸胎瘤、未成熟畸胎瘤、恶性畸胎瘤。成熟畸胎瘤为良性肿瘤,由已分化的组织构成。未成熟畸胎瘤指在分化成熟的组织中含有分化不成熟的胚胎组织,多为神经胶质或神经管样结构,形成菊形团神经管样或弥漫成片的神经上皮。恶性畸胎瘤是指瘤组织中含有恶性成分,主要包括卵黄囊瘤、无性细胞瘤和胚胎性癌。小儿纵隔畸胎瘤基本为良性成熟畸胎瘤,大多位于前纵隔近心包底部,与胸腺残留组织常有联系。从胚胎学分析,纵隔畸胎瘤的起源可能是第三对腮囊和腮裂游离脱落的多种潜能细胞群与胸腺随心脏大血管一起下降到纵隔内而形成,通常分为囊性畸胎瘤和实质性畸胎瘤两类。囊性畸胎瘤即皮样囊肿,含有外和中胚层组织,内壁为假复层纤毛上皮、柱状或鳞状上皮,外壁为纤维组织,内容物为黏稠混浊的黄色或红色血液,常含有胰腺和胸腺,可含有毛发、牙齿、皮脂腺、骨骼、血管、支气管上皮、肠上皮和肝脏等。实质性畸胎瘤在组织学上包含内、中、外三个胚层的各种组织,呈分叶状,肿瘤内常有大小不等的囊性区域,恶变倾向较囊性畸胎瘤大。

**1. 临床表现**　纵隔畸胎瘤与良性肿瘤有所差别,在其膨胀性生长的过程中常同时伴有侵袭性,肿瘤逐渐长大出现压迫症状,如压迫气管和上腔静脉,向颈肩部突出或侵及肋间,也可继发感染或恶变。大多数畸胎瘤含有胰腺组织,肿瘤自溶和淀粉酶等消化酶引起的非化脓性炎症可导致肿瘤破裂,并在邻近部位器官形成瘘管,常见肿瘤破入的部位包括心包、胸膜、支气管等,并出现相应的表现[5-7]。如肿瘤破溃穿孔进入支气管,可引起咳嗽和咯血、反复肺炎、肺不张,有时咳出毛发及皮脂样物质。肿瘤破入胸腔可产生胸腔积液或血胸。肿瘤穿破心包会发生心包积液,甚至心脏压塞,可侵及心肌与心肌粘连。少数破入上腔静脉、肺动脉和主动脉,可导致大出血。畸胎瘤自发性破裂前多有突发性剧烈胸痛、呼吸窘迫或上腹痛等,可能为瘤内容物如胰腺组织分泌的淀粉酶等对胸膜或腹膜的刺激所致。我科室收治的病例有的因肿瘤破溃入胸腔,由于胰酶渗出,刺激胸膜血管表现为血性胸腔积液,有的因肿瘤破溃到支气管,胰酶渗出腐蚀血管,表现为反复咯血,有的表现为渗出性胸腔积液。

**2. 影像学表现**　胸部 X 线表现为前纵隔内圆形或椭圆形肿块影,多向一侧突出,肿瘤较大或巨大时,后缘可突向中、后纵隔,有的呈分叶状或结节状。肿瘤阴影密度多半不均匀,包括软组织、液体、脂肪等,典型者可见钙化、骨化或牙齿。CT 表现为纵隔内圆形或椭圆形、囊性或囊实性的包块,多房囊肿常呈大分叶状,由于含有多种不同的组织,肿瘤内部显示密度不均,水样密度、脂质密度、软组织密度及不同形状的钙化并存或相互混杂,存在脂肪-液体平面、脂密度子囊、水密度子囊,对本病有特异性诊断意义[8,9](图 23-3)。我们发现以胸腔积液为主要表现者,由于长期胰液刺激可引起明显的胸膜肥厚。囊性畸胎瘤的瘤体内因含不同的成分,MRI 上表现为不同的信号强度,$T_1$ 加权像多呈低信号,$T_2$ 加权像呈相当高的信号强度。当囊肿内出血、合并感染或含蛋白成分较多时,$T_1$ 加权像也可呈高信号,与实质性畸胎瘤不易区分。实质性畸胎瘤由于组织结构不同,MRI 常呈混杂信号,脂肪组织 $T_1$、$T_2$ 均为高信号,钙化或牙齿成分 MRI 不能显示,囊变区表现为长 $T_1$、长 $T_2$ 信号[10],增强后肿瘤实质部分及囊壁可明显增强[11]。瘤内钙化在良性畸胎瘤占 76%,在恶性畸胎瘤较少见,约占 25%。恶性畸胎瘤边缘不规则,MRI 可清楚显示肿瘤侵犯邻近血管、气管结构。

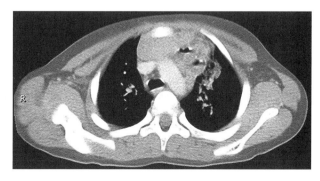

图 23-3　胸部 CT 提示纵隔椭圆形肿物,有脂密度子囊

由于本病的特性,超声检查也可诊断,但依赖于经验和技术。首都医科大学附属北京儿童医院目前有关本病的诊断多用超声学检查。

**3. 诊断与鉴别诊断**　儿童纵隔畸胎瘤的临床表现不典型。当肿瘤破溃穿孔后,肿瘤变小或者部位不典型,易被误诊为肺结核、肺脓肿、胸腺肥大以及其他原因的胸腔积液等,因此对于长期不明原因咳嗽、喘息,咯血者以及血性胸腔积液者,应考虑本病可能,并仔细观察影像学检查结果以及反复进行超声检查有助于诊断。血性胸腔积液者常规进行淀粉酶检查,如胸腔积液淀粉酶水平超过血清淀粉酶,应考虑胰源性,需要考虑或者排除本病。

**4. 治疗**　纵隔畸胎瘤诊断明确后均需及早手术。良性畸胎瘤术后预后良好,恶性畸胎瘤需联合化疗以提高生存率。对于已经破裂的畸胎瘤,手术切除仍是最佳的治疗方案。所有纵隔畸胎瘤患者均需长期随访观察是否复发。预测复发风险的指标包括肿瘤原发部位、非成熟性程度的组织学分级、肿瘤是否完全切除。

### 三、精原细胞瘤和非精原细胞恶性生殖细胞瘤

#### (一)病理表现

依据不同肿瘤种类而有不同表现。

#### (二)临床表现

临床症状主要有胸痛、咳嗽、咯血、体重减轻、呼吸困难及发热,儿童可以出现青春期性早熟。纵隔非精原细胞瘤瘤体通常很大,常在诊断时已有压迫其他脏器或侵犯其他脏器或转移症状,压迫气管支气管树引起呼吸困难,可有上腔静脉阻塞综合征,远处转移最常见的转移部位包括锁骨上及腹膜后淋巴结、胸膜、肺、肝等。

#### (三)影像学表现

精原细胞瘤为密度均质性,很少发生钙化,在CT和MRI上表现为相对均一性的肿块,可能存在出血和凝固性坏死,但为局限性。非精原细胞瘤为侵袭性肿瘤,瘤体往往较大,肿块效应明显,浸润邻近结构,有明显的肿瘤内坏死和出血,肿块不均匀,常见淋巴结和血行转移[2,11]。

#### (四)实验室检查

部分非精原细胞瘤肿瘤患者的血清人绒毛膜促性腺激素或甲胎蛋白水平升高。

#### (五)诊断

根据临床表现、影像学表现以及病理活检诊断。

#### (六)治疗

主要包括手术切除和化疗。

### 四、神经源性肿瘤

神经源性肿瘤包括神经节细胞瘤、神经节母细胞瘤和神经母细胞瘤。神经节细胞瘤是一种良性肿瘤,常位于后纵隔。神经母细胞瘤是一种起源于神经外胚层的原始肿瘤。20%的神经母细胞瘤和神经节细胞瘤发生在后纵隔。神经节母细胞瘤的细胞成熟度介于神经节细胞瘤和神经母细胞瘤之间。

周围神经肿瘤包括神经鞘瘤、神经纤维瘤和恶性周围神经鞘肿瘤(malignant peripheral nerve sheath tumor,MPNST)。神经鞘瘤是最常见的纵隔神经源性肿瘤。神经纤维瘤约占纵隔神经源性肿瘤的20%,多发或丛状神经纤维瘤见于神经纤维瘤1型(neurofibromatosis type 1,NF1)。恶性周围神经鞘肿瘤是一种罕见的梭形细胞肉瘤,起源于周围神经或神经纤维瘤或显示神经组织分化,通常涉及主要神经干,如坐骨神经、臂丛神经、骶丛神经或棘旁神经。在25%~70%的病例中,MPNST发生于NF1。

#### (一)临床表现

发生在后纵隔的神经源性肿瘤主要表现为气管压迫症状如气促,可有咳嗽、喘息等,恶性肿瘤可有发热。当神经母细胞瘤发生在靠近肺尖或颈部的底部时,可引起霍纳综合征(Horner syndrome,HS),表现为上睑下垂、肌病、贫血。

#### (二)影像学表现

神经源性肿瘤的胸部X线片表现为沿多个椎体前外侧表面,垂直定向的肿块,呈锥形外观,可伴有肋骨和椎体的侵蚀,椎间孔、肋间隙扩大。胸部CT和MRI方面,神经节细胞瘤表现为一个界限清楚的肿块(图23-4A、B),少数神经节细胞瘤可见脂肪。CT上30%的病例可见点状或曲线状钙化。MRI在$T_2$加权像上具有不均匀的高信号强度,反映了肿瘤中的黏液瘤样基质。"螺纹状外观"(whorled appearance)指$T_2$加权像上存在低信号强度的曲线带,反映了肿瘤中的胶原纤维组织,可发生于50%的神经节细胞瘤病例[12]。神经母细胞瘤和神经节母细胞瘤由于肿瘤坏死,通常表现为界限清楚或界限不清的肿块,常见钙化和出血,可以有局部侵袭、淋巴和/或血行转移[13]。神经鞘瘤与神经纤维瘤的CT表现相似,表现为起源于椎体明显突起性肿块。神经鞘瘤表现为圆形,界限清楚,边缘光滑,与邻近胸壁肌肉组织等密度或低密度。神经鞘瘤的Antoni A

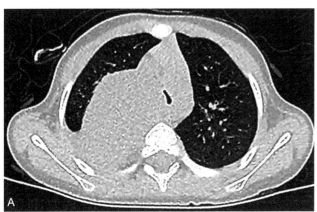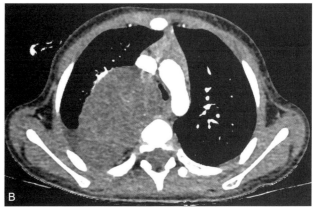

图 23-4　A. 胸部 CT 提示后纵隔边界清楚肿块,压迫气道;B. 胸部增强 CT 提示肿块无明显强化。

区由梭形细胞组成,$T_2$加权像上显示较低的信号强度和较强的强化。Antoni B 区是低细胞区,含有松散排列的黏液,$T_2$加权像上呈很高的信号强度。$T_2$加权像上的"靶征"由周围高信号区和中央低信号区组成,见于神经鞘瘤、神经纤维瘤和 MPNST。神经纤维瘤的典型表现为逐渐、微弱的增强,反映了肿瘤中的黏液瘤和纤维组织。MPNST 通常为异质性,由于肿瘤中央坏死而在增强 CT 和 MRI 上呈现周围强化。

### (三)诊断

根据临床表现、影像学表现以及病理活检诊断。

### (四)治疗

手术切除和化疗,需要化疗者于确诊后转入相关血液专科进行。

(赵顺英)

## 参考文献

[1] RANGANATH SH,LEE EY,RESTREPO R,et al. Mediastinal Masses in Children. AJR Am J Roentgenol, 2012,198(3):W197-W216.

[2] THACKER PG,MAHANI MG,HEIDER A,et al. Imaging evaluation of mediastinal masses in children and adults. J Thorac Imaging,2015,30(4):247-267.

[3] GARRANA SH,ROSADO-DE-CHRISTENSON ML. Imaging of the Anterior/Prevascular Mediastinum. Radiol Clin North Am,2021,59(2):155-168.

[4] ROSTI G,SECONDINO S,NECCHI A,et al. Primary mediastinal germ cell tumors. Semin Oncol,2019,46(2): 107-111.

[5] PARADIES G,ZULLINO F,OROFINO A,et al. Mediastinal teratomas in children. Case reports and review of the literature. Ann Ital Chir,2013,84(4):395-403.

[6] LIU J,TIAN B,ZENG Q,et al. Mediastinal teratoma presenting with hemoptysis and pleuritis misdiagnosed as tuberculosis(empyema). BMC Pediatr,2018,18(1):382.

[7] ASHOUR M,HAWASS NE,ADAM KA,et al. Spontaneous intrapleural rupture of mediastinal teratoma. Respir Med, 1993,87(1):69-72.

[8] MOELLER KH,ROSADA-DE-CHRISTENSON ML, TEMPLETON PA. Mediastinal mature teratoma:imaging features. Am J Roentgenol,1997,169(4):985-990.

[9] CHOI SJ,LEE JS,SONG KS,et al. Mediastinal teratoma:CT differentiation of ruptured and unruptured tumors. AJR Am J Roentgenol,1998,171(3):591-594.

[10] ACHARYA PT,ALI S,STANESCU AL,et al. Pediatric Mediastinal Masses:Role of MR Imaging as a Problem-Solving Tool. Magn Reson Imaging Clin N Am,2019,27 (2):227-242.

[11] DIANNA ME,BARDO DR,BIYYAM MC,et al. Magnetic resonance imaging of the pediatric mediastinum. Pediatr Radiol,2018,48(9):1209-1222.

[12] OCCHIPINTI M,HEIDINGER BH,FRANQUET E, et al. Imaging the posterior mediastinum:a multimodality approach. Diagn Interv Radiol,2015,21(4):293-306.

[13] KEMBHAVI SA,SHAH S,RANGARAJAN V,et al. Imaging in neuroblastoma:an update. Indian J Radiol Imaging, 2015,25(2):129-136.

## 第三节　纵隔肉芽肿和纤维化性纵隔炎

纵隔肉芽肿(mediastinal granuloma)是引起纵隔肿块的罕见原因,是由于肉芽肿性炎症导致的病变,其特征为肺门或纵隔出现肉芽肿样的肿块。纤维化性纵隔炎(fibrosing mediastinitis,FM)也称为硬化性纵隔炎(sclerosing mediastinitis)或纵隔纤维化(mediastinal fibrosis),是一种罕见的良性但可能危及生命的过度纤维化反应,纵隔致密浸润性纤维组织进行性增殖取代了正常纵隔脂肪,并可能包裹纵隔和肺门结构。纵隔肉芽肿和纵隔纤维化是一种慢性、非恶性但常呈进行性的纵隔炎性疾病,两者似乎为一个疾病谱系的两端,纵隔肉芽肿代表一个疾病谱系的一端,而纵隔纤维化可能代表另一端[1]。

## 一、纵隔肉芽肿

### (一)病因

**1. 感染**　组织胞浆菌和结核分枝杆菌最多见,西方病例以组织胞浆菌最多见[2]。也有病例报道曲霉菌、芽孢菌、放线菌和梅毒螺旋体感染后继发纤维性纵隔炎,球孢子菌病很少引起纵隔肉芽肿或纤维化。

**2. 其他原因**　纵隔放射治疗和硅肺吸入等。

**3. 特发性**　原因不明,但一些认为可能与陈旧感染有关。

### (二)发病机制

组织胞浆菌病引起的纵隔肉芽肿为组织胞浆菌播散到纵隔淋巴结,机体产生细胞介导的免疫反应,形成纵隔肉芽肿,受累的纵隔淋巴结增大并融合为炎症性坏死肿块,可自发消退。结核分枝杆菌引起的纵隔肉芽肿的机制与组织胞浆菌病相似[1]。

### (三)临床表现

纵隔肉芽肿起病隐匿,可无症状,偶然发现,也可因病变增大和张力增强,导致邻近气管旁、肺门或纵隔结构的外源性压迫,出现上腔静脉阻塞的体征和症状(如头痛、面部肿胀)。食管阻塞可引起胸痛、食欲缺乏或吞咽困难。在年龄较小的儿童,由于气管环顺应性增加,气道外部受压可导致咳嗽和阻塞性肺炎的症状。与纤维性纵隔炎不同,纵隔肉芽肿一般不出现肺动脉高压。

在某些情况下,在邻近的结构如食管、气道或心包可形成瘘管,为纵隔肉芽肿的潜在后遗症,但症状取决于引流位置和瘘管大小,小的瘘管可无症状。肺和支气管引流可引起盗汗、咳嗽、呼吸困难、咳痰和咯血。钙化淋巴结对支气管的侵蚀可导致支气管结石。食管内引流可导致胸痛、吞咽困难或胃肠道出血。心包内引流导致化脓性心包炎、心脏压塞,甚至主动脉破裂。

### (四)影像学表现

胸部 X 线片通常表现为纵隔或肺门的肿块样病变,可见支气管阻塞引起的肺不张,可有钙化。胸部 CT 表现为纵隔或肺门边界清楚的不均匀密度的肿块样病变,伴有边缘增强和/或散在或弥漫性钙化。

### (五)诊断

对无症状以及不明原因进行性肺部或食管症状的纵隔肿块患者,均应考虑纵隔肉芽肿的可能,诊断依据于典型胸部 CT 增强的表现,无需行组织病理学检查。

### (六)鉴别诊断

需与淋巴瘤、结核病和纤维化性纵隔炎相鉴别。

### (七)治疗

治疗依赖于症状和并发症。无症状时可以观察,若有症状,可考虑手术治疗。

## 二、纤维化性纵隔炎

纤维化性纵隔炎一般分为两种不同的亚型:肉芽肿性亚型(也称为局灶性亚型)和非肉芽肿亚型(也称为弥漫性或特发性亚型)。

### (一)病因

**1. 自身免疫性疾病**　一些自身免疫性疾病与纤维化性纵隔炎有关,如结节病、IgG4 相关疾病,结缔组织疾病如红斑狼疮、白塞病以及类风湿关节炎等[3,4]。自身免疫性疾病引起的纤维性纵隔炎通常为弥漫性。一些纤维性纵隔炎发生于 ANCA 相关性小血管炎和大血管炎如动脉炎的患儿。除了结节病,这些自身免疫性疾病尚未报道可引起纵隔肉芽肿。纤维性纵隔炎可为自身免疫性疾病的首发表现,我们收治的 1 例患者初始表现为纤维化性纵隔炎,数月后出现关节疼痛,最终诊断为干燥综合征。

**2. 感染**　同纵隔肉芽肿,主要见于组织胞浆菌、结核分枝杆菌、曲霉菌感染[5,6],感染引起的纤维化性纵隔炎一般为局限性。

**3. 特发性**　与未诊断的自身免疫性疾病如 IgG4 疾病有关或与陈旧感染有关,也可能是特殊类型。特发性纤维化性纵隔炎通常为弥漫性。

### (二)发病机制

感染因素可从肉芽肿炎症形成致密的胶原,发展为纤维化性纵隔炎[1]。纤维化性纵隔炎是一种不受控制的、跨越脂肪平面的侵袭性纤维化,可能由于真菌抗原或结核分枝杆菌从淋巴结泄漏到纵隔间隙,导致机体超敏反应并产生丰富的纤维性反应。纤维化通常是单侧的,但也可能为双侧,通常呈进行性,导致周围器官压迫,有时侵犯邻近的正常结构。

与自身免疫性疾病或其他因素有关的纤维化性纵隔炎的机制尚不清楚。

### （三）病理表现

典型的表现为致密的纤维化板层带，类似于瘢痕，夹杂有显著的淋巴细胞和浆细胞浸润，免疫组化分析发现 $CD20^+B$ 淋巴细胞占多数。

### （四）临床表现

纵隔受压较纵隔肉芽肿更常见，症状和体征取决于纵隔的受累结构以及受累程度。气管和支气管受压狭窄在儿童中常见，支气管受压可导致阻塞性肺炎或肺不张，常见症状包括呼吸困难、咳嗽、咳痰和/或咯血。食管压迫可导致胸痛、吞咽困难。与纵隔肉芽肿不同，本病不会出现瘘管。肺血管阻塞是成人纤维性纵隔炎最常见的表现，包括肺动脉和/或肺静脉阻塞，可导致肺动脉高压和同侧急性肺梗死，症状包括呼吸困难、咳嗽、胸痛和/或咯血[7,8]。咯血可能是由于肋间动脉或支气管动脉之间的功能吻合（由于肺动脉阻塞）或由于肺静脉高压所致[9]。上腔静脉阻塞可导致慢性或急性上腔静脉阻塞综合征，通常病情发展缓慢，由于广泛的侧支循环形成，可引起血栓形成。自身免疫性原因可伴有肺外表现，如 IgG4 相关性疾病可伴有腹膜后纤维化、硬化性胆管炎及胰腺炎[4]。结缔组织疾病可有皮疹、关节痛和肿胀、口腔溃疡等表现。

### （五）影像学表现

纤维性纵隔炎在胸部 X 线片上的常见表现为纵隔增宽和/或肺门或纵隔淋巴结肿大，其他表现包括肺不张、单侧肺动脉变细、小叶间隔增厚、胸腔积液或心包积液。积液可能是由于肺静脉高压、急性肺栓塞或乳糜胸所致。

特征性的 CT 表现包括纵隔浸润软组织病变，局限性或弥漫性，呈现或不呈现具体肿块，肿块通常沿血管和气道走行，可纵向包绕纵隔结构而导致相应的气管受压和阻塞[10,11]，常见气管和支气管受压狭窄、食管狭窄或肺动静脉狭窄，也可出现上腔静脉阻塞、胸膜肥厚以及胸腔积液（图 23-5）。肺静脉包裹

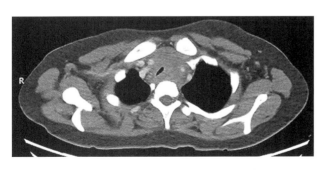

图 23-5　胸部 CT 提示气管周围纵隔弥漫性增宽，边界不明显，气管受压

时可引起静脉和淋巴管充血和/或阻塞，类似于局灶性静脉闭塞性疾病。CT 表现为磨玻璃影、小叶间隔增厚、胸腔积液以及肺动脉主干扩张。增强 CT 可出现不同程度的增强。由结核分枝杆菌等感染引起者，可伴有纵隔、肺门淋巴结肿大，钙化常见，呈均一性的软组织病变。支气管镜下可见黏膜碳沫样改变，可伴有肝脾钙化，有时软组织病变不存在或者极轻，仅有血管狭窄或者气管狭窄以及钙化表现。免疫性原因通常为弥漫性，钙化少见。纤维性纵隔炎浸润软组织在磁共振 $T_1$ 加权像上通常表现为中等信号强度，$T_2$ 加权像上表现为可变信号强度，增强后表现为不均匀增强。

### （六）实验室检查

IgG4 相关性肺疾病血清 IgG4 升高，自身免疫性疾病引起者自身抗体可阳性。血常规和 CRP 因病因不同而不同。

### （七）诊断

对于不明原因气道受压或者上腔静脉阻塞，胸部 X 线片上纵隔异常者，应怀疑为纤维性纵隔炎。因致密纤维化和钙化，并可能包绕血管，活检困难，并有大出血或食管穿孔的危险，如果有典型的临床和影像学表现，与纤维性纵隔炎表现一致，可临床诊断而无需进行活检。

### （八）鉴别诊断

应与纵隔肉芽肿鉴别。典型的纵隔肉芽肿表现为包裹性、异质性的肿块样病变，无纵向周围包绕表现，可有陈旧组织浆体感染（如淋巴结、肝脏或脾脏钙化）的证据。

### （九）治疗

依据病因不同应用不同治疗。自身免疫性疾病引起者，使用糖皮质激素治疗，起始剂量和疗程根据病情而定，必要时加用环磷酰胺等治疗。感染引起的纵隔纤维化，如症状无明显进展者，可动态观察。出现器官压迫症状者，可手术或介入处理如血管支架和支气管支架治疗。对于纤维性纵隔炎引起的血管闭塞等，目前针对 B 淋巴细胞的免疫调节治疗效果，如利妥昔单抗的应用正在进行研究。

（赵顺英）

## 参考文献

［1］　LIN J, JIMENEZ CA. Acute mediastinitis, mediastinal granuloma, and chronic fibrosing mediastinitis: A review. Semin Diagn Pathol, 2021, 15: S0740-2570.

［2］　CARR K, LOYD J, LENTZ R, et al. Case series of pediatric mediastinal granuloma related to histoplasmosis. Pediatr Pulmonol,2021,56(9):2958-2965.

［3］ HARMAN M,SAYARLIOGLU M,ARSLAN H,et al. Fibrosing mediastinitis and thrombosis of superior vena cava associated with Behçet's disease. Eur J Radiol,2003, 48(2):209-212.

［4］ PEIKERT T,COLBY TV,MIDTHUN DE,et al. Fibrosing mediastinitis:clinical presentation,therapeutic outcomes,and adaptive immune response. Medicine(Baltimore),2011,90 (6):412-423.

［5］ KHALID M,KHAN I,RAHMAN Z,et al. Fibrosing Mediastinitis:Uncommon Life-threatening Complication of Histoplasmosis. Cureus,2018,10(4):e2532.

［6］ WIGHTMAN SC,KIM AW,PROIA LA,et al. An unusual case of Aspergillus fibrosing mediastinitis. Ann Thorac Surg,2009,88(4):1352-1354.

［7］ LIU TX,GAO L,XIE S,et al. Clinical and imaging spectrum of tuberculosis-associated fibrosing mediastinitis. Clin Respir J,2018,12(5):1974-1980.

［8］ HU Y,QIU JX,LIAO JP,et al. Clinical Manifestations of Fibrosing Mediastinitis in Chinese Patients. Chin Med J (Engl),2016,129(22):2697-2702.

［9］ WU Z,JARVIS H,HOWARD LS,et al. Post-tuberculous fibrosing mediastinitis:a review of the literature. BMJ Open Respir Res,2017,4(1):174.

［10］ DEVARAJ A,GRIFFIN N,NICHOLSON AG,et al. Computed tomography findings in fibrosing mediastinitis. Clin Radiol,2007,62(8):781-786.

［11］ GARRANA SH,BUCKLEY JR,ROSADO - DE - CHRISTENSON ML,et al. Multimodality Imaging of Focal and Diffuse Fibrosing Mediastinitis. Radiographics,2019,39 (3):651-667.

# 第四节　其他少见的纵隔病变

## 一、淋巴管瘤

淋巴管瘤是一种肿瘤性或瘤状的良性肿瘤,由增生的淋巴管组成,含有乳糜物质,大小不一,大体呈囊性或海绵状。通常占据纵隔上部和前纵隔。根据其所含淋巴管通道的大小,在组织学上可分为单纯性(毛细血管)、洞穴样或囊性水瘤。囊性淋巴管瘤最常见,可能是单房或多房,肿块内有时可见薄间隔,主要引起胸腔积液[1,2]。我们收治的患者儿童大多数以血性胸腔积液就诊,当发生积液时,淋巴管瘤缩小,影像学和纵隔超声不易发现,若怀疑本病,应在积液减少或者消失时检查以明确诊断。

## 二、卡斯尔曼病

为淋巴增生性疾病。临床分为两大类:局限性和多中心性卡斯尔曼病(multicenter Castleman's disease,MCD)。组织学上,卡斯尔曼病分为透明血管型和浆细胞型。常见于胸部,位于前纵隔以及中后纵隔。透明血管性卡斯尔曼病的典型表现为孤立性肿块,增强 CT 和 MRI 上有明显强化,肿块内可见供血血管和流空,反映肿瘤血管过多。MCD 显示多个淋巴结肿大和闭塞性细支气管炎或肺间质病变。详见本书第十二章。

(赵顺英)

## 参考文献

［1］ CHARRUAU L,PARRENS M,JOUGON J,et al. Mediastinal lymphangioma in adults:CT and MR imaging features. Eur Radiol,2000,10(8):1310-1314.

［2］ DIONÍSIO AC,GOMES R,CERNADAS E,et al. Giant Cystic Mediastinal Lymphangioma. Eur J Case Rep Intern Med,2019,7(1):001323.

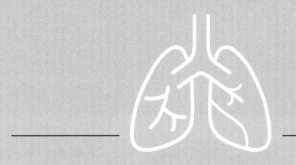

第二十四章

胸腔少见疾病

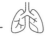

# 第一节　胸腔积液病因分析

正常情况下,胸膜腔处于负压状态,只有少量浆液起润滑作用。若液体在胸膜腔内异常积聚即形成胸腔积液。根据胸腔积液的性质,将胸腔积液分为漏出液、渗出液、脓胸、血性胸腔积液、血胸以及乳糜胸等。

## 一、胸腔积液的诊断

有无胸腔积液是诊断的开始,发热、咳嗽、胸痛以及呼吸困难提示可能存在胸腔积液。积液量少时可无阳性体征,有时可闻及胸膜摩擦音。积液中等量以上时患侧呼吸运动减弱,触觉语颤减弱或消失,叩诊浊音或实音,呼吸音减弱或消失,气管、纵隔、心脏可移向健侧。

**1. 胸部影像学**　胸部正位 X 线片能发现积液,少量积液时肋膈角变钝,首选直立位 X 线检查,因卧位时液体沿着整个受累的胸膜后部分布而不是横膈膜表面,肋膈角变钝不甚明显,容易漏诊。中等至大量积液可见大片致密阴影和胸膜线、膈肌消失。肺底部积液可见患侧膈肌升高。胸部 CT 对于积液的发现更敏感,还可发现原发病的表现。

**2. 超声检查**　是诊断积液和指导胸腔穿刺的重要检查。文献报告超声检查可以发现影像学难于发现的积液[1]。

## 二、胸腔积液的病因及分析

儿科医生可根据患儿年龄、临床征象、影像学表现、胸腔积液的性质和辅助检查等判断病因。年龄对于病因有一定提示作用,例如脓胸多见于 3 岁以下婴幼儿,单纯的结核性胸膜炎常见于 3 岁以上患儿等。临床征象和影像学所见亦有助于鉴别病因,如发热多见于感染性病因,不伴发热多见于引起漏出液的疾病。咳嗽症状不明显而呈中至大量积液者多见于结核性胸膜炎。肺部实变伴发胸腔积液多见于肺炎支原体性或细菌性,仅有积液表现而无肺部感染(实变阴影)多见于单纯结核性胸膜炎。

胸腔积液的检查内容包括外观、细胞数量以及分类、蛋白质、葡萄糖、类脂、胸液乳酸脱氢酶(lactate dehydrogenase,LDH)、腺苷脱氨酶(adenosine deaminase,ADA)等。胸腔积液外观可为典型脓胸、血胸以及乳糜胸的表现,也可大概判断是否为渗出液。当漏出液和渗出液在其他指标方面不好鉴别时,胸腔积液蛋白质/血清蛋白质比值 >0.5,且胸腔积液 LDH/血清 LDH 比值 >0.6 可提示为渗出液。葡萄糖含量明显降低,不仅提示化脓性胸腔积液,也提示是否需要进行胸腔引流,其含量明显降低也见于类风湿关节炎。若胸膜病变范围较广,使葡萄糖及酸性代谢物难以透过胸膜,可使葡萄糖含量减低,提示肿瘤广泛浸润,其胸腔积液中恶性肿瘤细胞发现率亦高。胸腔积液 LDH 活性可反映胸膜炎症的程度,其值越高,炎症程度越重,一般认为 >1 000U 提示化脓性可能大。除血性胸腔积液外,若胸腔积液 LDH/血清 LDH 比值 >3,需警惕恶性淋巴瘤可能。另外,文献报道 ADA 对于鉴别结核性与其他感染性胸腔积液意义不大[2],成人 ADA 主要用于鉴别结核与肿瘤性疾病。乙醚试验、胆固醇、甘油三酯水平可明确乳糜胸。胸液涂片查找细菌及培养,有助于病原诊断。

渗出性胸腔积液最常见,分为感染性和非感染原因。感染主要见于结核、肺炎支原体和细菌,非感染性病因主要见于结缔组织病以及恶性肿瘤。系统性红斑狼疮、类风湿关节炎、皮肌炎均可以胸腔积液为主要表现就诊,一般为渗出液,要特别注意有无其他结缔组织病的肺外表现如皮疹、关节炎、肌无力等以及胸腔积液的针对性检查,系统性红斑狼疮并发胸腔积液者,外周血自身抗体阳性,胸腔积液中抗核抗体滴度可达 1∶160 以上,也易找到狼疮细胞,补体 C3、C4 成分降低。如果胸腔积液合并心包积液和/或腹水,称为多发性浆膜腔积液,首位原因为结核病,偶有 EB 病毒和肺炎支原体感染,其次为恶性淋巴瘤,系统性红斑狼疮等结缔组织疾病也可引起多发性浆膜腔积液。

脓胸一般为肺炎旁胸腔积液,由细菌感染引起,然而寄生虫性胸膜炎尤其是肺吸虫感染,由于虫体破坏激发炎症反应,胸腔积液检查可出现白细胞总数升高、中性粒细胞占比升高以及葡萄糖水平降低,类似于脓胸,在脓胸病因诊断时,应根据外周血嗜酸性粒细胞计数、胸腔积液是否游走以及饮食史等鉴别有无寄生虫,特别是肺吸虫感染。血性胸腔积液原因分为感染性和非感染原因,感染性疾病以结核病多见,肺炎支原体感染也可引起,偶有细菌感染引起。非感染因素包括淋巴瘤和其他肿瘤、淋巴血管瘤破裂、外伤、肺栓塞、胰源性疾病导致的胰腺胸膜瘘等,少见病因为畸胎瘤或肠源性囊肿破裂,若胸腔积液淀粉酶水平大于血淀粉酶时,应考虑胰腺源性胸腔积液,是非常简单的诊断胰腺胸膜瘘的方法,影像学表现包括纵隔或肺门淋巴结肿大或仅有胸腔积液和受压的肺不张,而无肺内实变有助于结核性诊断。若存在纵隔增宽、气道或血管受压、肺内肿块、胸腔积液增长迅速、LDH 升高等征象,有助于淋巴瘤的诊断。乳糜胸的原因包括先天性淋巴发育异常、淋巴瘤和结核病、外伤、丝虫病等损伤淋巴管或者血管淋巴瘤破裂,但淋巴血管瘤更常见血胸和乳糜胸混合。根据年龄、有无外伤史以及胸腔积液检查和影像学检查、PPD 试验、胸腔积液沉渣寻找肿瘤细胞等鉴别。

漏出液一般见于:①胸膜毛细血管内静水压增高的疾病,见于充血性心力衰竭、缩窄性心包炎、上腔静脉阻塞综合征等。缩窄性心包炎易被误诊,对于不明原因的漏出液,可行心脏彩超及胸部 CT 检查,若心包出现增厚、粘连和钙化等改变,有助于缩窄性心包炎的诊断。②胸膜毛细血管内胶体渗透浓度降低的疾病,如各种原因引发的低蛋白血症、肝硬化、肾病综合征、急性肾小球肾炎等。注意少数肾小球肾炎合并充血表现(肾外表现),可以胸腔积液就诊,而尿检改变

不明显,但高血压的存在有利于诊断。

上述检查不能确诊者,可经胸腔镜或剖胸直视下病理活检。利用胸腔镜胸膜活检对鉴别肿瘤及判定有无胸膜肉芽肿性病变,包括结核、真菌感染等有一定帮助。对于肺结核合并的胸腔积液,可进行支气管镜检查以明确有无支气管结核。

需要提醒的是淋巴瘤累及胸膜时,可引起渗出性胸腔积液,也可因胸导管受阻,淋巴引流受阻,形成乳糜胸,如心包受累而产生心包积液。当淋巴瘤引起上腔静脉受阻而使血管内静水压升高或因淋巴瘤引起低蛋白血症时,胸腔积液可为漏出液。

(赵顺英)

## 参考文献

[1] KOENIG SJ,NARASIMHAN M,MAYO PH. Thoracic ultrasonography for the pulmonary specialist. Chest,2011,140(5):1332-1341.

[2] 王维,彭小霞,崔虹艳,等.腺苷脱氨酶在儿童结核性胸膜炎的诊断意义.国际儿科学杂志,2015,42(4):447-449.

# 第二节　乳　糜　胸

乳糜胸是由于多种原因导致胸导管损伤,引起淋巴乳糜液外漏并积存于胸膜腔中的疾病,乳糜胸是相对少见的胸腔积液的病因,但在新生儿最常见的胸腔积液形式。

## 一、淋巴管系统的解剖学和生理学特点

人的淋巴管系统有 3 个主要功能:系统性循环运送脂类和脂溶性维生素,将腔隙内过量的液体和渗出的蛋白收集和回收至循环系统以及将淋巴细胞回收至循环系统。

乳糜液通过乳糜管运送至位于第二腰椎前方的乳糜池。胸导管穿过膈肌的食管裂孔进入胸腔,在后纵隔胸膜外上升至脊柱右侧,在奇静脉和降主动脉之间,靠近食管和心包膜。在第 4~6 胸椎,胸导管穿过脊柱左侧,继续向头部延伸,进入主动脉弓、锁骨下动脉和食管左侧的上纵隔。进入胸腔后,在锁骨上方呈 3~5cm 的弓形,向前穿过锁骨下动脉、椎动脉和甲状颈干,终止于左颈静脉和左锁骨下静脉附近[1]。

乳糜液是一种非炎性、碱性的抑菌液,主要成分为脂肪、胆固醇、电解质、蛋白质、葡萄糖和丰富的淋巴细胞。乳糜液蛋白通常 >3g/L,电解质成分与血清

相似。淋巴细胞计数在 400~6 800/mm³,绝大多数为 T 淋巴细胞。乳糜液为乳白色液体,静置可分为 3 层,最上层为含有乳糜微粒的乳脂状层,乳状中间层和包含细胞成分的底层,其中大多数为小淋巴细胞。胸导管每天运输 1.5~2.5L 的乳糜液(健康成人最大为 4L/d),其流量取决于饮食、药物、肠道功能和机体活动,在摄入脂肪后的 2~3 小时,流量可增加 2~10 倍,在饮水后流量可增加 20%。

## 二、乳糜胸的病因

婴儿和儿童乳糜胸的病因由于患儿年龄或胸导管损伤机制的不同而不同,可能为淋巴管先天性异常所致,其中肺淋巴管瘤和淋巴管扩张是两种最常见引起乳糜胸的淋巴管病变。肺淋巴管瘤是淋巴组织局灶增生分化性疾病,而肺淋巴管扩张为小叶间和胸膜下淋巴管的弥散性扩张[2],为新生儿期的主要致死性疾病,也可继发于淋巴引流异常或淋巴生成增加的疾病如先天性心脏病或肺静脉阻塞。肺淋巴管瘤常伴有其他器官淋巴管发育异常,约 1% 的淋巴管瘤局限于胸部,纵隔病变常为头部、颈部延伸而来,也可独立发生。

乳糜胸可为唐氏综合征、特纳综合征和 Noonan 综合征的一种临床表现,常伴有先天性肺淋巴管扩张[3],其他与乳糜胸相关的综合征包括 X 连锁肌小管肌病和 Gorham-Stout 综合征[4,5]。非免疫性胎儿水肿的新生儿可出现乳糜胸。黄甲综合征可在新生儿期和儿童引起乳糜胸[6]。

创伤及手术并发症可以导致胸导管破裂或撕裂,引起乳糜胸。非医源性创伤也可导致乳糜胸的发生,包括胸部钝器伤或穿透性创伤、突然过度伸展、胸壁或胸椎的拉伸、椎骨骨折、严重咳嗽或呕吐以及婴儿分娩挤压。上腔静脉或锁骨下静脉的静脉血栓或阻塞可导致胸导管破裂。无名静脉或左锁骨下静脉血栓形成和 Fontan 手术可并发乳糜胸[7]。

乳糜胸可由各种肿瘤引起,主要见于淋巴瘤、畸胎瘤,少见于神经源性肿瘤、肾母细胞瘤、卵巢肿瘤及卡波西肉瘤等,最常见的肿瘤是淋巴瘤,为淋巴瘤的临床表现之一,是提示淋巴瘤的线索之一。

感染如结核分支杆菌、组织胞浆菌和寄生虫感染等,可因病变的淋巴结阻塞胸导管引起乳糜胸。

我科室收治的乳糜胸病例最常见的病因为淋巴管先天性异常,其次为淋巴瘤和外伤(包括坠床),Noonan 综合征、Gorham-Stout 综合征、胎儿水肿、黄甲综合征引起的乳糜胸仅为个例。我们也发现胎儿水肿伴有乳糜胸的患者为遗传代谢性疾病的表现之一,黄指/趾甲综合征伴有的乳糜胸为抗体免疫缺陷病引起。此外,我们也发现神经纤维瘤病、结节性硬化可出现乳糜胸。

根据文献[1]和既往我们的研究,将儿童乳糜胸的常见病因整理如表 24-1。

表 24-1　儿童乳糜胸的常见病因

Ⅰ先天性乳糜胸
　　先天性淋巴管畸形:淋巴管瘤和淋巴管扩张
　　与综合征相关:Noonan 综合征、Gorham-Stout 综合征、胎儿水肿、黄甲综合征、神经纤维瘤病、结节性硬化等

Ⅱ损伤性:各种外伤和手术

Ⅲ肿瘤相关:淋巴瘤、畸胎瘤等

Ⅳ其他病因:如结核感染、寄生虫感染等

## 三、临床表现

乳糜胸的表现与胸腔积液的量和起病急缓有关。少量患者可无症状,中至大量,可出现呼吸困难、咳嗽和胸部不适。大量液体的快速积聚会导致相应的血流动力学并发症,发生严重的心肺功能不足,出现低血压、发绀和严重呼吸窘迫。先天性乳糜胸可表现为占位性病变,并限制肺的正常发育,出生时出现呼吸窘迫。体格检查可有双侧或单侧肺部叩诊浊音。慢性乳糜胸患者可出现肌肉消耗、体重减轻和其他营养不良的表现。由于淋巴细胞减少和低免疫球蛋白血症,患者可出现免疫功能受损。与综合征相关的先天性淋巴管发育异常可伴有相应的表现如发育迟缓、面容畸形、黄指甲等,有时皮肤可见淋巴血管异常。我们发现结节性硬化患者可伴有肉眼可见的胸部皮肤淋巴管血管异常。

## 四、诊断

胸部 X 线可以显示胸腔积液并评估积液的大小和位置。使用卧位、侧位胸部 X 线片或超声检查可确定胸膜腔中是否存在游离液体以及是否出现机化。

第一步是抽吸胸腔积液进行诊断,胸腔穿刺术可见乳糜液为白色、无臭、乳状。脓胸可形成乳状物,为悬浮的白细胞,离心后得到的上清液外观透明,而乳糜液离心后不透明,如混浊系胆固醇晶体所致加入 1~2ml 乙醚后可变清。诊断乳糜胸的最佳方法是检测胸腔积液的甘油三酯和胆固醇水平。如甘油三酯水平 >110mg/dl,且胸腔积液与血清胆固醇的比值 <1.0 则可确诊。假性乳糜胸的比值通常 >1.0。也可通过脂蛋白分析寻找乳糜微粒明确乳糜胸的诊断。先天性乳糜胸的胸腔积液可呈浆液性,患者开始纳奶后即变为乳糜状。

乳糜胸确定后,第二步应对病因进行分析,根据患者年龄、有无发热等临床表现以及影像学表现,初步进行病因判断,影像学可提示结核感染引起的胸内肿大淋巴结,淋巴瘤引起的肺内肿块等,肺淋巴管瘤和淋巴管扩张症的诊断可通过淋巴闪烁显像、CT 及 MRI 诊断[8],肺活检是确诊的金标准。怀疑基因有关的综合征应进行基因检测确定。

## 五、治疗

### (一)非手术治疗

乳糜胸的管理目标是通过引流胸腔积液缓解呼吸道症状,通过治疗潜在病因来预防复发以及治疗营养不良等。

如果积液量很大并影响呼吸或者积液很可能复发,则应放置引流管以持续引流胸腔积液。引流液定量有助于指导液体失衡的治疗,每天引流液作为临床转归的指导(每天 <10ml/kg 提示好转,非手术

治疗 4 周后,每天 >10ml/kg 提示治疗失败)。重症患者需要辅助呼吸治疗。呼气末正压通气可压迫受损胸导管,有助于减少乳糜液流动。

在无脂饮食中添加中链甘油三酯[9]。中链甘油三酯包含碳链长度 8~12 的饱和脂肪酸,可直接吸收到门静脉系统中,绕过淋巴管引流,但中链甘油三酯配方不含必需脂肪酸,因此如使用超过 3 周需补充必需脂肪酸。也有应用全胃肠外营养以缓解肠道压力。

一氧化氮(NO)和依替福林也用于乳糜胸治疗[10,11]。NO 能够增加通过心脏右侧的前向血流,降低肺动脉压和全身静脉压,而肺动脉高压导致的功能性静脉阻塞是导致乳突漏持续存在的原因之一。依替福林是一种拟交感神经药,引起全身平滑肌收缩,通过胸导管的收缩来减少乳糜流,已用于少数成人术后乳糜胸的治疗。

我科室对于淋巴管异常伴乳糜胸的患者,应用西罗莫西治疗。

### (二)手术治疗

当药物治疗乳糜量无明显减少时,应考虑外科手术。目前关于手术时间尚无共识。有建议认为积液持续超过 2 周则可进行手术。有建议将特定乳糜液量作为手术的指征(例如儿童 100ml/岁)。大多数研究建议在外科手术治疗之前,延长 3~4 周的保守治疗时间。如果发现乳糜泄露的位置明确或流量过大无法自发愈合,则建议尽早进行手术,成功的手术治疗能够缩短住院时间,并降低营养不良和免疫抑制的发病风险[1]。

目前有多种手术可用于治疗乳糜胸。如果通过淋巴管造影确定了胸导管的破裂部位,直接手术结扎胸导管就可治疗乳糜胸,通常使用胸腔镜[12,13]。

另一种治疗乳糜胸的方式是用化学或手术方式阻塞胸膜腔。四环素、滑石粉、博来霉素、纤维蛋白胶和聚维酮碘都已应用于治疗[14]。OK-432 是一种化脓性链球菌的无活性制剂,也是用于新生儿的有效硬化剂[15]。

处理乳糜胸的第三种外科手术方法是放置胸膜腹腔分流器,从胸膜腔排出乳糜而不丢失液体[16]。分流器是胸膜和腹膜之间的一种单向皮下连接,可以通过局部麻醉插入,用于饮食治疗、胸腔穿刺术或导管胸膜腔造口术难以治疗的患儿,有效率为 75%~90%。植入分流器后,大多数患儿的淋巴管损伤会自发闭合,分流器在植入 30~90 天后可移除。如果乳糜胸腔

引流持续超过 5 天,建议放置分流器。分流器也已用于治疗早产儿和胎儿的乳糜胸。

(徐玮涵　李惠民)

## 参考文献

[ 1 ] TUTOR JD. Chylothorax in infants and children. Pediatrics,2014,133(4):722-733.

[ 2 ] ATTAR MA,DONN SM. Congenital chylothorax. Semin Fetal Neonatal Med. 2017,22(4):234-239.

[ 3 ] RILEY LE,ATAYA A. Clinical approach and review of causes of a chylothorax. Respir Med,2019,157(1):7-13.

[ 4 ] SMETS K. X-linked myotubular myopathy and chylothorax. Neuromuscular Disorders Nmd,2008,18(2):183-184.

[ 5 ] KOSE M,PEKCAN S,DOGRU D,et al. Gorham-Stout Syndrome with chylothorax:successful remission by interferon alpha-2b. Pediatric Pulmonology,2010,44(6):613-615.

[ 6 ] SLEE J,NELSON J,DICKINSON J,et al. Yellow nail syndrome presenting as non-immune hydrops:second case report. American Journal of Medical Genetics,2010,93(1):1-4.

[ 7 ] CHAN SY,LAU W,WONG WHS,et al. Chylothorax in Children After Congenital Heart Surgery. Annals of Thoracic Surgery,2006,82(5):1650-1656.

[ 8 ] CHOLET C,DELALANDRE C,MONNIER-CHOLLEY L,et al. Nontraumatic Chylothorax:Nonenhanced MR Lymphography. Radiographics,2020,40(6):1554-1573.

[ 9 ] MCCRAY S,PARRISH CR. Nutritional Management of Chyle Leaks:An Update. Practical Gastroenterology,2011,35(4):12-32.

[ 10 ] BERKENBOSCH JW,WITHINGTON DE. Management of postoperative chylothorax with nitric oxide:a case report. Critical Care Medicine,1999,27(5):1022-1024.

[ 11 ] GUILLEM P,BILLERET V,LECOMTE HM,et al. Successful management of post-esophagectomy chylothorax/chyloperitoneum by etilefrine. Diseases of the Esophagus,1999,12(2):155-156.

[ 12 ] NATH DS,SAVLA J,KHEMANI RG,et al. Thoracic Duct Ligation for Persistent Chylothorax After Pediatric Cardiothoracic Surgery. Annals of Thoracic Surgery,2009,88(1):246-252.

[ 13 ] PEGO-FERNANDES PM,NASCIMBEM MB,RANZANI OT,et al. Video-assisted thoracoscopy as an option in the surgical treatment of chylothorax after cardiac surgery in children. Jornal brasileiro de pneumologia:publicacao oficial da Sociedade Brasileira de Pneumologia e Tisilogia,2011,37(1):28-35.

[ 14 ] PLATIS IE,NWOGU CE. Chylothorax. Thoracic Surgery Clinics,2006,16(3):209-214.

［15］MATSUKUMA E,AOKI Y,SAKAI M,et al. Treatment with OK-432 for persistent congenital chylothorax in newborn infants resistant to octreotide. Journal of Pediatric Surgery,2009,44(3):e37-e39.

［16］ENGUM SA,RESCORLA FJ,WEST KW,et al. The use of pleuroperitoneal shunts in the management of persistent chylothorax in infants. Journal of Pediatric Surgery,1999,34(2):286-290.

# 第三节　自发性气胸

自发性气胸(spontaneous pneumothorax,SP)是一种少见疾病,指没有明显外伤和医源性器械引起的空气进入胸膜腔,主要分为原发性和继发性。原发性自发性气胸(primary spontaneous pneumothorax,PSP)是指无基础肺部疾病或胸廓外伤的患者,胸腔内出现空气。复发性原发性自发性气胸(recurrent primary spontaneous pneumothorax,RPSP)指同侧或者对侧在不同时间反复发生气胸[1]。PSP通常影响年轻和高大的男性患者,常常是身材纤细的青少年,18岁以下罕见,双侧非常罕见。继发性气胸多发生于有基础性肺疾病的患者,如哮喘、囊性纤维化、结缔组织病。

## 一、病理生理学

PSP的病理生理机制尚不十分清楚,常见为肺结缔组织发生改变,空气容易从气道泄漏进入胸膜腔。原发性和继发性PS发生机制涉及多种机制,没有一种机制可解释所有病例。儿童PSP可能是由急性跨肺压增高或脏层胸膜缺损引起,患者肺尖部位多有大疱和胸膜下小囊泡,导致肺胸膜漏气,囊泡或大疱的自发破裂通常被认为是导致气胸的主要机制。28%~100%原发性患儿和70%~90%进行VATS或其他胸科手术的患者进行CT扫描可发现肺大疱,有报道绝大多数病例能找到小疱,主要分布在上叶的肺尖[2,3]。有观点认为肺结缔组织缓慢变化可产生肺大疱/小囊泡,在接受囊泡或大疱切除术的患者的肺尖部弹性纤维中存在特殊的超微结构异常,提示局限性结缔组织发育异常或肺结缔组织缓慢变化,导致囊泡或大疱的形成。

一些PSP患者在胸部CT或胸腔镜检查中没有显示气泡或大疱。鉴于肺泡和胸膜腔之间的沟通机制可能是多因素的,其中涉及年龄、性别、生活习惯、环境和遗传因素之间的复杂相互作用,目前认为"胸膜孔隙"理论可解释气胸的发生。该理论指脏层胸膜上的间皮细胞被具有更多空隙的炎症层所取代,使得空气渗漏到胸腔[1]。此外,由于PSP青少年通常瘦高,少年时期快速的纵向生长会在肺尖产生更

大的扩张压力,对于已经有局部超微结构缺陷的个体,更大的孔隙度或更大的膨胀压力是否会导致气泡或大疱的形成或促进气胸的发展,目前尚不十分清楚。此外,自发性气胸的出现与大气压力的变化亦有关,我们收治PSP患儿多见于暑期,考虑与大气压力变化有一定关系。

在PSP病例中,目前尚未发现确切的遗传异常,90%的PSP儿童无家族史,称为散发性气胸,通过对散发性气胸队列的遗传研究,发现一些散发气胸病例存在卵巢滤泡激素的(folliculin,FLCN)基因存在突变[4],该基因已被定位到第17号染色体短臂,与Birt-Hogg-Dubé综合征(BHDS)的突变基因相同。BHDS是家族性PSP个体中最常见的突变类型[5]。其他基因突变也可引起PSP。此外,儿童气胸最常见的病因为哮喘,其主要机制是慢性气道炎症常伴随不同程度的小气道阻塞,为气体漏出至胸膜腔提供了压强。

## 二、病因

根据文献[6]以及我们的经验,总结儿童自发性气胸的病因如表24-2。

表24-2　儿童继发性自发性气胸的病因

| 分类 | 具体病因 |
| --- | --- |
| 气道疾病 | 支气管异物、哮喘、闭塞性细支气管炎、囊性纤维化、先天囊性腺瘤样畸形等 |
| 肺部疾病 | 坏死性肺炎/脓肿、干酪性肺结核、肺气肿等 |
| 遗传性疾病 | 马方综合征、Ehlers-Danlos综合征、Birt-Hogg-Dube综合征、结节性硬化症/淋巴管平滑肌瘤以及其他多种综合征,包括遗传代谢性疾病 |
| 肿瘤性疾病 | 朗格汉斯细胞组织细胞增生症、转移瘤等 |
| 炎性/结缔组织疾病 | 系统性红斑狼疮、皮肌炎等 |
| 月经期气胸 | 见于月经前后或月经期 |

气胸可以是多种遗传综合征的并发症,与气胸相关的遗传综合征包括:①肿瘤抑制基因突变,如

BHDS、结节性硬化症/淋巴管平滑肌瘤等。②结缔组织疾病发育异常综合征：如马方综合征、埃勒斯-当洛综合征Ⅳ型、α₁抗胰蛋白酶缺乏症、Loeys-Dietz综合征、皮肤松弛症等。③与肺结构有关，如囊性纤维化、Sotos综合征、脊髓小脑共济失调、端粒酶反转录酶（*TERT*基因）突变、遗传性黏液表皮发育不良、弥漫性树突状肺骨化等。皮肤松弛症患者皮肤松弛、缺乏弹性，特别是颈部、手部、腹股沟、面部和躯干，可伴有肺气肿和支气管扩张。Loeys-Dietz综合征是由*TGFBR2*、*TGFBR1*、*SMAD3*、*TGFB2*和*TGFB3*突变引起的常染色体显性遗传病，这些基因编码转化生长因子-β（transforming growth factor-β，TFG-β）信号通路的组成部分。气胸是Loeys-Dietz综合征的一个偶发表现，其他特征包括血管异常（动脉瘤、动脉剥离等）、骨骼异常（漏斗胸、关节松弛或收缩、颈椎不稳、脊柱侧弯、高足弓）、皮肤异常（皮肤透明、营养不良瘢痕、易瘀伤）、悬雍垂分叉、腭裂、颅缝早闭和子宫破裂。

### 三、临床表现

　　SP在静息时发病多于用力活动时，抬重物和拉伸等增加胸膜腔压力的动作可诱发气胸。SP的常见症状为急性发作的胸痛和/或呼吸困难，咳嗽不多见[7]，呼吸困难是SP最主要的表现，病初可发生胸痛，类似于胸膜炎（剧烈、深吸气时加重），以后进展为持续性钝痛。即使未经治疗，原发性气胸的症状也通常在1~3天之内缓解，但多数患者的气胸会持续存在。体格检查的发现与气胸的大小有关，中至大量气胸时，可发现语音震颤减低或消失，呼吸音减低或消失，有呼吸困难，窦性心动过速[8]。小量气胸可能无明显阳性体征，单侧胸廓饱满、肝脏或脾脏下移见于大量气胸患者。胸腔压缩50%以上时，可发生张力性气胸和休克，需要紧急治疗。

### 四、诊断

　　病史和体格检查怀疑SP时，胸部X线片为主要诊断依据，通过直立后前位胸部X线片可确诊，侧位或侧卧位胸部X线片看不到气胸或能看到的气胸量很少。若临床高度怀疑SP，但胸部X线片可疑或阴性，应进一步行胸部CT检查，可发现较小的气胸。目前胸部超声是诊断小儿气胸的有效方法[9]。

### 五、病因

　　气胸可为结缔组织发育异常或呼吸系统疾病等

疾病的首发表现，一旦发生，应根据临床表现和影像学表现评估有无结缔组织疾病、呼吸系统疾病包括哮喘、异物吸入、先天性畸形以及遗传性疾病等，除肺功能测试外，需要进行胸部CT检查，尤其对于肺功能检查异常、有气胸家族史、有囊性病变家族史、青春前期儿童以及1次以上复发患者等，均必须进行胸部CT检查。PSP患者通过CT扫描发现肺大疱，有助于制订合适的治疗方案[1]。一些研究认为CT扫描发现肺大疱，可作为PSP患者再次出现气胸的预测方法。

　　基因检测适宜人群：有气胸家族史，体格检查提示存在气胸相关综合征，包括皮肤异常（纤维毛囊瘤、毛癣、皮肤赘生物、灰斑、半透明皮肤）、骨骼异常（漏斗胸/隆突、脊柱侧弯、腕征）、面部异常（薄唇、鞍鼻、小颌等面部特征）或胸部CT结果提示有潜在的囊性肺疾病者，应进行基因检测，以明确有无遗传性疾病。但应注意的是，在儿童期，上述皮肤、面部异常可不明显，因此对于不明原因或者复发性SP患者，可进行基因检测以明确病因。

### 六、治疗

　　目前有关气胸的处理措施尚未统一，应根据气胸的大小、SP的类型（原发性、继发性、复发原发性和复发继发性）选择适宜的治疗方法。

　　英国胸科学会（British Thoracic Society，BTS）和美国胸科医师学会（America College of Chest Physicians，ACCP）提出判断成人气胸的标准：大量气胸为空气从胸膜线到胸壁顶距离≥3cm或在肺门水平处，整个肺外侧缘与胸壁之间≥2cm。在儿童患者，气胸的大小与全胸大小有关。计算成人气胸大小的多种方法在儿科应用受限。一般认为PSP<15%~20%为小量气胸，需要非侵入性治疗。其他观点认为肺周围气体边缘<2cm定义为小量，如果肺受压50%则为中量。

　　对于首次发作的PSP，治疗方案包括无创措施等待观察、穿刺抽气引流、胸管引流、选择胸腔镜手术（VATS）[7,10,11]。无血流动力学或呼吸障碍的PSP患者可以暂时观察，在无低氧血症的情况下，不建议给氧以延迟气胸的吸收。

　　一项最新纳入9项回顾性研究的荟萃分析，包括1 452例青少年患者，年龄<21岁，发现手术治疗的复发率低于保守治疗（比值比1.95；95%置信区间为1.15~3.32）。此外，先行保守治疗，后行手术的复发率较低，提示手术治疗在预防复发方面可能比保

守治疗更加有效。早期手术可能是青少年原发性自发性气胸的最佳选择[12]。

张力性气胸是 SP 的潜在并发症，甚至可以作为疾病的初始表现。张力性气胸是一种危及生命的疾病，其胸膜内压力大于大气压，导致同侧肺呼吸音降低或消失、低血压、压迫心脏和其他心脏结构，必须立即用穿刺针在锁骨中线穿刺，随后在腋中线处放置大口径胸腔引流管来治疗。

对于初次介入治疗后超过4天仍有气漏的患者，推荐手术治疗，特别是 VATS。由于没有可靠的预测青少年 SP 复发的指标，包括胸部 CT 显示的囊泡或大疱，不建议对非复杂的首次发作者进行手术。但目前研究发现，单因素分析显示男性、马方综合征以及囊性纤维化、大量气胸和胸部 CT 存在囊泡或大疱是复发的高危因素，但多因素分析仅提示胸部 CT 存在囊泡或大疱与复发有统计学意义[10]。

继发性 SP 的患者呼吸储备低，即使是仅 CT 可见的小气胸也需要及时处理。

预防 SP 复发的主要措施是避免处于气胸发作风险高的环境，包括飞行和潜水。

（徐玮涵　李惠民）

## 参考文献

[1] KUO PY, NONG BR, HUANG YF, et al. Primary spontaneous pneumothorax in children: a literature review. Pediatr Respirol Crit Care Med, 2018, 2(2): 25-31.

[2] NATHAN N, GUILBERT J, LARROQUET M, et al. Efficacy of blebs detection for preventive surgery in children's idiopathic spontaneous pneumothorax. World J Surg, 2010, 34(1): 185-189.

[3] ZGANJER M, CIZMIĆ A, PAJIĆ A, et al. Primary spontaneous pneumothorax in pediatric patients: our 7-year experience. J Laparoendosc Adv Surg Tech A, 2010, 20(2): 195-198.

[4] FRÖHLICH BA, ZEITZ C, MÁTYÁS G, et al. Novel mutations in the folliculin gene associated with spontaneous pneumothorax. Eur Respir J, 2008, 32(5): 1316-1320.

[5] BOONE PM, SCOTT RM, MARCINIAK SJ, et al. The Genetics of Pneumothorax. Am J Respir Crit Care Med, 2019, 199(11): 1344-1357.

[6] ROBINSON PD, COOPER P, RANGANATHAN SC. Evidence-based management of paediatric primary spontaneous pneumothorax. Paediatr Respir Rev, 2009, 10(3): 110-117.

[7] ROBINSON PD, BLACKBURN C, BABL FE, et al. Management of paediatric spontaneous pneumothorax: a multicentre retrospective case series. Arch Dis Child, 2015, 100(10): 918-923.

[8] DOTSON K, JOHNSON LH. Pediatric spontaneous pneumothorax. Pediatr Emerg Care, 2012, 28(7): 715-720.

[9] VASQUEZ DG, BERG GM, SROUR SG, et al. Lung ultrasound for detecting pneumothorax in injured children: preliminary experience at a community-based Level II pediatric trauma center. Pediatr Radiol, 2020, 50(3): 329-337.

[10] GARIÉPY M, BEAUNOYER M, MIRON MC, et al. Management and recurrence of spontaneous pneumothorax in children. Paediatr Child Health, 2020, 25(2): 86-92.

[11] WILSON PM, RYMESKI B, XU X, et al. An evidence-based review of primary spontaneous pneumothorax in the adolescent population. Am Coll Emerg Physicians Open, 2021, 2(3): e12449.

[12] HUNG CS, CHEN YC, YANG TF, et al. Systematic review and meta-analysis on juvenile primary spontaneous pneumothorax: Conservative or surgical approach first? PLoS One, 2021, 16(4): e0250929.

# 第四节　血　　胸

血胸（hemothorax）的定义为胸膜腔内积聚血液或胸腔积液的血细胞比容大于血液的 50%。与血性胸腔积液不同，后者的胸腔积液与血液类似，血细胞比容为 5% 左右。胸腔积液血细胞比容低于 50% 并不能除外血胸，因血胸存在 3~4 天后，可被胸腔内液体稀释。

导致血胸的出血可以起源于胸壁、肋间血管、乳内动脉、大血管、纵隔、心肌、肺实质、膈肌或腹部。分为外伤性、自发性和医源性三大类原因，外伤性和医源性均与外力损伤有关，病史清楚明确，容易诊断，本节仅介绍自发性血胸。

## 一、自发性血胸的病因

自发性血胸的病因分为 4 类，分别为凝血功能异常性疾病、血管性疾病、肿瘤性疾病和其他病因[1]。

**1. 凝血功能异常性疾病**　包括先天性疾病，如血友病或血小板减少或抗凝治疗时如肺栓塞者应用肝素或华法林后发生抗凝相关血胸，依诺肝素和组织型纤溶酶原激活剂（tissue-type plasminogen activator, t-PA）应用后也有发生血胸的可能。

**2. 血管性疾病**　在儿童主要为遗传性疾病。由于血管系统的生理改变，如 Ehlers-Danlos 综合征Ⅳ型（血管型）和遗传性毛细血管扩张症（Rendu-Osler-Weber 综合征）引起的胸膜下肺动静脉瘘（artery vein malformations，AVMs），可导致自发性血胸。我们也发现纵隔淋巴血管瘤可自发破裂，导致自发性血胸。

**3. 肿瘤性疾病**　肿瘤自发性破裂或直接浸润到胸膜腔内或附近的血管引起自发性血胸，常见于纵隔畸胎瘤等。不典型纵隔畸胎瘤难于诊断，我们曾有 1 例纵隔畸胎瘤有反复血胸，导致胸膜显著肥厚。

**4. 其他病因**　包括肺梗死、胰腺疾病、胸腔子宫内膜异位症、肺隔离症、肺部感染等。

根据我们收治的儿童血胸的病因总结，最常见于胰源性疾病引起的胸膜瘘（胰腺胸膜瘘），详见第二十二章消化系统疾病的呼吸系统表现，其次为纵隔畸胎瘤、淋巴血管瘤以及淋巴瘤，分别见相关章节。结核性胸膜炎，肺炎支原体感染偶见血胸，肺部其他病原体感染引起的血胸未见。肺栓塞常引起血性胸腔积液，表现为血胸者少见，相关内容见第十章肺血管疾病。

### 二、自发性血胸的诊断和病因分析

**1. 胸部 X 线**　首选直立位 X 线检查。由于卧位状态下，血液沿整个受累胸膜后部分布而不是横膈膜表面，肋膈角变钝不甚明显，容易漏诊。如果胸膜有粘连，积液量大的患者由于不能直立，胸腔内血量不能准确量化，结果通常存在误差[2]。

**2. 超声检查**　对于血胸，超声检查优于 X 线，为无创性检查，重症患者可进行床边检查，但敏感性受技术影响，对于纵隔畸胎瘤可能漏诊。

**3. 胸部 CT**　较胸部 X 线更敏感，可发现其他疾病的表现如纵隔畸胎瘤等。

诊断血胸后，应进一步根据临床表现、影像学检查以及超声学检查确定病因。其中，影像学表现对病因诊断非常重要，可发现纵隔占位病变以及感染病变等，对于仅有血胸，影像学未发现其他病变者，应考虑胰腺胸膜瘘，进行血液和胸腔积液胰淀粉酶测定，若胸腔积液淀粉酶水平超过血液胰淀粉酶有助于诊断。

### 三、治疗

血流动力学不稳定、血量增加、呼吸窘迫恶化时需要及时引流。血流动力学稳定程度和病情严重程度相关，少量胸腔积液者可以暂时观察，可能自行吸收。若为中等和大量胸腔积液，需胸腔置管引流[3]。

（徐玮涵　李惠民）

## 参考文献

［1］　BRODERICK SR. Hemothorax Etiology，Diagnosis，and Management. Thorac Surg Clin，2013，23（1）：89-96.

［2］　ZEILER J，IDELL S，NORWOOD S，et al. Hemothorax：A Review of the Literature. Clin Pulm Med，2020，27（1）：1-12.

［3］　PATRINI D，PANAGIOTOPOULOS N，PARARAJA-SINGHAM J，et al. Etiology and management of spontaneous haemothorax. J Thorac Dis，2015，7（3）：520-526.

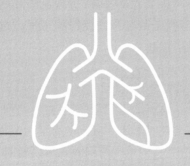

第二十五章

胸腔子宫内膜异位症

# 第一节　胸腔子宫内膜异位症诊治概述

子宫内膜异位症指盆腔子宫腔外存在子宫内膜样腺体和间质,见于6%~10%的育龄妇女。胸腔子宫内膜异位症综合征(thoracic endometriosis syndrome,TES)为Schwarz于1938年首先发现,其特征为胸腔内存在异位的子宫内膜,后者可出现在膈肌、肺实质、内脏和胸膜壁层,甚至气管支气管树,并产生一系列的临床和影像学表现,主要包括以下四种:月经性气胸、血胸、咯血和肺结节。此外,TES患者还可发生胸痛、子宫内膜相关膈疝和胸腔积液[1]。因此,Bobbio等人建议将TES的上述经典定义扩展到与子宫内膜相关的膈疝、子宫内膜相关的胸腔积液以及胸痛等[2]。临床上TES虽然可以单独存在,但常合并泌尿生殖系统和胃肠道系统的子宫内膜异位。在诊断为TES的患者中,半数合并盆腔子宫内膜异位。

## 一、发生机制

目前,针对TES的病因主要有以下理论:生理性因素、迁移性理论、微小栓塞迁移理论以及膈肌气体通道理论[3]。

**1. 生理性因素**　如月经期间前列腺素$F_2$浓度过高,可能引起肺小血管和细支气管收缩,导致肺泡破裂。

**2. 迁移性理论**　该理论机制被认为是子宫内膜细胞可以通过输卵管从子宫迁延到较小的盆腔,再进入膈肌区域。子宫内膜细胞的周期性增殖和坏死可能损伤膈肌,使得前者进一步迁移到肺部和胸膜,导致肺泡损伤和气胸。

**3. 微小栓塞迁移理论**　该理论机制指子宫内膜细胞经血流或淋巴转移扩散到肺组织,在局部形成微栓塞。而胸膜下间质性子宫内膜异位病灶坏死可导致气胸,病灶如靠近气道可引起咯血。TES患者的气胸好发于右侧,原因是右侧淋巴引流系统比左侧更丰富,异位的子宫内膜易通过淋巴转移至右肺。

**4. 膈肌气体通道理论**　该理论认为空气可通过子宫和输卵管进入腹腔,并通过膈肌穿孔,进入胸膜腔。

此外,现有对月经期气胸患者的研究发现,部分患者的膈肌肌腱部分存在单个或多个小孔,膈肌或脏层胸膜存在红、棕色斑点或结节。这些结节(斑点)的本质在组织病理学上为腺细胞、子宫内膜间质和含铁血黄素巨噬细胞,免疫组化提示存在雌激素和孕激素受体。临床上,在气胸伴随子宫内膜异位症,特别是位于盆腔内的子宫内膜异位症病例中,30%~51%的患者可观察到以上表现。

## 二、病理表现

TES的典型病理表现为"三联症",即病理组织中可见子宫内膜腺体、间质和含有铁血黄素的巨噬细胞,基质CD10染色阳性,雄激素/孕激素受体染色阳性。

## 三、临床表现

患者在月经期前后及月经期间出现一系列表现,最常见的表现是月经期气胸,占70%以上,其次是月经期咯血(14%)和月经期血胸(12%),肺结节相对少见(2%)[4]。有研究发现,61%的胸膜子宫内膜异位症患者的主要表现是月经期气胸,而月经期胸痛占23%,咯血占1%。这些表现可发生在月经前、月经期以及两次月经之间,一般发生于月经开始前24小时至月经开始后72小时之间[5]。

月经期气胸症状与自发性气胸相似,包括胸膜炎性疼痛、咳嗽和呼吸短促,92%的月经期气胸发生于右胸,另外5%累及左胸,3%累及双侧。

月经期血胸少见,从少量到大量不等,也表现为咳嗽、气短和胸膜炎性疼痛等非特异性症状,同样主要位于右侧。

支气管肺病变较少见,主要表现为轻-中度的咯血或影像学上发现肺结节,大量危及生命的咯血罕见。肺结节大小从0.5~3cm不等,孤立性膈肌子宫内膜异位症通常无症状,但可刺激膈神经引起月经期疼痛,常发生于颈、肩周围或上腹痛。

月经期胸痛表现为在月经期间反复发作胸痛,为深部脏器性疼痛,疼痛部位局限在下半胸和季肋部,常可放射至肩膀、肩胛周围或颈部(膈神经通路反射区)。

膈肌破裂发生膈疝时,腹腔脏器进入胸腔可为TES的首发表现,也可因月经期气胸进行手术时发现膈肌破裂,表现为一侧胸壁和肩胛轻微至剧烈疼痛,可有餐后消化不良和恶心等。一旦发生,无论症状轻重,均应及时进行手术探查和修补。

尽管大多数症状明确与月经期有关,但当病程快速进展或发生膈疝时,也可能在非月经期出现临床症状。

## 四、影像学表现

胸部 X 线和胸部 CT 对子宫内膜异位症的提示性较好,敏感性为 78%~83%,典型的病变位于右侧胸部(88%~100%),表现为气胸、胸腔积液、纵隔移位,其他征象包括纵隔气肿、气腹、磨玻璃影、支气管壁增厚、肺实质内结节、薄壁空腔或大疱形成,节段性肺不张。肺实质内结节多发生于右侧,可能为结节性子宫内膜植入物或肺血肿所致,为单发或多发的外周型边界清楚的结节,可有空洞形成,结节的大小和形态可随月经周期的变化而变化,在两次月经周期之间可消失,为本病的特征表现。膈肌子宫内膜异位基本见于右侧,尤其是后上横膈区,植入物在 CT 表现为低衰减区,有时为等衰减区,取决于植入大小和血液含量。MRI $T_1$ 加权序列对膈肌子宫内膜异位症患者诊断敏感性很好,可观察到小斑点、斑块或深部结节[6]。对于 TES,MRI 的诊断作用优于 CT[7]。

## 五、诊断

由于 TES 的临床表现多种多样,且临床上有时易忽视其发病与月经的相关性,而在非月经期存在症状时较难诊断。诊断胸部子宫内膜异位症的金标准是手术所见和病理检查。手术发现膈肌结节状植入物、膈肌穿孔以及胸腔脏层和壁层内膜植入。活检组织中如见子宫内膜腺体和基质则可确诊。当腺体缺乏时,基质 CD10 染色和雄激素/孕激素受体染色阳性也可诊断 TES[8]。

由于子宫内膜形态多变,以及其部位在肝脏后方的膈肌上,内镜下诊断胸部子宫内膜异位症可能会漏诊。Nezhat 等提出了胸腔镜和腹腔镜联合手术的方法,可提高单独胸腔镜下疑似子宫内膜异位症的诊断率。此外,改善手术体位,采用最佳膈肌评估的体位,使用肝牵开器等向尾部推肝亦可提高 TES 的诊断率。

支气管肺子宫内膜异位症,可经支气管镜下病变组织活检诊断。也有报道气管肺子宫内膜异位症的病例,用细胞刷刷检细胞,发现子宫内膜细胞的阳性率优于支气管镜活检结果。

然而,如子宫内膜组织脱落或病理检查前已应用激素治疗,病理上则难以确定子宫内膜组织,此时诊断更多基于临床。TES 临床表现的特点是与月经期的时间关系,即反复出现肩痛、胸痛、咯血、呼吸困难,且与月经周期有关,应考虑到本病。另外,主要发生于右胸、年轻女性等,存在这些表现时,高度提示胸腔子宫内膜异位症综合征,尤其是伴有盆腔子宫内膜异位症以及对糖皮质激素治疗有效者,更支持诊断。如胸部 CT 见到胸膜-膈结节、磨玻璃影等,月经期的磁共振成像见到血液和血液产物,在除外其他肺部疾病之后应考虑到本病的可能。

## 六、治疗

TES 的一线治疗是药物,目标为抑制卵巢类固醇激素的产生。药物治疗也可用于术后减少疾病复发的风险。促性腺激素释放激素(gonadotropin-releasing hormone,GnRH)类似物,在抑制下丘脑-垂体-卵巢轴和子宫内膜样细胞生长方面非常有效,为 TES 一线治疗药物[1,2]。GnRH 类似物的替代品包括口服避孕药、孕激素、达那唑、芳香化酶抑制剂等,这些药物在疗效上没有显示出差异,可根据药物成本、患者偏好和副作用等因素决定选择哪种药物。停用激素治疗可能导致疾病复发。

对于难治性或复发性 TES 的患者应考虑手术治疗,电视辅助胸腔镜手术(video-assisted thoracic surgery,VATS)是诊断和治疗 TES 的金标准,尤其对于月经期气胸患者[1,2]。根据病灶的位置和特征,VATS 可以采用多种治疗方式。对于表面的子宫内膜种植体,可以使用双极热透术、二氧化碳激光、Nd-YAG 激光、氩气激光或等离子能量治疗。对于较深的子宫内膜种植体应使用手术切除,对于浸润性子宫内膜形成的实质结节,最适宜的治疗为保留肺实质的手术,如吻合器楔形切除术及亚节段切除术,或在某些情况下采用肺叶切除术。另一种治疗 TES 的方法是肋膜固定术,可以在胸腔内注入滑石粉或四环素等,也可以通过机械方法磨损胸膜和部分胸膜切除术治疗。

(赵顺英)

## 参考文献

[1] BOBBIO A,CANNY E,MANSUET LUPO A,et al. Thoracic Endometriosis Syndrome Other Than Pneumothorax:Clinical and Pathological Findings. Ann Thorac Surg,2017,104(6):1865-1871.

[2] NEZHAT C,LINDHEIM SR,BACKHUS L,et al. Thoracic Endometriosis Syndrome:A Review of Diagnosis and Management. JSLS,2019,23(3):e2019.

[3] ALIFANO M,TRISOLINI R,CANCELLIERI A,et al. Thoracic endometriosis:current knowledge. Ann Thorac Surg,2006,81(2):761-769.

[4] JOSEPH J,SAHN SA. Thoracic endometriosis syndrome:

new observations from an analysis of 110 cases. Am J Med,1996,100(2):164-170.

[5] ANDRES MP,ARCOVERDE FVL,SOUZA CCC,et al. Extrapelvic Endometriosis:A Systematic Review. J Minim Invasive Gynecol,2020,27(2):373-389.

[6] ROUSSET P,ROUSSET-JABLONSKI C,ALIFANO M,et al. Thoracic endometriosis syndrome:CT and MRI

features. Clin Radiol,2014,69(3):323-330.

[7] OLIVE DL,SCHWARTZ LB. Endometriosis. N Engl J Med,1993,328(24):1759-1769.

[8] LEGRAS A,MANSUET-LUPO A,ROUSSET-JABLONSKI C,et al. Pneumothorax in women of child-bearing age: an update classification based on clinical and pathologic findings. Chest,2014,145(2):354-360.

# 第二节　月经期气胸

月经期气胸公认的定义为育龄期女性在月经期,即在月经出血开始前或开始后72小时内出现反复气胸而无呼吸道疾病。Maurer等人于1958年报道了月经期反复性气胸的病例,Lillington等人于1972年第一次提出了月经期气胸这一定义,随后有较多报道[1,2]。

## 一、病理表现

月经期气胸患者可在膈肌中发现子宫内膜植入物,膈肌腱部穿孔以及胸膜特征性斑点和结节,这些斑点和结节也是子宫内膜植入物,病变最常位于膈肌胸膜上,87%的植入物在右侧胸腔生长,仅有11%在左侧[3]。

## 二、临床表现

月经期气胸可以表现为典型的自发性气胸症状,也可能无症状。有报道成人自发性气胸患者有3%~6%为月经期气胸,发病平均年龄为32~35岁,多为单侧(85%~95%),主要发生于右侧,但也可发生于左侧或双侧[4,5]。盆腔子宫内膜异位可能先于胸腔子宫内膜异位,故月经期气胸患者可伴有盆腔子宫内膜异位症的表现。

## 三、影像学表现

胸部X线片最主要的表现为右侧气胸。胸部CT表现有气胸、膈肌缺陷和膈疝以及膈内穿孔出现的“含气泡”征象[6,7]。膈肌表面发现子宫内膜结节有助于诊断[3]。

## 四、辅助检查

CA125抗原血清滴度增加是子宫内膜异位症相关月经期气胸的标志物[8],滴度为76U/ml时,高度提示子宫内膜异位症。但CA125抗原测定特异性不高,需结合临床表现分析。

## 五、诊断

月经期有气胸的年轻女性应怀疑为月经期气胸,诊断的必要依据是在月经开始前或开始后72小时内出现。附加诊断依据包括:特征性胸膜病变,右侧气胸以及伴随的子宫内膜异位症[9]。也有建议将月经与月经期气胸的时间相关性延长至96小时。确诊依据病理诊断。

## 六、治疗

月经期气胸的治疗包括激素应用和手术治疗[3,9]。目前尚无明确的治疗和预防复发的相关指南。患者病情危重时可予气胸减压术。月经期气胸在首次发作后的几年内,有可能复发,手术和激素治疗的效果在预防复发方面各不相同,每种治疗方法都有其局限性,均不能保证足够的疗效,但目前研究认为手术比激素治疗更有效,长期复发率较低,接受手术的患者一般复发率在8%~40%之间。VATS是治疗气胸的首选手术方式[10,11],所有可疑子宫内膜异位症病灶必须从胸膜腔中移除,并进行组织病理学检查。开胸手术用于术后复发患者。由于本病复发率高,也有主张对伴有影像学改变的月经期气胸病例进行广泛的手术,包括膈肌切除、肺大疱切除、胸膜固定或胸膜切除。建议在月经期间进行手术,以避免遗漏胸膜和膈肌中的小而隐藏的病变。在膈肌中发现穿孔时,需行膈肌重建。也可使用网(聚乳酸或聚丙烯、聚四氟乙烯)和胸膜切除或胸膜固定。有报道膈肌切除加胸膜固定术,辅以激素治疗,疗效较好。

子宫内膜异位症药物治疗的主要目的是降低雌激素水平,诱导停经,使子宫内膜萎缩,包括异位的子宫内膜。激素治疗对预防手术治疗后的复发可能有利。最常使用口服避孕药(雌激素-孕激素)每28天1次诱导月经或连续使用(不诱导月经)[3]。所使用的药物还包括孕激素。对于与子宫内膜异位症相关的月经期气胸，建议在手术治疗后开始激素治疗，可能有助于维持手术疗效。

我们收治的 2 例月经期气胸患者，年龄均在青春期，反复气胸(2~3 次)发生于月经前和月经期 1~2 天，有胸痛表现，影像学除右侧气胸外未见其他异常，均为少量气胸，持续 3 天~1 周消失。因不伴其他疾病，基因检测未发现与气胸相关的基因突变，故诊断月经期气胸。因气胸量小，家长均拒绝治疗，采取月经前期和月经期避免剧烈活动，自服中药治疗，发作次数明显减少或停止。

（赵顺英）

## 参考文献

[ 1 ] LILLINGTON GA, MITCHELL SP, WOOD GA. Catamenial pneumothorax. JAMA, 1972, 19 (10): 1328-1332.

[ 2 ] aLIFANO m, rOTH t, bROËT sc, et al. Catamenial pneumothorax: a prospective study. Chest, 2003, 124 (3): 1004-1008.

[ 3 ] BOBBIO A, CANNY E, MANSUET LUPO A, et al. Thoracic Endometriosis Syndrome Other Than Pneumothorax: Clinical and Pathological Findings. Ann Thorac Surg, 2017, 104 (6): 1865-1871.

[ 4 ] CHANNABASAVAIAH AD, JOSEPH JV. Thoracic endometriosis: revisiting the association between clinical presentation and thoracic pathology based on thoracoscopic findings in 110 patients. Medicine (Baltimore), 2010, 89 (3): 183-188.

[ 5 ] RUSSET-JABLONSKI C, ALIFANO M, PLU-BUREAU G, et al. Catamenial pneumothorax endometriosis-related pneumothorax: clinical features and risk factors. Hum Repord, 2011, 26 (9): 2322-2329.

[ 6 ] ROTH T, ALIFANO M, SCHUSSLER O, et al. Catamenial pneumothorax: chest X-ray sign and thoracoscopic treatment. Ann Thorac Surg, 2002, 74 (2): 563-565.

[ 7 ] ALIFANO M. Catamenial pneumothorax. Curr Opin Pulm Med, 2010, 116 (4): 381-386.

[ 8 ] BAGAN P, BERNA P, ASSOUAD J, et al. Value of cancer antigen 125 for diagnosis of pleural endometriosis in females with recurrent pneumothorax. Eur Respir J, 2008, 31 (1): 140-142.

[ 9 ] NEZHAT C, LINDHEIM SR, BACKHUS L, et al. Thoracic Endometriosis Syndrome: A Review of Diagnosis and Management. JSLS, 2019, 23 (3): e2019.

[ 10 ] ATTARAN S, BILLE A, KARENOVICS W, et al. Videothoracoscopic repair of diaphragm and pleurectomy/abrasion in patients with catamenial pneumothorax: a 9-year experience. Chest, 2013, 143 (4): 1066-1069.

[ 11 ] CIESLIK L, HAIDER SS, FISAL L, et al. Minimally invasive thoracoscopic mesh repair of diaphragmatic fenestrations for catamenial pneumothorax due to likely endometriosis: a case report. Med J Malaysia, 2013, 68 (4): 366-367.

# 第三节　月经性咯血

儿童月经性咯血较少见，为移位于支气管血管束的子宫内膜增生和脱落所致[1]。

## 一、临床表现

主要表现为咯血，可发生在月经前、月经期以及 2 次月经之间，一般从月经开始前 24 小时到月经开始后 72 小时[2]，可伴有肩部痛疼，多为少量或者中等量鲜血，少见大咯血。咯血的严重程度与移位子宫内膜组织的数量与生物活性有关。但也有报道两月一次或不规律咯血，提示肺内子宫内膜组织可能不受激素影响[3]。

## 二、影像学表现

胸部 X 线片一般正常。胸部 CT 多在月经期显示局限性磨玻璃影或者小结节影，可形成空洞，磨玻璃影最常见，代表子宫内膜组织或血液，多单发，也可为多发[3,4]。

## 三、支气管镜检查

气管支气管子宫内膜异位症是月经性咯血的一种亚型，但只占月经期咯血患者的一小部分，非常少见。咯血时支气管镜检查对诊断有帮助，可发现移位的内膜组织，为红紫色、触之易出血的黏膜下小斑块，有时可见陈旧的血液，取组织病理检查或者细胞刷刷检细胞可确诊。

## 四、诊断

根据月经期间不明原因咯血病史，CT 扫描有局限性结节、空洞、磨玻璃影，与月经期有关，无其他引起咯血的原因考虑诊断，支气管内病变组织活检病理或者肺病变组织活检病理检查确诊[4]。

## 五、治疗

手术或者孕激素保守治疗，同月经期气胸。大咯血时可行支气管动脉栓塞术[5,6]。

　　我们收治的 2 例患儿均为青春期，表现为少量和中等咯血，月经不规律，1 例有痛经史，咯鲜血，咯血发生于月经前和月经期，也发生在 2 次月经之间，其中 1 例病例见本节病例。

（王　维　赵顺英）

## 参考文献

［1］ BOBBIO A, CANNY E, MANSUET LUPO A, et al. Thoracic Endometriosis Syndrome Other Than Pneumothorax: Clinical and Pathological Findings. Ann Thorac Surg, 2017, 104(6): 1865-1871.

［2］ ANDRES MP, ARCOVERDE FVL, SOUZA CCC, et al. Extrapelvic Endometriosis: A Systematic Review. J Minim Invasive Gynecol, 2020, 27(2): 373-389.

［3］ KIMA CJ, NAM HS, LEE CY, et al. Catamenial Hemoptysis: A Nationwide Analysis in Korea. Respiration, 2010, 79(4): 296-301.

［4］ SINGH K, AGARWAL S, BISHAY E, et al. Catamenial hemoptysis. Am J Respir Crit Care Med, 2013, 187(6): 658.

［5］ CHOI SY, KIM CK, PARK CB. Successful treatment of catamenial hemoptysis by video-assisted thoracoscopic surgery. Thorac Cardiovasc Surg, 2013, 61(1): 94-96.

［6］ TERADA Y, CHEN F, SHOJI T, et al. A case of endobronchial endometriosis treated by subsegmentectomy. Chest, 1999, 115(5): 1475-1478.

病例 25-1

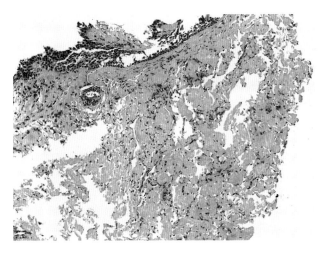

图 2-2　HE(苏木精-伊红染色),×20
提示淀粉样蛋白,无定型,均匀的嗜酸性沉积。

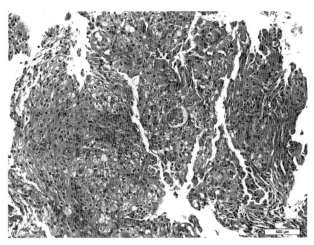

图 2-4　HE,×20,可见巢片状增生的上皮细胞,胞质丰富,
富含黏液

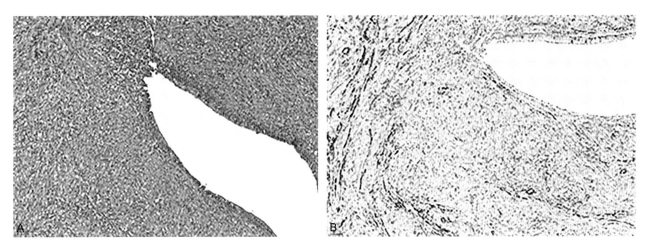

图 2-5　A. HE,×10,病理提示为成束的梭形细胞,呈交织状排列,可有数量不多的淋巴浆细胞浸润;B.×10,免疫组化提示平
滑肌肌动蛋白表达呈强阳性。

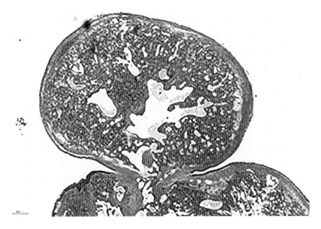

图 2-7　HE,×10,病理提示病变呈分叶状排列,毛细血管增
生,呈轻度炎症反应,4 倍

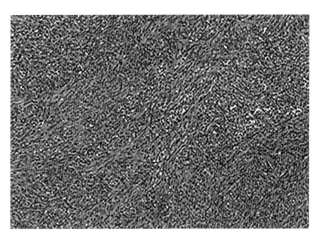

图 2-8　HE,×20,提示肺组织内平滑肌细胞编织状增生,间
质散在淋巴细胞

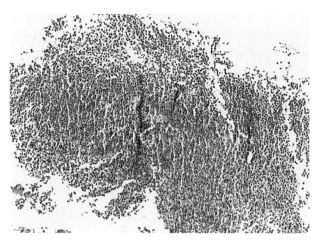

图 2-10 HE,×20,提示大量嗜酸细胞浸润

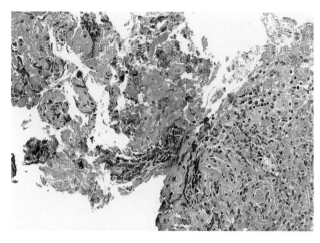

图 5-1 HE,×20,病理可见大片坏死,抗酸染色阳性

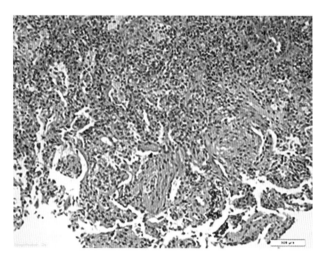

图 6-2 HE 显示肺泡腔内存在纤维素和炎症细胞组成栓子,肺泡间隔有淋巴细胞浸润,肺泡间隔增宽

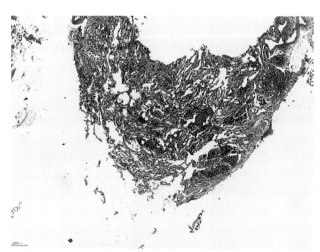

图 9-1 HE,×10,病理显示肺泡腔内和肺泡间隔出血,肺泡间隔有多量淋巴细胞浸润,个别小血管壁增厚

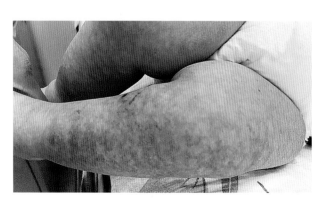

图 10-1 下肢紫癜和网状青斑

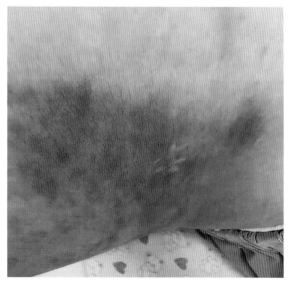

图 11-3 皮肤可见略高于表面的囊状病变,外观呈淋巴管颜色

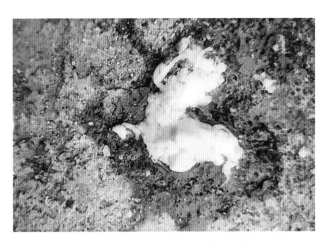

图 11-4 咳出胶冻乳糜痰液,周围有囊泡物质

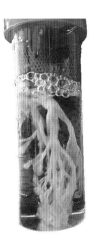

图 11-6 支气管镜发现类似支气管物

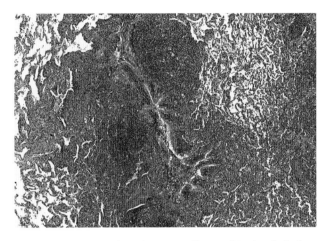

图 12-1 HE,×20,提示气道周围淋巴细胞浸润,多个淋巴滤泡形成,气道受压

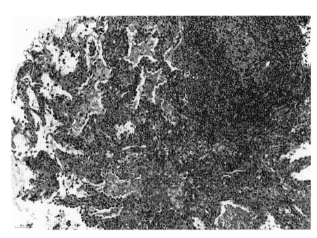

图 12-3 HE,×20,提示肺泡间隔大量淋巴细胞浸润,局灶淋巴滤泡形成,肺泡腔内见脱落的泡沫细胞

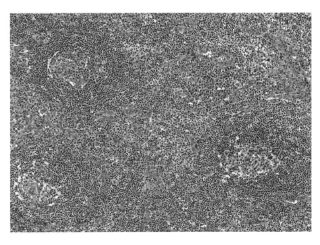

图 12-8 HE,×20,显示淋巴结内淋巴滤泡萎缩,滤泡间多量浆细胞增生,间质血管增生,内皮细胞肥大

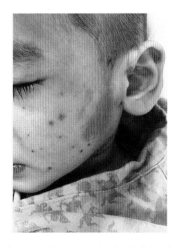

图 14-4 皮肤可见 4 种类型皮疹:色素脱色、水痘样皮疹、结痂和丘疹

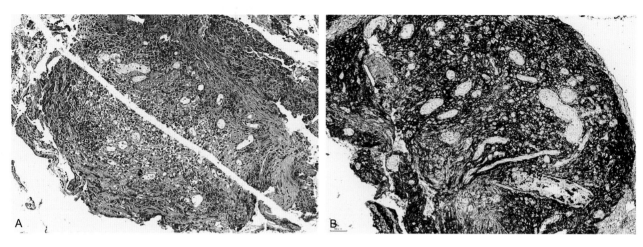

图 14-5 A. 提示朗格汉斯细胞增生,细胞椭圆形,核呈肾形,可见核沟;B. 免疫组化 CD1a 阳性。

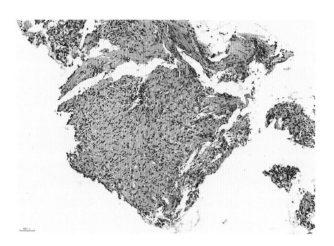

图 14-6 HE,×20,染色显示大量的组织细胞,胞质丰富,粉染,部分呈泡沫状

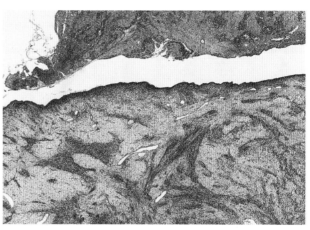

图 15-1 HE,×20,气道上皮下大量幼稚增生的间叶细胞,细胞呈短梭形或者椭圆形

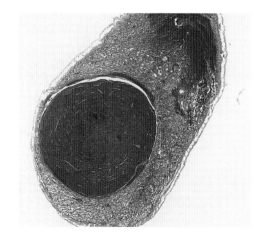

图 15-4 HE 染色,肺内可见转移瘤灶,瘤细胞为横纹肌细胞

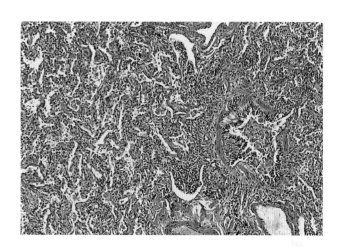

图 16-3 HE,×20,病理提示典型组织学三联体
包括间质性肺炎、细胞性细支气管炎和细支气管周围可见多核巨细胞,在肺间质有淋巴细胞和浆细胞浸润,细支气管炎管壁以淋巴细胞、浆细胞浸润为主,细支气管周围气腔内泡沫巨噬细胞的局部聚集构成。

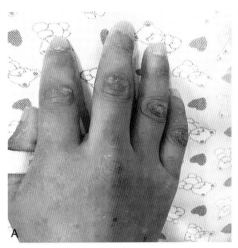
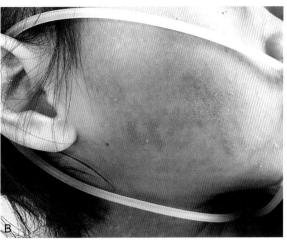

图 17-1 A.指间关节伸面丘疹,Gottron 征;B.皮肌炎患儿面部皮疹。

图 17-2 膝关节等伸面丘疹,Gottron 征

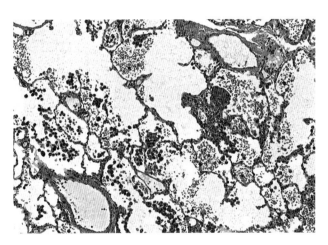
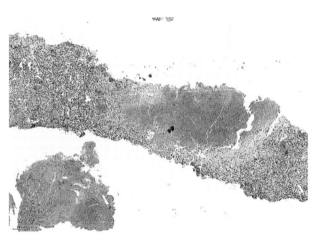

图 18-1 HE,×20,肺泡腔内可见含铁血黄素细胞,个别小血管壁可见纤维素样变性,淋巴细胞等炎症细胞浸润

图 18-3 HE,×20,可见坏死性肉芽肿形成,肉芽肿周围见多核巨细胞,淋巴细胞浸润,残存血管壁变性,管壁结构不清

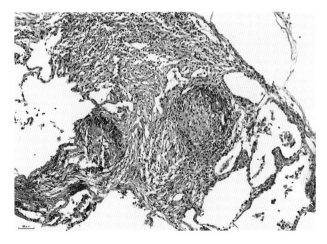
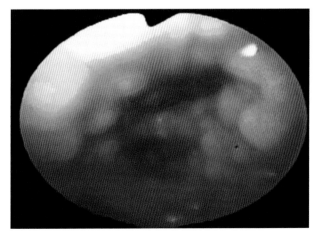

图 19-4 HE,×20,病理显示肉芽肿病变,肉芽肿周围有多量淋巴细胞浸润,肉芽肿内无坏死

图 19-8 支气管镜下可见气道黏膜多发结节

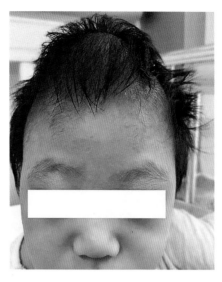

图 19-12　患儿面部皮肤粗糙,额头有瘢痕,头部有湿疹,鼻梁塌陷,颅骨骨化

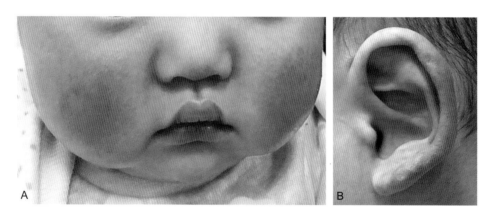

图 20-3　A.面部可见冻疮样皮疹;B.耳朵可见红斑。

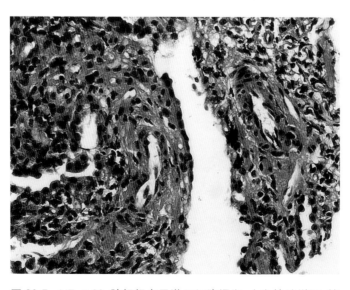

图 20-5　HE,×20,肺组织多量淋巴细胞浸润,小血管壁增厚、管周淋巴细胞浸润

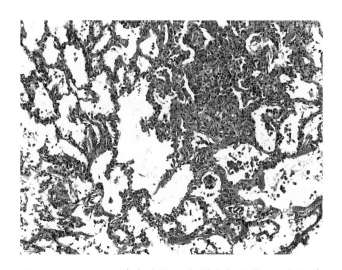

图 22-2 HE,×20,病变弥漫一致,肺泡间隔淋巴组织细胞浸润,局灶淋巴组织细胞聚集,肺泡腔内见类似角化物

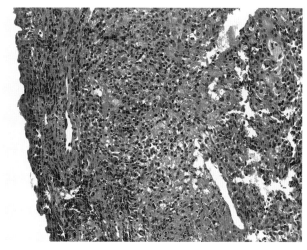

图 23-1 HE,×20,病理提示纵隔大间变淋巴瘤可见多量异型大细胞,免疫组化 CD30 和 ALK 表达阳性